高级卫生专业技术资格考试用书

骨外科学

高级医师进阶

（副主任医师/主任医师）

（第2版）

主　编　姜　虹

副主编　高春林

编　者（以姓氏笔画为序）：

于　涛　王红微　王晓慧　白　阳　白一鸣
朱小乔　刘丽红　刘连刚　刘艳君　齐丽娜
孙石春　孙丽娜　孙腾飞　李　东　李　倩
李　瑞　李姗姗　李博文　宋　涛　张　彤
张　楠　张书建　张静云　张黎黎　赵华宇
赵海涛　姜　丹　姜　虹　高　放　高春林
郭亚琳　黄子飞　董　慧

中国协和医科大学出版社

图书在版编目（CIP）数据

骨外科学：高级医师进阶 / 姜虹主编. —2版. —北京：中国协和医科大学出版社，2020.1
高级卫生专业技术资格考试用书
ISBN 978-7-5679-1337-0

Ⅰ.①骨…　Ⅱ.①姜…　Ⅲ.①骨疾病-外科手术-资格考试-自学参考资料　Ⅳ.①R687.3

中国版本图书馆CIP数据核字（2019）第157292号

高级卫生专业技术资格考试用书
骨外科学·高级医师进阶（第2版）

主　　编：姜　虹
责任编辑：吴桂梅

出版发行：中国协和医科大学出版社
（北京东单三条九号　邮编100730　电话65260431）
网　　址：www.pumcp.com
经　　销：新华书店总店北京发行所
印　　刷：北京新华印刷有限公司

开　　本：787×1092　1/16
印　　张：34
字　　数：780千字
版　　次：2020年1月第2版
印　　次：2020年1月第1次印刷
定　　价：132.00元

ISBN 978-7-5679-1337-0

（凡购本书，如有缺页、倒页、脱页及其他质量问题，由本社发行部调换）

前　言

随着医学科学技术的飞速发展与不断进步，越来越多的新兴理论与技术手段不断涌现出来，骨外科学的临床医生与科研工作者正是在这样的大背景下面临着专业知识上的巨大挑战。同时，高级技术资格考试制度逐渐完善，而考试用书却极其匮乏。为了加强临床医务人员对学科知识的系统了解和掌握，提高医疗质量，也为了满足考生需要，我们组织从事临床工作多年且在本学科领域内具有较高知名度的副主任医师职称以上的专家及教授，共同编写了此书。

骨外科学一直是医学中重要的分支学科之一，骨科疾病的诊断与治疗也是在临床中较为常见的。本书内容紧扣高级卫生专业技术资格考试要求，根据大纲对于专业知识“熟悉”“掌握”“熟练掌握”的不同层次要求，重点突出，详略得当。本书共分4篇18章，具体内容包括骨科基础知识、骨外科专业诊治技术、骨外科专业疾病、骨科康复。全书内容具有实用性、权威性和先进性，是拟晋升副高级和正高级职称考试人员的复习指导用书，同时也可供高年资医务人员参考，以提高主治医师以上职称医务人员临床诊治、临床会诊、综合分析疑难病例以及开展医疗先进技术的能力。

限于编者水平，书中难免有疏漏或不妥之处，敬请广大读者与同仁批评指正。

编　者

2019年10月

目 录

第一篇 骨科基础知识……1
第一章 骨科临床解剖概要……1
第一节 上肢……1
第二节 下肢……14
第三节 脊柱……23
第四节 骨盆……30
第二章 骨科生物力学基础……35
第一节 骨的生物力学……35
第二节 关节、关节软骨及其周围软组织生物力学……38
第三节 脊柱生物力学……41
第三章 骨的组织学与生理学基本知识……44
第一节 骨的组织形态学……44
第二节 骨的组织生理学……56
第三节 钙、磷代谢与骨生理……65
第四章 医学论文写作和医学统计学基本知识……74
第一节 医学论文写作……74
第二节 医学统计学……76
第五章 骨科临床科研组织与管理……81
第一节 临床与科研的关系……81
第二节 临床科研的程序……81
第三节 临床科研的基本方法……84
第二篇 骨外科专业诊治技术……86
第一章 骨科诊断基础……86
第一节 骨科基本检查方法……86
第二节 骨科各部位检查方法……88
第三节 骨科相关实验室检查……97
第四节 肢体、肌力测量……103
第五节 神经功能检查……104
第六节 骨科相关影像学检查……107
第七节 骨科常规诊断技术……114
第二章 骨科常用治疗技术……127
第一节 石膏绷带与夹板固定技术……127

第二节 支具固定与外固定支架 …… 131
第三节 内固定技术 …… 134
第四节 牵引技术 …… 140
第五节 局部封闭术 …… 143
第三篇 骨外科专业疾病 …… 146
第一章 骨关节创伤 …… 146
第一节 上肢骨折 …… 146
第二节 下肢骨折 …… 173
第三节 脊柱骨折与脊髓损伤 …… 196
第四节 骨盆骨折 …… 204
第五节 髋臼骨折 …… 206
第六节 骨不连和骨折畸形愈合 …… 208
第七节 关节脱位 …… 211
第八节 儿童骨骺损伤 …… 227
第九节 手部损伤 …… 232
第十节 臂丛神经及周围神经损伤 …… 258
第十一节 四肢血管损伤 …… 275
第二章 关节病 …… 279
第一节 骨与关节化脓性感染 …… 279
第二节 骨与关节结核 …… 288
第三节 骨关节炎 …… 296
第四节 类风湿关节炎 …… 301
第五节 强直性脊柱炎 …… 311
第六节 创伤性关节炎 …… 318
第七节 痛风性关节炎 …… 320
第八节 手指关节炎 …… 323
第九节 骨关节的各种畸形 …… 324
第十节 骨科代谢性疾病 …… 330
第十一节 踇外翻 …… 336
第十二节 髋关节发育不良 …… 337
第十三节 成骨不全 …… 338
第十四节 骨质疏松症 …… 342
第十五节 股骨头坏死 …… 349
第十六节 股骨髁及胫骨平台骨坏死 …… 351
第十七节 肱骨头骨坏死 …… 354
第十八节 关节置换术 …… 355
第三章 脊柱疾病 …… 372
第一节 脊柱骨折脱位与脊髓损伤 …… 372

第二节 颈椎病和颈椎间盘突出症 …… 373
第三节 颈椎管狭窄症 …… 381
第四节 胸椎管狭窄症 …… 385
第五节 胸椎间盘突出症 …… 389
第六节 腰椎间盘突出症 …… 391
第七节 腰椎管狭窄症 …… 393
第八节 腰椎滑脱症 …… 396
第九节 脊柱侧弯及后凸畸形 …… 397
第十节 颈椎后纵韧带骨化症 …… 402
第十一节 上颈椎畸形和不稳定 …… 404
第十二节 脊柱结核 …… 406
第十三节 椎间隙感染 …… 409
第十四节 舒尔曼病 …… 411
第四章 骨肿瘤 …… 413
第一节 良性骨肿瘤 …… 413
第二节 恶性骨肿瘤 …… 422
第五章 先天性疾病及其他 …… 431
第一节 运动系统慢性损伤 …… 431
第二节 手的先天畸形 …… 461
第三节 先天性髋关节脱位 …… 463
第四节 先天性马蹄内翻足 …… 465
第五节 跗骨桥 …… 467
第六节 跖痛症 …… 468
第六章 骨科围术期准备及并发症 …… 470
第一节 骨科手术术前准备 …… 470
第二节 骨科围术期并发症防治 …… 474
第四篇 骨科康复 …… 494
第一章 概述 …… 494
第一节 康复医学的概念 …… 494
第二节 康复医学和临床医学的关系 …… 495
第二章 康复治疗在骨科领域的常用基本方法 …… 497
第一节 物理治疗方法 …… 497
第二节 作业治疗 …… 501
第三章 骨与关节损伤的康复 …… 503
第一节 损伤后康复治疗的作用 …… 503
第二节 康复治疗的方式 …… 503
第三节 上肢骨与关节损伤术后康复 …… 505
第四节 下肢骨与关节损伤术后康复 …… 509

第五节 脊柱、脊髓损伤术后康复 …… 513
第六节 髋关节置换术后康复 …… 517
第七节 膝关节置换术后康复 …… 519
第四章 手部损伤的康复 …… 521
第五章 周围神经损伤的康复 …… 524
第一节 周围神经损伤的骨科临床处理 …… 524
第二节 周围神经损伤的康复评定 …… 527
第三节 康复治疗的方法 …… 527
第六章 CPM在骨科康复中的作用 …… 529
附录一 高级卫生专业技术资格考试大纲（骨外科专业——副高级） …… 531
附录二 高级卫生专业技术资格考试大纲（骨外科专业——正高级） …… 533
附录三 全国高级卫生专业技术资格考试介绍 …… 535

第一篇
骨科基础知识

第一章　骨科临床解剖概要

第一节　上　　肢

一、肩部

知识点1：肩部骨骼——锁骨的解剖特点　　　　副高：掌握　正高：熟练掌握

锁骨为弯曲的长骨，呈S形，无髓腔，且不同部位的粗细及外形均不相同。肩峰端粗糙而扁宽，锁骨体呈圆柱形而窄，胸骨端最为宽大。锁骨及其两端的胸锁关节和肩锁关节均位于皮下，可触及。锁骨上附着着五条肌肉：在外侧，前上方有斜方肌，前下方有三角肌；在内侧，前上缘有胸锁乳突肌锁骨部，前下缘有胸大肌锁骨部；在锁骨中1/3下面有锁骨下肌。锁骨骨折常发生于中外1/3交界处，也就是前后曲交界处，该处锁骨最窄。

知识点2：肩部骨骼——锁骨的功能　　　　副高：掌握　正高：熟练掌握

锁骨起着很重要的支持作用，能调节上肢的运动，保证上肢做旋转运动，它如同肱骨的挂架，使得肱骨远离胸壁，方便手部的活动。锁骨与肩胛骨相连，使上肢骨骼间接附着于躯干上，在上肢悬垂时协助维持身体的直立。锁骨还能起到保护其下由颈部至腋窝的大血管神经束的作用。同时，锁骨上还附着着许多肌肉，对于维持正常的肩部外观起到了一定的作用。

知识点3：肩部骨骼——锁骨的血供　　副高：掌握　正高：熟练掌握

锁骨的血供十分丰富，主要来源于肩胛上动脉及胸肩峰动脉的分支的供给，且所有血管在骨松质中彼此吻合成网，因而锁骨部分在骨折后愈合较快。

知识点4：肩部骨骼——肩胛骨的解剖特点　　副高：掌握　正高：熟练掌握

肩胛骨属于扁骨，呈不规则的三角形。肩胛骨外侧角有一卵圆形的关节盂，与肱骨头形成盂肱关节。在关节盂的上、下方，有盂上、下结节，分别附着着肱二头肌长头腱和肱三头肌肌腱。肩胛冈在肩胛骨的背面，外端为肩峰。由肩胛颈伸出的喙突，位于关节盂的内侧，向前外下，借喙锁韧带与锁骨的外1/3相连。喙突由前面遮盖肱骨头。喙突是喙肱肌、胸小肌及肱二头肌短头的附着处。

知识点5：肩部骨骼——肩胛骨的功能　　副高：掌握　正高：熟练掌握

肩胛骨附着有许多肌肉，借助附着于颈椎及胸椎的肩胛提肌、菱形肌及斜方肌，附着于第1～8肋骨的前锯肌，维持肩胛骨的稳定并利于其活动。通过肩胛骨在胸壁上的滑动，可增大盂肱关节的活动。作为肩穹隆的一个主要组成部分，肩峰从后上保护肱骨头。

知识点6：肩部骨骼——肩胛骨的血供　　副高：掌握　正高：熟练掌握

肩胛骨的血供十分丰富，来源于肩胛上动脉、旋肩胛动脉、肩胛下动脉、颈横动脉和胸肩峰动脉的供给，且这些血管彼此吻合成网。

知识点7：肩部骨骼——肱骨上端的解剖特点　　副高：掌握　正高：熟练掌握

肱骨头的关节面呈半圆形，朝上、内、后。在正常情况下，肱骨头与肱骨干之间有140°～180°的内倾角和15°的后倾角。在肱骨头的关节面边缘与肱骨结节间存在着一道浅沟，即为解剖颈；而外科颈在相当于圆形的骨干与两结节的交接处，此处骨皮质突然变薄，为骨折的好发处。肱骨头的前外为大、小两结节。大结节上有冈上肌、冈下肌及小圆肌附着，大结节靠外，向下移行为大结节嵴，大结节嵴为胸大肌的附着处。小结节居前，相当于肱骨头的中心，附着有肩胛下肌，向下移行为小结节嵴，小结节嵴为背阔肌及大圆肌的附着处。结节间沟内有肱二头肌的长头腱经过。

知识点8：肩部骨骼——肱骨头的血供　　副高：掌握　正高：熟练掌握

肱骨头血供良好。肱骨头的主要血供从前外侧进入，是旋肱前动脉的分支，相当于一般外科颈骨折部位的上方，此外尚有发自旋肱后动脉的后内侧动脉分支供应。

知识点9：肩部肌肉——斜方肌与胸锁乳突肌　　副高：掌握　正高：熟练掌握

肩带最早出现的肌肉发育于由枕部向肢芽的原始组织层的尾侧，此层分裂为二，前为胸锁乳突肌，后为斜方肌，其间在后期形成颈后三角。

知识点10：肩部肌肉——背阔肌与胸大肌　　副高：掌握　正高：熟练掌握

这两种肌肉是身体中的攀缘肌肉，均起自躯干，止于臂。胸大肌起端分三部：锁骨部起于锁骨近端上面前部1/3；胸肋部起于胸骨前面以及与其相连的上6个肋软骨；腹部起于腹直肌鞘的前层。胸大肌止于肱骨大结节嵴。胸大肌的主要作用是使上臂内收及内旋，锁骨部与三角肌共同作用可使盂肱关节屈曲，并能在呼吸困难时协助吸气。

知识点11：肩部肌肉——三角肌　　副高：掌握　正高：熟练掌握

三角肌的构成主要有前、中、后三部分，分别起于锁骨外1/3、肩峰外缘及肩胛冈后缘，向下止于三角肌粗隆。三角肌的主要功能是外展肩关节。

知识点12：肩部肌肉——冈肌　　副高：掌握　正高：熟练掌握

冈上肌起于冈上窝内侧2/3，向外行经肩峰下，移行为短而扁平的肌腱，止于肱骨大结节。冈肌的主要功能是：在上臂整个外展及屈曲动作中，协助三角肌发挥作用，将肱骨头稳定于关节盂内，使外展时的上臂外旋。

冈下肌起于冈下窝内侧，向上外移行为短而扁平的肌腱，止于肱骨大结节中部。冈下肌的主要功能是使下垂的上臂外旋。

知识点13：肩部肌肉——圆肌　　副高：掌握　正高：熟练掌握

小圆肌起于肩胛骨的外侧缘中1/3处，位于冈下肌下，止于肱骨大结节下方。小圆肌收缩能外旋及内收上臂。

大圆肌起于肩胛骨下角外侧缘后面，斜行向外上，止于肱骨小结节嵴。大圆肌能内收及内旋上臂。

知识点14：肩部肌肉——肩胛下肌　　副高：掌握　正高：熟练掌握

肩胛下肌起于肩胛骨外侧缘和肩胛骨前面的粗糙肌附着线，在肩胛骨外侧角处移行为一短而宽的扁腱，止于肱骨小结节。肌腱贴附于肩关节囊的前面，部分纤维编织于关节囊中，与冈上、下肌及小圆肌组成肩袖，协助维持肩关节稳定。肩胛下肌能内收并内旋上臂。

知识点15：肩部肌肉——肩胛提肌　　副高：掌握　正高：熟练掌握

肩胛提肌起于上位3～4颈椎横突，附着在肩胛骨上角及内侧缘的最上部。其主要功能有上提肩胛骨，如止点固定，一侧肌肉收缩，可使颈部屈曲，头部旋转向同侧。

知识点16：肩部肌肉——菱形肌　　副高：掌握　正高：熟练掌握

小菱形肌起于下位2个颈椎的棘突，附着在肩胛骨内侧缘的上部。大菱形肌起于上位4个胸椎的棘突，向外下，几乎附着了肩胛骨内侧缘的全长。大、小菱形肌的主要功能有内收及内旋肩胛骨，并上提肩胛骨，使之接近中线。

知识点17：肩部肌肉——前锯肌　　副高：掌握　正高：熟练掌握

前锯肌宽而扁平，肌齿起于上第8～9肋骨的外侧面，止于肩胛骨内侧缘的前唇、肩胛骨的上角及下角的肋骨面。前锯肌收缩能外展及外旋肩胛骨。

知识点18：腋窝　　副高：掌握　正高：熟练掌握

腋窝为锥形，尖端朝上，其上为胸廓的出口，为肩胛骨、锁骨和第1肋骨围成的三角间隙，颈部的锁骨下动、静脉及臂丛各神经皆由此进入上臂。

腋窝有四壁：前壁为胸大肌、胸小肌及喙锁筋膜；后壁为肩胛下肌、背阔肌及大圆肌；内侧壁为胸廓的外侧壁，包括第1～6肋骨和前锯肌；外侧壁为肱骨的内侧面及覆盖它的喙肱肌与肱二头肌。

（1）腋动、静脉：腋动脉为锁骨下动脉的延续，由第1肋骨外缘起，至大圆肌下缘易名为肱动脉。腋动脉在胸小肌之后，距喙突尖一指宽处，臂丛各束分别位于其内、外、后，腋静脉在其内侧。腋动脉为旋肱动脉及肩胛下动脉所固定。

贵要静脉至大圆肌下缘向上易名为腋静脉。头静脉沿三角胸大肌间隙，在胸小肌上缘注入其内。腋静脉全程均位于腋动脉的前内侧。

（2）臂丛：由第5～8颈神经及第1胸神经前支构成，5个根组成上、中、下3个干，相当于锁骨中1/3处，每个干分为前后2股，6股又合成3束。在腋窝，臂丛位于胸小肌之后，肩带及上肢的肌肉均由臂丛支配。臂丛结构如图1-1-1所示。

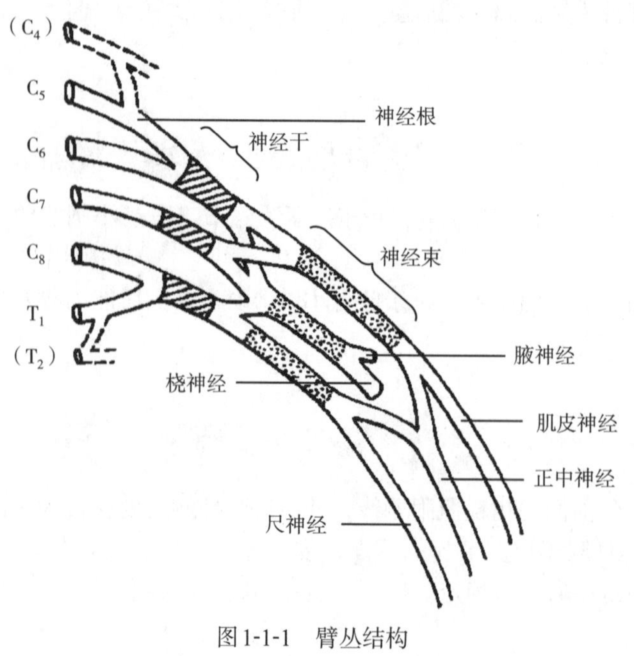

图1-1-1　臂丛结构

知识点19：肩关节的组成　　副高：掌握　正高：熟练掌握

（1）盂肱关节：即狭义的肩关节。它的解剖特点为：①两个相对关节面很不相称；②稳定性较差，关节韧带装置薄弱，关节囊松弛，主要靠包绕肱骨头的肩袖及周围肌肉，盂肱关节有很大灵活性，但稳固性远不如髋关节。

（2）胸锁关节：是肩带与躯干相连的唯一关节，形态上基本呈鞍状，可进行前后、上下和旋转活动。胸锁关节之间以关节盘相隔，关节盘能起到增加两关节面适应性和缓冲震荡的作用。

（3）肩锁关节：属于非典型球窝关节，主要靠关节囊及其加厚的肩锁韧带和喙锁韧带维持其稳定性。肩锁关节的作用：①使肩胛骨垂直向上向下；②使肩胛骨关节盂向前后活动。

（4）喙锁关节：正常的肩胛骨喙突与锁骨之间只存在喙锁韧带，偶尔会形成喙锁关节，通常情况下运动幅度不大，与肩锁关节和胸锁关节共同组成联合关节。

（5）肩峰下关节：俗称第二肩关节。由肩峰、喙突和喙肩韧带作为关节臼窝样结构，肱骨大结节作为杵状突部分，其间肩袖各肌可看作关节内半月板，而肩峰下囊相当于关节腔。喙肩弓由肩峰与喙突和喙肩韧带组成，可防止盂肱关节在前屈或外展上举的初始阶段由于肩部肌肉收缩而使肱骨头向后上脱位，并且避免肩峰下撞击。

二、臂部

知识点20：肱骨　　副高：掌握　正高：熟练掌握

肱骨是上肢骨中最长最粗的管状骨，在肱骨大、小结节以下大致呈圆柱形，下部逐渐变扁、变宽、变薄，分两缘三面。内侧缘起于小结节嵴，消失于骨干中部，其延长线至内上髁嵴。外侧缘在上部不清楚，相当于大结节后缘，向下延续于外上髁上嵴。在骨干下部，前内侧面及前外侧面互相融合。在前外侧面，相当于肱骨体中部的外侧及大结节嵴的远端有三角肌粗隆，为三角肌附着处。于同一水平，在内侧面则为喙肱肌附着处。在肱骨后面，相当于三角肌粗隆后方，有自内上斜向外下的桡神经沟。三角肌止点在臂部为一重要标志，不仅代表肱骨主要滋养动脉穿入肱骨水平，桡神经也在此平面绕肱骨后面而行，同时又相当于喙肱肌附着肱骨内侧的水平。

知识点21：臂部前面的肌肉　　副高：掌握　正高：熟练掌握

（1）肱二头肌：短头起于肩胛骨喙突尖，长头起自肩胛骨盂上结节，与关节盂后唇相连续，起始为一长圆形腱，行经盂肱关节囊内，随后穿出关节囊，沿肱骨结节间滑膜鞘下行。二头向下各成一膨大的肌腹，在臂下1/3彼此融合。肱二头肌腱止于桡骨粗隆的后部。肱二头肌为肌皮神经所支配，主要功能为屈肘，并为前臂强有力的旋后肌，作用于盂肱关节，同时可使臂屈曲与内收。

（2）喙肱肌：与肱二头肌短头同起自喙突尖，沿肱二头肌内侧向下，止于肱骨内侧缘中点。喙肱肌也为肌皮神经支配，是盂肱关节的屈曲与内收肌。

（3）肱肌：起于肱骨前内侧面与前外侧面下2/3，上端呈“V”形，与三角肌的止点相接，止端与肘关节囊相贴连，附着于尺骨冠状突之前。大部分肱肌被肱二头肌所覆盖，其与肱二头肌外侧缘下部之间有肌皮神经穿出，并受其支配，它的主要作用为屈肘。

知识点22：臂部后面的肌肉　　副高：掌握　正高：熟练掌握

臂部后面仅有肱三头肌，长头起于肩胛骨盂下结节；外侧头起于肱骨大结节的下部至三角肌粗隆之骨嵴，在桡神经沟之上；内侧头起于肱骨干后面及臂内、外侧肌间隔。三头向下合并，止于尺骨鹰嘴。肱三头肌受桡神经支配，为肘关节的伸肌，且有收缩上臂的功能。

知识点23：臂部肌肉与肱骨骨折移位的关系　　副高：掌握　正高：熟练掌握

当肱骨骨折时，如果骨折发生在肱骨外科颈，近端（包括肱骨头在内）在冈上肌、冈下肌及小圆肌作用下常轻度外展外旋，而远端包括整个骨干则在胸大肌、背阔肌及大圆肌的作用下呈内收、内旋；如骨折发生在三角肌止点之上，近端由于胸大肌、背阔肌及大圆肌的作用呈内收内旋位，远端则在三角肌、喙肱肌、肱二头肌及肱三头肌的牵引作用下向外上方移位；如果骨折发生在三角肌止点以下，近端因三角肌、喙肱肌及冈上肌的收缩向外上方移位，远端则由于肱二头肌及肱三头肌在肘部的收缩而向内上方移位；肱骨髁上骨折时，远端在肱三头肌的收缩作用下与前臂一起向后上方移位，而近端则向前穿入肱肌肌肉内，可引起肱动脉损伤。

知识点24：臂部血管　　副高：掌握　正高：熟练掌握

腋动脉行至大圆肌下缘易名为肱动脉，有两条静脉伴行。肱动脉上段在臂的内侧，位于肱三头肌长头及内侧头之前，表面覆盖着深筋膜，外为正中神经及喙肱肌，内借尺神经与贵要静脉相隔；中段向前外行，为肱二头肌的内侧缘所覆盖，正中神经处在其外侧，后与动脉交叉而至其内侧；下段仍为肱二头肌的内侧缘所覆盖，下行至桡骨颈水平分为桡、尺动脉。

知识点25：臂部神经　　副高：掌握　正高：熟练掌握

臂部神经主要包括：肌皮神经、正中神经、尺神经、桡神经。

（1）肌皮神经：由$C_{5\sim7}$纤维组成，起于臂丛外侧束，穿入喙肱肌后，下行于肱二头肌与肱肌之间，分支可支配喙肱肌、肱二头肌及肱肌，从肱二头肌腱的外缘近肘窝部穿出，成为前臂外侧皮神经。

（2）正中神经：由$C_5\sim T_1$的纤维组成，在上臂一般没有分支，位于肱二头肌内侧沟内，与肱动脉伴行，开始在肱动脉外侧，而后于上臂中部交叉到其内侧。

（3）尺神经：由$C_7\sim T_1$的纤维组成，臂部无分支，开始在肱动脉的内侧，肱三头肌的前侧，到臂中部则远离动脉至臂内侧肌间隔，随后于肱三头肌内侧头筋膜下下行，在肘部介于尺骨鹰嘴与肱骨内上髁之间的尺神经沟内。

（4）桡神经：由$C_5 \sim T_1$的纤维组成，支配肱三头肌及肘后肌，起于臂丛后束，发出一支至肱三头肌后，沿桡神经沟绕肱骨而行，介于肱三头肌内、外侧头之间，随后穿过臂外侧肌间隔至前面，位于肱肌的外缘，近侧被肱桡肌所覆盖，远侧被桡侧腕长伸肌覆盖。

三、肘部

知识点26：构成肘部的骨骼　　副高：掌握　正高：熟练掌握

（1）肱骨下端：肱骨下端宽扁，向前卷曲，与肱骨干长轴呈30°～50°前倾角，其两端变宽，成内、外上髁。肱骨下端前后极薄，但内、外髁很厚，肱骨下端的滑车及小头，分别与尺骨的滑车切迹及桡骨头形成关节。肘关节完全伸直时，桡骨头与肱骨长轴位于一条直线上，而尺骨位于肱骨长轴之后。在前臂与上臂不在一直线上，形成10°～15°的外偏角或提携角。前臂屈肌及旋前圆肌的总腱起自内上髁，其后下面还附着有尺侧副韧带的一部分，外上髁为前臂伸肌总腱的起始部。

（2）尺骨上端：是尺骨最坚强的部分，在鹰嘴和其下冠突之间形成滑车切迹，与肱骨滑车相接。冠突的外侧是桡切迹，与桡骨头形成桡尺近侧关节。鹰嘴附着有肱三头肌腱，冠突的基底是肱肌附着处。

（3）桡骨上端：桡骨头呈圆盘状，上面凹陷同达骨小头相接，桡骨头的周围生有一层软骨，为桡骨环状关节面。桡骨头完全处于肘关节囊内，周围没有任何韧带活肌腱附着。

知识点27：肘部软组织解剖　　副高：掌握　正高：熟练掌握

（1）肘部血管：肘窝浅部有许多浅静脉。其中，外侧为头静脉，内侧为贵要静脉，行于正中的为前臂正中静脉，后者通过许多交通支连接着以上各静脉以及深静脉。在肱二头肌腱内侧，肱动脉、两条伴行静脉及动脉内侧的正中神经所组成的血管神经束位于肱肌之前，被肱二头肌腱膜所覆盖。在平尺骨冠突及桡骨颈处，肱动脉分为尺动脉和桡动脉。尺动脉较大，向下行于自内上髁起始的屈肌深面。桡动脉则如肱动脉的直接延续，沿肱桡肌的内侧缘向下至腕部。如图1-1-2为肘部浅静脉示意图。

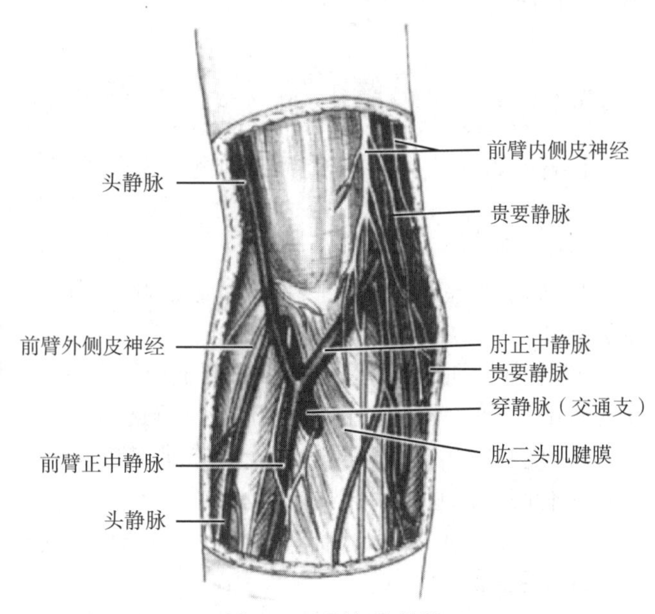

图1-1-2　肘部浅静脉

（2）肘部神经：正中神经紧贴在肱动脉内侧，走行于旋前圆肌两头之间，此处自背侧发出分支至旋前圆肌、桡侧腕屈肌、掌长肌及指浅屈肌；桡神经在肘窝与肱深动脉的前降支伴行，为肱肌外缘覆盖，之后沿肱肌及肱桡肌之间下行，再在肱肌与桡侧腕长伸肌之间下行，并发出分支支配肱桡肌及桡侧腕长伸肌，而主干分为浅、深二支；尺神经通过肘管离开臂部。尺神经主要支配尺侧腕屈肌和指深屈肌尺侧半、手内在肌及小指和环指尺侧半皮肤的感觉。

知识点28：肘关节　　副高：掌握　正高：熟练掌握

肘关节由肱尺关节、肱桡关节和桡尺近侧关节组成。肱尺关节为主要部分，负责肘关节的屈伸；肱桡关节主要协助桡尺近侧关节的运动；桡尺近侧关节负责桡骨头的旋前和旋后运动。

四、前臂

知识点29：尺桡骨的解剖特点　　副高：掌握　正高：熟练掌握

（1）尺骨：上部为三棱柱形，下部呈圆柱形，全长除上段外均较直。尺骨、桡骨干中1/3附着有骨间膜。

（2）桡骨：为三棱柱形，上端窄小，下端粗大，为多弧度的长骨，两端均能旋转，骨干突向桡侧。

知识点30：前臂肌肉　　副高：掌握　正高：熟练掌握

前臂肌肉共20块，分为前、后两群。前群起于肱骨内上髁及髁上嵴，主要包括屈腕、屈指及使前臂旋前的肌肉，共9块。后群大都起自肱骨外上髁，主要包括伸腕、伸指及使前臂旋后的肌肉，共11块。

知识点31：前臂前侧肌肉　　副高：掌握　正高：熟练掌握

前臂前侧肌肉位于前臂前面及内侧，分为4层。

（1）第1层：位于最浅层，自外向内，分别为肱桡肌、旋前圆肌、桡侧腕屈肌、掌长肌及尺侧腕屈肌。

1）肱桡肌起于肱骨外上髁上方和外侧肌间隔，下行于肱三头肌与肱肌之间，止于桡骨茎突基部。其主要功能为屈肘。

2）旋前圆肌两头分别起于肱骨内上髁屈肌总腱和尺骨冠突的内缘，肌束斜向外下，止于桡骨中1/3段。其主要作用为屈肘及前臂旋前。

3）桡侧腕屈肌起于肱骨内上髁和前臂筋膜，斜向外下，穿过腕横韧带深面，止于第2、3掌骨底，其主要功能为屈腕及外展手部。

4）掌长肌起于屈肌总腱，向下移行为长腱，越过腕横韧带浅面和掌腱膜相连。作用为屈腕和使掌腱膜紧张。

5）尺侧腕屈肌两头起于屈肌总腱和尺骨鹰嘴及尺骨后缘上2/3，经腕横韧带深面下行止于豌豆骨。其功能为屈腕并使手向尺侧屈曲。

（2）第2层：为指浅屈肌层。指浅屈肌层附着于肱骨、尺骨、桡骨的起点广泛，肌腹向下分为四腱，分别止于除拇指外各指中节指骨底掌侧面的两缘，主要功能为屈近端指间关节。

（3）第3层：位于指浅屈肌的深面，包括拇长屈肌及指深屈肌。

1）拇长屈肌起于桡骨上2/3及前臂骨间膜，止于拇指远节指骨，功能为屈拇指各关节并协助屈腕。

2）指深屈肌起于尺骨上2/3及前臂骨间膜，向下分别止于第2～5指远节指骨底的掌侧面，主要功能为屈曲第2～5远侧指间关节。

第3层肌肉除指深屈肌至第4～5指的内侧半为尺神经支配外，均由正中神经的骨间前神经支配。

（4）第4层：旋前方肌。旋前方肌起于尺骨下1/4前缘，止于桡骨下1/4前缘，主要功能为前臂旋前。

知识点32：前臂后侧肌肉　　副高：掌握　正高：熟练掌握

前臂后侧肌肉位于前臂后面及外侧，共11块，分为浅、深两层。

（1）浅层：自外向内分别为桡侧腕长伸肌、桡侧腕短伸肌、指伸肌、小指伸肌和尺侧腕伸肌及肘肌。

1）桡侧腕长伸肌起于肱骨外侧髁上嵴下1/3和臂外侧肌间隔，向下经伸肌支持带深面，止于第2掌骨的背面，主要功能为伸腕，并协助屈肘，使手外展。

2）桡侧腕短伸肌起于伸肌总腱，向下止于第3掌骨的背面，功能为伸腕并协助手外展。

3）指伸肌起自肱骨外上髁的伸肌总腱及前臂后面的深筋膜，向下移行为四条并排长腱，经伸肌支持带的深面下行，分别止于第2～5指的中、远节指骨底的背面，其功能为伸指及伸腕。

4）小指伸肌起自伸肌总腱，下行止于小指中、远节指骨底的背面，功能为伸小指。

5）尺侧腕伸肌起自肱骨外上髁的伸肌总腱和尺骨后缘，向下经伸肌支持带的深面，止于第5掌骨底的背面，功能为伸腕。

6）肘肌为三角形小肌，功能为伸肘及牵引肘关节囊。

（2）深层：自上外向内下依次为旋后肌、拇长展肌、拇短伸肌、拇长伸肌及示指伸肌。

1）旋后肌起自肱骨外上髁、桡侧副韧带、桡骨环状韧带和尺骨的旋后肌嵴，向前下止于桡骨上1/3的前面，功能为使前臂旋后。

2）拇长展肌起于尺骨和桡骨后面的中1/3及其间的骨间膜，向外下移行止于第1掌骨底的外侧，功能为使拇指和全手外展，并使前臂旋后。

3）拇短伸肌起于桡骨后面和邻近骨间膜，止于拇指近节指骨底的背侧，功能为伸拇指近节指骨并使拇指外展。

4）拇长伸肌起于尺骨中1/3及邻近骨间膜，止于拇指远节指骨底的背面，功能为使拇指内收并伸指关节。

5）示指伸肌起于尺骨后面的下部，在示指近节指骨的背面与指伸肌至示指腱的指背腱膜相结合，功能为伸示指。

知识点33：前臂血管 副高：掌握 正高：熟练掌握

（1）桡动脉：在前臂上1/3，先行于旋前圆肌和肱肌之间，向下位于外为肱桡肌腱及内为桡侧腕屈肌的桡侧沟内。桡神经在前臂上1/3处紧位于桡动脉的外侧，至前臂下1/3与动脉分离。桡动脉在前臂介于两组肌肉之间，其外侧的肌肉受桡神经支配，内侧的肌肉受正中神经支配。其在前臂下部浅露于皮下，至腕上2~3指处即转至前臂后面。

（2）尺动脉：相比于桡动脉，尺动脉对手的血供更为重要。尺动脉在前臂上1/3位置较深，在旋前圆肌尺头的深面，向下行于指浅屈肌和尺侧腕屈肌所形成的尺侧沟内。在前臂上部，尺动脉与尺神经相距较远，向下互相接近。

知识点34：前臂神经 副高：掌握 正高：熟练掌握

图1-1-3为前臂血管神经示意图。

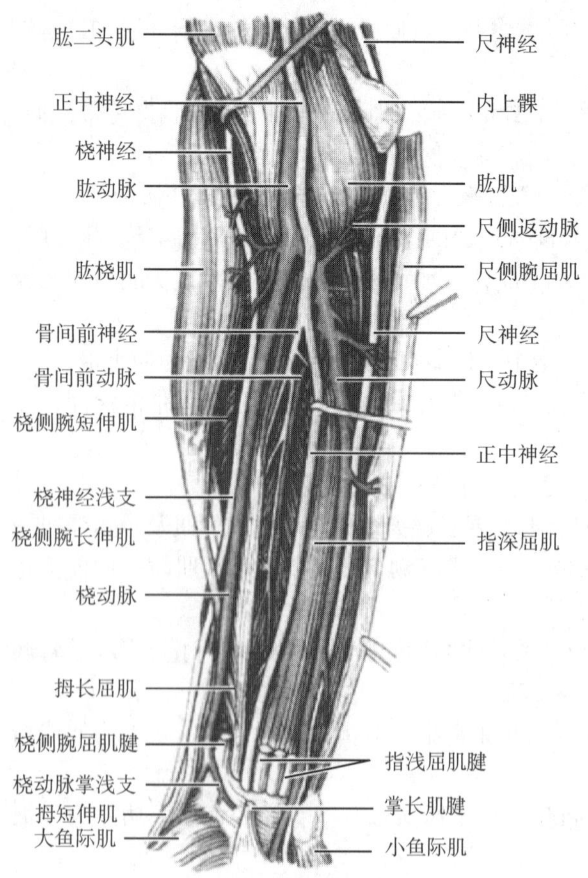

图1-1-3 前臂血管神经

（1）正中神经：在旋前圆肌两头之间进入前臂，沿前臂中线下行，穿过指浅屈肌肱尺头同桡头之间的腱弓深面，行于指浅屈肌和指深屈肌之间。近腕部时，正中神经位于桡侧腕屈肌腱和掌长肌腱之间或在掌长肌腱深面，下行经屈肌支持带深面至手。正中神经支配除尺侧腕屈肌外的所有前臂前侧浅屈肌和指深屈肌桡侧半、拇长屈肌及旋前方肌。

（2）尺神经：离开尺神经沟后，行于尺侧腕屈肌及指深屈肌之间，于前臂下半部行于尺侧腕屈肌的桡侧，位于前臂筋膜深面，向下经屈肌支持带的浅面至手。尺神经支配尺侧腕屈肌及指深屈肌尺侧半。

（3）桡神经：约在肱桡关节的水平，桡神经分为浅、深二支。浅支在前臂肱桡肌的深面，上部初行于桡动脉的外侧，至中部两者逐渐接近，到前臂的中1/3自肱桡肌尺侧穿出深筋膜，与头静脉伴行至桡骨茎突，经其背侧进入手背。深支（即骨间后神经）穿越旋后肌肌质后发出众多分支，支配前臂背面浅、深层肌肉。

五、腕部

知识点35：构成腕部的骨骼　　副高：掌握　正高：熟练掌握

（1）尺桡骨下端：桡骨下端逐渐变宽，骨皮质非常薄，横切面略呈四方形，与腕骨构成腕关节的主要部分。正常情况下，桡骨茎突较尺骨茎突低1～1.5cm，桡骨下端关节面向尺侧倾斜20°～25°，向掌侧倾斜10°～15°。尺骨下端较细，包括尺骨头及茎突，前者膨大为球形，为前臂下端旋转运动的枢轴。

（2）腕骨：共8块，排成两列。近侧排列的腕骨由外向内依次为手舟骨、月骨、三角骨和豌豆骨，其中前3块腕骨向上与桡骨形成关节。远端排列的腕骨自外向内依次为大多角骨、小多角骨、头状骨及钩骨。腕骨排列背面突出，掌面凹进，形成腕骨沟，其上面有屈肌支持带附着，共同构成腕管。由于关节面多，血供差，损伤后的腕骨易发生缺血性坏死。

知识点36：腕部软组织解剖　　副高：掌握　正高：熟练掌握

（1）腕掌侧：有腕管、尺管及血管。

1）腕管：在桡腕关节附近，前臂深筋膜增厚，形成掌浅横韧带及其深面的屈肌支持带（腕横韧带），与腕骨共同构成腕管。其内通过正中神经和前臂的屈肌腱。

2）尺管：尺管位于腕骨的尺掌侧，前臂为腕浅横韧带，后壁为屈肌支持带，内壁为豌豆骨及豆钩韧带，其内走行尺神经及血管。

3）血管：桡动脉在腕部下行于肱桡肌与桡侧腕屈肌之间，浅面为前臂深筋膜，深面为拇长屈肌和旋前方肌及桡骨下端。平桡骨茎突水平，桡动脉发出掌浅支，穿过大鱼际进入手掌，与尺动脉吻合形成掌浅弓。主干则经桡骨茎突下方至手背第一掌骨间隙近侧，分出拇主要动脉后，与尺动脉的掌深支吻合成掌深弓；尺动脉下行于指浅屈肌与尺侧腕屈肌之间，与尺神经伴行，经尺管到达手掌，发出掌深支穿过小鱼际与桡动脉末支吻合成掌深弓，主干则经屈肌支持带浅面与桡动脉掌浅支形成掌浅弓。

（2）腕背侧：有伸肌支持带，是前臂背侧深筋膜加厚部，位置比屈肌支持带略高。从支持带的深面发出许多纵隔至尺骨、桡骨的嵴上，与骨膜之间构成多个纤维性管，前臂背侧至手背各肌腱连同其滑膜鞘走行其中。浅层肌腱由外向内分别为肱桡肌腱、桡侧腕长伸肌腱、桡侧腕短伸肌腱、指伸肌腱、小指伸肌腱和尺侧腕伸肌腱。深层肌腱有拇长展肌腱、拇短伸肌腱、拇长伸肌腱和示指伸肌腱。

六、手

知识点37：手部骨性解剖　　副高：掌握　正高：熟练掌握

手部骨骼由8块腕骨、5块掌骨、14块指骨与数个籽骨构成。第1掌骨最短且最粗，第

2、3掌骨粗长，第4、5掌骨短细。由于掌骨的数目为5块，而第2排腕骨是4块，所以其间相连的关节面是不对称的。第1、2、5掌骨仅与1块腕骨相接，第4掌骨同时与头状骨及钩骨相接，第2掌骨同时与大多角骨、小多角骨及头状骨相接。手掌有2个横弓及5块纵弓。近侧横弓或腕横弓为坚硬的半圆形弓，由远侧列腕骨及腕骨间韧带构成，起自桡侧的大多角骨结节与手舟骨结节，止于尺侧的钩骨钩与豌豆骨。头状骨是此弓的关键，屈肌支持带加强此弓的坚固性，它与坚强连结其上的第2～3掌骨底可视为手的一个固定单位，作为其相邻近、远侧较活动部分的支持基础。远侧横弓或掌横弓可活动，由掌深横韧带及掌骨头构成。5个纵弓分别由各指骨、掌骨与腕骨通过指间关节、掌指关节以及腕骨间关节构成。

知识点38：手掌侧的软组织解剖　　副高：掌握　正高：熟练掌握

手掌侧软组织包括掌腱膜、手掌肌肉及手掌血管与神经。

（1）掌腱膜：由手部深筋膜浅层增厚形成，位于手掌中部，呈三角形，近端与屈肌支持带的远侧相连。其分为3部分，两侧部较弱，形成鱼际筋膜及小鱼际筋膜；中央部对掌骨头分为四条腱前束，与相应手指腱鞘及掌指关节的侧韧带相融合。

（2）手掌肌肉：包括内在肌和外在肌。其中，内在肌包括鱼际肌及小鱼际肌，还有蚓状肌和骨间肌；外在肌包括从前臂下行的屈肌腱。

1）鱼际肌：鱼际肌位于手掌桡侧，是一组作用于拇指的肌肉，包括拇短展肌、拇短屈肌、拇对掌肌及拇收肌。

2）小鱼际肌：小鱼际肌位于手掌尺侧，包括掌短肌、小指展肌、小指短屈肌及小指对掌肌。

3）中央部肌肉及肌腱：中央部肌肉及肌腱包括手内在的蚓状肌与骨间肌及由前臂下行的屈肌腱。其中，由前臂下行的屈肌腱包括指浅屈肌腱、指深屈肌腱和拇长屈肌腱。

知识点39：手掌部血管与神经　　副高：掌握　正高：熟练掌握

图1-1-4为手掌部血管神经示意图。

（1）手掌动脉：手掌动脉起于尺动脉及桡动脉，组成掌浅弓与掌深弓。

（2）手掌神经：正中神经由屈肌支持带深面入掌，穿出屈肌支持带后变宽扁，分为5～6支。分支至外侧三指半掌侧全部及背侧远端的皮肤。另外还发支至第1、2蚓状肌，并分出返支支配鱼际肌；尺神经则经屈肌支持带的浅面入掌，在钩骨钩侧分为深、浅2支。浅支分支支配第5指及第4指尺侧的皮肤及掌短肌，深支与尺动脉深支伴行，在小指短屈肌及小指展肌之间穿入深面，分支支配小鱼际肌，再转向外行于指深屈肌腱的深面，并分支支配所有骨间肌、拇收肌、拇短屈肌深头及第3、4蚓状肌。

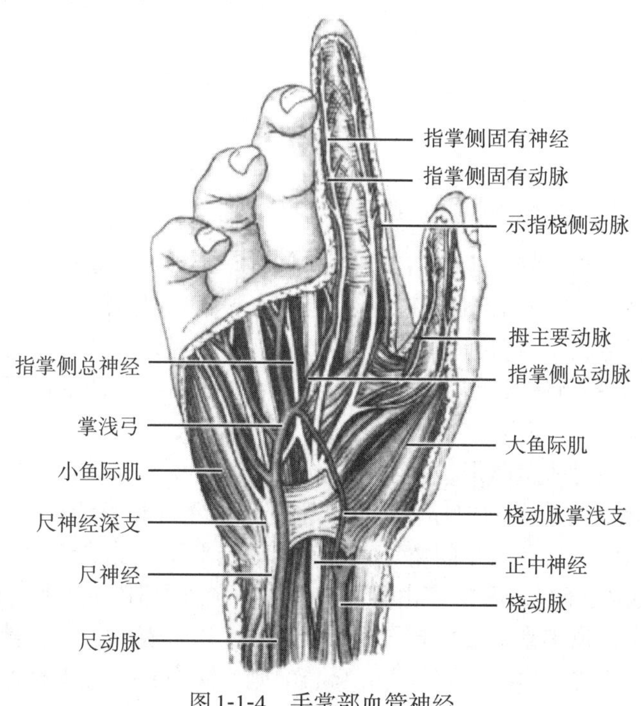

图1-1-4　手掌部血管神经

知识点40：手背侧的软组织解剖　　副高：掌握　正高：熟练掌握

（1）手背筋膜：手背的浅、深筋膜在手指背侧彼此互相延续，腱间筋膜与指背腱膜也相连续，腱下筋膜附着在腱膜的近侧缘，也可向远侧延伸，止于近节指骨的近侧。

（2）手背肌腱：均由前臂背侧经伸肌支持带深面入手背。其中，浅层包括指伸肌腱及小指伸肌腱，深层包括3条拇指肌腱（拇长展肌腱、拇短伸肌腱和拇长伸肌腱）及示指伸肌腱。

（3）手背血管：手背动脉自前臂远侧至指尖包括四个连续节段，分别为骨间后动脉、腕背动脉、掌背动脉和指背动脉。掌背动脉由腕背弓发出，近端与掌深弓的穿支相连，远端也通过穿支与指掌侧总动脉或指掌侧固有动脉相连。各掌背动脉沿相应骨间背侧肌的背面下行，在相应的近节指骨底发出两指背动脉。

（4）手背神经：手背皮肤由桡神经、尺神经及正中神经支配。桡神经深支至所有前臂背侧肌肉，浅支在腕上3指处穿出深筋膜，越过伸肌支持带，分为若干支指背神经，分布于手背外侧及外侧三指半近侧的皮肤；正中神经分布桡背侧3指远端皮肤；尺神经支配尺侧两指背侧皮肤感觉。

第二节 下 肢

一、髋部

知识点1：髋关节 副高：掌握 正高：熟练掌握

（1）髋臼：位于髂前上棘及坐骨结节连线中间，呈半球形，朝向前外下方，臼顶占髋臼整个面积的2/5，髋臼的边缘前部低下，后部隆起，下部有宽而深的缺口，为髋臼切迹，向上与粗糙的髋臼窝相连，切迹缺损的部分有髋臼横韧带横过，髋臼周边有一圈臼唇以加深髋臼的深度。髋臼上部厚而坚强，在直立位时传导躯干的重量。髋臼的后下部至坐骨结节则在坐位时传导重量。

（2）股骨上部：股骨头呈圆形，其上完全被关节软骨所覆盖，顶部的股骨头凹为股骨头韧带附着处。股骨颈微向前凸，中部较细。其下部为大转子和小转子，为许多肌肉附着处。两转子间前有转子间线，后有转子间嵴。转子间线比较平滑，是关节囊及髋关节的髂股韧带附着处，转子间嵴则较隆起，有许多由骨盆出来的外旋小肌附着其上。股骨转子部的结构主要是骨松质，周围血供丰富，因此转子间骨折较易获得骨性愈合。股骨颈与股骨干指间成一角度即颈干角，成人如＞140°为髋外翻；＜110°则为髋内翻。人体股骨颈的中轴线与通过股骨内外髁中点的冠状面的夹角即为前倾角，又称扭转角，正常范围为12°～15°。股骨距是股骨上段大小转子间的一块纵行骨板，上起自股骨颈后内侧，向下止于小转子下股骨内侧皮质，前附于股骨前内侧，向后外行于大转子，最后融合于大转子骨松质内，它为股骨上段重要的承载结构，除加强股骨颈基底部外，还与股骨上段的骨小梁相连，构成一个坚强的承载系统。

知识点2：髋部软组织解剖——臀部肌肉 副高：掌握 正高：熟练掌握

（1）臀大肌：是身体中最大的一块扁肌，起于髂骨臀后线以后的臀面，并以短腱起自髂后上棘、骶骨下部与尾骨背面以及两骨间的韧带、胸腰筋膜和骶结节韧带，平行向外下，大部分移行于髂胫束的深面，小部分止于股骨的臀肌粗隆。固定臀大肌起端能使已经屈曲的髋关节伸直，大腿被固定时则能使骨盆后倾，使前屈的躯干回复至直立位，此外尚能使大腿外旋。臀大肌的血供主要来源于臀上、下动脉浅支的供给，神经支配主要来自臀下神经。

（2）阔筋膜张肌：起自髂前上棘及髂嵴外唇前部，为阔筋膜所覆盖，在缝匠肌与臀中肌之间，肌腹呈梭形，在股上、中1/3，移行于髂胫束。阔筋膜张肌的血供来自股深动脉的旋股外侧动脉，由臀上神经的下支支配。阔筋膜张肌能向上牵引髂胫束，与臀大肌共同收缩能沿大腿纵轴向上牵引胫骨并伸膝。

（3）臀中肌：起自臀后线及臀前线以前的髂骨臀面、髂嵴外唇和阔筋膜，止于股骨大转子尖端的上面和外侧面，前部为阔筋膜张肌所覆盖，后部被臀大肌所掩盖。受臀上神经支配。前部纤维内旋髋，后部纤维外旋髋，主要功能为使大腿外展，当大腿被固定时，则使骨盆侧倾。

（4）臀小肌：起自臀前线以下及髋臼以上的髂骨背面，止于大转子的上面和外侧面。肢体下垂时，臀中、小肌起悬挂的作用，能防止关节囊拉长及肢体坠落；两侧肢体站立时，臀中、小肌能防止股骨头自髋臼脱出。

（5）梨状肌：大部起于第2～4骶椎前面骶前孔外侧出骨盆后移行为肌腱，向外止于大转子上缘的后部。梨状肌为臀部的重要标志，在其上缘有臀上动脉及神经穿出，下缘有臀下动脉、臀下神经、坐骨神经、阴部内动脉、阴部神经及股后侧皮神经穿出。梨状肌在伸髋时能使髋外旋，屈髋时能使髋外展。

知识点3：髋部软组织解剖——臀部血管及神经　　副高：掌握　正高：熟练掌握

臀部主要的血管、神经均经过坐骨大孔出盆腔。其中包括经梨状肌上缘出盆的结构以及经梨状肌下缘出盆的结构。图1-1-5为臀部神经示意图。

（1）经梨状肌上缘出盆的结构：臀上动脉起于髂内动脉的后干，穿梨状肌上出骨盆，与臀上神经伴行，后者为骶丛的分支。臀上血管和神经主要供应及支配臀肌和阔筋膜张肌。

（2）经梨状肌下缘出盆的结构：臀下动脉起自髂内动脉，与坐骨神经及臀下神经一起出骨盆。臀下动脉主要供应臀大肌下部及坐骨神经。臀下神经为骶丛分支，支配臀大肌。坐骨神经则为人体最粗的神经，由骶丛分出，由腓总神经和胫神经组成，被一个总的纤维鞘包围，在股骨大转子与坐骨结节之间下行，在臀部位于臀大肌的覆被下，由上而下贴附于坐骨背面、上孖肌、闭孔内肌、下孖肌及股方肌的后面，至股部则贴附于大收肌的后面，并位于

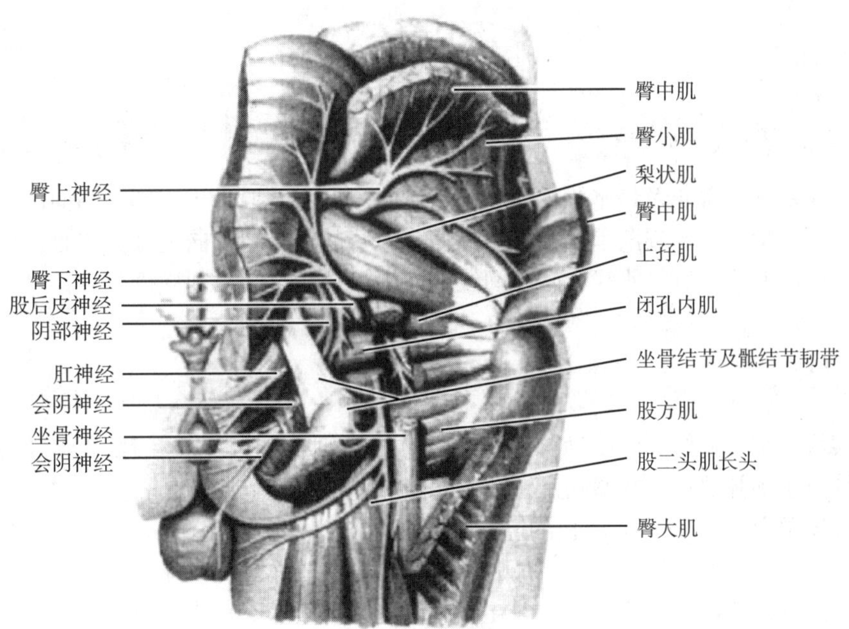

图1-1-5　臀部神经

臀大肌下缘及股二头肌长头外侧缘所成的角内。坐骨神经损伤时，若为腓总神经受损，主要引起运动障碍。除运动障碍外，坐骨神经干和胫神经损伤的主要症状为感觉营养性变化。

知识点4：髋部软组织解剖——维持髋关节完整的组织 副高：掌握 正高：熟练掌握

维持髋关节完整的组织包括髋关节囊和韧带以及髋关节周围的肌肉。

（1）髋关节囊和韧带：髋关节囊在前面包裹全部股骨颈，在后面则包裹内侧2/3股骨颈，在不同部位关节囊的厚度不一，前后均有韧带加强，尤其以前侧髂股韧带最为坚强。关节囊的内下侧与后下侧比较薄弱，股骨头脱位往往在此处发生。关节囊在屈曲、内收及轻度内旋时最为松弛。

（2）髋关节周围的肌肉：髋关节周围肌肉众多，也是维持髋关节稳定的一个有利因素。臀小肌覆盖在关节囊上面，闭孔外肌靠近关节囊的下面及股骨颈，髂腰肌腱在关节囊下部的下面。关节囊前面由内向外为耻骨肌、腰大肌及髂肌，髂肌的外面为股直肌，股直肌的外面为阔筋膜张肌。关节囊后部有许多小的外旋肌。在髋关节的外侧，臀中、小肌及阔筋膜张肌是有力的外展肌。

知识点5：髋部软组织解剖——髋关节的血供 副高：掌握 正高：熟练掌握

髋关节由臀上、下动脉，旋股内、外侧动脉供应，也接受股深动脉及阴部内动脉的关节囊支供应。其中，股骨头、颈的血供主要来自闭孔动脉，旋股内、外侧动脉及股骨滋养动脉，除小部通过股骨头韧带外，大部由关节囊进入。股骨颈骨折线越靠近股骨头，对股骨头的血供损伤越大。

二、股部

知识点6：股骨干骨性解剖 副高：掌握 正高：熟练掌握

股骨干是身体中最长及最坚强的管状骨，向内下倾斜，股骨干前倾，凸向前方。从外表看，上部呈圆柱形，下部逐渐呈三棱形。后面有纵行的股骨嵴，向上分为二唇，外侧唇止于臀肌粗隆，内侧唇止于耻骨肌线和转子间线，向下也分二唇，分别移行至股骨内、外上髁。

知识点7：股浅部结构 副高：掌握 正高：熟练掌握

（1）腹股沟部浅血管：各小动脉皆发自股动脉，有阴部外动脉、腹壁浅动脉及旋髂浅动脉。小静脉与小动脉并行，在卵圆窝注入大隐静脉内。

（2）大隐静脉：为身体中最长的静脉，全长70～80cm，起于足背静脉弓内侧，经内踝之前，沿小腿及大腿的内侧面上行，最后经卵圆孔注入股静脉。在穿入卵圆窝之前，有吻合支与小隐静脉及深部静脉支相交通，并在腹股沟处接受阴部外静脉、腹壁浅静脉、旋髂浅静脉及股内、外侧缘静脉的回流。

知识点8：股部分区解剖　　副高：掌握　正高：熟练掌握

（1）股前侧：有股三角、股前侧肌肉。

1）股三角：上为腹股沟韧带，外为缝匠肌内侧缘，内为长收肌内侧缘，底部为髂腰肌与股内侧肌、耻骨肌及长收肌所构成。髂耻韧带将腹股沟韧带下的腔隙分为外侧的肌腔隙和内侧的血管腔隙。肌腔隙内髂腰肌及股神经由此进入大腿。血管腔隙内股血管裹以股鞘，在股三角上部，动脉居外，静脉居内。股动脉向下斜行至股三角之尖，即入收肌管，经收肌腱裂孔与腘动脉连续。股静脉接受大隐静脉后向上经腹股沟韧带，易名为髂外静脉。股神经发自腰丛，经腹股沟韧带深面，于股动脉的外侧入股，本干极短，即分为许多分支。皮支支配大腿前、大腿内侧、膝、小腿及足内面皮肤感觉，肌支支配股四头肌和缝匠肌，关节支至髋和膝关节。

2）股前侧肌肉：髂腰肌包括髂肌及腰大肌，由髂窝及腹后壁下行，联合腱止于股骨小转子。缝匠肌为身体最长的肌肉，由髂前上棘斜越大腿前面之全长，至下端变成一扁平腱，越过股薄肌及半腱肌的浅面，止于胫骨粗隆的内缘及胫骨前缘上端的内侧，收缩能使大腿及小腿屈曲，并使已经屈曲的大腿外旋、外展，以及使屈曲的小腿内旋。缝匠肌上端作为股三角外界，下部为收肌管的顶盖，外缘斜线上可寻找股前侧各皮神经。股四头肌由股直肌、骨内侧肌、股外侧肌及股中间肌组成，各肌在下部互相融合成股四头肌腱，止于髌骨，并向下延长成髌韧带。股四头肌主要功能为伸膝，股直肌尚有屈髋作用。图1-1-6为股前侧的血管、肌肉和神经示意图。

（2）股内侧：主要由内收肌群构成，由浅入深分别为股薄肌、长收肌、耻骨肌、短收肌、大收肌。除耻骨肌由股神经、大收肌坐骨部由坐骨神经支配外，其余均由闭孔神经支配，其功能为使股内收。耻骨肌、长收肌、短收肌、大收肌能屈髋及外旋髋，股薄肌能使小腿屈曲及内旋。

（3）股后侧：股后侧肌肉由股后肌构成，均起自坐骨结节。其中，股二头肌止于腓骨头，作为腘窝的外侧界，主要功能为伸股屈膝，尚能微使膝关节外旋。半腱半膜肌也止于小腿骨。三肌在功能上均能伸髋屈膝，在直立位，股后肌尚能支持骨盆于股骨上，股后肌群主要受坐骨神经支配。血供则由股深动脉的穿动脉供应。

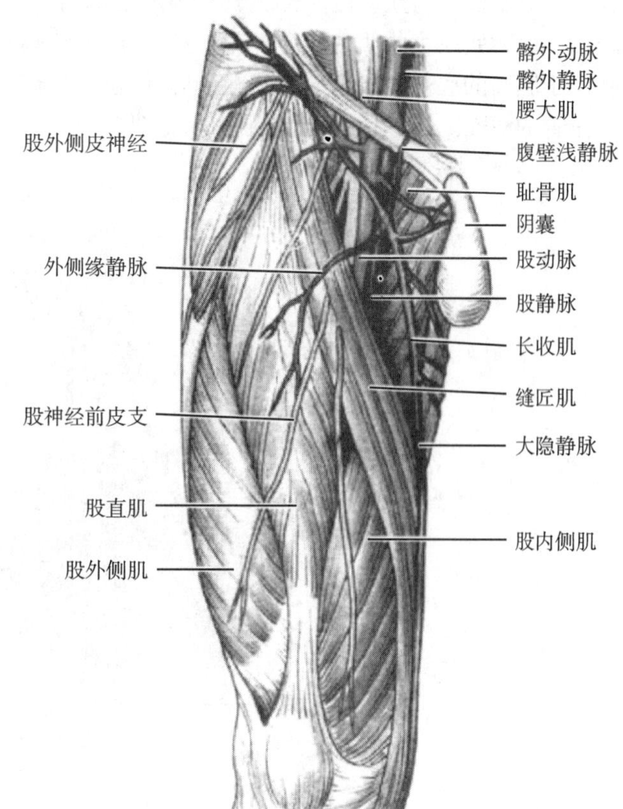

图1-1-6　股前侧的血管、肌肉和神经

三、膝部

知识点9：膝关节骨性解剖 副高：掌握 正高：熟练掌握

构成膝部的骨骼包括：股骨下端、胫腓骨上端以及髌骨。股骨下端的外侧髁较内侧髁宽大。胫骨平台的横切面为三角形，正常情况下有14°左右的后倾。由于胫骨近端主要为骨松质，为膝关节内骨折好发处。胫骨上端前侧的胫骨粗隆为髌韧带附着处。腓骨头呈锥形，其尖有腓侧副韧带及股二头肌腱附着，上内侧与胫骨形成关节。髌骨是人体中最大的籽骨，髌股关节中外侧面较内侧面宽而深。其生理功能包括：①保护膝关节，特别是股骨下端关节面及股骨髁；②传递并增强股四头肌的作用力矩，为伸膝装置中不可缺少的部分；③增加膝关节的旋转度；④保护膝关节在半屈位的稳定性，防止过度内收、外展及屈伸活动。

知识点10：膝关节软组织解剖 副高：掌握 正高：熟练掌握

（1）膝前部：髂胫束为阔筋膜加厚部分，止于胫骨外侧髁的前面，有力加强了膝关节囊的外侧部分。股四头肌腱包括髌上部、髌部及髌下部三部分，其四部分在不同平面附着于髌底，由于股四头肌牵引力位于膝关节中心之前，可增加肌肉的杠杆作用。

（2）腘窝：位于膝的后部，其界限外上侧为股二头肌，内上侧为半腱肌、半膜肌以及缝匠肌、股薄肌及大收肌腱的一部分，外下侧为腓肠肌外侧头，内下侧为腓肠肌内侧头。腘动脉位于腘窝的底部，向下分为胫前动脉和胫后动脉，伴行静脉位于动脉的外侧，而神经则位于血管的浅面。图1-1-7为腘窝结构示意图。

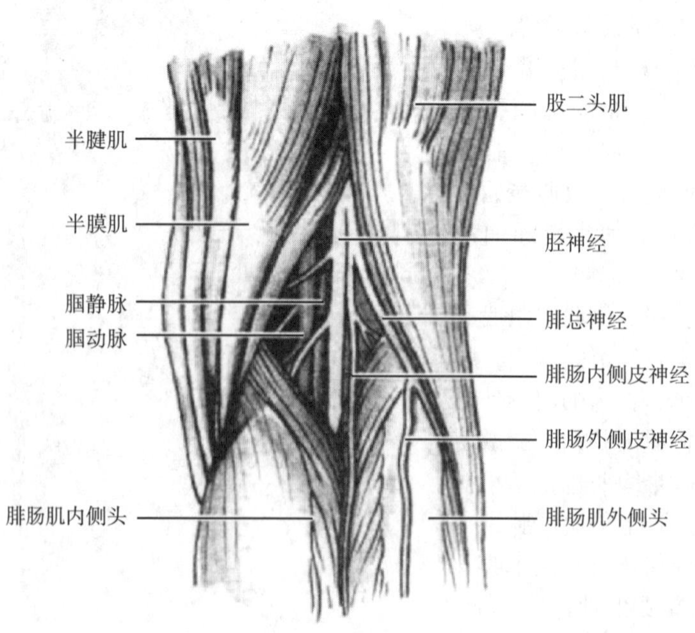

图1-1-7 腘窝结构

知识点11：膝关节的支持结构　　副高：掌握　正高：熟练掌握

膝关节的支持结构分为两个主要部分。

（1）静力稳定结构，即骨骼、半月板、韧带及关节囊。

（2）动力稳定结构，肌肉及肌腱。

知识点12：内侧副韧带　　副高：掌握　正高：熟练掌握

内侧副韧带呈扁宽三角形，基底向前，分为浅、深两层。浅层即内侧关节囊韧带，深层起自股骨内上髁，止于胫骨干内面和关节边缘，内面与内侧半月板紧密相连。内侧副韧带有保持关节稳定和调节关节活动的功能，其紧张度随关节位置的不同而改变。

知识点13：外侧副韧带　　副高：掌握　正高：熟练掌握

外侧副韧带为一长约5cm的圆索，在上附着于股骨外上髁，向下后方止于腓骨头尖稍前。其将股二头肌腱劈裂为二，与外侧半月板间隔以关节囊和腘肌腱。膝关节伸直时，外侧副韧带是抵抗内翻应力的主要稳定结构。

知识点14：交叉韧带　　副高：掌握　正高：熟练掌握

交叉韧带为膝关节的稳定结构及旋转运动轴。其限制了胫骨在股骨上的前后活动，并协助胫骨在股骨上的内、外旋。内旋可使交叉韧带弯曲，而外旋则使其变直。前交叉韧带起自胫骨上端髁间前区的内侧及外侧半月板前角，向上后外呈扇形止于股骨外侧髁内侧面的后部。后交叉韧带起自胫骨平台下方的后面，向上前内延伸，在前交叉韧带的后内侧，止于股骨内侧髁外侧面的后部。

知识点15：前交叉韧带的功能　　副高：掌握　正高：熟练掌握

（1）限制胫骨在股骨上向前滑动。

（2）膝关节伸直时，与关节囊、两侧副韧带及后交叉韧带一同限制侧方及旋转运动。

（3）膝关节屈曲时，与关节囊、内侧副韧带及后交叉韧带一同限制侧方及旋转运动。

（4）与后交叉韧带一同限制过度屈曲。

（5）与后交叉韧带、两侧副韧带、关节囊后部一同限制过度伸直。

（6）借助于股四头肌的间接作用，在膝关节伸直最后阶段，能限制胫骨的旋转。

知识点16：后交叉韧带的功能　　副高：掌握　正高：熟练掌握

后交叉韧带的主要功能为限制胫骨后移以及过伸、旋转和侧方运动。

知识点17：半月板　　副高：掌握　正高：熟练掌握

半月板为半月形纤维软骨盘，仅外表覆以薄层纤维软骨，其内部为混有大量弹性纤维的致密胶原纤维。内侧半月板呈C形，半径较外侧半月板大，后角宽于前角。外侧半月板接近O形，较内侧半月板小而厚，腘肌腱将其与外侧副韧带分隔，使其具有更大的灵活性。半月板充填在股骨髁和胫骨髁之间，使得两者更好地相适合，并对关节面起保护、缓冲和制动作用。

知识点18：膝关节的血供和神经支配　　副高：掌握　正高：熟练掌握

膝关节的血供源于股动脉、腘动脉、胫前动脉和股深动脉的供给，在膝关节区形成动脉网。其前部由股神经的肌支、闭孔神经前支及隐神经支配，后部由坐骨神经及其分支胫神经和腓总神经以及闭孔神经的后支支配。

四、小腿

知识点19：小腿骨性解剖　　副高：掌握　正高：熟练掌握

小腿的胫骨呈三棱柱形，前缘或前嵴上部锐薄，下部钝圆，主要传导由上而下的力量。腓骨体也呈三棱柱形，附着有众多肌肉，无负重作用，但下端为构成踝关节不可或缺的部分。

知识点20：小腿的软组织解剖　　副高：掌握　正高：熟练掌握

（1）小腿肌肉：包括前侧群肌肉、外侧群肌肉和后侧群肌肉。

1）前侧群肌肉：包括胫前肌、趾长伸肌、踇长伸肌及第三腓骨肌。其中，胫前肌起于胫骨外侧面上2/3，肌腱经小腿伸肌上、下支持带之下，止于内侧楔骨与第1跖骨底的内侧，能背伸踝关节及内翻足；趾长伸肌起自腓骨前面上2/3和邻近骨间膜、胫骨上端，止于外侧四趾，能伸第2～5足趾及背伸足；踇长伸肌起于腓骨内侧面下2/3及邻近骨间膜，止于趾远节趾骨底的背面，能伸踇趾及背伸足。

2）外侧群肌肉：主要为腓骨长、短肌。腓骨长肌起自腓骨头、腓骨外侧面上2/3和小腿深筋膜；腓骨短肌起于腓骨外侧面下2/3及前后肌间隔。短肌在长肌之前，两肌伴随下行。短肌止于第5跖骨基底部，长肌则由足外侧缘进入足底，止于内侧楔骨和第一跖骨底的跖面。腓骨长短肌的功能为外翻足，并能微跖屈踝关节。

3）后侧群肌肉：后侧群肌肉在上部肥大，分为深浅两组。浅组主要有腓肠肌和比目鱼肌。腓肠肌两侧头分别起于股骨内外侧髁上。比目鱼肌则起于胫骨后面比目鱼肌线和邻近结构，向下与腓肠肌联合成跟腱止于跟骨。浅层肌肉的主要功能是行走时跖屈踝关节。深组肌肉包括腘肌、趾长屈肌及踇长屈肌和胫后肌。腘肌的作用能屈膝以及使胫骨内旋，趾长屈肌及踇长屈肌作用为屈趾、协助足的跖屈、内翻及保持足的纵弓。胫后肌能跖屈与内翻足，是维持足内侧纵弓的重要肌肉。

（2）小腿血管：腘动脉进入比目鱼肌腱弓后分为胫前、胫后动脉。胫前动脉供应胫前间隙内的肌肉，最终于踝关节之间易名为足背动脉。胫后动脉则在腓骨上1/3水平发出腓动脉，并由小腿后部下行，至内踝与跟骨结节内侧突之间分为足底内、外侧动脉。

（3）小腿神经：近腓骨颈水平腓总神经分为腓浅及腓深神经。腓浅神经支配腓骨长短肌，在小腿中下1/3交界处，腓浅神经由深筋膜穿出变为皮神经。腓深神经则与胫前动脉伴行，主要支配小腿前群肌肉。胫神经在腘窝位于动脉的浅面，在小腿与胫后动脉伴行，支配所有后侧群肌肉，最终在屈肌支持带的深面分为足底内外侧神经。

五、踝部

知识点21：踝部骨骼的组成　　副高：掌握　正高：熟练掌握

踝部骨骼由胫、腓骨下端及后足跗骨构成。胫骨下端扩大，内侧面形成内踝，大隐静脉在其前侧，外侧为腓切迹，是胫腓韧带附着处。腓骨下端形成外踝，是构成踝关节不可缺少的部分，其平面低于内踝，外踝位于内踝之后。距骨分为头、颈、体三部，体的上部为滑车，与胫骨下端的关节面相接，内侧的半月形关节面与内踝相关节，外侧的三角形关节面与外踝相关节。在踝关节的前、内、外侧，深筋膜均加厚形成支持带，以保护其下经过的肌腱与血管神经，并起到滑车作用。而肌腱均裹以滑膜鞘以使滑车更灵活。前侧肌腱包括胫前肌腱、踇长肌腱和趾长肌腱。外侧有腓骨长短肌腱。内侧有胫后肌腱、踇长屈肌腱及趾长屈肌腱。后侧是身体最长最坚强的跟腱，主要由腓肠肌和比目鱼肌合成。踝关节的主要功能为负重。除能在冠状面屈伸外，还可在矢状面轻度旋转，使足内收或外展。背屈常与外展同时发生，而跖屈与内收同时发生。

六、足部

知识点22：足部骨性解剖　　副高：掌握　正高：熟练掌握

足部骨骼分为跗骨、跖骨及趾骨。跗骨共7块，分为近侧的距骨、跟骨和远侧的足舟骨及内、中、外侧楔骨和骰骨。跖骨共5块，趾骨共14块，两者都分为头、体、底三部分。跟骨为最大的跗骨，呈不规则长方形，向下移行于跟骨结节。上面与距骨形成关节，前方与骰骨相接，形成足纵弓的外侧部分。足舟骨位于足内侧纵弓的中央部分。

知识点23：足部软组织解剖　　副高：掌握　正高：熟练掌握

（1）足背：有足背肌肉及肌腱、足背动脉。

1）足背肌肉及肌腱：除由小腿前部下降的胫前肌、趾长伸肌、踇长伸肌外，趾短伸肌为足背的内在肌，起于跟骨及小腿伸肌支持带，前行分为四腱，最内的腱越过足背动脉远侧止于踇趾近节趾骨底。其余三腱在第2、3、4趾的近节趾骨背面与趾长伸肌相当的腱合成伸肌腱扩张部，后再分为三束，中央束止于中节趾骨底的背侧，侧束前行合二为一，止于远节趾骨底的背侧。

2）足背动脉：胫前动脉经过小腿伸肌支持带的深面后易名为足背动脉，与腓深神经伴行，至第1跖骨间隙分为第1跖背动脉和足底深动脉。

（2）足底：有足底腱膜、足底肌肉、足底肌腱、足底动脉及足底神经。

1）足底腱膜：足底深筋膜增厚部。其功能包括：保护足底的肌肉和肌腱，便于活动；保护足底的关节；是足底某些内在肌的起点；支持足的纵弓。

2）足底肌肉：足底的肌肉分为两类。一类是短小的内在肌，主要作用是稳定地支持体重，每个单独足趾的运动不重要，不如手内在肌发达，它们大多纵行，以加强足的纵弓。另一类是起源于小腿的长肌，在运动中担负大部分体重，管理足的运动，它们能支持足弓，使足背屈或跖屈，也可使足外翻、外展或内翻、内收。

足底肌肉大致分为四层：其中，第一层由内向外为䟴展肌、趾短屈肌及小趾展肌。䟴展肌能外展䟴趾，趾短屈肌能协助牵拉足纵弓，小趾展肌能外展小趾，并有支持足外侧弓的作用。第二层包括趾长屈肌腱、䟴长屈肌腱、跖方肌及足蚓状肌。前两者为䟴趾及外侧四趾的屈肌，能协助踝关节的跖屈，且能维持足纵弓。跖方肌附于趾长屈肌腱，可使后者固定于跟骨，同时增加其力量。蚓状肌止于近节趾骨底，能屈跖趾关节及伸趾间关节。第三层包括䟴短屈肌、䟴收肌及小趾短屈肌。䟴短屈肌为䟴趾跖趾关节的屈肌，䟴收肌能拉拢足底以维持足的横弓。小趾短屈肌为小趾跖趾关节的屈肌。而第四层包括足骨间肌、胫后肌腱及腓骨长肌腱。足骨间肌为内收肌，与骨间背侧肌的外展功能相对。

3）足底肌腱：胫后肌腱位于跟舟足底韧带之下，分支遍达足底，能扶托距骨头，并有维持足纵弓的作用。此肌为最强大的足内翻及内收肌。腓骨长肌腱则止于近侧楔骨及第1跖骨底的外侧，能外翻足。

4）足底动脉：胫后动脉在屈肌支持韧带的远侧分为足底内、外侧动脉。足底内侧动脉与足底外侧动脉相吻合，形成足底浅动脉弓。而足底外侧动脉为优势动脉，在第1跖骨间隙与足背动脉的终支足底深动脉吻合，形成足底深弓。

5）足底神经：胫神经对内踝及跟骨结节内侧突中点分为足底内、外侧神经。前者相当于手掌的正中神经，与足底内侧动脉伴行，分支支配䟴展肌、趾短屈肌、䟴短屈肌及最内侧的蚓状肌。足底外侧神经则相当于手掌的尺神经，与足底外侧动脉伴行，支配足底其余大部肌肉。

知识点24：足弓的组成 副高：掌握 正高：熟练掌握

足弓包括纵横两弓。内侧纵弓由跟、距、足舟、楔骨与第1～3跖骨构成。外侧纵弓为跟骨、骰骨及第4、5跖骨构成。横弓则由跗骨与跖骨构成。人的足弓以纵弓为重要，横弓的维持有赖于纵弓的完整。维持足弓的三大要素，分别为足骨、韧带和肌肉。主要韧带包括跟舟足底韧带、足底长韧带及跟骰足底韧带、骨间韧带、三角韧带以及足底腱膜等。内收与内翻足的肌肉能增加纵弓的高度，外展与外翻足的肌肉则使其变扁。

第三节 脊 柱

一、概述

知识点1：脊柱的概念 副高：掌握 正高：熟练掌握

脊柱由33块脊椎骨及椎间盘构成，其中颈椎7块、胸椎12块、腰椎5块、骶椎5块和尾椎4块，后两者分别融合成骶骨和尾骨。众多的脊椎骨通过周围坚强的韧带相联系，不但能维持相当的稳定，而且彼此之间能有一定范围的活动。

知识点2：脊柱曲度的形成 副高：掌握 正高：熟练掌握

脊柱的曲度从前后看成一条直线，而从侧面看有4个曲度。在胚胎晚期和新生儿期，整个脊柱只有1个向后凸的曲度。当婴儿开始抬头时，颈段脊柱就形成向前凸出的曲度。婴儿开始行走时髋关节开始伸直，由于髂腰肌将腰脊柱向前牵拉就形成了腰前凸。

知识点3：维持脊柱正常曲度的因素 副高：掌握 正高：熟练掌握

生物力学上，脊柱曲度的维持依赖的是张力带原理。其主要通过不同躯干肌的作用在维持，包括的肌肉如下。

（1）脊柱肌：浅纵行肌群主要作用为后伸，较少为侧屈；深斜行及横行肌群主要作用为旋转，其次为侧屈。

（2）脊柱外肌：包括腹肌、腰方肌、腰大肌、肋间肌、菱形肌、斜方肌及背阔肌等。

知识点4：脊柱曲度的生理意义 副高：掌握 正高：熟练掌握

脊柱曲度的存在使得脊柱犹如一大的弹簧，增加了脊柱缓冲震荡的能力，生理曲度还扩大了躯干重心基底的面积，加强了直立姿势的稳定性。腰椎生理前凸对负重及维持腰部的稳定非常重要，而胸段脊柱和骶尾骨向后弯曲，则可增加胸、盆腔的容积，有利于内脏的发育，并有活动余地。

知识点5：脊柱的功能 副高：掌握 正高：熟练掌握

脊柱是身体的支柱。它间接或直接支持上、下肢，上肢借肋骨、锁骨和胸骨与脊柱相连，下肢借骨盆与脊柱相连，这样在活动时可以保持全身平衡。脊椎骨间的椎间盘则可以吸收震荡能量，在剧烈运动和跳跃时，防止颅脑损伤。脊柱还可以容纳、支持及保护脏器。

知识点6：脊柱的体表标志 副高：掌握 正高：熟练掌握

直立并两手下垂时，两侧肩胛冈连线应通过第3胸椎棘突。两侧肩胛骨下角连线通过第7胸椎棘突，第3腰椎棘突通过脐平面，第4腰椎棘突经两侧髂嵴最高点连线，两侧髂后上棘连线通过第1、2骶后孔之间。

知识点7：脊柱的主要韧带 副高：掌握 正高：熟练掌握

（1）前纵韧带：位于椎体的前面，上起自枕骨的咽结节和寰椎前结节，下至骶$_{1\sim2}$，在其行程中借纤维束紧密附着于各椎体边缘，但与椎体连接疏松。前纵韧带是人体最长的韧带。

（2）后纵韧带：位于椎管的前壁，起于枢椎，分为两层，浅层向上移行为覆膜，深层呈齿状，与椎体疏松相连，其间隔以静脉丛。

（3）黄韧带：由薄而坚韧的黄色弹力组织构成。连接毗邻的椎板，在上附着于上一椎板下缘的前面，向外至同一椎骨的下关节突的根部，在下附着于下一椎板上缘的后面及上关节突前上缘的关节囊，如叠瓦状覆盖。在正中线，两侧黄韧带之间有少许脂肪。事实上，除了椎间孔和后方正中线的小裂隙外，黄韧带几乎充满整个椎弓间隙。

（4）棘上韧带与棘间韧带：棘上韧带呈连续的细索状突起，是一条坚强连接棘突的韧带。其起于第7颈椎棘突至骶中嵴，在颈椎特别增厚，形成项韧带。棘间韧带薄而无力，附于二棘突间的较深处，附着于下一椎板之上缘及椎骨棘突的基底，朝上后至上一椎骨的棘突，前与黄韧带融合。

知识点8：脊椎骨的基本结构 副高：掌握 正高：熟练掌握

每个脊椎骨可分为椎体和椎弓两部分。椎体为负重的部分，其内形成纵横交错的骨小梁，椎弓形成椎管的侧壁，为椎体最坚强的部分，椎弓向后与椎板相连，每块脊椎骨有7个附属突起，包括1个棘突、2个横突及4个关节突。在颈胸及腰椎，椎骨结构还有一些相应的变异。图1-1-8为典型椎骨示意图。

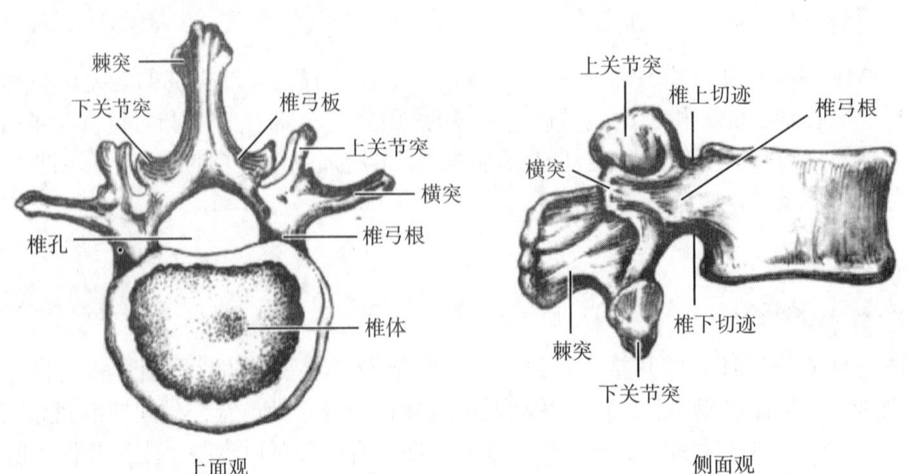

图1-1-8 典型椎骨

知识点9：椎间盘的组成　　副高：掌握　正高：熟练掌握

除了颈$_{1\sim2}$外，其他椎体之间包括腰$_5$与骶$_1$之间均有这种结构，因此成人的椎间盘总数为23个。在脊柱不同部位椎间盘的厚薄不同，颈、腰部较厚，胸骶部较薄，椎间盘的厚度占整个脊柱全长的1/3左右。椎间盘由终板软骨、髓核以及纤维环组成。

（1）终板软骨：位于椎体上下，厚1mm，周围为骺环，中心区更薄。在婴幼儿，有血管自终板软骨通过，至成人完全闭塞。软骨终板无神经支配，损伤后不感疼痛，亦不能自行修复。可以把它看作半渗透膜，髓核及椎体内的水分及代谢物可以互相交换。终板软骨犹如关节软骨，可防止椎体超载荷，对椎体起一定保护作用。

（2）髓核：为一种富有弹韧性的胶状物质，位于纤维环的中部。在脊柱运动时作为支柱，起着类似轴承的作用。髓核在压力下不能压缩，但能变形，起吸收震荡缓冲作用。

（3）纤维环：为同心性环状多层结构，可以使脊柱活动时保持稳定性。另外，纤维环还可保持髓核的水分，维持其形状和部位，在受压情况下借助于纤维环长度及方向的改变，还具有吸收震荡作用。

二、颈椎

知识点10：颈椎骨性解剖　　副高：掌握　正高：熟练掌握

（1）颈椎的共性：①椎体侧方有钩突；②椎孔较大，呈三角形；③关节突方向近似水平位；④横突有孔，椎动脉通过；⑤棘突分叉。

（2）颈椎的个性：①寰椎：寰椎无椎体，代之以前弓，枢椎的齿突实际上即其椎体。寰椎有前后两弓及两侧块，前弓较短，前结节突出朝下；后弓相当于棘突的部分，在侧块的紧后有椎动脉沟；②枢椎：枢椎上部形状独特，齿突根部较细，前侧与寰椎前弓正中后面的齿突凹相关节。齿突一般在6岁时与枢椎椎体融合。枢椎的棘突最大；③第7颈椎：第7颈椎的棘突特别长，由此向下，棘突不再分叉。有时横突过长，且尖端向下，触及第1胸椎的横突，可产生颈肋一样的压迫症状。

（3）颈椎椎间孔：其前内壁为钩突的后面、椎间盘和椎体的下部，后外壁为关节突关节的内侧部和关节突的一部分。

（4）颈椎椎管：呈三角形，是由骨性椎管、椎间盘、后纵韧带、黄韧带及血管等组织构成的有一定弹性的管状结构，其管径随着颈椎运动或位置改变而变化。

知识点11：颈部的分区　　副高：掌握　正高：熟练掌握

以胸锁乳突肌为界，可将颈部区分为颈前三角及颈后三角。颈前三角包括颈动脉三角、颌下部以及肌三角。颈动脉三角的后下界为胸锁乳突肌，上界为二腹肌后腹和茎突舌骨肌，下前界为肩胛舌骨肌前腹，其内含有颈总动脉上段及分支、颈内静脉、迷走神经和舌下神经等。颌下部又可分为颌下三角和颏下三角。颈后三角前为胸锁乳突肌的后缘，后为斜方肌的前缘，下为锁骨中1/3。肩胛舌骨肌后腹又把其分为上部的枕三角与下部的锁骨下三角。图1-1-9为颈部分

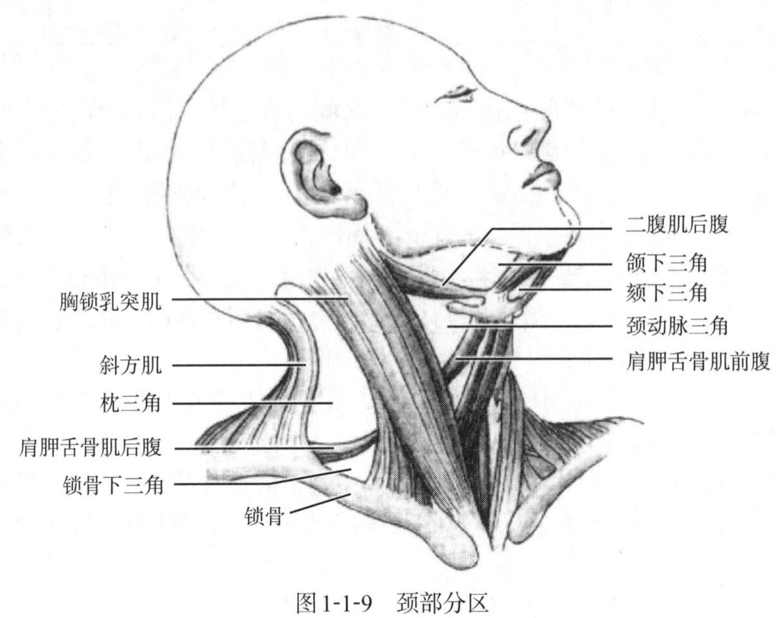

图1-1-9 颈部分区

区示意图。

知识点12：颈部软组织解剖 副高：掌握 正高：熟练掌握

（1）颈部筋膜：包括颈浅筋膜和颈深筋膜。其中，颈浅筋膜含有颈阔肌；颈深筋膜深面发出许多筋膜隔，主要包括椎前筋膜、气管前筋膜及颈血管鞘。

（2）主要肌肉：包括胸锁乳突肌、斜角肌。

1）胸锁乳突肌：其为颈前和颈后三角的重要分界，为一特殊的内脏肌，受副神经脊髓根及颈神经前支双重支配。收缩时使屈头至同侧，面部转向对侧。

2）斜角肌：包括前、中、后斜角肌，以前斜角肌最重要。其浅面有膈神经，自外上斜向内下，由其外侧缘穿出。上有臂丛，下有锁骨下动静脉，在左侧尚有胸导管经过其浅面。

（3）主要动脉：包括颈动脉和椎动脉。

1）颈动脉：颈总动脉在左侧发自主动脉弓，右侧发自头臂干，由胸锁关节之后入颈，在胸锁乳突肌前缘的覆被下向上走行，全长与颈内静脉和迷走神经同位于颈血管鞘内，静脉在外，神经在中间偏后。上行至甲状软骨上缘水平分为颈内动脉和颈外动脉，其分叉处膨大，为颈动脉窦。颈外动脉在颈部共有6个分支，包括甲状腺上动脉、舌动脉、面动脉、枕动脉、耳后动脉以及咽升动脉。颈内动脉在颈部无分支，颈动脉系分支变异较大。

2）椎动脉：起自锁骨下动脉的后上部，上行进入第6颈椎横突孔，至第2颈椎水平位于颈神经之前，至寰椎的横突孔，呈锐角向后，经寰椎侧块后方的椎动脉沟进入椎管，经枕骨大孔入颅。

（4）主要神经：包括脑神经、脊神经和自主神经。脑神经包括舌咽神经、迷走神经、副神经和舌下神经。脊神经中$C_{1\sim4}$前支构成颈丛，膈神经为其主要分支，支配膈肌。$C_5\sim T_1$前支则构成臂丛，支配颈肩部及上肢的许多肌群。交感神经的联合细胞则起源自上胸段脊髓灰质外侧中间柱内，节前纤维在交感干内上升，在颈上或颈中神经节交换神经元后分布到相应的靶器官。交感神经位于颈长肌的浅面、椎体的两旁和椎前筋膜的深面。

（5）主要韧带：包括寰枢韧带复合、项韧带。

1）寰枢韧带复合：主要为寰椎十字韧带，次要部分有齿突尖韧带及翼状韧带等，如图1-1-10。

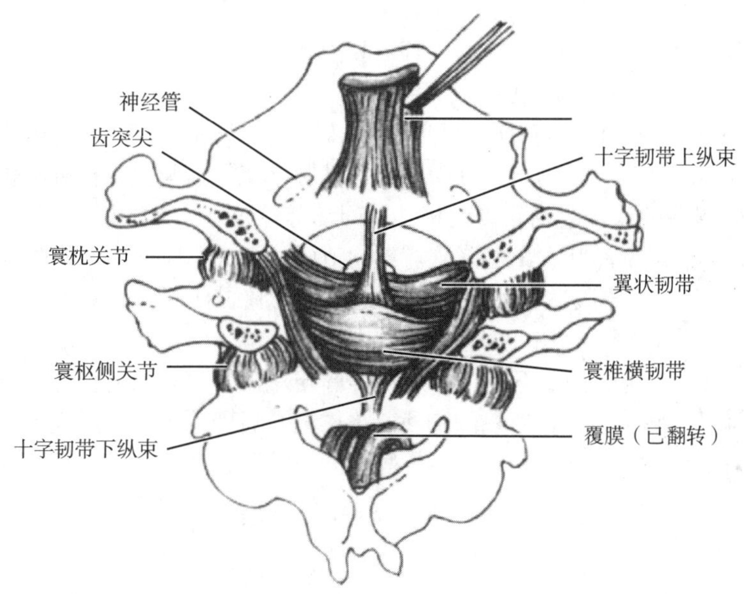

图1-1-10　寰枕关节及寰枢关节的韧带

2）项韧带：由第7颈椎棘突向上，棘上韧带移行而来。呈三角形，底部向上，附着于枕外隆凸和枕外嵴，尖向下，附着于寰椎后结节及第2到第7颈椎棘突的尖部。

三、胸椎

知识点13：胸椎骨性解剖　　副高：掌握　正高：熟练掌握

（1）椎体切面呈心形，两侧有肋凹，与肋骨头形成肋椎关节。
（2）椎孔大致呈圆形，较小。
（3）椎弓根短而细。
（4）关节突近似额状位，有利于旋转。
（5）棘突细长，伸向后下方，彼此呈叠瓦状。
（6）横突呈圆柱状，伸向后外方，前面有一横突肋凹，与肋骨结节相关节。

知识点14：胸椎软组织解剖 副高：掌握 正高：熟练掌握

（1）主要肌肉：有肋间肌、膈。

1）肋间肌：其分为肋间外肌和肋间内肌。肋间外肌在最下层，前部的纤维方向朝前下内，在肋软骨部分变为纤维膜，称为肋间外膜，肋间外肌收缩时能提肋，使胸廓增大，协助吸气。肋间内肌前外侧部纤维与肋间外肌垂直相交，后缘在肋角以后移行为腱膜，称为肋间内膜。肋间内肌收缩时能使肋骨下降，胸廓缩小，协助呼气。

2）膈：其介于胸腹腔之间，构成胸腔的底，呈穹隆状，中央为腱性部，周围为肌性部。其起点分三部，即胸骨部、肋部及腰部。腰部起点的肌束自内向外分为内脚、中间脚和外脚。两侧内脚向上会合形成主动脉裂孔，有主动脉及胸导管经过。两侧内脚交错后又形成食管裂孔，通过食管及迷走神经。另外，还有一腔静脉孔过下腔静脉。

（2）胸椎主要脉管：有肋间动脉、胸导管。

1）肋间动脉：分为肋间前动脉及肋间后动脉，前者来源于胸廓内动脉和肌膈动脉，后者来源于胸主动脉，两者互相吻合，其中肋间后动脉脊支经椎间孔入椎管，供应脊髓及其被膜。而胸椎椎体的血供除直接或间接受相邻肋间动脉供应外，上胸椎尚接受甲状腺下动脉、锁骨下动脉、肋颈干或椎动脉发出的降支。不同节段血管在相应椎体纵横吻合。

2）胸导管：其起自腹膜后乳糜池，向上经过主动脉裂孔到后纵隔，在胸腔内，胸导管位于椎体右前方，食管之后，胸主动脉和奇静脉之间，在第4到第6胸椎水平越过中线至左前方，经过主动脉弓后方，向上开口于左颈内静脉与左锁骨下静脉汇合处。

（3）主要神经：胸神经起自脊髓的胸段，出椎间孔后即分为前、后支，后支细小，前支即肋间神经，由上后外斜向下前内走行，支配肋间肌及分布区域的感觉。各胸神经的分布区互有重叠之处。

四、腰椎

知识点15：腰椎的骨性解剖 副高：掌握 正高：熟练掌握

（1）在所有脊椎骨中，腰椎体积最大，上下扁平。

（2）自腰$_{1\sim5}$椎体前缘高度逐渐递增，后缘高度逐渐递减，参与形成腰椎生理性前凸。

（3）其椎板较厚，并略向后下倾斜，因此椎管在下部比上部大。

（4）椎弓根呈椭圆或扁圆形，后端致密，为最大负荷区。

（5）神经根管内宽外窄，是神经根最易受卡压的部位。

知识点16：腰椎软组织解剖——腰椎主要肌肉 副高：掌握 正高：熟练掌握

腰椎的主要肌肉包括：腰背部浅层肌肉、腰背部深层肌肉、腰段脊柱的外侧肌群以及与脊柱有关的腹侧肌肉。

（1）腰背部浅层肌肉：包括斜方肌、背阔肌、肩胛提肌、菱形肌、上下后锯肌，这些肌肉均起于脊柱的棘突，除上下后锯肌止于肋骨外，其余均止于上肢带或肱骨。斜方肌收缩可使肩胛骨靠拢脊柱。背阔肌的功能是能内收、内旋和后伸肱骨，起止点易位时，可上提躯干如引体向上。上后锯肌能上提肋骨，下后锯肌能下降肋骨，两者均能使胸腔加大，在吸气时起作用。

（2）腰背部深层肌肉：可分为3层，主要包括竖脊肌、横突棘肌、棘间肌、横突间肌等。其主要作用在于维持身体的姿势。脊柱伸肌较脊柱屈肌的数量多。

（3）腰段脊柱的外侧肌群：主要包括腰方肌、腰大肌和腹横肌的起始部等。其中腰方肌起于下方的髂嵴和髂腰韧带，向上止于第12肋，并逐渐变窄。腰大肌则位于腰椎椎体与横突之间的沟内，起自第12胸椎及全部腰椎的侧面、椎间盘、横突根部及横过腰动脉的腱弓，沿骨盆缘向下外侧走行。在腹股沟韧带之下进入大腿，止于股骨的小转子。

（4）与脊柱有关的腹侧肌肉：在胸廓与骨盆之间，腹肌参与腹前壁、外侧壁与后壁的构成。在前侧有腹直肌，外侧有腹外斜肌、腹内斜肌和腹横肌。腹肌为背肌的拮抗肌，能维持和增加腹内压。腹肌还可以向下牵拉肋骨，使得胸廓容积缩小。一侧腹内、外斜肌收缩可使脊柱侧屈，一侧腹外斜肌单独收缩可使躯干转向对侧，而一侧腹内斜肌单独收缩可使躯干转向同侧。

知识点17：腰椎软组织解剖——主要血管　　副高：掌握　正高：熟练掌握

腰段脊柱的前侧为腹膜后间隙，主要的血管包括腹主动脉和下腔静脉。

（1）腹主动脉：起于第12胸椎平面，在第4腰椎平面分为左右髂总动脉，位于腰椎椎体稍偏左，右方为下腔静脉，前方有胰、十二指肠下部以及小肠系膜根。腹主动脉沿路发出许多分支，其中不成对的分支有腹腔动脉、肠系膜上动脉及肠系膜下动脉，成对的包括到内脏的肾上腺动脉、肾动脉及睾丸（或卵巢）动脉和到腹壁的膈下动脉及四对腰动脉。腰动脉沿腰$_{1\sim4}$椎体的前面及侧面向后走行，直至椎间孔。每个腰动脉在椎间孔平面又分为3大支：①腹壁支；②背侧支，向后与椎板相贴，经关节突关节内侧进入竖脊肌，向内后至每个棘突，形成血管丛，在关节突关节周围形成动脉弓；③中间支，经椎间孔至椎骨内，供应马尾神经和硬脊膜。

（2）下腔静脉：在第5腰椎椎体的前面或第4、5腰椎间由左右髂总静脉汇合而成，贴近右腰大肌的起端上行，上部贴近膈肌腰部的右脚，最后平第8、9胸椎平面，经膈肌中心腱右前方穿过下腔静脉孔而入后纵隔。

知识点18：腰椎软组织解剖——主要神经　　副高：掌握　正高：熟练掌握

（1）腰段神经根走行：由于椎骨及其相应的脊髓节段并非同一平面，因而由脊髓节段发出的脊神经愈往下愈倾斜，腰骶神经根需在椎管内垂直走行一段距离后才能从相应的椎间孔穿出，这些在脊髓下端聚集的一大束神经根即形成马尾。各神经根紧贴上一椎骨的椎弓根下缘，在神经根管内走行一段距离后穿出椎间孔。下腰部的椎间孔较上腰部小，孔的大小可在屈曲时增加、伸展时缩小。

（2）腰丛及其分支：①腰丛的组成：腰丛由第1～3腰神经前支和第4腰神经前支的一部

分所组成。第4腰神经的一部分下降，与第5腰神经组成腰骶干。腰丛位于腰大肌的肌肉内，在腰椎横突之前；②腰丛的分支：闭孔神经自腰大肌内缘穿出，髂腹下神经、髂腹股沟神经、股外侧皮神经及股神经自上而下从其外缘穿出，生殖股神经自前侧穿出。

第四节 骨 盆

一、骨盆的构成

知识点1：骨盆 副高：掌握 正高：熟练掌握

骨盆上与腰椎相连，下通过髋臼与下肢骨骼相连，身体的力量由躯干向下经骨盆传达至下肢。骨盆的后正中部为骶尾椎，两侧为髂骨内侧面，在前为耻骨联合及耻骨的升降支。

知识点2：骨盆构成——骶骨 副高：掌握 正高：熟练掌握

骶椎共有5节，成年后互相愈合成一块，呈三角形，底宽大朝上，向前突出称为骶岬，尖部与尾骨相连。骶骨两侧上部的耳状面与髂骨相应的关节面形成骶髂关节。大部分骶骨前面光滑，后面粗糙，骶神经的前后支分别经骶前孔和骶后孔穿出，第1～4骶椎的棘突相连形成骶中嵴，各关节突形成骶中间嵴，各横突形成骶外侧嵴。

知识点3：骨盆构成——尾骨 副高：掌握 正高：熟练掌握

尾骨呈三角形，由尾椎互相融合形成，在人类为退化遗迹。

知识点4：骨盆构成——髋骨 副高：掌握 正高：熟练掌握

髋骨是一个不整形扁板状骨，由三个部分组成，髂骨在上，耻骨在前下，坐骨在后下，三骨的会合处为髋臼。两侧髋骨在前部通过耻骨联合相连。

（1）髂骨：呈扇形，扇柄朝下，与坐、耻骨相接，扇面即髂骨翼，翼的上缘为髂嵴，呈S形。髂嵴前部的内唇为腹横肌及腰方肌附着，中间为腹内斜肌附着，外唇为阔筋膜张肌、背阔肌、腹外斜肌及臀中肌附着。髂嵴前端的隆起为髂前上棘，为缝匠肌及一部分阔筋膜张肌的起点。其下方另有一隆起为髂前下棘，是股直肌直头的起点。髂嵴往后延伸至髂后上棘，为骶结节韧带的部分起点，其下方有髂后下棘，相当于骶髂关节的最后部。髂骨翼外侧面后部参与形成骶髂关节，前部向外凸出，为臀肌附着处。髂骨内侧面分前、后两部分。前部为髂窝，光滑而凹陷，构成骨盆的后外侧壁，下方以弓状线与髂骨体为界。后部为耳状面，参与构成骶髂关节。

（2）坐骨：近似锥形，构成髋臼的后上部。坐骨体的外侧面附着有闭孔外肌，内侧面光滑，有闭孔内肌附着。坐骨上支的前缘形成闭孔的后界。坐骨下支的前端移行为耻骨下支。

坐骨结节在坐位时是支持身体重量的重要部分，股后屈膝、伸髋肌群均起于上。自坐骨后缘有向后突出的三角形坐骨棘，附着有提肛肌、尾骨肌、上孖肌及骶棘韧带，作为坐骨大、小孔的分界。

（3）耻骨：耻骨上缘是腹直肌的止点与锥状肌的起点。耻骨体及耻骨支附近为股内收肌的起点。耻骨上支上缘锐薄，称耻骨梳，有陷窝韧带及反转韧带附着，耻骨梳向前的隆起称为耻骨结节，为腹股沟韧带的内侧起点。坐位时，虽然身体重量是由坐骨结节支持的，但耻骨体及耻骨弓有固定坐骨结节的作用，防止向内靠拢或向外分开。站立时，虽然身体重量经髂骨传导到股骨，但耻骨上支及耻骨体可作为支撑点，防止两块髂骨向内靠拢。

二、骨盆整体观

知识点5：小骨盆与大骨盆　　副高：掌握　正高：熟练掌握

两侧髋骨的弓状线与骶骨上缘形成一圆周，在此圆周以上部分为大骨盆，其内有消化器官。大骨盆的上部向前敞开，无明显入口，只借两侧髂嵴张开部分表示，其出口即小骨盆的入口。

小骨盆又称为真骨盆，居于下方，其上口为大骨盆的出口。小骨盆内有直肠及泌尿生殖器官。小骨盆的下口不规则，无明显界限，且高低不平，在前为耻骨联合下缘，在两侧为坐骨结节，在后为骶尾骨。它们之间有两个切迹，在正中，耻骨弓在耻骨联合之下，由耻骨支形成，其下过泌尿生殖器官；两侧的骶坐骨切迹，由骶骨体的侧部与坐骨体及坐骨结节形成，此切迹进一步为骶结节韧带和骶棘韧带分为坐骨大、小孔，盆腔内的血管、神经借此二孔使臀部和会阴部沟通。在小骨盆两侧之下部各有一闭孔。图1-1-11为骨盆主要结构示意

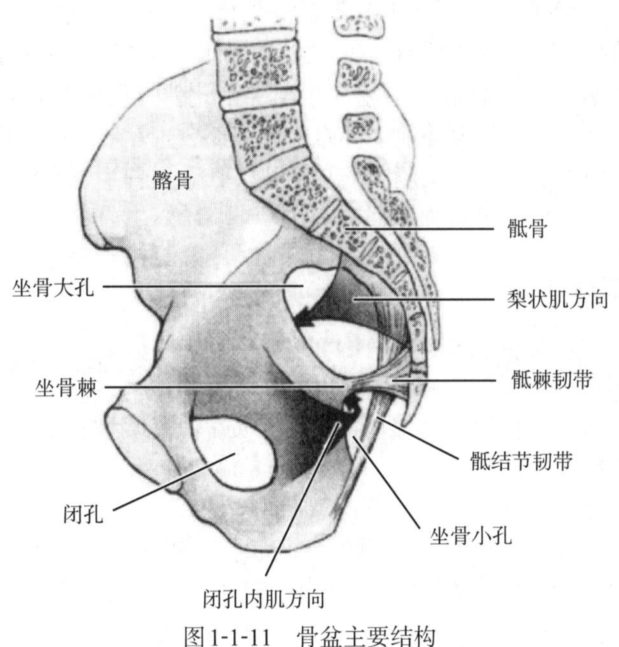

图1-1-11　骨盆主要结构

图。正常情况下，人体直立时，骨盆朝前方倾斜。

知识点6：男女骨盆的不同点 副高：掌握 正高：熟练掌握

男女因生理上不同，骨盆的形状有许多不同点。一般来说，女性的骨盆较规则，男性不规则；女性骨盆上口大，呈卵圆形，而男性的上口较小，呈心形；女性的骨盆较宽而浅，男性的则较窄而深；女性的骨盆较直，男性的呈漏斗状；女性的骶岬不显著，男性的隆凸；女性的坐骨大切迹角度大，男性的小；女性的耻骨下角大，为90°～100°；男性的耻骨下角小，为70°～75°；女性的髂骨翼近似水平，男性的则峭立等。

三、骨盆功能

知识点7：骨盆的功能 副高：掌握 正高：熟练掌握

（1）从结构的角度：从结构上说，骨盆可以看作一个完整的环，并可分为前后两弓。后弓由骶骨上部、骶髂关节及骶髂关节至髋臼的髂骨部分构成，是直立位或坐位的负重部分，比较坚固，不易骨折；前弓由髂骨至耻骨的部分构成，连接两侧后弓，比较脆弱，易发生骨折。

（2）从性质的角度：从性质上说，骨盆包括了承重弓与联结弓两种。承重弓包括股骶弓和坐骶弓，前者起于髋臼，上行经髂骨至骶骨，站立时承受体重；后者起自坐骨结节，经坐骨支和髂骨后部至骶骨，坐位时承受体重。联结弓在骨盆前部，一方面借耻骨体及其上支与股骶弓相连，另一方面借耻骨及坐骨下支与坐骶弓相连，这两种连接都可以稳定及加强承重弓。

（3）其他功能：骨盆前、后弓有两个骶髂关节和一个耻骨联合，这些关节具有相当弹性，在运动中可以减少震荡，又因均有韧带连接，因而在剧烈的运动中也能维持稳定。骨盆的另一功能为保护盆腔脏器，盆腔内的泌尿生殖和消化器官因有骨盆壁的坚强保护，得以保持安全并有相当活动余地。骨盆除前上部腹壁和下部会阴较薄弱外，两侧均极其坚固。另外，骨盆还是骨盆肌肉以及一些下肢肌肉的起止处。骨盆各骨主要为海绵骨所构成，有丰富的肌肉保护，血供良好，骨折后易愈合。

四、骨盆软组织解剖

知识点8：骨盆肌肉和筋膜 副高：掌握 正高：熟练掌握

盆腔的肌肉分为盆腔内壁肌肉和盆膈的肌肉，前者在小骨盆的侧壁有闭孔内肌、髂肌、腰大肌等，后壁有梨状肌。

（1）骨盆侧壁：有闭孔内肌（$L_{4\sim2}$）、梨状肌（$S_{1\sim3}$）。

1）闭孔内肌（$L_{4\sim2}$）：起自闭孔周围的骨面和闭孔筋膜的内面，肌纤维向外集中，穿过坐骨小孔，出小骨盆，经髋关节囊的后面，与上、下孖肌同止于股骨转子窝，此肌能使大腿外旋。

2）梨状肌（$S_{1\sim3}$）：起自小骨盆的后壁，第2～5骶椎椎体前面及骶结节韧带，向外集中由坐骨大孔出骨盆，止于股骨大转子上缘后部。它将坐骨大孔分成梨状肌上、下孔，上孔内通过臀上神经和血管，下孔通过臀下神经、血管和坐骨神经等。梨状肌收缩能使大腿外旋、外展。

（2）骨盆后壁：有髂肌（$L_{1\sim4}$）、腰大肌（$T_{12}\sim L_4$）。髂肌和腰大肌向下合为髂腰肌，是大腿强有力的屈肌。

1）髂肌（$L_{1\sim4}$）：起于髂窝、髂筋膜、骶髂前韧带的骨盆面和骶翼的盆缘，呈扇形，向下紧贴骨盆上口的外缘，越过耻骨升支，最后加入腰大肌腱的外侧。部分纤维直接止于股骨小转子及髋关节囊。

2）腰大肌（$T_{12}\sim L_4$）：位于腰椎椎体和横突之间，起自T_{12}和$L_{1\sim4}$的侧面、椎间盘与横突根，向下途中有髂肌纤维加入，经腹股沟韧带腔隙止于股骨小转子。

（3）骨盆底：骨盆的下口为盆膈所封闭，主要由肛提肌和尾骨肌二者形成，二者合称盆膈肌，但前部缺如，两侧肛提肌之间有一裂隙，为泌尿生殖膈所代替，后者紧张于耻骨下支及两侧肛提肌之间。

知识点9：骨盆环周围的主要韧带　　副高：掌握　正高：熟练掌握

骨盆环周围的主要韧带包括骶髂前韧带、骶髂后韧带、骶结节韧带和骶棘韧带等。骶髂关节及周围韧带以及骨盆底的肌肉和筋膜共同组成骶髂复合体。骶髂韧带非常坚强，能维持骶骨在骨盆环上的正常位置，骶棘韧带能防止一侧骨盆的外旋，而骶结节韧带能防止在矢状面上的旋转。

（1）骶髂后韧带：分为长短两部分，为坚强的纤维束，从骶外侧嵴向外斜至髂骨，加强骶髂关节的后部。短韧带的纤维近乎水平，长韧带的纤维则斜行，在短韧带的浅面向下与骶结节韧带相融合。

（2）骶髂前韧带：为宽薄的纤维束，内侧起自骶骨骨盆面的外侧，向外止于髂骨耳状面的前缘和耳前沟。该韧带仅在骶髂关节上部存在。

（3）骶结节韧带：为一坚强的纤维束，起点很宽，一部与骶髂后韧带融合，由髂后上棘和髂嵴的后部向下止于坐骨结节，其附着处由坐骨结节沿坐骨支前延为镰状突。臀大肌一部起于此韧带下部的纤维，一部与股二头肌的起点相混。这个韧带作为骨盆下口的后外侧界，也作为坐骨小孔的下界。

（4）骶棘韧带：为一扇形坚强韧带，基底由骶尾骨的侧面向外止于坐骨棘，其后部为阴部神经越过。该韧带介于坐骨大、小孔之间，作为二孔界限。由臀部观察，骶棘韧带位于骶结节韧带的深面。它和骶棘韧带能使骶骨稳定于坐骨结节及坐骨棘上，以防止骶骨在髂骨上向后转动。

知识点10：骨盆的主要血管　　副高：掌握　正高：熟练掌握

腹主动脉在第4腰椎水平分叉成髂总动脉，后者至骶髂关节处进一步分为髂内和髂外动脉。右侧输尿管一般跨越右髂外动脉起始处至小骨盆，而左侧输尿管则跨越左髂总动脉分叉的前方至小骨盆。

（1）髂外动脉：由髂总动脉分叉处至腹股沟韧带中点，沿腰大肌内侧缘与骨盆缘下行，在腹股沟韧带的深面，前面为腹横筋膜，其后为髂筋膜，以后移行为股动脉，这两层筋膜也随股动脉入股形成股鞘。在腹股沟上方，髂外动脉的分支有腹壁下动脉和旋髂深动脉。

（2）髂内动脉：为髂总动脉的内侧末支，起点多L_5和$L_5 \sim S_1$椎间盘高度，髂内动脉主要供给盆腔脏器、盆壁和外生殖器，它的分支均向下行于覆盖腰大肌和梨状肌腹膜壁层的深面，同时越过腰骶丛的浅部，它的变异非常大。

知识点11：盆腔内的主要神经　　副高：掌握　正高：熟练掌握

盆腔内的神经主要包括骶丛和自主神经系统的骶部。组成腰丛的L_4一部分与L_5合成腰骶干，也参与骶丛的组成。

（1）骶丛：为腰骶干和$S_{1\sim3}$骶神经前支和S_4骶神经前支的一半构成。它贴于骨盆后壁，在梨状肌与其筋膜之间，位于骶髂关节骨盆面之前，重要分支有坐骨神经、阴部神经等。

1）坐骨神经：为全身最大的神经，分为两部分，腓总神经起于$L_{4\sim5}$及$S_{1\sim2}$的后股，胫神经起于$L_{4\sim5}$和$S_{1\sim3}$的前股。两部合并，包于一个总鞘内，由坐骨大孔出骨盆。

2）阴部神经：由$S_{2\sim4}$神经根组成，位于坐骨神经内侧，由梨状肌下缘出骨盆，并由坐骨小孔入会阴。

（2）自主神经骶部：节前纤维来自于第2～4骶髓灰质前外侧柱的细胞，以后经过这些神经的前根和盆丛，止于盆腔脏器之壁，在此交换神经元后短小的节后纤维分布于肛门和直肠的平滑肌。

第二章　骨科生物力学基础

第一节　骨的生物力学

知识点1：骨的功能　　副高：掌握　正高：熟练掌握

骨是一种矿化的结缔组织，在人体内执行3种主要功能。

（1）躯体和四肢的力学支持功能。

（2）保护内脏的功能。

（3）骨组织作为体内矿物质的储存库功能。

骨的功能与其结构、形态是互相影响并动态平衡的，这种平衡可从以下两方面考虑：

（1）从先天因素方面考虑，骨的结构与形态受到遗传因素方面的一定影响。

（2）从后天因素方面考虑，骨承受的力学载荷是决定骨形态的主要因素。

知识点2：骨的性质　　副高：掌握　正高：熟练掌握

骨是由矿物质和有机基质构成的二相复合材料。如果从组织水平观察，则骨和木材、钢材一样，具有材料生物力学的一些性质；如果从器官水平考虑，因为不同部位的骨有不同的结构，则骨还具有结构生物力学的一些性质。以上二者是分不开的。

一、基本概念

知识点3：力的概念　　副高：掌握　正高：熟练掌握

力是一种使物体加速和变形的物理量。力有大小和方向，因而力是矢量。

知识点4：受力分析时需满足的条件　　副高：掌握　正高：熟练掌握

对力与物体作用进行分析时，需要满足3个条件：即力的作用点、力的方向（包括力的作用线及指向）、力的大小等必须是已知的。

知识点5：力的常用单位　　副高：掌握　正高：熟练掌握

力的常用单位是牛顿（N），1N是使质量为1kg的物体获得1m/s^2的加速度所需要的力。

知识点6：力的方向　　副高：掌握　正高：熟练掌握

以垂直角度指向或离开任何横截面表面的力称为法向力，指向表面的力叫压力，离开表面的力叫张力，与横截面平行的力称为切线力或剪力。必须将压力与压应力，张力与张应力，剪力与剪应力区别开来。应力表示每单位面积的力，应力的一单位是帕斯卡（Pa），或牛顿/平方米（N/m^2）。

知识点7：强度和刚度　　副高：掌握　正高：熟练掌握

骨是由骨皮质和骨松质组成，骨皮质和骨松质均由板层骨构成，所以构成骨皮质和骨松质的是同一种材料，但是，由于构筑方式不同，二者在力学性能方面仍有很大差别，主要的差别就是强度和刚度的不同。就功能而言，强度和刚度是骨的最重要的力学特性，如果在某一方向对某一结构施加载荷，就可测出该结构的变形，得到一条载荷－变形曲线，如图1-2-1所示。

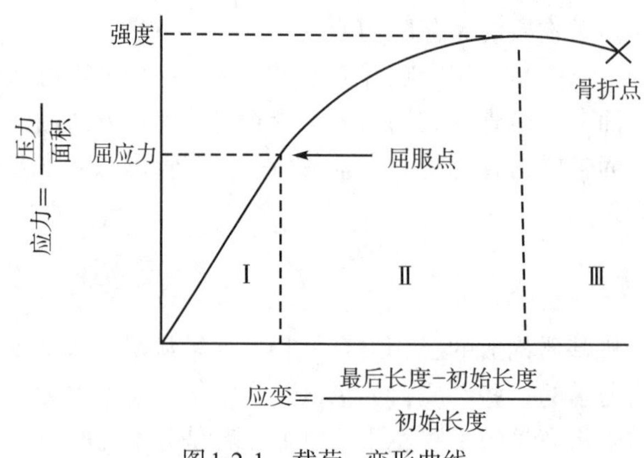

图1-2-1　载荷－变形曲线

以某长骨为例，曲线的开始部分是直线，其对应区域称为弹性区，在此区域内去掉载荷则骨可恢复原状；随载荷加大并超过临界点则载荷变形关系成为曲线，其对应区域为塑形区，在此区域内即使去掉载荷，该结构仍遗留一定变形；由弹性区进入塑形区的临界点称为屈服点；如果继续加大载荷导致材料发生破坏，如发生骨折，此载荷为极限载荷。图1-1-12中相对应的Ⅰ区是弹性区，Ⅱ区是塑形区，Ⅲ区是破坏区。

一般将单位面积的极限载荷称为强度。载荷－变形曲线在弹性区部分的斜率被称为刚度，斜率越大刚度越高。

知识点8：应力和应变　　副高：掌握　正高：熟练掌握

应力是物体内部一个面上由于外力作用而产生的单位面积上的力。对于均匀体而言，应力=力/面积，应力的单位是N/m^2或Pa（帕斯卡）。

应变是某结构在载荷下某一点上发生的变形，应变=（最后长度－初始长度）/初始长度。在材料的弹性区范围内，材料的刚度可通过应力-应变曲线的斜率来确定，正应力和线应变成正比，其比例常数（应力/应变）即为弹性模量或称杨氏模量。弹性模量越高，所需产生一定应变的应力就越大，材料就越坚强。

二、不同载荷下骨的生物力学行为

知识点9：拉伸和压缩　　副高：掌握　正高：熟练掌握

骨在轴向拉伸或压缩载荷下，骨内部的内力在骨截面上是均匀分布的，其单位面积的内力大小称为拉伸应力或压缩应力。骨在拉伸载荷下，可被拉长或变窄；而在压缩载荷下，则发生缩短和增宽。

知识点10：弯曲　　副高：掌握　正高：熟练掌握

某长骨受弯曲外力时，其中性轴的一侧受到压缩应力，另一侧受到拉伸应力。由于骨的抗压缩能力>抗拉伸能力，故受拉伸侧先发生骨折。

知识点11：剪切　　副高：掌握　正高：熟练掌握

骨受到横向载荷作用，使骨横截面间相互错动称为剪切变形，骨组织对剪切应力的抵抗力较差。

知识点12：扭转　　副高：掌握　正高：熟练掌握

扭转时使骨围绕其轴线旋转，在骨截面上产生剪应力；在骨的横截面和纵切面上均存在剪切应力，且在旋转中性轴的对角线平面上，拉伸应力和压缩应力最大。在骨受到扭转载荷时，至少有两点值得注意：①由于扭转力发生的骨折首先发生在骨表面与最大拉伸应力垂直的平面上；②在骨缺损时，扭转载荷明显影响骨强度。

三、生物力学对骨生长、构型和重建的影响

知识点13：生物力学对骨生长的影响　　副高：掌握　正高：熟练掌握

除遗传因素外，骨承受的载荷是决定骨形态的主要因素。肌肉收缩对骨与软骨的生长、骨构型和骨重建有明显影响。在胎儿出生前后，骨骼的生长及骨化均受到力学环境调控，由儿童到成年，骨的强度与刚度逐步增大，中年以后随年龄增长而逐渐降低。

知识点14：生物力学对骨构型的影响　　副高：掌握　正高：熟练掌握

骨构型是骨生长过程中适应骨的力学载荷，在确定的身体轴线上，既有骨量的增加，也

有与力学载荷相适应的外形的变化。这种变化服从Wolff定律，使骨在应力作用下改变内部结构和外部形态，以适应功能需要。

知识点15：生物力学对骨重建的影响　　副高：掌握　正高：熟练掌握

骨重建是骨的基本生理活动，骨重建过程是由骨表面上灶性分布的多细胞基本单位（BMU）完成的。在骨重建过程的激活阶段，生物力学因素可能是始动因素之一。另外，长期卧床可导致骨量每周丢失1%，也从一个侧面说明生物力学因素对骨重建的影响。

第二节　关节、关节软骨及其周围软组织生物力学

一、关节

知识点1：关节运动的形式　　副高：掌握　正高：熟练掌握

基本上依照关节的三种轴分为三组拮抗性动作，即关节沿冠状轴运动的屈和伸，沿矢状轴运动的内收和外展，沿垂直轴的旋转运动，包括旋内和旋外、旋前和旋后。若将关节按关节面形态和运动形式来分类，则有单轴关节（只有一个运动轴，关节仅能沿该轴做一组运动）；双轴关节（有两个径为垂直的运动轴，关节可沿此二轴进行两组运动，也可进行环转运动）；多轴关节（有3个互相垂直的运动轴，能做三个轴上的全部运动）。

知识点2：关节的灵活性与稳定性　　副高：掌握　正高：熟练掌握

关节的功能是与其灵活性相适应的，但也有各种解剖学结构保证其稳定性。关节的灵活性是以关节面的形态为基础，首先取决于关节的运动轴，运动轴越多则运动形式越多；其次取决于关节面的差，面差越大，活动范围越大。但是，从关节生物力学方面考虑，骨和关节是运动系统的被动部分，肌肉才是主动部分。在活体，所有关节在正常状态下是既灵活又稳固，即使最灵活的肩关节，其骨关节部分稳固性也是较差的，是关节周围的肌肉保证了肩关节的稳定。

知识点3：各大关节研究情况　　副高：掌握　正高：熟练掌握

研究比较多的是人体大关节，如肩关节、肘关节、腕关节、髋关节、膝关节、踝关节等。研究内容包括关节的运动学、动力学，并结合临床讨论与关节不稳定有关的因素等。所谓运动学是研究关节在无外力作用下的运动范围，也就是关节在3个平面、6个自由度范围的运动情况。运动范围的粗略测量可用量角仪测定，精确测量可用电子测角技术或X线摄影技术。所谓运动学是用来分析作用在关节上的力，包括静力分析和动力分析，静力分析是研究平衡状态下作用在关节上的力，动力分析是研究作用在身体上但总和不为零的力。

二、关节软骨

知识点4：主要结构与成分　　副高：掌握　正高：熟练掌握

关节软骨多由透明软骨构成，仅少数为纤维软骨，其厚度为2～7mm，覆盖在关节骨端。关节软骨细胞的排列有一定层次，由表面向深层依次为表层、移行层、辐射层和钙化层。软骨基质中有3种成分：即胶原（占湿重15%～22%）、蛋白多糖（占湿重4%～7%）、水和无机盐等（占湿重60%～80%）。透明软骨基质中的胶原为3条相同的α链构成的Ⅱ型胶原。胶原在关节软骨中的分布不均匀：表层有密集的胶原纤维与关节面平行分散排列；移行层内的胶原纤维排列不规则，纤维间隙较大；辐射层的胶原纤维与潮线垂直排列。蛋白多糖由分布不均的糖类大分子及其聚合物构成。关节软骨的主要功能包括：①载荷扩散，以减少接触应力；②使关节面以最小摩擦力和磨损进行相对运动。

知识点5：关节软骨的生物力学性质——双相性　　副高：掌握　正高：熟练掌握

关节软骨长期受到很高的静态的、或循环的、或重复的载荷，因此，关节软骨中的结构成分如胶原、蛋白多糖等，必须有机地构筑成强壮的、抗疲劳的形式，其坚韧的固体基质能耐受很高的应力和应变。为更好地理解关节软骨的生物力学行为，近些年来这种组织可被理解为由水相和固体相组成的双相介质。既往因为研究技术方面的困难，一般忽略了关节软骨中水相的重要性。

知识点6：关节软骨的生物力学性质——渗透性与黏弹性　　副高：掌握　正高：熟练掌握

关节软骨是多孔介质，具有渗透性。渗透性是表示液体流过多孔物质的固体基质时的摩擦阻力。当存在压力差时，液体通过多孔基质在软骨中运动或流向关节表面。正常关节软骨的渗透性很低，关节负重时水分受压流出，软骨变形。

由于关节软骨的渗透性很低，所以它的材料性能与加载和卸载的速度密切相关。快速加载时（如跳跃），来不及将液体挤出，关节软骨表现出弹性的单相材料性能，即加载时立刻变形，卸载后立即复原。若缓慢加载，并维持恒定（如长期站立），则在挤出液体同时，组织变形也持续增加，这种变形现象称为关节软骨的蠕变反应，即开始时快速渗出，并逐渐减少，直到胶原和糖蛋白的膨胀压和抗变形能力足以支持载荷，到达平衡变形为止，表现出黏弹性的材料性能。卸载后恢复缓慢，若给予足够时间，发生的变形仍可恢复原状。

知识点7：关节软骨的润滑　　副高：掌握　正高：熟练掌握

关节软骨的润滑形式与运动速度、载荷大小等有关，概括起来有以下几种润滑机制，包括界面润滑、液膜润滑。由于关节软骨是多孔介质，具有渗透性，因此，关节软骨还有一种使基质的液体强迫性循环的润滑机制。

（1）界面润滑：在重载荷下，滑液可作为界面润滑剂，吸附在软骨表面上的单层大分子可能是透明质酸蛋白复合体支持载荷。

（2）液膜润滑：在载荷不很重、上下波动或速度很高时起作用。此液膜由原来的滑液和挤压出来的软骨组织液构成，使关节面间形成压力液膜，可在短期内支撑较大载荷。

知识点8：关节软骨的磨损　　副高：掌握　正高：熟练掌握

磨损是指通过机械作用将材料从固体表面磨掉。磨损有两种：一种是两承载面互相作用引起的界面磨损；另一种是关节接触面变形引起的疲劳磨损。界面磨损见于退变性骨关节病时，关节缺乏润滑，使承载面直接摩擦。疲劳磨损见于创伤骨关节炎时，长期应力作用下发生的关节软骨微损伤的积累。

知识点9：关节软骨的退变　　副高：掌握　正高：熟练掌握

关节软骨退变的原因很复杂，既有生物力学因素，也有生物化学因素。一般认为，从生物力学方面考虑，主要是关节软骨载荷过重、过频或反复加载，使软骨产生疲劳磨损，这种情况多见于运动员。从生物化学因素方面考虑，随年龄增加，软骨细胞和软骨基质发生了变化，使软骨弹性下降，从而使软骨承载能力下降，导致关节软骨磨损，此多见于老年性骨关节病。

三、周围软组织生物力学

知识点10：周围神经　　副高：掌握　正高：熟练掌握

周围神经的基本组成单位是神经纤维，由神经纤维集合成神经束，由神经束再集合成神经干。前述3种结构分别覆有神经内膜、神经束膜和神经外膜。正常状态下，周围神经在一定范围内适应外力的牵张。将神经拉伸到一定程度会表现应力松弛现象，应力随时间延长而逐渐减小。对于一个神经干而言，由于内部神经束乃至神经纤维的力学性质有差异，在一定拉伸力作用下有的结构已超出其弹性极限，有的还在弹性极限范围内，所以当神经干牵拉伤常常外观完整，而神经干内部却产生了病理改变。神经吻合时若有张力则对神经功能恢复不利。

知识点11：脊神经根　　副高：掌握　正高：熟练掌握

脊神经有31对，每对脊神经皆由与脊髓相连的前根和后根在椎间孔处合并而成，自椎管发出时覆有硬脊膜和蛛网膜延续来的鞘包绕，称为脊膜袖，但是无神经外膜和神经束膜。前、后根在脊神经节远端汇合成为脊神经，硬脊膜鞘也随之成为脊神经的神经外膜。神经根的最大破坏力在鞘内部分与椎间孔内部分有差别，后者载荷大约是前者的5倍。神经根有一定活动范围，如直腿抬高试验时神经根在椎间孔内有2～5mm活动度。如果因椎间盘突出或腰椎管狭窄挤压了神经根，则在脊柱活动时会产生对神经根的刺激。据试验，椎间盘突出挤压神经根时的接触压力为400mmHg，当然实际情况还要复杂得多。

知识点12：骨骼肌　　副高：掌握　正高：熟练掌握

骨骼肌在人体内分布广泛，约占体重的40%。每一块骨骼肌都由肌腹和肌腱构成。肌腹主要由横纹肌纤维构成，有收缩能力。整个肌腹外面包有结缔组织的肌外膜，由肌外膜发出若干纤维隔进入肌腹将其分隔为肌束，包绕肌束的膜称为肌束膜，肌束内每条肌纤维包裹的膜称为肌内膜。骨骼肌的功能是通过主动收缩产生拉应力，通过肌腱传递到骨骼引起关节活动。

知识点13：肌肉收缩的类型　　副高：掌握　正高：熟练掌握

（1）等张收缩：指整个关节运动范围内肌张力保持不变。

（2）等长收缩：指肌肉在不缩短情况下产生张力。等长收缩没有机械活动，但肌肉仍消耗能量。

（3）向心性收缩：指肌肉产生足够张力克服抵抗力，肌肉发生缩短，导致关节活动，如股四头肌收缩使膝关节伸直。

（4）离心性收缩：指肌肉不能产生足够力量，而被外载荷克服，肌肉发生伸长。

知识点14：肌肉收缩特性　　副高：掌握　正高：熟练掌握

（1）肌张力通常情况下，各部肌肉都有少数运动单位在轮流收缩，使肌肉处于轻度的持续收缩状态，保持一定的张力，称为肌张力。肌张力不产生动作，但是对于维持躯体姿势是必要的，所以静止的肌肉仍有弹性。肌肉在载荷下可被拉长，卸载后可恢复初始长度。给予载荷的大小与肌肉拉伸长度不成正比。最初肌肉很容易被拉长，随后，很小的伸长也需要很大的力。

（2）肌肉收缩速度与其载荷有关。当无外来载荷时，肌肉向心性收缩速度最大。随着载荷增加，收缩速度恢复，当载荷与肌肉产生的力相等时，肌肉不再收缩，呈等长收缩状态。

（3）肌肉产生的力与收缩时间成比例，收缩时间越长，肌肉产生的力越大。

第三节　脊柱生物力学

一、基本概念

知识点1：脊柱的功能　　副高：掌握　正高：熟练掌握

脊柱具有支持保护胸、腹、盆腔内脏器官，保护脊髓，进行三维空间的多种运动等功能。

知识点2：脊柱的功能单位 副高：掌握 正高：熟练掌握

脊柱的功能单位（FSU）由相邻两节椎体及其椎间盘、韧带、关节突及关节囊组成，也称为脊柱的活动节段，是体现整个脊柱相似的生物力学特性的最小单位。

知识点3：解剖学坐标系 副高：掌握 正高：熟练掌握

解剖学坐标系是以活动节段上位椎体中心为原点建立的三维坐标系，用于描述脊柱活动节段在3个轴（纵轴、横轴、矢状轴）的平移运动以及3个轴性转动运动。

知识点4：共轭现象 副高：掌握 正高：熟练掌握

共轭现象是指在同一轴上同时发生的平移和旋转活动。

知识点5：瞬时旋转中心 副高：掌握 正高：熟练掌握

刚体在平面运动的每一瞬间，其体内有一条不动线，这条线被称作瞬时旋转中心。

知识点6：刚体 副高：掌握 正高：熟练掌握

刚体是指在任何载荷下都不发生变形的物体。对脊柱而言椎体与椎间盘等相比，其变形量小，可视为刚体，而椎间盘被称为塑性物体。

二、生物力学特点

知识点7：脊柱的三维空间六自由度运动 副高：掌握 正高：熟练掌握

脊柱的每个功能单位在笛卡尔坐标系确定的三维空间，是处在纵轴、横轴、矢状轴上三维空间力和力矩作用下，有6个自由度的生理运动，相邻节段间的运动可用3个角位移和3个线位移来表示，那么脊柱的稳定性可用节段间的角度变化和节段间的位移来表示，如果脊柱本身的稳定结构受损，则某一方向的活动范围过大，表现为该方向的不稳定。

知识点8：脊柱运动中的共轭现象 副高：掌握 正高：熟练掌握

脊柱活动的复杂性，还表现在活动中的共轭现象，即表现为脊柱节段沿一个方向的平移或旋转的同时伴有另一个方向的平移或旋转。例如，在下颈椎，侧屈时必须伴旋转，头向左倾时，棘突同时转向右侧，头右倾时棘突转向左侧；在胸椎，有多种共轭运动，其中侧屈和轴性旋转之间共轭运动最有意义，上胸椎与下颈椎相同即侧屈时棘突同时转向凸侧，在中、下胸椎，共轭的轴性旋转与上胸椎相反，即侧屈时棘突转向凹侧，这可能与脊柱侧凸发病有关；在腰椎，轴性旋转与脊柱侧屈之间的共轭关系与颈椎和上胸椎相反，棘突转向凹侧。

知识点9：各节段运动范围　　副高：掌握　正高：熟练掌握

枕-寰-枢复合体比较复杂，寰枕关节的屈伸约13%，$C_{1\sim2}$约10°，则枕-寰-枢复合体总的屈伸范围约23°。寰枕关节有8°左右的侧屈。$C_{1\sim2}$有47°的轴向旋转，占整个颈椎旋转范围的40%～50%。$C_{3\sim7}$作为整体，左右侧屈各49°，前屈为40°，后伸为24°，轴向旋转为左右各为45°。伸屈范围在上胸椎为4°，中胸椎为6°，$T_{11\sim12}$约12°，侧屈范围在下胸椎约为9°，上胸椎约为6°。腰椎伸屈在$L_{1\sim2}$为12°，随节段逐渐增加每个运动节段依次增加2°，到腰椎段可达20°。腰椎侧屈在每个节段约有6°。旋转活动在上胸椎为约9°，向下逆减，腰椎各节段均为2°，到腰骶椎为5°。

知识点10：脊柱静力学　　副高：掌握　正高：熟练掌握

正常人体站立时，自齿状突引铅垂线，从矢状面观察，此线通过颈椎后方，穿C_7椎体，经胸椎前方和腰椎后方，最后通过S_1后上角。脊柱的4个生理弯曲，使得脊柱相当于一个弹性杆，能承受很大的载荷。从腰椎为例，人体站立时，重力线通过L_4椎体中心的腹侧，由此产生的前屈弯矩，需要背部肌肉和韧带来抵抗，如果重力线改变，例如平背综合征，则脊柱力线改变，肌肉必须重新调整以适应这种状态。骨盆对脊柱的静力学也有很大影响，例如骨盆向前倾斜，骶骨角度大，腰椎前凸增加。不同体位时腰椎承受载荷不一样，仰卧位时承载最小，屈曲时承载增加，坐位比站立时承载要大。

知识点11：脊柱动力学　　副高：掌握　正高：熟练掌握

人体所有活动均增加脊柱载荷，载荷的增加与活动类型、活动速度和加速度有关。以L_3腰椎椎间盘载荷为例，体重70kg的人体，仰卧位间盘压力为25kg，站立位为100kg，坐位为140kg，向前弯腰20°且双手提20kg重物时为220kg，这说明以上动作可使腰椎载荷增加。

第三章 骨的组织学与生理学基本知识

第一节 骨的组织形态学

知识点1：骨的功能　　副高：掌握　正高：掌握

骨是一种特殊的结缔组织，它与软骨一起构成骨骼系统，其主要功能如下：

（1）支持功能：作为肌肉运动的附着点。

（2）保护重要脏器和脊髓。

（3）代谢功能：作为机体的矿物质库，参与维持机体的矿物质平衡。

（4）骨髓是造血系统和免疫系统的主要组成部分，也是成骨谱系细胞和破骨谱系细胞的主要来源。

知识点2：骨的构成　　副高：掌握　正高：掌握

骨是一种有活力的组织，由骨的细胞成分和骨基质构成，与机体其他组织不同的是它的细胞外基质是矿化的，因此，骨组织既有一定硬度，也有某种程度的弹性。骨组织的代谢持续终生，在成年以前，骨组织经历着发生、生长、塑形的过程，到骨骼成熟后，仍然按照机体代谢和力学环境的需要，不断进行骨重建和骨转换等生理活动，与之相对应的是不断地进行骨吸收与骨形成，以维持骨的数量与质量的平衡。

一、骨的基本结构

知识点3：骨的基本结构　　副高：掌握　正高：掌握

由于功能不同，骨可分为长骨、短骨、扁骨和不规则骨4类，从骨的结构上观察，则由骨质、骨膜、骨髓及神经血管构成。骨的形态各异，是机体进化、适应不同环境、执行不同功能的结果。

知识点4：骨质　　副高：掌握　正高：掌握

骨质分为骨皮质和骨松质两种，二者的细胞成分和基质成分相同，均由板层骨构成。从单位体积中的骨量来观察，则骨皮质的骨量较骨松质大得多。骨皮质主要位于长骨干，占骨量的80%，其表面积仅为$3.5m^2$；骨松质主要见于扁骨、椎骨和长骨两端，占骨量的20%，而其表面积为10m^2。骨皮质的80%～90%是矿化的，孔隙占10%；骨松质仅15%～25%是矿化的，孔隙占70%～85%，充满骨髓、血管和结缔组织。因为骨的压力强度与它的密度的平方成反比，所以每单位体积骨皮质的弹性模量和最大压力强度是等体积骨松质的10倍。另外，骨皮质和骨松质的构筑方式有较大区别。

知识点5：骨松质　　副高：掌握　正高：掌握

骨松质是由不规则棒状或板片状骨小梁互相连接构成，形成多孔隙的网状框架，其间充满骨髓、血管、结缔组织及脂肪等。骨小梁是由板层骨和骨细胞构成。每单位体积的骨松质，比相同体积的骨皮质的表面积大得多，骨代谢的大量生理活动发生在骨小梁表面。

知识点6：骨皮质　　副高：掌握　正高：掌握

根据其骨板排列方式，骨皮质可区分为4种，即外环骨板、内环骨板、间骨板以及哈佛系统。外环骨板分布于骨干骨皮质之外周，约十几层，其表面由骨外膜包被，外环骨板是骨外膜内层的成骨细胞一层层的造骨而形成的，成年后，外环骨板的形成则减缓或停止；内环骨板位于皮质的髓腔侧，其内表面有一层骨内膜包被，内、外环骨板间有横向走行的伏克曼管，骨膜的血管、神经由伏克曼管进出，伏克曼管与纵行的哈佛系统的中央管相互连接。

知识点7：骨单位　　副高：掌握　正高：掌握

哈佛系统，即骨单位，每一个骨单位由10～20层同心圆排列的环形骨板围绕哈佛管而成，此管内有血管及神经。每一骨单位的环形骨板内含3～6层骨陷窝，内含骨细胞，骨陷窝的骨小管呈轮辐状从中央管向四周排列，骨小管内有骨细胞的细胞突，骨小管构成中央管和骨细胞的连接以及骨细胞之间的连接。骨细胞的营养和代谢，靠骨基质渗透方式是有限的，故主要依赖骨小管来完成。

在结构上，骨单位是骨皮质的主要结构单位；在构筑方式上，从横断面观察，骨单位是环形骨板围绕中央管的年轮状方式；在纵断面上则是平行排列，骨单位相互连接，是骨皮质起支持作用的主要构件。在生理功能上，骨皮质的重建是在哈佛管的管壁内表面上发生并进行，一个骨重建过程的结束，意味着一个新的哈佛系统的诞生，并取代原来的哈佛系统。

间质骨板是骨重建完成后，旧的骨单位的残留部分。它同周围的骨单位之间有一层骨化不完全的骨基质，这层骨基质把间质骨板和哈佛系统隔开，构成独立的代谢单位，叫骨的结构单位。

知识点8：骨的包被或表面　　副高：掌握　正高：掌握

每块骨有4个包被或称表面。骨皮质的外面为外膜表面，内面为内膜表面。哈佛管壁及骨小梁表面上，衬有一层处于不同的活动状态的细胞，分别称为哈佛管表面和骨小梁表面。

骨内膜表面、哈佛管表面和骨小梁表面三者彼此连接。

如果把所谓的“表面”称作“包被”，则骨组织是位于外包被的里面，内包被的外面。成人的骨外膜表面积和骨内膜表面积分别为0.5m^2；各占总面积的4%；哈佛管的表面积为3.5m^2，占总表面积的31%；骨小梁表面积最大，为7.0m^2，占总表面积61%。

除以上各种表面或包被外，实际上骨皮质和骨松质内还有面积更大的伏克曼管表面、骨陷窝表面、骨小管的表面，只不过这些表面仅进行营养和矿物质代谢，并没有骨重建活动发生。

知识点9：编织骨与板层骨的形成条件　　副高：掌握　正高：掌握

骨组织的胚胎发生过程，如膜内成骨和软骨内成骨，以及成体后的成骨过程，如骨愈合，异位骨化，诱导成骨，以及某些病理状态下的成骨，如骨的感染、某些骨肿瘤等，新骨形成时最初总是以编织骨的形式出现。从编织骨与板层骨的形成时序、细胞形态、骨基质构成，以及骨的构筑方式上，二者各有特征，从组织学上把二者区别开来，对理解骨的组织生理学、病理学有重要意义。

知识点10：编织骨　　副高：掌握　正高：掌握

在组织学上与板层骨这一概念相对应的是非板层骨，又称原始骨组织，可分为两种，即一种是编织骨，另一种是束状骨。编织骨又称为纤维骨。编织骨的胶原纤维束编织状排列，因而得名。束状骨比较少见，它与编织骨的最大差别是骨胶原纤维平行排列，骨细胞分布于相互平行的纤维束之间。束状骨也属纤维骨。

编织骨中的骨细胞分布与排列均无规律，细胞体积较大，形状不规则；其细胞代谢活跃；其细胞性溶骨活动往往是区域性的，在这些区域，相邻骨陷窝同时扩大，然后合并，形成较大的无血管性重吸收腔，使编织骨中出现不规则囊状间隙，即为清除编织骨以备板层骨取代的生理过程。编织骨的骨基质中蛋白多糖含量较多，故基质染色呈嗜碱性，对甲苯胺蓝更呈明显的异染性。若骨的无机成分含量过多，则显示过度钙化特征。编织骨的胶原纤维束的直径差异很大，最粗者直径达13μm，因此又有粗纤维骨之称。在骨小梁内，纤维束相互交织，方向各异，骨细胞在骨基质中杂乱分散，血管无方向性，从陷窝伸出的骨小管相对较少。

知识点11：板层骨　　副高：掌握　正高：掌握

板层骨又称为次级骨组织。所有成熟的骨组织几乎都是板层骨构成，只不过按骨板的排列形式和空间结构，形成了大体结构上的骨皮质和骨松质。骨皮质的骨板排列紧密而有序，根据骨板排列方式分为内、外环骨板、哈佛骨板和间骨板；骨松质由骨小梁构成，骨小梁由若干层骨板不甚规律地平行排列组成。

板层骨的骨细胞一般比编织骨的细胞小，胞体多位于相邻骨板之间的矿化骨基质中，有少数散在于骨板的胶原纤维内。骨细胞的长轴基本与骨胶原纤维的长轴一致，显示了有规律的排列方向。板层骨的胶原纤维有规律地成层排列，胶原纤维束一般较细，故又有细纤维骨之称，细胶原纤维束直径通常2～4μm，排列成层，与骨的无机成分和有机成分紧密结合，共同构成骨板。在板层骨中，相邻骨陷窝内和骨小管相互连接，构成骨陷窝－骨小管系统。位浅层骨陷窝的部分骨小管开口于骨的表面，而骨细胞的胞体与突起又未将骨陷窝和骨小管填满，因此，骨陷窝－骨小管系统内有来自骨表面的组织液，通过组织液循环，保证了骨细胞的营养以及骨组织与体液之间的物质交换。板层骨的骨基质中多糖含量比编织骨少，染色呈嗜酸性。板层骨中的骨盐与有机质关系密切，这也是与编织骨的区别之一。

二、骨的细胞成分

知识点12：骨的细胞成分　　副高：掌握　正高：掌握

骨组织由数种细胞和细胞间质构成。矿化的细胞间质称为骨基质，未矿化的细胞间质称为类骨质。骨组织中有4种细胞：即成骨细胞、破骨细胞、骨衬细胞、骨细胞。前3种细胞位于骨表面，而骨细胞被包埋在骨基质中。成骨细胞、骨衬细胞，均来源于骨原细胞。破骨细胞的起源被认为是由造血组织中的单核细胞融合而来。

知识点13：骨原细胞　　副高：掌握　正高：掌握

骨原细胞又称为骨祖细胞，来源于骨髓基质细胞。骨原细胞分化程度低，有较强的分化增殖能力，位于骨的所有游离表面上，如骨内膜、骨外膜的最内层、哈佛管的内膜，以及成长中的骨的箭板软骨基质的小梁上。骨原细胞较小，呈扁平状，细胞核呈卵圆形，细胞质少，呈弱嗜酸性或略嗜碱性。在骨的正常生长期内，骨原细胞很活跃。成年时，在骨愈合过程及骨重建过程中，骨原细胞功能再活化，静止的骨原细胞可转变为活跃的骨原细胞，并可进行细胞分裂转变为成骨细胞等。对骨原细胞的表型了解不多，用抗BS10（即活性白细胞黏附分子）的抗体，利用免疫组织化学技术，发现在骨原细胞和骨髓基质细胞有表达，但是成骨细胞无表达。

知识点14：成骨细胞　　副高：掌握　正高：掌握

成骨细胞由骨原细胞分化而来。成骨细胞负责骨基质的形成，所以总是位于正在发育或成长的骨面上。成骨细胞比骨原细胞大。当新的基质沉积时，成骨细胞排列为一层立方形或矮柱状细胞，位于骨基质表面。成骨细胞具有细小的突起，伸入骨基质表面的骨小管，与表层的突起形成连接。光镜下，成骨细胞的核大而圆，多位于细胞的游离端，核仁明显，由于胞质内含大量核蛋白而呈嗜碱性。细胞化学显示成骨细胞对碱性磷酸酶呈强烈反应；并有过碘酸－雪夫（PAS）阳性反应颗粒。

知识点15：成骨细胞的主要功能　　副高：掌握　正高：掌握

成骨细胞的主要功能是合成并分泌骨的有机基质，即组成类骨质的胶原蛋白和非胶原蛋白等均由成骨细胞产生。成骨细胞分泌的大部分是胶原，其中主要是Ⅰ型胶原，占有机骨基质的90%以上，少量的Ⅲ型，Ⅴ型，Ⅹ型胶原和各种各样的非胶原蛋白占10%。Ⅰ型胶原主要起一种支架作用，使羟基磷灰石等矿物质在Ⅰ型胶原形成的网状结构中沉积下来；Ⅲ型与Ⅴ型胶原起调节胶原纤维直径的作用，而Ⅹ型胶原主要是作为Ⅰ型胶原的结构模板。胶原的产生与合成过程分细胞内和细胞外两个阶段，其细胞内过程，包括装配前α链、前α链羟基化等一系列形成前胶原蛋白分子的过程，形成的前胶原蛋白分子从成骨细胞排出，在细胞外逐渐形成胶原原纤维和骨胶原纤维。

知识点16：成骨细胞的次要功能 副高：掌握 正高：掌握

成骨细胞的次要功能是参与类骨质的矿化。成骨细胞在分泌骨基质的同时，以类似于顶浆分泌的方式，向类骨质中释放一些基质小泡，直径为25～200nm，有膜包被，膜上有碱性磷酸酶、焦磷酸酶和ATP酶，泡内含钙和小的羟基磷灰石结晶。基质小泡破裂后，碱性磷酸酶作用于底物，使局部磷酸盐含量增高，小泡膜上的磷脂与钙有很强的亲和性。小的羟基磷灰石结晶可成为钙化核心，使钙化范围扩大，导致类骨质迅速矿化。因此，认为基质小泡是使类骨质矿化的重要结构。

知识点17：成骨细胞的酶分泌 副高：掌握 正高：掌握

成骨细胞分泌数种酶，如碱性磷酸酶、组织型谷氨酰胺转移酶、骨基质金属蛋白酶。

知识点18：碱性磷酸酶 副高：掌握 正高：掌握

由成熟的成骨细胞分泌的碱性磷酸酶称为骨特异性碱性磷酸酶，用高效液相色谱分析，可在血清中分离出3种不同的碱性磷酸同分异构体。碱性磷酸酶以焦磷酸盐为底物，水解无机磷酸盐，参与骨的矿化过程。

知识点19：组织型谷氨酰胺转移酶 副高：掌握 正高：掌握

组织型谷氨酰胺转移酶（tTG）能促进黏附，在细胞凋亡、损伤修复及骨矿化过程中起作用。

知识点20：骨基质金属蛋白酶 副高：掌握 正高：掌握

骨基质金属蛋白酶（MMP）是20余种锌离子依赖性酶的统称，其主要作用是降解细胞外基质。骨吸收是骨重建过程的一个重要环节，骨吸收是骨基质降解的过程，MMP及其抑制物（TIMP）的相互作用调节骨基质降解。骨组织的MMP和TIMP的主要来源是成骨细胞和破骨细胞。成骨细胞分泌的MMP-1启动骨吸收，降解骨基质。

知识点21：骨细胞发育程度标志物　　副高：掌握　正高：掌握

成骨细胞在其分化成熟过程中，有代表其发育程度的细胞标志物，许多研究证实，成骨细胞特异性因子/核结合因子α_1是成骨细胞分化和功能维持的关键性调节因子。代表成熟的成骨细胞的因子有骨钙素（BGP）、骨保护素（OPG）、碱性磷酸酶等。成骨细胞还分泌许多与骨形成和骨折修复有关的生长因子，目前研究的比较清楚的有骨形态发生蛋白（BMP）、成纤维细胞生长因子（FGF）、胰岛素样生长因子（IGF）、血小板衍生的生长因子（PDGF）、转化生长因子β（TGF-β）等，这些生长因子以自分泌或旁分泌形式起作用，参与骨形成和骨愈合过程。

知识点22：骨细胞的内分泌调节　　副高：掌握　正高：掌握

成骨细胞的分化增殖及其生理功能等受内分泌系统调节，这一过程是通过成骨细胞的有关受体来完成的，其中包括雌激素受体、PTH受体、维生素D受体。

知识点23：雌激素受体　　副高：掌握　正高：掌握

雌激素受体（ER）在成骨细胞有较强表达，在破骨细胞表达较弱。雌激素受体有α和β两种亚型，这两种亚型在成骨细胞不同的分化阶段的表达不同，雌激素受体的α亚型多在成熟的成骨细胞上表达。成骨细胞上还有雌激素受体相关受体（ERR）的表达，ERR与ER不同的是，前者在成骨细胞分化的各个阶段均有高表达。

知识点24：PTH受体　　副高：掌握　正高：掌握

PTH受体可与PTH结合，间歇性低剂量给予PTH可促进骨形成；连续给予PTH可导致骨的吸收。另外，PTH刺激成骨细胞后cAMP和腺苷酸环化酶的变化，对鉴定成骨细胞有帮助。

知识点25：维生素D受体　　副高：掌握　正高：掌握

维生素D受体（VDR）有两种形式，一种是核受体，另一种是膜受体，此两种受体均在成骨细胞上表达。VDR与维生素D及其类似物结合，调节骨形成。VDR存在多态性，据研究，与骨密度和骨质疏松有关系。

知识点26：骨细胞　　副高：掌握　正高：掌握

成骨细胞分泌的类骨质充填于成骨细胞之间，逐渐将自身包埋，成为骨细胞。骨细胞的数量是成骨细胞的10倍，骨细胞是骨组织中含量最多的细胞。

骨细胞单个分散于骨板内或骨板间，胞体较小，呈扁椭圆形，其胞体在骨基质中所在的空隙称骨陷窝，骨细胞有许多细长的突出，于是，骨陷窝中发出许多辐射状空隙以容纳骨细胞突起，这个空隙称为骨小管。相邻骨细胞的突起以缝隙连接相连，骨小管则与相邻隔离的骨小管连通。在骨陷窝及骨小管内含有组织液，可营养骨细胞，并排出代谢产物。位于浅表的骨细胞，其突起可到达骨表面，在此处与成骨细胞突起相连接。通过骨小管及细胞突起，构成完整的网络。骨细胞与毛细血管的距离一般为0.1～0.2nm。骨陷窝和骨小管的总面积很大，提供了钙离子交换的广大表面积。

知识点27：骨细胞形态结构和功能随年龄的变化　　副高：掌握　正高：掌握

骨细胞不是均一的，其形态结构和功能随细胞年龄而异。

（1）最年轻的骨细胞：位于类骨质中，其形态结构与成骨细胞非常相似，胞体为扁椭圆形位于比胞体大许多的圆形骨陷窝内；细胞突起多而细，通常各自位于一个骨小管中，有的突起还有少许分支。核呈卵圆形，位于胞体的一端，核内有一个核仁；染色质贴附核膜分布；HE染色胞质嗜碱性，近核区有一浅染区。AKP（+），PAS反应（+），一般认为它们是有机基质的前体。电镜下可见广泛分布的粗面内质网，散在的游离核糖体，中等量的线粒体，较发达的高尔基复合体。这类骨细胞有产生骨有机基质的能力，即增添细胞间质到所在骨陷窝壁上，使原来较大的圆形骨陷窝变为较小的双凸扁椭圆形骨陷窝。随着骨陷窝周围细胞间质的矿化，年幼的骨细胞成为较成熟的骨细胞。

（2）较成熟的骨细胞：位于矿化的细胞间质浅层，其胞体亦呈双凸扁椭圆形，在胞体中央，HE染色着色较深，可见有核仁；胞质相对较少；HE染色嗜碱性，甲苯胺蓝着色甚浅。电镜下观察见粗面内质网较少，高尔基复合体较少，少量线粒体分散存在，游离核糖体亦较少。

（3）成熟的骨细胞：位于深层骨基质中，其胞质易被甲苯胺蓝染色。电镜下可见一定量的粗面内质网和高尔基复合体，线粒体较多，尚可见溶酶体。骨细胞的突起一般较长，直径85～100nm，为骨小管直径的1/2～3/4，有些突起中可见游离核糖体。相邻骨细胞突起的接触部有缝隙连结，借此可进行骨细胞间的物质交换。据测算，成熟骨细胞的胞体及其突起的总面积，占成熟骨基质总表面的90%以上，对于骨组织液与血液之间由细胞介导的无机物交换起重要作用。较高水平的甲状旁腺素可引起骨细胞性溶骨。骨细胞的溶骨活动可因其巨大表面积而释放较多的骨钙入血，此时所在的骨陷窝往往呈不规则形，腔隙变大，窝壁粗糙不平。当骨细胞性溶骨活动结束后，成熟骨细胞又可在较高水平的降钙素的作用下进行继发性骨形成，使骨陷窝壁增添新的矿化骨基质。生理情况下，骨细胞性溶骨和骨细胞性成骨交替进行。

知识点28：骨细胞的功能　　副高：掌握　正高：掌握

骨细胞的功能可概括为以下两方面：

（1）平时，维持骨基质的成骨作用。

（2）机体需提高血钙时，通过骨细胞性溶骨活动从骨基质中释放钙离子。

另外，骨陷窝中的骨细胞有许多突起，这些突起表面有许多刷状微丝，可随着液体流动而变化，并能感受到骨小管内由于外力作用而变化的生物力学信号，所以骨细胞也有生物力学感受器的作用。

知识点29：骨细胞的特征性标志物　副高：掌握　正高：掌握

骨细胞尚无特征性标志物，骨细胞表达的骨钙素比成骨细胞多，也表达骨连接蛋白和骨桥蛋白，但是基本上不表达碱性磷酸酶。目前已知的几种单克隆抗体MabOB7.3、MabOB37.1、MabSB5等仅能鉴别禽类骨细胞；牙本质基质蛋白-1仅在鸡和鼠的骨细胞中表达。骨细胞上也存在PTH受体、维生素D受体和雌激素受体。

知识点30：破骨细胞　副高：掌握　正高：掌握

骨发生、骨愈合、骨重建过程中，在骨的吸收表面上，可见到不规则浅凹，内有多核细胞附着，此浅凹称为吸收陷窝（Howship陷窝），陷窝内的多核巨细胞即破骨细胞。破骨细胞直径20～100μm，无突起，含有2～50个细胞核；大多数破骨细胞含10～20个核，也有单核的。年轻的破骨细胞，核呈卵圆形，染色质颗粒细小，分布均匀，着色浅，每个核含1～2个核仁；较老的破骨细胞核固缩。破骨细胞的胞质随细胞年龄、功能状态呈嗜碱或嗜酸性。光镜下可见破骨细胞的胞质贴近骨基质一侧有刷状缘。破骨细胞在骨组织中的相对数量较少，约为成骨细胞的1%，但是在骨转换比较活跃的部位，其数目相应增多。

知识点31：破骨细胞的起源　副高：掌握　正高：掌握

一般认为，破骨细胞来源于骨髓的多潜能细胞，骨髓的造血前体细胞转变为单核细胞和巨噬细胞，单核细胞融合变为破骨细胞，与吞噬细胞的区别是，破骨细胞产生抗酒石酸酸性磷酸酶，并有骨吸收能力。据推测，在单核细胞发育的某一阶段，既可转变为巨噬细胞，也可转变为破骨细胞。破骨细胞的起源，也被临床证实：骨硬化症患者接受同种异体骨髓移植后，在患者体内发现了新的破骨细胞。

知识点32：破骨细胞的极性　副高：掌握　正高：掌握

功能活跃的破骨细胞的结构有明显的极性，紧贴骨基质一侧为顶极，远离骨基质一侧为底极，在电镜下可分为四个结构区，即皱褶缘区、亮区、小泡区和基底区。在组织学上，破骨细胞的主要特征是其刷状缘（即皱褶缘），是靠近吸收表面的细胞膜内褶形成的。当破骨细胞与骨的表面有些距离时，则没有皱褶缘，此称为静止的破骨细胞。若给予甲状旁腺素刺激，则皱褶缘明显，突起增多增长；若给予降钙素刺激，则皱褶缘突起变短，分支减少，从而减慢了骨吸收。可见皱褶缘是破骨细胞进行骨吸收的重要结构。

知识点33：破骨细胞的溶骨过程 副高：掌握 正高：掌握

破骨细胞的结构表明，它具有极强的溶骨能力，一个破骨细胞能溶解100个成骨细胞所形成的骨基质，破骨细胞的溶骨过程大致如下：在即将被吸收的骨基质表面，破骨细胞以亮区肌动蛋白赋予的移动性到达该处，并以皱褶缘和亮区紧贴骨基质表面；通过皱褶缘释放出大量有机酸造成局部微环境，皱褶缘附近有碳酸酐酶，增加碳酸含量，使骨基质中不溶性钙盐转变为可溶性的。另外，基底区形成大量初级溶酶体进入小泡区，在皱褶缘基部以胞吐方式将其酸性水解酶排入吸收陷窝的细胞外分隔区，进行骨基质有机成分的细胞外消化，同时又以胞吞活动形成小泡，将细胞外消化的物质摄入细胞内，通过小泡与初级溶酶体融合而成的次级溶酶体进行细胞内消化。

知识点34：破骨细胞的特征性标志物 副高：掌握 正高：掌握

通过对破骨细胞的标志酶及破骨细胞表型的研究发现，破骨细胞表达高水平的抗酒石酸酸性磷酸酶，此酶可作为破骨细胞的一种标志物。另外，用RT-PCR技术发现破骨细胞上的骨桥素受体、降钙素受体，碳酸酐酶Ⅱ也有较高水平的表达，后者可能在破骨细胞性骨吸收中发挥作用。破骨细胞也表达金属基质蛋白酶9，此酶又称为Ⅳ型胶原酶，可降解Ⅰ型胶原的α链等。破骨细胞表面独有的表面抗原很少。破骨细胞上的降钙素受体被认为是其主要的分化标志，利用降钙素受体可区分破骨细胞和多核巨噬细胞及单核细胞，另外成骨细胞上不表达降钙素受体。

知识点35：破骨细胞的RANKL/RANK/OPG信号转导系统 副高：掌握 正高：掌握

最近发现破骨细胞的RANKL/RANK/OPG信号转导系统，多种生理和病理信号可通过这一系统影响破骨细胞的功能。RANKL属肿瘤坏死因子家族，是一种细胞因子，可诱导前体破骨细胞分化为成熟的破骨细胞。RANKL的作用必须通过其受体RANK来实现，RANK是破骨细胞及其前体细胞表面的Ⅰ型跨膜受体蛋白，与RANKL结合后，激活细胞内的信号转导系统，启动特定基因的表达，使破骨细胞的前体细胞分化为成熟的破骨细胞。RANK与RANKL的结合可被骨保护素（OPG）阻断，OPG是以受体的形式竞争性地阻断RANK与RANKL之间的联系，抑制前体破骨细胞的分化、抑制成熟破骨细胞的功能并诱导凋亡。成骨细胞和骨髓基质细胞在生理状态下产生一定量的RANKL，此有助于破骨细胞的分化和骨吸收，同时也分泌相应数量的OPG，防止过度的骨吸收，因此RANKL/OPG之间的协调，是维持骨吸收骨形成平衡的关键环节。

知识点36：骨衬细胞 副高：掌握 正高：掌握

骨衬细胞在形态上是长的扁平细胞，有纺锤形的细胞核，覆盖在静止骨表面上。骨衬细胞又有不活跃的成骨细胞、静止的成骨细胞、表面骨细胞和扁平的间充质细胞等数种称谓。

知识点37：骨衬细胞的形态特征　　　副高：掌握　正高：掌握

骨衬细胞位于骨表面上，有纤细扁平的细胞核（约1μm厚，12μm长），含有丰富的胞质，胞质内细胞器少，但是，它有线粒体、微丝、游离核糖体、粗面内质网等。相邻的衬细胞间以及衬细胞与骨细胞间可有缝隙连接，从动物实验观察到，成年犬的骨表面每毫米约有19个衬细胞，随着年龄增加衬细胞数量减少。

知识点38：骨衬细胞的功能　　　副高：掌握　正高：掌握

骨衬细胞可能由不活跃的成骨细胞演变而来，也有认为是成骨细胞的前体细胞，总之，对其自然史尚不清楚。对骨衬细胞在正常生理状态下的增殖、分化能力也了解不多。对于骨衬细胞的功能，实验表明，成骨细胞、破骨细胞及骨衬细胞三者一起，在调节矿物质平衡方面有重要作用；另外，由于骨衬细胞位于骨的表面，且靠近造血组织，似与骨代谢调节及造血功能也有关系；骨衬细胞像骨细胞那样，也可受到生物力学信号的影响，引起适应性骨重建。总之，骨衬细胞的功能还需要深入研究。

三、骨基质

知识点39：骨基质　　　副高：掌握　正高：掌握

骨组织的细胞外间质称为骨基质，主要由无机质、有机质和水分构成。骨基质中含水极少，仅占骨湿重的8%～9%。骨基质中的无机质和有机质二者随年龄而变化。在儿童期，二者各占一半；成年人骨的有机质占1/3，余者为无机质；老年人骨中的无机质成分更多。所以，随着年龄增长，骨的无机质增多，使骨的硬度增加，韧性下降。

知识点40：骨的无机质组成　　　副高：掌握　正高：掌握

骨的无机质即骨盐，其主要组成为：磷酸钙占84%，碳酸钙占10%，柠檬酸钙占2%，磷酸氢二钠占2%，它们以结晶的羟基磷灰石和不定形胶体磷酸钙形式分布于有机质中。骨的羟基磷灰石结晶［$Ca_5(PO_4)_3OH$］呈柱状或针状，长10～20nm，宽3～6nm，其表面附着Na^+、K^+、Mg^{2+}、F^-、Cl^-、CO_3^{2-}、$C_6H_5O_7^{3-}$等多种粒子。Mg^{2+}属体内的微量元素，其骨内含量占体内总量的50%；Na^+占体内总量的35%，这些离子并非是羟基磷灰石的主要组成部分，因为很容易从羟基磷灰石表面脱落，有时可置换羟基磷灰石的重要部分，例如羟基磷灰石结晶中的OH^-可被F^-置换。某些放射性元素可结合于骨内，以^{90}Sr的危害性最大，可损害骨细胞与骨髓中的造血干细胞。

知识点41：骨的有机质组成 副高：掌握 正高：掌握

骨中的有机质占骨总重量的30%，其中约90%是胶原，其他的10%是非胶原蛋白和不定型骨基质，包括胶原、非胶原蛋白、骨钙素、骨涎蛋白、骨桥蛋白、骨连接蛋白、纤维连接蛋白、基质Gla蛋白。

知识点42：胶原 副高：掌握 正高：掌握

胶原是原胶原大分子聚集而成的纤维性蛋白，其中甘氨酸占33%，脯氨酸及羟脯氨酸占25%，其余是谷氨酸、天门冬氨酸、丙氨酸、缬氨酸等。骨胶原为Ⅰ型胶原$[\alpha_1(\mathrm{I})]_2\alpha_2$。原胶原为胶原基本结构单位，由三股多肽链围绕中央轴形成一个三股螺旋分子，此3个多肽链由2个相似的α_1链和另一个α_2链构成，每一个链的分子量约为95 000。原胶分子280nm长，直径1.36nm。骨的胶原由成骨细胞合成，在细胞内经过DNA复制、mRNA转录、蛋白质翻译等一系列复杂的过程，先合成酸溶原胶原，排出细胞后称为原胶原，由三股多肽环绕而成，是胶原的基本构成单位。电镜下观察，原胶原有规律地排列，呈明显的640nm周期带，是由于原胶原分子之间有1/4长度重叠，此称为1/4交错理论。还可见到每5根微纤丝一组排列，有40nm的间隙，称为孔区，此为矿物质成核部位。另外，每一个胶原原纤维的一个尾端与下一位分子头端也有40nm间隙，称为洞区，也与矿物质沉积有关。在细胞外，胶原分子交联，是原胶原在细胞外聚集的过程。

知识点43：骨基质中的非胶原蛋白 副高：掌握 正高：掌握

骨基质中的非胶原蛋白（NCPS）种类很多，主要有骨钙素、骨涎蛋白、骨桥蛋白、骨连接蛋白等。其功能很复杂，还有许多方面并不甚了解。其主要作用可能是作为骨基质结构成分，保持骨组织的正常功能，作为信息的传递媒介影响骨的代谢过程，调节及参与骨基质矿化过程等。

知识点44：骨钙素 副高：掌握 正高：掌握

骨钙素又称Bone Gla Protein，由成骨细胞和骨细胞合成，分子量为6kD，等电点为pH 4。骨钙素在骨组织较丰富，占非胶原蛋白的10%～15%。骨钙素的主要作用是与羟基磷灰石结合，1mg骨钙素可与17mg羟基磷灰石结合。骨钙素可募集破骨细胞，因为骨钙素是成骨细胞和骨细胞合成的，所以是骨形成的标志物，也是成骨细胞和破骨细胞间的耦联媒介之一。骨矿化后1～2周，在骨的矿化前缘可见骨钙素的表达。成人血浆中骨钙素为5μg/L，此血浆骨钙素是来源于合成的新骨，所以可作为成骨活性的一种指标。

知识点45：骨涎蛋白　　副高：掌握　正高：掌握

骨涎蛋白是一种糖基化的酸性蛋白质，约占非胶原蛋白的15%；分子量为46～75kD，骨涎蛋白含有涎酸，与骨桥蛋白及透明连结蛋白有同源序列。骨涎蛋白的肽链中有一个与细胞黏附有关的Arg-GIy-ASP（RGD）序列，和两个与羟基磷灰石结晶形成有关的多聚谷氨酸序列，有诱导羟基磷灰石形成的作用。骨涎蛋白肽链中的酪氨酸丰富区和骨桥蛋白的天门冬氨酸丰富区都可和羟基磷灰石特异结合，将成骨细胞吸附其上，促进钙质沉积。骨涎蛋白也能促进破骨细胞向骨基质黏附，促进骨吸收。骨涎蛋白在多种肿瘤细胞中表达，其特点是瘤细胞表达微钙化并向骨组织中转移，这也与RGD序列对瘤细胞的黏附有关。

知识点46：骨桥蛋白　　副高：掌握　正高：掌握

骨桥蛋白也是一种糖基化酸性蛋白质，分子量为33kD，在结构上与骨涎蛋白相似，其突出特点是骨桥蛋白分子中段含有RGD序列。骨桥蛋白由成骨细胞产生，能促进或调节破骨细胞黏附，在骨吸收、骨形成、骨重建中起重要作用。研究表明骨桥蛋白是力学刺激下触发骨重建的重要信息传递媒介。另外，骨桥蛋白在癌症转移及免疫反应中起作用，在T细胞和巨噬细胞被激活时，骨桥蛋白在早期立即做出反应，在炎症和损伤中也有相应表达。

知识点47：骨连接蛋白　　副高：掌握　正高：掌握

骨连接蛋白是一种富含半光氨酸的酸性分泌性磷蛋白，分子量40～60kD，通常以糖化和磷酸化形成存在。骨中的骨连接蛋白主要由成骨细胞、骨细胞和骨膜细胞表达。骨连接蛋白可连接胶原，对羟基磷灰石有较强亲和性，在体外可使Ⅰ型胶原矿化，在体内可促进矿化过程。骨连接蛋白还可通过骨保护素（OPG）调节破骨细胞的形成。骨连接蛋白的表达量依据骨的发育状况而异，可见于矿化骨小梁，也可作为骨发生的标志。

知识点48：纤维连接蛋白　　副高：掌握　正高：掌握

纤维连接蛋白由成骨细胞合成，通常以二聚体形式存在，分子量400kD。其主要功能是调节细胞黏附，成骨细胞的发育及功能依赖于细胞外的间质，其中的黏附受体将细胞外间质与成骨细胞连接起来。

知识点49：基质Gla蛋白　　副高：掌握　正高：掌握

基质Gla蛋白是84个氨基酸组成的维生素K依赖性蛋白质，与骨钙素同源。在骨细胞中，该蛋白受维生素D调节。其主要作用是调节软骨代谢，抑制骨的生长和矿化。

第二节 骨的组织生理学

一、骨的发生

知识点1：骨的发生 副高：掌握 正高：掌握

骨的发生源于胚胎早期。三胚层形成后，首先分化为具有一定形态特征和排列方式的两种胚胎性组织，即上皮与间充质。外胚层和内胚层基本分化为上皮，中胚层则分化为间充质，再分化为骨骼、肌肉和结缔组织等。胚胎第3周的中胚层可区分为3部分，其中的轴旁中胚层为脊索两侧纵行增厚的细胞索，当神经管形成时，轴旁中胚层横裂成立方形块状，称为体节，此为脊柱、肌肉和皮肤呈现节段性的结构基础。体节分化为3部分，分别为生骨节、生皮节和生肌节。体节各部分在演变为骨骼、真皮、肌肉过程中，都先变成间充质状态。由于间充质干细胞聚集，经过膜内成骨和软骨性成骨两种方式形成人体骨骼。这两种成骨方式的区别在于膜内成骨时无软骨阶段。

二、骨的生长

知识点2：骨的生长 副高：掌握 正高：掌握

骨骼生长时，和全身的其他系统、器官的生长一样，是细胞数量和细胞间质的增加，人体的基因和全身调节因子的联合作用，决定骨骼的轮廓，局部调节因子以及力学环境等对骨骼局部的调节，也是一个重要的方面。骨的纵向生长是在已经存在的骨松质上增加新的骨松质，骨皮质纵向生长方式也是如此。骨的横向生长，则是在骨膜下生长新骨，沉积到骨皮质上使其增粗。在人类，这种生长方式对女性而言，持续到16岁；男性则持续到18岁。

三、骨构型

知识点3：骨构型 副高：掌握 正高：掌握

骨构型，一般是指骨生长发育过程中为适应机体需要，在骨的不同部位出现的骨吸收和骨形成，使骨的形态和几何尺寸适应机体力学环境和生理需要，称为骨构型。

知识点4：骨构型的特点 副高：掌握 正高：掌握

（1）骨生长和构型同步进行：某些局部因素调节骨的生长，产生功能与结构性的骨的构筑。骨构型包括骨吸收和骨形成，这两种现象在不同骨表面上同时进行，以去除或增加骨量。在骨生长期，骨外膜下骨形成的速度比骨内膜下骨吸收的速度快。存在两种类型的骨构型：微观骨构型和宏观骨构型，微观骨构型指细胞和胶原的构筑方式，它可将编织骨和板层骨区别开来，将关节软骨和骺软骨区别开来；而在宏观骨构型水平上，控制着骨与关节的生长、外形、强度以及解剖特征。

（2）颅顶骨的膜内成骨：胎儿出生前，颅顶骨之外形已初步建立，其表面均为骨膜覆盖，颅顶骨的骨组织是海绵状原始骨松质，由于骨小梁表面不断增添新骨，成为原始骨密质，同时，颅骨内、外表面发生不同的变化，即外表面为骨形成，内表面（脑面）则主要为骨吸收，通过骨的形成与吸收，完成颅顶骨适应脑组织的生长、构型。胎儿出生后，颅顶骨继续增大，颅顶骨凸面以骨形成为主，其凹面则为骨吸收，继续完成颅顶骨的构型，直到成年时生长停止。如此，颅顶骨按照脑及面部生长发育的要求，完成了它的构型。

（3）长骨的生长与构型：可以说典型长骨的软骨性骨发生是协调有序的在3个不同部位发生的，即首先在相当于骨干的部位由透明软骨形成骨的雏形；同时，软骨膜变为骨膜，骨膜内层细胞分化为成骨细胞并围绕软骨雏形形成骨领，随着血管的侵入，破骨细胞将骨化的软骨雏形吸收，成骨细胞在吸收腔制造板层骨，形成原发骨化中心。在软骨雏形的两端髓板部进行着更为复杂的生长过程。髓板软骨细胞成柱状排列，分为四种活动状态的细胞层次。在生长过程中，不仅经历由软骨到编织骨，再由编织骨到板层骨的过程，而且同时进行着骨构型。在长骨的两极部，软骨细胞发生并形成骨髓，在一定发育阶段，骨髓中心的软骨首先由编织骨取代，继而由板层骨取代，形成继发骨化中心。

（4）髓腔形成：在原发骨化中心形成时，血管连同破骨细胞及间充质等经骨膜穿过骨领，进入退化软骨区，通过破骨细胞的活动形成与原始骨干长轴平行的隧道，此即原始骨髓腔，充满初级骨髓，由于破骨细胞的吸收，使许多初级骨髓腔融合成较大的次级骨髓腔，于是骨髓腔逐渐变长变宽。骨髓腔变宽的原因与骨领有关，骨领最初很薄，且仅限于雏形中段，由于骨膜下的附加性生长，或者说原位性生长待续进行，在骨领外表面增添新骨使之逐渐增厚。随着软骨逐渐被骨组织取代，骨领也向两端扩展，但骨领中部始终较厚。骨领的内表面很少有骨形成，主要是骨吸收，因此骨领的厚度是有限度的，同时决定了骨髓腔横向增宽。骺板完全钙化后，骨干的髓腔便与骨骺的髓腔相通。

（5）干骺端及其转变为骨干：干骺端又称为成骨区，此区位于骺板的深面，由具有钙化软骨基质轴心的一串串索状骨小梁构成，其间是充满血管与骨原细胞和骨髓成分的管状隧道，索状骨小梁呈钟乳石样悬于临时钙化区基底部。干骺端贴近软骨部的隧道中有少量成骨细胞，越向骨小梁末端成骨细胞越多，并随着骨质的增多软骨基质越少，且骨组织也由编织骨逐渐变为板层骨，在骨小梁末端常见破骨细胞；另外，在整个干髓端的骨膜下也见到大量破骨细胞。这是长骨干骺端生长与构型过程，即干骺端骨膜深层的破骨细胞进行骨吸收，使其直径变小；同时，干骺端的髓腔面即骨内膜表面主要是成骨为主；这一过程使原已形成的漏斗状干骺端改建为新增加的一段管状骨干，且又有新的干骺端在新增加长度的管状骨干形成，如此持续进行直到成年时（17～20岁）骺板闭合时为止，完成骨的加长过程。用^{32}P标记，可以清楚地观察到上述情形。

（6）骨干骨皮质的生长与构型：长管骨的增粗，从一般意义理解是骨膜深层的成骨细胞以附加性增加方式成骨而形成，事实上更加复杂。构成原始骨干的初级骨松质，通过骨小梁增厚成为初级骨皮质，后者既无骨单位及间质骨板，也无内外环骨板。在胎儿出生前，初级骨松质中有类似骨单位的结构，称为原始骨单位，出生后到1岁，有原始骨小梁构成的骨松质出现，并向初级骨皮质转化。1岁以后，初级骨皮质改建形成真正的骨单位。其过程是：至1岁左右，由于破骨细胞在次级骨皮质外表面顺长轴进行分解吸收，形成凹向深面的纵形沟槽，骨膜的血管及骨原细胞等随之进入沟槽，骨原细胞分化为成骨细胞并造骨，使沟槽形成的嵴逐渐靠拢，沟槽形成纵行管道，成骨细胞贴附于管道内面层层造骨，形成了呈同心圆排列的哈佛骨板，而中轴保留的管道即中央管或者说哈佛管，管道内表面有成骨细胞，称为骨内膜的一部分，即哈佛系统表面。这就是第一代骨单位（哈佛系统）的形成过程。第一代骨单位是在初级骨皮质被破骨细胞吸收的基础上形成的，这一代骨单位之间有残存的初级骨皮质。而后，第一代骨单位逐渐被第二代骨单位取代，残留的第一代骨单位骨板即成为第二代骨单位之间的间质骨板。那么，第三代骨单位以同样方式取代第二代骨单位。骨单位之间以粘合线为界。骨干伴随着一代代骨单位的出现与更新而不断增粗，骨髓腔也不断扩展，成年后骨干不再增长，其内、外表面已出现环骨板，外环骨板的增厚在30岁左右停止，发育完善的骨干不再增粗，但其内部的骨单位生理活动仍持续终生，这属于骨的重建过程。

四、骨重建

知识点5：骨重建 副高：掌握 正高：掌握

骨重建是骨生理学的一个重要方面。骨的成熟期，生长与构型活动几乎消失，但骨重建或骨转换活动终生持续，器官、组织与细胞水平上的骨转换是骨的细胞生理活动的结果，是通过骨的重建过程来实现的。能够对骨的重建过程有清晰的理解，对研究代谢性骨疾病，特别是骨质疏松症，有极大帮助。

知识点6：骨重建理论对骨生理学研究的意义 副高：掌握 正高：掌握

骨重建理论对骨生理学研究有重要意义，体现在以下几个方面：

（1）骨重建可传递或调节内分泌、营养、力学等因素对骨组织的效应，不管是有益的还是有害的因素。

（2）其替换速度和程度可调节特异部位与时间上的骨的增加或减少的速率，其结果是它的积累效应决定了骨的数量与三维空间上的分布。

（3）骨转换率决定了骨组织的年龄及与年龄有关的骨的物理、化学性质。

（4）骨重建过程影响治疗的反应，并决定治疗有效与否。

知识点7：骨皮质与骨松质 副高：掌握 正高：掌握

骨皮质与骨松质均由板层骨构成。

知识点8：骨表面 副高：掌握 正高：掌握

骨的4个表面，即骨膜表面、骨内膜表面、哈佛管表面及骨小梁表面，骨的重建过程就发生在这些骨表面上，从骨重建活动方面考察，上述每一种表面按其生理活动时相，均可处在吸收期、形成期、静止期中的某一期。实际上，骨的表面还要大得多，而一般认为伏克曼管、骨陷窝、骨小管也具有可观的表面，但是这些表面仅进行矿物质交换。

知识点9：成骨细胞、破骨细胞及骨细胞　　副高：掌握　正高：掌握

成骨细胞、破骨细胞及骨细胞以及矿化的骨基质、类骨质等细胞与组织均需准确辨认，必要时借助于细胞化学、组织化学及其他特殊染色来鉴别。

知识点10：骨结构单位（BSU）　　副高：掌握　正高：掌握

从骨的构筑方式上，骨皮质是由许多不同时间内形成的骨单位构成，其最外层边界是水门汀线或粘合线。骨松质的骨小梁，其骨结构单位是一层层弧形板层骨构成的“packet”，称作骨小梁单位。简而言之，骨结构单位是静态的骨单位。从骨重建生理学的动态意义上看，骨结构单位是骨重建过程结束后的静止的骨单位。

知识点11：骨代谢单位（BMU）　　副高：掌握　正高：掌握

骨单位以水门汀线为界构成一个独立的代谢单位，所谓代谢，不仅指可发生骨重建活动的各种骨表面，也指伏克曼管、骨陷窝、骨小管表面上进行的矿物质交换，即骨-血交换，对维持和调节体内矿物质平衡有重要意义。

知识点12：多细胞基本单位（BMU）与骨重建单位（BIZU）　　副高：掌握　正高：掌握

骨的重建过程是破骨细胞与成骨细胞一个成对的细胞活动过程。许多破骨细胞与成骨细胞有秩序地在骨表面上活动，在骨表面上呈分散的灶性分布的细胞活动区域被称为多细胞基本单位，其横断面在光镜下是水门汀线为界的哈佛系统（骨单位），那么纵断面切片光镜下观察，就是一个圆锥切面，类似切开的圆锥。骨松质骨小梁的骨重建单位是正在进行骨重建活动的“packet”，类似一个展开的或未卷成圆锥状的骨单位，外观呈浅碟状，故名骨松质骨单位。一个骨重建过程的结束，意味着一个骨结构单位的产生，此时，骨重建活动处于静止状态，那么骨结构单位就是静止状态的骨单位，也可以说，骨重建单位是处于不同活动状态的骨单位。

骨组织含有大量的骨单位，只要生命存在，这些骨单位就不断地进行着骨重建活动，但骨重建活动的激活不是整齐划一的，在时间上，有的处在激活状态，有的处于骨吸收状态，有的处于骨形成状态，有的处于静止状态；在空间上，可处于不同方向和部位。因而，在骨组织切片上，可观察到各种形态的骨单位，这是骨单位多样化的组织生理学基础。

知识点13：粘合线或水门汀线　　副高：掌握　正高：掌握

骨单位以水门汀线为界，恰似水泥将砖块粘合在一起。水门汀线是一层矿化的骨基质，几乎所有的水门汀线是反转线，它标志出骨吸收进程中的最远的边界，反转线的特征是不规则的扇贝状，酸性磷酸酶染色（+），与骨小管不连续等，很少的一部分水门汀线是静止线，它形成于骨形成中的暂时中断期，静止线的特征是边缘光滑，酸性磷酸酶染色（-），与骨小管有连续。静止线标志着一个骨结构单位是在两个以上分开的时间内完成的，而不是在一个时间内连续完成的，静止线随着年龄而增加。

知识点14：人类生存期内的骨量变化　　副高：掌握　正高：掌握

人类整个生存期内骨量变化分为3个阶段。

（1）从胚胎时期到骨骺闭合，骨体积持续增加，它包括软骨内骨化形成骨小梁，和不同时间与部位通过骨内膜、骨膜的原位性骨形成而增加骨皮质；生长停止后，有一个骨体积的相对稳定时期，骨皮质呈现“骨孔”，这一现象到青少年阶段后期更明显，随着这一时间的骨转换降到最低点，“骨孔”现象持续减少而骨组织密度增加。由于骨内膜表面和骨膜表面的原位性骨形成使骨皮质变厚，然而在骨皮质增厚时，骨小梁的数目与此不一致，一般说来，一旦长骨骨髓闭合就没有新的骨小梁产生，但是椎骨和髂骨活检的研究表明，到30岁时，此两处骨小梁的厚度和数目达到其峰值，当然也有对此项研究相左的意见。

（2）成人峰值骨量，对骨皮质而言是35～40岁达到高峰，对骨松质而言可能要早一些。男性成人峰值骨量比女性高25%～30%，同性别而言，黑人比白人高10%，而国人尚缺乏确切数据。调查表明，各年龄组之间也存在个体差异，变异系数约15%。

（3）达到峰值骨量后不久，便有与年龄相关的骨丢失，女性比男性开始丢失的年龄要早，无论年龄、性别、种族、职业、生活习惯、经济状况、地理分布、社会环境有何差别，骨丢失是一种普遍的人类生物学现象，是自然的生理或病理生理过程。骨丢失可从任何部位检测出来，但是，以与骨髓腔接触的骨内膜表面更为准确，因为骨膜表面终生可有缓慢的骨量增加，使相对的骨丢失不易检测。男性的骨皮质，每年约丢失平均骨皮质峰值骨量的0.3%，骨松质丢失还要快一些；女性的骨皮质和骨松质，每年均丢失峰值骨量的1%左右，绝经后5年丢失更快，在绝经早期和晚期相对慢一些。这种性别差异，表现在股骨干比肋骨和脊柱更为显著。大约90岁以后，骨内膜的骨丢失速度将比骨膜的骨量增加速度慢，因而骨密质厚度在经历了40～50年的变薄趋势后，又缓慢地增加其厚度。无论长管状骨的骨干（如股骨干），还是短骨（如掌骨），其厚度的绝对减少是相同的，净的骨内膜丢失是每年50μm，因此短骨的相对丢失量更可观。骨丢失率在个体间存在很大差异，它服从正态分布。

知识点15：骨构型与骨重建的区别　　副高：掌握　正高：掌握

骨重建时，骨量的变化相当慢，骨的外形变化更不易察觉；而骨构型则不同，它是在骨生长中适应骨的力学载荷，在确定的身体轴线上，既有骨量的增加，也有与力学载荷相适应的外形的变化。二者区别很多，如表1-3-1所示，最根本区别是：骨重建分静止期、激活期、吸收期、反转期、形成期，其特征是在上述循环周期中，就骨形成和骨吸收而言，经过一较长时间的静止期；而骨构型则不同，不管是骨形成还是骨吸收，是在某一个表面上长时间连续的发生并完成，其间没有静止期。

表1-3-1　骨构型与骨重建的区别

区别要点	骨构型	骨重建
时间上	连续的，无静止期	循环的，有静止期
骨形成与骨吸收的部位	不同的表面	同一个表面
程度	100%的表面	20%的表面
激活	不需要	需要
骨沉积率	每天2～20μm	每天0.3～1.0μm
骨平衡	净增长	净丢失
耦联因素	系统因素	局部因素

知识点16：骨重建过程　　副高：掌握　正高：掌握

骨重建过程，由骨表面上呈灶性分布的细胞活动区域，被称为基本多细胞单位（BMU）或骨重建单位来完成。这些细胞在某些因素影响或调节下，完成一次骨转换，结果形成一个新的骨结构单位。因此，将完成这一次骨转换的群体称为骨重建单位（BRU）。

知识点17：BRU的周期的5个阶段　　副高：掌握　正高：掌握

尽管骨皮质与骨松质的骨结构单位的三维几何形状不一样，但是其骨重建过程在本质上没有区别。以骨松质为例，一个典型的BRU的周期可分为5个有序的阶段，即静止期、激活期、吸收期、反转期、形成期。

知识点18：BRU的静止期　　副高：掌握　正高：掌握

正在生长中的动物，其多数骨表面或是骨形成，或是骨吸收；成熟的动物，包括人类，80%的骨小梁表面，以及95%的骨皮质的内膜表面，从骨重建的意义上看，都处于静止状态，这些表面被一层薄薄的（0.1～1μm）扁平的骨衬细胞覆盖，这一层衬细胞直径50μm，它们由成骨细胞转化而来，因为它们属于成骨细胞谱系，故保留着与骨细胞同样的内分泌激素受体及反应能力，但是，骨衬细胞丧失了合成胶原的能力。在某些因素影响下，骨衬细胞可以变为成骨细胞，又可生产胶原一类成骨细胞的基因产品。

在骨与衬细胞之间是一层0.1～0.5μm厚的未矿化的结缔组织膜，这层膜的胶原纤维呈小束状并随机排列，与它的无定形基质相比较，则数量较少。这层膜的作用是保护骨表面，抵抗破骨细胞的骨吸收作用。在衬细胞与骨髓之间也有一薄层结缔组织膜和脂肪细胞。所以在骨髓与骨表面之间有两层细胞和两层结缔组织膜，总共厚度1～2μm。

在任何时间点上，20%的骨松质表面在进行骨重建；在任何骨表面的局部，平均2年进行一次骨重建。骨骼中有上百万个基本多细胞单位，它们均处于骨重建的不同阶段，那么，这些基本多细胞单位如何起始的？有证据表明，骨细胞感受到力学应力，将信号传递给骨衬细胞，形成了新的基本多细胞单位。另外，骨细胞受到力学刺激后可释放IGF-1等细胞因子。局部或循环中的激素、细胞因子、生长因子也与基本多细胞单位的起始有关系，只是具体细节不能肯定。

知识点19：BRU的激活期 副高：掌握 正高：掌握

某些表面由静止变为活动状态称为激活。激活时，先有破骨细胞的募集，然后是破骨细胞接近并贴附在骨表面上，在成人骨组织，每10秒钟发生1次BRU激活。这种激活除了与年龄、性别、种族、代谢状态有关外，在全身的不同骨骼有次序上的差别，在同一骨骼有不同表面的差别。由于这些原因，激活的发生，部分是随机的，部分与局部结构和生物力学的需要有关系。

破骨细胞来源于血液中单核细胞，演变为破骨细胞的前体细胞，通过哈佛管和伏克曼管中的血管到达激活的部位，可能是破骨细胞的前体细胞伸出伪足穿过骨表面的结缔组织屏障，到达骨表面后融合成破骨细胞。激活发生在特定部位和时间的原因尚不清楚，激发骨重建的许多内分泌受体存在于成骨细胞，而不存在于破骨细胞，据推测，来源于成骨细胞的骨衬细胞在激活中起重要作用。骨衬细胞在受到某些激素作用后，其形态由扁平变为圆形，暴露出一些骨基质，它也分泌一些胶原酶类物质，还产生RANK配体，与前破骨细胞的受体结合，使其融合为成熟的破骨细胞。

甲状旁腺激素可使骨衬细胞产生皱褶，使骨衬细胞层产生裂隙，便于破骨细胞的前体细胞穿过。系统性激素、生长因子、白细胞介素等也会在激活期起作用，有助于通过扩大前体细胞库来募集新的破骨细胞。骨基质中释放的一些因子，如骨钙素等也是破骨细胞或其前体细胞的趋化因子。

知识点20：BRU的吸收期 副高：掌握 正高：掌握

一旦破骨细胞到达骨表面，便开始骨吸收，并形成一个独特形状、占据一定空间的吸收腔，称为Howship陷窝。破骨细胞能动地吸收骨基质，形成比破骨细胞接触骨质处大2～3倍的吸收区域。在骨皮质的锥形切割体中，破骨细胞每日平行其长轴吸收20～40μm，垂直其长轴吸收5～10μm。在骨松质中，破骨细胞以较快速度完成Howship陷窝总的深度的2/3，余下的1/3深度由单核的破骨细胞以较慢速度完成。破骨吸收陷窝的深度和广度有一定限制，当骨松质小梁的吸收陷窝深度达50μm，骨皮质的达到100μm深时，在这个部位的破骨吸收则停止。破骨细胞完成这些工作需要1～3周。据观察在一个Cutting cone的吸收陷窝中有12个破骨细胞。如何控制吸收陷窝的形态和深度，其机制尚不明了。

多核的破骨细胞平均寿命12天，然后凋亡，这一过程可被TGF-β促进，与凋亡相适应的是每日有8%的破骨细胞来补充，用^{3}H胸腺嘧啶标记后按时间顺序的形态学分析，这些新的破骨细胞，来源于局部骨表面上的具有增生能力的一些细胞群体。

在骨吸收时，释放出骨衍生的生长因子，包括TGF-β、IGF、FGF等。TGF-β可被破骨细胞分泌产生的酸性环境激活。这些生长因子可能起到骨吸收与骨形成的耦联作用，但尚缺乏直接证据。

知识点21：BRU的反转期　　副高：掌握　正高：掌握

反转期是指骨重建过程中从骨吸收结束到骨形成开始这一时段，一般历时1～2周。反转期中完成骨吸收与骨形成的耦联。在吸收陷窝底部有大量成骨细胞出现，即在时间顺序上先后有成骨细胞在某些因素刺激下分裂，成骨细胞贴附到骨表面的某一特殊部位。反转期的组织学表现是Howship陷窝中没有典型的破骨细胞，但是有单核的细胞，它在耦联中的作用不清楚。在反转期有一些单核的细胞是前成骨细胞，细胞核大，胞质淡染，提示这些细胞处在细胞周期的G_1相。

关于耦联机制，与局部自分泌有关，即一旦“激活”，则骨重建过程就不需要进一步干预，直到一个周期完成。从骨组织中提取的骨骼生长因子能增加骨细胞中的DNA合成，也刺激成骨细胞增殖和诱导骨形成，但这并非是唯一的耦联信号物质。在哈佛系统骨重建过程的吸收期中，从骨基质或骨细胞中释放出一种物质，在新的成骨细胞聚集处保持很高浓度，在骨松质骨小梁重建过程中却不如此，骨小梁的骨重建单位的血循环是一个开放的网状结构而不是一个封闭的环状结构。被吸收的骨基质释放成骨细胞有丝分裂原，可使新的成骨细胞按需要的数目及时出现，粘合线中的趋化性物质，使成骨细胞达到指定位置并按同一极性连续单层排列成一层。

知识点22：BRU的形成期　　副高：掌握　正高：掌握

在反转期时，成骨细胞覆盖吸收腔底，并开始形成骨样组织，15天后骨样组织开始矿化，成骨细胞持续的形成和矿化骨样组织，直到吸收腔填满，这一过程在任一表面的任一点上需要124～128天。

骨基质的沉积和矿化是骨形成的两个阶段，二者在时间和空间上是分开的。在骨形成开始阶段，骨基质沉积和矿化速度很快，每日1～2μm，可以测量靠近水门汀线的骨样组织接合面来确定。当吸收腔隙逐渐填满时，则此速度减缓。骨样组织形成与矿化之间的延搁，开始时是15天，并逐渐增加到27天，然后逐渐减慢。计算平均矿化沉积率和骨样组织平均成熟时间很容易，即指基质沉积开始和矿化开始的平均间隔时间，正常成人骨样组织成熟时间17～20天。

在吸收腔底，新的成骨细胞变丰满、活跃，制造一层厚的骨样组织，此后细胞逐渐变扁平，骨样组织也减少，最后变为骨衬细胞，一些成骨细胞埋在骨基质中成为骨细胞。骨细胞分泌抑制因子，当吸收填满时逐渐降低骨形成率。

知识点23：影响骨重建的因素

副高：掌握 正高：掌握

（1）局部环境因素：主要包括血管、神经、骨髓细胞、脂肪细胞。

1）血管：每一个BMU都与血管有关系，血管沿着骨重建中形成的管道走行，在骨小梁表面，则可见血管靠近成骨细胞。用^{85}Sr放射性核素标记发现血流与成骨细胞的成骨效率有关系。尽管血管和骨重建的关系不十分清楚，多数研究者认为，血管可提供营养，也是骨的一些前体细胞的来源。Parfitt认为血管内皮细胞也是骨形成与骨吸收的耦联因素之一，这些细胞受到破骨吸收中释放出的生长因子的作用，也分泌某些与成骨细胞有丝分裂相关的数种生长因子。

2）神经：组织学研究发现骨组织有密集的神经分节，Serre等也认为有神经纤维沿骨小梁走行，免疫组化研究表明，这些神经纤维包含感觉纤维和交感神经纤维，这些纤维的末端与骨的细胞相联系。最近的研究表明，成骨细胞和破骨细胞表达肾上腺素能受体、神经肽受体等，这表明成骨细胞和破骨细胞受交感神经的调节。

3）骨髓细胞：骨髓基质细胞可分泌数种细胞因子，刺激成骨细胞和破骨细胞的增生。骨重建活动在靠近含红细胞骨髓多的区域更为活跃，可能与这些区域含有更多的细胞因子等有关系。

4）脂肪细胞：脂肪细胞和成骨细胞来源于相同的前体细胞，即多潜能基质细胞。Parhami等研究发现氧化的脂类可促进多潜能基质细胞向脂肪细胞分化。组织学研究可见到脂肪细胞增多时骨体积减小。Maurin等研究发现成熟的脂肪细胞抑制成骨细胞增殖。

（2）骨小梁形状：如板状骨小梁变为棒状。正常健康的骨小梁应是板状结构，互相连接成结构合理的网格状。正常的骨重建活动并不影响骨小梁的整体结构，但是，当骨吸收大于骨形成时，骨的丢失引起骨小梁板状结构变薄或穿孔，此时，骨的力学性能受到很大影响，其一般过程是在BMU的吸收深度超过骨小梁板状结构的厚度时，或两个BMU在同一处骨小梁板状结构两侧同时进行骨吸收时，引起骨小梁变薄穿孔，使骨小梁的板状结构成为棒状，失去了骨形成时可依附的骨表面。一旦板状结构变为棒状结构，则此处骨小梁的连续性中断，孤立的棒状结构很快被吸收，所以，不仅骨的数量减少，而且骨的质量也降低。这也是骨质疏松时容易引起骨折的主要原因之一。

（3）骨皮质与骨松质比例：就整体骨骼的体积而言，骨皮质占80%，骨松质占20%，但是，从骨表面来看，骨松质的全部骨表面比骨皮质大得多，所以，骨松质的代谢活跃，这是骨皮质和骨松质在骨重建活动方面有区别的一般性解释。在骨重建活动的5个有序的阶段中，二者是相同的，但是，也有不同之处，骨松质的骨重建是发生在骨小梁表面的浅碟状的“packet”上，而骨皮质发生在其内部的BMU中，是穿凿式的。绝经后骨质疏松时，骨松质的骨重建过程中可引起骨小梁板状结构变薄或穿孔，而骨皮质的内表面可以“小梁化”，骨松质可形成微骨痂，而骨皮质则否。

（4）雌激素水平：绝经后骨质疏松时，因为雌激素水平下降，骨重建激活率增高。因为雌激素水平下降，可能引起IL-6和其他细胞因子增加，这些因子与破骨细胞和成骨细胞的增殖有关。因为每一个骨重建单位激活后的过程，并不能完全补充吸收的骨量，就导致重建负平衡，激活率越高，则骨的丢失越多。在骨松质中，表现为骨小梁的板状网格状结构的变薄和穿孔；在皮质中表现为水门汀线增加，引起骨的结构、骨的质量、骨的数量的变化。另外的研究表明，绝经后的骨重建的吸收腔变深，可能是因为破骨细胞的寿命延长或是其凋亡减少。老年骨质疏松时，成骨细胞形成新骨充填骨吸收腔的能力下降，表现为年龄相关的骨壁厚度的下降，使骨体积减小。在绝经后骨质疏松，也观察到成骨表面与骨样组织表面比例的减少，骨矿化率也降低。骨质疏松以后，因为空隙增加，剩余的骨结构经受更多的微损伤，这种状态引起恶性循环，即骨量减少，使剩余的骨受到更多的疲劳性损伤，也可激活骨重建过程，使骨吸收增加，进一步使骨量减少，骨质量下降。

（5）药物：骨重建理论对判断骨质疏松的药物治疗效果很重要。目前用于治疗骨质疏松的药物，如雌激素、二膦酸盐制剂、降钙素等，除了增加骨量外，多数制剂是抑制BMU的起始或激活，随着用药时间的延长，逐渐地间接抑制骨形成。据计算，用这些制剂后，骨量增加持续8个月，逐渐达到一个稳定状态。一般来说，总的骨量的增加与骨重建率相关，一旦骨吸收腔被填满，则不再增加骨量，也就达到一个平台期，称为“重建屏障”，此时的骨密度增加，是由于新形成的骨组织矿化程度增加所引起的。近年来，在骨质疏松的治疗中用选择性雌激素受体调节剂（SERM），据初步研究，此类制剂适度增加骨量，并能保持骨的韧性。关于二膦酸盐类与SERM类药物对骨矿化及骨质量的影响，仍然有待研究。

第三节　钙、磷代谢与骨生理

知识点1：骨中的无机盐　　副高：掌握　正高：掌握

一般认为，骨的无机成分中有20多种无机盐，占体重的4%～5%，其中钙、磷、钾、钠、氯、镁含量较高，钙、磷与骨的关系最密切。成人骨灰中，钙约占38%，磷占19%，镁占0.7%。从全身的无机盐来计算，骨含有全身钙量的99%，含有90%的磷。

一、人体内的钙、磷、镁

知识点2：人体内的钙　　副高：掌握　正高：掌握

钙是生命所不可缺的重要元素。钙在人体内的含量仅次于氧、碳、氢和氮，居第5位，约占人体重的2%。按体重60kg计，则人体内有1.2kg钙。其中，仅1/1000、约1.2g钙在细胞外液中，其中血浆含钙300～500mg，组织间液含钙650～700mg，细胞内含有极少量的钙，其余的钙储存在骨内。

知识点3：钙的存在形式　　副高：掌握　正高：掌握

正常成人体内钙的存在形式：在骨中是以骨盐的形式存在，主要是羟基磷灰石及部分无定形磷酸钙沉淀；在体液和软组织中则为溶解状态的体液钙，包括不扩散钙和可扩散钙，前者指与蛋白质结合的钙，不能通过毛细血管壁，后者指游离钙，可通过毛细血管壁。

知识点4：钙离子的作用 副高：掌握 正高：掌握

钙离子是体内钙具有生理活性的部分，它参与血液凝固，维持神经肌肉的兴奋性，也是黏蛋白、黏多糖的组成部分，并参与许多酶的构成。神经功能对钙离子特别敏感，钙离子浓度过高，则神经兴奋性减弱，过低则增高。在临床上，钙离子浓度升高则表现为肌肉松弛、无力、意识淡漠和昏迷；钙离子浓度过低，则兴奋性升高，引起手足搐搦、抽搐和肌肉痉挛。

知识点5：钙的生理需要量 副高：掌握 正高：掌握

人体钙的需要量，依年龄、性别、生理状态等而异。儿童处于生长发育期，对钙的需求量大，每日钙的最低需求为250～900mg；成人每日钙的需求量按6mg/kg体重计算，实际需求量要大于此值；女性妊娠及哺乳期钙需求量更大，每100ml乳汁含钙量30mg左右，所以妊娠及哺乳期每日需要钙1500～2000mg；老年人肠上皮老化，肾脏1α-羟化酶活性降低，使肠钙吸收减少；女性绝经后雌激素水平降低，骨吸收增加，使钙呈负平衡，从这些方面考虑，也需要补钙。

知识点6：人体内的磷 副高：掌握 正高：掌握

磷在人体内的元素中占第6位。一般而言，体内含磷600g，总量占体重的1%，其中4/5以羟基磷灰石的形式存在于骨和牙齿中，其余在软组织中。骨中的磷，大部分结合牢固，小部分不稳定，与血中的磷酸离子平衡，此外，一小部分存在于体液与细胞内。

知识点7：磷的作用 副高：掌握 正高：掌握

人体内四大生物分子，即核酸、蛋白、多糖和类脂几乎都含有磷。磷是辅酶和核酸的主要成分，磷不仅参与神经传导、肌肉收缩、能量转运过程，而且与遗传、发育密切相关。

知识点8：磷的生理需要量 副高：掌握 正高：掌握

磷的生理需要量约为12mg/(kg·d)，妊娠与哺乳期需要量稍大一些。乳制品中，牛乳中磷含量是人乳的2倍，人工喂养的婴儿由于磷摄入量高，易患低钙性手足抽搐。肉类、鸡蛋、果核、谷类、面粉及大米都含有少量磷，我国膳食以谷类为主，磷含量偏高，当膳食中钙与磷的比例在2∶1左右，最适于钙、磷吸收。

知识点9：人体内的镁 副高：掌握 正高：掌握

成人体内约含镁25g，其中2/3在骨骼中，1/3在软组织中。镁在细胞内的量占体内总量的38%，细胞外液的镁约1%，血浆中的镁有3种形式，即蛋白结合镁、阴离子复合镁和游离镁，它们分别占33%、6%和61%。

知识点10：镁的作用　　副高：掌握　正高：掌握

骨骼中的镁主要位于羟基磷灰石晶体的表面，它不是此晶体结构的密不可分的部分，骨中的一小部分镁可以和细胞外液自由交换。镁是细胞内最丰富的二价阳离子，参与调节神经肌肉的兴奋性，镁作为重要的辅助因子，可催化或激活体内300多种酶。

知识点11：镁的生理需要量　　副高：掌握　正高：掌握

有研究认为人体镁的生理需要量为6mg/（kg·d）以上，在此范围内才能维持平衡。我国成人每日镁摄入量约270mg，即<5mg/（kg·d）。对于合成代谢旺盛和处于紧张状态者，镁的摄入应增加2倍。

二、钙、磷、镁的吸收与排泄

知识点12：钙的吸收　　副高：掌握　正高：掌握

钙的主要来源是乳制品。人乳含钙约0.3mg/ml，牛乳含钙1.25mg/ml，其他食品中含钙量较多的有海带1177mg/100g，芝麻564mg/100g，黄豆367mg/100g。多数食物中的钙是以结合或化合物形式存在，并不能在肠道吸收，经过消化过程变为离子形式的钙才能被吸收。

钙的吸收主要在小肠上段，成人每天从食物中吸收钙300～400mg。肠道pH对钙的解离状态有影响，pH越低，则钙的解离度越大，吸收率越高。小肠中钙吸收率依次为十二指肠>空肠>回肠。肠道中的氨基酸、乳酸可促进钙的吸收。动物性食品中的钙较易吸收，而植物性食品中的某些成分，如草酸等，与钙结合成不溶性钙盐，不利于钙吸收。

正常情况下，肠钙吸收是一种继发性主动转运过程，即逆浓度梯度和逆电化学梯度的主动吸收为主，此过程需消耗能量，也依赖维生素D及其代谢产物1,25（OH）$_2$D$_3$，此外，肠钙吸收的方式还有依赖浓度梯度的被动弥散吸收过程。

知识点13：钙的排泄　　副高：掌握　正高：掌握

正常情况下，人体每天从体内排出钙约600mg，其中80%由粪便排出，20%由尿排出，仅少量从汗液中排出。肾是钙转运的重要器官，其主要过程包括肾小球滤过和肾小管的重吸收两个过程。调节肾钙重吸收的主要有甲状旁腺激素、降钙素、维生素D及其代谢产物，以及肾上腺类固醇激素及其他的有关激素。

知识点14：磷的吸收　　副高：掌握　正高：掌握

磷存在于所有天然食品中。因此，人体一般情况下不会出现缺磷的问题，合理膳食即可满足人体对磷的需要，营养性缺磷很少见。人日平均磷的摄入量为1.0～1.5g，最低需要量为每日0.8g。食物中磷存在的形式与磷的需要量的关系不密切，有机磷和无机磷（Pi）均能在小肠被吸收，以十二指肠吸收能力最强，其次是空肠和回肠。

食物中的磷以磷脂、磷蛋白的形式存在，在磷酸酶作用下，水解成无机磷酸阴离子才能吸收，小肠中磷的吸收转运是逆电化学梯度的主动转运过程，需要消耗能量，是依赖Na^+梯度的饱和转运过程。磷易于转运的形式是$H_2PO_4^-$，不是HPO_4^{2-}，pH偏低利于$H_2PO_4^-$的形成。当Na^+缺乏时，磷吸收的速率相对缓慢，吸收的速率与磷的浓度呈线性关系，不出现饱和过程，这说明磷在肠道的转运，除主动转运外，还存在被动扩散的过程。

知识点15：磷的排泄　　副高：掌握　正高：掌握

磷的主要排出途径是肾排泄，占排磷总量的60%～70%，其余30%～40%由粪便排出。肾小球每日滤过磷约5g，其中85%～95%在肾小球被重吸收。磷在肾的转运，包括肾小球滤过和肾小管重吸收这两个密切相关的过程。

影响磷代谢的因素与钙大致相同，如甲状旁腺素、维生素D及其代谢产物以及降钙素等。

知识点16：镁的吸收　　副高：掌握　正高：掌握

健康成人每日平均摄入镁约300mg，其中30%～40%被吸收。体内镁的吸收主要在小肠，其吸收方式有两种，分别为被动扩散过程和易化扩散过程。影响镁吸收的肠道因素中，当pH偏低、饮食中蛋白质偏多、水摄入过多时肠镁吸收会增加。

知识点17：镁的排泄　　副高：掌握　正高：掌握

镁的排出途径中粪便排出占摄入量的60%～70%，其余部分由肾排出。当摄入镁减少时，尿镁排出也减少；摄入镁增加时，尿镁排出也增加。肾对镁的排泄及血镁稳定起着关键的作用，镁在肾小管的重吸收主要位于亨利襻升支，肾小球滤过镁中的90%可以被重吸收。另外，体内一些激素对血镁的调节起作用，其中以甲状旁腺激素的作用最为重要，切除甲状旁腺可引起低镁血症，镁缺乏又与甲状旁腺功能低下以及低血钙有关。由镁缺乏造成的低钙血症，可通过补充镁进行纠正调节。

三、钙、磷、镁的代谢过程

知识点18：骨中的钙、磷、镁代谢　　副高：掌握　正高：掌握

骨内含有全身99%的钙、90%的磷以及2/3以上的镁，这些物质保持了骨的力学强度，同时维持体内矿物质平衡。钙、磷在骨内的结构形式，目前多认为与羟基磷灰石非常相似，分子式通常以$Ca_{10}(PO_4)_6(OH)_2$来表达。

羟基磷灰石结晶体表面被一层水浸泡，称为水化壳或水化层，水化层中的钙及磷酸离

子，以及其他离子参与快速交换过程。骨内的$CaHPO_4$具有较好的可溶性，它的离解度大于10^{-7}mol/L，其离子可吸附于骨，也可参与细胞液的钙离子循环。骨中的镁位于羟基磷灰石晶体的表面，镁不是此晶体结构的最紧密部分，其中一部分镁可与细胞外液自由交换。

知识点19：钙的生理过程　　副高：掌握　正高：掌握

细胞内钙水平应在10^{-7}mol/L以内，以维持细胞的正常功能，若超过10^{-7}mol/L，钙及HPO_4将沉淀在细胞内。钙与许多有机物，特别是蛋白质相结合以增强和调节细胞膜通透性。细胞内维持正常的pH也有重要作用。细胞外液中钙离子浓度为1.5×10^{-3}mol/L，因此细胞内、外液中钙离子浓度差别很大。

目前认为，线粒体可以控制细胞内钙离子正常水平。细胞膜上的钙泵可对抗细胞内、外钙离子浓度梯度，将细胞内钙驱出，但能迅速降低胞质钙水平的是线粒体。肠黏膜及肾小管吸收的钙离子都经过细胞的传输，它们迅速地进入细胞，又迅速地被驱出细胞，以保证细胞不受损害。细胞膜的通透性、线粒体、内质网、细胞膜上的钙泵等调控这一过程。血浆钙离子水平的维持主要取决于小肠及肾小管的吸收，以及骨液中钙离子的进出。血浆钙与骨液中的交换每20分钟进行一次。

知识点20：磷的生理过程　　副高：掌握　正高：掌握

成人体内约含600g磷，其中85%的磷是在骨中形成羟基磷灰石以晶体形式存在，并对保持结构起作用，约15%存在于细胞外液，主要是以无机磷形式存在。软组织中，主要以磷脂形式存在。成年人在稳定状态下经肾排泄的磷相当于肠磷吸收的总量。血浆和细胞外液的无机磷含量，成人大约为15mmol/L。细胞外液存在反馈调节机制。血浆磷浓度约1.2mmol/L。长期影响血磷的，以肾最为重要。细胞内磷脂和磷酸化中间产物与很多重要的生物化学过程有关，包括了细胞能量的产生与传输等。

知识点21：镁的生理过程　　副高：掌握　正高：掌握

人体内的镁含量很少，成人约25g，其中2/3在骨质，1/3在软组织中。镁是体内最丰富的细胞内二价阳离子。镁在体内可催化或激活300多种酶，完成体内多种代谢，镁是能量转运、储存与利用的关键元素，对调节神经肌肉兴奋性也起着重要作用。骨中的镁不是羟基磷灰石晶体的主要组成部分，其位于晶体表面，和骨液自由交换。钙化环境中的Mg/Ca比增加可抑制钙化。在基质囊泡中，Mg^{2+}防止钙－磷脂－磷复合物的聚集。Mg^{2+}抑制Gla蛋白与羟基磷灰石的结合。

知识点22：钙、磷、镁的稳定　　副高：掌握　正高：掌握

在整个生命过程中，骨组织不断地发生骨吸收与骨形成，在维持体内钙、磷、镁的稳

定中起关键性作用。内源性的一些激素［如甲状旁腺素、降钙素以及维生素D的代谢产物1,25（OH）$_2$D$_3$等］的主要作用是维持血浆钙水平的恒定，也对骨产生有一定作用。骨是钙、磷的主要储存库，骨细胞（特别是骨表面的衬细胞）实现并控制着骨与细胞外液间的钙平衡。图1-3-1所示为骨表面的衬细胞与骨液之间的交换示意图。浸泡骨基质的骨液中，其离子成分和细胞外液、血浆不同，含有很高的钾离子及较低的钙离子（0.5×10^{-3}mol/L）。覆盖于骨表面的衬细胞，成为骨液和细胞外液之间的界面，如钙泵一样，使得这两部分的离子通过它进行交换。

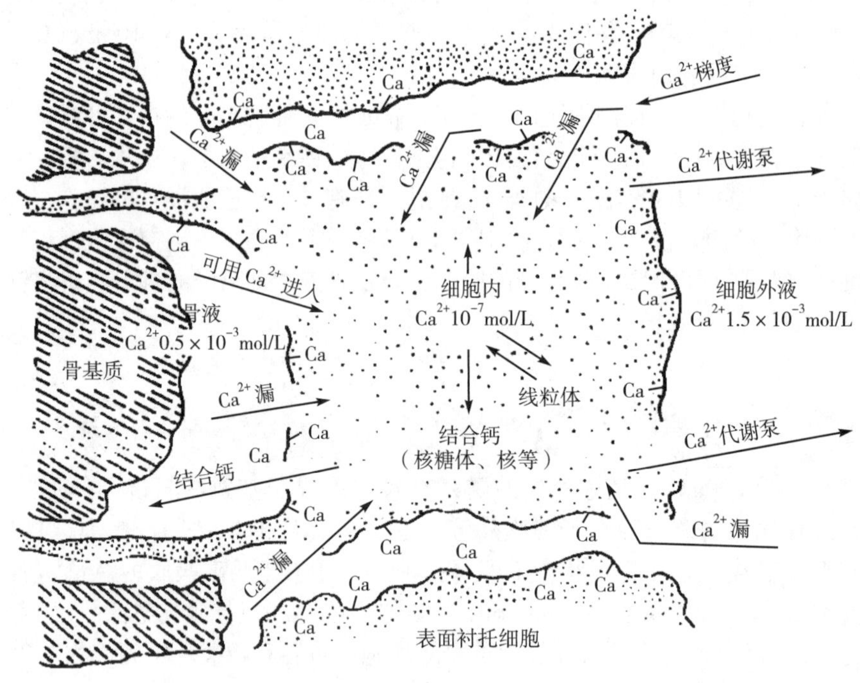

图1-3-1 骨表面的衬细胞与骨液之间的交换

四、骨矿物质平衡的调节

知识点23：骨的矿物质平衡的调节 副高：掌握 正高：掌握

骨的矿物质平衡的调节可归纳为3种矿物质（钙、磷、镁）的细胞内、细胞外水平的调控，它与3种亲骨性内分泌激素［甲状旁腺素、降钙素、1,25（OH）$_2$D$_3$］有关，作用于3种靶器官（骨、肾、肠）。这一骨矿物质平衡的描述框架可从整体上反映实际情况。其他因素也可涉及pH水平、钠、钾、氯、碳酸盐和硫等，也影响细胞对钙、磷、镁的摄取。还有一些激素，如催乳激素，糖皮质激素、生长激素、胰岛素、转化生长因子等，在调节骨矿水平中起到重要作用。另外，在骨、肾、肠以外的其他组织，作为亲钙性激素的靶器官在骨矿物质平衡中也起作用。

知识点24：甲状旁腺素（PTH）　　副高：掌握　正高：掌握

PTH是由甲状旁腺的主细胞合成与分泌的多肽类激素。首先合成的是含115个氨基酸残基的PTH前体，在细胞内去掉25个氨基酸残基的信号肽，再去掉N端的一个6肽，最终形成含有84个氨基酸的PTH，分子量9500，血中钙离子水平与PTH水平呈负相关，高血钙抑制PTH的合成与释放，低血钙则促进PTH的合成与分泌。

PTH的靶器官是骨和肾，PTH通过靶器官表面的特异性受体使细胞内CAMP水平发生变化，激活一系列生理生化反应，使血钙浓度升高，血钙浓度的升高又通过反馈方式作用于甲状旁腺，使PTH分泌减少，使血钙浓度维持在一个狭小的范围内，从而保持机体内环境中钙的平衡。人的PTH基因定位于11号染色体短臂上，与降钙素基因相毗邻，不同种属的PTH高度同源。PTH具有促进骨吸收和骨形成双重作用。

知识点25：PTH对肾的作用　　副高：掌握　正高：掌握

PTH对肾的作用包括：

（1）对Ca^{2+}的重吸收的促进作用。肾小球滤液中的钙几乎全被重吸收，其中2/3在近曲小管通过被动形式的重吸收完成。

（2）抑制磷的重吸收。PTH抑制肾近曲小管、远曲小管中磷的重吸收，使尿磷增加，血清无机磷下降。

（3）PTH激活肾脏1α-羟化酶，以增加肠道对钙的吸收。

知识点26：降钙素（CT）　　副高：掌握　正高：掌握

降钙素由甲状腺滤泡旁细胞（或称为C细胞）分泌，是由32个氨基酸组成的肽类激素。1961年，加拿大生理学家Copp等首先发现有一种降低血钙的激素并命名降钙素，1963年，Hirsch证实了降钙素为甲状腺所分泌。以结构及功能为依据，有三大类降钙素，即灵长类与啮齿类，偶蹄类，硬骨鱼类和禽类。它们均由32个氨基酸残基构成，但氨基酸测序发现不同种属来源的CT是有区别的。各种动物分泌降钙素的能力依次为：海洋动物>两栖动物>陆地动物>哺乳动物>人类。

降钙素通过降钙素受体起作用，降钙素受体主要存在于骨、肾、脑等组织，而以破骨细胞膜最多。降钙素分泌受血钙水平调节，它与PTH共同参与钙代谢，但二者对血钙的调节作用是相反的。

知识点27：降钙素对骨的作用　　副高：掌握　正高：掌握

降钙素对骨的作用主要是抑制骨吸收，是通过降低破骨细胞的活性和减少破骨细胞的数量来实现的。破骨细胞在降钙素作用下数分钟内抑制细胞代谢，它与骨基质表面接触的刷状缘皱缩，使破骨细胞的溶骨作用受到抑制。降钙素也调节成骨细胞活性，增加成骨细胞碱性磷酸酶活性，促进骨形成和矿化。临床上用降钙素治疗畸形性骨炎、癌症骨转移、骨质疏松等，有时也发现短期内用降钙素效果明显，长期观察效果欠佳。

知识点28：降钙素对肾的作用 副高：掌握 正高：掌握

降钙素的基本生理作用是降低血钙和血磷。肾存在降钙素特异性受体，降钙素与受体结合，激活腺苷酸环化酶。肾是降解降钙素的主要部位，生理浓度的降钙素对肾作用不大。降钙素降低血磷的作用与肾有关，降低血钙的作用与肾无关。降钙素可促进利尿，增加钾、钠、镁、氯化物排出，减少肾小管对钙、磷的重吸收，促进尿磷的分泌。

知识点29：1,25（OH）$_2D_3$ 副高：熟练掌握 正高：熟练掌握

1,25（OH）$_2D_3$是维生素D的活性代谢产物，它与PTH、降钙素被称为钙调节激素。

内源性维生素D_3是人体维生素D的主要来源，紫外线参与维生素D的代谢，维生素D通过淋巴管进入血液循环，与α_1-球蛋白结合转运到肝，在肝细胞的25-羟化酶作用下，转变为25（OH）D，然后转运到肾皮质，再羟化为1α,25（OH）$_2D_3$，此为活性最强的维生素D代谢产物，其半衰期5～8小时，它促进小肠对钙、磷的吸收，协同PTH动员骨中的钙、磷储存，维持体内钙、磷平衡。

维生素D作为一种激素，它的靶组织和靶细胞在体内分布广泛，包括骨与软骨组织（骨细胞和软骨细胞），腺体组织（如腮腺、胰腺、甲状腺、胃内分泌细胞、垂体的TSH细胞等），泌尿生殖系统（如肾、乳腺、子宫、卵巢、睾丸等），神经系统（如下丘脑、延髓等），还有黏膜和免疫系统的一些细胞等。

知识点30：1,25（OH）$_2D_3$与骨代谢关系密切的作用 副高：熟练掌握 正高：熟练掌握

维生素D与骨代谢关系密切的作用包括：①维生素D促进小肠吸收钙、磷，是通过1,25（OH）$_2D_3$来实现的；②维生素D可促进肾小管对钙、磷的重吸收，减少尿钙与尿磷，升高血钙和血磷，有促进骨形成的作用；③对骨骼的作用是双向的，对骨吸收与骨形成均有作用：维生素D与PTH协同促进破骨细胞的溶骨作用，并促进肠钙吸收。1,25（OH）$_2D_3$可使破骨细胞的活性和数量增加，增加破骨细胞酸性磷酸酶合成能力，使骨吸收增加。1,25（OH）$_2D_3$也可直接刺激成骨细胞，促使血液和骨中的柠檬酸与钙螯合成复合物，有利于钙盐沉积，并促成骨细胞分化和蛋白质合成，促进成骨；缺乏维生素D的佝偻病患儿，表现为成骨细胞仍能合成骨基质和胶原纤维，但是不能矿化，积聚大量未矿化的类骨质。

知识点31：亲骨内分泌激素的协调作用 副高：掌握 正高：掌握

钙、磷从小肠吸收后进入血液循环，自肾和消化道排出，按生理需要有一部分储存在骨中。为保持平衡，在小肠中的钙、磷的净吸收，必须通过肾的净排出来达到平衡。消化道对

这些矿物质的吸收不是一个连续的过程，而是依赖于饮食摄取。这些矿物质在肾小球的滤过是相对持续的。骨作为主要的缓冲空间，来保持血中矿物质浓度的正常水平，是由骨形成和骨吸收的平衡来实现的。不同的激素通过不同的机制而作用于不同组织器官，使这一功能得到很好的协调，以适应机体生长期中不断增长的矿物质需求，到中年时期矿物质需求相对稳定，但到老年时期矿物质将缓慢丢失。

PTH、1,25（OH）$_2$D$_3$以及CT的协调作用可概括为：当血钙浓度降低时，刺激PTH分泌，通过抑制肾小管对磷的重吸收，使尿磷排出增加，使血磷降低；由于PTH促进尿磷排出，使血磷降低，血钙升高；PTH还通过激活肾1α-羟化酶生成1,25（OH）$_2$D$_3$，使小肠钙吸收增加，PTH加速骨矿物质溶解，进一步提高血钙；血钙的升高又反过来抑制PTH分泌，并刺激CT分泌，CT抑制肠钙吸收，抑制骨矿物质溶解，以降低血钙。

第四章 医学论文写作和医学统计学基本知识

第一节 医学论文写作

知识点1：撰写医学论文的目的 副高：熟悉 正高：掌握

医学论文是基础医学、临床医疗实践以及现场调查中的科研总结。撰写医学论文的目的是为了交流信息，报道科研成果，推广科技成果，发展与积累科学知识，推动医学科学迅速发展与进步。作为科学技术研究成果的载体，医学论文对于促进人类文明进步和经济社会发展起着极为重要的作用。

知识点2：医学论文的特殊性 副高：熟悉 正高：掌握

医学论文的特殊性表现在：写好医学论文的前提是平时注意相关资料的收集整理，广泛获取信息，科学合理的选题，并拥有灵活的写作技巧和精湛的写作艺术。医学论文的写作、发表必须及时，医学工作者应将写好论文为己任，不断提高观察与思考能力以及科研、医疗、教学能力，撰写出具有较高水平和一定学术价值的论文及时发表。

知识点3：常用文体的写作格式 副高：熟悉 正高：掌握

目前，医学论文基本上都按温哥华格式撰写，其正文部分的基本结构已形成相对固定的格式，但是这种模式并不是一成不变的，写作时可根据文章的内容和性质、体裁或类型进行适当调整与变通，使其结构更合理，便于编者或读者接受。常用文体的格式包括：

（1）实验研究类：包括标题、作者、摘要、关键词、引言、材料与方法、结果、讨论、致谢、参考文献等。

（2）临床研究类：包括标题、作者、摘要、关键词、引言、临床资料、结果、讨论、参考文献等。

（3）病例（理）报告类：包括标题、作者、关键词、引言、病例摘要、病例（理）分析或讨论、病理报告、总结、参考文献等。

（4）专科护理类：包括标题、作者、引言、临床资料、观察与结果、讨论（体会）等。

（5）个案护理类：包括标题、作者、引言、病例介绍、护理问题和措施、讨论（体会）等。

（6）文献综述类：主要包括叙述性综述和评述性综述等两大类，一般包括标题、作者、摘要、关键词、引言、正文、结语或总结、参考文献等。

知识点4：医学论文的类型　　副高：熟悉　正高：掌握

（1）按照医学的发源流派不同，医学论文可分为：中国医学论文、西方医学论文以及中西医结合论文等类型。随着东西方文化不断交流与撞击，中医逐渐吸取借鉴了西医的先进研究方法，大量与西医论文体裁相同的中医学术论文乃至中西医结合研究论文涌现出来。

（2）依据论文所采用资料的来源，可将医学论文分为原著与编著两大类。

（3）依据论文所采用的研究方法不同，可将医学论文分为四种类型：理论型论文、实验型论文、观察型论文、综合型论文。

（4）按学科及课题的性质不同，医学论文可分为：基础医学论文、临床医学论文、预防医学论文、康复医学论文。

（5）依据论文写作目的与功用的不同，可将医学论文分为学术论文和学位论文两大类。

（6）依据论文的论述体裁不同，医学论文可分为论著类、医案医话类、经验交流类、技术方法与技术革新类、学术讨论类、综述讲座、消息报道类、护理类、管理类、文摘类、译文类等。

知识点5：医学文献的检索方法　　副高：熟悉　正高：掌握

医学文献检索方法是指利用检索工具，按照一定方法从不同的检索途径查找文献的技巧。医学文献检索方法有顺查法、倒查法、抽查法、追溯法、分段法。

（1）顺查法：从用户要求查找的起始年代或课题分析所得出的该课题研究的起始年代开始，由远及近逐年查找文献的方法。

（2）倒查法：一种逆时间顺序，由近及远查找文献的方法。

（3）抽查法：针对某一学科的发展特点，在发表文献较多的一段时间内（几年或十几年）进行检索，用于解决要求快速检索的课题。

（4）追溯法：利用文献后面所附参考文献查找到一批文献，并利用所查到的这批文献后面所附的参考文献追溯查找文献的方法。

（5）分段法：又称为循环法，事先利用检索工具查找出一批有参考价值的相关文献，再利用所查出的文献中所附的参考文献或文献中所涉及的重要线索进行追溯查找。

知识点6：医学论文资料的基本要求　　副高：熟悉　正高：掌握

（1）针对性：撰写医学论文时，收集资料必须在众多的资料中进行筛选。选择的原则是收集的资料要有针对性的紧紧围绕创作的主题。

（2）可靠性：医学论文是科技论文的特殊类型，要以客观事实为依据、以医学科学为基础，这决定了所用资料必须真实、正确、可靠。

（3）完整性：资料的完整性，一方面表现在所收集的资料既要有深度又要有广度，并能恰如其分反映主题；另一方面表现在对调查实验对象拟定项目的相关信息要尽可能地获取齐全。

（4）代表性：医学论文资料的代表性表现在两方面，一是由于医学资料数量巨大，要在这些同类资料中挑选出能够充分说明主题和具有权威的材料；二是医学实验、观察、调查的对象要有代表性，能够代表所反应的总体。

（5）可比性：对照和均衡是科研工作的一项基本原则，要使所获得的资料具有可比性，必须设立对照组。在设立对照时务求满足“均衡”原则。均衡原则是在设立对照时除给予的处理因素不同外，其他对实验效应有影响的因素（非处理因素）也必须是均衡一致的。

知识点7：医学论文写作的程序　　副高：熟悉　正高：掌握

（1）写作前准备：包括处理资料、拟定论文题目及拟定提纲。

（2）撰写初稿：应注意的问题主要有以下几点：

1）草稿足以反映论文的设计和布局，要注意初稿中论文的科学性、先进性、实用性和逻辑性不可忽略，也要做到观点明确、语句通顺、图表运用恰当。

2）草稿写作不可草率从事，应认真对待，用心写作，尽可能使之完善，为论文修改奠定良好基础。

3）凡草稿中引用文献的地方务必做好标记，并标明文献的出处。

4）草稿只是初稿，为了修改时查阅方便，可在每一节或每一段列出分标题并做出相应标记，利于修改。

5）初涉医学论文撰写者，有必要用正规稿笺创作初稿，规范文稿的写作格式，培养和锻炼写作能力。

（3）文稿修改：修改过程中应注意的内容包括：文题是否相符；论点是否鲜明；论据是否充分；论证是否严密；布局是否合理；结论是否科学客观；名词术语是否标准统一；计量单位是否准确；文稿是否符合医学论文写作的规范或稿约要求；标点符号应用是否正确；有无错别字等。

（4）论文定稿：当文稿修改完毕，即可定稿誊清。誊清务必严肃认真，对论文的各个部分都要按照规范要求标准地誊写或打印，使文稿达到齐、清、定的要求。定稿是经过反复修改、抄清之后定型的文稿。定稿后再次通读全文，保证准确无误后方可投稿。

第二节　医学统计学

知识点1：统计资料的类型　　副高：熟悉　正高：掌握

（1）计量资料：对每个观察单位用定量的方法测得某项观察指标的大小所得的资料称为计量资料。计量资料的统计分析的常用方法包括平均数、标准差、t检验、方差分析、相关与回归分析等。

（2）计数资料：先将观察单位按某种属性或类别分组，再清点各组观察单位的个数所得的资料称为计数资料。计数资料的分析方法常用率、构成比、χ^2检验等方法。

（3）等级资料：先将观察单位按某种属性的不同程度划分，再清点各组观察单位数，所得的资料称为等级资料或半定量资料。等级资料的分析方法常用相对数、秩和检验等。

知识点2：统计设计的四大原则　　副高：熟悉　正高：掌握

在医学研究中，统计设计必须遵循对照、随机、重复、盲法四大原则。

（1）对照：①设立对照的意义：设立对照的意义在于实验组与非实验组的差异有一个科学的对比；②对照的形式：包括空白对照、自身对照、标准对照、实验对照及相互对照。

（2）随机：随机的目的就是保证总体的每个观察单位都要有同等的机会被抽中作为样本，并且有同等的机会进入实验组和对照组。

（3）重复：指研究中样本必须包括多个同质实验单位或多次重复实验。

（4）盲法：包括单盲、双盲和三盲。单盲是仅指研究对象处于盲态。双盲是指受试者和试验的操作者双方都不知道分组情况。三盲是指受试者、观察者和资料的分析或报告者即研究设计者都不知道受试对象在哪个组以及接受哪种干预措施。

知识点3：集中趋势指标　　副高：熟悉　正高：掌握

（1）算术均数（均数）：是指n个观察值之和，除以观察单位的个数所得的商称为算术均数，简称均数，通常用$\overline{X}$表示样本均数，用μ表示总体均数。基本计算公式为：

$$\overline{X}=\frac{\sum x}{n}$$

（2）几何均数：n个观察值的连乘积开n次方所得的根为几何均数，常用符号G表示。计算公式如下：

$$G=\sqrt[n]{X_1 \cdot X_2 \cdot \cdots \cdot X_n}$$

（3）中位数：将一组观察值由大到小排列，排在正中位次的数值即为中位数，用符号M表示。其计算方法如下：

当观察值个数n为奇数时，

$$M=X_{\frac{(n+1)}{2}}$$

当观察值个数n为偶数时，

$$M=\frac{(X_{\frac{n}{2}}+X_{\frac{n}{2}}+1)}{2}$$

当观察值为大样本时，先列频数表，再按下式计算：

$$M=L+\frac{i}{f_m}\left(\frac{n}{2}-\sum f_L\right)$$

其中，L：中位数所在组段的下限；i：中位数所在组段的组距；f_m：中位数所在组段的频数；Σf_L：小于L所在组段的累计频数。

知识点4：离散程度指标 副高：熟悉 正高：掌握

离散程度指标又称变异度指标，反映了各观察值之间参差不齐的程度。说明离散程度的常用指标包括极差、四分位间距、方差、标准差和变异系数，其中标准差最为常用。

（1）极差：又称全距，表示符号为R，用以表示一组观察值中最大值与最小值之差。计算公式为：

$$R = X_{max} - X_{min}$$

（2）四分位数间距：将一组观察值由大到小排列，按其分布范围等分为中间占50%观察值的数据范围，即为四分位数间距，用符号Q表示。计算公式为：

$$Q = P_{75} - P_{25}$$

（3）方差：总体方差用符号σ^2，样本方差用S^2表示。样本方差的计算公式为：

$$S^2 = \frac{\sum (x-\bar{x})^2}{n-1}$$

其中，$n-1$称为自由度，用符号v表示；$\sum (x-\bar{x})^2$称为离均差的平方和。

（4）标准差：总体标准差用σ表示，样本标准差用s表示。样本标准差的计算公式为：

$$s = \sqrt{\frac{\sum (X-\bar{X})^2}{n-1}} = \sqrt{\frac{\sum^2 - (\sum x)^2/n}{n-1}}$$

其中，n为例数；$\sum X$为各观察值之和；$\sum X^2$为各观察值的平方和；$n-1$称为自由度，记作v。

（5）变异系数：用符号CV表示，计算公式为：

$$CV = \frac{s}{\bar{x}} \times 100\%$$

知识点5：计数资料的统计描述 副高：熟悉 正高：掌握

（1）相对数：计数资料常用相对数描述。相对数是指两个有联系的统计指标之比，是一种抽象化数字，反映事物间在数量上的对比关系。

（2）率：表示某现象发生的频率或强度，常用百分率（%）、千分率（‰）、万分率（1/万）、十万分率（1/10万）等表示。其计算公式如下：

$$率 = \frac{某现象发生的观察单位数}{可能发生该现象的观察单位总数} \times 100\%（1000‰\cdots\cdots）$$

（3）构成比：又称百分比，表示某事物内部各部分所占的比重，常以百分数表示。其计算公式如下：

$$构成比=\frac{某一组成部分的观察单位数}{该事物内部各组成部分的观察单位总数}\times 100\%$$

（4）相对比：指的是甲乙两个有关的统计指标之比，可用倍数或百分数表示。计算公式如下：

$$相对比=\frac{甲指标}{乙指标}$$

知识点6：统计表的结构　　副高：熟悉　正高：掌握

统计表的基本结构包括标题（表题）、标目（有横标目、纵标目之分）、线条、数字、必要的文字说明及表注五部分。其基本结构如表1-4-1所示。

表1-4-1　（表号）统计表的基本结构（标题）

横标目的总标目	纵标目	纵标目
横标目	数据	数据
合计	数据	数据

知识点7：统计表制作的要求　　副高：熟悉　正高：掌握

（1）标题：要求简明扼要地说明表的中心内容。标题的位置应置于表的上方，同时标题前应有表号。

（2）标目：有横标目、纵标目之分。横标目位于表的左侧，说明同一横行的含义；纵标目位于表的上方，说明同一纵列的含义。

（3）线条：不宜过多，除顶线、底线以及隔开纵标目和数字的线条与合计上面的横线外，其他多余的线条能省则省，不允许有双线、斜线、波浪线，切忌封口。

（4）数字：表内数字必须准确，统一用阿拉伯数字填写。表内相邻如有相同数字均应照写，不能使用“同上”或用符号“"”等字符填写。

（5）表注：表格内一般不列备注栏文字说明，如有特殊情况需说明可用角码或数码将其标出，并在标注中依次解释。

知识点8：常用统计图　　副高：熟悉　正高：掌握

（1）直条图：以等宽直条的长短来表示相互独立指标的数值大小和它们的对比关系。适用于按性质分组而各自独立的、无连续关系的资料。直条图又分为单式直条图和复式直条图。

（2）构成图：适用于百分构成比资料，用来说明全体中各部分所占的比重。构成图分为直条构成图与圆形构成图。

（3）普通线图：适用于连续性资料，用于说明某现象数量随另一现象而变迁的情况。普通线图包括单式线图和复式线图。线图中只有一条线，称为单式线图；图中有两条及两条以上的线条，称为复式线图。

（4）半对数线图：用来比较两种或多种事物的变化速度。绘制方法与普通线图有所相似，不同的是纵轴应采取对数尺度。

（5）直方图：是以各直方形面积代表各组频数，各直方形面积总和代表各组频数的总和。它适用于连续变量频数分布的资料。

（6）散点图：是用点的密集程度和趋势来表示两种现象间的相关关系。

（7）箱图：用于比较两组或多组资料的平均指标和变异指标，描述其分布特征。绘制时，中心位置用中位数来表示，散布范围用四分位间距（$P_{75}-P_{25}$）和极差（$X_{max}-X_{min}$）表示。

知识点9：绘制统计图的基本要求　　副高：熟悉　正高：掌握

（1）选图：应根据资料的性质和分析目的，选择恰当的图形以达到应有的效果。

（2）标题：应简明扼要地说明资料的内容、时间、地点，标题的位置在统计图的下方，标题前面应有图号。

（3）图域：即制图的空间。除圆图外，一般采取直角坐标系第一象限的位置表示图域，或者用长方形的框架表示。一般情况下，纵横坐标的比例以5∶7为宜。

（4）图形：绘制要求准确、美观，图线粗细适宜，定点准确，不同事物用不同的线条或颜色表示。

（5）标目：具有纵横坐标的统计图，应有标目和标目单位。

（6）刻度：纵轴自下而上，横轴从左到右，一般由小到大。

（7）图例：若图中用不同的线条或颜色代表不同的事物时，则需用图例加以说明，图例的位置一般放在横轴与标题之间，图域部分有较大空间者也可放在图域中。

第五章　骨科临床科研组织与管理

第一节　临床与科研的关系

知识点1：医师培养要求　　副高：了解　正高：熟悉

临床医生的职责是以坚实的医学理论和娴熟的诊疗技术救治患者。但即便是完全以从事临床实践为工作内容的临床医师，也一样有进行临床科研的潜在需求。按照医师培养的一般要求，合格的临床医师不仅要是一名优秀的临床工作者，还应当是学习者和研究者，具有良好的沟通与交流能力，善于总结自己的临床实践，通过研究，将实践认识上升到理性阶段，进而指导临床实践。

知识点2：临床与科研的关系　　副高：了解　正高：熟悉

临床实践与临床科研是密切相关的，二者相辅相成。临床实践是临床科研的坚实基础，脱离了临床实践的临床科研毫无现实意义；临床科研是临床实践的至高境界，服务于临床，服务于患者，缺乏了临床科研的临床实践将难以提高水平。

第二节　临床科研的程序

知识点1：临床科研选题的基本要求　　副高：了解　正高：熟悉

（1）致力于临床实践——临床科研的源泉：临床科研的选题从内容的演进上有两种不同的形式：

1）通过细致观察与缜密思考，发现临床上存在的困难和问题，并提出解决的思路。

2）通过偶然发现，获得新线索，从而提出临床科研的新思路，这种形式又称为偶然方式。

（2）把握学科前沿——临床科研选题的前提：科研的生命力在于创新。作为临床科研工作者，应力求及时掌握本专业领域的前沿进展，以便在进行临床科研选题时能够准确把握关键问题，提出创新性的且有价值的科研思路。

（3）捕获灵感——科研课题的萌芽：临床工作者应具有临床科研意识，在临床实践中培养敏锐的嗅觉和对科研线索的敏感性。

（4）不断创新——临床科研的生命力：科研的实质是创新。对于临床科研来说，必须在既往研究的基础上，针对现存问题，提出创新性思路，创造性地研究新疗法、新术式、新观点、新理论，通过长时间的积累，逐步提高自主创新能力。

知识点2：临床科研选题的基本原则 副高：了解 正高：熟悉

从事医学研究过程中，必须以严肃认真和科学的态度对待科研选题问题，使选题尽量符合以下几个原则：

（1）需要性原则：临床需求是临床科研的不竭原动力。在临床科研选题中，应重视医药卫生事业领域具有关键性和全局性的重要问题，特别是其中亟待解决的问题。

（2）创新性原则：科研的本质应当具有创造性。选题应当具有新颖性，切忌重复别人已解决的课题。科研活动中的创新可以分为原始创新和衍生创新两大类。

（3）科学性原则：作为科研选题，首先应保证其科学性。在临床科研过程中，应充分把握既往科学成就，遵循科研方法的要求，并采用学术界认可的技术路线和思维方法。

（4）可行性原则：可行性是指提出的课题在开展研究时能否顺利执行与完成。可行性原则是决定选题能否成功的关键。

（5）效益性原则：在一项科研课题的设计阶段，应对可能产生的效益做出评估。

知识点3：临床科研选题的程序 副高：了解 正高：熟悉

一般说来，临床科研的选题主要包括以下环节：

（1）初始意念的形成：临床科研课题的思路源自申报者的临床实践和解决临床问题的强烈愿望和创新意识。

（2）掌握进展与建立假说：初始意念的形成通常具有局限性，应及时掌握自己所研究领域内的科研工作进展。掌握本学科领域的进展最便捷方法是查阅文献资料。在广泛阅读文献的基础上，对信息进行加工梳理，建立科学假说，从而提出解决问题的思路以及可能途径。

（3）选择研究方法与预试：选择研究方法时，应着眼于证实假说内容，要确保服务和服从于选题。选定课题前，一般应进行一定的预试验。

（4）课题的确定和框架的完善：以上3个环节为确定课题奠定了基础，但最后形成成熟的课题还需做进一步的加工与梳理，使其在形式上和内容上趋于完善，以确保确立的课题科学严谨并具有可行性。

知识点4：临床科研课题申报书的填写原则 副高：了解 正高：熟悉

申报书的填写应当实事求是，详略得当，标准规范，用词准确，语句流畅。

在填报申报书之前，应详细阅读相关项目指南和填表说明，注意以下几方面内容：

（1）在形式上力求完整正确规范：①正确把握不同申报渠道的受理范围；②充分了解申请书填报的具体要求；③注意申报时间的要求。

（2）在内容上力求清晰准确达意：按照申请书的栏目，大致包括以下主要内容：①一般信息与简表的填写：申请书的一般信息包括项目名称、申报者基本情况、国内外研究概况及其进展、研究进展及分年度计划指标、成果形式、申请者和项目组主要成员等；②主要栏目的填写：反映申报书实质内容的栏目有：研究方案、研究基础、经费预算等。

知识点5：课题实施过程中应注意的问题　　副高：了解　正高：熟悉

课题实施过程中一般应注意避免以下几方面的问题：

（1）虎头蛇尾，起初大张旗鼓，后来悄无声息。

（2）知难而退，一旦有环节受挫，就草草放弃。

（3）久拖不决，以临床工作繁忙等借口为由，使得实际进展一再滞后于计划进度。

（4）敷衍了事，以低于标准的指标替代计划的指标。

知识点6：动物实验　　副高：了解　正高：熟悉

动物实验是指以实验动物为受试对象，通过施加处理因素观察实验效应的研究方法。实验动物具有很多同人类相似的自然属性，对于人类认识疾病、诊治疾病，实验动物极为珍贵。与临床试验相比，动物实验具有以下优点：可严格控制实验条件；可最大限度反映施加处理因素产生的实验效应；一般可施加对机体有害或无害的处理因素；可提高实验效率。不同种类的实验动物有着不同的用途，除种类外还应考虑品系、年（月）龄、性别、体重、健康状况等因素。

知识点7：临床试验　　副高：了解　正高：熟悉

临床试验是指以人体（患者或正常个体）为受试对象，观察符合临床诊疗规范和医学伦理学原则的处理因素所产生的效应，并与对照组进行比较分析，从而得出实验结论。

临床试验应遵从以下基本原则：

（1）涉及人体的生物科学研究的一般原则，如尊重、不伤害/有利和公正原则，以及遵守有关的临床试验和药物试验的法律规定等。

（2）临床试验应为前瞻性研究。

（3）临床试验必须有处理因素和对照。

知识点8：科研资料的归档要求　　副高：了解　正高：熟悉

科研资料的归档要遵从严格的要求，所涉及的材料包括课题的开题报告和论证报告，课题的批准文件，课题的计划任务书或项目合同书，实验记录和图表、检测记录，各种实验仪器设备输出的结果等。

知识点9：科研课题相关档案的分类 副高：了解 正高：熟悉

科研课题相关档案大致归纳为以下两类：

（1）课题实质内容的记录和有关信息的记录载体，包括科研记录本，课题进行中形成的原始数据、照片、图表，部分音频和视频素材，形成的研究报告和论文等；

（2）课题管理过程所涉及的文件，包括上述的从申报立项到课题实施直至结题的所有文档资料，其后的鉴定和获奖及推广应用的有关资料。

第三节 临床科研的基本方法

知识点1：临床科研的基本要素 副高：了解 正高：熟悉

临床科研涉及的基本要素包括研究对象、处理因素以及实验效应。对一项具体的临床科研课题而言，这3个要素在设计阶段应明确而清晰并具有具体而确切的内涵。

（1）研究对象：又称观察对象或受试对象。受试对象可以是人、动物或微生物，也可以是取自人或动物体的材料，比如器官、组织片和细胞等；同时，受试对象既可以是正常的，也可以是存在病理改变的。

研究对象的选择对实验结果有着极为重要的影响，在选择时应注意满足敏感性、特异性、稳定性以及可行性等基本要求。

（2）处理因素：又称实验因素或被试因素，是指按照研究设计给予研究对象的各种处理内容，包括物理的、化学的和生物的因素，用于观察研究对象所产生的效应。一项科研设计的处理因素既可以是单一因素，也可以是复合因素。

（3）实验效应：是指特定的处理因素作用于研究对象所产生的相应反应，可用实验效应指标加以衡量。实验效应指标包括定性指标和定量指标。

实验效应指标是保证试验结果科学性的重要条件。选择实验效应指标时，应注意以下几个方面：相关性和特异性、客观性与稳定性、灵敏性与准确性。

知识点2：临床科研的基本方法 副高：了解 正高：熟悉

临床科研的基本方法包括观察法、实验法、理论研究。

（1）观察法：是临床科研中最基本的实施方法之一，也是积累原始资料的重要手段。观察就是通过仔细观看和感觉而得出的结论。随着科学技术的发展，观察的手段已从单纯的人的感觉器官观察，发展到在某些领域主要利用现代先进的仪器设备的观察。但临床科研工作者的感官观察是非常重要且不可替代的。临床科研的观察对象包括正常个体、患者和实验动物。

临床科研中观察方法的要求有：精确性、客观性、及时性以及全面性。

临床科研观察方法的具体运用包括：运用各种常规医疗检测仪器的观察；观察者以感觉器官的直接观察；临床科研中观察记录的整理。

（2）实验法：是医学科研中重要的方法，是指人们根据一定的研究目的，人为地干预、控制研究对象，并在这种特定的实验条件下观察实验对象所出现的各种现象，从而获得感性材料的一种研究方法。实验方法在某些医学研究领域是主要的甚至是唯一的方法。

按根据实验方法所涉及的具体研究对象，临床科研中涉及的实验研究主要有：疾病动物模型的实验研究、临床科研受试者个体的实验研究、临床科研受试者的体外实验研究、临床科研中涉及药物治疗的实验研究。

（3）理论研究：一般有以下两方面的含义：①在试验的基础上，根据实验的资料数据进行分析判断并得出结论；②在既往各类临床资料或研究结果的基础上，采用去伪存真、去粗取精、分析判断的方法，揭示某些临床现象的规律性，探索新机制，提出新观点，丰富临床医学理论。

临床科研中理论研究方法主要涉及到判断、推理、分析与综合、抽象与概括、论证与反驳。

第二篇
骨外科专业诊治技术

第一章　骨科诊断基础

第一节　骨科基本检查方法

知识点1：视诊　　副高：熟练掌握　正高：熟练掌握

从各个侧面和不同体位仔细观察躯干及四肢的姿势、轴线及步态有无异常。

（1）体位和姿势：体位是指患者身体在卧位时所处的状态。临床上常见的体位有自动体位、被动体位和强迫体位等。姿势是就举止状态而言，主要靠骨骼结构和各部分肌肉的紧张度来维持。

不同体位和姿势常可帮助明确骨科疾病诊断：①脊髓损伤伴截瘫的患者处于被动体位；②骨折和关节脱位的患者为减轻痛苦常处于某种强迫体位；③锁骨骨折患者常表现为以健手扶持患肘的姿势；④不同颈髓平面损伤急性期后常表现为不同姿势。

（2）步态：是指行走时所表现的姿势。步态的观察对疾病诊断有重要帮助。①剪刀步态：脊髓损伤伴痉挛性截瘫；②摇摆步态：双侧髋关节先天性脱位、大骨节病；③跨阈步态：腓总神经损伤或麻痹、弛缓性截瘫；④跛行步态：一侧臀中肌麻痹、一侧先天性髋关节脱位；⑤间歇性跛行：腰椎管狭窄症、短暂性脊髓缺血、下肢动脉慢性闭塞性病变。

（3）局部情况：①皮肤有无发红、发绀、色素沉着、发亮或静脉曲张等，局部有无包块；②软组织有无肿胀或淤血，肌肉有无萎缩及纤维颤动；③瘢痕、创面、窦道、分泌物及其性状；④伤口的形状及深度，有无异物残留及活动性出血；⑤有无畸形，如肢体长度、粗细或成角畸形；⑥局部包扎和固定情况。

知识点2：触诊　　副高：熟练掌握　正高：熟练掌握

（1）局部温度和湿度。

（2）注意局部有无包块，若有包块存在，应明确包块的部位、大小、活动度、硬度、有无波动感及与周围组织的关系等。

（3）压痛：应明确压痛的部位、深度、范围、性质及程度等。一般由外周健康组织向压痛点中心区逐渐移动，动作由浅入深、先轻后重，避免暴力操作。

（4）了解有无异常活动及骨擦感。

知识点3：叩诊　　副高：熟练掌握　正高：熟练掌握

（1）轴向叩击痛：当怀疑存在骨与关节疾病时可沿肢体轴向用拳头叩击肢体远端，如在相应部位出现疼痛即为阳性，多见于骨、关节急性损伤或炎症病例。

（2）脊柱间接叩击痛：被检查者取坐位，检查者一手置于被检查者头顶，另一手半握拳叩击左手，有脊柱病变者可在相应部位出现疼痛。若患者出现上肢放射痛，提示颈神经根受压。

（3）棘突叩击痛：检查脊柱时常用叩诊锤或手指叩击相应的棘突，如有骨折或炎性病变常出现叩击痛。

（4）神经干叩击征（Tinel征）：叩击已损伤神经的近端时末梢出现疼痛，并向远端推移，表示神经再生现象。

知识点4：听诊　　副高：熟练掌握　正高：熟练掌握

（1）骨摩擦音：骨折患者常可闻及骨摩擦音。

（2）关节弹响：当关节活动时听到异常响声并伴有相应的临床症状时多有病理意义，如弹响髋、肩峰下滑囊炎和膝关节半月板损伤等情况。

（3）骨传导音：用手指或叩诊锤叩击两侧肢体远端对称的骨隆起处，将听诊器听筒放在肢体近端对称的骨隆起处，双侧对比判断骨传导音的强弱，若有骨折则骨传导音减弱。

知识点5：动诊　　副高：熟练掌握　正高：熟练掌握

（1）主动活动：①肌力检查；②关节主动活动功能检查：各关节活动方式和范围各不相同，正常人可因年龄、性别等因素而有所不同。

（2）被动活动：①和主动活动方向相同的被动活动；②非主动活动方向的被动活动：包括沿肢体轴位的牵拉、挤压活动及侧方牵引活动等。

（3）异常活动。①关节强直：活动功能完全丧失；②关节活动范围减小：见于肌肉痉挛或关节周围的软组织痉挛；③关节活动范围超常：见于关节囊破坏、关节囊及支持带过度松弛或断裂；④假关节活动：见于肢体骨折不愈或骨缺损。

知识点6：量诊 副高：熟练掌握 正高：熟练掌握

测量肢体的角度、长度及周径的方法称为量诊。肢体测量是骨科临床检查法中的重要内容，其目的是了解人体各部位的尺寸或角度，以便对人体的结构规律、病理变化进行数量上的分析。

第二节 骨科各部位检查方法

一、脊柱检查

知识点1：脊柱的视诊 副高：熟练掌握 正高：熟练掌握

进行脊柱诊视时，先观察脊柱的生理弧度是否正常，检查棘突连线是否在一条直线上。正常人第7颈椎棘突最突出。若有异常的前凸、后凸和侧凸，应记明其方向和部位。脊柱侧凸如继发于神经纤维瘤病，则皮肤上通常可见到咖啡斑，为该病的诊断依据之一。腰骶部如有丛毛或膨出是脊椎裂的表现。还应观察患者的姿势和步态。腰扭伤或腰椎结核的患者常以双手扶腰行走。腰椎间盘突出症的患者行走时身体常向前侧方倾斜。

知识点2：脊柱的触诊 副高：熟练掌握 正高：熟练掌握

颈椎从枕骨结节向下，第一个触及的是第2颈椎棘突。颈前屈时第7颈椎棘突最明显，故也称隆椎。两肩胛下角连线，通过第7胸椎棘突，约平第8胸椎椎体。两髂嵴最高点连线通过第4腰椎棘突或第4、5腰椎棘突间隙，常依此确定胸腰椎位置。棘突上压痛常见于棘上韧带损伤、棘突骨折；棘间韧带压痛常见于棘间韧带损伤；腰背肌压痛常见于腰肌劳损；腰部肌肉痉挛常是腰椎结核、急性腰扭伤及腰椎滑脱等的保护性现象。

知识点3：脊柱的叩诊 副高：熟练掌握 正高：熟练掌握

脊柱疾患，例如结核、肿瘤、脊柱炎，以手指（或握拳）、叩诊锤叩打局部时可出现深部疼痛，而压痛不明显或较轻。

知识点4：脊柱的动诊和量诊 副高：熟练掌握 正高：熟练掌握

脊柱中立位是身体直立，目视前方。颈段活动范围：前屈后伸均45°，侧屈45°。腰段活动：前屈45°，后伸20°，侧屈30°。腰椎间盘突出症患者脊柱侧屈及前屈受限；脊椎结核或强直性脊柱炎的患者脊柱的各个方向活动均受限制，失去正常的运动曲线。腰椎管狭窄症的患者主观症状多而客观体征较少，脊柱后伸多受限。

知识点5：脊柱的特殊检查　　副高：熟练掌握　正高：熟练掌握

（1）Eaton试验：患者坐位，检查者一手将患者头部推向健侧，另一手握住患者腕部向外下牵引，如出现患肢疼痛、麻木感为阳性，见于颈椎病。

（2）Spurling试验：患者端坐，头后仰并偏向患侧，术者用手掌在其头顶加压，出现颈痛并向患手放射为阳性，颈椎病时，可出现此征。

（3）髋关节过伸试验：患者呈俯卧，检查者一手压在患者骶部，一手将患侧膝关节屈至90°，握住踝部，向上提起，使髋过伸，此时必扭动骶髂关节，如有疼痛即为阳性。此试验可同时检查髋关节及骶髂关节的病变。

（4）拾物试验：在地上放一物品，嘱患者去拾取，如骶棘肌有痉挛，患者拾物时只能屈曲两侧膝、髋关节而不能弯腰，多见于下胸椎及腰椎病变。

（5）幼儿脊柱活动检查法：患儿俯卧，检查者双手抓住患儿双踝上提，如有椎旁肌痉挛，则脊柱生理前凸消失，呈板样强直为阳性，常见于脊柱结核患儿。

（6）骶髂关节扭转试验：患者仰卧，屈健侧髋、膝，让患者抱住；病侧大腿垂于床缘外。检查者一手按健侧膝，一手压病侧膝，出现骶髂关节痛者为阳性，说明骶髂关节有病变。

（7）直腿抬高试验：患者仰卧，检查者一手托患者足跟，另一手保持膝关节伸直，缓慢抬高患肢，如在60°范围之内即出现坐骨神经的放射痛，称为直腿抬高试验阳性。在直腿抬高试验阳性时，缓慢放低患肢高度，待放射痛消失后，再将踝关节被动背屈，如再度出现放射痛，则称为直腿抬高加强试验（Bragard征）阳性。

（8）Addison征：患者坐位，昂首转向患侧，深吸气后屏气，检查者一手抵患侧下颌，给以阻力，一手摸患侧桡动脉。动脉搏动减弱或消失，则为阳性，表示血管受挤压，常见于前斜角肌综合征等。

（9）腰骶关节过伸试验：患者俯卧，检查者的前臂插在患者两大腿的前侧，另一手压住腰部，将患者大腿向上抬，若骶髂关节有病，即有疼痛。

（10）股神经牵拉试验：患者俯卧、屈膝，检查者将其小腿上提或尽力屈膝，出现大腿前侧放射性疼痛者为阳性，见于股神经受压，多为腰3、4椎间盘突出症。

二、肩部检查

知识点6：肩关节的视诊　　副高：熟练掌握　正高：熟练掌握

肩的正常外形呈圆弧形，两侧对称。三角肌萎缩或肩关节脱位后弧度变平，称为“方肩”。先天性高肩胛患者患侧明显高于健侧。斜方肌瘫痪表现为垂肩，肩胛骨内上角稍升高。前锯肌瘫痪向前平举上肢时表现为翼状肩胛。

知识点7：肩关节的触诊　　副高：熟练掌握　正高：熟练掌握

锁骨位置表浅，全长均可触到。喙突尖在锁骨下方肱骨头内侧，与肩峰和肱骨大结节形成肩等边三角称为肩三角。骨折、脱位时此三角有异常改变。

知识点8：肩关节的动诊和量诊 副高：熟练掌握 正高：熟练掌握

检查肩关节活动范围时，需要先将肩胛骨下角固定，以鉴别是盂肱关节的单独活动还是包括其他两个关节的广义的肩关节活动。肩关节的运动包括内收、外展、前屈、后伸、内旋和外旋。

肩外展超过90°时称为上举（160°～180°），需有肱骨和肩胛骨共同参与才能完成。如为肩周炎仅外展、外旋明显受限；关节炎则各个方向运动均受限。

知识点9：肩关节的特殊检查 副高：熟练掌握 正高：熟练掌握

肩关节的特殊检查主要包括：

（1）Dugas征：正常人将手搭在对侧肩上，肘部能贴近胸壁。肩关节前脱位时肘部内收受限，伤侧的手搭在对侧肩上，肘部则不能贴近胸壁，或者肘部贴近胸部时，则手搭不到对侧肩，此为Dugas征阳性。

（2）痛弧：冈上肌腱有病损时，在肩外展60°～120°有疼痛，因为在此范围内肌腱与肩峰下面摩擦、撞击，此范围以外则无疼痛。常用于肩周炎的检查判定。

三、肘部检查

知识点10：肘关节的视诊 副高：熟练掌握 正高：熟练掌握

正常肘关节完全伸直时，肱骨内、外上髁和尺骨鹰嘴在一直线上；肘关节完全屈曲时，这3个骨突构成一等腰三角形（又称为肘后三角）。肘关节脱位时，三点关系发生改变；肱骨髁上骨折时，此三点关系不变。肘关节伸直时，鹰嘴的桡侧有一小凹陷，为肱桡关节的部位。桡骨头骨折或肘关节肿胀时此凹陷消失，并有压痛。桡骨头脱位在此部位可见到异常骨突，旋转前臂时可触到突出的桡骨头转动。肘关节积液或积血时，患者屈肘从后面观察，可见鹰嘴之上肱三头肌腱的两侧胀满。肿胀严重者，如化脓性或结核性关节炎时，肘关节成梭形。

知识点11：肘关节的触诊 副高：熟练掌握 正高：熟练掌握

肱骨干可在肱二头肌与肱三头肌之间触知。肱骨内、外上髁和尺骨鹰嘴位置表浅容易触知。肘部慢性劳损常见的部位在肱骨内、外上髁处。外上髁处为伸肌总腱的起点，肱骨外上髁炎时，局部明显压痛。

知识点12：肘关节的动诊和量诊 副高：熟练掌握 正高：熟练掌握

肘关节屈伸运动通常以完全伸直为中立位0°。活动范围：屈曲135°～150°，伸0°，可有

5°～10°过伸。肘关节的屈伸活动幅度取决于关节面的角度和周围软组织的制约。在肘关节完全伸直位时，因侧副韧带被拉紧，不可能有侧方运动，如果出现异常的侧方运动，则提示侧副韧带断裂或内、外上髁骨折。

知识点13：肘关节的特殊检查　副高：熟练掌握　正高：熟练掌握

Mills征：患者在肘部伸直，腕部屈曲，将前臂旋前时，肱骨外上髁处疼痛为阳性，常见于肱骨外上髁炎。

四、腕部检查

知识点14：腕关节的视诊　副高：熟练掌握　正高：熟练掌握

微屈腕时，腕前区有2～3条腕前皮肤横纹。用力屈腕时，由于肌腱收缩，掌侧有3条明显的纵行皮肤隆起，中央为掌长肌腱，桡侧为桡侧腕屈肌腱，尺侧为尺侧腕屈肌腱。桡侧腕屈肌腱的外侧是扪桡动脉的常用位置，皮下脂肪少的人可见桡动脉搏动。解剖学“鼻烟窝”是腕背侧的明显标志，它由拇长展肌和拇短伸肌腱、拇长伸肌腱围成，其底由舟骨、大多角骨、桡骨茎突和桡侧腕长、短伸肌组成。其深部是舟骨，舟骨骨折时该窝肿胀。腕关节结核和类风湿关节炎表现为全关节肿胀。腕背皮下半球形肿物多为腱鞘囊肿。月骨脱位后腕背或掌侧肿胀，握拳时可见第3掌骨头向近侧回缩（正常时较突出）。

知识点15：腕关节的触诊　副高：熟练掌握　正高：熟练掌握

舟骨骨折时“鼻烟窝”有压痛。正常时桡骨茎突比尺骨茎突低1cm，当桡骨远端骨折时这种关系有所改变。腱鞘囊肿常发生于手腕背部，为圆形、质韧、囊性感明显的肿物。疑有舟骨或月骨病变时，让患者半握拳尺偏，叩击第3掌骨头时腕部近中线处，有疼痛感。

知识点16：腕关节的动诊和量诊　副高：熟练掌握　正高：熟练掌握

一般以第3掌骨与前臂纵轴成一直线为腕关节中立位0°。正常活动范围：背屈35°～60°，掌屈50°～60°，桡偏25°～30°，尺偏30°～40°。腕关节的功能障碍有可能影响到手的功能，利用合掌法容易查出其轻微异常。

知识点17：腕关节的特殊检查　副高：熟练掌握　正高：熟练掌握

腕关节的特殊检查主要包括：

（1）Finkelsein试验：患者拇指握于掌心，使腕关节被动尺偏，桡骨茎突处疼痛为阳性。为桡骨茎突狭窄性腱鞘炎的典型体征。

（2）腕关节尺侧挤压试验：腕关节中立位，使之被动向尺侧偏并挤压，下尺桡关节疼痛为阳性。多见于腕三角软骨损伤或尺骨茎突骨折。

五、手部检查

知识点18：手部的视诊 副高：熟练掌握 正高：熟练掌握

钮孔畸形见于手指近侧指间关节背面中央键束断裂；鹅颈畸形系由手内在肌萎缩或作用过强导致；爪形手是前臂肌群缺血性挛缩的结果；梭形指多为结核、内生软骨瘤或指间关节损伤。类风湿关节炎呈双侧多发性掌指、指间和腕关节肿大，晚期掌指关节尺偏。

知识点19：手部的触诊 副高：熟练掌握 正高：熟练掌握

手部的触诊指骨、掌骨均可触到。手部瘢痕检查需配合动诊，观察是否有与肌腱、神经粘连的地方。

知识点20：手部的动诊和量诊 副高：熟练掌握 正高：熟练掌握

手指各关节完全伸直为中立位0°。活动范围：掌指关节屈60°～90°，伸0°，过伸20°；近侧指间关节屈90°，伸0°，远侧指间关节屈60°～90°，伸0°。手的休息位：手休息时所处的自然静止的姿势，即腕关节背屈10°～15°，示指至小指呈半握拳状，拇指部分外展，拇指尖接近示指远侧指间关节。手的功能位：腕背屈20°～35°，拇指外展、对掌，其他手指略分开，掌指关节及近侧指间关节半屈曲，而远侧指间关节微屈曲，相当于握小球的体位。该体位使手能根据不同需要迅速做出不同的动作，发挥其功能，外伤后的功能位固定即以此为标准。

六、骨盆和髋部检查

知识点21：髋关节的视诊 副高：熟练掌握 正高：熟练掌握

应首先注意髋部疾病所致的病理步态，常需与行走、站立和卧位结合检查。特殊的步态，骨科医生应明了其机制，对诊断疾病十分重要。髋关节患慢性感染时，常呈屈曲内收畸形；髋关节后脱位时，常呈屈曲内收内旋畸形；股骨颈及转子间骨折时，伤肢呈外旋畸形。

知识点22：髋关节的触诊 副高：熟练掌握 正高：熟练掌握

先天性髋关节脱位和股骨头缺血性坏死的患者，多有内收肌挛缩，可触及紧张的内收肌。骨折的患者有局部肿胀压痛。髋关节感染性疾病局部多有红肿、发热且有压痛。外伤性脱位的患者可有明显的局部不对称性突出。

知识点23：髋关节的叩诊 副高：熟练掌握 正高：熟练掌握

髋部有骨折或炎症，握拳轻叩大粗隆或在下肢伸直位叩击足跟部时，可引起髋关节疼痛。

知识点24：髋关节的动诊 副高：熟练掌握 正高：熟练掌握

髋关节中立位0°为髋膝伸直，髌骨向上。正常活动范围：屈130°～140°，伸0°，过伸可达15°；内收20°～30°，外展30°～45°；内旋40°～50°，外旋30°～40°。除检查活动范围外，还应注意在双腿并拢时能否下蹲，有无弹响。臀肌挛缩症的患者，双膝并拢不能下蹲，活动髋关节时会出现弹响，常称为弹响髋。

知识点25：髋关节的量诊 副高：熟练掌握 正高：熟练掌握

髋关节的量诊时可使用的测定方法包括：

（1）Shoemaker线：正常时，大转子尖与髂前上棘的连线延伸，在脐上与腹中线相交；大转子上移后，该延线与腹中线相交在脐下。

（2）Nelaton线：患者侧卧并半屈髋，在髂前上棘和坐骨结节之间画线。正常时此线通过大转子尖。

（3）Bryant三角：患者仰卧，从髂前上棘垂直向下和向大转子尖各画一线，再从大转子尖向近侧画一水平线，该三线构成一三角形。大转子上移时底边比健侧缩短。

知识点26：髋关节的特殊检查 副高：熟练掌握 正高：熟练掌握

（1）滚动试验：患者仰卧位，检查者将一手掌放患者股部轻轻使其反复滚动，急性关节炎时可引起疼痛或滚动受限。

（2）“4”字试验：患者仰卧位，健肢伸直，患侧髋与膝屈曲，股外展、外旋将小腿置于健侧股上，形成一个“4”字，一手固定骨盆，另一手下压患肢，出现疼痛为阳性。见于骶髂关节及髋关节内有病变或内收肌有痉挛的患者。

（3）Thomas征：患者仰卧位，充分屈曲健侧髋膝，并使腰部贴于床面，若患肢自动抬高离开床面或迫使患肢与床面接触则腰部前凸时，称Thomas征阳性。见于髋部病变和腰肌挛缩。

（4）骨盆挤压分离试验：患者仰卧位，从双侧髂前上棘处对向挤压或向后外分离骨盆，引起骨盆疼痛为阳性。见于骨盆骨折。须注意检查时手法要轻柔以免加重骨折端出血。

（5）Trendelenburg试验：患者背向检查者，健肢屈髋、屈膝上提，用患肢站立，如健侧骨盆及臀褶下降为阳性。多见于臀中、小肌麻痹，髋关节脱位及陈旧性股骨颈骨折等。

（6）Allis征：患者仰卧位，屈髋、屈膝，两足平行放于床面，足跟对齐，观察双膝的高度，如一侧膝比另一侧高时，即为阳性。见于髋关节脱位、股骨或胫骨短缩。

（7）望远镜试验：患者仰卧位，下肢伸直，检查者一手握住患侧小腿，沿身体纵轴上下推拉，另一手触摸同侧大转子，如出现活塞样滑动感为阳性，多见于儿童先天性髋关节脱位。

七、膝部检查

知识点27：膝关节的视诊 副高：熟练掌握 正高：熟练掌握

检查时患者首先呈立正姿势站立。正常时，两膝和两踝应能同时并拢互相接触，若两踝能并拢而两膝不能互相接触则为膝内翻，又称“O形腿”。若两膝并拢而两踝不能接触则为膝外翻，又称“X形腿”。膝内、外翻是指远侧肢体的指向。在伸膝位，髌韧带两侧稍凹陷。有关节积液或滑膜增厚时，凹陷消失。比较两侧股四头肌有无萎缩，早期萎缩可见内侧头稍有平坦，用软尺测量更为准确。

知识点28：膝关节的触诊 副高：熟练掌握 正高：熟练掌握

触诊的顺序是先检查前侧，如股四头肌、髌骨、髌腱和胫骨结节之间的关系等，然后再俯卧位检查膝后侧，在屈曲位检查腘窝、外侧的股二头肌、内侧的半腱肌半膜肌有无压痛或挛缩。膝关节表面软组织较少，压痛点的位置往往就是病灶的位置。

知识点29：膝关节的动诊和量诊 副高：熟练掌握 正高：熟练掌握

膝关节伸直时产生疼痛的原因是由于肌肉和韧带紧张，导致关节面的压力加大所致。可考虑为关节面负重部位的病变。如果最大屈曲时有胀痛，可推测是由于股四头肌的紧张，髌上滑囊内的压力增高和肿胀的滑膜被挤压而引起，这是关节内有积液的表现。

当膝关节处于向外翻的压力下并做膝关节屈曲动作时，若产生外侧疼痛，则说明股骨外髁和外侧半月板有病变。反之，内翻同时有屈曲疼痛者，病变在股骨内髁或内侧半月板。

知识点30：膝关节的特殊检查 副高：熟练掌握 正高：熟练掌握

（1）侧方应力试验：患者仰卧位，将膝关节置于完全伸直位，分别做膝关节的被动外翻和内翻检查，与健侧对比。若超出正常外翻或内翻范围，则为阳性。说明有内侧或外侧副韧带损伤。

（2）抽屉试验：患者仰卧屈膝90°，检查者轻坐在患侧足背上（固定），双手握住小腿上段，向后推，再向前拉。前交叉韧带断裂时，可向前拉0.5cm以上；后交叉韧带断裂者可向后推0.5cm以上。将膝置于屈曲10°～15°进行试验（Lachman试验），则可增加本试验的阳性率，有利于判断前交叉韧带的前内束或后外束损伤。

（3）McMurray试验：患者仰卧位，检查者一手按住患膝，另一手握住踝部，将膝完全屈曲，足踝抵住臀部，然后将小腿极度外展外旋，或内收内旋，在保持这种应力的情况下，逐渐伸直，在伸直过程中若能听到或感到响声，或出现疼痛为阳性。说明半月板有病变。

（4）浮髌试验：患者仰卧位，伸膝，放松股四头肌，检查者的一手放在髌骨近侧，将髌上囊的液体挤向关节腔，同时另一手示指、中指急速下压。若感到髌骨碰击股骨髁部时，为浮髌试验阳性。一般中等量积液时（50ml）浮髌试验才呈阳性。

八、踝和足部检查

知识点31：踝关节的视诊　　副高：熟练掌握　正高：熟练掌握

观察双足大小和外形是否正常一致。足先天性、后天性畸形很多，常见的有：马蹄内翻足、高弓足、平足、踇外翻等。脚印对检查足弓、足的负重点及足的宽度均有重要意义。外伤时踝及足均有明显肿胀。

知识点32：踝关节的触诊　　副高：熟练掌握　正高：熟练掌握

主要注意疼痛的部位、性质，肿物的大小、质地。注意检查足背动脉，以了解足和下肢的血循环状态。一般可在足背第1、2跖骨之间触及其搏动。根据压痛点的位置，可估计疼痛位于某一骨骼、关节、肌腱和韧带。然后再根据主动和被动运动所引起的疼痛，就可以推测病变的部位。

知识点33：踝关节的动诊和量诊　　副高：熟练掌握　正高：熟练掌握

踝关节中立位0°为小腿与足外缘垂直，正常活动范围：背屈20°～30°，跖屈40°～50°。足内、外翻活动主要在胫距关节；内收、外展在跖跗和跖间关节，范围很小。跖趾关节的中立位为足与地面平行。正常活动范围：背屈30°～40°，跖屈30°～40°。

九、上肢神经检查

知识点34：上肢神经　　副高：熟练掌握　正高：熟练掌握

上肢的神经支配主要来自臂丛神经，它由C_5～T_1神经根组成。主要有正中神经、桡神经、尺神经和腋神经。

知识点35：桡神经的检查　　副高：熟练掌握　正高：熟练掌握

在肘关节以上损伤，出现垂腕畸形，手背“虎口”区皮肤麻木，掌指关节不能伸直。在肘关节以下，桡神经深支损伤时，因桡侧腕长伸肌功能存在，所以无垂腕畸形。单纯浅支损伤可发生于前臂下1/3部位，仅有拇指背侧及手桡侧感觉障碍。

知识点36：正中神经的检查　　副高：熟练掌握　正高：熟练掌握

损伤通常发生于肘部和腕部，在腕关节水平损伤时，大鱼际瘫痪，桡侧三个半手指掌侧皮肤感觉消失，不能用拇指和示指捡起一根细针；损伤水平高于肘关节时，还表现为前臂旋前和拇指示指的指间关节不能屈曲。陈旧损伤还有大鱼际萎缩，拇指伸直与其他手指在同一水平面上，且不能对掌，称为“平手”或“猿手”畸形。

知识点37：尺神经的检查　　副高：熟练掌握　正高：熟练掌握

在腕以下分支支配骨间肌、小鱼际、拇收肌、第3蚓状肌、第4蚓状肌。尺神经在腕部损伤后，上述肌麻痹。查Froment征可知有无拇收肌瘫痪。肘部尺神经损伤，尺侧腕屈肌瘫痪（患者抗阻力屈腕时，在腕部掌尺侧摸不到）。陈旧损伤出现典型的“爪形手”：小鱼际和骨间肌萎缩（其中第1骨间背侧肌萎缩出现最早且最明显），小指和环指指间关节屈曲，掌指关节过伸。

知识点38：腋神经的检查　　副高：熟练掌握　正高：熟练掌握

发自臂丛后束，肌支支配三角肌和小圆肌，皮支分布于肩部和上臂后部的皮肤。肱骨外科颈骨折、肩关节脱位或使用腋杖不当时，都可损伤腋神经，导致三角肌瘫痪，臂不能外展、肩部感觉丧失。如三角肌萎缩，则可出现方肩畸形。

知识点39：腱反射的检查　　副高：熟练掌握　正高：熟练掌握

肱二头肌腱反射（$C_{5\sim6}$）：患者屈肘90°，检查者手握其肘部，拇指置于肱二头肌腱上，用叩诊锤轻叩该指，可感到该肌收缩和肘关节屈曲。肱三头肌反射（$C_{6\sim7}$）：患者屈肘60°，用叩诊锤轻叩肱三头肌腱，可见到肱三头肌收缩及伸肘。

十、下肢神经检查

知识点40：坐骨神经的检查　　副高：熟练掌握　正高：熟练掌握

损伤后，下肢后侧、小腿前外侧、足底和足背外侧皮肤感觉障碍，不能屈伸足踝各关节。损伤平面高者尚不能主动屈膝。

知识点41：胫神经的检查　　副高：熟练掌握　正高：熟练掌握

损伤后，出现仰趾畸形，不能主动跖屈踝关节，足底皮肤感觉障碍。

知识点42：腓总神经的检查　　副高：熟练掌握　正高：熟练掌握

损伤后，足下垂内翻，不能主动背屈和外翻，小腿外侧及足背皮肤感觉障碍。

知识点43：腱反射的检查　　副高：熟练掌握　正高：熟练掌握

（1）膝（腱）反射（$L_{2\sim4}$）：患者仰卧位，下肢肌肉放松。检查者一手托腘窝部使膝半屈，另一手以叩诊锤轻叩髌腱，可见股四头肌收缩并有小腿上弹。

（2）踝反射或跟腱反射（$S_{1\sim2}$）：患者仰卧位，肌肉放松，两髋膝屈曲，两大腿外展。检查者一手掌抵足底使足轻度背屈，另一手以叩诊锤轻叩跟腱，可见小腿屈肌收缩及足跖屈。

十一、脊髓损伤检查

知识点44：脊髓损伤　　副高：熟练掌握　正高：熟练掌握

脊柱骨折、脱位及脊髓损伤的发病率逐年升高，神经系统检查对脊髓损伤的部位、程度的初步判断以及进一步检查和治疗具有重要意义。其检查包括感觉、运动、反射、交感神经和括约肌功能等方面。

知识点45：脊髓损伤的视诊　　副高：熟练掌握　正高：熟练掌握

检查时应尽量不搬动患者，为其去除衣服，注意观察以下几项：

（1）呼吸，若胸腹式主动呼吸均消失，仅有腹部反常活动者为颈髓损伤。仅有胸部呼吸而无主动腹式呼吸者，为胸髓中段以下的损伤。

（2）伤肢姿势，上肢完全瘫痪显示上颈髓损伤；屈肘位瘫为第7颈髓损伤。

（3）阴茎可勃起者，反映脊髓休克症状已解除，尚保持骶神经功能。

知识点46：脊髓损伤的触诊和动诊　　副高：熟练掌握　正高：熟练掌握

一般检查躯干、肢体的痛觉、触觉，根据脊髓节段分布判断感觉障碍平面所反映的损伤部位，做好记录；可反复检查几次，进行前后对比，以增强准确性并为观察疗效作依据。麻痹平面的上升或下降表示病情的加重或好转。不能忽视会阴部及肛周感觉检查。检查膀胱有无尿潴留。肛门指诊以检查肛门括约肌功能。触诊脊柱棘突及棘突旁有无压痛及后凸畸形，判断是否与脊髓损伤平面相符。详细检查肌力、腱反射和其他反射（如腹壁反射、肛门反射等）。

第三节　骨科相关实验室检查

一、红细胞沉降率（ESR）

知识点1：红细胞沉降率的参考值　　副高：熟练掌握　正高：熟练掌握

男性0～15mm/1h，女性0～20mm/1h（魏氏法）。

知识点2：红细胞沉降率的意义　　副高：熟练掌握　正高：熟练掌握

红细胞沉降率增快表示：①风湿性疾病活动期；②高球蛋白症，如多发性骨髓瘤；③恶性肿瘤；④结缔组织病；⑤活动性肺结核；⑥妇女绝经期、妊娠期等。

二、出凝血功能检查

知识点3：血浆凝血酶原时间和国际标准化比值　　副高：熟练掌握　正高：熟练掌握

血浆凝血酶原时间（PT）和国际标准化比值（INR）：参考值：PT 11～13秒，INR 0.82～1.15。

PT比参考值延长3秒以上有意义。凝血酶原时间延长见于：①抗凝治疗；②获得性凝血因子缺乏；③先天性凝血因子缺乏；④维生素K缺乏。

PT缩短或INR减小见于：先天性凝血因子Ⅴ增多症、妇女口服避孕药、血栓栓塞性疾病及高凝状态等。

知识点4：部分活化的凝血活酶时间和比值　　副高：熟练掌握　正高：熟练掌握

部分活化的凝血活酶时间（APTT）和比值（APTT-R）：参考值：32～43秒，APTT-R 0.8～1.2。

APTT延长10秒钟以上有意义，见于凝血因子Ⅷ、Ⅸ和Ⅺ显著减少，血友病甲、乙、丙；凝血因子Ⅱ、Ⅴ、Ⅹ和纤维蛋白原有显著减少，如先天性凝血酶原缺乏症、重症肝病等；纤溶系统活性亢进，如DIC、抗凝治疗、SLE。

APTT缩短见于血栓前状态和血栓性疾病。

知识点5：血浆纤维蛋白原　　副高：熟练掌握　正高：熟练掌握

血浆纤维蛋白原（FIB）：参考值：2.0～4.0g/L。

升高见于肺炎、胆囊炎、风湿性关节炎、肾炎、脑血栓、心肌梗死、糖尿病、恶性肿瘤等。降低见于严重肝病、DIC、大量出血等。

三、血液生化

知识点6：血液生化的参考值　　副高：熟练掌握　正高：熟练掌握

（1）血清钾（K）参考值：3.5～5.5mmol/L。

（2）血清钠（Na）参考值：135～145mmol/L。

（3）血清氯化物（Cl）参考值：95～110mmol/L。

（4）血清钙（Ca）参考值：成人2.12～2.69mmol/L，儿童2.25～2.69mmol/L。意义：

①增高：甲状旁腺功能亢进、骨肿瘤、维生素D摄取过多，肾上腺皮质功能减退、结节病；②降低：甲状旁腺功能降低、维生素D缺乏、骨质软化症、佝偻病、引起血清蛋白减少的疾病（如恶性肿瘤）。

（5）血清离子钙参考值：1.10～1.34mmol/L。意义：增高见于甲状旁腺功能亢进、代谢性酸中毒、肿瘤、维生素D摄入过多；降低见于甲状旁腺功能降低、维生素D缺乏、慢性肾衰竭。

（6）血清无机磷（P）参考值：成人0.80～1.60mmol/L，儿童1.50～2.08mmol/L。意义：①增高：甲状旁腺功能降低、急慢性肾功能不全、多发性骨髓瘤、维生素D摄入过多、骨折愈合期；②降低：甲状旁腺功能亢进、骨质软化症、佝偻病、长期腹泻以及吸收不良。

（7）血清硒（Se）参考值：1.02～2.29μmol/L。降低：克山病、大骨节病、肝硬化、糖尿病等。

（8）尿酸（UA）参考值：男性149～416μmol/L，女性89～357μmol/L。增高：痛风、慢性白血病、肾脏疾病、红细胞增多症、多发性骨髓瘤。

（9）血清碱性磷酸酶（ALP）参考值：40～160U/L。增高：①肝内外阻塞性黄疸明显增高；②佝偻病、骨质软化症、成骨肉瘤、肿瘤的骨转移等；③肝脏疾病；④甲状旁腺功能亢进、妊娠后期；⑤骨折恢复期；⑥生长发育期的儿童。

（10）C反应蛋白（CRP）参考值：420～5200μg/L。阳性：急性化脓性感染、菌血症、恶性肿瘤、组织坏死、类风湿关节炎、结缔组织病、创伤及手术后。

（11）血清蛋白电泳：参考值：白蛋白：60%～70%；α_1-球蛋白1.7%～5.0%；α_2-球蛋白6.7%～12.5%；β-球蛋白：8.3%～16.3%；γ-球蛋白：10.7%～20.0%。

α_1-球蛋白升高：肝癌、肝硬化、肾病综合征、营养不良。

α_2-球蛋白升高：肾病综合征、胆汁性肝硬化、肝脓肿、营养不良。

β-球蛋白升高：高脂血症、阻塞性黄疸、胆汁性肝硬化。

γ-球蛋白升高：慢性感染、肝硬化、多发性骨髓瘤、肿瘤。

γ-球蛋白降低：肾病综合征、慢性肝炎。

四、血清免疫学检查

知识点7：血清免疫学检查的参考值　　副高：熟练掌握　正高：熟练掌握

（1）单克隆丙种球蛋白（M蛋白）：参考值：阴性。

阳性见于恶性淋巴瘤、多发性骨髓瘤、巨球蛋白血症、冷球蛋白血症等。

（2）抗链球菌溶血素“O”（ASO）：参考值：250kU/L。

增高：风湿性关节炎、扁桃体炎、风湿性心肌炎、猩红热等。

（3）类风湿因子（RF）：参考值：阴性。

RF有IgA、IgG、IgM、IgD和IgE五类。

IgM类RF与类风湿关节炎（RA）活动性无关。

IgG类RF与RA患者的滑膜炎、血管炎、关节外症状密切相关。

IgA类RF见于RA、硬皮病、Felty综合征、系统性红斑狼疮，是RA的活动性指标。

（4）人类白细胞抗原B27（HLA-B27）：参考值：阴性。

意义：通常90%的强直性脊柱炎患者HLA-B27阳性，故HLA-B27阳性对强直性脊柱炎的诊断有参考价值，尤其对临床高度疑似病例。但仍有10%强直性脊柱炎患者HLA-B27阴性，因此HLA-B27阴性也不能除外强直性脊柱炎。

五、脑脊液检查

知识点8：脑脊液的常规检查	副高：熟练掌握　正高：熟练掌握

（1）压力：成人在侧卧位时脑脊液正常压力为80～180mmH_2O，椎管梗阻时脑脊液压力增高。

（2）外观：为无色透明水样液体。蛋白含量高时则呈黄色。如为血色者，应考虑蛛网膜下腔出血或穿刺损伤。

（3）潘氏（Pandy）试验：又称为石炭酸试验，为脑脊液中蛋白含量的定性试验，极为灵敏。根据白色浑浊或者沉淀物的多少用“+”的多少表示，正常为阴性，用“-”；如遇有椎管梗阻就会由于蛋白含量增高而出现阳性反应，最高为“++++”，表示强度白色浑浊和沉淀。

（4）正常脑脊液：白细胞数为（0～5）×10^6/L（0～5个/mm^3），多为单个核的白细胞（小淋巴细胞和单核细胞）。6～10个为界限状态，10个以上即为异常。白细胞的增大常见于脑脊髓膜或其实质的炎症。

知识点9：脑脊液的生物化学检查	副高：熟练掌握　正高：熟练掌握

（1）蛋白质定量：正常脑脊液中含有相当于0.5%的血浆蛋白，即45g/L。蛋白质增高多见于脑出血、脑肿瘤、脊髓压迫症、中枢神经系统感染、吉兰－巴雷综合征等。

（2）糖：正常脑脊液含有相当于60%～70%的血糖，即2.5～4.2mmol/L（45～75mg/dl）。各种椎管炎症时减少，糖量增高常见于糖尿病。

（3）氯化物：正常脑脊液含有的氯化物为120～130mmol/L，较血氯为高，细菌性和真菌性脑膜炎时含量减少，结核性脑膜炎时更加明显。

知识点10：脑脊液的特殊检查	副高：熟练掌握　正高：熟练掌握

（1）细菌学检查：为查明致病菌的种类及其抗药性与药敏试验，必要时行涂片、细菌培养或动物接种。

（2）脑脊液蛋白电泳：主要判定γ蛋白是否增高，有助于对恶性肿瘤的诊断。

（3）酶：观察它的活性以判定脑组织受损程度、与预后之关系。

（4）免疫学方法测定：主要用于神经内科疾患的诊断和鉴别诊断。

六、尿液检查

知识点11：尿液检查的参考值　　副高：熟练掌握　正高：熟练掌握

（1）尿蛋白：参考值：0～0.15g/24h。中度蛋白尿（0.5～4.0g/24h）见于多发性骨髓瘤肾病。

（2）尿钙：参考值：2.5～7.5mmol/24h。

增高：甲状旁腺功能亢进、多发性骨髓瘤、维生素D中毒等。

降低：甲状旁腺功能降低、维生素D缺乏、恶性肿瘤骨转移、肾病综合征等。

（3）尿磷：参考值：9.7～42mmol/L。

增高：肾小管佝偻病、代谢性酸中毒、甲状旁腺功能降低等；降低：维生素D中毒、急慢性肾功能不全等。

七、肺功能检查与血气分析

知识点12：肺功能的测定及分级　　副高：熟练掌握　正高：熟练掌握

肺功能测定包括肺容量及通气功能的测定项目，包括有肺活量、每分钟通气量、功能残气量、肺总量、第一秒用力呼出量、最大通气量、用力呼气肺活量及用力呼气中期流速等。还需根据肺活量，最大通气量的预计值公式，按年龄、性别、身高、体重等，算出相应的数值，然后以实测值与预计值相比，算出所占百分比，根据比值，来评定肺功能的损害程度并且分级。肺功能评定参考标准见表2-1-1。

表2-1-1　肺功能评定参考标准

肺功能评价	最大通气量	残气/肺总量	第1秒最大呼气流量
正常	＞75%	＜35%	＞70%
轻度损伤	60～74	36～50	55～69
中度损伤	45～69	51～65	40～54
重度损伤	30～44	66～80	25～39
极重度损伤	＜29	＞81	＜24

总评定：重度：3项中，至少有2项达重度以上损害。中度：①3项中，至少有2项为中度损害；②3项中，轻、中、重度损害各1项。轻度：不足中度者。

知识点13：血气分析参考值　　副高：熟练掌握　正高：熟练掌握

血气分析参考值包括：血液pH 7.40（7.35～7.45）；SaO_2 96%±1%；PO_2 90mmHg（80～110mmHg）；PCO_2 40mmHg（35～45mmHg）。

八、关节液检查

知识点14：关节液检查　　副高：熟练掌握　正高：熟练掌握

关节液检查是关节炎鉴别诊断中最重要的方法之一。滑液（关节液）是由滑膜毛细血管内的血浆滤过液加上滑膜衬里细胞产生分泌的透明质酸而形成。正常关节腔内滑液量较少，其功能是帮助关节润滑和营养关节软骨。正常滑液具有清亮、透明、无色、黏稠度高的特点。正常滑液细胞数低于200×10^6/L（200/mm^3），且以单核细胞为主。滑液检查有助于鉴别诊断，尤其是对感染性或晶体性关节炎，滑液检查有助于确定诊断。

知识点15：滑液检查包含的内容　　副高：熟练掌握　正高：熟练掌握

不同疾病的滑液表现各不相同，滑液检查主要包括：

（1）滑液物理性质的分析如颜色、黏性、自发黏集试验、清亮度及黏蛋白凝集试验等。

（2）滑液内晶体的检查。

（3）滑液的细胞计数及分类。

（4）滑液病原体的培养、分离。

（5）生化项目的测定：免疫球蛋白、葡萄糖、总蛋白定量等。

（6）特殊检查：滑液类风湿因子、抗核抗体、补体等。

知识点16：滑液的分类及特点　　副高：熟练掌握　正高：熟练掌握

临床上常将滑液分为4类：Ⅰ类非炎症性；Ⅱ类炎症性；Ⅲ类感染性；Ⅳ类出血性，正常滑液及Ⅰ类、Ⅱ类、Ⅲ类滑液的物理生化性质特点见表2-1-2。

表2-1-2　正常滑液及Ⅰ类、Ⅱ类、Ⅲ类滑液的物理生化性质特点

	正常滑液	Ⅰ类非炎症性	Ⅱ类炎症性	Ⅲ类化脓性
肉眼观察	清亮透明	透明黄色	透明或浑浊黄色	浑浊黄－白色
黏性	很高	高	低	很低，凝固酶阳性
白细胞数（/L）	$<0.15\times10^9$	$<3\times10^9$	$<(3\sim5)\times10^9$	$(50\sim300)\times10^9$
中性粒细胞	<25%	<25%	>50%	>75%
黏蛋白凝集试验	很好	很好～好	好～较差	很差
葡萄糖浓度	接近血糖水平	接近血糖水平	低于血糖水平差别>1.4mmol/L	低于血糖水平差别>2.8mmol/L
细菌涂片	－	－	－	有时可找到
细菌培养	－	－	－	可为＋

知识点17：各种类别的滑液对应的常见疾病　　副高：熟练掌握　正高：熟练掌握

Ⅰ类非炎症性滑液常见于骨关节炎和创伤性关节炎。

Ⅱ类炎症性滑液最常见于以下三组疾病：①类风湿关节炎或其他结缔组织病；②血清阴性脊柱关节病，比如强直性脊柱炎、赖特综合征；③晶体性关节炎，如痛风、假痛风。

Ⅲ类化脓性滑液最常见的疾病为细菌感染性关节炎及结核性关节炎。

Ⅳ类滑液为出血性，可由全身疾病或局部原因所致。

第四节　肢体、肌力测量

知识点1：肢体测量　　副高：熟练掌握　正高：熟练掌握

肢体测量是骨科临床检查法中的重要内容，目的是了解人体各部位的尺寸或角度，以便对人体的结构规律、病理变化进行数量上的分析。

知识点2：肢体测量的内容　　副高：熟练掌握　正高：熟练掌握

（1）长度测量：主要为尺测法。测量时应将肢体放在对称位置，定点要正确，以骨性标志为基点，肢体挛缩畸形者可分段测量。①上肢总长度：肩峰至桡骨茎突点（或中指指尖）的距离，或第7颈椎棘突至桡骨茎突点（或中指指尖）的距离。上臂长度：肩峰至肱骨外上髁的距离；前臂长度：尺骨鹰嘴至尺骨茎突之间的距离，或肱骨外上髁至桡骨茎突（或中指指尖）之间的距离。②下肢长度：髂前上棘至内踝尖的距离。当骨盆骨折或髋部病变时测量相对长度，即脐到内踝尖的距离。大腿长度：髂前上棘至膝关节内外侧间隙为大腿的间接长度，股骨大粗隆至膝关节外侧间隙的距离为大腿的直接长度；小腿长度：膝关节内缘至内踝尖的距离。

（2）周径测量：两侧肢体取相应的同一水平测量，测量肢体肿胀最严重处，并与健肢相应部位的测量结果相比，以判断肿胀程度；测量肢体萎缩时取肌腹部位，大腿可在髌骨上缘10～15cm处测量，小腿在最粗处测量。

（3）关节活动范围测量：通常采用不同式样的关节测角器，最简单的一种关节测角器是由两根直尺组成，即双臂式刻度尺（0°～180°）。测量时，刻度尺轴心须与关节活动轴心一致，两臂与关节两端肢体长轴平行。肢体活动时，轴心及两臂不得偏移。

知识点3：肌力测量　　副高：熟练掌握　正高：熟练掌握

肌力是指肌肉收缩时产生的最大力量。

肌力测量主要是通过在关节主动运动时施加阻力与所测肌肉对抗，测量相应肌肉的肌力，并应进行双侧对比。

知识点4：肌力评级 副高：熟练掌握 正高：熟练掌握

肌力评级标准中肌力分为6级：0级为完全瘫痪，5级为正常。

0级：肌肉完全麻痹，触诊肌肉完全无收缩力（完全瘫痪，不能做任何自由运动）。

1级：肌肉有主动收缩力，但不能带动关节活动（可见肌肉轻微收缩）。

2级：可以带动关节水平活动，但不能对抗地心引力（肢体能在床上平行移动）。

3级：能对抗地心引力做主动关节活动，但不能对抗阻力（肢体能抬离床面）。

4级：能对抗较大的阻力，但比正常者弱（肢体能做对抗外界阻力的运动）。

5级：正常肌力（肌力正常，运动自如）。

第五节 神经功能检查

知识点1：感觉检查 副高：熟练掌握 正高：熟练掌握

人体皮肤感觉由脊髓发出神经纤维支配，呈阶段性分布。检查时应该在安静温暖的条件下进行，并在检查前向被检查者说明检查目的及检查方法。感觉检查主要包括浅感觉、深感觉及复合感觉。

（1）浅感觉：包括皮肤、黏膜的触觉、痛觉及温度觉。①触觉：用棉絮轻触皮肤或黏膜，自躯干到四肢上端逐次向下，询问有否感觉及敏感程度有无区别，对异常区域作出标记；②痛觉：用锐针针刺皮肤，询问有无痛感及疼痛程度，要求用力适当。检查时应自上而下，从一侧至另一侧，从无痛觉区域移向正常区域，不应遗留空白；③温度觉：分别用盛有冷（5～10℃）、热（40～45℃）水的试管轻触皮肤，询问患者感觉并记录。检查时应注意两侧对称部位的比较。

（2）深感觉：关节觉：轻轻掰动患者的手指或足趾，做被动伸、屈动作，询问是否觉察及其移动方向；或让患者闭目，然后将其肢体放在某位置上，询问是否明确肢体所处位置。

（3）复合感觉：包括皮肤定位觉、两点分辨觉、实体辨别觉及体表图形觉等，是大脑综合、分析、判断的结果，也称为皮质感觉。

知识点2：运动系统检查 副高：熟练掌握 正高：熟练掌握

（1）肌容积：观察肌肉有无萎缩及肥大，测量肢体周径，判断肌肉营养情况。

（2）肌张力：是指静息状态下肌肉紧张度。检查方法：嘱被检查者肌肉放松，用手触摸肌肉硬度，并测定其被动运动时的阻力及关节运动幅度。还可叩击肌腱听声音，声音高者肌张力高，声音低者肌张力低。肌张力检查结果的意义：①肌张力增加：触摸肌肉时有坚实感，被动检查时阻力增加。可表现为：痉挛性：在被动运动开始时阻力增大，终末时突感减弱，即折刀现象，见于锥体束损害者。强直性：指一组拮抗肌的张力增加，做被动运动时伸肌和屈肌肌力同等增加，即铅管样强直，见于锥体外系损害者。如在强直性肌张力增加的基础上又伴有震颤，做被动运动时可出现齿轮顿挫样感觉，故称为齿轮样强直；②肌张力减弱：触诊肌肉松软，被动运动时肌张力减低，可表现为关节过伸，见于周围神经、脊髓灰质前角病变。

（3）肌力：即肌肉主动收缩的力量。

（4）共济运动检查：当脊髓后索、小脑等器官发生病变时可出现共济失调。常用检查方法包括指鼻试验、快速轮替试验、跟膝胫试验和Romberg征。

知识点3：常用反射检查——腱反射　　副高：熟练掌握　正高：熟练掌握

腱反射是指刺激肌腱、骨膜引起的肌肉收缩反应，因反射弧通过深感觉感受器，又称深反射或本体反射。腱反射的活跃程度以“+”表示，正常为（++），减低为（+），消失为（0），活跃为（+++），亢进或出现阵挛为（++++）。

知识点4：腱反射的临床表现　　副高：熟练掌握　正高：熟练掌握

（1）肱二头肌肌腱反射（颈5～6，肌皮神经）：前臂半屈，叩击置于肱二头肌肌腱上的拇指，引起前臂屈曲，同时感到肱二头肌肌腱收缩。

（2）肱三头肌肌腱反射（颈6～7，桡神经）：前臂半屈并旋前，托住肘部，叩击鹰嘴突上方肱三头肌肌腱，引起前臂伸展。

（3）桡骨膜反射（颈5～8，桡神经）：前臂半屈，叩击桡骨茎突，引起前臂屈曲、旋前和手指屈曲。

（4）膝腱反射（腰2～4，股神经）：坐位，两小腿自然悬垂或足着地；或仰卧，膝稍屈，以手托腘窝，叩击髌骨下缘股四头肌肌腱，引起小腿伸直。

（5）跟腱反射（骶1～2，胫神经）：仰卧，膝半屈，两腿分开，以手轻掰足使其稍背屈，叩击跟腱引起跖屈。

（6）阵挛：当深反射高度亢进时，如突然牵拉引出该反射的肌腱不放松，使之持续紧张，则出现该牵拉部位的持续性、节律性收缩，称阵挛，主要见于上运动神经元性瘫痪。①踝阵挛：仰卧、托腘窝使膝髋稍屈，另手握足底突然背屈并不再松手，引起足踝节律性伸屈不止；②髌阵挛：仰卧，下肢伸直，以拇、示指置髌骨上缘，突然用力向下推并不再松手，引起髌骨节律性上下运动不止。

知识点5：腱反射检查的临床意义　　副高：熟练掌握　正高：熟练掌握

（1）减退、消失：提示反射弧受损或中断，亦见于神经肌肉接头或肌肉本身疾病，如重症肌无力、周期性瘫痪等。麻醉、昏迷、熟睡、脊髓休克期、颅压增高，尤其后颅窝肿瘤，深反射也降低或消失。

（2）亢进：多见于锥体束病变，昏迷或麻醉早期也可出现，系对脊髓反射弧的抑制解除所致；亦见于手足搐搦、破伤风等肌肉兴奋性增高时。癔症或其他神经症深反射也常亢进。

（3）正常人深反射也可亢进，老年人跟腱反射可消失，故反射的不对称比增强或消失更有意义。

知识点6：常用反射检查——浅反射 副高：熟练掌握 正高：熟练掌握

浅反射为刺激皮肤、黏膜引起的肌肉收缩反应。

（1）腹壁反射（肋间神经，上：胸7、8；中：胸9、10；下：胸11、12）：仰卧，以棉签或叩诊锤柄自外向内轻划上、中、下腹壁皮肤，引起同侧腹壁肌肉收缩。

（2）提睾反射（生殖股神经，腰1、2）：以叩诊锤柄由上向下轻划股上部内侧皮肤，引起同侧睾丸上提。

知识点7：浅反射检查的临床意义 副高：熟练掌握 正高：熟练掌握

（1）减退、消失：见于反射弧中断时。但腹壁和提睾反射减退或消失，亦可见于锥体束损害，因其除脊髓反射弧外尚有皮质通路。此外，深睡、麻醉、昏迷、新生儿等腹壁反射也常消失。

（2）亢进：震颤麻痹综合征或其他锥体外系疾病时，偶见浅反射尤其腹壁反射中度亢进，系损伤中脑抑制浅反射的中枢所致。精神紧张和神经官能症时，腹壁反射也可有不同程度的亢进。

知识点8：常用反射检查——病理反射 副高：熟练掌握 正高：熟练掌握

当上运动神经元受损后，被锥体束抑制的屈曲性防御反射变得易化或被释放，称为病理反射。严重时各种刺激均可加以引出，甚至出现所谓的“自发性”病理反射。

（1）Babinski征：用叩诊锤柄端等物由后向前划足底外缘直到踇趾基部，阳性者踇趾背屈，余各趾呈扇形分开，膝、髋关节屈曲。刺激过重或足底感觉过敏时亦可出现肢体回缩的假阳性反应。此征也可用下列方法引出：①Oppenheim征：以拇、示指沿胫骨自上向下划；②Chaddock征：由后向前划足背外侧缘；③Gordon征：用力挤压腓肠肌。

（2）Hoffmann征：为上肢的病理反射。检查时左手握患者手腕，右手示、中指夹住患者中指，将腕稍背屈，各指半屈放松，以拇指急速轻弹中指指甲，引起拇指及其余各指屈曲者为阳性。此征可见于10%～20%的正常人，故一侧阳性者始有意义。

知识点9：常用反射检查——脑膜刺激征 副高：熟练掌握 正高：熟练掌握

为脑脊膜和神经根受刺激性损害时，因有关肌群反射性痉挛而产生的体征。

（1）颈强直：颈前屈时有抵抗，头仍可后仰或旋转。

（2）Kernig征：仰卧，屈膝、髋关节呈直角，再伸小腿，因屈肌痉挛使伸膝受限，＜130°并有疼痛及阻力者为阳性。

（3）Brudzinski征：①颈征：仰卧，屈颈时引起双下肢屈曲者为阳性；②下肢征：仰卧，伸直抬起一侧下肢时对侧下肢屈曲为阳性。

知识点10：常用自主神经检查　　副高：熟练掌握　正高：熟练掌握

（1）毛发指甲营养状况：注意皮肤质地是否正常，有无粗糙、发亮、变薄、增厚、脱落溃疡或压疮等；毛发有无稀少，脱落；指甲有无起纹、枯脆、裂痕等。周围神经、脊髓侧角和脊髓横贯性病变损害自主神经通路时，均可产生皮肤、毛发、指甲的营养改变。

（2）皮肤颜色和温度：观察肤色，触摸其温度，注意有无水肿，以了解血管功能。血管功能的刺激症状为血管收缩，皮肤发白、发凉；毁坏症状为血管扩张，皮肤发红、发热，之后因血流受阻而发绀、发凉，并可有水肿。

（3）皮肤划痕试验：用骨针在皮肤上稍稍用力划过，血管受刺激数秒后收缩，出现白色条纹，继以血管扩张变为稍宽之红色条纹，持续10余分钟，为正常反应。若红条纹宽达数厘米且持续时间较长至呈现白色隆起（皮肤划痕征），则表明有皮肤血管功能失调。交感神经损害时，其支配体表区内少汗或无汗；刺激性病变则多汗。

（4）膀胱和直肠功能：了解排尿有无费力、急迫和尿意，有无尿潴留和残留尿以及每次排尿的尿量。了解有无大便失禁或便秘。

第六节　骨科相关影像学检查

一、骨科X线检查

知识点1：骨科X线检查　　副高：熟练掌握　正高：熟练掌握

骨组织是人体的硬组织，含钙量多，密度高，X线不易穿透，与周围软组织形成良好的对比条件，使X线检查时能显示清晰的影像。此外，还可利用X线检查观察骨骼生长发育的情况，观察有无先天性畸形，以及观察某些营养和代谢性疾病对骨骼的影响。早期X线检查可以无明确的骨质变化。另外，当X线投照未对准病变部位或X线投照的影像质量不好，会影响对病变的判断。

知识点2：X线检查的位置选择　　副高：熟练掌握　正高：熟练掌握

拍摄X线片位置的正确，能够及时获得正确的诊断，避免误诊和漏诊，临床医生在填写申请X线检查单时，应包括检查部位和X线投照体位。

（1）X线检查常规位置：正、侧位：正位又可以分为前后正位和后前正位，X线球管在患者前方、照相底片在体后是前后位；反之则为后前位。常规是采用前后位，特殊申请方用后前位。侧位是X线球管置侧方，X线底片放置另一侧，投照后获得侧位照片，与正位结合后即可获得被检查部位的完整的影像。

（2）X线检查特殊位置主要包括：

1）斜位：因侧位片上重叠阴影太多，某些部位需要申请斜位片，如为显示椎间孔或椎板病变，需要拍摄脊柱的斜位片。骶髂关节解剖上是偏斜的，也只有在斜位片上才能看清骶髂关节间隙。除常规斜位外，有些骨质需要特殊的斜位投照，如肩胛骨关节盂、腕大多角骨、腕舟状骨、胫腓骨上关节等。

2）轴位：常规正侧位X线片上，不能观察到该部位的全貌，可加照轴位片，如髌骨、肩胛骨缘突、跟骨、尺骨鹰嘴等部位常需要轴位片来协助诊断。

3）双侧对比X线片：为诊断骨损害的程度和性质，有时需要健侧对比，如儿童股骨头骨髓疾患，一定要对比才能看得出来。肩锁关节半脱位、踝关节韧带松弛，有时需要对比才能作出诊断。

4）开口位：颈1～2被门齿和下颌重叠，无法看清，开口位X线片可以看到寰枢椎脱位、齿状突骨折、齿状突发育畸形等病变。

5）脊柱动力位X线片检查：对于颈椎或腰椎的疾患，可令患者过度伸展和屈曲颈椎或腰椎，拍摄X线侧位片，了解有无脊柱不稳定，对诊断和治疗有很大帮助。

6）负重位X线片：常用于膝关节，可精确地显示骨关节炎患者的软骨破坏和力线异常。

知识点3：阅读X线片 副高：熟练掌握 正高：熟练掌握

（1）X线片的质量评价：读X线片一开始，先要评价此X线片的质量如何，质量不好的X线片常常会使有病变显示不出来，或无病变区看似有病变，会引起误差。好的X线片，黑白对比较为清晰，骨小梁以及软组织的纹理清楚。

（2）骨结构：主要包括以下5点。

1）骨膜在X线下不显影，只有骨过度生长时出现骨膜阴影，恶性肿瘤可先有骨膜阴影，青枝骨折或者疲劳骨折也会出现阴影。若在骨皮质外有骨膜阴影，应考虑上述病变。

2）骨皮质是致密骨呈透亮白色，骨干中部厚两端较薄，表面光滑，但肌肉韧带附着处可有局限性隆起或凹陷，是解剖上的骨沟或骨嵴，不要认为是骨膜反应。

3）骨松质：长管状骨的内层或两端、扁平骨如髂骨、椎体、跟骨均系骨松质。良好X线片上可以看到按力线排列的骨小梁；如果排列紊乱可能有炎症或新生物。若骨小梁透明皮质变薄，可能是骨质疏松。有时在骨松质内看到有局限的疏松区或致密区，可能是无临床意义的软骨岛或者骨岛，但是需要注意随访，以免遗漏了新生物。还有，在干骺端看到有一条或数条横行的白色骨致密阴影，这是发育期发生疾病或营养不良等原因产生的发育障碍线，并无临床意义。

4）关节及关节周围软组织：关节面透明软骨不显影，故X线片上一可以看到关节间隙，此有一定厚度，过宽可能是有积液，关节间隙变窄，表示关节软骨有退变或破坏。

骨关节周围软组织如肌腱、肌肉、脂肪虽显影不明显，但它们的密度不一样，若X线片质量好，可以看到关节周围脂肪阴影，并可判断关节囊是否肿胀，淋巴结是否肿大，对诊断关节内疾患有帮助。

5）儿童骨骺X线片：在长管状骨两端为骨髓，幼儿未骨化时为软骨，X线不显影；出现骨化后，骨化核逐渐长大，此时X线片上只看到关节间隙较大，在骨化核和干骺端也有透明的骺板，但是幼儿发生软骨病或维生素A中毒时，骺板会出现增宽或杯状等形态异常。

知识点4：X线片临床应用　副高：熟练掌握　正高：熟练掌握

（1）创伤：通过X线片，可快速得出骨折和脱位的精确诊断，同时可根据骨折的部位、程度、类型或力线了解骨折的特征。

（2）感染：急性骨髓炎可表现为骨破坏、骨膜反应、软组织肿胀。软组织肿胀可能是疾病早期的唯一表现，X线片上的骨溶解表现通常在起病后7～10天才出现。亚急性和慢性骨髓炎的X线表现为骨的修复反应。受累骨可增粗、硬化并伴有皮质增厚，并可有死骨形成。关节感染患者，早期X线片仅表现为非特异的关节渗出。关节穿刺对关节感染的早期诊断非常重要。因关节软骨的丢失和软骨下骨的破坏，晚期X线表现为关节间隙狭窄。脊柱感染常起源于椎体终板，椎间盘和终板的破坏是脊柱感染的特征，X线片上可见椎间隙狭窄、终板破坏和椎旁脓肿。

（3）肿瘤：X线片上看到的肿瘤基质对确定肿瘤性质有一定帮助。如弧形和旋涡状钙化是软骨肿瘤的特征性表现，而云雾状钙化是产生骨样组织的肿瘤的表现。

（4）代谢性和内分泌性骨病：发生各种内分泌和代谢性骨病时，平衡被打破，造成骨形成增加、骨吸收增加或骨矿化不全等表现，在X线片上表现为骨密度的减低或增加。

（5）先天性和发育性畸形：通过X线片可诊断骨形成异常如骶骨发育不良、先天性假关节、腕骨间融合等。X线片可用于各种发育不良性疾病的诊断和观察（如胫内翻、髋关节发育不良等）。

（6）关节炎：X线片可显示受累关节的形态学畸形以及受累的骨骼范围。骨关节的X线特征是关节间隙狭窄、软骨下囊性变、骨赘形成及硬化。

知识点5：其他X线检查技术　副高：熟练掌握　正高：熟练掌握

（1）体层摄影检查：是利用X线焦距的不同，使病变分层显示影像减少组织重叠，可以观察到病变中心的情况，比如肿瘤、椎体爆裂骨折有时采用。目前，常规体层摄影已基本由CT替代。临床上最常用的情况是用于检查骨科内固定患者的骨愈合情况，CT扫描时会因为金属产生伪影，而常规体层摄影不会出现伪影。

（2）关节造影：是为了进一步观察关节囊、关节软骨和关节内软组织的损伤情况和病理变化，将造影对比剂注入关节腔并摄片的一种检查，常用于肩关节、腕关节、髋关节和膝关节等。由于应用造影剂的不同，显影征象也不一样。应用气体造影称为阴性对比造影法，碘剂造影可以称为阳性对比造影法，如果两者同时兼用则为双重对比关节造影，多用于膝关节。随着MRI的出现，关节造影检查的数量已明显减少。关节造影只是有选择地应用，常与MRI或CT扫描同时应用。

肩、腕关节是最常使用关节造影的部位。肩关节造影常用于了解有无肩袖撕裂。盂肱关节内注入造影剂后，出现肩峰下－三角肌下滑囊的渗漏，表明有肩袖的全层撕裂，而渗漏仅见于肌腱部位则提示部分撕裂。关节造影时关节容量明显减少则支持粘连性关节囊炎的诊断。腕关节造影用于了解三角软骨和骨间韧带的撕裂。造影剂从一个关节间隔向另一个关节间隔流动表示有穿孔或撕裂。

（3）脊髓造影：是指将符合要求的阳性或阴性对比剂注入蛛网膜下腔，通过X线、CT或其他影像检查显示脊髓本身及其周围组织的状态及有无异常的临床技术。

单纯脊髓造影的使用已逐渐减少。现在脊髓造影多与CT一起应用。CT的轴位影像可更全面地显示中央椎管、椎间孔、椎间盘、关节面和骨的形态。CT脊髓造影有时用于怀疑椎管狭窄患者的诊断，可以进一步了解骨和增生性改变的作用。通过脊髓造影显示狭窄节段的梗阻情况对了解脊髓压迫的严重性有一定帮助。对脊柱手术后因存在金属伪影或者不能行MRI检查时，可采用脊髓造影。在脊柱畸形的患者中（如严重脊柱侧凸），有时较难获得椎管很好的断面，因而难以评估椎管内情况，此时脊髓造影检查就非常有用。比如严重的脊柱侧后凸畸形伴有脊髓压迫和成人严重的退行性侧弯，通过脊髓造影和CT扫描可以清楚地显示脊髓和神经根的压迫情况。

（4）椎间盘造影：是指在透视引导下通过套管针技术将造影剂注入髓核内。穿刺注射期间密切监测患者的症状。如果患者出现类似于平时的症状，则考虑椎间盘的病理变化与患者的症状相关。椎间盘造影是一种有目的的激发检查技术，主要用于伴或不伴有根性症状的慢性椎间盘源性疼痛的评估。

对保守治疗无效及既往诊断检查正常、模糊或与症状不一致的患者，可考虑椎间盘造影检查。椎间盘造影一般仅用于模拟行手术的患者，检查有助于决定是否需要手术，并决定手术的范围。对多节段椎间盘病变患者，椎间盘造影对明确致病节段比较有价值。

二、CT检查

知识点6：CT检查　　　副高：熟练掌握　正高：熟练掌握

高分辨率CT机能够从躯干横断面图像观察脊柱、骨盆及四肢关节较复杂的解剖部位和病变，还有一定的分辨软组织的能力，且不受骨骼重叠及内脏器官遮盖的影响，对骨科疾病诊断、区分性质范围、定位等方面提供了非侵入性辅助检查手段。

知识点7：CT扫描在脊柱疾病的应用　　　副高：熟练掌握　正高：熟练掌握

（1）颈椎、胸椎后纵韧带骨化：CT扫描能测出骨化灶的横径、矢状径和脊髓受压程度。

（2）腰椎管狭窄症：CT扫描可区分中央型或侧隐窝狭窄，可看到硬膜囊及神经根受压的程度。

（3）腰椎间盘突出症：CT扫描能清楚显示突出物压迫硬膜囊及神经根，并可了解是否伴有椎管狭窄。对神经孔外及侧方型椎间盘突出，CT有独到之处。

（4）先天性脊柱畸形：CT扫描对于复杂的先天性脊柱畸形非常有用，脊髓造影后CT扫描可以清楚地显示脊髓及神经根有无压迫改变，是否合并有脊髓的异常如脊髓纵裂。复杂的先天性侧凸由于椎体旋转比较明显，且可能相互重叠，X线片上的椎体畸形常显示不清。脊柱的CT三维重建可以清楚地显示椎体的先天畸形，如半椎体、分节不良、脊柱裂和肋骨的畸形如并肋、肋骨缺如等，有助于正确地诊断和制订治疗计划。

知识点8：CT扫描在关节疾病的应用　　副高：熟练掌握　正高：熟练掌握

（1）髋关节：主要用于诊断先天性髋脱位，股骨头缺血性坏死、全髋关节置换术后出现的并发症，髋关节骨关节病及游离体，髋关节结核骨破坏与死骨情况。

（2）膝关节：膝关节屈曲30°、60°位髌骨横断扫描，以此诊断髌骨半脱位、髌骨软骨软化症。

（3）肩关节：主要用于观察关节盂唇疾病。结合肩关节双对比造影后再行CT扫描，能清楚显示肩关节盂唇损伤、撕脱骨折等病变，如Bankart病变。

知识点9：CT扫描在外伤骨折中的应用　　副高：熟练掌握　正高：熟练掌握

在外伤骨折的诊治过程中，CT对于胸腰椎爆裂性骨折，能够显示碎骨块突入椎管、压迫脊髓。对设计减压与摘除碎骨块手术，有着一定的指导意义。此外，还可通过CT扫描了解脊柱骨折后稳定情况，并决定脊柱内固定方式。

知识点10：CT扫描在肿瘤中的应用　　副高：熟练掌握　正高：熟练掌握

骨与软组织良、恶性肿瘤，都可以进行CT扫描，了解骨破坏程度、肿瘤周围软组织改变、判断与周围大血管及神经的关系，以考虑能否保留肢体。

三、MRI检查

知识点11：磁共振成像（MRI）检查　　副高：熟练掌握　正高：熟练掌握

磁共振成像（MRI）是一种没有创伤性的安全检查方法。磁共振是磁场内核能量吸收和发射产生的一种现象。磁共振成像依赖于能影响组织化学特性的内在组织参数，尤其是人体组织内的氢原子，这是磁共振成像的基础。

知识点12：磁共振成像的优点　　副高：熟练掌握　正高：熟练掌握

（1）MRI成像能从多方位、多层面提供解剖学信息和生物化学信息，可在分子水平提供诊断信息。

（2）MRI成像具有较CT更强的软组织分辨率，能反映炎症灶、肿瘤周围被侵犯情况。

（3）通过不同序列，可获得脂肪抑制技术，不需要造影就可以获得类似于脊髓造影的磁共振液体（水）成像技术。

（4）MRI检查无放射线辐射，并具有高度对比分辨力，且能提高病理过程的敏感度。对人体没有任何放射性损害。

知识点13：磁共振成像在骨科中的应用　　副高：熟练掌握　正高：熟练掌握

（1）脊柱疾病：MRI可准确评价脊柱的各种病理情况，T1加权成像适用于评价髓内病变、脊髓囊肿以及骨破坏病变，而T2加权成像则用于评价骨唇增生、椎间盘退行性病变与脊髓损伤。

1）脊髓病变：可清楚显示脊髓空洞、脊髓纵裂、硬膜内脂肪、脊髓栓系、脊髓脊膜膨出等脊髓病变。

2）脊柱感染性疾患：如化脓性骨髓炎、脊柱结核与椎间盘炎。脊柱化脓性感染在T1加权像上为低信号，T2加权像上为高信号。MRI对于诊断脊柱结核很有用，除椎体破坏外，还可以见脓肿形成，有助于制订手术计划。

3）椎间盘病变：正常椎间盘在T1加权像上呈低信号、T2加权像上呈高信号。随着年龄增加，椎间盘的水分逐渐减少，因此在T2加权像上中央高信号区范围逐渐减小。目前认为椎间盘退行性病变首先是前方、侧方或后方的外层纤维环撕裂，但大多数患者的MRI上看不见上述纤维环的撕裂。少数情况下，在T2加权像上，因继发水肿及肉眼可见的组织形成，纤维环撕裂呈现比较明显的高信号带。上述T2高信号带可能与腰背痛有关系。

椎间盘手术后病人，用Gd-DTPA增强剂行MRI可以区别是瘢痕还是又有新的椎间盘突出。在T1加权像上瘢痕为低信号，如应用钆增强剂，则瘢痕成为高信号，椎间盘组织在T1加权像上增强前后均为低信号。

4）椎管病变：MRI可以清楚地显示椎管狭窄的部位、范围和程度。MRI可以显示神经根管狭窄，硬膜外脂肪和侧隐窝脂肪减少是诊断神经根受压的重要征象。不过CT在判断骨组织、椎间盘组织在椎管狭窄中的作用仍然要优于MRI，尤其是CT脊髓造影，具有更好的对比度。

5）脊柱、脊髓外伤：MRI是脊柱与脊髓损伤重要检查手段，可提供较多信息，尤其是显示有关脊髓本身的创伤、椎管以及椎旁软组织的改变，能够判断后方韧带复合结构的损伤情况，利于制订治疗方案。

MRI对于脊椎压缩性骨折，除了可以显示骨折程度和脊柱序列情况，还可由椎体内骨髓信号的变化得知骨折的急慢性及愈合程度。如压缩性骨折非常严重而且扁平，在T1加权像上呈高信号，T2加权像呈低信号显示，表示为慢性压缩性骨折，椎体内已被脂肪组织所替代。如果在T1加权像上椎体呈低信号，在T2加权像上呈高信号，就表示骨折后仍有骨髓水肿的现象，可能为亚急性骨折，其骨髓水肿可以引起患者背部疼痛。上述改变有助于临床上选择责任椎体进行椎体成形术或后凸成形术。

（2）关节疾病：主要包括MRI在髋关节疾病、膝关节疾病以及肩关节疾病中的应用。

1）髋关节疾病：MRI对软组织分辨率高，又有各种不同的序列技术，能早期发现股骨头缺血坏死、关节唇的撕裂、骨关节病与肿瘤。MRI诊断股骨头坏死的敏感性要优于CT。股骨头坏死早期一般局限于股骨头前上方，与负重部位一致。坏死组织的MRI特征：T1、T2加权像均呈低信号，间质肉芽组织在T1加权像呈低信号，T2加权像呈高信号显示，坏死边缘骨硬化在T1、T2加权像均呈低信号。

2）膝关节疾病：MRI现在常规用于交叉韧带损伤（特别是前交叉韧带，表现为韧带外形的变化和继发的信号变化）、半月板撕裂（半月板可见延伸到表面的线型异常信号）、侧副韧带损伤（水肿或连续性中断）的诊断。

3）肩关节：多平面成像可较好地显示肩袖和盂唇。肩袖损伤（主要是冈上肌肌腱）可有肌腱的退行性病变（T1加权像和质子密度扫描上信号异常）、部分撕裂（T1加权像信号异常伴T2加权像上的水肿）以及完全撕裂，可见横过肌腱的液体信号（常为肌腱前缘，T2加权像高信号）并与关节腔和肩峰下滑囊相通。

（3）骨与软组织肿瘤：恶性骨及软组织肿瘤，破坏骨髓腔或软组织，其MRI表现较X线平片早。骨巨细胞瘤、骨肉瘤等破坏骨髓腔，通常有缺血坏死，在MRI上呈低信号。

（4）骨与关节感染：急性骨髓炎髓腔发生炎性改变及骨皮质外软组织改变，MRI的敏感性较X线平片高，可以早期发现，尤其是深部组织。对急性骨髓炎，T1加权像见骨髓腔呈一致低信号至中等信号，骨皮质受累者呈中等信号；在T2加权像上髓腔炎症区为高信号，较高于正常髓腔。

四、放射性核素检查

知识点14：放射性核素检查　　副高：熟练掌握　正高：熟练掌握

骨的放射性核素骨显像是将亲骨性核素及其标记化合物引入体内，以使骨骼显影。

放射性核素显像通过在病人体内注入的放射性物质发射光子，通过光能转换产生图像，它既能显示骨的形态，又能反映骨的活性，可以定出病损部位。

放射性核素骨扫描在发现骨病变上具有很高的敏感性，能够在X线检查或酶试验出现异常前更早地显示骨病变的存在。骨显像的类型有静态显像（局部显像和全身显像）以及动态显像（三时相和四时相显像）。

知识点15：放射性核素检查的临床应用　　副高：熟练掌握　正高：熟练掌握

放射性核素检查的临床应用主要包括：

（1）搜索早期骨肿瘤：恶性肿瘤容易发生骨转移，脊柱是继发性骨肿瘤的最常见部位。放射性骨扫描可比较早地发现病灶，甚至可发现多发性病灶。对病情的发展及预后的判断有重要意义。

检查发现：①核素无浓集现象，见于软骨瘤、纤维瘤；②核素轻度浓集，多见于软骨肉瘤、内生软骨肉瘤；③核素高度浓集，常见于骨肉瘤、尤因肉瘤、转移癌、嗜酸性肉芽肿、骨囊肿。

（2）骨髓炎早期，此时X线检查往往呈阴性结果，而核素扫描在骨髓炎症状出现24小时后，就可以在病灶区内发现密集现象。

（3）核素显像能直接反映脊柱移植骨成骨活性的程度。

（4）骨梗死在核素图像中表现为“冷区”反应，且持续时间达数周以上。

第七节 骨科常规诊断技术

一、关节穿刺术

知识点1：关节穿刺术 副高：熟练掌握 正高：熟练掌握

关节穿刺术主要应用于四肢关节。四肢关节可能因为局部或者全身因素，出现关节腔内积液肿胀。这时，为了明确关节腔内积液性质，为诊断治疗提供依据，就需要通过关节穿刺术将关节腔内的积液抽出，进行必要的检查。而且，如果关节腔内积液明显，通过关节穿刺术抽出关节腔内积液，也可以达到减压镇痛的目的。另外，某些关节内疾病需要向关节腔内注射药物，也需要通过关节穿刺术来完成。

知识点2：关节穿刺术前准备 副高：熟练掌握 正高：熟练掌握

在进行关节穿刺术前，首先要向患者说明此次施行关节穿刺术的目的，简要介绍关节穿刺术的方法，消除患者的恐惧心理，使其能够在施行关节穿刺术的过程中积极配合。

施行关节穿刺术需要准备的物品有：18～20号穿刺针、注射器、无菌巾、无菌手套、无菌试管、1%～2%利多卡因注射液、皮肤消毒用具、口罩、帽子。

临床医师戴好口罩和帽子后，首先对拟行穿刺区域皮肤进行严格消毒，戴无菌手套，铺无菌巾，在关节穿刺点应用1%～2%利多卡因注射液进行局部浸润麻醉，然后就可以进行关节穿刺术。

知识点3：肩关节穿刺术 副高：熟练掌握 正高：熟练掌握

施行肩关节穿刺术，患者一般采用坐位。穿刺入路可以选择前侧入路和后侧入路。①前侧入路：将患者肩关节轻度外展外旋，肘关节屈曲90°；体表定位最重要的解剖标志是喙突，在触及喙突尖端后，在外侧于肱骨小结节和喙突连线中点垂直刺入；或者从喙突尖端向下找到三角肌前缘，向后外方刺入；②后侧入路：将患者上肢内旋内收，交叉过胸前，手部搭于对侧肩部，触及肩峰后外侧角，在其下方2cm、内侧1cm朝向喙突尖端刺入。

知识点4：肘关节穿刺术 副高：熟练掌握 正高：熟练掌握

施行肘关节穿刺术，患者一般采用坐位。穿刺入路可以选择后外侧入路和鹰嘴上入路。①后外侧入路：将患者肘关节屈曲90°，通过反复旋转前臂，确认桡骨头位置，紧贴桡骨头近侧，于肱桡关节间隙刺入；若关节肿胀导致桡骨头触摸不清，也可以从尺骨鹰嘴尖端和肱骨外上髁连线中点，向前内方刺入；②鹰嘴上入路：将患者肘关节屈曲45°，紧邻尺骨鹰嘴尖端上方，穿过肱三头肌肌腱，向前下方刺入。

知识点5：腕关节穿刺术　　副高：熟练掌握　正高：熟练掌握

施行腕关节穿刺术，患者一般采用坐位。穿刺入路可以选择外侧入路和内侧入路。①外侧入路：将患者肘关节屈曲90°，触及桡骨茎突尖端，紧邻其远侧垂直刺入，在穿刺过程中要注意避开行经桡骨茎突远方的桡动脉；②内侧入路：将患者肘关节屈曲90°，触及尺骨茎突尖端，紧邻其远侧垂直刺入。

知识点6：髋关节穿刺术　　副高：熟练掌握　正高：熟练掌握

施行髋关节穿刺术，患者一般采用仰卧位。穿刺入路可以选择前侧入路和外侧入路。①前侧入路：将患者下肢放于中立位，触及髂前上棘和耻骨结节，在腹股沟韧带下方2cm，股动脉的外侧垂直刺入；也可以在髂前上棘下方2cm、股动脉搏动点外侧3cm将穿刺针向后内方60°刺入；②外侧入路：将患者下肢轻度内收，从股骨大转子尖端上缘，平行于股骨颈前上方，将穿刺针刺入。

知识点7：膝关节穿刺术　　副高：熟练掌握　正高：熟练掌握

施行膝关节穿刺术，患者根据穿刺入路的不同，可以采用仰卧位或者坐位。穿刺入路可以选择髌上入路和髌下入路。①髌上入路：患者采用仰卧位，将患者下肢放于中立位，触及髌骨外上角，在髌骨上极和髌骨外缘两条相切线的垂直交点进针，将穿刺针向内下后方刺入；②髌下入路：患者采用坐位，将患者膝关节屈曲90°，小腿自由下垂，从关节线上方1cm、髌韧带内侧或者外侧1cm将穿刺针向髁间窝方向刺入。

知识点8：踝关节穿刺术　　副高：熟练掌握　正高：熟练掌握

施行踝关节穿刺术，患者一般采用仰卧位。穿刺入路可以选择前内侧入路、经内踝入路和经外踝入路。①前内侧入路：将患者踝关节轻度跖屈，在胫距关节水平，胫骨前肌腱内侧，将穿刺针向外后方刺入；②经内踝入路：触及内踝尖端，在其前方5mm将穿刺针向外上后方刺入；③经外踝入路：触及外踝尖端，在其前方5mm将穿刺针向内上后方刺入。

知识点9：关节穿刺术注意事项　　副高：熟练掌握　正高：熟练掌握

（1）如果关节腔内积液较多，穿刺后应该给予加压包扎以及患肢制动。

（2）施行关节穿刺术时必须严格无菌操作，若发生化脓性关节炎将会严重影响关节功能。

（3）在向关节腔内注射药物时，如果感觉到阻力较大说明穿刺针头没有在关节腔内，或者针头刺入了关节腔内的软组织。此时，应该调整针头位置，不可强行推药。

（4）在进行关节穿刺时，应该一边进针边抽吸注射器，若穿刺针头落入关节腔会有液体抽出，或者注射器内负压会小于穿刺针头在软组织内时。

（5）确认穿刺针头落入关节腔后，应将穿刺针再刺入少许，以免在后续操作中穿刺针脱出关节腔。

（6）施行关节穿刺时动作不可粗暴，避免损伤关节软骨。

二、骨组织穿刺活检术

知识点10：骨组织穿刺活检术 副高：熟练掌握 正高：熟练掌握

骨组织穿刺活检术是在治疗前利用外科穿刺手段获取骨组织标本，进行病理学和细胞遗传学检查，从而明确病变性质，指导肿瘤分类、分期和制订合理的治疗方案。骨穿刺活检术对周围组织的污染少，已成为骨组织肿瘤活检的首选。另外，骨穿刺活检也可应用于骨组织坏死等骨病的诊断。

知识点11：穿刺器械 副高：熟练掌握 正高：熟练掌握

骨组织穿刺活检包括抽吸活检和芯针活检两种。前者对肿瘤成分均一、细胞丰富的骨髓源性肿瘤和转移癌等具有较高的阳性率，但对实质性肿瘤取材困难，阳性率不高。芯针活检利用套管针可以获得长达2cm的组织，鉴别良恶性肿瘤的准确率高达90%。

知识点12：骨组织穿刺活检步骤 副高：熟练掌握 正高：熟练掌握

（1）体位：根据病变部位可采用仰卧位、侧卧位、俯卧位等。

（2）穿刺点定位：结合X线摄片、CT、MRI等影像学资料和临床检查，选择安全、表浅、可以取得典型组织的部位，而且必须考虑到以后手术能够将穿刺通路切除。选择恰当的体表标志用标记笔标记，并根据影像学资料估测穿刺深度。

（3）常规消毒铺巾。

（4）麻醉：0.5%普鲁卡因或1%的利多卡因局部麻醉，首先在局部打一皮丘。然后沿路注入麻药，达到骨膜后要在穿刺点周围广泛浸润麻醉，同时可以用来探查周围骨质破坏情况。

（5）钻取活检：用15号刀片挑开局部皮肤，连针芯一起进针，估计方向和深度，或在B超、透视、CT引导下逐步深入，尽量远离大血管和神经。如刺到神经，患者会有明显的触电感或不自主的肌肉收缩。到达肿瘤表面后拔出针芯，旋转套管，边转边深入；针进2cm后，摇动并拔出套管，用针芯将组织推出，肉眼观察是否肿瘤组织，如不可靠可调整方向和深度再次穿刺。

（6）固定送检：将穿刺组织用10%的甲醛固定，及时送病理检查。穿刺物也可做涂片，用90%的乙醇固定做细胞学检查。

（7）伤口加压包扎，观察患者情况，必要时使用抗生素。

知识点13：骨组织穿刺活检术的并发症　　副高：熟练掌握　正高：熟练掌握

骨穿刺活检术的主要并发症包括疼痛、出血、感染、神经损伤、穿刺通道肿瘤播散和病理结果阴性等。

骨穿刺活检不需要切开皮肤，活检通道小，对周围正常组织的污染较切开活检小，为保肢创造良好条件。恶性骨肿瘤如骨肉瘤、尤文肉瘤等的治疗方案，如截肢、放疗、化疗等均为破坏性较大的治疗，一旦误诊后果严重，利用骨组织穿刺活检术获得病理诊断结果，为这些治疗的实施提供证据。对一些放、化疗敏感的肿瘤，如骨髓瘤、淋巴瘤等利用穿刺活检确诊后可以直接开展治疗，患者可以免去手术之苦。但由于穿刺活检获得组织少，不是在直视下取材，可能取材不典型，较难做出病理诊断，这种情况下需要第二次穿刺活检或者切开活检。

知识点14：骨组织穿刺活检术的注意事项　　副高：熟练掌握　正高：熟练掌握

（1）活检前需向患者和家属介绍活检意义及并发症，征得同意，签署手术同意书。

（2）活检不是诊断捷径，是在仔细的临床评估和影像学资料分析后执行的，临床影像学表现可以确诊的良性肿瘤不需要活检。

（3）活检必须和临床、影像紧密结合，临床医师和影像学、病理学医师需在术前仔细的研究影像学资料，确定从病变的哪个部位可以取到典型的组织。

（4）活检必须遵循无菌原则，穿刺点必须是健康、无红肿感染的皮肤。

（5）活检手术入路的选择：确定活检的部位，必须是肿瘤最具代表性的部分。放疗后的部位肿瘤细胞已变性，纤维组织瘢痕形成，活检时应避开。活检部位必须是离肿瘤最近的部位，活检通道必须保证安全，避开重要的血管和神经。为尽量减少手术污染，活检通道尽可能避免穿过一个以上的解剖间室。活检通道必须位于日后的手术入路上，必须便于手术时能够将穿刺点和活检通道整块切除。

（6）患者的全身情况能忍受穿刺，血小板与凝血机制正常，无出血性疾患的病史和长期服用抗凝药物史。

（7）由于骨组织肿瘤的异质性，因此穿刺时可同时获取同一肿瘤不同部位的活检标本，以增加诊断准确性。

三、腰椎穿刺术

知识点15：腰椎穿刺术　　副高：熟练掌握　正高：熟练掌握

腰椎穿刺术是脑脊液检查的前提，对神经系统疾病的诊断和治疗有重要价值，简便易行，比较安全；骨科应用主要包括脊柱椎管造影、脑脊液检查及椎管内注射药物、细胞等治疗。

知识点16：腰椎穿刺术的操作步骤 副高：熟练掌握 正高：熟练掌握

（1）嘱患者侧卧于硬板床上，背部与床面垂直，头向前胸部屈曲，两手抱膝紧贴腹部，使躯干呈弓形；或由助手在术者对面用一手抱住患者头部，另一手挽住双下肢腘窝处并用力抱紧，使脊柱尽量后凸以增宽椎间隙，便于进针。

（2）确定穿刺点：以髂后上棘连线与后正中线的交会处为穿刺点，一般取第3～4腰椎棘突间隙，有时也可在上一或下一腰椎间隙进行。

（3）常规消毒皮肤后戴无菌手套与铺洞巾，用2%利多卡因自皮肤到椎间韧带逐层做局部浸润麻醉。术者用左手固定穿刺点皮肤，右手持穿刺针以垂直背部的方向缓慢刺入，成人进针深度为4～6cm，儿童则为2～4cm。当针头穿过韧带与硬脑膜时，可感到阻力突然消失有落空感。此时可将针芯慢慢抽出（以防脑脊液迅速流出，造成脑疝），可见脑脊液流出。

（4）在放液前先接上测压管测量压力。正常侧卧位脑脊液压力为0.69～1.764kPa或40～50滴/分。若了解蛛网膜下腔有无阻塞，可做Queckenstedt试验。即在测定初压后，由助手先压迫一侧颈静脉约10秒，然后再压另一侧，最后同时按压双侧颈静脉；正常时压迫颈静脉后，脑脊液压力立即迅速升高一倍左右，解除压迫后10～20秒迅速降至原来水平，称为梗阻试验阴性，示蛛网膜下腔通畅。若压迫颈静脉后不能使脑脊液压力升高，则为梗阻试验阳性，示蛛网膜下腔完全阻塞；若施压后压力缓慢上升，放松后又缓慢下降，示有不完全阻塞。凡颅内压增高者禁做此试验。

（5）撤去测压管，收集脑脊液2～5ml送检；如需做培养时留标本。

（6）术毕，将针芯插入后一起拔出穿刺针，覆盖消毒纱布，用胶布固定。

（7）脊髓造影时，可在穿刺成功、测压、留取脑脊液后推注造影剂5～10ml，拔出穿刺针，覆盖消毒纱布，用胶布固定后在X线透视下改变体位，观察椎管内情况。

（8）术后患者去枕俯卧（如有困难则平卧）4～6小时，以免引起术后低颅压头痛。

知识点17：腰椎穿刺术的适应证 副高：熟练掌握 正高：熟练掌握

（1）椎管内给药、细胞注射移植。

（2）中枢神经系统炎症性疾病的诊断与鉴别诊断，包括化脓性脑膜炎、结核性脑膜炎、病毒性脑膜炎、真菌性脑膜炎、乙型脑炎等。

（3）测定颅内压力和了解蛛网膜下腔是否阻塞等。

（4）脊柱椎管造影了解椎间盘突出或神经根压迫情况。

（5）脑血管意外的诊断与鉴别诊断，包括脑出血、脑梗死、蛛网膜下腔出血等。

（6）肿瘤性疾病的诊断与治疗，用于诊断脑膜白血病，并通过腰椎穿刺鞘内注射化疗药物治疗脑膜白血病。

知识点18：腰椎穿刺术的禁忌证　副高：熟练掌握　正高：熟练掌握

（1）可疑颅高压、脑疝。
（2）可疑颅内占位病变。
（3）休克等危重患者。
（4）穿刺部位有炎症。
（5）有严重的凝血功能障碍患者，如血友病患者等。

知识点19：腰椎穿刺术的并发症防治　副高：熟练掌握　正高：熟练掌握

（1）低颅压综合征：指侧卧位脑脊液压力在60～80mmH_2O以下，较为常见。多因穿刺针过粗，穿刺技术不熟练或术后起床过早，使脑脊液自脊膜穿刺孔不断外流所致。患者于坐起后头痛明显加剧，严重者伴有恶心呕吐或眩晕、昏厥，平卧或头低位时头痛等即可减轻或缓解。少数尚可出现意识障碍、精神症状、脑膜刺激征等，约持续一日至数日。故应使用细针穿刺，术后去枕平卧（最好俯卧）4～6小时，并多饮开水（忌饮浓茶、糖水）常可预防之，如已发生，除嘱患者继续平卧和多饮开水外，还可酌情静脉注射蒸馏水10～15ml或静脉滴注5%葡萄盐水500～1000ml，1～2次/天，数天，常可治愈。也可再次腰椎穿刺在椎管内或硬脊膜外注入生理盐水20～30ml，消除硬脊膜外间隙的负压以阻止脑脊液继续漏出。

（2）脑疝形成：在颅内压增高（特别是后颅凹和颞叶占位性病变）时，当腰椎穿刺放液过多过快时，可在穿刺当时或术后数小时内发生脑疝，故应严加注意和预防。必要时，可在术前先快速静脉输入200%甘露醇液250ml等脱水剂后，以细针穿刺，缓慢滴出数滴脑脊液进行化验检查。如不幸一旦出现，应立即采取相应抢救措施，如静脉注射20%甘露醇200～400ml和高渗利尿脱水剂等，必要时还可自脑室穿刺放液和自椎管内快速推注生理盐水40～80ml，但一般较难奏效。

（3）原有脊髓、脊神经根症状的突然加重：多见于脊髓压迫症，因腰椎穿刺放液后由于压力的改变，导致椎管内脊髓、神经根、脑脊液和病变之间的压力平衡改变所致。可使根性疼痛、截瘫及大小便障碍等症状加重，在高颈段脊髓压迫症则可发生呼吸困难与骤停，上述症状不严重者，可先向椎管注入生理盐水30～50ml；疗效不佳时应急请外科考虑手术处理。

（4）因穿刺不当发生颅内感染和马尾部的神经根损伤等，较少见。

知识点20：腰椎穿刺术的注意事项　副高：熟练掌握　正高：熟练掌握

（1）严格掌握禁忌证，凡疑有颅内压升高者必须先做眼底检查，如有明显视盘水肿或有脑疝先兆者禁忌穿刺。凡患者处于休克、衰竭或濒危状态，以及局部皮肤有炎症、颅后窝有占位性病变者均禁忌穿刺。

（2）穿刺时患者如出现呼吸、脉搏、面色异常等情况时应立即停止操作，并做相应处理。

（3）鞘内给药时应先放出等量脑脊液，然后再等量转换性注入药液。

四、关节镜诊断技术

知识点21：关节镜的术前准备　　副高：熟练掌握　正高：熟练掌握

（1）患者的心理准备：主要是手术医师和患者的术前充分沟通。在医师与患者的交谈过程中，主要根据患者当前的症状、体征和现有的影像学检查结果，充分分析患者的病情以及存在的问题，从而使患者了解需要对其进行关节镜检查的意义。同时，还要对患者进行关节镜技术的简要介绍，使患者对自己将要接受的关节镜检查有一个大致的了解，消除恐惧心理，从而使患者能够和医护人员积极配合。

（2）患者的全身准备：虽然关节镜手术是一种微创技术，对全身的影响较小，但其作为一种侵入性医疗技术，在其操作过程中必然伴随着麻醉技术的应用，所以术前对患者按照常规手术标准进行主要系统器官的功能评估是十分必要的。

（3）患者的局部准备：主要是操作区域的皮肤准备，手术区域及其邻近皮肤不能存在感染性病灶，因为一旦感染被带入关节发生化脓性关节炎，会给患者带来灾难性的后果。

知识点22：关节镜手术的麻醉选择　　副高：熟练掌握　正高：熟练掌握

单纯的关节内探查，由于较少进行关节内操作，可以选择局部麻醉。常用浓度为1%的利多卡因，在拟进行皮肤穿刺的部位进行局部浸润麻醉，并在关节腔内注入适量麻醉药物。由于局部麻醉的阻滞效果有限，对于预计关节内操作较多的患者不宜采用。区域神经阻滞麻醉和全身麻醉是较好的选择。对于肩关节可以采用全身麻醉，肘关节和腕关节可以采用臂丛神经阻滞，髋关节、膝关节和踝关节可以采用椎管内神经阻滞麻醉。

知识点23：肩关节镜检查和治疗的适应证　　副高：熟练掌握　正高：熟练掌握

（1）滑膜炎性疾病的组织活检以及关节镜下滑膜切除术。

（2）关节内游离体取出。

（3）旋转肌袖损伤的评估和镜下修补。

（4）肩胛骨盂唇损伤的评估和镜下修复。

（5）肩峰下撞击综合征的评估和镜下肩峰成形术。

（6）肱二头肌肌腱损伤和钙化性肌腱炎的评估和镜下治疗。

（7）肱盂关节失稳的评估和镜下治疗。

（8）关节内软骨损伤的评估和镜下治疗。

（9）肩关节周围炎的评估和镜下治疗。

（10）化脓性关节炎的镜下清理和置管引流冲洗。

知识点24：肩关节镜检查患者体位　　副高：熟练掌握　正高：熟练掌握

进行关节镜检查时，患者一般采用下列两种体位：

（1）健侧卧位：患者的躯体向后和床面呈25°～30°，上臂放置于外展35°～70°，前屈15°，沿肱骨纵轴方向进行固定牵引，重量＜9kg，维持上肢位置。

（2）"沙滩椅位"：将手术床前半部抬高45°～60°，调整为类似沙滩躺椅的形状，患者半躺于手术床上，使患侧肩胛骨中线贴近手术床边，不需要进行上肢的固定牵引。

知识点25：肩关节镜检查手术入路　　副高：熟练掌握　正高：熟练掌握

（1）标准后方入路：建立该入路是肩关节镜检查的第一步，其位于肩峰后外侧向内1cm、向下2cm，在此处可以触及肩关节后方被称为"软点"的区域，大致处于冈下肌和小圆肌之间。

（2）标准前方入路：几乎与后方入路处于同一高度水平，位于肱骨头、肩胛盂和肱二头肌长头腱共同围成的三角区域。

（3）标准外侧入路：也称肩峰下入路，位于从肩锁关节后方切迹到肩峰外侧缘连线，向外延伸2cm处。此外，肩关节镜手术中还会使用到前方辅助入路、外上入路、Neviaser入路、前下方入路、前外侧入路、后方辅助入路、Wilmington入路和后外侧入路。

知识点26：肩关节镜检查常见病损　　副高：熟练掌握　正高：熟练掌握

（1）关节滑膜炎：镜下可见关节滑膜充血增生。

（2）旋转肌袖损伤：最常见的原因是肩峰下撞击和肌腱退行性变，在关节镜下可以表现为新月形撕裂、U形撕裂、L形撕裂和巨大短缩固定型撕裂。

（3）肩胛盂唇损伤：类似于膝关节的半月板损伤，在非典型区域可以发生斜瓣状撕裂或者桶柄样撕裂。另外，肩胛盂唇的损伤有两种特殊类型，即SLAP损伤和Bankart损伤，SLAP损伤是指肩胛盂唇上方1/4象限的撕裂，该区域的肩胛盂唇具有锚接固定肱二头肌长头腱于盂上结节的功能，可以继发于肱二头肌长头腱部分撕裂或者肱骨头上方脱位；Bankan损伤是指前下盂肱韧带——盂唇复合体从肩胛盂唇前下1/4象限的撕裂，常继发于肩关节前下方脱位。

（4）盂肱关节软骨损伤：常见于外伤性肩关节脱位或者肩关节退变，表现为关节软骨的剥离、侵蚀或者缺失。

（5）肩峰撞击综合征：由于肩峰先天发育异常，形成弧形或者钩形肩峰或者肩锁关节退变，在其下方形成巨大骨赘，导致骨性结构与旋转肌袖在上臂上举时发生碰撞，常常导致旋转肌袖的撕裂损伤。

知识点27：肘关节镜检查和治疗的适应证 副高：熟练掌握 正高：熟练掌握

（1）滑膜炎性疾病的组织活检以及关节镜下滑膜切除术。

（2）关节内游离体取出。

（3）关节内软骨损伤的评估和镜下治疗。

（4）桡骨小头骨折的评估。

（5）肘关节粘连的清理和松解。

（6）化脓性关节炎的镜下清理和置管引流冲洗。

知识点28：肘关节镜检查患者体位 副高：熟练掌握 正高：熟练掌握

（1）仰卧位：仰卧位时，患者上肢悬吊牵引，肩关节外展90°，肘关节屈曲角度根据手术需要随时调整。该体位的优点是对于手术医师而言，肘关节的内部解剖空间构象最符合标准解剖位置，有利于方位感的建立；缺点是进行后方入路操作不方便，而且悬吊牵引的上肢不稳定。

（2）俯卧位：俯卧位时，患者上臂放置于手术台面，前臂自由下垂，肘关节形成90°屈曲，该体位的优点是后方入路操作较为容易，且由于重力的作用，使肘关节前方的神经血管远离手术操作区域，增加手术安全性；同时，该体位下若要转为开放手术，也较为容易；其主要缺点是手术过程中患者面部向下，增加了麻醉和护理的难度，同时对于手术医师的解剖素养提出了更高的要求。

（3）侧卧位：侧卧位时，患者上肢放置的自由度很大，利于手术医师的操作，该体位结合了仰卧位和俯卧位的优点，同时又避免了前两种体位的缺点，是目前比较好的体位选择。

知识点29：肘关节镜检查手术入路 副高：熟练掌握 正高：熟练掌握

（1）外侧入路：该入路可以进入肘关节前间室，通常分为前外侧入路、中前外侧入路和近前外侧入路，前外侧入路位于肱骨外上髁远侧3cm、前侧1cm；中前外侧入路位于肱骨外上髁远侧1cm、前侧1cm，对应于肱桡关节间隙水平；近前外侧入路位于肱骨外上髁近侧2cm、前侧1cm。

（2）内侧入路：该入路也是用于进入肘关节前间室，通常分为前内侧入路和近前内侧入路，前内侧入路位于肱骨内上髁远侧2cm、前侧2cm；近前内侧入路位于肱骨内上髁近侧2cm，上臂内侧肌间隔前方。

（3）后侧入路：该入路用于进入肘关节后间室，通常分为上后外侧入路、直接外侧入路、下后外侧入路和直接后侧入路，上后外侧入路位于尺骨鹰嘴近侧3cm，肱三头肌外侧缘；直接外侧入路位于桡骨头、肱骨外上髁和尺骨鹰嘴围成的三角区域内；下后外侧入路位于肱三头肌外缘上，上后外侧入路和直接外侧入路之间任意一点；直接后侧入路，尺骨鹰嘴近侧3cm，后正中线上。

知识点30：肘关节镜检查常见病损　　副高：熟练掌握　正高：熟练掌握

（1）肘关节软组织撞击征：镜下可见邻近肱桡关节的肥大滑膜皱襞或者束带，可以诱发肘关节疼痛性交锁或者弹响。

（2）肘关节伸直位外翻过载：镜下可见尺骨鹰嘴和肱骨鹰嘴窝在肘关节伸直位撞击，尺骨鹰嘴后内侧骨赘形成，肱骨鹰嘴窝软骨损伤并骨赘形成，常见游离体形成。

（3）肱骨小头骨软骨损伤：镜下可见关节软骨剥脱，骨软骨压缩、碎裂，软骨下骨暴露，或者游离体形成。

（4）肘关节粘连：镜下可见关节内大量纤维束带。

（5）关节滑膜炎：镜下可见关节滑膜充血增生。

知识点31：腕关节镜检查和治疗的适应证　　副高：熟练掌握　正高：熟练掌握

（1）滑膜炎性疾病的组织活检以及关节镜下滑膜切除术。

（2）关节内游离体取出。

（3）关节内软骨损伤的评估和镜下治疗。

（4）三角纤维软骨盘损伤的评估和镜下治疗。

（5）关节内韧带损伤及关节失稳的评估和镜下治疗。

（6）化脓性关节炎的镜下清理和置管引流冲洗。

知识点32：腕关节镜检查患者体位　　副高：熟练掌握　正高：熟练掌握

腕关节镜检查时患者通常采用仰卧位，将上肢放于手术台边，肩关节外展90°，肘关节屈曲90°，在第2～5指中选择2个或者3个手指施行指套牵引，重量不超过3kg。

知识点33：腕关节镜检查手术入路　　副高：熟练掌握　正高：熟练掌握

（1）腕背桡侧入路（3～4入路）：位于Lister结节远侧1cm、拇长伸肌腱和指总伸肌腱之间，处于桡腕关节水平。

（2）腕背尺侧入路（4～5入路）：位于指总伸肌腱和小指固有伸肌腱之间，平桡腕关节水平。

（3）腕骨间桡侧入路（MC-R入路）：位于腕背桡侧入路远侧1cm。其他还有不常用的腕骨间尺侧入路（MC-U入路）、下尺桡关节入路（6-R入路）、腕桡侧入路（1～2入路）和腕尺侧入路（6-U入路）。

知识点34：腕关节镜检查常见病损　　副高：熟练掌握　正高：熟练掌握

（1）三角纤维软骨盘及其复合体损伤，镜下可见三角纤维软骨盘因为损伤导致的多种形式的撕裂或者因为退变导致的软骨盘破损，伴有月骨、尺骨软骨面和三角韧带病损。

（2）桡腕关节和腕中关节韧带断裂。

（3）基于外伤的关节软骨损伤。

（4）关节滑膜炎，镜下可见关节滑膜充血增生。

知识点35：髋关节镜检查和治疗的适应证　　副高：熟练掌握　正高：熟练掌握

（1）滑膜炎性疾病的组织活检以及关节镜下滑膜切除术。

（2）关节内游离体取出。

（3）关节内软骨损伤的评估和镜下治疗。

（4）髋臼盂唇损伤的评估和镜下治疗。

（5）无创性检查无法确诊的髋关节疼痛。

（6）化脓性关节炎的镜下清理和置管引流冲洗。

知识点36：髋关节镜检查患者体位　　副高：熟练掌握　正高：熟练掌握

髋关节镜检查时患者可以采用仰卧位或者侧卧位，下肢放于旋转中立位，髋关节外展25°，使用牵引床对患肢进行纵向牵引。

知识点37：髋关节镜检查手术入路　　副高：熟练掌握　正高：熟练掌握

（1）前方入路：位于髂前上棘远侧6cm，直接穿过缝匠肌和股直肌，到达髋关节前方关节囊。

（2）前外侧入路：位于大转子上方，臀中肌前半部，直接穿过臀中肌，到达髋关节前方关节囊。

（3）后外侧入路：位于大转子上方，臀中肌后半部，直接穿过臀中肌和臀小肌，到达髋关节后外侧关节囊。

知识点38：髋关节镜检查常见病损　　副高：熟练掌握　正高：熟练掌握

（1）髋臼盂唇撕裂：镜下可见由于外伤或者退变导致髋臼盂唇与髋臼骨缘分离，撕裂的髋臼盂唇活动度很大，甚至可以卡压在髋臼和股骨头之间。

（2）关节滑膜炎：镜下可见关节滑膜充血增生。

（3）关节软骨损伤：镜下可见由于外伤、股骨头缺血性坏死或者退变导致的软骨破损面，关节间隙内可以伴有游离体形成。

（4）圆韧带断裂：镜下可见由于外伤导致的圆韧带纤维断裂，断端漂浮于关节间隙，可以出现卡压现象。

知识点39：膝关节镜检查和治疗的适应证　　副高：熟练掌握　正高：熟练掌握

（1）滑膜炎性疾病的组织活检以及关节镜下滑膜切除术。
（2）关节内游离体取出。
（3）关节内软骨损伤的评估和镜下治疗。
（4）内外侧半月板损伤及畸形的评估和镜下治疗。
（5）前后交叉韧带损伤的评估和镜下治疗。
（6）滑膜皱襞综合征的评估和镜下治疗。
（7）髌骨内外侧支持带失平衡的评估和镜下治疗。
（8）化脓性关节炎的镜下清理和置管引流冲洗。

知识点40：膝关节镜检查患者体位　　副高：熟练掌握　正高：熟练掌握

膝关节镜检查时患者通常采用仰卧位，患肢自由放置于手术台面，或者自然下垂于手术台边。

知识点41：膝关节镜检查手术入路　　副高：熟练掌握　正高：熟练掌握

（1）标准前外侧入路：位于外侧关节线上方1cm、髌腱外侧1cm。
（2）标准前内侧入路：位于内侧关节线上方1cm、髌腱内侧1cm。
（3）外上入路：位于髌骨外上角上方2.5cm。
（4）内上入路：位于髌骨内上角上方2.5cm。
（5）髌腱正中入路：位于髌骨下极下方1cm，髌腱正中线上。
（6）后外侧入路：位于后外侧关节线上方2cm，髂胫束后缘和股二头肌肌腱前缘之间。
（7）后内侧入路：位于内后侧关节线上方2cm，股骨内髁与胫骨围成的三角区域内。

知识点42：膝关节镜检查常见病损　　副高：熟练掌握　正高：熟练掌握

（1）半月板损伤：镜下可见半月板由于外伤或者退变导致的，从游离缘斜行走向附着缘的斜行撕裂，与半月板边缘平行的纵行撕裂，与半月板边缘垂直的横行撕裂，和裂口与半月板表面平行的，呈分层状的水平撕裂。

（2）外侧盘状半月板：镜下可见外侧半月板宽度明显增大，失去“O”形外观，呈圆盘状，游离缘的厚度可以明显大于附着缘，也可以呈现出游离缘厚度小于附着缘的形态。

（3）外侧半月板囊肿：镜下可见半月板邻近囊肿附近存在水平撕裂或者斜行撕裂。

（4）交叉韧带损伤：镜下可见前后交叉韧带从股骨附着端或者体部撕裂，也可以出现韧带在胫骨附着端，带着一部分骨质的撕脱骨折。

（5）侧副韧带损伤：镜下可见损伤部位半月板过度显露，关节囊及滑膜充血水肿，严重病例还可以见到后内侧关节囊撕裂。

（6）髌骨内侧支持带撕裂：镜下可见髌骨下半部内侧缘旁软组织撕裂，断端毛糙。

（7）髌骨半脱位：镜下可见股骨滑车发育较浅，髌骨位置相对于股骨滑车更靠外侧，外侧支持带紧张，在外伤后容易并发内侧支持带撕裂。

（8）关节软骨损伤：镜下可见基于退变或者外伤后的关节软骨龟裂、分离或者剥脱。

（9）关节滑膜炎：镜下可见关节滑膜充血增生。

知识点43：踝关节镜检查和治疗的适应证 副高：熟练掌握 正高：熟练掌握

（1）滑膜炎性疾病的组织活检以及关节镜下滑膜切除术。

（2）关节内游离体取出。

（3）关节内软骨损伤的评估和镜下治疗。

（4）关节内粘连松解。

（5）化脓性关节炎的镜下清理和置管引流冲洗。

知识点44：踝关节镜检查患者体位 副高：熟练掌握 正高：熟练掌握

踝关节镜检查时患者通常采用仰卧位。大腿放于腿架上，保持髋关节屈曲60°，小腿与手术台面平行，用足踝部牵引带将足部牵向远方，使关节间隙逐渐张开约10mm。

知识点45：踝关节镜检查手术入路 副高：熟练掌握 正高：熟练掌握

（1）前外侧入路：位于胫距关节水平，趾长伸肌腱外缘。

（2）前正中入路：位于胫距关节水平，踇长伸肌腱和趾长伸肌腱之间。

（3）前内侧入路：位于胫距关节水平，胫骨前肌腱内侧。

（4）后外侧入路：位于后关节线水平，紧邻跟腱外侧。

（5）后内侧入路：位于后关节线水平，紧邻跟腱内侧。

（6）经跟腱入路：位于后关节线水平，跟腱正中线上。

（7）经外踝入路：位于腓骨尖前方5mm。

（8）经内踝入路：位于内踝尖前方5mm。

知识点46：踝关节镜检查常见病损 副高：熟练掌握 正高：熟练掌握

（1）关节软骨损伤：镜下可见基于退变或者外伤后的关节软骨龟裂、分离或者剥脱。

（2）关节滑膜炎：镜下可见关节滑膜充血增生。

（3）踝前骨性撞击：镜下可见胫骨前缘骨赘形成，在踝关节背伸时可以撞击到距骨颈部，撞击面关节软骨损伤，还可能见到因踝关节强力跖屈导致的前关节囊撕裂。

第二章　骨科常用治疗技术

第一节　石膏绷带与夹板固定技术

一、石膏固定技术

知识点1：石膏固定技术　　副高：熟练掌握　正高：熟练掌握

利用熟石膏遇水可重新结晶而硬化的特性将其做成石膏绷带包绕在肢体上起固定作用，这种固定方法称为石膏固定。临床分为石膏托、石膏板和管型石膏。石膏固定的优点是能够根据肢体的形状而塑形，之后十分坚固，固定作用确定可靠，便于搬动和护理，不需经常更换。其缺点是，干固定形后，如接触水分可软化变形而失去固定作用。固定后无弹性，不能随时调节松紧度，难以适应肢体在创伤后的进行性肿胀，容易发生过紧现象，而肢体一旦消肿，又易发生过松现象，且其固定范围较大，固定期内无法进行功能锻炼，易遗留关节僵硬等后遗症。

石膏绷带可以自制，但现在临床上一般采用成品石膏绷带。

知识点2：石膏的种类　　副高：熟练掌握　正高：熟练掌握

（1）常用的石膏绷带：主要包括石膏卷和石膏带。①石膏卷：石膏卷由石膏粉涂敷在粗网眼的特制绷带上制成，一般用来制作石膏管型；②石膏带：是由石膏卷叠成所需长度的多层带，一般是6～8层，主要用于需要加强固定的部位，如关节部位。石膏带也可制作石膏托所用。

（2）常用的石膏类别如下。①躯干部：石膏床、石膏背心、石膏腰围、石膏围领；②肩部：肩人字形石膏；③上肢：长臂管型石膏、长臂石膏托、前臂管型石膏、前臂石膏托；④髋部：髋人字形石膏，单侧长、短腿人字形石膏，双侧长腿人字形石膏、蛙式长、短膏；⑤下肢：长腿管型石膏、长腿石膏托、小腿管型石膏、小腿石膏托。

知识点3：石膏固定的适应证　　副高：熟练掌握　正高：熟练掌握

（1）用于骨折、脱位、韧带损伤和关节感染性疾病，可以缓解疼痛，促进愈合。

（2）用于稳定脊柱和下肢骨折，可以进行早期活动。

（3）用于稳定固定关节，改善功能。

（4）矫正畸形。如用于畸形足和关节挛缩的治疗。

（5）预防畸形。用于神经肌肉不平衡和脊柱侧凸患者。

知识点4：石膏固定的禁忌证　　副高：熟练掌握　正高：熟练掌握

（1）全身情况差，尤其心肺功能不全的老年人，不可在胸腹部包扎石膏绷带。

（2）有直接妨碍病情观察的特殊情况出现时。

（3）孕妇、进行性腹水忌做胸腹部石膏固定。

知识点5：石膏绷带包扎技术的术前准备　　副高：熟练掌握　正高：熟练掌握

（1）物品准备：通常骨科门诊、急诊、病房都设有专用石膏间，内设盛石膏的箱或柜、拆除石膏用的器械及石膏水池、石膏带操作台、X线机、读片灯。

（2）工作人员准备：工作人员须穿好围裙、胶鞋或鞋套，一般操作须两人，一人操作，一人协助，包大型石膏根据情况决定参与人数。

（3）病人准备：病人先清洁皮肤，去除污垢，并要保持皮肤干燥。若有伤口者，应更换敷料，不用胶布固定。打石膏处须暴露完整，冬天要注意病人保暖。

做好解释工作，说明包石膏的目的、过程及出现的情况，使病人消除顾虑、取得病人配合。

知识点6：石膏绷带包扎技术的操作方法　　副高：熟练掌握　正高：熟练掌握

（1）在上石膏的肢体或躯干应穿有松紧适中的棉织筒衬里，骨突处放置衬垫，以免压伤皮肤。

（2）将伤肢置于并保持在所需的位置，用器械固定或专人扶持，直到石膏包裹完毕硬化定型为止。扶托石膏时应用手掌，禁用手指。

（3）石膏每层之间必须抹平，使相互紧密贴合。

（4）在易于折断的部位，如关节处，应用石膏条带加强。

（5）注明日期和诊断，并在石膏上画出骨折的部位及形状。

（6）石膏定型后，可用电烤架，或其他方法烘干。但须注意防止漏电和烧伤皮肤。对穗形石膏需翻身烘烤背面。

（7）密切观察，遇有下列情况者应劈开石膏进行检查。

（8）石膏如有损坏，应及时修补或更换。

（9）鼓励病人活动未固定的关节。

知识点7：石膏绷带固定的注意事项　　副高：熟练掌握　正高：熟练掌握

（1）石膏固定完成后，要维持其体位直至完全干固，以防折裂。

（2）抬高患肢，以利消肿。

（3）患者应卧木板床，并须用软垫垫好石膏。注意保持石膏清洁。

（4）寒冷季节应注意患肢外露部分保暖。炎热季节，对包扎大型石膏的病人，要注意通风，防止中暑。

（5）防止局部皮肤尤其是骨突部受压，并注意患肢血液循环有无障碍。

（6）石膏固定期间，应指导患者及时进行未固定关节的功能锻炼，及石膏内肌肉收缩活动，并定期进行X线片检查。

（7）必须固定于肢体关节的功能位。

知识点8：拆除石膏的步骤　　副高：熟练掌握　正高：熟练掌握

（1）物品准备：电动石膏锯、石膏剪、石膏刀、手锯、石膏撑开钳等。

（2）认真解释：由于器械都比较锐利，电锯噪声又大，病人往往很惧怕，要做好解释工作。

（3）清洁皮肤。拆除后由于皮肤表面附着一层黄褐色表皮，嘱病人可用温水浸泡后清洗去除，但不能搓擦，以免皮肤破损。

（4）失用性水肿的防止。石膏拆除后，应立即用弹性绷带包扎。

知识点9：新型石膏绷带的使用　　副高：熟练掌握　正高：熟练掌握

（1）黏胶石膏绷带：用胶质材料与石膏粉混匀所制成的石膏绷带，其优点在于石膏粉不宜脱落，石膏绷带薄而轻，固化时间短，约10分钟。

（2）高分子聚合物石膏绷带：是用高分子聚合物材料制成，其特点是材料重量轻，固化快，一般需3分钟，30分钟后即可负重。

二、小夹板固定技术

知识点10：小夹板固定技术　　副高：熟练掌握　正高：熟练掌握

夹板局部固定是利用与肢体外形相适应的特制夹板来固定骨折。临床上常用的作为夹板局部外固定的材料是木质夹板、石膏夹板、塑料夹板、纸基塑料夹板。夹板固定的原理是在夹板与皮肤之间放置不同形状的纸压垫作为力点，形成三点固定的杠杆作用，以维持骨折的位置。夹板外以布带作为约束，使夹板通过纸压垫对骨折产生定向的压力。

知识点11：小夹板固定技术的适应证　　副高：熟练掌握　正高：熟练掌握

小夹板固定技术适用于绝大多数四肢闭合性骨折，开放性骨折创面已愈合，或骨折切开复位内固定术后。配合皮肤或骨牵引治疗骨折。

知识点12：小夹板固定技术的禁忌证 副高：熟练掌握 正高：熟练掌握

（1）关节内或关节附近的骨折。

（2）极不稳定的四肢骨折。

（3）严重的开放性骨折以及有严重的软组织感染的骨折。

（4）脊柱骨折。

（5）软组织过度肿胀时暂时不宜。

知识点13：小夹板的制作材料的种类 副高：熟练掌握 正高：熟练掌握

（1）木制夹板：以柳木、杉树皮为佳，具有可塑性以利于制成适应肢体的外形，有韧性抗折，有弹性以利于肌肉的收缩。其厚度多为2.5mm×4mm，边缘光滑圆钝，接触皮肤的一面粘一毡垫，外包棉绳套或灯芯绒，可常规成批生产或临时修剪。

（2）铁丝夹板：用直径4mm左右的铁丝制矩形，矩形间用较细的铁丝缠绕成网状。用时衬上厚实的棉花，用绷带缠绕。此类夹板可临时塑成各种形状，多用于临时性固定。

（3）石膏夹板。

（4）厚纸板、竹片、铝片等制成的夹板。

知识点14：小夹板压垫 副高：熟练掌握 正高：熟练掌握

（1）作用：夹板的力点。

（2）材料：吸水、散热、无刺激的毛头纸为佳。

（3）类型：①平垫；②梯垫；③塔垫；④高低垫；⑤抱骨垫；⑥葫芦垫；⑦分骨垫；⑧合骨垫；⑨横垫等。

知识点15：小夹板的横带 副高：熟练掌握 正高：熟练掌握

横带宽1.5～2cm，长短以绕肢体2周能打结为度，亦可用4～6层绷带包扎，其作用是固定夹板并给夹板合适的压力。

知识点16：小夹板固定的操作方法 副高：熟练掌握 正高：熟练掌握

小夹板固定的操作方法如下：

（1）纸压垫要准确放在适当位置上，并用胶布固定，以免滑动。

（2）捆扎布带松紧要合适，其松紧度以束带在夹板上可以不费力地上下推移1cm为宜。捆扎布带后，必要时行X线检查。

（3）在麻醉未失效时，搬动病人应注意防止骨折再移动。

（4）抬高患肢，密切观察患肢血液循环。

（5）骨折复位后4天之内，可根据肢体肿胀和夹板的松紧程度，每日适当放松一些，但仍能上下推移1cm为宜。

（6）2～3周后，如骨折已有纤维连接，可重新固定，以后每周在门诊复查1次，直至骨折临床愈合。

（7）鼓励病人患肢功能锻炼。

（8）2周内根据骨折稳定性行X线检查1～2次。如骨折变位，应及时重新复位。必要时改作石膏固定。

第二节　支具固定与外固定支架

知识点1：支具固定的作用　　副高：熟练掌握　正高：熟练掌握

（1）防止畸形。

（2）制动。

（3）稳定关节。

（4）有利于进行功能锻炼。

知识点2：上肢支具的分类及其作用　　副高：熟练掌握　正高：熟练掌握

固定或矫正用上肢支具，前者适用于腕关节炎症、舟骨骨折，延迟愈合或不愈合。后者有腕、掌指或指间关节背伸及屈曲支具，缺血性挛缩支具、手偏斜支具、桡神经瘫痪支具等。上肢功能矫形支具的作用：可稳定松弛的关节，代偿瘫痪的肌肉功能，恢复部分生活或劳动能力。

知识点3：下肢支具的种类　　副高：熟练掌握　正高：熟练掌握

（1）矫正鞋：有平足鞋、内翻矫形鞋、前掌横条鞋垫等，适用于平足、足内翻、跖痛症、爪形趾及其他畸形等。

（2）矫形鞋：补偿下肢短缩或者足部残缺，矫正足部畸形，转移病区负重点，扩大负重面，稳定关节，减少痛苦，增进功能，可以治疗某些足部疾病。可分为补缺鞋和补高鞋两种。

（3）长腿支具或护膝装置：稳定膝关节，防止畸形。

（4）踝足支具：稳定踝关节，防止畸形。

知识点4：脊柱常用支具　　副高：熟练掌握　正高：熟练掌握

（1）颈椎支具：常用塑料围领或头颅环装置，用于颈椎骨折脱位、颈椎不稳或颈椎术后固定。

（2）胸腰椎支具（Boston支具）：常用硬塑料制作，用于脊柱侧弯矫形或脊柱后维持脊柱稳定性。

（3）颈－胸－腰支具（Milwaukee 支具）。

知识点5：外固定架 副高：熟练掌握 正高：熟练掌握

骨外固定架是将骨折两端用针或钉钻入，后在皮外将穿入骨折之针固定在外固定架上。此法不是内固定，也不是外固定，但达到了过去内固定和外固定所不能达到的效果。

知识点6：外固定架的优点 副高：熟练掌握 正高：熟练掌握

（1）在其他固定方法不适用时，外固定架可使骨折获得牢固的固定。

（2）据骨折的类型，使用外固定装置可使骨折端间获得加压、保持位置或分离固定。

（3）应用外固定架后可以直接观察肢体或创面的情况。

（4）有助于治疗。

（5）允许近侧或远侧关节立即活动，可减轻水肿，有利于保持关节表面的营养，并可防止关节囊纤维化、关节僵硬、肌肉萎缩和骨质疏松。

（6）外固定装置能够悬挂在床上，可使肢体抬高，容易减轻水肿并解除后侧组织的压力。

（7）肢体进行稳定的外固定后可以进行早期活动，也可保持所需要的某种姿势。

（8）如患者的全身情况不能进行脊麻或全麻，就可以在局麻下安放外固定架。

（9）在某些有感染的骨折中容易发生骨折不愈合，坚强固定有利于控制或消除感染因素。

（10）当牢固固定失败后、关节成形术后感染或已不可能进行重建关节，但仍需做关节固定术者，亦可使用外固定架。

知识点7：外固定架的缺点 副高：熟练掌握 正高：熟练掌握

（1）粗暴的插针技术，皮肤和针道处理不妥当，都易导致针道感染。

（2）缺乏经验的外科医师对针和固定支架在力学上组合起来有困难。

（3）支架比较笨重，患者常可因美观、生活不便等问题而不愿使用。

（4）可能会发生针道穿过骨折部位。

（5）支架去除后可能发生再骨折，除非肢体有确实的保护，直到骨组织具有正常的应力。

（6）器材价格比较昂贵。

（7）不能按照医嘱规定的患者（即依从性差者）会扰乱支架的调整。

（8）骨折位于骨干的近端或远端时，大骨片上的支持针不适宜承担杠杆作用，而需要对邻近关节进行制动，可发生僵硬。

知识点8：外固定架的作用 副高：熟练掌握 正高：熟练掌握

（1）能保持骨折端的良好对位。

（2）可牵开骨折两端以延长肢体。

（3）可利用加压技术，促进骨折愈合。

（4）可以纠正早期的成角畸形与旋转畸形。

知识点9：外固定架的种类 副高：熟练掌握 正高：熟练掌握

目前，常用的外固定架包括下列几种：

（1）单臂型外固定架：贯穿骨针4支，骨针外端固定在一侧，钢针穿破一侧皮肤，经皮质骨固定，针平行排列，外固定器具有方向结以调整固定（Bastiani架）。

（2）半环型外固定架：多钢针突破一侧皮肤，任意方向穿入针，方向调节半环固定架（夏和桃型）固定。

（3）全环型外固定架：多种平面，两钢针交叉通过骨质，穿通双侧皮肤，外固定支架环形固定型。

知识点10：外固定架的并发症 副高：熟练掌握 正高：熟练掌握

（1）针道感染：针道感染是使用外固定架过程中最常见的并发症。外固定架的并发症曾一度制约了它的发展。其发生率依不同肢体部位、不同术者和不同种类的器械各不相同。随着外固定架理论、技术及器材的发展，现在临床上针道感染的发生率已明显降低。对胫骨开放骨折使用外固定架固定，其针道感染发生率为6.9%～14.2%。只需要做到小心预防，早期诊断，积极治疗，此并发症将不会明显影响骨折的治疗。

按照从轻到重的程度，针道感染可分为4期。

第一期——不规则性或浆脓性渗出期：此时应加强针孔卫生护理，抬高患肢并口服广谱抗生素，炎症通常在数日内即可消退。

第二期——表浅性蜂窝织炎：此时应该在加强针道护理的同时应用抗生素治疗。

第三期——深部感染：感染从浅到深弥漫整个针道。此时应及时拔除松动的固定针，应对针道进行清创术，并且保持引流通畅以及通过肠外途径全身使用敏感抗生素。若骨折端不稳定，就另行穿针。应绝对避免经过或邻近炎性组织重新置入固定针。

第四期——脊髓炎：固定针松动伴感染且影像学显示骨质受累，这就意味着发生了骨感染。通过去除固定针和肠外应用抗生素等措施，能够有效地治愈急性感染。如果X线片显示固定针周围有一个环形死骨区，针道反复渗出脓性液体，则须行清创术。术后静脉输入敏感抗生素，要注意保护患肢，以防止发生因骨质缺损而导致的骨折。

早期诊断、早期治疗可以终止针道感染恶化的进程，并且最终使感染获得治愈，这需要医生和患者的共同努力。

防止针道感染的最重要方法就是使用正确的固定针置入技术和术后护理。除正确使用外固定架之外，还要向患者讲清楚使用和术后护理外固定架的注意事项和方法，使患者在发现针道感染的早期表现后得到及时救治。

（2）固定针松动：在骨折愈合的过程中，由于固定针长期承受不同方向的应力，因此，固定针的松动是一种自然过程。医生所能做到的就是如何尽量延长其发生松动的时间，包括正确置入固定针，避免预弯负荷，解除固定针与周围软组织之间的任何张力。同内固定治疗一样，外固定架失效与骨折愈合之间也存在着一种比赛，所以促进骨折早日愈合也是防止固定针发生松动的重要手段。对骨缺损的部位早期进行植骨并适时进行动力化就可以达到这个目标。

（3）外固定失效：外固定架失效包括固定针和连杆的断裂和弯曲变形。目前，由于固定针的直径为5mm和6mm，所以固定针折断的发生率明显减少。多次重复使用外固定架的各部件，便金属发生疲劳，是外固定架失效的主要原因。

（4）骨折畸形愈合，迟延愈合和不愈合：骨折畸形愈合的主要原因就在于原始复位不满意。相对于骨折端之间发生的成角畸形而言，旋转畸形发生率较高。为避免畸形的发生，在置入固定针之前应尽可能地恢复骨折端的理想对位，而不要过多地依赖外固定架自身的调整。虽然参照健侧肢体是一种有效的复位方式，但最准确的手段还是术中及术后所摄的X线片。使用不透X线的连杆，可能会影响判断骨折的复位程度，因此，除了常规摄正、侧位X线片外，有时还需加照斜位X线片。

患者术后的功能锻炼和负重使外固定架不断地承受应力，这将导致外固定架失效，最终不能维持骨折端之间的良好复位。一定要将这一可能性在术前向患者讲清楚，使之对此多加注意并定期来院复查，使得能够对外固定架及时进行调整。

（5）软组织损伤：其并发症主要包括神经血管损伤、拴桩效应。

1）神经血管损伤：盲目穿针的恶果就是造成神经血管损伤。包括直接损伤和固定针炎性反应引起的慢性腐蚀性损伤。通常后者所引起的神经和血管受损的症状逐渐出现，并呈进行性加重。

为了避免这种损伤的发生，医生必须熟知手术肢体横截面的解剖。使用全针固定，特别是在危险区内应尽可能在对侧采用半针固定。在大腿危险区穿全针时应由内向外。行皮肤切口时手术刀平面须平行于神经和血管的走行。无论使用钻钻孔还是拧入固定针，均须在直视下操作。在膝部自前向后进行钻孔或置入固定针时，应适当使膝关节屈曲以避免损伤腘窝部的血管、神经结构。

2）拴桩效应：一旦肌肉或肌腱被外固定架的固定针所穿入，就如同被拴在树桩上一样，产生类似肌腱固定术或肌肉固定术一样的后果，其所跨过的关节的活动范围将受影响。

（6）骨筋膜室综合征：这种并发症较少发生。究竟是因为原始损伤所致，还是由于在置入固定针的过程中出血导致了骨筋膜室内压力增高，尚无定论。总之，在使用外固定架过程中不要以为置入的固定针容积较小，不会造成骨筋膜室内容物增加，就对骨筋膜室综合征的发生掉以轻心。一旦临床上出现了此并发症的表现，就应尽早进行处理。

第三节 内固定技术

知识点1：内固定技术 副高：熟练掌握 正高：熟练掌握

内固定是在骨折复位后使用金属内固定物维持骨折复位的方法。临床有两种置入方法：一种是切开复位后置入内固定物，另一种是在X线透视下，手法复位或针拨复位后，闭合将钢针插入内固定。属于手术治疗的范畴。

知识点2：内固定技术的发展 副高：熟悉 正高：熟悉

早在16世纪就有人陆续用金、铁、铜、银、铂等金属材料和硬质玻璃、象牙、牛骨等非金属材料来植入体内，用以固定或填补骨缺损。19世纪，ThomasGluck用象牙设计了各种骨折内固定物、关节和骨的替代物。1886年，Hansmann报道了应用接骨板治疗骨折的方法，以后Lambotte、Sherman及Inane陆续进行了报道，但多不成功。这些学者对内固定用具的形状、强度和组织相容性做了一些改进，可称为第一代接骨板，现今很少使用。在此基础上，Tounsend和Gilfillan、Eggers以及Collison设计了槽式钢板。但由于接骨板不够牢固，未能推广使用，这是第二代接骨板。第三代接骨板，也就是加压接骨板，是受到Key和Charnley膝关节加压融合术的影响而设计的。Danis是真正加压接骨板的先驱，他所设计的接骨板，是利用接骨板内的一个附件装置，形成骨折端的互相压缩。其后，Venable、Boreau和Bagby对其提出了一些改进，到1961年Muller骨板的应用，使Danis接骨板发生显著变化。其压缩力足而可靠，至今仍在应用。

内固定的发展还包括对于髓内钉和加压螺钉的应用。髓内钉的应用是从1940年Kuntscher用它治疗股骨干骨折开始的。

知识点3：内固定技术的原则 副高：熟练掌握 正高：熟练掌握

AO学派制订了四项手术原则，包括：

（1）骨折特别是关节内骨折的解剖复位。

（2）用无创性技术保留骨折块和软组织的血液循环。

（3）设计牢固的内固定，使之能满足局部生物力学的要求。

（4）骨折附近的肌肉和关节早期主动和无痛地活动，以预防“骨折病”。

上述4点中，良好的内固定最重要。

知识点4：内固定技术的适应证 副高：熟练掌握 正高：熟练掌握

下列内固定的适应证可供参考：

（1）凡是手法难以复位或复位后难以固定的骨折，最终难达到功能复位的标准而严重影响功能者。

（2）骨折端有肌肉、骨膜、肌腱或神经等软组织嵌入，手法难以复位者。

（3）有移位的关节内骨折，手法复位治疗很少能达到解剖复位，如不行内固定，日后必将严重影响关节功能。

（4）有严重移位的撕脱骨折，通常是因为有肌肉、韧带、关节囊等软组织牵拉，复位较困难。

（5）有严重移位的骨骺分离或骨折，必须正确复位、紧密接触、牢固固定，否则易发生不愈合，畸形愈合以及骨骺发育停止。

（6）骨折并发主要的血管或神经损伤（包括断肢再植），需先内固定骨折部，而后吻合血管、神经。但Conndly和一些学者认为，开放复位内固定不但费时，且增加了手术创伤、术后感染的概率，应该先集中精力修复血管损伤。如有可能应用牵引、外固定架、石膏托等处理，这种意见只能提供参考，再根据具体情况酌情使用。

（7）一骨多折或者多处骨折为便于护理和治疗，防止并发症，可选择适当部位切开复位内固定。

（8）无论是开放还是闭合方法治疗后发生的骨不连接或者骨延迟愈合者。

（9）病理性骨折。尤其是大肢体的长骨病理性骨折，切开复位既可治疗骨折又可清除病灶。

（10）开放性骨折。

知识点5：内固定技术的禁忌证 副高：熟练掌握 正高：熟练掌握

（1）手法复位即可达到功能复位或解剖复位而无须切开内固定者。

（2）难以应用内固定或内固定不牢固者。

（3）伴有活动性感染或骨髓炎者。

（4）局部软组织条件不佳，如严重烧伤、瘢痕和软组织感染者。

（5）全身一般情况差、不能耐受麻醉或手术者。

知识点6：骨固定的时机选择 副高：熟练掌握 正高：熟练掌握

切开复位内固定的时机视病情和局部骨折情况而定。某些骨折病人常伴有颅脑损伤或胸腹伤，合并严重休克，应该优先处理危及生命的损伤，然后再处理骨折。开放性骨折或脱位或者伴有血管损伤的骨折均应紧急手术。对一般的闭合性骨折则可择期手术。

知识点7：内固定的材料种类 副高：熟练掌握 正高：熟练掌握

内固定的材料包括螺钉、钢板、生物材料。

知识点8：内固定材料——螺钉 副高：熟练掌握 正高：熟练掌握

（1）螺钉的结构

螺钉外径：螺钉螺纹的直径。

螺钉钉芯：螺纹部分的钉杆。

螺距：螺纹之间的距离。

螺杆：螺钉无螺纹部分的螺杆。

螺钉中钉芯部分非常重要，其截面积的大小与抗弯曲强度直接有关。钉芯直径越大，抗弯曲强度越大。

螺钉的断裂有两种原因：①扭弯应力，扭弯应力使螺钉受到剪式应力；②弯曲应力，当弯曲应力作用于螺钉长轴时螺钉会发生断裂。

（2）螺钉的种类：主要包括自攻螺钉、非自攻螺钉、皮质骨螺钉、松质骨螺钉、空心螺钉、踝螺钉、锁定螺钉。

1）自攻螺钉：自攻螺钉在拧入时可以在骨骼中自行开出螺纹而无须攻丝。自攻型螺钉其钉尖部分有切槽，可以切割出骨道面允许螺纹进入。但由于切槽很短，并不占有螺纹全长，所以在拧入时会有骨屑堆积。另外螺丝是以挤压的方式进入骨质中，在螺纹周围造成骨损伤。

自攻型皮质骨螺钉在操作时不需事先攻丝，故操作简便，节省手术时间。但由于骨屑的存在，螺钉所受的扭力较大，同时螺钉的切槽部分使螺纹面积减少，加之螺纹周围骨损伤，其抗拔出力比非自攻型皮质骨螺钉减少17%～30%。自攻型皮质骨螺钉拧入时需要很大的轴向压力，可以使复位后的骨折块发生再移位。松质骨螺钉也是一种自攻型螺钉，其螺纹直径由尖端开始顺时针方向增大，在拧入时骨屑可以排出。操作时不可以用丝攻攻其全长，否则会损伤骨质而减弱抗拉出力。

2）非自攻螺钉：非自攻螺钉没有切槽，尖端是钝圆的。操作时要求事先钻孔，然后攻丝。非自攻型螺钉的优点是由于事先在骨质上攻出螺纹，故拧入时扭力很小，另外扭入时无须很大轴向压力，不会造成复位后的骨折块再移位。

3）皮质骨螺钉：皮质骨螺钉为浅螺纹、短螺距的全螺纹非自攻型螺钉。由于钉芯相对较短，抗弯曲能力很强。

4）松质骨螺钉：松质骨螺钉螺纹很深，螺距较长，钉芯直径相对小。由于外径与钉芯比例很大，或者说螺纹面积较大，故在骨质中有良好的把持作用。松质骨螺钉用于干骺端的松质骨。分全螺纹和半螺纹两种类型。当螺钉用于拉力螺钉时应选择半螺纹螺钉。

5）空心螺钉：外形为松质骨螺钉，其中空质结构允许异针通过。对某些骨折，在X线监视下钻入异针暂时固定，如果复位及异针位置满意，通过异针即可拧入空心螺钉。临床上常用于干骺端骨折闭合复位，经皮螺钉固定。

6）踝螺钉：踝螺钉是螺钉尖端有一三角形钉刃的半螺纹皮质骨螺钉，可以自攻。主要使用于内踝骨折的固定。目前在临床上已经较少使用，多以半螺纹松质骨螺钉代替。

7）锁定螺钉：用于锁定钢板。主要结构特点是螺钉钉帽和钢板钉孔之间有连接固定装置，螺钉拧入钢板固定后，螺钉和钢板间有特定的固定机构连接，使螺钉和钢板间不会再产生相对活动，产生角度的固定作用。如AO组织研发的LCP系列内固定器，螺钉和钢板孔间是通过锥形螺纹进行锁定固定的。

知识点9：内固定材料——钢板　　副高：熟练掌握　正高：熟练掌握

（1）钢板可根据起到的生物学作用而分为中和钢板、加压钢板、支持钢板和桥接钢板等。

（2）钢板固定的张力带原则：钢板在长管状骨骨干骨折固定时的置放位置十分重要。由于骨骼的形态都略有弯曲，在轴向应力作用下，骨骼的一侧受到压力，而对侧受到张力。钢板固定时必须将其置于张力一侧，否则固定的稳定性减弱。

（3）钢板的种类：主要包括动力加压钢板、点接触型钢板、环形钢板、重建钢板、角钢板、滑动螺钉钢板、LISS。

1）动力加压钢板（DCP）：动力加压钢板可分别作为中和钢板、加压钢板和支持钢板来应用。

2）动力加压钢板（LC-DCP）：AO于1982年发明限制接触型钢板。其特点是钢板的底面有凹槽，钉孔的斜坡是双侧的。其优点是钢板与骨骼只部分接触，由于骨膜血供损伤小，凹槽部分允许骨膜存在和生长，较少干扰骨膜血供从而防止钢板下骨质疏松。

3）点接触型钢板（PC-Fix）：点接触型钢板设计特点是有1个三爪形尖扣和1个垫圈：两者可将螺钉与钢板固定为一体，以防止螺钉从骨骼中拔出；三爪形尖扣将钢板垫起，使钢板与骨膜不会直接接触。与限制接触型钢板相比，更小地干扰骨膜血供。

4）环形钢板：环形钢板分为1/2环形、1/3环形和1/4环形3种：环形钢板可以抵抗张力和扭力，并可行动力加压，在直径较小的长管状骨骨折时有助于骨折复位。但由于其厚度只有1mm薄厚，总强度较差，所以只可用于应力不大部位的骨折固定。

5）重建钢板：重建钢板的特点是在钢板的侧方均有切槽，使之可以在各平面塑形。主要应用于应力不大、形态复杂部位的骨折，比如髋臼、肱骨远端骨折。

6）角钢板：角钢板发明于20世纪50年代，曾被广泛应用于股骨远近端骨折。角钢板由两部分组成，钢板和刃部，两者之间弯成130°或95°夹角。钢板较刃部稍厚，刃部剖面呈“U”形。操作时先将刃部打入直至股骨头颈（130°角钢板）或股骨髁（95°角钢板），再将钢板固定于骨干。

角钢板有如下缺点：刃部和钢板折弯初应力集中，易于断裂：刃部对于骨折端没有加压作用：刃部在打入时位置要求很高，否则钢板与骨干无法贴附，因此操作困难。

7）滑动螺钉钢板：滑动螺钉钢板设计有侧板一端有一套筒，拉力螺钉可在套筒中滑动。它的优点包括：拉力；螺钉可以使骨折端获得压力；套筒与钢板结合部强度很大，不易断裂；拉力螺钉置入后再套入套筒，侧板位置灵活可调。

8）LISS：LISS是20世纪90年代AO组织为应用MIPPO技术设计开发的钢板螺丝钉固定系统。与以上钢板相比较，主要设计改进是螺钉帽和钢板孔都带有螺纹，螺钉拧入钢板孔对骨骼进行固定的同时，钢板和螺钉之间通过螺纹进行了固定，固定后，钢板可以不贴附在骨表面，螺钉和钢板之间连接锁定成整体，不会产生晃动，螺钉的方向和钢板的相对位置也是惟一的。其固定形式相当于内置的外固定架，所以，LISS也有LIF之称。LISS钢板是解剖型设计，每个固定部位有其相应使用的钢板。目前股骨远端钢板（LISS DF）和胫骨近段外侧钢板（LISS PLT）两系统应用比较成熟。

知识点10：内固定材料中的生物材料　　副高：熟练掌握　正高：熟练掌握

在骨骼内固定方面，通常使用的金属板、螺丝钉，其固定坚强，然而，其主要缺点是在骨折愈合后病人需要多次手术来除去这些金属植入物。因此，近30年来，许多生物材料学家及矫形骨科医生纷纷探索新的可吸收材料来取代金属植入物。

生物材料无论来源如何，大多数聚合物是由许多重复的单体组成的大分子，它们具有碳原子支架。当同一单体反应时可形成高聚物，而两种不同的单体结合可产生随机的共聚物、共聚物团块或转移共聚物。聚合物的理化性质，会影响其在人体内实现功能和发挥作用。

知识点11：内固定的种类 副高：熟练掌握 正高：熟练掌握

内固定的种类包括螺钉、接骨板、髓内针、不锈钢丝、骨圆针。

（1）螺钉：①种类：a．普通螺钉；b．加压螺钉；c．生物可吸收螺钉。②适应证：通常与接骨板联合应用，固定各种骨折，少数情况下单独应用就能达到稳定骨折的目的，获得满意的效果，比如内踝撕脱骨折、肱骨内髁骨折等。

（2）接骨板：①种类：a．普通接骨板，种类较多，多为钴铬合金制成；b．加压接骨板。②适应证：根据骨折的部位、程度、形态等不同情况，选择合适的接骨板进行固定。骨折线两端应分别以2～4枚螺钉固定住，且应离开粉碎性的骨折线，螺钉必须穿过两侧的骨皮质。

（3）髓内针：①种类：a．"V"形以及梅花形髓内针；b．带锁髓内针；c．弹性髓内针；d．加压髓内针。②适应证：应用于治疗各种长管状骨的新鲜骨折、骨折延迟愈合、不愈合、畸形愈合以及病理性骨折，另外也适用于良性骨肿瘤切除术后需要行大块植骨的患者。

（4）不锈钢丝：主要应用于治疗髌骨、尺骨鹰嘴、股骨大转子等骨折，行钢丝张力带内固定，还可用于捆绑粉碎性骨折。

（5）骨圆针：选择各种粗细不同的骨圆针，用于治疗各种掌骨和指骨骨折以及不适宜用螺钉固定的骨碎片，粗的骨圆针可用于骨牵引。

知识点12：脊柱内固定器械的种类 副高：熟练掌握 正高：熟练掌握

前路内固定物包括各种前路钢板、椎体螺钉、椎间融合器、人工椎体等。

后路内固定物主要有椎弓根螺钉、椎弓根钩以及各种撑开、加压系统。

知识点13：脊柱内固定的适应证 副高：熟练掌握 正高：熟练掌握

脊柱前路内固定适用于治疗脊柱骨折前方减压术后、椎体肿瘤切除术后、前路椎间盘切除术后、前方植骨不稳定以及脊柱畸形矫形等的内固定。

脊柱后路内固定适用于脊柱畸形的矫正、脊柱结核、脊柱肿瘤、脊柱骨折以及脊柱不稳定的内固定治疗。

知识点14：常用的脊柱内固定器械 副高：熟练掌握 正高：熟练掌握

目前，常用的脊柱内固定器械包括TSRH器械、CDH器械、Isola系统、USS器械、ISOCON器械、RF器械、MossMiami器械等。

第四节 牵引技术

知识点1：牵引技术 副高：熟练掌握 正高：熟练掌握

牵引疗法是通过牵引装置，利用悬垂重量为牵引力，身体重量为反牵引力，以克服肌肉的收缩力，整复骨折、脱位，预防和矫正软组织挛缩，以及某些疾病术前组织松解或术后制动的一种治疗方法。牵引疗法有皮肤牵引、骨牵引及布托牵引等。牵引重量以短缩移位的程度和病人体重而定，应随时调整。

知识点2：牵引技术的牵引装置 副高：熟练掌握 正高：熟练掌握

（1）骨科病床：应铺有木板，使牵引装置能稳定地放在病床上；可安装牵引床架，以悬吊牵引支架及便于功能锻炼；对截瘫和不便抬动躯干，大、小便护理困难的患者，可以在木板床的中部相当于臀部处开一圆洞，洞下放置便盆，以方便大、小便护理。

（2）牵引床架：有木制和铁制两种，现多用金属管制成，基本结构是在病床的两头各固定有1～2根支柱，支柱之间连接同样数目的横架，横架上装有滑轮和拉手，以便作悬吊牵引用和进行功能活动。

（3）牵引支架：勃朗–毕洛支架：该支架可根据患肢的长度和牵引的角度进行适当的调整，使用比较方便。多用于下肢骨折牵引。托马斯架：可联合Pearson小腿附架使用，其特点是结构简单、轻便，故可将支架悬吊起来，而便于患者在床上活动。挂钩牵引架：结构简单，使用时将两钩挂于床头即可，多用于下肢水平位皮牵引、颅骨牵引、枕颌布托牵引等。

（4）附属设备：床脚垫：主要作用是抬高床尾，以利用患者自身重量来达到加强对抗牵引力量的目的。通常使用的有三级梯和三高度床脚垫。靠背架：呈合页状，两侧有撑脚，可选择不同的高度或完全合拢。其作用是方便牵引患者在床上坐起。足蹬箱：使用时置于健侧足下，以便患者练功踩蹬着力，并阻止身体下滑。

牵引用具主要有颅骨牵引钳（颅骨牵引时用）；各种牵引弓（四肢骨牵引用）；扩张板及胶布（皮牵引用）；牵引重锤（有500g、1000g、2000g等数种）；牵引绳（现多用尼龙绳）；骨圆针（规格有直径1～4mm多种，以适应不同部位的骨牵引）；专用牵引带（有颈托牵引带、骨盆悬吊带、腰椎牵引带及踝托牵引带等几种）。

知识点3：牵引的目的和作用 副高：熟练掌握 正高：熟练掌握

牵引可达到复位和固定的双重目的。其主要作用如下：

（1）骨折、脱位的整复和维持复位。

（2）炎症肢体的制动和抬高。

（3）挛缩畸形肢体的矫正治疗。

（4）解除肌肉痉挛，改善静脉回流，消除肢体肿胀，为骨与关节的手法或手术治疗创造条件。

（5）便于患肢伤口的观察、冲洗和换药。

知识点4：牵引的类别　　副高：熟练掌握　正高：熟练掌握

牵引的类别包括皮肤牵引以及骨牵引。

知识点5：皮肤牵引　　副高：熟练掌握　正高：熟练掌握

利用粘贴于肢体皮肤的粘胶条（或乳胶海绵条）使牵引力直接作用于皮肤，间接牵拉肌肉和骨骼，而达到患肢复位、固定与休息的目的。

皮肤牵引对患肢基本无损伤，痛苦少，且无穿针感染的危险。但皮肤本身所能承受的力量有限，加之皮牵引对患肢皮肤条件要求较高，因此，其适应范围较局限。

知识点6：皮肤牵引的适应证　　副高：熟练掌握　正高：熟练掌握

皮肤牵引适用于：①骨折，需要采用持续牵引治疗，但又不需要强力牵引或不适于骨牵引的病例。②脱位，多用于下脓脱位整复后的固定，如髋关节脱位。③骨病，多用于下肢关节炎的制动。

知识点7：皮肤牵引的禁忌证　　副高：熟练掌握　正高：熟练掌握

皮肤牵引的禁忌证包括：皮肤有损伤或炎症者；肢体有血循环障碍者；骨折严重错位需要强力牵引方能矫正畸形者。此外，对胶布有过敏史者，忌用胶布牵引，可采用乳胶海绵条皮肤牵引。

知识点8：皮肤牵引的术前准备　　副高：熟练掌握　正高：熟练掌握

准备器材，比如牵引架、滑轮、牵引绳、重锤、胶布、扩张板、纱布、绷带及安息香酸酊等。肢体要备皮。局部皮肤有炎症、溃破、水疱及肢体血运不良者不宜上皮牵引。

知识点9：皮肤牵引的方法　　副高：熟练掌握　正高：熟练掌握

牵引部位皮肤剃毛后，取宽度合适的扩张板黏在长宽适合的橡皮膏中央，将橡皮膏平贴于患肢两侧，骨突部垫纱布保护，橡皮膏外缠绕绷带，放在一定装置上牵引。

知识点10：皮肤牵引的注意事项 副高：熟练掌握 正高：熟练掌握

术后应注意观察肢体远端的血运、感觉以及活动。是否有绷带松解、胶布滑脱及扩张板位置改变情况。如果有异常，及时处理。牵引过程中要经常检查和调整肢体的位置和牵引重量。牵引期间鼓励病人适当功能锻炼。

知识点11：骨牵引的适应证 副高：熟练掌握 正高：熟练掌握

成人肌力较强部位的骨折尤其是不稳定骨折；开放性骨折；骨盆骨折、髋臼骨折及髋关节中心脱位；学龄儿童股骨干不稳定骨折；颈椎骨折脱位；无法实施皮牵引的手足短小管状骨骨折；某些手术前准备，如陈旧性股骨颈骨折行人工股骨头置换术前，关节挛缩畸形患者术前等；某些需要牵引治疗但又不宜行皮牵引者；多根肋骨多段骨折造成浮动胸壁，出现反常呼吸者。

知识点12：骨牵引的禁忌证 副高：熟练掌握 正高：熟练掌握

骨牵引的禁忌证包括：穿针处有炎症或开放性创伤感染严重者；牵引局部骨骼有病变或严重骨质疏松者。

知识点13：骨牵引的用具 副高：熟练掌握 正高：熟练掌握

骨牵引包（内含手术巾、布巾钳、消毒钳、血管钳、手术刀、各种规格的骨圆针、骨锤、手摇骨钻及钻头等），高压消毒后备用。局部麻醉及消毒药品及用具。牵引弓：主要包括马蹄形牵引弓、张力牵引弓以及颅骨牵引钳。马蹄形牵引弓适用于克氏针牵引；张力牵引弓适用于斯氏针牵引；颅骨牵引钳为特制的专用牵引器，其弓的两端带有短针可以勾住颅骨外板，尾部带有螺杆及调节钮，以便控制短针在颅骨外板卡紧的程度。

知识点14：骨牵引的术前准备 副高：熟练掌握 正高：熟练掌握

准备器材，如骨科床、牵引架、支持带、夹子、牵引绳、滑轮及重锤。无菌手术器材，如一般器材、牵引弓、骨圆针及手摇钻等。备皮、剃毛。穿刺部位及周围有炎症等，不宜行骨牵引，以免引起骨髓炎。

知识点15：骨牵引的方法 副高：熟练掌握 正高：熟练掌握

（1）颅骨牵引操作步骤：患者仰卧，头下置一适当高度的枕头。助手固定患者头部；剃光头发，清洁皮肤，用甲紫标记钻孔位置，两乳突处（或两外耳孔）连线与人体正中线相交点为中点，中点向两侧各旁开3～5cm处为进针点；在预定两钻孔处，用尖刀分别切开一长约

1cm的小口，深达骨膜，止血；用带安全隔板的钻头在颅骨表面，以向内倾45°角的方向，钻穿颅骨外板（成人为4mm，儿童为3mm）。注意防止穿过颅骨内板伤及脑组织。然后张开颅骨牵引器的两脚，将钉齿插入骨孔内，拧紧牵引器螺旋，使钉齿与颅骨外板卡紧；缝合伤口，并用酒精纱块覆盖之。系上牵引绳并通过床头挂钩牵引架的滑轮，抬高床头进行牵引；复位重量：颈椎$_{1\sim2}$为4kg，之后每下一阶梯增加1kg；维持重量3～4kg，时间2～3周。

（2）尺骨鹰嘴牵引：距鹰嘴顶端3cm尺骨后侧骨皮质1cm处，由尺侧向桡侧穿入。

（3）骨盆悬吊牵引：适用于骨盆骨折有分离移位者，如耻骨联合分离、骨盆环断裂分离移位、髂骨翼骨折外旋移位、骶髂关节分离等。牵引用的骨盆悬吊布兜可用长方形厚布制成，其两端各包缝一相应大小的三角形铁环（由直径为6mm左右的钢筋弯成）。牵引时患者需要仰卧，用布兜托住骨盆，用两根牵引绳系住两侧三角形铁环的上端角，然后通过滑轮进行牵引。亦可在两环之间加一横杆，用牵引绳系住横杆中央进行牵引。牵引重量以能使臀部稍离开床面即可，牵引时间为6～10周。

（4）股骨髁上牵引：从股骨的内收肌结节的上方2cm、前方1cm处，由内向外侧穿入。

（5）胫骨结节牵引：穿刺部位为胫骨结节下后一横指处，由外向内侧穿入。

（6）跟骨牵引：从内踝尖与足跟后下缘连线的中点，由内向外穿入。

知识点16：骨牵引的注意事项　　副高：熟练掌握　正高：熟练掌握

（1）牵引2～3天内经使骨折复位，以后维持整复位置。

（2）每日应检查牵引绳的方向，牵引弓是否滑脱。牵引重量应据病情和部位确定，下肢一般是体重的1/10～1/7。

（3）摄床边X线片显示骨折端对位对线情况，防止过牵。

（4）预防穿针部位感染，术后应置无菌棉球或纱布，可经常滴入75%酒精。

（5）鼓励病人行肢体功能锻炼，防止肌肉萎缩及关节僵硬。

第五节　局部封闭术

知识点1：局部封闭术　　副高：熟练掌握　正高：熟练掌握

局部封闭术是指利用利多卡因、丁哌卡因等麻醉药物，配合皮质类固醇等药物注射到疼痛部位，通过阻滞感觉、交感神经直接阻断疼痛的神经传导通路，改善局部血液循环，激发抗炎、抗过敏作用，从而获得消除炎症、解除疼痛、软化瘢痕和改善功能的疗效，在临床上被广泛应用。

知识点2：局部封闭术的适应证　　副高：熟练掌握　正高：熟练掌握

（1）软组织的急慢性损伤，如滑囊炎、腱鞘炎、腰肌劳损、肩周炎等。

（2）周围神经卡压，如腕管综合征、肘管综合征等。

（3）关节炎，如骨关节炎、痛风性关节炎等。

知识点3：局部封闭术的禁忌证　　副高：熟练掌握　正高：熟练掌握

（1）穿刺部位或者附近皮肤有感染。

（2）不能使用激素或对激素、麻醉药过敏。

（3）有消化道反复出血史，特别是近期有消化道出血者。

（4）凝血功能障碍，如血友病。

（5）严重的高血压或者糖尿病。

（6）结核病。

（7）甲状腺功能亢进。

（8）注射部位附近X线片提示有骨或软组织病理性病变，如骨肿瘤。

知识点4：局部封闭术常用药物　　副高：熟练掌握　正高：熟练掌握

（1）麻醉药物。①利多卡因：效能和作用时间均属中等程度的局麻药。组织弥散能力和黏膜穿透力好。局部浸润和神经阻滞采用1%～2%，成人限量400mg；②丁哌卡因：长效酰胺类局麻药，起效时间较利多卡因长，作用时间可持续5～6小时。采用0.5%～0.75%，成人一次限量为150mg。

局部麻醉药物注射前都必须回抽，以免将药物注入血管，导致神经系统和心脏毒性反应。

（2）激素类药物。①复方倍他米松（得宝松）：是由二丙酸倍他米松和倍他米松混合而成的灭菌混悬液，有比较明显的消炎镇痛作用。局部用药时每次用量1ml，同时加利多卡因等麻醉药物1～2ml。使用时须事先将药瓶中的混悬注射液抽入注射器内，然后抽入局麻药，多数患者1次局部封闭后症状即可缓解；如局部封闭后症状未能缓解者，2～3周后可再注射1次，2～3次为1个疗程；②醋酸曲安奈得（确炎舒松）：是一种合成的肾上腺皮质激素，属于糖皮质激素。主要起抗炎和抗过敏作用。局部封闭时每处20～30mg，每次总量不超过40mg，两周1次。使用时可添加局麻药物。

知识点5：局部封闭术的准备　　副高：熟练掌握　正高：熟练掌握

（1）与患者及家属充分沟通，告知相关操作风险。

（2）物品准备：醋酸曲安奈得（确炎舒松）或复方倍他米松（得宝松）、丁哌卡因或利多卡因、手套（非消毒）、标记笔、固定垫、安尔碘、酒精棉球、不同规格注射器及穿刺针、胶布、绷带、无菌纱布敷料。

知识点6：局部封闭术的操作　　副高：熟练掌握　正高：熟练掌握

告知患者即将进行的操作，缓解患者紧张情绪。

（1）摆放正确体位，确定穿刺部位后用标记笔标记，注意解剖结构（标记后直到操作结束，不允许患者更改体位）。

（2）消毒穿刺部位，采用不触碰无菌操作技术（即只有针头才可以接触消毒过的穿刺点，无须铺巾），从穿刺点进针，并准确进针至治疗区域。

（3）将药物注射至治疗区域，注射前一定回抽，以确定针头不在血管内后给药，避免加压给药。

（4）对于需要进行抽吸液体的关节，抽吸液体之后不要移开针头，更换注射器后立即注射药物。

（5）注射结束后拔出针头，在注射点上使用酒精棉球压迫10分钟。

（6）用创口敷料加压覆盖，进行特殊的注射后指导。

知识点7：局部封闭术后处理 副高：熟练掌握 正高：熟练掌握

局部封闭后缓慢活动关节，使药物能在关节间隙和软组织中充分分散开来。确认患者无头晕等症状后方可从诊疗床上下来，休息15分钟、确认无不适后方可离开。告诉患者若注射部位出现肿胀、发红、皮肤温度升高或体温超过38℃等情况应及时来院就诊，以排除感染发生。

封闭治疗后疼痛缓解是由于麻醉药物的暂时镇痛作用，疼痛会在几小时后恢复，在皮质激素作用下疼痛会在1～2天的时间内再次减轻。可根据病情选择口服非甾体类消炎镇痛药物加强疗效。

知识点8：局部封闭术的并发症防治 副高：熟练掌握 正高：熟练掌握

（1）全身并发症：麻醉药过敏和毒性反应、心律失常、癫痫发作、面部潮红、糖尿病患者血糖升高、免疫应答受损、月经不调、阴道异常出血及骨质疏松等。注意适应证掌握，注射时回抽，确保不注入血管，防止全身并发症。

（2）局部并发症：出血、感染、骨坏死、韧带断裂、肌腱断裂、皮下萎缩及皮肤色素减退等。掌握正确技术和剂量，不要打到皮下和肌腱内，有助于防止局部并发症。

第三篇
骨外科专业疾病

第一章 骨关节创伤

第一节 上肢骨折

一、锁骨骨折

知识点1：锁骨骨折的病因和病理	副高：熟练掌握　正高：熟练掌握

锁骨骨折通常为间接暴力所致，肩部外侧或手掌跌倒时先着地，外力经肩锁关节传导至锁骨而发生骨折，以短斜或横断骨折情况为多。直接暴力打击锁骨可造成骨折，通常为横断或粉碎骨折，常发生于外1/3处，临床较为少见，除非喙锁韧带断裂，骨折端多无明显移位。严重移位骨折，当骨折片向下向后移位时，可压迫或刺伤锁骨下动、静脉或心脏臂丛神经，严重时甚至刺破胸膜或肺尖，造成血管、神经损伤或血胸、气胸，但临床较为罕见。骨折片向上向前移位时，可穿破皮肤造成开放性骨折，但极少见。

知识点2：锁骨骨折的临床表现和诊断	副高：熟悉　正高：掌握

（1）伤后局部疼痛、肿胀，不敢活动。

（2）患者头部偏向患侧，用健侧的手托住患侧的前臂以及肘部，用来缓解患侧胸锁乳突肌和上肢重量的牵拉所引起的疼痛。

（3）锁骨表浅，骨折后局部有明显肿胀、压痛，可见淤斑。移位明显者局部畸形明显，甚至可见折端部位隆起于皮下。可扪及骨折端及骨擦感。

（4）儿童青枝骨折可仅有局部疼痛及不愿穿衣表现，无明显肿胀仅有压痛感。对拒绝检查的儿童可托住其两侧腋窝上举，有疼痛者摄X线片详查。

（5）直接暴力引起的锁骨骨折容易引起锁骨下血管神经损伤，间接暴力引起的骨折严重移位及大血肿压迫亦可引起锁骨下血管神经损伤。尽管发生率极低，但若不及时发现则后果严重，不容小觑。

（6）绝大部分病例根据病史及体征即可作出诊断，但仍应常规摄X线片了解骨折移位情况。疑诊病例更要摄片详查，以免漏诊、误诊。

知识点3：锁骨骨折的非手术治疗　　副高：熟练掌握　正高：熟练掌握

儿童青枝骨折或不全骨折以及成人无移位骨折，可用三角巾悬吊伤肢或采用两肩过伸以“8”字形绷带固定2～3周即可。移位性锁骨骨折的非手术治疗方法具体见知识点4。

知识点4：移位性锁骨骨折的非手术治疗　　副高：熟练掌握　正高：熟练掌握

（1）手法复位：局麻后，伤员坐于凳上，双手撑腰，尽量挺胸；术者站立于伤员背后，一足踏于凳上，用膝顶住伤员肩胛之间，两手握伤员双肩，慢慢向后扳拉，使伤员两肩向后上方，即可复位。必要时由另一人通过手法扳正。并且维持上述姿势。

（2）固定方法：可采用双肩横“8”字绷带固定法、双侧棉花绷带圈固定法、单肩斜“8”字绷带固定法等（图3-1-1）。锁骨骨折整复固定后，晚间平躺硬板床、肩胛部

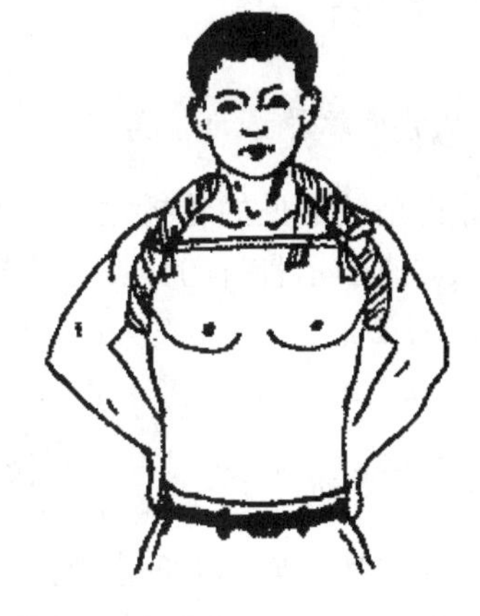

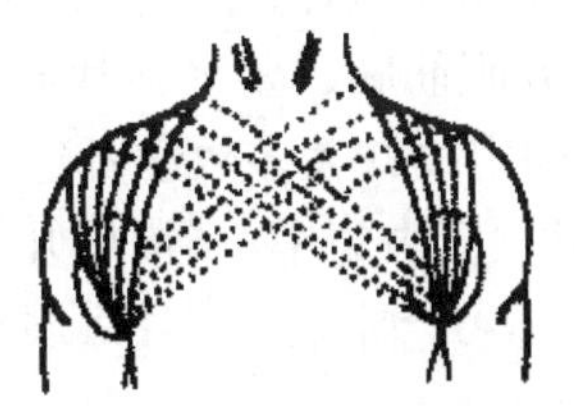

（1）横“8”字绷带固定法（前）

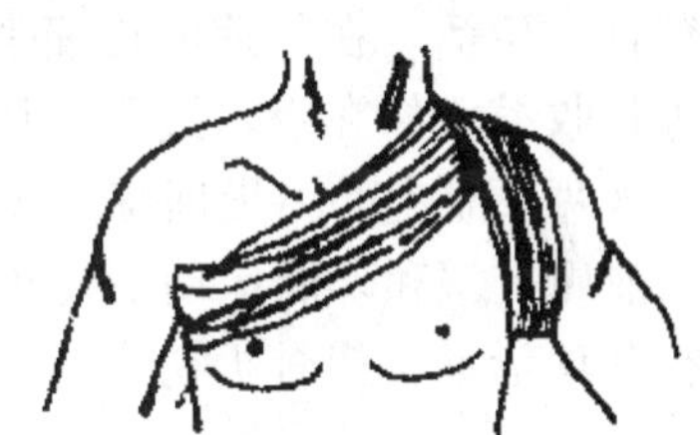

（2）斜“8”字绷带固定法

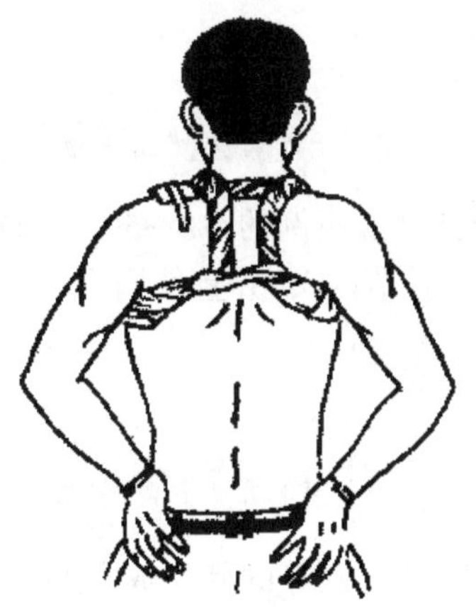

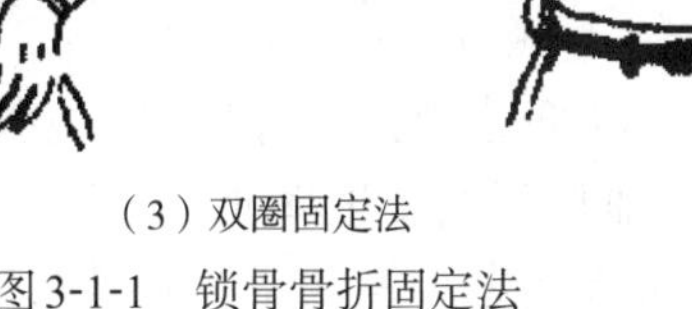

（3）双圈固定法

图3-1-1　锁骨骨折固定法

垫高，使肩部后伸。一般儿童固定3周，成人固定4周，粉碎性骨折延长固定时间至6周左右。

（3）功能锻炼：固定后经常保持提肩、挺胸姿势，并做握拳、伸指及伸屈肘关节动作。解除固定后逐渐进行肩部抬举、收展、环转等各方向的练习活动。

知识点5：锁骨骨折的手术治疗 副高：熟练掌握 正高：熟练掌握

锁骨骨折不愈合者极少，愈合后即使稍有畸形，亦无碍于上肢功能。因此，除有血管或神经压迫等症状外，无须采用手术切开复位。

有以下情况时可考虑行切开复位内固定术：①病人不能忍受“8”字绷带固定的痛苦；②复位后再移位，影响外观；③合并神经、血管损伤；④开放性骨折；⑤陈旧骨折不愈合；⑥锁骨外端处骨折，合并喙锁韧带断裂。

切开复位时，应根据骨折部位、骨折类型及移位情况选择钢板、螺钉或克氏针固定。

知识点6：锁骨骨折的术后康复训练 副高：熟练掌握 正高：熟练掌握

正确及时的术后康复训练与手术本身有同样重要性。锁骨骨折患者术后早期需要颈腕吊带保护患肢，术后立即在不引起疼痛的限度内开始被动功能活动，鼓励患者做洗脸、进餐、写字等日常生活。在早期的疼痛消失后可以开始做钟摆运动，并进行肩袖、二头肌、三头肌的等长收缩。如在手术过程中切开了三角肌-斜方肌筋膜，要等到其愈合后（3~4周）再开始这两块肌肉的力量训练。如手术中使用了内固定物，大多数学者建议在4~6周内肩关节的前屈上举和外展运动不要超过90°，以避免引发应力集中。6周后开始肩关节无限制地进行各项活动，待骨折初步愈合后开始抗阻力的练习，术后3个月后逐渐恢复体育运动。

二、肱骨近端骨折

知识点7：肱骨近端骨折的分类 副高：熟练掌握 正高：熟练掌握

肱骨近端骨折是较常见的骨折之一，占全身骨折病例的4%~5%。AO组织根据骨折线的部位用A、B、C来表示骨折的分类（关节外或关节内），并且使用1、2、3、4来表示骨折的严重程度（图3-1-2）。

知识点8：1部分骨折 副高：熟练掌握 正高：熟练掌握

80%的肱骨近端骨折属于1部分骨折，骨折块有较好的软组织包裹，能允许早期的锻炼。1部分骨折中，肱骨头缺血坏死的发生率非常罕见。有学者认为缺血坏死就是由于结节间沟处的骨折造成了旋肱前动脉分支（图3-1-3）的损伤。

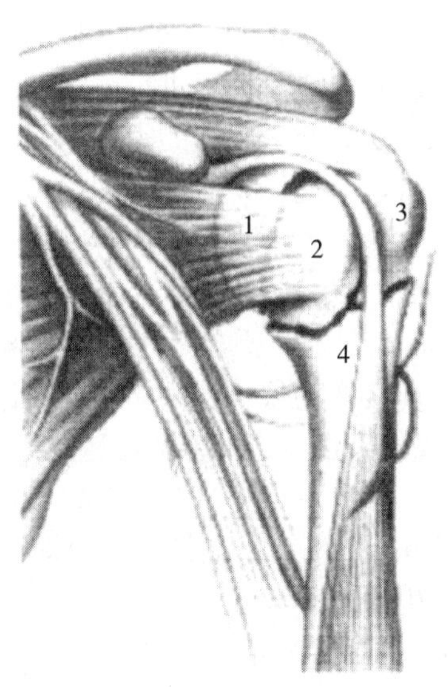

图3-1-2　肱骨近端骨折的四部分

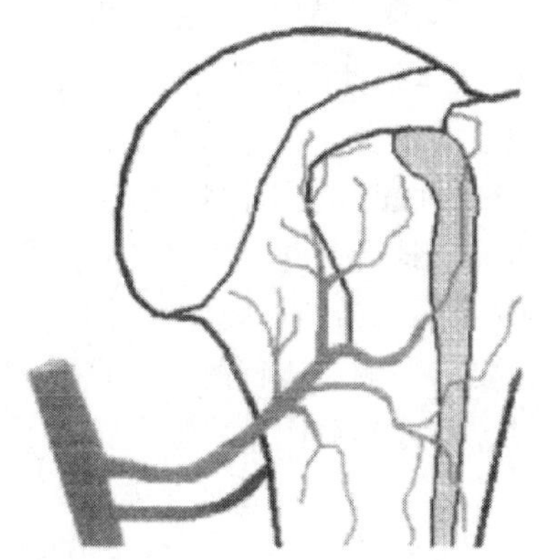

图3-1-3　旋肱前动脉与结节间沟的解剖位置

知识点9：2部分骨折的分类　　副高：熟练掌握　正高：熟练掌握

2部分骨折的分类包括肱骨外科颈骨折、肱骨大结节骨折、小结节骨折以及解剖颈骨折。

知识点10：肱骨外科颈骨折　　副高：熟练掌握　正高：熟练掌握

2部分外科颈骨折可以发生在任何年龄段。胸大肌是引起畸形的主要肌肉组织，由于肩袖组织的作用，关节面的骨块处于中立位置。对于外科颈骨折，还有3种临床亚型：压缩、无压缩以及粉碎。有压缩类型的骨折：其成角的尖端通常朝前方，而对侧的骨膜常常是完整的。对这种类型的治疗可以视患者需要进行复位。无压缩类型的骨折：胸大肌牵拉肱骨干向前内侧移位，而肱骨头还是处于中立位置的。这种类型的骨折常常会引起腋动脉和臂丛神经的损伤。因此，闭合复位后还需要对一下情况进行评定。①骨折复位而且稳定；②骨折复位，但是不稳定；③骨折复位不成功。对于粉碎的类型，骨干部的碎片部分可能会被胸大肌牵向内侧，肱骨头和结节部分的骨块是处于中立位置的。一般这种类型的骨折对线尚可，但由于外科颈处粉碎的稳定性较差，多需要手术治疗。有些学者认为，移位不超过肱骨干直径的50%，成角小于45°的骨折，都可以采取非手术治疗。保守治疗是采用复位后颈腕悬吊的方法，固定肩关节7～10天。在固定期内，要求其恢复手、腕、肘部的功能。在10天后的随访中，重点是判断骨折端是否有连接的迹象。若疼痛缓解，让患者在悬吊保护下进行钟摆样活动。在3周或4周后，复查X线如果没有进一步移位迹象，可以开始进行辅助的训练，6周后开始主动的锻炼。

若骨折成角＞45°、移位＞1cm或超过肱骨干直径50%的患者，或有神经血管损伤的患者，复位后不稳定或复位失败的患者，开放性骨折的患者以及多发性创伤的患者都需要采取手术治疗。

知识点11：肱骨外科颈骨折的手术治疗　　副高：熟练掌握　正高：熟练掌握

肱骨外科颈骨折手术的方法大体包括闭合复位经皮固定和切开复位内固定两种。对于骨折可以通过手法复位、但不稳定的患者，可以考虑复位后在C臂机的监控下，用克氏针进行固定。如图3-1-4所示为采用克氏针固定技术治疗两部分外科颈骨折的示意图。其适应证：可以进行闭合复位的不稳定的两部分骨折，并且患者的骨质要良好。克氏针固定的优点：创伤小，减少由于组织剥离而带来的坏死。缺点：会增加周围血管神经结构的潜在危险以及后期克氏针的游走。在技术方面，要求外侧克氏针的进针点要远离腋神经的前支，且要在三角肌的止点之上，避免损伤桡神经。前方的克氏针要避免损伤肌皮神经、头静脉以及二头肌长头腱。同时要求患者的依从性非常好，以便于手术之后的随访。如果在术中，复位不理想，可以用2.5mm或2.0mm的克氏针，从大结节处钻入直至肱骨头，把它作为把持物来帮助复

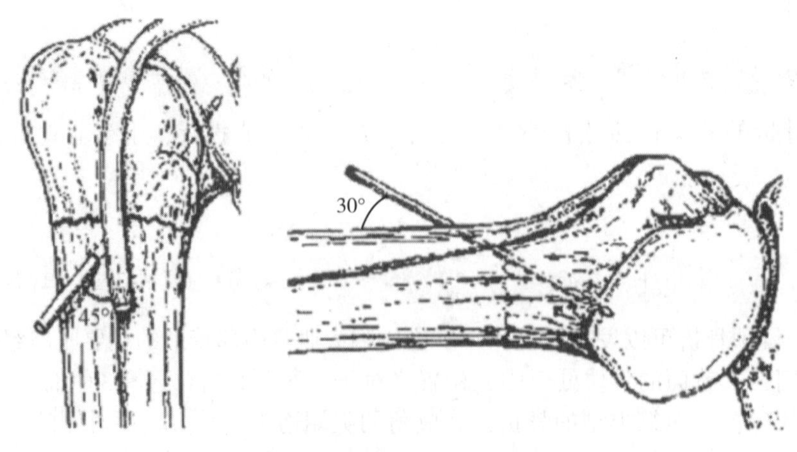

图3-1-4　采用克氏针固定技术治疗两部分外科颈骨折

位。然后，从肱骨干向肱骨头方向置入克氏针进行固定。研究表明，上下方向各2枚克氏针的固定，可以达到稳定的效果。

知识点12：肱骨大结节骨折　　副高：熟练掌握　正高：熟练掌握

大结节的骨片可以因为冈上肌的牵引而向上移位，也可以因为冈下肌和小圆肌的牵引向后内侧移位。向上的移位，在正位片上很容易发现。向后、向内的移位在腋路位上较容易发现，有必要时，还可以做CT进一步检查。

大结节骨折移位超过1cm的患者，都会留下永久性残疾，而移位在0.5cm或更少的患者，预后则较好。但现在观念认为对于年轻患者若移位>0.5cm，需进行手术复位。目前认为大结节复位位置的好坏对后期的外展肌力和肩峰下撞击症的发生概率有直接影响。早期积极修复远比不愈合后再进行手术治疗的效果要好得多。

对于大结节骨折伴随有脱位的患者，我们通常把着重点放在盂肱关节的脱位上，有时会忽略大结节的骨折。经统计，在盂肱关节脱位的患者中，有7%～15%伴有大结节的骨折。

知识点13：肱骨大结节骨折的手术治疗　　副高：熟练掌握　正高：熟练掌握

肱骨大结节骨折的手术方法有多种多样，可以使用克氏针、钢丝、螺钉、钢缆等固定（图3-1-5）。目前，采用关节镜引导的经皮复位技术取得了早期良好的随访效果。也有采用关节镜技术治疗急性创伤性盂肱关节脱位合并大结节骨折的病例。虽然关节镜技术已经今非昔比，然而，对于骨折块较小，有明显的移位，以及骨块有回缩的病例，仍然需要进行切开复位手术。当结节较粉碎或存在较小的撕脱骨折，螺钉固定相对困难时，可以使用“8”字缝合技术。大结节的骨块越小，所取得的治疗结果就越差。大结节骨折可以被看作是骨性肩袖的撕脱，采用一般的肩袖修补入口就可以。当骨折带有骨干部分时，就需要采用三角肌、胸大肌间隙的入口。

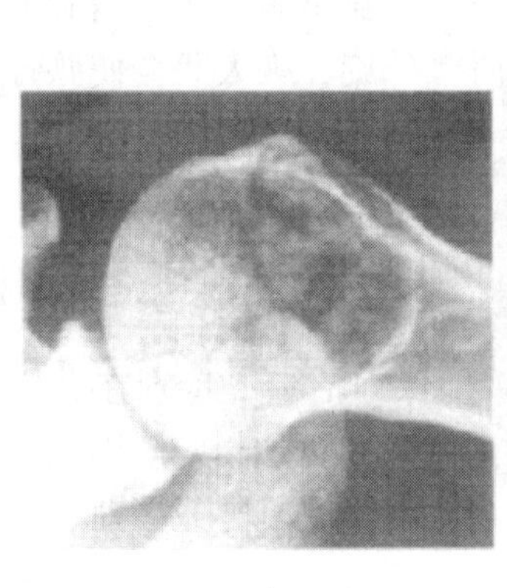
A

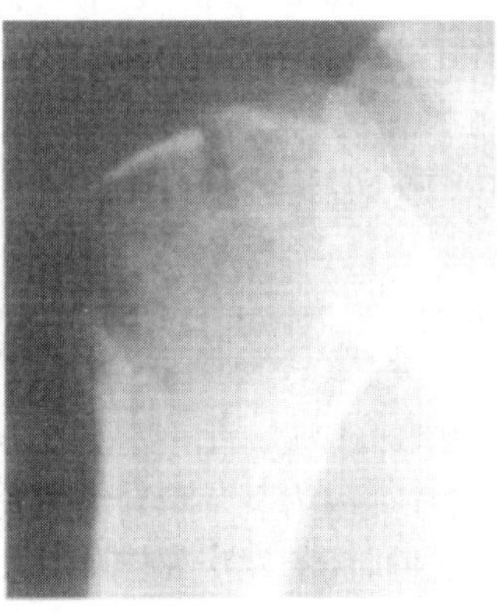
B

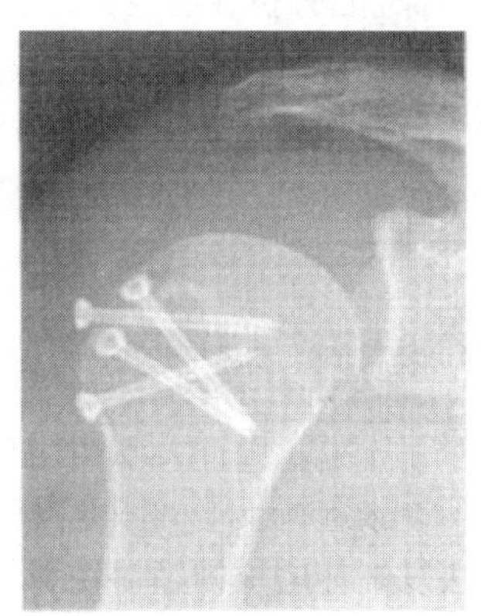
C

图3-1-5　两部分大结节骨折

注：A. 骨折；B. 采用“8”字缝合技术治疗后；C. 采用螺钉治疗的骨折

知识点14：小结节骨折的诊断及鉴别诊断 副高：熟练掌握 正高：熟练掌握

2部分的小结节骨折较少见，它通常是作为骨折脱位后的一部分。

X线和CT扫描可以帮助诊断小结节骨折的大小以及移位方式。在分析X线结果时要和钙化性肌腱炎、骨性的Bankart进行鉴别诊断。

知识点15：小结节骨折的治疗 副高：熟练掌握 正高：熟练掌握

小结节骨折的治疗方法包括手术和非手术治疗。对于影响结节间沟以及有二头肌脱位趋势的小结节骨折都可以进行切开复位的手术治疗。可将5～10mm的移位作为标准，对>1cm以上的移位均应该采用手术固定。采用的切口为三角肌胸大肌切口，在处理肩胛下肌和小结节时要防止内侧的腋神经损伤或者因手术引起的粘连。在骨块复位后，可以采用张力带、螺钉等固定方法。如果小结节骨片过小，导致无法确切固定的，可以将其切除。但是，肩胛下肌需要与肱骨近端进行修复，保持肩袖组织的功能完整。

知识点16：解剖颈骨折 副高：熟练掌握 正高：熟练掌握

不伴有结节移位的孤立的解剖颈移位骨折非常罕见，但是这种骨折类型所引发的不连接和缺血性坏死的风险又非常高。临床上如果发现此种类型骨折，就需要进行手术。对于年轻患者，在术中能够达到解剖复位的，可以采用钉板系统进行固定，螺钉固定在中央部位及软骨下骨是最牢固的；对于年龄较大的患者或术中不能达到解剖复位的年轻患者，则需要进行半肩关节置换术。

知识点17：3部分骨折 副高：熟练掌握 正高：熟练掌握

3部分的骨折在肱骨近端骨折中占10%，其中老年人、骨质疏松患者的发病率较高。男女比例为1∶2。3部分骨折的缺血坏死率为12%～25%。在3部分大结节骨折中，肩胛下肌使肱骨头出现内旋症状；在3部分小结节骨折中，冈下肌使肱骨头外旋，胸大肌会使肱骨干内旋内收。有时，二头肌长头腱会嵌顿在骨折碎片之间。

知识点18：3部分骨折的治疗 副高：熟练掌握 正高：熟练掌握

对于3部分骨折无软组织嵌顿的可以进行闭合复位，采取保守治疗。特别在老年病人中，不主张进行反复的闭合复位治疗。因为其骨量较差容易造成骨片更加粉碎。而且，反复的手法复位会增加神经损伤和骨化性肌炎的发病率。如果患者无法忍受麻醉或者对肩关节功能预期值要求不高的高龄患者，则可以进行保守治疗。

3部分不稳定的肱骨近端骨折，可选择手术治疗。切开复位内固定的优点在于相对保留了原有关节的结构。其与半肩置换相比，不存在后者的某些缺点，如大结节分离、神经损伤、假体松动、异位骨化、肩胛盂的磨损以及深部感染等。而其缺点在于软组织的剥离增加了缺血坏死和骨不连的概率以及内固定术后的并发症。对于老年粉碎性的或骨质疏松严重的3部分骨折患者，可采用半肩关节置换术。

知识点19：4部分骨折的病理　　副高：熟练掌握　正高：熟练掌握

在Neer的4部分骨折分型中，分为外展嵌插型、4部分骨折脱位和真正的4部分骨折。外展嵌插型骨折的特点是：骨折断端由于压缩，肱骨头嵌在大小结节骨折块内，由于胸大肌的牵引，骨干向内侧移位，使得肱骨头与骨干形成外展的状态。对于这种嵌插骨折特别要引起注意，因为，它通常会演变成真正的4部分骨折。因此，在对移位较小的外展嵌插型4部分骨折的保守治疗期间，早期的随访相当重要。

知识点20：4部分骨折的治疗　　副高：熟练掌握　正高：熟练掌握

对外展嵌插型骨折的治疗，如果关节的骨折块没有向外侧移位，说明内侧的骨膜组织仍然是完整的，内侧的血供没有受到太大的影响。对这种移位较小的骨折，可以采用保守治疗或切开复位内固定治疗。

对肱骨近端真正4部分骨折的治疗则首选假体置换手术。而寄希望于闭合复位的保守治疗是不明智的，除非患者不能耐受手术或不同意手术。

知识点21：各部分骨折-脱位的处理　　副高：熟练掌握　正高：熟练掌握

骨折脱位可以是2部分、3部分以及4部分的。在临床处理上，一般先处理脱位，再进行骨折的固定。对于2部分的骨折脱位，可以采用闭合或切开复位的方法。3部分的骨折脱位大多数情况下采用切开复位内固定，除非肱骨头周围没有或很少有软组织附着或老年骨质疏松患者，可以采用关节置换手术。4部分的骨折脱位首选关节置换手术。

知识点22：特殊类型的关节面骨折　　副高：熟练掌握　正高：熟练掌握

特殊类型的骨折包括关节面压缩和劈裂骨折。关节面压缩的骨折常常伴随有肩关节的后脱位，治疗主要依据肱骨头缺损的范围。对于年轻人，缺损范围<40%的骨折尽量采用内固定的方法。关节面劈裂或压缩超过40%的骨折通常要采用关节置换手术来治疗。

三、肱骨干骨折

知识点23：肱骨干　　副高：掌握　正高：熟练掌握

肱骨干是指从近端胸大肌的止点处至远端髁上。近端肱骨干横断面呈圆形，远端在前后径上呈扁状。肱骨前方界线近端为大结节前方，远端为冠状突窝部位。内侧界线从近端的小结节到远端内上髁。外侧界限近端大结节后方到外上髁。三角肌止于肱骨干近端前外侧的三角肌结节。桡神经切迹内走行桡神经和肱深动脉。肱骨干后方是三头肌的起点，有螺旋状骨凹。内外侧肌间隔将上臂分成前间隔和后间隔。前间隔包括肱二头肌、喙肱肌和肱肌。肱动、静脉及正中神经、肌皮神经及尺神经沿肱二头肌内侧走行。后间隔包含肱三头肌和桡神经。

知识点24：肱骨干的血液供应 副高：掌握 正高：熟练掌握

肱骨干部位的血液供应由肱动脉分支提供。肱骨干的滋养动脉从内侧中段远端进入肱骨。有些病人还有第2条滋养动脉，从桡神经切迹进入。桡神经和肱深动脉穿过外侧肌间隔，内侧肌间隔被尺神经、上尺侧副动脉及下尺侧副动脉的后分支穿过。当骨折线在胸大肌止点近端时，由于肩袖的作用，近端骨块呈外展与内旋畸形，远骨折端由于胸大肌作用向内侧移位。当骨折线位于胸大肌以远三角肌止点以近时，远骨折端在三角肌的作用下向外侧移位，近骨折端则由于胸大肌、背阔肌以及大圆肌的作用向内侧移位。当骨折线位于三角肌止点以远时，近端骨折块外展屈曲，而远折端向近端移位。

在手术治疗骨折的时候必须小心避免同时破坏髓内和骨膜周围的血液供应。

知识点25：肱骨干骨折的病因 副高：熟练掌握 正高：熟练掌握

肱骨干骨折可由直接暴力或间接暴力引起。直接暴力常由外侧打击肱骨干中段，导致横形或粉碎性骨折，多为开放性骨折。间接暴力常由于手部着地或肘部着地，力向上传导，加上身体倾倒而产生的剪式应力，导致中下1/3骨折。有时因投掷运动或“掰腕”动作，也可导致中下1/3骨折，多为斜形或螺旋形骨折。

知识点26：肱骨干骨折的分类 副高：熟练掌握 正高：熟练掌握

根据AO组织推荐的分类方法，肱骨干骨折可分为3种类型。A型：简单骨折，包括发生在近、中、远侧1/3部位的螺旋形、斜形、横形骨折；B型：楔形骨折，为A型基础上有楔形骨折块；C型：复杂骨折，有2个以上粉碎骨折块或多段骨折。每一类骨折又可分为1、2、3亚型，每一亚型又分为近、中、远三组，因此肱骨干骨折可分为3型、9个亚型和27个组。A1表示骨折预后较好，C3预后则最差。

知识点27：肱骨干骨折端的移位 副高：熟练掌握 正高：熟练掌握

骨折端的移位取决于外力作用的大小、方向、骨折的部位和肌牵拉方向等。在三角肌止点以上的骨折，近折端受胸大肌、背阔肌、大圆肌的牵拉而向内、向前移位，远折端因三角肌、喙肱肌、肱二头肌、肱三头肌的牵拉而向外向近端移位。当骨折线位于三角肌止点以下时．近折端由于三角肌的牵拉而向前、外移位；远折端因肱二头肌、肱三头肌的牵拉而向近端移位。无论骨折发生在哪一段，体弱患者由于肢体的重力作用或不恰当外固定物的重量，可引起骨折端分离移位或旋转畸形。肱骨干下1/3骨折的移位方向与暴力作用的方向、前臂和肘关节所处的位置有关，通常有成角、短缩及旋转畸形。

知识点28：肱骨干骨折的临床表现及诊断　　副高：熟练掌握　正高：熟练掌握

肱骨干骨折有明显的外伤史。可有局部肿胀、畸形、压痛、骨擦音及反常活动等症状。合并桡神经损伤时，有垂腕、各指掌关节不能伸直的症状，拇指不能外展及手背桡侧皮肤有大小不等的感觉麻木区域。摄X线片可示骨折及移位部位。

知识点29：肱骨干上段骨折的手法整复治疗　　副高：熟练掌握　正高：熟练掌握

对肱骨干上段骨折进行手法整复治疗，可采用牵拉推挤提压复位法。若发生骨折的部位不同，其操作步骤及要点也有所差异。

（1）胸大肌止点以上的骨折：患者仰卧，一助手用宽布带穿过患侧腋下向上作反牵拉动作，一助手持患肢腕关节上方顺势向远端牵拉，且逐渐外展30°～40°。术者站于患侧，两手拇指推近折端向内，其他四指扳拉远折端向外，先矫正侧方移位，在维持侧方对位的情况下，以提按法矫正前后移位使复位。

（2）胸大肌止点以下三角肌止点以上的骨折：患者仰卧，一助手固定肩部，一助手持患肢腕关节上方，向远端牵拉，术者站于患侧，背向患者头部，以两手拇指推远折端向内，其他四指拉近折端向外。先矫正侧方移位，再以提按法矫正前后移位使之复位。

（3）三角肌止点以下骨折：患者仰卧，一助手固定肩部，一助手持患肢腕关节上方，向远端牵拉，术者站于患侧，面向患者头部，以两手拇指推挤近端向内，其他四指拉远折端向外，再以提按法矫复前后的移位。若为螺旋骨折，在复位同时应加以旋转力量使其复位。

知识点30：肱骨干中段骨折的手法整复治疗　　副高：熟练掌握　正高：熟练掌握

若为横断形或短斜形骨折，复位较容易，仅用牵拉推挤提压法即可做到复位。但较常出现折端分离，导致延迟愈合。此种患者体形多消瘦，再加上近折端有三角肌的牵拉和不自觉的前屈和外展动作，易形成向外成角，故一开始即应引起注意。

知识点31：肱骨干下段骨折的手法整复治疗　　副高：熟练掌握　正高：熟练掌握

可采用屈肘牵拉旋臂抱挤复位法，患者坐位，一助手固定上臂上段，另一助手持肱骨髁部，一手托前臂使肘关节屈曲呈90°。术者站在患侧，一手固定骨折近段，一手握住骨折的远段，在助手牵拉作用力下先矫正旋转移位（把骨折的远段向后旋，近段向前旋），然后用两手掌在骨折部的前后用抱挤合拢的手法，使骨折面紧密接合。肱骨髁上3～4cm处的骨折，多为横断形骨折，两骨折端有软组织嵌夹，远折端向前旋转。此型骨折不容易复位，每当伸肘时，远折端向前旋转更甚，可达90°。屈肘90°时，远折端仍向前旋转达30°左右。高度屈肘时才能对线好，但仍可有前后错位。采用嵌入缓解法配合折顶复位法。方法是患者仰卧，首先用嵌入缓解法以缓解肌肉的嵌夹。一助手固定上臂上段，一助手扶持肘部，术者站于患侧，在肌肉松弛的情况下，推近折端向前，同时持肘的助手拉肘，使肱骨远段背伸，以扩大畸形，才能将嵌入缓解，同时使远近折端在成角的情况下接合，然后进行反折，术者压远近端向后，同时高度屈肘复位，切忌伸肘和前臂旋后，否则即再移位。

知识点32：肱骨干骨折的非手术治疗——固定　　副高：熟练掌握　正高：熟练掌握

骨折整复满意后，放置夹板同时以四条布带固定。上1/3骨折及下1/3骨折，分别用超过肩夹板或超肘夹板加以固定，中段骨折用局部夹板固定，酌情超上、下关节固定。夹板固定后，前臂可用木板托起，然后用吊带悬于胸前，或以三角巾将前臂吊于胸前，前臂处于中立位置，肘关节屈曲呈90°。

知识点33：肱骨干骨折的非手术治疗——功能锻炼　　副高：熟练掌握　正高：熟练掌握

针对肱骨干骨折的不同时期，所采用的功能锻炼方法也有所不同。

（1）早期（纤维骨痂连接期）：患肢上臂肌肉用力做主动收缩运动，称为易筋功（即伸屈两组肌肉同时收缩和放松，肩肘关节不动），用来加强两骨折端在纵轴上的挤压力。此外还应该做抓空增力、上翘下钩、旋肘扭腕、五指起落、拧拳反掌等术式。上臂忌做任何旋转活动，以免骨折发生移位。

（2）中期（纤维骨痂连接至临床愈合）：除继续进行早期的功能锻炼外逐渐作肩肘关节活动，名为活节功，如提肩屈肘、双手托天、屈肘旋肩、屈肘挎篮等。以不使骨折处感到疼痛为限度，以免“惊动损处”。

（3）后期（临床愈合后）：继续早、中期的功能锻炼，加作举臂摆肩、大云手、壮士背剑，此法可使肩、肘、腰、腿、颈部均得到锻炼。另外可做壮骨功：即患者站于桌旁，做屈肘动作，将患肢肘部（或前臂近段）顶于桌上，沿上臂纵轴轻轻顶住，用力程度以不使骨折处产生疼痛为限度，产生两骨折端纵轴加压，有促进骨痂生长的作用。

知识点34：肱骨干骨折的手术适应证　　副高：熟练掌握　正高：熟练掌握

肱骨干骨折的手术适应证包括：开放骨折、合并血管损伤、多段骨折、漂浮肘、双侧肱骨干骨折、病理骨折及多发骨折等。开放骨折需要急诊进行清创，骨折固定能减少感染的发生。合并血管损伤的骨折应使用内固定或外固定以稳定骨折，非手术治疗此时不能稳定骨折，反常活动将破坏修复的血管。“飘浮肘”损伤（同侧肱骨干和前臂骨折），需手术治疗。这样可以尽早进行肩、肘关节活动，非手术治疗难以使肱骨干多段骨折获得愈合。手术稳定病理骨折使病人感到更加舒适，并获得更多功能。手术治疗双侧肱骨干骨折可使病人尽早达到生活自理。多发创伤的病人常需半卧位，非手术治疗难以保持骨折位置，手术固定能尽早恢复病人功能。骨折合并桡神经损伤常需手术探查和骨折固定。非手术治疗难以使骨折复位和保持复位时需要手术来稳定骨折。对于肱骨干骨折，3cm短缩、20°前后成角以及30°内、外翻成角都可以接受。肥胖病人多易形成内翻畸形。由于肩关节代偿，旋转畸形常可接受。涉及肩、肘关节面的骨折需要手术固定治疗。

知识点35：肱骨干骨折的手术方法　　副高：熟练掌握　正高：熟练掌握

肱骨干骨折的手术方法主要包括：

（1）钢板螺丝钉内固定：上臂前外侧切口，显露骨折端，使用6孔或8孔钢板将骨折部位固定，如有神经或血管损伤再将其修补处理。术后使用三角巾将患肢固定4周。

（2）髓内针内固定：适合肱骨中上段骨折或多段骨折。

（3）螺丝钉内固定：对于长斜或螺旋形骨折也可用1～2枚螺丝钉内固定，术后再辅助以外固定。

（4）加压钢板：适用于肱骨中段和下段的骨折。因对骨端有加压作用，使骨折端接合更为紧密，故可促进骨折愈合。

四、肱骨远端骨折

知识点36：肱骨远端骨折的病因　　副高：熟练掌握　正高：熟练掌握

肱骨远端骨折的病因主要有如下两点：

（1）直接暴力作用于肘后侧，即鹰嘴后方。

（2）跌落致上肢受伤，间接作用于肘部。

肱骨远端呈扁平状当肘部受到较大暴力或高能量损伤、即可发生肱骨远端的骨折，常较粉碎、严重时可累及肱骨远端关节面。

知识点37：肱骨远端骨折的临床表现　　副高：熟练掌握　正高：熟练掌握

局部肿胀、疼痛、压痛，肘关节功能障碍，有皮下淤血，骨折处可触到裂缝。X线片可确定骨折情况。

知识点38：肱骨远端骨折的诊断　　副高：熟练掌握　正高：熟练掌握

（1）儿童可有骨骺板，鹰嘴骨化中心有不规则或多个小骨化中心，不应误诊为骨折。

（2）成人裂纹骨折和移位骨折不难诊断。有时可伴有冠状突骨折，应仔细阅片。

知识点39：肱骨远端骨折的非手术治疗　　副高：熟练掌握　正高：熟练掌握

肱骨远端骨折的非手术治疗方法如下：

（1）对无移位骨折可用石膏托或肘关节半伸直夹板外固定3～4周，逐步练习功能运动。

（2）有移位的骨折，可在臂丛神经阻滞麻醉下行手法复位治疗。

1）手法整复：先将鹰嘴处血肿抽吸干净，术者一手扶持前臂，一手拇、示指捏住鹰嘴突向远侧推按，同时伸肘、闻及骨擦音，则骨折端已对合。

2）固定方法：可用弧形夹板，硬纸壳或石膏托固定肘关节半屈伸位（135°左右）2～3周。有明显移位者，固定于肘伸直位2周，随后逐渐屈肘90°位1～2周。

3）功能锻炼：外固定2～3天后开始前臂旋前、旋后练习，2周时开始肘关节屈、伸运动练习。

知识点40：肱骨远端骨折的手术治疗　　副高：熟练掌握　正高：熟练掌握

对移位的肱骨远端骨折，手法复位治疗失败，可切开复位内固定。肘关节伸直位固定，3周后去除固定，进行功能锻炼。

五、肱骨髁上髁间骨折

知识点41：肱骨髁上髁间骨折　　副高：熟练掌握　正高：熟练掌握

肱骨髁上髁间骨折是指肱骨干与肱骨髁交界处及内外髁之间的骨折，骨折线波及关节面，是肘部严重的关节内骨折，多见于老年人。骨折常呈粉碎性，闭合复位困难，开放复位缺乏有效的内固定，无论采用闭合手法复位还是手术开放复位，其最终效果都不十分满意，常出现肘关节功能障碍、骨不连或畸形愈合。

知识点42：肱骨髁间骨折的鉴别诊断　　副高：熟练掌握　正高：熟练掌握

（1）肱骨髁间骨折与肱骨髁上骨折：伤后两者均有肘部肿胀淤斑，有同样畸形，局部均有压痛，移位骨折有骨擦音及异常活动。但肱骨髁间骨折肘后三角关系改变，压痛范围更加广泛，肱骨髁上骨折肘后三角关系正常。

（2）肱骨髁间骨折与肘关节脱位：伤后两者均有肘部肿胀淤斑，肘后三角关系改变。肱骨髁间骨折骨擦音及异常活动，肘关节脱位呈弹性固定。

知识点43：肱骨髁上髁间骨折的临床表现　　副高：熟练掌握　正高：熟练掌握

（1）症状：外伤史后局部疼痛肿胀伴功能障碍，可能出现手部及手指麻木、活动困难等伴随症状。

（2）体征：伤后肘部剧烈疼痛，压痛广泛，肿胀严重，有大片皮下淤斑，纵轴叩击痛（+），触之有骨擦音及异常活动。肘关节呈半伸位，前臂旋前，肘部横径明显增宽，鹰嘴部向后突出，可触及骨折块，骨擦感明显。肘关节功能障碍。

知识点44：肱骨髁上髁间骨折的分型　　副高：熟练掌握　正高：熟练掌握

（1）Mehen-Maria分型：根据骨折线行径分为经髁横行骨折、外髁骨折、内髁骨折、T型、H型、Y型和入型。该分型着重描述骨折的形态，能较好地评价骨折线位置及骨折粉碎程度，在指导治疗方面很有帮助，临床上较为常用。

（2）Riseborough分型：根据骨折块分离错位情况分为：Ⅰ型：骨折无分离及错位，关节面平整；Ⅱ型：骨折块有轻度分离，关节面基本平整；Ⅲ型：内外髁均有旋转移位，关节面破坏；Ⅳ型：关节面严重破坏。该分型能反映骨折的严重程度，对判断手术难度和预后有一定的意义，但在具体指导治疗方面存在不足。

（3）AO分型：根据骨折线位置和骨折粉碎程度分为：C1型，一侧髁骨折；C2型，累及髁间的骨折；C3型，双髁骨折。

知识点45：肱骨髁上髁间骨折的治疗　　副高：熟练掌握　正高：熟练掌握

非手术治疗仅适用于小部分RiseboroughⅠ型患者，且常伴有功能受限。复位内固定术是肱骨髁上髁间骨折的首选治疗方式。

（1）手术处理原则：首先复位髁间骨折并固定，将复杂髁间骨折变为简单髁上骨折，然后处理髁上骨折。显露并复位后，可用克氏针临时固定后再永久固定。如内、外髁均有骨折，先将内或外髁嵴部固定于干骺端，然后用Y形钢板、双重建钢板或双锁定钢板将组合在一起的髁部固定于干骺端。

（2）手术入路：肱骨远端前方有重要血管、神经，肘后正中切口治疗肱骨远端粉碎性骨折优点最多，目前应用最广。采用肱三头肌正中劈开入路，通常在肱三头肌肌腱膜正中切开，锐性剥离附着在尺骨鹰嘴上的腱性部分显露肘关节，术后肱三头肌肌腱通过鹰嘴钻孔缝合重建，仍能获得良好的附着，对伸肘功能影响极小。

（3）内固定物的选择

髁间骨折部分：①C1和C2型骨折，可选用双钢板固定，或2枚4mm的松质骨拉力螺钉固定；②C3型骨折，如滑车部有骨缺损，首先要植骨，不能植骨者应选用全螺纹螺钉，板钉系统可以较牢固地固定大部分C3型骨折；③对于粉碎严重的C3型骨折，特别是骨折线位于鹰嘴窝水平以下者，可用特殊的解剖板钉系统。

髁上骨折部分：①单钢板螺钉：仅适用于部分C1型、C2型骨折，即内侧髁骨折块较大并较完整时；②双钢板固定：根据肱骨远端解剖学特点，固定肱骨远端内外侧柱，恢复肱骨远端三角形，可达到牢固固定；③肱骨远端锁定加压接骨板系统（LCP）：对骨膜血运破坏小，解剖塑形，可有效地预防复位丢失，尤其适合于骨质疏松的患者。

术中使用后正中切口，行鹰嘴截骨入路，术后将鹰嘴截骨块复位，打入2枚平行克氏钉，用8字张力带钢丝固定。

部分肱骨远端严重粉碎性骨折以及骨质疏松明显的老年患者，采取内固定治疗后其预后仍欠佳，并发症发生率很高，而全肘关节置换术治疗这类患者效果较好。

六、尺骨鹰嘴骨折

知识点46：尺骨鹰嘴骨折的病因 副高：熟练掌握 正高：熟练掌握

直接暴力是尺骨鹰嘴骨折最常见的原因。肘关节屈曲、前臂伸展位撑地以及高能量损伤都会造成鹰嘴骨折，有时可合并挠骨头骨折以及肘关节脱位。

若肘部受到了较大暴力或高能量损伤，强大外力直接作用于前臂近端后侧，使尺桡骨同时向前移位，由于滑车对鹰嘴的阻挡，使其在冠状突水平发生骨折，骨折端和肱桡关节水平产生明显不稳定状态，表现为鹰嘴的近骨折端向后方明显移位，而尺骨远折端则和桡骨头一起向前方移位，称为“鹰嘴骨折合并肘关节前脱位”或“经鹰嘴的肘关节前脱位”。大多为直接暴力所致，鹰嘴或尺骨近端骨折大多粉碎，且多合并冠状突骨折。此种损伤比单纯鹰嘴骨折要严重，如果鹰嘴或尺骨近端不能获得良好的解剖复位和稳定的内固定，则易出现复发性或持续性畸形。

知识点47：尺骨鹰嘴骨折的分型 副高：熟练掌握 正高：熟练掌握

（1）Colton分型：Colton把鹰嘴骨折分成无移位骨折（Type Ⅰ）和有移位骨折（Type Ⅱ）两大类。骨折移位<2mm且屈肘90°时骨折仍无移位的称为Ⅰ型，患肢能对抗重力伸肘。Type Ⅱ分4个亚型：撕脱骨折：ⅡA；斜形和横形骨折：ⅡB；粉碎骨折：ⅡC；骨折脱位：ⅡD。

（2）Horne和Tanzer根据100例尺骨鹰嘴骨折的病例总结得出一种分型，并根据分型提出了相应的治疗方案。在这一分型体系里，Type Ⅰ型骨折包括鹰嘴近端1/3的横形骨折和尖端撕脱骨折。Type Ⅱ型骨折指累及鹰嘴窝中1/3部分的横形或斜形骨折，其中ⅡA型为简单骨折，ⅡB型存在第二条向远端和后方延伸的骨折线。Type Ⅲ指累及远端1/3鹰嘴窝的骨折。根据他们的经验，Ⅰ型和Ⅱ型骨折宜采用切开复位张力带内固定治疗，关节外的撕脱骨折宜采取骨块切除的治疗方法。对于ⅡB型骨折，他们建议抬起压缩的关节面并植骨，然后用张力带钢丝固定。对Ⅲ型骨折应该采用钢板而不适宜张力带钢丝固定，因为张力带钢丝对这个部位的骨折固定效果较差。

（3）Mayo分型：主要基于3个要素：①有无骨折移位；②关节的稳定性；③骨折粉碎的程度。

Type Ⅰ：无移位骨折，通常是简单骨折，移位<2mm，约占鹰嘴骨折的5%。

Type Ⅱ：有移位但肘关节稳定的骨折。分两个亚型：简单型和粉碎性。该类骨折的一个基本特点是内侧副韧带前束仍保持完整。

Type Ⅲ：有移位且肘关节不稳定的骨折。也分两个亚型：简单型和粉碎型。这类骨折常合并桡骨头骨折，有时会因肘关节自动复位而使骨科医生误认为是稳定型骨折，容易造成误治。所幸这类骨折也仅占鹰嘴骨折的5%左右。

知识点48：尺骨鹰嘴骨折的临床表现及诊断 副高：熟练掌握 正高：熟练掌握

鹰嘴全长均位于皮下，骨折后往往疼痛、肿胀、畸形明显，同时可以扪及骨折线。正、侧位X线通常可以清楚显示骨折的类型和关节面的情况，标准的侧位片非常重要，有助于判断有无肘关节脱位的症状存在。

知识点49：尺骨鹰嘴骨折的治疗　　副高：熟练掌握　正高：熟练掌握

原则上所有的尺骨鹰嘴骨折都应进行内固定治疗，尤其是有移位的骨折。下面主要依据Mayo分型介绍一下治疗方案。

Type Ⅰ：无移位骨折。

严格来讲，为达到早期活动的目的，尺骨鹰嘴骨折都宜进行手术治疗。对于老年人的无移位骨折，也可以行肘关节半屈中立位长臂石膏后托固定。通常固定1～2周即可开始肘关节屈伸锻炼，治疗时应严密跟踪X线表现，一旦发现骨折移位应及时调整治疗方案。6周内避免90°以上的屈肘活动。

Type Ⅱ：移位骨折，肘关节稳定。

（1）切开复位内固定：大部分横形骨折，无论是简单的还是伴有关节面轻度粉碎或压缩的，都可采用张力带钢丝技术固定。张力带技术通过屈肘活动将骨折间分离的力量转化为压缩力，从而使骨折块间得到加压。AO张力带技术采用2枚克氏针和8字钢丝固定，其技术要点为：2枚克氏针平行由近端背侧向远端前方置入，克氏针如果贯入髓腔并不明显降低张力带的加压效率，但克氏针穿过前方皮质可以防止针尾向近端滑出的风险。钢丝放置的部位对复位以及加压的影响十分关键：钻孔部位应位于距尺骨中轴偏背侧的部位，距离骨折线的位置应至少等于骨折线到鹰嘴尖的距离，不应<2.5cm。钢丝在肘关节伸直位抽紧，才可以使屈肘时肱三头肌的牵拉力转化为骨折间的加压力。当有较大的碎骨块时，可以加用螺钉单独固定骨块。还有一种张力带技术，就是根据髓腔大小的情况采用6.5mm或7.3mm直径的AO骨松质螺钉髓内固定结合张力带钢丝的方法，虽然有生物力学实验的支持，但临床结果报道较少。

ⅡB型骨折：如果骨折粉碎程度较严重，患者年龄<60岁，或者骨折线位于冠状突以远的，宜用塑形钢板固定。复位时应注意在粉碎骨折时，过分加压可能造成关节面短缩。这时可以参考尺骨背侧皮质的对位情况，而不应该盲目相信关节面的对合，必要时应进行植骨。

（2）切除骨折块，重建肱三头肌止点：切除鹰嘴重建止点，在撕脱骨折或严重粉碎骨折无法复位内固定的情况下仍然是一种选择。需要注意的是，重建肱三头肌止点可以造成伸肘无力、关节不稳、僵硬、可能出现骨关节炎等并发症。因此，这种治疗方案多限于对伸肘力量要求不高的老年患者。如果骨折不超过半月切迹近端50%的范围，尺骨近端附着的韧带没有断裂，切除骨块不会造成明显的关节不稳。另外，大部分作者都建议将肱三头肌止点前移至靠近鹰嘴关节面的部位，认为可以减少骨关节炎的发生，但最近的生物力学实验证明，止于前方大大地减弱肱三头肌的肌力；相反，止于后侧可以获得接近正常的伸肘力量，只在屈肘90°位时伸肘力量才有明显减弱。

Type Ⅲ：移位骨折，肘关节不稳。

因为同时存在侧副韧带断裂，所以肘关节不稳甚至脱位。尤其是ⅢB型骨折，往往同时合并冠状突或桡骨头骨折或桡骨头脱位，这是一种极为复杂和不稳定的骨折类型，治疗结果也最难预料。在固定鹰嘴的同时，还需要处理相应的桡骨头或冠状突骨折等。对ⅢA型和ⅢB型骨折，因其固有的不稳定的特性，均宜采用钢板固定。在合并大的尺骨冠突骨块的情况下，可先通过鹰嘴部的骨折线暴露和固定冠突，然后再完成尺骨鹰嘴的固定。这样可以防止因尺骨冠突骨折而肘关节后方不稳的情况发生。另外，如果骨折太碎，钢板和螺钉仍不足以牢固固定骨折，可以在近端加用张力带钢丝。对于部分ⅢB型骨折也可以切除骨折块，包括老年病例、皮肤软组织活力较差以及近端骨块严重粉碎等情况。

七、桡骨头骨折

知识点50：桡骨头骨折 副高：熟练掌握 正高：熟练掌握

桡骨头骨折包括桡骨头部、颈部骨折和桡骨头骨骺分离，桡骨小头骨化中心出现于5~6岁，直至15岁骨骺线闭合。桡骨头和颈的一部分位于关节囊内，环状韧带围绕桡骨头的4/5，故桡骨头骨折属于关节内骨折，桡骨头骨折临床上易漏诊和误诊。若未能及时治疗，将造成前臂旋转功能障碍或创伤性关节炎。跌倒时肘伸直，前臂旋前位手先触地，暴力由桡骨下端向上传达，使肘关节过度外展，桡骨头冲击肱骨头被挤压而产生骨折。

知识点51：桡骨头骨折临床上的分类 副高：熟练掌握 正高：熟练掌握

桡骨头骨折临床上分为6种类型。

（1）青枝骨折：桡骨颈外侧骨皮质压缩或皱折，内侧骨皮质被拉长，骨膜未完全破裂，桡骨头颈向外弯曲，仅见于儿童。

（2）裂缝骨折：桡骨头部或颈部呈裂缝状的无移位骨折。

（3）劈裂骨折：桡骨头外侧劈裂，骨折块约占关节面部位的1/3~1/2，且常有向外下方移位的现象。

（4）粉碎骨折：桡骨头呈粉碎状，骨碎片有分离，或部分被压缩而使桡骨头关节面中部产生塌陷缺损。

（5）嵌插骨折：桡骨颈骨质嵌插，在颈部有横形骨折线，无明显移位。

（6）嵌插合并移位骨折：桡骨颈骨折或桡骨小头骨骺分离，骨折近端向外移位，桡骨关节面向外倾斜，呈“歪戴帽”式移位。

知识点52：桡骨头骨折的症状和体征 副高：熟练掌握 正高：熟练掌握

无移位或轻度移位骨折，其局部症状较轻，临床上容易漏诊，因此需引起注意。移位骨折常引起肘外侧疼痛，肘屈伸和前臂旋转时疼痛加重，活动受到限制。合并MCL损伤多见，肘内侧出现明显触痛、肿胀和淤斑，伸肘位外翻应力实验阳性。应检查前臂和腕关节是否出现疼痛、肿胀，若腕关节出现疼痛症状，有可能合并急性下尺桡分离、三角纤维复合体及前臂骨间韧带损伤。

知识点53：桡骨头骨折的放射学检查 副高：熟练掌握 正高：熟练掌握

桡骨头骨折的放射学检查主要包括以下两种：

（1）普通X线平片：正、侧位X线片常可明确诊断。若只出现“脂肪垫征”，而无明显可见的骨折，行桡骨头位X线检查对诊断有帮助。腕部和前臂出现疼痛，还需拍摄旋转中立位腕关节和前臂X线片。

（2）CT扫描：在轴位、矢状面及冠状面对桡骨头骨折进行扫描，有助于评估骨折范围、移位、骨块大小和粉碎程度等。考虑行ORIF时，应常规行CT扫描，三维重建图像也有助于制定术前计划。

知识点54：Ⅰ型桡骨头骨折的治疗 副高：熟练掌握 正高：熟练掌握

Ⅰ型桡骨头骨折的治疗可以使用石膏托或石膏管形外固定2～3周。

知识点55：Ⅱ型桡骨头骨折的治疗 副高：熟练掌握 正高：熟练掌握

Ⅱ型桡骨头骨折的治疗可选用闭合复位外固定3周治疗，然后进行功能锻炼。如闭合复位失败，在老年病人的病例中，行桡骨小头切除，早期进行功能锻炼。青年病人应行开放复位内固定治疗。伴下尺桡关节分离的病人，尽量保存桡骨小头部位，首先复位下尺桡关节及分离的尺桡骨，然后根据情况处理桡骨小头骨折。一般应行硅胶桡骨小头重建术，以保持肘关节的稳定性。

知识点56：Ⅲ型桡骨头骨折的治疗 副高：熟练掌握 正高：熟练掌握

以石膏固定3周，然后开始活动。如前臂旋前明显受限制，老年人可行桡骨小头切除。如伴下尺桡关节脱位，可行桡骨小头切除，行硅胶桡骨小头置换术，或先复位下尺桡关节脱位，固定3周以上后行桡骨小头切除术。

知识点57：Ⅳ型桡骨头骨折的治疗 副高：熟练掌握 正高：熟练掌握

Ⅳ型桡骨头骨折早期治疗行桡骨小头切除术。

知识点58：Ⅴ型桡骨头骨折的治疗 副高：熟练掌握 正高：熟练掌握

单纯桡骨头颈部骨折、断端嵌插者，无须进行特殊处理，仅短期制动即可。骨折近端桡骨头关节面倾斜大于30°者，可试行闭合复位或在透视下用克氏针经皮撬拔复位。闭合复位不成功者行切开复位术，复位后骨折多较稳定，一般不需内固定，术后用石膏托保护3周。

知识点59：对于儿童桡骨头骨折的治疗 副高：熟练掌握 正高：熟练掌握

对于儿童病人，一般不做桡骨小头切除。儿童有桡骨头生长过快、骺早闭合、桡颈短缩及缺血性坏死、继发性下尺桡关节脱位等并发症。

八、肘关节恐怖三联征

知识点60：肘关节恐怖三联征 副高：熟练掌握 正高：熟练掌握

肘关节恐怖三联征是指伴有桡骨头和尺骨冠状突骨折的肘关节后脱位，属于肘关节内复杂骨折脱位的一种类型。这类损伤均同时伴有肘内外侧副韧带的撕裂，但不伴有尺骨鹰嘴骨折。多由严重的高能量损伤所致，高处坠落及车祸伤是常见原因，多见于年轻患者。由于损伤后肘关节稳定结构严重破坏，易引起关节不稳定、关节僵硬及关节炎等并发症，预后较差。

知识点61：肘关节恐怖三联征的临床特点 副高：熟练掌握 正高：熟练掌握

（1）症状：外伤后肘关节疼痛、肿胀伴肘关节活动受限。

（2）体征：①患肘局部肿胀及压痛明显；②前臂屈曲、旋转受限；③患肘后方空虚，肘后三角消失，鹰嘴部向后明显突出提示肘关节脱位。

知识点62：肘关节恐怖三联征的保守治疗 副高：熟练掌握 正高：熟练掌握

肘关节恐怖三联征通常由高能量损伤所致，骨、韧带结构损伤严重，采用保守治疗的可能性很小。保守治疗的患者必须满足以下条件：

（1）肱尺、肱桡关节活动同心圆性中心复位。

（2）桡骨头骨折块较小（累及关节面不足25%）或骨折无移位，且不影响前臂旋转。

（3）肘关节获得充分的稳定性，能在伤后2～3周开始活动。

（4）冠状突尖骨折块很小。

知识点63：肘关节恐怖三联征的手术治疗 副高：熟练掌握 正高：熟练掌握

绝大部分肘关节恐怖三联征患者需要接受手术治疗。

（1）手术治疗原则

1）恢复尺骨冠状突稳定性。

2）桡骨头骨折内固定或金属假体置换恢复外侧柱稳定性，同时修复外侧副韧带等结构。

3）修补内侧副韧带或应用可活动铰链式外固定支架辅助固定以利于早期活动。

（2）手术治疗要点

1）冠状突骨折的处理：冠状突对于肘关节的稳定性非常关键，即使很小的骨折块，也可能对肘关节的生物力学产生明显的影响。目前的治疗方法包括拉力螺钉、空心钉固定、前内侧特殊支撑钢板固定、锚钉固定等。

2）桡骨头骨折的处理：桡骨头骨折复位后采用空心螺钉、Herbert钉固定，伴有桡骨颈骨折者采用微型钢板支持固定，只有桡骨头严重粉碎无法固定时才考虑切除并金属桡骨头假体置换。

3）软组织结构修复：治疗肘关节恐怖三联征应常规行外侧副韧带修复。术中应检查肘关节的稳定性；如果发现有不稳定，则再做内侧切口修复肘内侧副韧带。

4）可使用同轴圆心铰链外固定支架固定6周，既可稳定肘关节，为骨折愈合、软组织修复提供稳定的环境，又允许早期活动、功能锻炼。

九、孟氏骨折

知识点64：孟氏骨折（Monteggin骨折）的分类　　副高：熟练掌握　正高：熟练掌握

1967年，Bado将此类型骨折脱位归纳为4型，如图3-1-6所示。

Ⅰ型：尺骨中或近1/3骨折伴桡骨头前脱位，其特点是尺骨向前成角，约占60%。

Ⅱ型：尺骨中或近1/3骨折伴桡骨头后脱位，其特点是尺骨向后成角，并常伴有桡骨头骨折，约占15%。

Ⅲ型：尺骨骨折为尺骨近侧干骺端骨折，在冠状突远侧，伴桡骨头侧方或前侧脱位。此类型仅见于儿童，约占20%。

Ⅳ型：尺骨中或近1/3骨折，桡骨头前脱位，桡骨近1/3骨折在肱二头肌结节下方，约占5%。

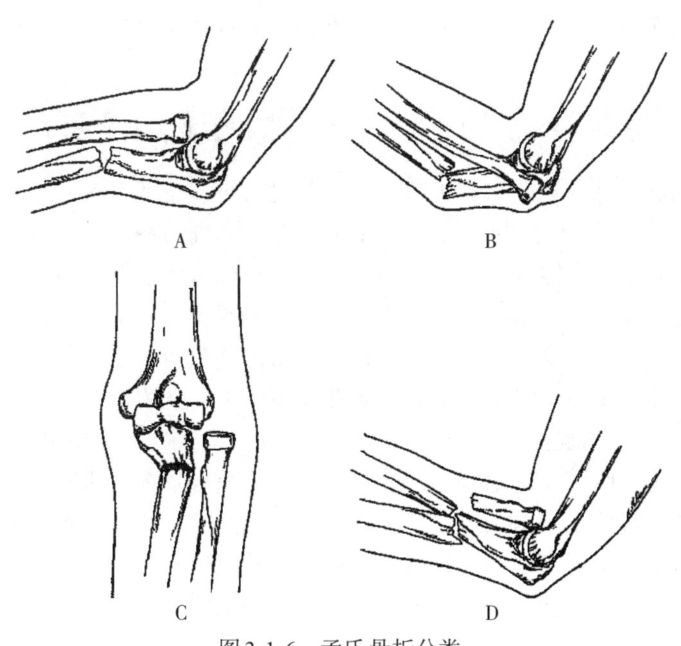

图3-1-6　孟氏骨折分类

知识点65：孟氏骨折的损伤机制 副高：熟练掌握 正高：熟练掌握

在所有类型中，Ⅰ型居绝对多数。目前大多数学者认为Ⅰ型骨折主要有两种损伤机制：

（1）极度旋前位或过伸时跌倒，由跌倒产生的压力造成尺骨骨折，同时肱二头肌的强大旋后力向前牵拉桡骨头。1949年Evan进行尸体生物力学研究，将肱骨固定后强力使前臂旋前，结果造成了桡骨头前脱位和尺骨骨折。同时指出，跌倒时手和前臂通常是完全旋前的，当手固定于地面时，体重迫使上肢外旋，即造成了前臂的极度旋前而产生Monteggia骨折。Bado同意Evans的观点，指出Ⅰ型骨折的肘关节侧位X线片上，桡骨结节位于后侧，表明桡骨处于完全旋前位。

（2）Monteggia骨折脱位的另一损伤机制就是前臂遭受到尺骨背侧的直接打击。因为在该类型损伤中并无跌伤史。

知识点66：孟氏骨折的症状和体征 副高：熟练掌握 正高：熟练掌握

孟氏骨折的症状和体征与类型有关。

Ⅰ型：可于肘窝触到桡骨头，前臂短缩，尺骨向前成角。

Ⅱ型：可于肘后触及不完整的桡骨头，尺骨向后成角。

Ⅲ型：可于肘外侧触及桡骨头和尺骨近端向外侧成角。

Ⅳ型：桡骨头处于肘窝，尺桡骨骨折处均有畸形及异常活动。

以上4型的典型骨折脱位中，肘关节及前臂均可伴有明显肿胀、压痛及肘关节和前臂主动旋转活动受限，被动活动疼痛加剧。但在Monteggia骨折脱位的变异损伤中，前臂局部肿胀和疼痛的症状和体征相对于尺骨完全骨折不是很明显，因此查体时需要认真检查。

桡神经深支损伤为最常见的并发症，应检查相应的神经功能症状。

知识点67：孟氏骨折的诊断 副高：熟练掌握 正高：熟练掌握

除依据症状和体征外，对此型骨折脱位损伤的确诊更多依赖于X线检查。虽然尺骨骨折和桡骨头脱位在X线片上极易判断，但Monteggia骨折的漏诊率却仍然很高。有20%～50%的病例在初次就诊时会出现漏诊。主要原因首先是X线片未包括肘关节；其次是摄片过程中X线球管未以肘关节为中心，以致桡骨头脱位变得不很明显；再次是体检不认真忽略了桡骨头脱位的存在，以致阅片漏诊；最后是患者在伤后就诊前自行牵拉或制动，使脱位的桡骨头自动复位，以致就诊时忽略了脱位的可能，但在固定中可复发脱位。

此外，Monteggia骨折脱位变异类型的漏诊率更高。由于此种类型多见于儿童前臂损伤，临床医师需注意：①当前臂仅有单一尺骨或桡骨成角或重叠短缩骨折时，一定有尺桡近端或远端关节的脱位或半脱位（Monteggia或Galeazzi骨折脱位）；②当儿童前臂损伤有尺骨头或桡骨头脱位时，必须仔细观察是否有尺桡骨骨折，即使仅有轻微青枝骨折或弯曲畸形；③在进行前臂X线摄片时必须包括尺桡近、远端关节；④必要时需要加拍对侧即正常侧前臂X线影像以便进行对照。

在肘关节前后位和侧位X线片中，确定桡骨头是否脱位的方法：描画通过桡骨头的桡骨轴线——肱桡线，该轴线应该指向肱骨小头；如果桡骨轴线没有通过肱骨小头表明存在桡骨头半脱位或脱位。

知识点68：孟氏骨折的治疗　　副高：熟练掌握　正高：熟练掌握

目前常用的治疗方案如下：

（1）急性损伤：桡骨头脱位可用闭合方法复位者，就不应采用切开复位，但尺骨骨折需要坚强内固定。由于尺骨近端1/3的髓腔较大，需要使用加压钢板；尺骨中1/3处髓腔较小，可用加压钢板或髓内钉固定。术中固定尺骨骨干骨折后，应仔细分析肱桡关节X线片。桡骨头半脱位需要采用切开复位。

（2）急性损伤：环状韧带或关节囊嵌入阻碍了桡骨头复位者，需要切开复位桡骨头脱位，修复或重建环状韧带，坚强固定尺骨骨折，手术采用Boyd入路。

（3）成人陈旧性Monteggia骨折脱位损伤（6周或更长时间）：从未复位的桡骨头脱位或尺骨骨折固定不牢导致骨折成角和桡骨头再脱位者，应切除桡骨头。若尺骨成角明显或不愈合，则进行坚强固定（通常加压钢板），并附加骨松质移植。

用上肢后侧石膏托固定前臂于中立位，肘关节屈曲90°。只要固定牢固及创口愈合满意，通常可于术后4～5天除去石膏托，然后用吊带保护上肢。可进行轻柔的肘关节主动活动练习以及旋转活动。骨折通常在8～10周牢固愈合。

儿童陈旧性损伤（6周或更长时间）并发症较多，常见有桡骨头再脱位、尺骨骨折畸形愈合以及前臂骨筋膜室综合征出现尺神经或桡神经麻痹等。儿童陈旧性损伤一般等待成年后再进行处理。手术方法主要有两种：尺骨截骨桡骨头切开复位和尺骨外固定支架延长闭合复位桡骨头。

十、盖氏骨折

知识点69：盖氏骨折　　副高：熟练掌握　正高：熟练掌握

盖氏骨折也称Galeazzi骨折脱位，为桡骨远端1/3骨折合并远端尺桡关节脱位。

知识点70：盖氏骨折的损伤机制　　副高：熟练掌握　正高：熟练掌握

Galeazzi骨折可因直接打击桡骨远端1/3段的桡背侧而造成；亦可因跌倒手掌撑地的应力传导而造成；还可因机器绞轧而造成。损伤机制不同，其骨折也有不同特点。

知识点71：盖氏骨折的分型　　副高：熟练掌握　正高：熟练掌握

（1）儿童型：桡骨远端青枝骨折合并尺骨小头骨骺分离。此型损伤轻，易于整复。

（2）桡骨远端1/3骨折：骨折一般位于肱二头肌结节远侧桡骨关节面近侧4cm范围内。

骨折可为横形、短缩形、斜形。骨折短缩移位明显，下尺桡关节脱位一般明显。多为跌倒手掌撑地所致。前臂旋前位致伤时桡骨远折段向背侧移位；前臂旋后位致伤时桡骨远折段向掌侧移位。临床上以掌侧移位者多见。此型损伤较重，下尺桡关节背掌侧韧带、三角纤维软骨盘多已断裂，若三角纤维软骨盘无断裂时多有尺骨茎突骨折。骨间膜亦有一定的损伤。

（3）桡骨远端1/3骨折，下尺桡关节脱位，并合并尺骨干骨折或尺骨干之外伤性弯曲。多为机器绞轧伤所致。损伤重，可能造成开放伤口。此时除下尺桡关节掌、背侧韧带，三角纤维软骨盘破裂外，骨间膜多有严重损伤。

知识点72：盖氏骨折的症状体征　　副高：熟练掌握　正高：熟练掌握

该骨折的症状体征与损伤严重程度有关。患者通常因为疼痛而拒绝前臂旋前或旋后活动。腕关节肿胀明显。如果尺桡远侧关节脱位严重，尺骨茎突突出明显或可以触及。如果骨折移位不显著时骨折局部仅有压痛、肿胀或畸形。移位明显时桡骨出现短缩和成角，下尺桡关节压痛，患者一般无诉腕关节疼痛。此型骨折脱位多为闭合性损伤，开放性损伤多为桡骨骨折近端穿破皮肤所致，伤口小。

值得注意的是与Monteggia骨折脱位相反，Galeazzi骨折脱位中神经血管损伤罕见。

知识点73：盖氏骨折的诊断　　副高：熟练掌握　正高：熟练掌握

桡骨骨折通常在桡骨中下1/3处，可为横形或短斜形，很少严重粉碎。如桡骨骨折移位明显，则下尺桡关节将完全脱位。尺桡骨前后位X线片上，桡骨表现为短缩，桡骨向尺骨靠拢，尺桡骨远端骨间距离增宽。正常情况下，尺桡远端关节之间的宽度不大于2mm，如果超过此宽度表明尺桡远侧关节间韧带结构损伤。正常情况下前臂侧位X线片上，尺骨影被桡骨影遮盖，或尺骨影应不超过桡骨影背侧3mm。Galeazzi骨折脱位中桡骨通常向掌侧成角，尺骨头向背侧突出。

儿童患者极少数情况下会出现尺骨远端干骺端分离而非尺桡远侧关节脱位或两者同时并存，所以要对X线影像精确分析，排除可能存在的干骺端分离。

知识点74：盖氏骨折的治疗　　副高：熟练掌握　正高：熟练掌握

Galeazzi骨折脱位牵引下手法复位并不困难，但维持闭合复位比较困难。由于尺桡骨远端几种肌肉牵拉的力量造成了复位难以维持。

（1）旋前方肌收缩使桡骨远折段向尺骨靠拢，并牵拉其向近侧及掌侧移位。

（2）肱桡肌牵拉桡骨远折段向近侧短缩移位。

（3）拇外展肌及拇伸肌使桡骨远折段向尺骨靠拢，向近侧移位短缩。

由于有上述几种移位力量的存在，因此闭合复位的成功率不高。此外，在极少数情况下由于尺骨远端关节内骨折可以妨碍尺桡远侧关节复位。因此为了获得良好的前臂旋转功能，避免尺桡远侧关节紊乱，桡骨骨折必须解剖复位。因此这种类型骨折必须予切开复位内固定。

由于Galeazzi骨折脱位中桡骨远端骨折处髓腔较宽大，所以髓内钉很难提供坚固的固定，对放置骨折端间的旋转作用微弱。因此该类型损伤中桡骨远端骨折不允许髓内钉固定。

目前成人首选的方法是通过前侧Henry手术入路对桡骨干骨折做切开复位和加压锁定钢板内固定。钢板置于桡骨掌面。由于小的钢板难于对抗桡骨远端骨折端肌肉牵拉产生的移位力量。此外，短小钢板在移位力量的作用下可能弯曲，螺钉可能松动造成骨折畸形愈合和不愈合。所以钢板必须有足够的长度和强度。因此目前多建议使用加压钢板。术后短臂石膏前后托，前臂旋转中立位制动4～6周，以使下尺桡关节周围被损的组织获得愈合。对桡骨干骨折做坚强的解剖固定，一般可是远侧尺桡关节脱位复位。若该关节仍不稳定，应在前臂旋后位时使用1枚克氏针做临时横穿固定。6周后去除克氏针，开始前臂主动旋转活动。

十一、桡、尺骨干骨折

知识点75：尺桡骨干双骨折　　副高：熟练掌握　正高：熟练掌握

尺桡骨干骨折是非常常见的创伤，直接暴力造成的骨折多在同一平面，可为横行的、粉碎的或多段骨折。间接暴力所致骨折通常不在同一平面，常呈斜行。

知识点76：尺桡骨干双骨折的临床表现及诊断　　副高：熟练掌握　正高：熟练掌握

前臂外伤后肿胀、疼痛、畸形，伤肢部位活动障碍，检查时见于前臂压痛有假关节活动以及骨擦音、骨擦感。X线片能确定诊断以及骨折类型，投照范围应该包括上、下尺桡关节，以此判断骨折移位的程度及是否存在上、下尺桡关节损伤。

知识点77：尺桡骨干双骨折的治疗　　副高：熟练掌握　正高：熟练掌握

尺桡骨干双骨折的治疗方法主要有闭合复位外固定与开放复位内固定两种。

（1）闭合复位外固定：大多数闭合性尺桡骨骨折都可以采用闭合复位外固定治疗。在充分麻醉状态下，根据桡骨近端的旋转位置，将前臂远端置于相应的旋转位置，然后采用牵引、回旋及分骨等手法纠正重叠、侧方移位及旋转移位，使骨折端变为单一的掌、背方向的移位。如果是横断型骨折，可用折顶及提按等手法加以纠正。

（2）开放复位内固定：出现以下情况时即可考虑行开放复位内固定术：①开放性骨折；②多段骨折或不稳定性骨折，不能满意复位手术或不能维持复位效果时；③多发性骨折，尤其是同一肢体多发性骨折，手术复位加简化外固定并且可以在早期开始功能锻炼；④对位不良的陈旧性骨折或影响功能的畸形愈合者；⑤骨折断端间软组织嵌入，影响复位。

知识点78：单纯尺骨骨折的病因及诊断　　副高：熟练掌握　正高：熟练掌握

单纯的尺骨骨折多由直接暴力所致，骨折线多为横形、蝶形或粉碎性骨折。因桡骨及骨间膜完整，骨折移位不大，诊断时应注意有无上尺桡或下尺桡关节脱位。

知识点79：单纯尺骨骨折的治疗 副高：熟练掌握 正高：熟练掌握

尺骨骨折的处理一般采用闭合复位外固定，如果复位困难或复位后不稳定，也可手术开放复位、钢板或髓内针内固定。

知识点80：单纯桡骨骨折的病因及诊断 副高：熟练掌握 正高：熟练掌握

单纯的桡骨骨折可由直接或者间接暴力导致，骨折多为横形、短斜形。根据骨折端与旋前圆肌的位置不同，可以产生不同方向的移位。旋前圆肌止点以上的骨折，桡骨近端受肱二头肌和旋后肌牵拉，骨折近端位于旋后位并向桡侧倾斜。

知识点81：单纯桡骨骨折的治疗 副高：熟练掌握 正高：熟练掌握

在复位时，应将骨折远端置于相应旋后位。若复位困难，通常需要进行手术治疗。旋前圆肌止点以下的桡骨骨折，桡骨近侧骨折段位于中立位或轻度旋后位，复位比较容易。

十二、桡骨远端骨折

知识点82：桡骨远端骨折的病因 副高：熟练掌握 正高：熟练掌握

桡骨远端骨折通常为间接暴力引起。跌倒时，手部着地，暴力向上传导，发生桡骨下端骨折。多发生于小孩和老年人，后者与骨质量下降的因素有关。直接暴力导致骨折的机会较少。

知识点83：桡骨远端骨折的分类 副高：熟练掌握 正高：熟练掌握

桡骨远端骨折有多种分类方法，AO的分类法是将尺桡骨下端都包含在内：A型为关节外骨折，A1型为尺骨骨折，桡骨完整；A2型为桡骨简单骨折或者嵌插骨折。如果伴有背侧旋转，即为Colles骨折，伴有掌侧旋转即Smith骨折；A3型为桡骨粉碎骨折，可以是楔形、嵌插或者复杂粉碎性骨折。B型为部分关节内骨折，B1型为桡骨矢状面部分关节内骨折；B2型为桡骨背侧缘部分关节内骨折，即Barton骨折，伴随腕关节向背侧脱位；B3型为桡骨掌侧缘部分关节内骨折，即反Barton骨折，伴随腕关节向掌侧脱位。C型是完全关节内骨折，C1型为桡骨干骺端及关节内简单骨折；C2型为桡骨干骺端粉碎骨折，关节内简单骨折；C3型为桡骨关节面粉碎骨折，伴随有干骺端简单骨折或者粉碎骨折。临床上通常依据受伤机制的不同，将桡骨下端骨折分类为伸直型、屈曲型骨折及骨折脱位型。

知识点84：桡骨远端骨折的病理分型 副高：熟练掌握 正高：熟练掌握

桡骨远端骨折的病理分型如下：

（1）无移位型：裂纹、嵌插、线形骨折。

（2）伸直型：远端向背桡侧移位，近端向掌侧移位。可伴随掌成角或嵌插移位。

（3）屈曲型：远折端向掌桡侧移位，近端则向背侧移位。

知识点85：桡骨远端骨折的临床表现和诊断　　副高：熟练掌握　正高：熟练掌握

（1）腕关节明显产生肿胀，压痛和功能障碍症状。

（2）畸形，因为远折端向背侧移位，所以侧面可见典型的“银叉”畸形。又因远折端向桡侧移位，在移位显著时，尺骨下端可特别突出，手掌正面观察，呈“枪刺刀”状畸形。

（3）X线片：桡骨远端骨折块向背侧移位；桡骨远端骨折块向桡侧移位；桡骨远端骨折块向掌侧成角；桡骨远端短缩，骨折远端背侧骨皮质与近端嵌插；桡骨远端骨折块旋后。上述表现组合成为典型的餐叉样畸形，使正常掌倾角及尺偏角减少，或呈负角度。

X线片上还常见有尺骨茎突骨折，严重者尺骨茎突分离并且向桡侧移位。如果无尺骨茎突骨折而桡骨远端向桡侧移位或者桡骨茎突与尺骨茎突处在同一水平位置，甚至尺骨茎突较桡骨茎突更向远端突出者，说明有下尺桡关节分离情况，如三角纤维软骨盘破裂。

知识点86：桡骨远端骨折的非手术治疗——Colles骨折手法复位
副高：熟练掌握　正高：熟练掌握

新鲜骨折应急行手法复位治疗。等待肿胀消退后再复位的方法是错误的。Colles骨折手法复位分3个步骤进行：

（1）利用牵引以及反牵引力量克服骨折段重叠。持续牵引后，餐叉畸形程度减少，表示骨折重叠部分已经到骨折平面，牵引要缓而有力，一般5～10分钟即可达到要求。如若骨折端有嵌插，符合功能要求时，可用加重畸形手法，分开嵌入部位，再持续牵引。

（2）骨折端牵引到骨折线平面时，仍需持续牵引，同时用力将前臂旋前，使旋前方肌松弛，屈腕使屈肌松弛才方便压背侧移位的远折段向掌侧移位。

（3）在持续牵引下，术者一手固定骨折近端，另一手拇指压在远骨折段，将手掌向下旋转，屈腕并在牵引作用同时下压远折段，即可达到复位目的。

知识点87：桡骨远端骨折复位的标志　　副高：熟练掌握　正高：熟练掌握

骨折复位的标志是餐叉畸形症状消失，桡骨表面平正，X线透视骨折对位良好。由于Colles骨折多为稳定骨折，复位后保持屈腕姿势，即使旋后前臂，也不容易再错位。

知识点88：桡骨远端骨折的固定方法　　副高：熟练掌握　正高：熟练掌握

桡骨远端骨折的固定方法主要包括：

（1）石膏固定法：复位治疗后石膏托固定腕于功能位。待肿胀消退后再换短臂石膏管形（也可用到石膏托固定至愈合为止）。

（2）夹板固定法：取夹板4块（掌背侧板与前臂同等宽度，背侧板较掌侧板长、桡侧板较尺侧板长），纸垫两个横挡放置于骨折远端，以能包绕远段的背、桡两侧面为妥。在维持牵引作用下，先将横挡置于桡骨远段的背侧桡侧，以尺骨头为准，但不能超过尺骨茎突，掌侧垫侧置于骨折近端的掌侧，然后放夹板固定，桡、背侧板应超过桡腕关节，限制手腕的桡偏或背伸活动，保持骨折对位。将前臂放置于中立位置，悬挂在胸前。

（3）功能锻炼：功能锻炼固定期间可做握拳及肩、肘关节活动；解除固定后，做腕关节屈伸锻炼的运动。

知识点89：桡骨远端骨折的手术治疗　　副高：熟练掌握　正高：熟练掌握

青壮年陈旧性骨折畸形愈合者或者同时有神经刺激或压迫症状、肌腱功能受限、或者前臂旋转功能障碍者，应在早期采用矫形手术。

手术方法包括：

（1）切开复位内固定术：复位后，用粗的斯氏针内固定。

（2）陈旧性骨折影响前臂功能者，切除尺骨小头。

（3）Compbell手术：畸形明显的患者，手术中切除尺骨头的尺侧一半部分，桡骨畸形处做横行截骨，截骨后桡背侧空隙用尺骨头部分填充，矫正畸形，术后前臂石膏托固定8～10周时间。

十三、腕骨骨折

知识点90：腕舟骨骨折的临床表现及诊断　　副高：熟练掌握　正高：熟练掌握

腕舟骨骨折多发生在成年男性，常造成舟骨腰部骨折。跌倒时手呈支撑位，受伤后腕桡侧疼痛和不同程度的腕关节活动障碍。解剖“鼻烟窝”处肿胀及压痛，沿着第1、2掌骨纵向叩击有痛感，腕关节45°斜位，X线片可清楚显示骨折以及移位情况。有时伤后X线片检查未发现明显的骨折，但是如果临床表现高度怀疑舟骨骨折时，应在伤后2周左右再次拍片检查，多可发现呈阳性结果。

知识点91：腕舟骨骨折的治疗　　副高：熟练掌握　正高：熟练掌握

腕舟骨骨折的治疗要点如下所述。

（1）无移位的骨折或有移位、手法复位后位置满意的骨折可行短臂石膏管型外固定治疗，直至骨折愈合。一般舟骨结节固定6周左右，腰部及近端骨折则需要固定10周左右。如果到达固定期限后骨折仍未愈合，出现骨折线增宽、断端吸收及囊性变化但无硬化及骨折块坏死征象时，可延长固定时间。有些病例需要延长固定半年甚至1年以上时间，骨折始愈合。

（2）若骨折明显移位，手法难以复位时，可考虑早期切除近端骨折块部位。

（3）经长时间固定骨折仍无愈合征象，并且骨折断端出现硬化，可去除外固定后积极功能锻炼。若无症状，则无须行其他处理。年轻患者，无明显创伤性关节炎，可行切开复位方法，钻孔植骨术。

（4）舟骨骨折不愈合，其近侧骨折块仅占舟骨的1/4或更小，舟骨近侧1/4处骨折或更小的骨片经植骨术后失败的病例以及舟状骨近侧1/4处已硬化或粉碎性骨折或有明显移位的患者，可以采用舟骨部分切除术，但是需要注意切除仅为近端舟骨部位。舟骨全切后虽然近期满意，但远期可发生腕关节紊乱。

（5）舟骨骨折不愈合、明显创伤性关节炎、舟骨缺血性坏死及腕关节紊乱时，可以在舟骨切除后，用硅橡胶或其他材料制成的人工舟骨假体置换。

（6）晚期舟骨骨折不愈合、发生严重的创伤性关节炎、影响患者日常生活及工作、症状严重时，可以考虑行近侧腕骨切除及桡腕关节融合术。

知识点92：月骨骨折　　副高：熟练掌握　正高：熟练掌握

月骨骨折多由高能量过伸或轴向损伤造成，通常伴桡骨远端、头状骨或腕掌关节的骨折。急性月骨骨折中掌侧端最为常见，如果有移位或伴腕关节半脱位有手术指征。

知识点93：大多角骨骨折　　副高：熟练掌握　正高：熟练掌握

通常情况下，大多角骨骨折同时伴随第1掌骨及桡骨远端骨折。移位的大多角骨体部骨折需要手术治疗。

知识点94：钩骨骨折　　副高：熟练掌握　正高：熟练掌握

钩骨骨折通常伴随第4、5腕掌关节骨折脱位。多需行切开复位内固定治疗。

知识点95：其他腕骨骨折　　副高：熟练掌握　正高：熟练掌握

腕骨中，除了舟骨骨折，其他腕骨单纯骨折十分罕见，常常与其他腕部损伤一起发生。CT、MRI检查对明确诊断有所帮助。

其他腕骨骨折多为撕脱性骨折，临床一般没有重要意义，对腕关节功能影响不大，仅需要前臂管形石膏外固定4～6周时间。对某些腕骨骨折，如头状骨颈部骨折，应该严格固定。少数骨折复位困难者可考虑切开复位内固定。晚期并发骨关节炎、影响关节功能者，考虑采用腕骨间融合术。

第二节　下肢骨折

一、股骨颈骨折

知识点1：股骨颈骨折　　副高：熟练掌握　正高：熟练掌握

股骨颈骨折一直是创伤骨科领域中重点研究对象之一。股骨颈骨折通常发生于老年人，随着社会人口年龄的增长，股骨颈骨折的发生率不断上升。年轻人中股骨颈骨折的发生主要由于高能量创伤所导致，常合并有其他骨折。股骨颈骨折存在两个主要问题，分别为：①骨折不愈合；②晚期股骨头缺血性坏死。

知识点2：股骨颈骨折的解剖　　副高：掌握　正高：掌握

股骨颈的前方和后方的上半部分都在髋关节的关节囊内，只有后下半远端在关节囊外。股骨颈基底部骨折为关节囊外骨折，其他部位骨折都属于囊内骨折。股骨头颈血运的主要来自于：由股深动脉发出的旋股内、外动脉分支，在股骨颈基底滑膜反折处，分3束即骺外侧动脉、干骺端下动脉、干骺端上动脉进入股骨头，是股骨头血液供给的主要来源；通过因韧带的小凹动脉尚存少量血液；臀下动脉和闭孔动脉吻合到关节囊附着部，分别为上、下股骨干的滋养动脉。

知识点3：股骨颈骨折的病因　　副高：熟练掌握　正高：熟练掌握

股骨颈骨折的原因主要是跌倒时下肢突然扭转，外旋暴力传导至股骨颈，导致骨折。老年人骨质疏松，只需要很小的扭转暴力，即可引起骨折。而中青年则需要较大的暴力才能导致骨折，暴力延股骨干直接向上传导，常伴软组织损伤，骨折也常发生粉碎。

知识点4：股骨颈骨折的分类　　副高：熟练掌握　正高：熟练掌握

对于股骨颈骨折的分类，主要有3种方法，分别是根据骨折线的部位分类、根据X线的表现分类以及根据移位程度进行分类。

（1）按骨折线的部位可分为：①股骨头下骨折；②基底骨折；③经股骨颈骨折；④经转子骨折。

（2）按X线表现可以分为：①内收骨折，是指远端骨折线与两髂嵴连线所成的角度（称Pauwels角）> 50°的骨折，属于不稳定骨折，通常容易变位；②外展骨折，外展骨折是指Pauwels角< 30°的骨折，属于稳定骨折，但如果处理不当，或者继续扭转，也会变位，变为不稳定骨折。

（3）按移位程度，根据Garden分类可分为：①不完全骨折；②部分移位的完全骨折；③无移位的完全骨折；④完全移位的完全骨折。

知识点5：股骨颈骨折的临床表现和诊断　　副高：熟练掌握　正高：熟练掌握

有外伤史，多见于老年人，年龄在55～96岁，女性较男性多见。病理性骨折可能有患髋疼痛史。

（1）伤后髋部有疼痛感，活动时以及按压股三角区或叩击大粗隆及足跟时，疼痛感加重。

（2）股骨颈骨折通常为关节囊内骨折，骨折后出血不多，加上关节囊和肌群的包围，因此外表肿胀不明显。囊外骨折时，肿胀较明显。

（3）骨折移位明显时，伤肢多有屈髋屈膝外旋及短缩畸形，大粗隆上移，伤后即不能站立及行走。但是部分无移位或嵌插骨折患者，仍可短时行走或骑车。

（4）X线显示骨折的部位、移位程度及类型。

知识点6：股骨颈骨折的并发症 副高：掌握 正高：掌握

股骨颈骨折的并发症主要包括：

（1）骨折不愈合：股骨颈骨折的常见并发症之一，其主要原因有：①年龄过大，骨质疏松程度显著，有其他内脏疾病如高血压、糖尿病等病情并存；②手术或复位不及时；③复位手法过重；④移位程度太大，周围软组织损伤严重；⑤固定的稳定性不足；⑥负重活动过早。

（2）畸形愈合：主要是因为复位情况欠佳使骨折在畸形位愈合。

（3）股骨头缺血坏死：股骨颈骨折最常见并且最严重的并发症。由于股骨头血液供应的特殊性，骨折发生时易使供血来源阻断而发生股骨头缺血坏死。

（4）创伤性关节炎：创伤性关节炎通常继发于上述3种并发症。

知识点7：股骨颈骨折的治疗 副高：熟练掌握 正高：熟练掌握

应该按照骨折时间、类型、年龄及全身情况制订治疗方案。早期治疗有利于尽快纠正血管扭曲、受压或痉挛的状况。良好的复位及稳妥的内固定是骨折愈合的重要条件。新鲜无移位或外展嵌顿型骨折不需要复位治疗，但患肢应制动；移位骨折应该尽早给予复位和固定；陈旧性骨折可采用加压螺纹钉内固定，结合带血管骨瓣移植或改变负重力线的截骨术，用来促进骨折愈合或改善功能；儿童或青壮年骨折采用多根钢针或螺纹钉进行内固定。

知识点8：股骨颈骨折的非手术治疗 副高：熟练掌握 正高：熟练掌握

（1）骨折复位：骨折的解剖复位是股骨颈骨折治疗至关重要的因素。直接影响骨折愈合以及股骨头缺血坏死的发生。Moore指出，X线显示复位不满意者实际上股骨颈骨折端接触面积仅有1/2。由于骨折端接触面积减少，自股骨颈基底向近端生升的骨内血管减少或者生长受阻碍，从而降低了股骨头颈血液灌注量。复位的方法有两种，即闭合复位法和切开复位法。应尽可能采取闭合复位法，只有在闭合复位失败，无法达到解剖复位效果时才考虑切开复位。

1）闭合复位：临床上经常使用的股骨颈骨折闭合复位方法有两种。McElvenny法：将患者放置于牵引床上，对双下肢一同施行牵引；患肢外旋并加大牵引；助手将足把持住后与术者把持住膝部同时内旋；肢体内旋后将髋关节内收。Leadbetter法：Leadbetter采用髋关节屈曲位复位法，首先屈髋90°后行轴向牵引，髋关节内旋并内收。然后，轻轻将肢体放置于床上，髋关节逐渐伸直。放松牵引，如果肢体无外旋畸形即达到复位。

2）切开复位：如果闭合复位失败，应该考虑切开复位，即直视下解剖复位。以往一般认为切开复位会进一步损害股骨头颈血供。但近年来，许多作者都证实切开复位对血供影响并不大。Banks的结论甚至认为切开复位后不愈合率及股骨头缺血坏死率均有下降。其理由是，首先切开复位时关节囊切口很小，并且解剖复位对血供恢复起到了良好的作用。切开复位法可采用前侧切口或前外侧切口（Watson-Jones切口）。

（2）固定：①无移位者或嵌插骨折患者可穿丁字鞋或轻重量皮肤外展位（10°～15°）牵引6～8周时间；②有移位骨折可选用持续牵引维持固定或闭合三颗针内固定，并且保持患肢外展中立或稍内旋位位置。

（3）功能锻炼：骨折经过复位外固定或内固定后，即可让患者多做深呼吸运动，可同时改善肺及胃肠功能。固定早期可做踝、足关节轻度活动，逐步做股四头肌的舒缩活动，但是应该嘱病人做到“三不”，即不盘腿、不侧卧、不下地。保守疗法一般在3～6个月后逐渐增加髋膝关节活动范围。在内固定牢固的情况下，通常让患者在术后3～4周扶双拐下地活动，患肢避免负重。术后3～6个月经X线拍片证实骨折已经愈合，方可弃拐行走。但在伤后2～3年内，应避免患肢过度负重。定期拍X线片复查，以此排除后期可能出现的股骨头缺血性坏死。

知识点9：股骨颈骨折的手术治疗指征　　副高：熟练掌握　正高：熟练掌握

股骨颈骨折的手术治疗指征有：

（1）内收型骨折和有移位骨折。

（2）头下型骨折，股骨头缺血坏死率高，高龄病人不适合长期卧床者。

（3）青壮年及儿童的股骨颈骨折要求达到解剖复位要求。

（4）陈旧性股骨颈骨折及骨折不愈合、股骨头缺血坏死或并发髋关节骨关节炎。

知识点10：新鲜股骨颈骨折的手术治疗　　副高：熟练掌握　正高：熟练掌握

对于此类骨折，主要有以下5种方法：

（1）三翼钉内固定：方法简便并且实用，但近年来疗效不佳及头坏死率高，主要原因是适应证选择不当，技术欠佳，后者是主要原因。如复位不理想，三翼钉过长或过短，股骨头有旋转，打钉位置不合适，导针变弯或折断，进钉处骨皮质劈裂，骨折端有分离等。

（2）多针内固定：主要优点是操作方法简便，能消除两骨折端剪力，并有明显的防止头旋转功效，因此固定牢固可靠，如可折断螺纹针内固定等。

（3）滑动式鹅头钉内固定：此类装置由固定钉以及一带柄套筒两部分构成，固定钉可借助周围肌肉的收缩在套筒内滑动，以形成加压，当骨折面有吸收时，固定钉则向套筒内滑动缩短，以保持骨折端的密切接触，术后早期负重可使骨折端更加紧密嵌插，有利于骨折愈合。此类钉更适合于低位的股骨颈骨折，乃至转子间骨折。

（4）加压螺纹钉内固定：此固定法优点是可使骨折两端紧密接触，并且固定牢固，有利于骨折愈合，钉子不易滑出。

（5）Ender钉内固定：应用3～4枚Ender钉在X线监控下经股骨内上髁上方切口开窗，打入固定，该方法多用于固定转子间部骨折。但固定得当，也可用于股骨颈骨折的治疗。

知识点11：陈旧性股骨颈骨折的手术治疗　　副高：熟练掌握　正高：熟练掌握

陈旧性股骨颈骨折主要是骨折不愈合以及股骨头无菌性坏死。根据患者年龄、股骨颈局部病理变化和健康状况，选择合适的治疗方法。

（1）转子间截骨术（Mcmullay截骨术）：此法适合于健康状况良好，股骨头无坏死，股骨头颈没有吸收，硬化不明显，髋臼正常，骨折远端向上移位不多，小转子还在股骨头下方的陈旧性骨折病人。操作流程：由大转子下斜向小转子上截断股骨，将截骨远端推向内侧，托住股骨头部位。术后用髋人字石膏固定6～8周，或使用转子截骨板内固定并辅以牵引6～8周时间。此种方法，术后患髋关节稳定有力，能伸170°～180°，屈曲到90°，但是内收、外展和旋转活动受限。

（2）股骨头切除转子下外展截骨术（Batckelsl截骨术）：此法适用于健康状况良好，股骨头已坏死、碎裂或骨折移位等情况。许多患者，术后关节活动功能良好，但是患者短缩跛行。

（3）带缝匠肌蒂髂前上棘骨瓣移植术：腰部麻醉或硬膜外麻醉。平卧，患臀下垫薄枕。髋关节前切口即Smith-Petersen切口。切断臀中肌、阔筋膜张肌在髂嵴上的附着，骨膜下剥离至髋臼上部，距股直肌附着点1.5cm处切断股直肌，并向下翻转。保留缝匠肌在髂前上棘的附着部位。将股外侧皮神经牵向内侧避免损伤。切断腹外斜肌、髂肌在髂前上棘和髂嵴前部的附着部位，暴露部分髂骨内板和髂前上棘。倒“T”形切开关节囊，牵引下采取股骨颈骨折复位。转子下2～3cm处拧入加压螺丝钉，跨骨折线在股骨颈头部凿2.5cm×2cm×1.5cm骨槽内大外小，并向头部刮除1cm深洞，清除骨折线部瘢痕组织。用薄骨刀切3cm×2cm大小缝匠肌髂骨瓣，提起肌骨瓣由两侧向远端游离、松解缝匠肌6～8cm。游离时，注意保护缝匠肌表面阔筋膜上的血管网，并不要使阔筋膜与缝匠肌分离。将缝匠肌髂骨瓣牢固而紧密地镶嵌在股骨颈骨槽内，无须做内固定，肌骨瓣蒂部可与关节囊缝合1～2针。术后穿带木板中立位鞋或皮牵引3～4周时间。4周后可扶拐下床不可负重活动。2～3个月拍片1次，直至骨折愈合后方可弃拐行走。有条件时可做带旋髂深血管蒂髂骨移植，方法与效果大致相同。

（4）骨外侧肌骨瓣移植与加压螺纹钉内固定术：患者仰卧位置，患侧臀部适当垫高。做髋关节外侧切口，也称为Watson-Jones切口。倒“T”形切开关节囊，显露骨折断端，清除骨折断端向瘢痕组织及硬化骨质，修整骨折面部位。直视下对位满意后，由大转子下2～3cm拧入适当长度加压螺丝钉。而后在大转子前部股外侧肌前束起点处凿下一长2.5cm、宽1.5cm、厚1.2cm带肌蒂骨块，并在股外侧肌起点的前束和外侧束之间稍作游离备用。于股骨颈中部跨骨折线，凿一长1.5cm、宽1.5cm、深1.5cm骨槽。再在骨骼的近端，即股骨头部位潜行刮一1cm深的洞，嵌入骨块，无须固定，将骨块肌蒂与关节囊缝合1～2针即可。注意缝合关节囊时不使肌蒂受压，以保留其血运。术后穿带木板中立位鞋或皮牵引3～4周，即可持拐下床不负重行走。

（5）带股方肌蒂骨瓣移植术：手术前行股骨髁上大重量牵引，骨折复位后，X线控制下螺纹钉内固定。待2周皮肤伤口愈合后，采用髋关节后外侧入路，切开臀大肌，保护坐骨神经，于转子窝处切断闭孔内肌等诸肌群，于转子间略上切取5cm×2cm×1.5cm带股方肌蒂骨瓣，保护备用。"T"形切开关节囊，自大转子经残留股骨颈或直接至股骨头（颈吸收）凿一片骨瓣略小于骨槽，骨折端间隙暴露，骨槽内可见到螺纹钉，用小圆凿消除骨折端间隙的瘢痕组织和硬化面。从髂后上棘切除松质骨植入（不植入骨槽），之后将带股方肌蒂骨瓣紧紧嵌入骨槽，不做固定，逐层关闭创口。术后外展20°中立位皮牵引3～4周时间，4周后即可扶拐下床不做负重活动。

（6）人工关节置换术：应用人工关节置换术治疗老年人股骨颈骨折主要基于两点考虑：一是术后患者可以尽快肢体活动及部分负重，以利于迅速恢复功能，防止骨折合并症，特别是全身合并症的发生，降低老年人股骨颈骨折的死亡率。二是人工关节置换术对于股骨颈骨折后骨折不愈合及晚期股骨头缺血坏死是一次性治疗。总体而言，股骨颈骨折的患者内固定治疗之后，如骨折愈合而未发生股骨头缺血坏死者，其关节功能评分大大高于人工关节置换者。

知识点12：年轻人股骨颈骨折的手术治疗　　副高：熟练掌握　正高：熟练掌握

年轻人中股骨颈骨折发生率较低。由于年轻人（20～40岁）骨骼最为致密，导致骨折的暴力必然很大，因此损伤更为严重。有人认为，年轻人股骨颈骨折与老年人股骨颈骨折应区分开来，作为一个专门的问题来研究。Bray、Templeman和Swiontkowski等人甚至认为年轻人股骨颈骨折不适用于Garden分型或Pauwels分型。

年轻人股骨颈骨折有以下特点：①骨密度正常；②创伤机制多为高能量暴力；③骨折不愈合率及股骨头缺血性坏死率均高于老年人股骨颈骨折；④股骨头缺血坏死改变后多伴随有明显症状；⑤人工关节置换术效果不佳。

年轻人股骨颈骨折后骨折不愈合率及股骨颈缺血坏死率各作者报道记录不同，分别为25%～62%及45%～90%，多数人认为愈合后较差的主要原因在于创伤暴力较大、难以解剖复位、损伤严重以及坚强固定。

Cave指出，对于所有股骨颈骨折都应该解剖复位，在年轻人股骨颈骨折中解剖复位尤为重要，如果闭合复位难以奏效，应积极采取切开复位。

由于较高的股骨头缺血坏死发生，许多人认为应尽早（6～12小时之内）实施手术。常规在术中切开前关节囊进行关节内减压。

二、股骨粗隆间骨折

知识点13：股骨粗隆间骨折　　副高：熟练掌握　正高：熟练掌握

股骨粗隆间骨折又称股骨转子间骨折，是老年人常见的损伤，通常为间接暴力引起。股骨粗隆间骨折的分类方法很多，从治疗和判断预后的角度，可分为稳定型和不稳定型骨折。

①稳定型骨折：骨折端内侧皮质无粉碎症状，股骨距与远端内侧皮质可较好位置对位，即使有小粗隆撕脱骨折，仍为稳定性骨折；②不稳定型骨折：骨折端内侧骨皮质粉碎性骨折，其中也包括小粗隆周围股骨后内侧大的骨折片，以及大的斜行骨折。

知识点14：股骨粗隆间骨折的病因和病理　　副高：熟练掌握　正高：熟练掌握

股骨粗隆间骨折具有与股骨颈骨折类似的发病原因，可为跌倒或直接暴力撞击所导致，根据骨折线的形态、位置或走行分为顺转子间型、反转子间型和转子下型骨折。

（1）顺转子间型骨折：骨折线从大转子顶点开始，斜向内下方走行，到达小转子。根据暴力的方向及程度不同，小转子或保持完整，或成为游离骨片。但是股骨上端内侧的骨支柱保持完整，骨的支撑作用还较好，髋内翻并不严重，移位较少。由于骨折线在关节囊和髂股韧带附着点的远侧，因而骨折远端处于外旋位置。粉碎型则小转子变为游离骨块，大粗隆及其内侧骨支柱亦破碎，髋内翻症状严重，远端明显上移、外旋。

（2）反转子间型骨折：骨折线自大转子下方斜向内上行走，达小转子的上方。骨折线的走向与转子间线或转子间嵴大致呈垂直角度。骨折近端因外展肌与外旋肌的收缩而外展、外旋，远端因内收肌与髂腰肌的牵拉作用而向内、向上移位。

（3）转子下型骨折：骨折线经过大小转子的下方。顺转子间型骨折最为常见，约占本病的85%。顺转子间粉碎性骨折、反转子间骨折和转子下骨折都属于不稳定型骨折，髋内翻的发生率最高。

知识点15：股骨粗隆间骨折的临床表现和诊断　　副高：熟练掌握　正高：熟练掌握

转子间是骨质疏松的常发部位，骨质疏松的发生速度在骨小梁较快，在股骨矩则比较慢。在发展速度快的骨小梁与发展速度慢的股骨矩的接合部是骨质最薄弱处，因此容易发生转子间骨折。受伤后转子区出现疼痛、肿胀、淤斑，下肢不能活动。检查后发现转子间压痛，下肢外旋畸形明显，可达90°，有轴向叩击痛。测量可发现下肢短缩症状。X线拍片可明确骨折的类型及移位情况。

知识点16：股骨粗隆间骨折的治疗　　副高：熟练掌握　正高：熟练掌握

粗隆间骨折因局部血运良好，极少发生不愈合。治疗中主要矫正和防止髋内翻以及肢体缩短畸形。

（1）持续牵引治疗：此法是常用的治疗方法。骨折移位较大及不稳定性骨折，宜用股骨髁上或胫骨结节骨牵引；骨折移位比较小，或轻度髋内翻以及病人年龄较大不适应骨牵引者，宜用皮肤牵引。牵引同时，外旋及内翻型骨折患肢应置于40°～60°外展位，内旋型骨折应该保持在轻度外展或中立位。牵引重量根据病人体重及肌肉强弱而定，一般为4～6kg。牵引后24小时进行X线片检查，根据骨折整复情况调整外展角度及重量，直到复位状况满意为止。牵引时间一般为8～12周，待骨折愈合后去除牵引，适当活动。

（2）手术复位内固定治疗：手术的主要目的在于尽可能达到解剖复位，采用坚强内固定，早日活动以避免并发症的发生。在牵引复位治疗后，选择内固定器械固定。内固定方法很多，常用的如滑动加压螺钉加侧方钢板固定、髓内固定。

三、股骨大粗隆骨折、小粗隆骨折

知识点17：股骨大粗隆骨折的临床表现及诊断　　副高：熟练掌握　正高：熟练掌握

股骨大粗隆骨折后病人的表现为局部疼痛等，X线即可确诊。

知识点18：股骨大粗隆骨折的治疗　　副高：熟练掌握　正高：熟练掌握

股骨大粗隆骨折有3种治疗方法：

（1）患髋外展牵引6周时间。

（2）无牵引，卧床休息至局部症状消失4～6周后开始练习负重动作。

（3）Armstrong及Watson-Jones主张采用切开复位内固定，主要是针对明显移位的骨折。

由于粗隆部骨折绝大多数可很好地愈合，因此，治疗的目的是恢复骨折愈合后髋关节的功能。

知识点19：股骨小粗隆骨折　　副高：熟练掌握　正高：熟练掌握

单纯股骨小粗隆撕脱骨折主要发生于儿童及少年。85%的病人年龄<20岁，12～16岁为发生率高发年龄。老年人中的单纯股骨小粗隆骨折通常继发于骨质疏松。由于小粗隆骨矩部疏松，无法抵抗髂腰肌牵拉力而导致撕脱骨折。病人常表现为股三角部疼痛以及屈髋畸形。Ludloffs征阳性，即患者坐位时不能主动屈髋。大多数情况下应卧床休息，对症处理。数周后症状消失即可负重。只有在骨折块分离十分明显时可酌情考虑切开复位治疗。

四、股骨粗隆下骨折

知识点20：股骨粗隆下骨折　　副高：熟练掌握　正高：熟练掌握

股骨粗隆下骨折是指自股骨小粗隆至股骨干中段与近端交界处——即骨髓腔最狭窄处之间部位的骨折。年龄分布有两组：20～40岁及60岁以上。老年组骨折多由低能量创伤所致。年轻组骨折多由高能量损伤造成，常合并其他骨折和损伤。

知识点21：股骨粗隆下骨折的治疗　　副高：熟练掌握　正高：熟练掌握

股骨粗隆下骨折的治疗可以分为保守治疗和手术治疗。常用的保守治疗方法是对患肢施行股骨髁上牵引。股骨近端通常为强大的肌群包绕，骨折发生后骨折端受肌肉牵引而明显畸形。骨折近端在内收肌、外旋肌及髂腰肌的作用下呈屈曲、内收、外旋。骨折远端在外展肌作用下呈外展、在重力作用下呈轻度外旋。在所有肌肉收缩作用下骨折端明显有短缩畸形症状。牵引治疗可以控制短缩，但对于其他畸形则难以纠正。另外，牵引时患肢需放置于90°/90°体位（屈髋90°屈膝90°）。这在成人不容易维持。牵引治疗对于明显移位的骨折无法减小骨折间隙，因而延长愈合时间。由于留有畸形，骨折愈合后病人通常存在一定症状。主要是臀肌步态和大腿前侧有疼痛感。骨折近端外展畸形使得大粗隆顶点上移，髋关节外展肌松弛，即可造成臀肌步态。骨折近端的屈曲是大腿前侧疼痛的主要原因。Waddell报道非手术治疗股骨粗隆下骨折满意率仅有36%。因此，目前认为手术治疗股骨粗隆下骨折已经成为主要方法。

五、股骨干骨折

知识点22：股骨干骨折　　副高：熟练掌握　正高：熟练掌握

股骨干骨折是下肢常见的骨折，近20多年由于治疗方法的进步，并发症明显减少，但是股骨干骨折仍是下肢损伤患者致残和致死的重要原因之一。股骨干骨折包括发生在小转子远端5cm至内收肌结节近端5cm范围内的骨折。

知识点23：股骨干骨折的病因　　副高：熟练掌握　正高：熟练掌握

正常股骨干在遭受强大外力时才会发生骨折。多数原因是车祸、行人被撞坠落伤、摩托车车祸和枪弹伤等高能量损伤。行人被撞多数合并头部、胸部、骨盆和四肢损伤；摩托车车祸主要合并骨盆和同侧小腿损伤；摔伤很少合并主要器官的损伤；很小的力量即可引起股骨干骨折通常是病理性骨折。

知识点24：股骨干骨折的移位分类　　副高：熟练掌握　正高：熟练掌握

根据骨折后的移位，受暴力方向、肌肉牵拉和肢体重力影响，可分为以下3种类型：

（1）股骨上1/3骨折时，骨折近折端受髂腰肌、臀中、小肌及外旋肌的作用力，产生屈曲、外展及外旋移位，而远折段则向上、向后、向内移位。

（2）股骨中1/3骨折时，通常为重叠移位．或因断端因外力的直接作用造成向内或向外成角。

（3）股骨下1/3骨折时，由于附着在大腿后侧内、外髁的腓肠肌牵拉，导致骨折远断端向后倾斜移位，可能压迫到或损伤行经其后的血管、神经。

知识点25：股骨干骨折的临床表现和诊断　　副高：熟练掌握　正高：熟练掌握

患者有明显外伤史，直接暴力如碰撞、打击、挤压等多为横形、粉碎性骨折；间接暴力如跌倒、扭转、坠落等，多为斜形、螺旋形骨折。

患肢疼痛、有异常活动、畸形，局部肿胀，患肢活动障碍。股骨干上1/3骨折时，他的近端受髂腰肌，臀中小肌及外旋肌的作用，造成骨折近端屈曲、外展、外旋畸形，远端向后上移位。股骨干中1/3骨折时，由于内收肌的作用力，骨折端向外成角，移位无明显规律可循。股骨干下1/3骨折时，由于腓肠肌及关节囊的牵拉，骨折远端向后下移位，容易损伤腘血管、胫神经及腓总神经，近端向前内移位。股骨干骨折可以合并膝部及粗隆部的损伤，应仔细检查，避免漏诊。

X线片可以明确骨折类型和移位方向。

知识点26：股骨干骨折的治疗　　副高：熟练掌握　正高：熟练掌握

（1）急救处理：如果出现股骨干骨折，先就地行外固定处理，固定时略加牵引，即可减轻疼痛，又可部分复位。如果无合适的材料，可与健侧下肢捆在一起，对出现休克的病人应先抗休克治疗，及时抢救生命。

（2）儿童股骨干骨折：当儿童发生股骨干骨折时，通常选用以下两种方法。

1）外展板固定法：适用于1周岁以内儿童或无移位的股骨骨折。方法：患肢用小夹板固定后，外侧用一外展板固定2～3周。因为幼儿骨折愈合快，自行矫正能力强，有移位成角都能自行矫正。

2）骨牵引法：适用于8～12岁的病人，因胫骨结节骨骺，没有闭合，为了避免损伤，可以在胫骨结节下2～3横指处的骨皮质上穿牵引针，牵引重量为3～4kg，牵引时间为6～8周。

（3）成人股骨干骨折：当成人发生股骨干骨折时，通常选用下列方法。

1）骨牵引法：对远端向前移位的下1/3骨折，宜行胫骨结节牵引，其余都可用股骨髁上牵引，患肢放置于Thomas架、Braun架或板式架上牵引，牵引重量开始稍大些，成人可达12kg，牵引1～2天后，应及时拍摄X线片，若已无重叠，可配合手法整复，复位后用夹板固定，牵引重量减至5～6kg维持，并且开始股四头肌及踝足部功能锻炼，6～8周后去牵引，扶双拐下地患肢逐渐恢复负重锻炼。

2）切开进行复位内固定。

知识点27：特殊类型股骨干骨折的治疗　　副高：熟练掌握　正高：熟练掌握

（1）股骨干骨折合并同侧髋部损伤：股骨干骨折合并髋关节脱位有50%患者在初诊时漏诊髋脱位，对股骨干骨折进行常规骨盆X线片检查是避免漏诊的最好方法。此种损伤需急诊复位髋脱位，以预防发生股骨头缺血坏死，并应尽可能同时治疗股骨干骨折。

（2）股骨干骨折合并同侧股骨髁间骨折：分为两种情况：①股骨髁间骨折近端骨折线与股骨干骨折不连续；②股骨髁间骨折是股骨干骨折远端的延伸。股骨髁间骨折的关节面解剖复位非常重要。可以采用切开复位钢板螺钉固定或拉力螺钉结合带锁髓内钉治疗这些少见的骨折。

（3）髋关节置换术后假体周围骨折：通常发生于高龄患者，经常存在数个合并疾病，因为其他关节炎症而活动能力受限。存在骨质疏松，内置物可能会发生松动，骨干骨皮质很少，已经不能承受金属内置物。假体周围股骨骨折的治疗方法包括非手术治疗、钢丝或钢缆、钢板和利用加长柄进行髋关节翻修术。

六、股骨远端及髁部骨折

知识点28：股骨远端及髁部骨折概述　　副高：熟练掌握　正高：熟练掌握

股骨远端骨折是指股骨远端15cm以内的骨折，包括股骨髁上、股骨髁及股骨髁间骨折。股骨髁解剖上的薄弱点在髁间窝，髌骨如同楔子嵌于该处，暴力自前方通过髌骨传导至髁间窝，容易造成股骨髁劈裂。股骨髁上部骨质为骨皮质移行为蜂窝状骨松质处，是骨折的好发部位。

知识点29：损伤机制——直接暴力　　副高：熟练掌握　正高：熟练掌握

作用于股骨远端的暴力，经髌骨传导并且转变为楔形力，造成股骨单髁或双髁骨折。水平方向的暴力作用于股骨髁上时，通常造成股骨髁上骨折。直接内外翻暴力造成股骨髁骨折则较少见。在MRI检查中可见有髁软骨及骨挫伤的影像改变。

知识点30：损伤机制——间接暴力　　副高：熟练掌握　正高：熟练掌握

导致股骨远端以及髁部骨折的间接暴力通常是坠落。伸膝位时暴力自胫骨与股骨之间传达，可产生股骨或胫骨单髁或双髁骨折，同时伴随有足髁部及胫腓干骨折。屈膝时膝关节前方受到冲击暴力，向上传导，在髁上部位骨皮质与骨松质交界处发生骨折。外翻应力可产生股骨外髁的斜形骨折，有时可以产生股骨内上髁撕脱骨折、内侧副韧带撕裂或胫骨外侧平台骨折。内翻应力可以造成股骨内髁斜形骨折，如果发生胫骨平台骨折，则是因为胫骨平台内髁的抵抗力较强，骨折线首先出现在胫骨棘外侧，经过骨干与干骺端的薄弱区域再转至内侧。

知识点31：股骨远端及髁部骨折的临床表现　　副高：熟练掌握　正高：熟练掌握

患者有明确的外伤史，伤后膝部肿胀、畸形以及疼痛，关节活动受限，可触及反常活动。X线片可以明确骨折类型。查体时应注意肢体血供，是否存在血管神经损伤。CT对于累及股骨髁部关节面的骨折显得异常重要，CT扫描能进一步明确损伤程度，方便医生术前进行制定手术方案，选择更适宜的内固定方式。MRI可以协助诊断关节韧带及半月板损伤、关节软骨骨折、挫伤，便于术前明确诊断。

知识点32：非手术治疗　　副高：熟练掌握　正高：熟练掌握

非手术治疗主要考虑应用于嵌插型，无移位或无明显移位的稳定型股骨远端骨折；存在明显手术禁忌的老年股骨远端骨折等，然而对于儿童股骨远端骨折的治疗价值则明显优于成人。此外，还可利用电刺激，电磁效应，体外冲击波，超声波，利用功能支具部分负重等手段刺激骨折处来促进骨折愈合。

知识点33：手术治疗 副高：熟练掌握 正高：熟练掌握

随着内固定材料的不断改进和发展以及内固定技术普及，目前，股骨远端及涉及关节面骨折的内固定术已被广泛采用。虽然内固定物品种繁多，固定方式各异，但总体可分为偏心负荷型的钢（钛）板系统和均分负荷型的髓内钉系统。

知识点34：特殊的股骨远端骨折治疗 副高：熟练掌握 正高：熟练掌握

（1）股骨冠状位单髁骨折：又称Hoffa骨折。在膝关节部分屈曲时，股骨后侧突起部受到胫骨平台撞击所造成，骨折线在冠状位呈垂直。骨折块含有股骨内髁或外髁后部突起的关节面。外髁骨折块可呈向后外旋转移位，仍可有膝前交叉韧带和腘肌腱附着。内髁骨折块可能无膝后交叉韧带附着。术前CT扫描很有价值，两个髁部都有累及的可能。由于骨折块累及全关节面因此无法用钢板固定，只能通过螺钉固定。

（2）全膝关节置换术后假体周围骨折：此类骨折为全膝置换术后膝关节髁上区域15cm以内的骨折。易患因素包括：手术侵及股骨远端的前侧骨皮质（即切迹），既往有神经疾患，骨量减少，导致骨量减少的疾病（如类风湿等），有股骨远端缺损的全膝关节翻修等。

医生首要的任务是评估骨-假体界面完整性，但只有在术中才能获得完全正确的评估。因此，医生必须寻找限制性更强的膝关节假体来准备翻修。对于伴有假体不稳定、关节僵硬、松动或假体损坏的病人，或严重的远端或粉碎骨折合并股骨干骺端骨质疏松的病人，推荐使用髓内稳定假体进行翻修。若假体和髁部稳定，远端又有充足的骨量固定，可使用内固定物。

七、髌骨骨折

知识点35：髌骨骨折 副高：熟练掌握 正高：熟练掌握

髌骨是人体最大的籽骨。前方有股四头肌腱膜覆盖，并且向下延伸形成髌韧带，止于胫骨结节。两侧为髌旁腱膜。后面是关节软骨面，与股骨髌面形成髌股关节。髌骨与其周围的韧带、腱膜共同形成伸膝装置，是下肢活动中非常重要的结构。髌骨在膝关节活动中有重要的生物力学功能。如果髌骨被切除，髌韧带更贴近膝的活动中心，使得伸膝的杠杆臂缩短，这样，股四头肌需要比正常多30%的肌力才能伸膝，在多数病人，尤其是老年人中不能承受这种力，因此，髌骨骨折后，应该尽可能恢复其完整性。

知识点36：髌骨骨折的病因 副高：熟练掌握 正高：熟练掌握

髌骨骨折，通常为间接暴力所致，如行走失足滑倒时，膝关节突然屈曲，股四头肌强烈收缩引起髌骨骨折，这类骨折多为横断型骨折，移位较大，直接暴力如撞击、踢伤等引起的髌骨骨折，通常为粉碎性骨折。

根据受伤暴力性质和骨折后移位情况，可以分为无移位骨折和有移位骨折两型。

知识点37：无移位骨折　　副高：掌握　正高：掌握

无移位骨折约占髌骨骨折的20%，通常是直接暴力打击或屈膝跪倒于地而引起。骨折可呈粉碎或星状，偶尔有纵裂或边缘骨折。髌骨周围筋膜和关节囊保持完整，少数因为伤及股骨髁关节面而影响膝关节功能。

知识点38：移位骨折　　副高：掌握　正高：掌握

移位骨折约占髌骨骨折80%，大多由间接暴力所致。骨折线多呈横断，且常发生在中、下1/3交界部。也可因为直接暴力剧烈造成髌骨粉碎骨折，偶有髌骨上段（或上极）粉碎骨折、髌骨下段（或下极）粉碎骨折。

有移位骨折，通常髌骨周围筋膜和关节囊破裂或断裂，断端之间相互分离达数厘米。常见于近端或远端骨折块较大，另一端呈粉碎。此类骨折软组织损伤严重而且出血较多，关节腔内有大量积血。

知识点39：髌骨骨折的临床表现和诊断　　副高：熟练掌握　正高：熟练掌握

髌骨骨折多发生于青壮年。受伤后，膝前方肿胀，有淤斑，膝关节不能活动。检查可发现髌骨前方有压痛感，受伤早期可扪到骨折分离出现的凹陷，挤压髌骨使疼痛加重。由于关节内积血，可以出现浮髌试验阳性。膝关节的正、侧位X线拍片可明确骨折的部位、移位程度及类型，是选择治疗方法的重要依据。

在鉴别诊断中应注意排除二分髌骨，它多位于髌骨外上极，位于外缘及下缘者少见。

知识点40：髌骨骨折的非手术治疗　　副高：熟练掌握　正高：熟练掌握

对于新鲜髌骨骨折的治疗，除了要求恢复伸膝装置的完整性外，还应当保持关节软骨面的平整、光滑，以防止日后形成创伤性关节炎。

（1）无移位骨折：可用注射器抽干净关节内积血，下肢后侧用长木板或石膏托固定膝关节于伸直位，2周后开始练习股四头肌的收缩活动，4～5周后去除外固定，逐渐练习行走以及膝关节屈伸活动。

（2）移位横形骨折：若移位很少或者是老年患者，可先抽出关节内积血，手法复位后，以抱膝圈固定于伸膝位3～4周，拆除固定后才能锻炼股四头肌以及进行屈伸活动。

知识点41：髌骨骨折的手术治疗 副高：熟练掌握 正高：熟练掌握

髌骨骨折的手术治疗如下：

（1）切开复位内固定：横断骨折复位困难或粉碎骨折，应该尽早切开复位内固定。通常用膝前横弧形切口，凸面向下。对横断骨折可用螺丝钉固定，或用细钢丝纵向或横向穿孔固定，粉碎性骨折用丝线或钢丝环绕髌骨缝合固定，注意修补髌前及髌两侧腱膜和关节囊部位。术后用长腿石膏托固定膝关节于伸直位，4～6周时间后去除外固定，进行功能锻炼。

（2）髌骨部分切除术：髌骨部分切除术的适应证：①髌骨上半或下半粉碎性骨折，完整部分大于髌骨一半；②髌骨中部粉碎性骨折，然而上、下部分大于髌骨一半。

手术方法包括：手术中切除粉碎性髌骨的上半或下半部分，将髌韧带或股四头肌腱与剩余髌骨缝合固定。同时修补股四头肌扩张部筋膜。术后以长腿石膏托固定6周。对于中部粉碎性骨折，切除粉碎性部分，上、下两骨折块以张力带钢丝进行内固定。

（3）髌骨全切术：仅适用于严重粉碎性骨折而且用任何办法都无法保留髌骨的病例。尤其是50岁以后老年人，可选择将髌骨全部摘除，缝合修复股四头肌腱和关节囊。术后2～3周进行股四头肌收缩以及伸屈膝关节功能锻炼。

八、胫骨平台骨折

知识点42：胫骨平台骨折 副高：熟练掌握 正高：熟练掌握

胫骨平台骨折占所有骨折的1%，老年人骨折的8%，多为关节内骨折，可以导致不同程度的关节面压缩和移位。治疗时必须针对不同的损伤类型，采用不同的治疗方法，以获得良好的效果。

知识点43：胫骨平台骨折的应用解剖 副高：掌握 正高：熟练掌握

胫骨上端宽厚，其扩大部分为内髁和外髁，其平坦的关节面称胫骨平台。其边缘上覆有半月板软骨，中间为髁间嵴，附着前后交叉韧带，两侧面抵有内外侧副韧带。胫骨内、外髁成浅凹，与股骨下端内、外髁相接。由于成人胫骨扩大的近侧端松质骨罩于骨干上，支持它的骨皮质不够充分。与股骨髁比较，股骨髁支持的骨皮质较厚，结构较坚强，胫骨髁显得相对软弱。因此，两者损伤的机制虽然相同，但是胫骨髁骨折则较多见，故胫骨髁是膝关节骨折常发处。另外，腔骨上端骨质疏松，如果发生挤压塌陷，则骨折不易整复，因而影响关节面的完整，成为关节功能失调和创伤性关节炎的诱导原因。

知识点44：胫骨平台骨折的病因和病理 副高：熟练掌握 正高：熟练掌握

胫骨平台骨折是强大外翻应力合并轴向载荷的结果。有文献统计显示，55%～70%的胫骨平台骨折是胫骨外髁骨折。此时，股骨髁对下面的胫骨平台施加了剪切和压缩应力，可以导致劈裂骨折，塌陷骨折，或者两者并存。而内翻应力是否造成胫骨内髁骨折在文献中有不同的意见，一种意见认为仍是外翻应力时股骨外髁对胫骨内髁产生剪切应力而产生的胫骨内髁骨折，另一种意见则认为存在内翻应力所导致的胫骨内髁骨折。

知识点45：胫骨平台骨折的临床表现和诊断　　副高：熟练掌握　正高：熟练掌握

伤后膝部明显肿胀、疼痛、功能障碍，局部淤斑明显，可以有膝内、外翻畸形。膝部有明显的压痛感、骨擦音及异常活动。有侧副韧带断裂时，侧向试验阳性；如果交叉韧带断裂时，则抽屉试验阳性。如有腓骨小头骨折，腓骨小头处出现相应骨折表现；如果腓总神经损伤，可出现小腿前外侧及足背皮肤感觉减弱或消失，小腿前侧以及前外侧肌群肌力减弱或消失。

膝关节X线正、侧位片可以显示骨折类型和移位情况。怀疑有侧副韧带断裂者，可以在被动内翻或外翻位拍摄双膝关节正位应力X线片，与健侧对比关节间隙的距离。

对怀疑有十字韧带或半月板损伤者，可拍摄断层CT片。

膝关节镜检查：除去观察关节腔内各种情况外，还可进行电灼、切断粘连、松解滑膜皱裂，摘除关节内游离体，切除损伤的半月板，搔刮关节软骨面以及修复前十字韧带等治疗。

当末梢脉搏搏动有变化或高度怀疑有动脉损伤时，可考虑行血管造影术。

知识点46：胫骨平台骨折的治疗　　副高：熟练掌握　正高：熟练掌握

胫骨平台骨折的骨折块既不容易整复又不容易被固定。而胫骨平台骨折又是关节内骨折，治疗应该尽可能恢复平整光滑的平台关节面，保证膝关节的稳定性和活动功能。因此胫骨平台骨折的治疗比较困难。因此，胫骨平台骨折的治疗应根据患者年龄、全身情况、皮肤条件、骨折类型、合并损伤及其严重程度来选择治疗方法。

（1）超膝关节小夹板固定或长腿石膏固定：适合于无移位的骨折病例。在无菌操作下抽出关节腔内积血，超膝关节小夹板或长腿石膏固定。固定后即可进行有计划的股四头肌锻炼，患肢不负重的情况下持拐下地，4～6周后去除固定做膝关节伸屈锻炼，10～12周后如股四头肌加强有力，患肢逐渐锻炼负重活动。

（2）手法整复及局部外固定：运用于单髁压缩骨折或压缩粉碎骨折。以胫骨外髁骨折为例：在麻醉情况下病人仰卧，抽净关节腔内积血。助手一手推住膝关节内侧，一手握住踝关节向内作牵拉，使膝关节内翻，膝关节的外侧间隙变宽，术者将骨折块向上、向关节中线推挤，并且借侧副韧带张力增加使骨折块复位。复位满意后，超膝关节小夹板或长腿石膏固定，其他处理同前述。

（3）撬拨复位法：常规无菌操作下，用合适的细钢针（一般选用直径2～3mm为宜）撬拨，以外髁为例：保持膝关节内翻位置，在外侧平台前外侧的下方，离关节面3cm处，将钢针穿过皮肤，向后上方进针。在X线透视下，用针前端抵住平台塌陷骨折块，做撬拨复位动作，并在撬拨同时，在胫骨上端内、外两侧，配合手法，向中部推挤，整复平台周围劈裂骨折。复位经X线透视满意后，使用另一钢针穿过皮肤，沿塌陷骨折片下面击入，直至胫骨平台内侧骨皮质下做固定用，然后包以长腿管型石膏。

（4）持续和牵引复位：此法适合于移位严重的粉碎骨折，尤其是关节面破碎严重无法复位者。先在局麻下行跟骨或胫骨下端骨牵引，在牵引下可运用双手掌在膝内、外侧向中心挤压，促进骨折复位。经照片显示临床愈合，解除牵引作用，改用超膝关节小夹板或长腿石膏固定，处理同前述。

（5）切开复位及内固定术：此法适合于单髁或双髁骨折移位严重并合并压缩畸形或手法不能整复的病例。用长螺丝钉、骨栓钉和接骨板内固定，复位治疗后骨折远端有空隙时，应自胫骨前嵴取合适的移植骨块进行充填。手术时发现骨折严重粉碎内固定困难者，日后可考虑采用人工关节置换或膝关节融合术。

九、胫骨干骨折

知识点47：胫骨干骨折　　副高：熟练掌握　正高：熟练掌握

胫骨干骨折是最常见的长管状骨干骨折，从低能量损伤到高能量损伤所致的毁损伤，骨折后表现和预后可有很大差异。

知识点48：胫骨干骨折保守治疗的适应证　　副高：熟练掌握　正高：熟练掌握

保守治疗的主要手段是石膏和支具，主要用于低能量损伤所致的闭合性简单骨折，骨折稳定、移位轻。保守治疗闭合复位的要求为：内翻或外翻的侧方成角在5°以内、前后向成角在10°以内、旋转对线不良在10°以内以及缩短在15mm以内。

知识点49：胫骨干骨折手术治疗的适应证　　副高：熟练掌握　正高：熟练掌握

保守治疗后出现再移位、多次闭合复位不满意时，应改为手术治疗。对于高能量损伤所致骨折、骨折移位明显、粉碎骨折等，只要不存在手术禁忌，均以手术治疗为宜。

知识点50：胫骨干骨折手术治疗方案选择　　副高：熟练掌握　正高：熟练掌握

（1）交锁髓内钉固定：几乎可用于所有胫骨干骨折。

（2）钢板固定：前提是骨折部位的软组织覆盖良好，因为存在较大范围的软组织剥离，可危及软组织和骨的血供，术后切口皮肤坏死或愈合不良、感染以及骨折延迟愈合或骨不连发生风险高，需要严格掌握适应证，如胫骨干骨折延伸到骨端或延伸到关节面、胫骨远端螺旋形骨折伴后踝骨折等。

（3）外固定支架固定：最常用于因为软组织条件所限无法进行髓内钉或钢板固定的情况下作为临时固定手段，待软组织修复后改为内固定；可用于骨筋膜室综合征切开减压或血管探查修复后的临时固定；外固定支架同样也可用作骨折固定的最终治疗手段。

十、胫腓骨骨折

知识点51：胫腓骨骨折的损伤机制　　副高：熟练掌握　正高：熟练掌握

导致胫腓骨骨折的损伤形式有3种：①超越骨自身能力的损伤也就是疲劳骨折（应力骨折）；②低能量暴力导致的较稳定的轻度移位骨折；③高能量暴力造成的严重软组织合页损坏、神经血管损伤、粉碎骨折、骨缺损，这种高能量暴力通常导致肢体多种组织严重创伤，肢体存活困难。

知识点52：胫腓骨骨折的非手术治疗　　副高：熟练掌握　正高：熟练掌握

对于不稳定型和开放的胫骨骨折，由于内固定的发展，手术治疗已经取得了较好的结果。但对于低能量造成的移位小的简单胫腓骨骨折，非手术闭合复位使用石膏外固定能有效地治愈骨折。

知识点53：胫腓骨骨折的外固定架治疗　　副高：熟练掌握　正高：熟练掌握

（1）适应证：①Ⅱ度或Ⅲ度（Gustilo分类）开放性骨折损伤；②骨折后需进一步行交腿皮瓣、游离皮瓣和其他重建过程；③骨折伴肢体严重烧伤；④骨折后有严重骨缺损或需维持肢体长度；⑤关节融合；⑥肢体延长；⑦骨折后有或怀疑有或骨折不愈合。

（2）优越性：①可以在远离损伤、骨病或畸形的局部固定骨折；②Ⅰ期或Ⅱ期都可较易接近伤口；③对各种骨或软组织损伤，包括多个邻近肢体的固定能显示较大灵活性；④安装外固定架后可进行对骨折固定对位对线、长度以及力学特性的调节；⑤可同时和/或随后进行内固定治疗；⑥对邻近关节影响小；⑦可早期使肢体或病人活动，包括完全负重运动。

知识点54：胫腓骨骨折的带锁髓内针治疗　　副高：熟练掌握　正高：熟练掌握

胫腓骨骨折的带锁髓内针治疗分为扩髓和不扩髓两种方式。

（1）扩髓式带锁髓内针治疗：扩髓腔有着重要意义：①扩髓腔后，可以使用足够粗度的髓内针来替代骨折部位的功能；②扩髓腔可以增加针与髓腔内壁的接触面积和接触精确度，使得力学稳定性提高，同时也可避免插针困难和骨劈裂；③扩髓后的骨屑在骨折处有植骨作用。

（2）不扩髓式带锁髓内针治疗：采用不扩髓技术不仅简化了扩髓的复杂步骤，更重要的是，它避免了扩髓造成的对营养血管的破坏、使髓腔内压力增高、扩髓产生的热量造成的骨坏死、脂肪或者骨屑造成的血管栓塞等不良影响。

知识点55：胫腓骨骨折的钢板螺丝钉治疗　　副高：熟练掌握　正高：熟练掌握

随着对骨折周围软组织更加重视以及对内置物特性的深入研究，钢板螺钉固定骨折趋向于有限地显露骨折而间接复位，尽量减少紧密接触骨部位而造成的坏死以及促进骨痂形成。

胫骨远近干骺端部以及涉及膝、踝关节内有移位的骨折，大多数学者则主张使用加压钢板和螺钉做内固定。除此之外纠正畸形愈合及治疗不愈合也是使用钢板螺钉的适应证。对于胫骨骨折行钢板螺钉内固定可选用前外侧切口。

胫骨骨折行切开复位钢板螺钉内固定的缺点是有皮肤易坏死从而形成伤口感染，过长时间地限制负重。

知识点56：胫腓骨开放骨折的治疗　　副高：熟练掌握　正高：熟练掌握

胫腓骨开放骨折治疗应遵循下列5项原则：

（1）多次彻底清理创部和充分灌洗以稀释细菌浓度，切除可作为细菌繁殖培养基的坏死组织。

（2）尽量减少进一步地破坏软组织而对骨折进行固定，为软组织修复提供稳定的力学环境。

（3）合理使用抗生素。

（4）尽可能地在4～7天以各种方法关闭伤口，皮肤覆盖的完整度对防止细菌污染有重要作用。

（5）早期功能恢复以及早期植骨以延长内、外固定物的疲劳寿命。

十一、踝部骨折

知识点57：踝部骨折　　副高：熟练掌握　正高：熟练掌握

踝部骨折是最为常见的关节内骨折，青壮年易发生。

踝关节由胫、腓骨下端的内、外踝和距骨组成。胫骨下端后缘稍向后突出，称为后踝。由内、外、后三踝部分构成踝穴，距骨位于踝穴内，踝关节跖屈时，距骨体和踝穴的间隙大，活动度也大，易发生骨折。

知识点58：踝部骨折的病因和病理　　副高：熟练掌握　正高：熟练掌握

踝部骨折通常由间接外力所造成，如由高处坠下时，足踝处于内翻位，足外缘先着地，或者在不平的道路上行走时，或小腿内下方被砸压等，外力使足踝突然强力内翻，则可以造成内翻损伤（此种损伤，踝部多呈内翻畸形，内踝多呈斜形骨折，外踝多呈横形骨折，严重者可以合并后踝骨折、距骨脱位、韧带损伤等）。反之，外力使足踝突然强力外翻，则可以造成外翻损伤（踝部多呈外翻畸形，内踝多呈横形骨折，外踝多呈斜形骨折，严重者也可以合并后踝骨折、距骨脱位、韧带损伤等）。临床以内翻损伤最为多见，其次为外翻损伤。直接外力如踝部被踢伤、踩伤、重物砸伤等均可造成，枪弹伤则可以造成开放性骨折。

知识点59：踝部骨折的临床表现和诊断　　副高：熟练掌握　正高：熟练掌握

（1）明确的外伤史。

（2）局部肿胀、有压痛感，骨擦感阳性。

（3）踝部活动障碍，内翻或外翻畸形，合并距骨脱位时更为明显。

（4）X线片：踝关节正、侧位片，必要时加拍腓骨全长片和踝关节应力位片。

（5）CT可显示关节面损伤的情况。

知识点60：踝部骨折的非手术治疗　　副高：熟练掌握　正高：熟练掌握

踝部骨折的治疗既要保证踝关节的稳定性，又要保证踝关节活动的灵活性。

（1）无移位骨折："U"形石膏托外固定3～4周时间，去除石膏后开始踝关节活动，伤后2～3个月时间后开始负重。

（2）有移位的骨折：手法整复后按受伤机制相反方向用"U"形石膏夹板固定，如判断不明确，宁可置于中立位。

（3）骨牵引治疗：适合于垂直压缩型骨折，当胫骨前唇或后唇关节面骨折时，可行跟骨牵引，3～4周时间后去除牵引，开始踝关节运动练习。

知识点61：踝部骨折的手术治疗　　副高：熟练掌握　正高：熟练掌握

对于闭合复位失败，关节内游离骨片、不稳定骨折、开放性骨折或已失去闭合复位时机的陈旧性损伤，可以采用手术切开复位，用螺丝钉或钢针内固定。

踝关节为全身负重最大的关节，踝部骨折属关节内骨折，应该给予良好复位和早期活动锻炼。踝部损伤后，肿胀出现早并且较广泛，重者可有水肿，故伤后应尽早行闭合复位。如果估计闭合复位难以成功，可一期手术切开复位内固定，以免延误时机，增加手术难度以及感染机会。踝部软组织较少，复位后用夹板或石膏外固定时，注意不要压伤皮肤。

十二、跟骨骨折

知识点62：跟骨骨折　　副高：熟练掌握　正高：熟练掌握

跟骨骨折是跗骨中最为常见的骨折，约占60%。

跟骨长而略有弓形，与距骨形成距跟关节，跟骨与骰骨形成跟骰关节。跟骨结节关节角（Böhler角）正常呈25°～40°，系跟骨结节与跟骨后关节突的连线与跟骨前后关节连线的夹角。足部的负重点为跟骨、第1跖骨头和第5跖骨头。

知识点63：跟骨骨折的损伤机制　　副高：掌握　正高：熟练掌握

扭转暴力是导致许多跟骨关节外骨折的原因，尤其是跟骨前突、载距突和内侧突的骨折。而跟骨结节骨折大多由于肌肉牵拉暴力所致，撕脱骨块大小各不相同。直接暴力可以导致跟骨任何位置的骨折。

轴向应力是导致跟骨关节内骨折的原因。跟骨有一个很好的外形来承受每日的应力。它的重量和宽度使它可以承受很高的张力、弯曲应力及压应力而不至于疲劳。然而瞬间的高负荷，如从较高的地方坠落，却经常导致跟骨骨折。跟骨与距骨的特殊关系，是发生常见骨折的基础，剪切与压缩应力可以产生两个不同的骨折线，它们在骨折产生的早期出现，而且可以在微小移位的骨折中单独发生。

知识点64：跟骨骨折的临床表现 副高：熟练掌握 正高：熟练掌握

局部疼痛、淤血、肿胀，有压痛，步行困难，足内外翻运动受限。X线片可确定骨折类型，需要拍跟骨侧位、轴位和特殊斜位片。正常跟骨后上部与距骨关节面构成25°～40°角（跟骨结节关节角，又称为Böhler角）。

知识点65：跟骨骨折的诊断 副高：熟练掌握 正高：熟练掌握

根据从高处坠落的外伤史、临床表现以及X线片显示跟骨结节角的变化不难诊断。

知识点66：跟骨骨折的治疗 副高：熟练掌握 正高：熟练掌握

跟骨骨折的治疗原则是恢复距下关节的对位关系和跟骨结节关节角，维持正常的足弓高度和负重关系。在不波及距下关节的骨折中，由于跟骨前端骨折、结节骨折和载距突骨折通常移位不大，仅用绷带包扎固定，或管型石膏固定4～6周，即可以开始功能训练。

对于跟骨结节鸟嘴状骨折，由于减少了关节角，导致足弓塌陷，可以采用切开复位，松质骨螺钉固定，并开始早期活动踝关节。

波及距下关节的跟骨粉碎骨折，治疗困难，效果不良。伤员年龄在50岁以下者，应采用钢针牵引矫正结节上升移位，同时用跟骨夹矫正两侧膨大畸形，尽可能恢复跟骨的解剖位置。日后距下关节僵硬疼痛者，可行关节融合术。年老者及骨折移位不多者，可局部加压包扎抬高患肢，并且进行早期功能活动2～4周，肿胀消退，采用弹力绷带包扎，足底加厚棉垫逐渐负重活动，可减轻跟骨周围粘连引起的疼痛。

十三、跖骨骨折

知识点67：跖骨骨折的损伤机制 副高：熟练掌握 正高：熟练掌握

（1）直接暴力：如重物砸伤、车轮碾压等。

（2）间接暴力：如高处坠落伤，前足着地时极度内翻，可引起跖骨基底部骨折，以第3、4、5跖骨常见。

（3）肌腱拉力：如第5跖骨基底部骨折，常因前足跖屈内翻、腓骨短肌腱的牵拉导致。

知识点68：跖骨骨折的临床表现　　副高：熟练掌握　正高：熟练掌握

外伤史多较明显。伤后局部疼痛、肿胀及淤血，患足负重障碍。跖骨表浅，故局部压痛明显。X线检查一般可确诊，双侧对照具有一定的临床意义。但隐匿性骨折和关节内骨折，如跖骨基底部骨折特别是裂隙骨折，可因投照角度不当而较难发现，可行CT加以诊断。故根据明确的外伤史、临床表现与影像学检查，跖骨骨折诊断一般无困难。

知识点69：跖骨骨折的保守治疗　　副高：熟练掌握　正高：熟练掌握

保守治疗适用于无移位及手法复位满意的骨折，对于第2、3、4跖骨水平面上的移位，若没有长度的丢失也可行保守治疗。对于上述骨折建议非负重下固定4～6周。待骨折完全愈合后再充分负重。

知识点70：跖骨骨折的手术治疗　　副高：熟练掌握　正高：熟练掌握

跖骨骨折如有严重移位、粉碎骨折、关节内骨折、开放性损伤等常需手术治疗。手术治疗可以使骨折端获得解剖复位，即刻稳定及术后早期功能锻炼，从而有利于足部形态、功能的恢复。涉及跖跗关节并预计将影响足功能者应按Lisfranc损伤治疗，可行跖跗关节固定术或融合术。

内固定可采用克氏针、螺钉、钢板和外固定器。第1、5跖骨骨折多采用钢板固定，对于第5跖骨基底部骨折可采用髓内螺钉固定。克氏针髓内固定适用于中间跖骨简单的横形骨折，术后需用石膏固定4～6周。螺钉及钢板固定适用于较复杂的横形及斜形或螺旋形骨折。外固定器适用于开放性或病理性骨折伴发感染、骨质缺损或软组织条件差的骨折。

十四、趾骨骨折

知识点71：趾骨骨折的损伤机制　　副高：熟练掌握　正高：熟练掌握

发生在矢状面上的骨折多数源自直接暴力、过度跖屈和背伸是趾骨骨折最常见的病因。趾骨的挤压损伤通常由重物从高处落下或是被抛掷引起，也可由工业或交通事故所导致。外展内收暴力也是趾骨骨折的常见原因，一般引起近端趾骨的横形或是短斜形骨折。此外，额状面上的旋转或内外翻应力也是趾骨的损伤原因之一，趾骨常发生螺旋形骨折。

知识点72：趾骨骨折的临床表现　　副高：熟练掌握　正高：熟练掌握

趾骨骨折后数小时内可出现疼痛、局部肿胀、淤斑、负重困难及穿鞋时被挤压的不适感，部分患者因骨折端移位可伴趾骨局部畸形，少数病人骨折脱位处可自行复位，局部畸形也因此消失。X线检查可以确诊趾骨骨折，双侧对照摄片具有一定的临床价值。CT或MRI检查可发现隐匿性骨折、关节内骨折以及软组织的损伤情况。故根据明确的外伤史、临床表现与影像学检查，跖骨骨折诊断一般无困难。

知识点73：趾骨骨折的治疗　副高：熟练掌握　正高：熟练掌握

趾骨骨折的治疗可分为足趾保护、骨折碎片切除术及切开复位内固定术。具体方案的选择与下列因素有关：①骨折端是否对线良好；②若对线欠佳，闭合复位成功率大小；③闭合复位恢复对线后能否有效地维持。骨折的理想复位和维持可预防骨折断端产生短缩、成角和螺旋畸形。患趾保护措施主要是通过局部制动来维持损伤部位的稳定，常用器械包括夹板、绷带、棉布、硅胶支具等，固定方法常用邻趾夹板固定法，多数在4～8周内去除外固定。

骨折端对线欠佳时首先需行手法复位。手法复位的步骤包括先顺畸形牵拉，再分离牵拉，最后复位，复位后X线检查评估骨折断端对线情况。若复位后仍不稳定可选择经皮穿刺克氏针辅助闭合复位，克氏针的进针和复位可在X线透视引导下进行。而部分不稳定型骨折则需行切开复位内固定术，如复位困难、关节内骨折、伴血管神经损伤的骨折或踇趾趾间关节骨折等。

十五、距骨骨折

知识点74：距骨骨折　副高：熟练掌握　正高：熟练掌握

距骨是全身骨骼中唯一没有肌肉起止的骨块，表面的70%为关节软骨覆盖，仅在距骨颈关节囊附着处有血管进入供应其血运。由于是传导足部应力至下肢的联系，当踝关节遭受暴力时，易造成距骨的骨折。

知识点75：距骨骨折的损伤机制　副高：熟练掌握　正高：熟练掌握

距骨骨折多数为高处坠落或交通事故产生的暴力直接冲击所致。距骨骨折按解剖部位可分为距骨头、颈、体部骨折。距骨体骨折按照骨折是否横跨体的主要部分，或骨折是否累及距骨颈、侧突或后突再进一步细分。距骨头骨折由足部跖屈下轴向暴力所致，或足极度背屈时距骨头与胫骨前方相撞引起。距骨颈损伤最常见为足部受跖屈暴力而使距骨颈与胫骨下端前缘撞击致骨折，也可以是踝关节跖屈旋转的剪力或踝关节的旋后暴力致距骨与内踝相撞击导致骨折。距骨体与距骨颈骨折的机制相类似，也是足、踝各位置的连锁暴力作用所致。当足部强烈跖屈，距骨后突被跟骨冲击而折断，或与胫骨后缘冲击可形成距骨后突骨折。

知识点76：距骨骨折的临床表现　副高：熟练掌握　正高：熟练掌握

患者有明确的损伤史，如从高处坠落足部着地，或为交通事故，足部受到猛烈撞击。

（1）症状：患足出现疼痛、肿胀、淤斑，软组织挫伤严重。

（2）体征：查体可发现踝关节局部或广泛压痛，踝关节活动明显受限。距骨脱位者可有畸形，严重者撞击皮肤造成软组织坏死。注意检查足趾自主运动、皮肤感觉等神经系统症状以及毛细血管充盈、皮肤温度情况，以确定是否存在血管神经压迫。

知识点77：距骨骨折的辅助检查　　副高：熟练掌握　正高：熟练掌握

X线片是最基础有效的检查，常规包括踝关节正侧位、踝穴正位，根据不同的图像可确定不同类型的骨折以及严重程度。CT和MR可以发现X线片漏诊的隐匿性距骨骨折，用来分辨距骨冠状面和矢状面骨折情况以及那些容易漏诊的骨折类型。其对于评估骨折移位情况和选择手术方案具有重要意义。MR对于诊断距骨周围韧带、肌腱等软组织，关节软骨以及评估距骨坏死等具有重要作用。

知识点78：距骨骨折的诊断　　副高：熟练掌握　正高：熟练掌握

根据体格检查应该高度怀疑距骨骨折，X线检查有助于明确诊断，必要时行断层摄影及CT检查以明确骨折情况。诊断标准：①患者外伤后足部疼痛、肿胀、淤斑、踝关节活动受限。②X线或CT可发现透亮骨折线或胫距关节、距下关节对合错乱等相应表现。

知识点79：距骨骨折的治疗　　副高：熟练掌握　正高：熟练掌握

（1）保守治疗：适用于距骨后突的小块骨折，无移位距骨颈、距骨体、距骨头骨折。有学者认为若移位 <5mm及内翻未超过5°，可采取麻醉下闭合性复位，石膏固定3～4个月。疼痛严重可服用非甾体类消炎药、活血化瘀的中成药等。无论何种治疗方式，部分患者会出现后期的创伤性关节炎或缺血性坏死，往往需要行关节融合或置换术。

（2）手术治疗：手术指征为明显移位的距骨颈、距骨体骨折。距骨头骨折的手术指征是碎骨片移位，并与距舟关节不匹配，或碎骨块比较大。

十六、舟骨骨折

知识点80：舟骨骨折的损伤机制　　副高：熟练掌握　正高：熟练掌握

急性损伤多发生于高能轴向损伤，严重足部挤压伤或跌落时足尖着地足前部受力，使距骨和楔骨前后挤压足舟骨，以致足舟骨发生压迫性骨折或骨折脱位。也可发生于较少见的外翻张力，经胫前肌腱和距舟关节周围的关节囊韧带传递所致。

知识点81：舟骨骨折的临床分型　　副高：熟练掌握　正高：熟练掌握

单纯足舟骨骨折较少见，根据发生的部位和损伤机制可分为体部骨折和撕脱骨折。这两种骨折的发生率基本相当。舟骨体骨折一半是中段的垂直型骨折，另一半是舟骨结节骨折。

知识点82：舟骨骨折的临床表现　　副高：熟练掌握　正高：熟练掌握

足舟骨局部疼痛、肿胀明显、触痛及皮下淤血。应注意舟骨结节骨折可能是中跗关节损伤的一部分，足背外侧疼痛、肿胀，使得舟骨骨折容易被忽视。对于撕脱骨折X线可显示舟骨撕脱的骨折块，诊断多无困难。CT检查可以发现X线不能诊断的骨折，并有利于对关节内骨折进行确诊。

知识点83：舟骨骨折的诊断　　副高：熟练掌握　正高：熟练掌握

根据患者的外伤病史、症状、体征、X线片和CT检查结果不难作出诊断，但全面的诊断还应包括骨折的分型和病情的评估，这对评估骨折的具体情况、指导治疗和评价预后有重要的作用。

知识点84：舟骨骨折的保守治疗　　副高：熟练掌握　正高：熟练掌握

保守治疗适用于较小的撕脱骨折，无论是否累及关节；无移位的体部骨折也可保守治疗。非负重短腿石膏固定6～8周，足置于中立位，轻度内翻跖屈，足弓应良好塑形。固定之前可抬高肢体，弹力绷带包扎24～72小时，消除肿胀，拆除石膏后需穿有足弓垫的健身鞋，以防纵弓下陷。

知识点85：舟骨骨折的手术治疗　　副高：熟练掌握　正高：熟练掌握

手术指征为累及关节面20%以上的撕脱骨折和明显移位的大块稳定骨折，移位的舟骨体骨折，保守治疗失败的撕脱骨折如发生骨不愈合或舟骨背侧面出现不规则骨性凸起并引起症状，可切除不愈合的碎骨片或骨突。对于较大的撕脱骨折可切开复位内固定，准确复位骨折，用克氏针或小螺钉固定，以恢复距舟关节关节面的完整性。移位舟骨体骨折需切开复位内固定。保证胫后肌腱的正常功能和跟骰关节的运动功能，防止发生胫后肌腱功能不全、中足部疼痛和足运动功能障碍。术后非负重短腿石膏制动，注意足弓塑形，直至出现明显的骨性愈合为止，一般在8周左右。8～12周拆除石膏，开始活动锻炼，并用支撑足弓的足弓垫保护3个月。骨折手术后，移位的背内侧骨折块可发生无菌性缺血坏死，创伤后关节炎和功能障碍，应注意随访，可行相应的理疗，必要时手术处理。

第三节　脊柱骨折与脊髓损伤

一、颈椎骨折脱位

知识点1：颈椎骨折脱位的受伤机制与病理　　副高：熟练掌握　正高：熟练掌握

（1）颈椎屈曲型损伤：由于颈椎受到轻重不等的屈曲暴力所致，重者常表现有泪滴型骨折。

（2）屈曲旋转型损伤：旋转以健侧为轴心，导致关节囊破裂，韧带、椎间盘损伤，关节突交锁。此类损伤应该照斜位像观察以决定有无关节突骨折。

（3）伸展性损伤：包含有伸展泪滴性骨折、寰椎后弓骨折、伸展性骨折脱位（颈$_{3\sim7}$）以及枢椎椎弓根部骨折。

（4）伸展旋转损伤：颈椎的伸展旋转型损伤又称为单侧伸展损伤。损伤暴力集中在颈椎中部和下部的骨突关节上，使侧块产生垂直骨折即关节柱骨折。

（5）垂直压缩骨折：包含寰椎挤压分离骨折和爆裂性骨折。

（6）火器伤：脊柱火器伤的后果以及类型因高速与低速暴力而异，无一定规律。

知识点2：上颈椎骨折脱位的临床表现　　副高：熟练掌握　正高：熟练掌握

寰椎骨折以颈部僵硬和枕下区域疼痛是寰椎椎弓骨折的主要临床表现。有时出现咽后血肿，但通常不会引起呼吸困难和吞咽障碍。颈$_2$神经根受到压迫或刺激，可出现枕大神经分布区域放射性疼痛或感觉障碍。如果单侧脱位可能致头部向外侧倾斜或斜颈，并伴有颈肌痉挛。合并脊髓损伤，表现严重四肢瘫痪和部分脑神经损伤症状，呼吸困难常常是损伤初期的致命原因。寰枢椎半脱位典型的临床表现为头颈部倾斜，并有颈部疼痛和僵直、枕大神经痛等，但脊髓压迫症状和体征极少发生。Hangman骨折的局部症状表现为枕颈部疼痛和压痛，头部活动受限。颈神经受损伤表现为枕大神经分布区域疼痛，合并颜面部及颈部损伤是另一个具有明显特征性的临床表现。软组织损伤多为下腭或颏部，表现为皮下淤血和皮肤撕伤。合并脊髓伤多为严重的四肢瘫痪和呼吸困难，存活者极少。齿状突骨折可导致颈项疼痛，是损伤后早期突出的表现。疼痛的部位限于上颈椎。头颈运动功能受限，尤其是旋转活动受限最明显。早期神经症状多数比较轻微，主要表现为四肢无力，或肢体深反射活跃，枕部感觉减退或疼痛。迟发性脊髓病多见。创伤性寰枢椎不稳定主要表现为颈枕部的疼痛和脊髓压迫的症状。

知识点3：下颈椎骨折脱位的临床表现　　副高：熟练掌握　正高：熟练掌握

下颈椎骨折脱位主要表现是外伤后的颈部疼痛，活动障碍及畸形，颈部肌肉痉挛，可伴随有神经根痛。在有旋转和单侧关节突关节脱位时可有头颈倾斜及旋转弹性固定。合并脊髓损伤时可伴随有四肢瘫、下肢瘫及二便的功能障碍，合并神经根损伤时神经根支配的感觉运动以及反射减弱，多合并头颅外伤等。

知识点4：颈椎骨折脱位的诊断评估　　副高：熟练掌握　正高：熟练掌握

完整的诊断应当包括以下几点：

（1）解剖部位：根据临床检查所怀疑的损伤部位，进行必要的X线摄影，以此确定脊柱的具体损伤部位、范围和椎管内实际情况等。

（2）损伤机制：根据病史及X线片显示的骨折情况，可以推测其为直接暴力或间接暴力而导致前屈、侧屈、后伸或垂直压缩、牵开、剪力及旋转移位等，根据暴力方向及骨折的形态可再推断其有哪些稳定结构遭受损伤以及骨质韧带等的创伤病理变化。

（3）骨折类型：从X线片上所见骨质破坏的程度，可以推断其为单纯椎体楔形压缩、撕脱、垂直压缩或为泪滴型骨折、爆裂型骨折、椎弓、旋转脱位及关节突骨折、齿状突骨折等。

（4）脊髓损伤：有无脊髓损伤、完全或不完全型，可以根据神经检查来判定。有脊髓神经损伤时，脊柱也可无影像学的异常。

（5）稳定与不稳定型骨折：根据其损伤部位，如附件骨折或轻度爆裂型骨折，轻度楔形压缩，无移位的椎体椎板水平骨折等皆属稳定型；而严重楔形、爆裂、骨折脱位、关节突跳跃、屈曲泪滴型骨折，棘突间隙明显增宽合并背部血肿形成者皆属不稳定型。

对于颈椎骨折脱位的诊断评估包括对上颈椎骨折脱位的诊断评估以及对下颈椎骨折脱位的评估。

知识点5：颈椎骨折脱位的鉴别诊断　　副高：熟练掌握　正高：熟练掌握

（1）颈$_7$至胸$_1$节段骨折脱位：在此部位的骨折脱位通常因X线片投照不良或因伸展损伤的暂时性脱位已自行复位，所以容易被误诊。在这部位的损伤应当摄穿胸斜位片、游泳者位片。部分短颈的颈$_{6\sim7}$节段亦曾经发生过漏诊的情况，颈椎CT以及三维重建可以做到对类患者的诊断。

（2）寰枕及颈椎部位的先天性畸形：如寰椎发育不良等造成的两侧寰齿间距不等宽，齿状突先天性缺如、寰枕融合、先天性不连接、Klipple-Feil综合征等，此类先天畸形较多，因此在诊断颈部损伤时应仔细鉴别。

知识点6：上颈椎骨折脱位的治疗　　副高：熟练掌握　正高：熟练掌握

上颈椎骨折脱位的治疗主要包括寰椎骨折的治疗、寰椎横韧带损伤的治疗、寰枢椎半脱位的治疗以及枢椎骨折的治疗。

知识点7：寰椎骨折的治疗　　副高：熟练掌握　正高：熟练掌握

寰椎骨折的治疗目的在于恢复枕寰部的稳定性以及其生理功能，解除神经压迫和防止迟发性损伤。多数主张非手术治疗，认为不管骨折是否稳定，都能获得满意的疗效。单纯的寰椎后弓骨折仅需要颈托固定便可愈合，要注意的是这种骨折常伴有其他颈椎的损伤，最常见的是向后移位的Ⅱ型齿状突骨折和Ⅰ型创伤性枢椎前滑脱，在这种情况下，治疗主要针对这些损伤。

知识点8：寰椎横韧带损伤的治疗　　副高：熟练掌握　正高：熟练掌握

对于寰椎横韧带断裂的治疗，多数认为应采取手术治疗，早期的手术治疗可以稳定寰枢椎，以此避免迟发性神经损伤。手术多条用后路寰枢椎固定术，主要是Gallie法和Brooks法。

知识点9：寰枢椎半脱位的治疗　　副高：熟练掌握　正高：熟练掌握

对于寰枢椎半脱位的治疗，在急性期如病人清醒时可采取单纯颅骨牵引，也可以手法整复以达到复位。

知识点10：枢椎骨折的治疗　　副高：熟练掌握　正高：熟练掌握

一般认为对齿状突的Ⅰ型和没有移位的Ⅲ型骨折可以采用非手术治疗，包括Halo-vest支架、Minerva石膏等，而Ⅱ型及不稳定的Ⅲ型骨折采取保守治疗则有较高的不愈合率，因此应采取手术治疗。

知识点11：下颈椎骨折脱位的治疗　　副高：熟练掌握　正高：熟练掌握

（1）手术适应证：颈椎结构的破坏造成机械稳定性受到严重的影响。骨折及骨折脱位后，椎管形态的改变以及骨折片进入椎管内使得大多数病例伴有颈脊髓损伤，也就是所谓的神经不稳定。治疗的目的在于彻底减压、纠正畸形、恢复椎管的解剖形态及重建颈椎的稳定性。下颈椎骨折脱位是否采取手术治疗，可依据SLIC评分系统来决定。

（2）手术入路和方式选择：手术入路的选择应该根据脊髓神经受压的方向及结构稳定重建的因素来考虑。脊髓受压可以分为前方受压、后方受压及前后受压等类型。因为椎体高度丢失，间隙变窄，钩椎关节（Luschka关节）骨折或小关节突骨折脱位可造成神经根出口的狭窄及神经根的受压，针对以上情况，目前手术的入路主要有前路、后路及前后联合三种方式。

二、胸腰椎骨折脱位

知识点12：胸腰椎骨折脱位的损伤机制　　副高：熟练掌握　正高：熟练掌握

（1）屈曲压缩损伤：是最常见的损伤机制。此型损伤属于前柱损伤，由于压缩暴力导致椎体高度丧失，最常见的部位为T_{12}和L_1。椎体前部压缩<50%，前纵韧带大都完整，后柱承受张力，X线片显示椎体后侧皮质完整，高度不变；压缩>50%，后柱的棘上、棘间韧带可断裂。

（2）屈曲牵张损伤：由严重屈曲暴力产生通过椎体的水平骨折，在张力作用下三柱均发生损伤，X线片表现为小关节脱位，椎间隙和棘突距离均增宽，后柱连续性分离。依据损伤平面的不同，屈曲分离型骨折又可分为4个亚型：Chance骨折，经椎体、椎弓根、椎板和棘突水平面的劈裂；经韧带、椎间隙的损伤；后柱损伤通过骨组织，而前、中柱的损伤通过椎间隙；后柱损伤通过韧带组织，而前、中柱的损伤经椎体。如安全带损伤，躯干被安全带固定，头颈及上半身向前屈曲，致脊柱损伤，发生骨折或脱位，由于上部并无受压及砸力，故为分离损伤。

（3）垂直压缩：如重物砸于头部或肩部，或高处落下，足着地或臀部着地，脊柱受垂直方向的压力，导致椎间盘髓核突入椎体中致椎体发生骨折如爆炸状，故称为爆裂骨折。

（4）旋转及侧屈：脊柱由小关节及椎体等连接，由于小关节的方向不同，侧屈时常伴有旋转、旋转侧屈或前屈可发生单侧关节脱位，常见于颈椎损伤；侧屈可导致椎体侧方压缩骨折。

（5）伸展损伤：常发生于颈椎，例如向前摔倒时，头或前额撞击于物体上致颈向后过度伸展，从而导致伸展损伤；坐在汽车前座，突然撞车，头面撞于前挡风玻璃致颈后伸损伤。常无骨折或脱位，有时可见棘突挤压骨折或椎体前下缘撕裂小骨折片，称泪滴样骨折。

（6）剪力损伤：方向相反的暴力同时作用于脊柱相邻的节段，造成相邻节段脊柱的骨性及韧带间盘结构的断裂，常常为三柱的损伤，明显不稳定，多合并严重的脱位，损伤近端可脱位于前方、后方、侧方等。

上述损伤暴力也可为复合的，如屈曲合并垂直压缩、屈曲旋转等。

知识点13：胸腰椎骨折脱位的病理　　副高：熟练掌握　正高：熟练掌握

（1）后凸畸形：绝大多数胸腰椎骨折脱位为屈曲应力，往往造成前柱的缩短，后柱不变或牵张，从而造成胸腰段的后凸畸形。前柱短缩的越重，后凸畸形越重。屈曲牵张型损伤常合并有棘上、棘间韧带损伤，甚至黄韧带和关节囊撕裂以及小关节的骨折脱位，导致棘突间隙增大，从而造成后凸畸形继续加重。

（2）椎体骨折块对神经结构的压迫：在爆裂骨折椎体的后上部及后壁，在暴力作用的瞬间，突破后纵韧带向后方侵及椎管，造成脊髓及马尾神经的损伤。由于有些骨片比较锐利，有造成硬膜破裂的可能，所以此类患者杜绝使用硬膜外麻醉，以防止全脊麻的发生。

（3）损伤的椎间盘对神经结构的压迫：由于髓核的生理特点，在遭受暴力时可引起纤维环和髓核向椎管内突出。屈曲牵张暴力时可导致纤维环的牵张甚至断裂，造成纤维环和后纵韧带断裂，髓核组织进入椎管后造成了神经压迫，所以应行MRI检查以明确骨折相邻椎间盘的状态，以指导减压手术。

（4）来自脊髓后方的压迫：骨折的椎板和牵张断裂的黄韧带及打褶的黄韧带可引起神经结构后方的压迫。

（5）椎管容积减小：骨折块向椎管内突入，加之椎体间的脱位，造成椎管容积的减小，从而造成神经结构的压迫。

（6）椎间孔区域容积减小：由于骨折块刺激及椎体高度减小或小关节突的脱位绞锁，造成了椎间孔容积减小，从而造成对神经根的损伤，对于胸腰椎骨折脱位伴有完全性脊髓损伤的患者，也应尽快恢复其椎体及椎间高度，以早期接触对于损伤节段神经根的压迫，从而带来对病人有意义的神经恢复。

（7）骨折血肿刺激：胸腰段骨折脱位周围损伤出血，渗透入肌肉组织形成血肿，机化后产生瘢痕，造成肌肉萎缩和粘连，降低了其收缩特性，影响脊柱的正常功能，导致腰背痛。前方的出血可以渗透至腹膜后，血肿可压迫自主神经或刺激内脏神经，从而导致了伤后腹胀和便秘。

（8）脊柱慢性不稳定：胸腰段的后凸畸形及脱位，以及椎间盘、后方韧带复合体等难愈合的软组织的断裂破坏了胸腰段正常的生物力学特性。长期的非生理状态造成了脊柱的慢性不稳定，从而引起神经结构的刺激和腰背部疼痛。

知识点14：胸腰椎骨折脱位的临床表现　　副高：熟练掌握　正高：熟练掌握

（1）外伤史：有严重的伤病史，如从高空坠落或弯腰工作时，头颈部及胸背部被重物打击，或有严重的交通、工伤事故等。

（2）脊柱损伤表现

1）症状：局部剧烈疼痛，不能站立，翻身困难，骨折部分均有明显的压痛及叩击痛。若棘突骨折、棘突间韧带断裂，可触及棘突间距增大；若为单纯压缩性骨折，则压痛不明显，叩击痛较为明显；骨折脱位可引起胸腰椎后凸畸形。

2）体征：可见后凸畸形甚至局部肿胀和皮下淤血，伤段压痛及叩击痛，后方韧带复合体断裂可导致棘突间距增大；腰背部活动受限、腰背部肌肉痉挛也是重要体征。

（3）神经症状

1）神经症状：胸腰椎病人可能同时损伤脊髓和马尾。其主要症状是损伤平面以下的感觉、运动和膀胱、直肠功能均出现障碍，其程度随脊髓损伤的程度和平面而异，可以是部分损伤，也可以是完全损伤，有时可为单纯的马尾神经损伤。总之神经损伤的差异较大，需仔细查体。

2）腹膜后自主神经症状：腹胀、腹痛，胸腰椎损伤后，常因腹膜后血肿刺激自主神经，致肠蠕动减弱，常出现损伤以后数日内腹胀、腹痛、大便秘结等症状。

（4）合并伤：胸腰段损伤可导致胸腹腔脏器的损伤。车祸伤患者多为多发伤，在关注四肢损伤的同时，应注意脊柱尤其是胸腰椎的查体。

（5）截瘫平面与骨折平面的关系：通常脊椎骨折或骨折脱位损伤其同平面的脊髓与神经根，截瘫平面与脊椎损伤平面是一致的。虽然在病理学上，损伤节段脊髓内出血可以向上向下累及1～2个脊髓节段，但因脊髓节段比同序数脊椎的平面为高，故截瘫平面与脊髓损伤平面一致。但下列情况截瘫平面可以高于脊椎损伤2个脊髓节段。

1）胸腰段脊椎损伤：在完全性脊髓损伤中约有1/3可出现截瘫平面高于脊椎损伤平面的表现。出现截瘫平面高于脊椎损伤平面，表示脊髓遭受严重损伤，恢复的可能性甚小，现在MRI检查可证明此种损伤情况。

2）胸腰段神经根损伤：腰椎侧方脱位可牵拉损伤神经根，当上位腰椎向右脱位时牵拉对侧即左侧的神经根，可以是同平面神经根，亦可为上位椎神经根，则截瘫平面高于脊椎损伤平面，神经根损伤较脊髓损伤恢复之机会为多，如有恢复则此体征消失。

知识点15：胸腰椎骨折脱位的诊断　　副高：熟练掌握　正高：熟练掌握

根据严重的外伤史、不能起立、局部疼痛、翻身困难、胸腰椎常有后突畸形，应考虑胸腰椎骨折，同时检查有无脊髓损伤。

X线摄片、CT及MRI检查可明确诊断，并确定损伤的部位、移位以及类型情况。

知识点16：胸腰椎骨折脱位的治疗　　副高：熟练掌握　正高：熟练掌握

胸腰椎骨折脱位的治疗包括对屈曲型损伤以及过伸型损伤的处理。

知识点17：屈曲型损伤的处理　　副高：熟练掌握　正高：熟练掌握

屈曲型损伤的处理如下：

（1）稳定型脊柱骨折：①椎体单纯压缩骨折不到1/3者，可以仰卧于硬板床上，于脊柱过伸位，1～2天时间后即逐渐进行背伸锻炼，6～8周时间配戴围腰下地活动，一般不需要用支具；②横突骨折：常有腹膜后血肿，早期应卧床休息，对症治疗；③腰椎关节突骨折：可以使用腰椎支具固定，但易发生骨折不愈合，最好早期采用脊柱融合术；④椎弓骨折：L_3以上椎弓根骨折，因为多数较稳定，可行功能治疗。如骨折不愈合引起腰痛时，可考虑行脊柱融合术。对L_3以下的椎弓根骨折，可以行支具固定或后路脊柱融合内固定术。采用横突间融合术疗效更佳。

（2）脊柱不稳定型损伤：①采用逐步后伸治疗：患者平卧硬板床上，逐步后伸复位，通过1～2周时间，骨折可达到一定复位效果；②对骨折合并关节脱位或关节绞锁时，可以在全麻下行切开复位植骨融合内固定术。

知识点18：过伸型损伤的处理　　副高：熟练掌握　正高：熟练掌握

在对过伸型损伤进行处理时，应避免脊柱后凸，可卧床治疗或以支具固定。

三、脊髓损伤

知识点19：脊髓损伤的致伤因素　　副高：熟练掌握　正高：熟练掌握

脊髓神经损伤致伤因素主要来自伤椎骨折片或部分椎间盘突入椎管内所致，而实际在骨折形成时对脊髓致伤的外力有两种，一是在受伤瞬间，骨折移位对神经组织的撞击，对脊髓及神经根造成的牵拉或挫伤；二是骨折片或椎间盘组织对神经组织的持续压迫。前者是瞬间已形成的，不可逆性的动态损伤，因而外科复位减压对这类损伤并无确切的意义。而后者是持续的压迫，则需要尽早解除。试验研究表明：在骨折形成中脊髓所受的瞬间动态损伤远比静止状态的压迫损伤大。而临床上影像学检查显示的均为静态下的椎管改变，故它不能完全反映脊髓神经受损的程度。尽管如此，椎管受压，外力在继续作用于脊髓神经，是阻碍神经功能恢复的一个重要因素，必须尽早解除对脊髓的压迫，整复固定重建脊柱的稳定性，为脊髓神经恢复创造条件。

知识点20：脊髓损伤的病理　　副高：熟练掌握　正高：熟练掌握

急性脊髓损伤分为原发性损伤和继发性损伤两个阶段。原发性损伤是指受伤时由于骨折的移位、脱位引起椎间盘脱入椎管及骨折片刺入脊髓而造成的急性脊髓压迫、冲击、撕裂、挫裂及剪切伤，是在受伤的一瞬间由外力产生的决定性的、不可逆的损伤，无法针对其进行有效的治疗。继发性损伤是脊髓原发性损伤之后由于各种因素引起的脊髓再损伤，所产生的脊髓损害远远超过了原发性损伤。

知识点21：脊髓损伤的临床表现　　副高：熟练掌握　正高：熟练掌握

（1）脊柱损伤：表现为伤部疼痛，活动受限，骨折脊椎棘突常有压痛，在明显的压缩骨折或骨折脱位，常见伤椎和上位椎的棘突后凸和压痛，有后方韧带复合体损伤断裂，或有棘突间韧带撕裂脱位者，该棘突间距增宽，严重者棘上韧带同平面的筋膜撕裂，可见皮下淤血，明确伤情需要X线、三维CT重建、MRI及其抑脂序列等影像学检查。

（2）脊髓损伤：脊髓损伤的主要表现为四肢瘫或截瘫。四肢瘫指由于椎管内的脊髓受损而造成颈段运动和/或感觉的损害或丧失。四肢瘫导致上肢、躯干、下肢及盆腔器官的功能损害，但不包括臂丛损伤或者椎管外的周围神经损伤。截瘫是指脊髓胸段、腰段或骶段（不包括颈段）椎管内脊髓损伤之后，造成相应节段的运动和/或感觉功能的损害或丧失。

胸腰段脊髓损伤主要表现为截瘫。截瘫患者上肢功能保留，根据相应的损伤平面，躯干、下肢及盆腔脏器可能受累。截瘫也包括马尾神经和圆锥损伤，但不包括腰骶丛病变或者椎管外周围神经损伤。胸腰段脊髓损伤可引起脊髓圆锥损伤和马尾神经损伤造成大小便的功能障碍。同一水平的骨折脱位，由于圆锥的水平不同而出现不同的截瘫，可表现为痉挛性截瘫或弛缓性截瘫。另外，脊髓损伤后还可以引起体温异常、消化功能减退、呼吸功能减退、电解质紊乱、营养不良、压疮及泌尿系感染等表现。

（3）合并伤：颈脊髓损伤可合并颅脑的挫裂伤，胸腰椎脊柱脊髓损伤可合并其他部位的损伤。如安全带损伤可合并胸腹部的损伤，经脊髓损伤常合并头颅损伤，胸脊髓损伤有时合并肋骨骨折、血气胸等胸部损伤表现，骶骨骨折有时合并直肠肛门的损伤等。由于现代交通的复杂和高速，脊髓损伤多合并肢体的损伤。

知识点22：脊髓损伤的分类　　副高：熟练掌握　正高：熟练掌握

（1）按照脊髓损伤的程度分类

1）不完全性脊髓损伤：如果在神经平面以下包括最低位的骶段保留部分感觉或运动功能，则此损伤被定义为不完全性损伤。骶部感觉包括肛门黏膜皮肤交界处和肛门深部的感觉。骶部运动功能检查是通过肛门指检发现肛门外括约肌有无自主收缩。

2）完全性脊髓损伤：指最低骶段的感觉和运动功能完全消失。

（2）按照脊髓损伤的部位分类

1）中央型脊髓损伤：不完全脊髓损伤，主要见于颈椎后伸损伤或爆裂型骨折，其特征是上肢瘫痪重，下肢瘫痪轻，感觉不完全丧失，括约肌可无障碍或轻度障碍，此乃因中央脊髓损伤的范围，主要是中央灰质；对白质的影响，近灰质者重，离开灰质近周边者轻；而皮质脊髓侧束和前束中的神经纤维排列，上肢者近中央，下肢者远离中央，故下肢神经纤维受累轻，其预后较好。

中央型脊髓损伤的平面并不一致，在爆裂型骨折所致者截瘫平面与骨折平面一致，在后伸损伤所致者，常累及中下颈椎，如三角肌麻痹，但麻痹最重者为手肌，特别是手内在肌，可完全瘫痪。中央型脊髓损伤可与半脊髓损伤并存。即上下肢均为中央脊髓损伤表现，但可半侧重，而另半侧轻。

2）半脊髓损伤：常由后关节单侧脱位或横脱位引起。脊髓半侧遭受损伤，系不完全性损伤，伤侧平面以下运动障碍，对侧感觉障碍，括约肌功能多存在，因同侧皮质脊髓束下行受损，而肢体感觉传入脊髓后，交叉至对侧上行，故出现对侧感觉障碍。

3）前脊髓损伤：脊髓前部遭受损伤，见于颈椎爆裂骨折，骨折块移位突然进入椎管，损伤压迫脊髓前部，亦可见于颈椎过伸型损伤。前脊髓损伤的主要表现：损伤平面以下大多数运动完全瘫痪，括约肌功能障碍而深部感觉位置觉保存。其损伤机制除直接损伤脊髓前部外，还可有中央动脉损伤，其供养脊髓前2/3，与临床表现一致，这也是前脊髓损伤运动功能恢复困难的原因之一。

知识点23：脊髓损伤的诊断 副高：熟练掌握 正高：熟练掌握

脊髓损伤的诊断应该从以下几方面着手：与受伤机制相关的详细病史采集、全面的体格检查、神经功能的评估（确定截瘫的平面以及深浅感觉丧失的程度等）以及影像学资料（X线、CT、MRI检查，明确损伤的位置及类型）。

知识点24：脊髓损伤的治疗 副高：熟练掌握 正高：熟练掌握

脊髓损伤的治疗主要包括：

（1）早期治疗：合适的固定治疗，在搬运过程中避免加重脊髓损伤。

（2）药物治疗。

（3）手术治疗：整复脊柱骨折、脱位，使得脊髓减压，对不稳定脊柱损伤立即行内固定，以此防其移位导致压迫脊髓。

（4）康复治疗和功能锻炼：行电针、按摩、推拿、高压氧舱等促进神经功能恢复。

（5）积极预防以及治疗并发症。

第四节 骨盆骨折

知识点1：骨盆骨折的分类 副高：熟练掌握 正高：熟练掌握

骨盆骨折可分为3种类型：稳定型、不稳定型和其他型。其他型又分为复杂类型骨折、合并髋臼骨折以及前弓完整的骶髂关节脱位。

骨盆环稳定型骨折：此种骨折多为低能量骨折。例如髂前上棘和坐骨结节撕脱骨折，因骨盆环完整，称为骨盆环稳定型骨折。

不稳定型骨折意味着骨盆床的断裂，其中包括后侧结构以及骶棘韧带和骶结节韧带。此种损伤可为单侧，波及一侧后骶髂复合或可为双侧都受累。

知识点2：骨盆骨折的诊断　　副高：熟练掌握　正高：熟练掌握

患者有明确的外伤史，局部肿胀、疼痛，可有皮下淤斑，骨盆挤压分离试验阳性。骶髂关节脱位时，双侧髂后上棘发生不对称。

骨盆正位X线检查是首要选择，可对90%的病例做出准确诊断。必要时可行骨盆斜位拍片。CT检查是金标准，但是不是急诊评估的方法，可在患者情况稳定后进行。

此外，还需要对骨折并发症，如休克、直肠肛管损伤等作出诊断。

知识点3：骨盆骨折的治疗原则　　副高：熟练掌握　正高：熟练掌握

骨盆骨折治疗原则是首先救治危及生命的内脏损伤以及出血性休克等并发症，其次才是治疗骨盆骨折本身。

知识点4：骨盆骨折并发症的治疗　　副高：熟练掌握　正高：熟练掌握

对于不同种类的骨盆骨折并发症，应及时采取不同的方法进行治疗。

（1）出血性休克：一般应该输血治疗，快速输血一定数量后血压仍不能维持者可先结扎髂内动脉，同时采取继续输血治疗。此时，仍不能稳定血压者，再找出血处止血，也可行血管造影和血管栓塞。

（2）膀胱破裂及尿道损伤：膀胱破裂应采取手术治疗。尿道部分撕裂可保留导尿管，然后定期扩张尿道，可以防止尿道狭窄。

（3）神经损伤：先保守治疗，无效者可以手术探查。

（4）直肠肛管损伤：可给予彻底清创，缝合修补，局部引流，合理应用抗生素。

（5）女性骨盆骨折合并生殖道损伤：应该及时修补破裂阴道。

知识点5：骨盆骨折的治疗　　副高：熟练掌握　正高：熟练掌握

在对骨盆骨折进行治疗时，主要应分为以下两种情况。

（1）稳定型骨折：一般不需要整复，可卧床休息、镇痛治疗。

（2）不稳定型骨折：可以行手法复位或牵引复位，持续牵引外固定法。牵引重量要大，以占体重1/7～1/5为宜，6周之内不应该减重，牵引作用应不少于8周。对于耻骨联合不稳定、骶髂关节不稳定、髂骨翼、胫骶骨的不稳定也可以考虑行内固定治疗。

第五节 髋臼骨折

知识点1：髋臼骨折的损伤机制 副高：熟练掌握 正高：熟练掌握

髋臼由髂骨、坐骨和耻骨形成。髋臼窝的顶部由髂骨组成，后下方的后壁和底部由坐骨组成，前壁由耻骨构成。髋臼骨折主要发生于青壮年，其发生机制多为高能量间接或挤压暴力损伤，交通事故和高处坠落伤多见，多为暴力经股骨头传导直接撞击髋臼所致。髋臼骨折的复位质量是影响其远期效果的最重要因素。因其骨折累及关节面，故常见创伤性关节炎及股骨头坏死等并发症。

知识点2：髋臼骨折的临床表现 副高：熟练掌握 正高：熟练掌握

（1）症状：明确外伤史，受累髋关节的疼痛，活动受限。疼痛的部位可位于腹股沟区、臀后侧及髋关节外侧区。

（2）体征：髋部体征通常表现为局部肿胀，部分患者可观察到皮下淤斑。髋部有压痛及叩击痛，关节活动受限，不能站立及行走。下肢短缩、内收内旋畸形提示为髋关节后脱位；外展外旋畸形则提示髋关节前脱位。

知识点3：髋臼骨折的X线检查 副高：熟练掌握 正高：熟练掌握

（1）前后位X线片：为主要的诊断依据，常观察下列6条线：

1）髂耻线：为前柱内缘，如此线中断或错位表示前柱骨折。

2）髂坐线：为后柱的后外缘，此线中断或错位表示后柱骨折。

3）后唇线：为髋臼后缘的游离缘，此线中断或错位提示后唇或后壁骨折。

4）前唇线：为髋臼前缘的游离缘，在后唇线内侧，此线中断或错位提示前唇或前壁骨折。

5）臼顶线：为髋臼顶部的投影，此线中断或错位表示臼顶骨折。

6）泪滴线：为Kohler泪滴的投影，可以判断髂坐线是否内移。

（2）闭孔斜位X线片：闭孔斜位片用于显示髋臼前柱的形态，可以观察：①前柱线：如此线中断或错位，表示前柱骨折；②后唇线：可以判断后唇或后壁是否骨折。

（3）髂骨斜位X线片：髂骨斜位X线片用于显示髋臼后柱的形态，可以观察：①后柱线：如此线中断或错位，表示后柱骨折；②前唇线：可以判断前唇或前壁是否骨折。

知识点4：髋臼骨折合并神经损伤 副高：熟练掌握 正高：熟练掌握

（1）坐骨神经损伤：常由髋臼骨折引起，合并髋关节后脱位者尤其常见，表现为坐骨神经支配区域（股后肌群，小腿前、外、后肌群及足部肌群）肌力下降，除小腿内侧及内踝处隐神经支配区外，膝以下区域感觉麻木、腱反射减弱等症状，如垂足、踝关节活动无力、小腿及足部感觉麻木、踝反射减弱。

（2）股神经损伤：常由髋臼骨折合并髋关节前脱位引起，表现为股四头肌肌无力、股前区麻木感、膝反射减弱。患者屈髋困难，不能伸膝，股前内侧及小腿内侧感觉减退。

知识点5：髋臼骨折的非手术治疗　副高：熟练掌握　正高：熟练掌握

非手术治疗主要为下肢股骨远端骨折牵引，必要时可附加转子部侧方牵引，牵引至少8～12周，过早去除牵引可能引起骨折再移位。

非手术治疗指征：

（1）无移位的骨折。

（2）轻度移位的骨折：指移位在3mm以下，尤指不在负重区的骨折，如低位前柱、低位横形骨折，其顶部完整者。

（3）小的（稳定的）后壁骨折，没有合并脱位且未累及髋臼后上部。

（4）双柱骨折但头臼匹配尚可，患者的功能要求不高。

（5）前柱骨折，单独的内壁或方形骨折少见，仅涉及前柱的骨折，适宜非手术治疗，结果较好。

知识点6：髋臼骨折的手术治疗　副高：熟练掌握　正高：熟练掌握

手术治疗的目的是关节面的精确复位，以达到髋关节的良好对合关系。

手术治疗指征：

（1）髋关节不稳定：髋关节脱位合并后壁或后柱骨折并有移位，导致髋关节不稳定，此为绝对手术适应证，少见的前壁或前柱骨折合并脱位也需要手术。

（2）髋关节不匹配

1）移位的髋臼顶部骨折：通常为三角形骨块旋转移位，导致髋臼顶部关节面错位，与股骨头关节面不匹配，必须切开复位，常为复杂骨折一部分。

2）横形或T形骨折：若横形骨折线位置较高，通过髋臼顶或髋臼窝水平上方，牵引难以达到完全匹配，适于手术治疗。若横形骨折线较低，表现为髋关节不匹配，牵引复位使股骨头处于完整的髋臼顶下方则可继续牵引，直到骨折愈合，否则需采用切开复位。

3）双柱骨折：只要骨折通过负重区，并有移位，或后柱或后壁有明显骨折均应切开复位；如顶部无骨折或骨折移位，则可牵引治疗。

4）关节内有游离骨折块，如股骨头骨折、骨折块移位。

知识点7：髋臼骨折的常用手术入路　副高：熟练掌握　正高：熟练掌握

髋臼骨折类型复杂，采用正确的手术入路是手术成功的前提。一般认为，后柱、后壁骨折采用后路Kocher-Langenbeck入路；前柱前壁骨折采用髂腹股沟入路；而横形、T形、双柱骨折等则主要根据骨折的具体部位和移位方向而采用不同的联合入路。但最常用的仍是后方入路及髂腹股沟入路。

（1）后方的Kocher-Langenbeck入路：切口起自髂后上棘，经大转子向远侧延伸到大腿外侧约10cm。经这个入路可以达到髋骨的髋臼后表面，范围从坐骨支到坐骨大切迹。通过坐骨大小切迹可以触摸到四方体表面，可以用来评价累及四方体和前柱的骨折复位情况，可充分显露髋臼后壁与后柱。

（2）髂腹股沟入路：该入路可以直接暴露髂骨翼、骶髂关节前方、整个前柱以及耻骨联合。患者仰卧位，切口起自髂嵴前2/3，沿髂前上棘、腹股沟韧带，止于耻骨联合上方3cm。

第六节 骨不连和骨折畸形愈合

一、骨不连

知识点1：骨不连 副高：熟练掌握 正高：熟练掌握

骨不连是指骨折经过治疗后超出了愈合时间没有愈合，再度延长治疗时间（8个月）仍未愈合。

知识点2：骨不连的病因 副高：熟练掌握 正高：熟练掌握

（1）血供：影响骨折断端血供的主要因素有两方面：①高能量损伤、开放伤等造成的骨折及其周围软组织重度损伤，骨折区域的血供破坏严重；②手术过分显露，人为破坏了骨折愈合的生物环境，特别是骨膜的过度剥离，进一步减少了骨折端的血供。

（2）固定：固定不牢固导致骨折端产生机械性不稳，骨折端过度活动，引起骨不连。当骨折端血供良好时，骨折端存在活动，骨增生形成软骨样组织，骨折端之间形成脆性骨痂，并逐步增生肥大，形成肥大性骨不连或杵臼样假关节。如果骨折端血供差，将发生缺血性骨不连，即萎缩性骨不连。

（3）骨折端过度分离和骨折端软组织嵌入：骨折端过度分离，造成骨痂不能跨越骨折间隙，导致骨不愈合；软组织嵌入骨折间隙，阻隔骨折断面，导致骨不愈合。

（4）感染：感染并不是致使骨不连的直接原因。感染可使内植物松动，导致骨折端固定不稳或失效，影响骨折愈合；局部炎症性充血以及感染形成的肉芽组织等，可导致骨折端吸收萎缩，形成萎缩性骨不连；严重感染者，甚至导致局部血管的栓塞，致使骨缺血坏死，影响骨愈合。

（5）其他因素：吸烟、特殊药物、全身性疾病、酗酒、肥胖等也影响骨的愈合。

知识点3：骨不连的病理 副高：熟练掌握 正高：熟练掌握

Judet、Muller等骨折端的血供情况将骨不连分为两种类型。

（1）血供丰富型骨不连：又称肥大型骨不连，骨折端富有生命力，能产生明显的生物学反应。

1）象足型骨不连：骨折端肥大，骨痂形成丰富，有活力。骨折端制动不充分，或负重过早引起。

2）马蹄型骨不连：骨折端轻度肥大，骨痂较少。骨折端固定不牢，有骨痂形成，但不足以完成骨连接，并且有时骨折端伴随着少量硬化。

3）营养不良型的骨不连：骨折端不肥大，缺少骨痂。骨折端分离、明显移位或内固定后骨折端对位不佳所致。

（2）缺血型骨不连：又称萎缩型骨不连。骨折端缺少血供，没有活力，生物反应差。

1）楔形骨不连：骨折端夹杂一个楔形骨块，可与一端骨折愈合，而与另一端没有连接。主要见于钢板螺钉内固定的胫骨骨折。

2）粉碎型骨不连：特点是骨折端存在一个或多个死骨片，X线显示无任何骨痂形成。

3）缺损型骨不连：特点是骨干存在骨缺损，骨折端虽然有活力，但却不能完成骨连接，后期可发生骨折端萎缩。多见于开放性骨折、创伤后继发骨髓炎等。

4）萎缩型骨不连：骨折端的骨片缺失，由瘢痕填充，骨折端出血萎缩或骨质疏松。

知识点4：骨不连的临床表现　　副高：熟练掌握　正高：熟练掌握

（1）疼痛：患者负重、移动肢体或活动关节时骨折处出现疼痛，但与新鲜骨折相比较疼痛较轻。

（2）反常活动：骨折治疗8个月后，检查骨折端仍有异常活动，可以诊断为骨不连。

（3）畸形和肌肉萎缩：骨折未愈合，固定不可靠或失效，导致成角、短缩或旋转畸形。疼痛、长期制动等因素可以导致肌肉组织失用性肌萎缩。“肌肉泵”的作用不能有效发挥，因而出现肢体水肿。

知识点5：骨不连的影像学检查　　副高：熟练掌握　正高：熟练掌握

（1）X线检查：骨折端存在间隙；骨折端明显硬化，骨髓腔封闭，骨折面光滑清晰；骨折端间隙进行性增宽，伴随骨质疏松；骨折端萎缩，呈尖锥状或子弹形，是萎缩型骨不连的一种表现；骨折端增粗，骨痂形成较多，但无骨小梁通过骨折线，是增生性骨不连的一种表现。

（2）CT检查：可以显示骨不连的具体情况，特别是三位CT重建，可以更精确地观察骨折的移位和愈合情况。髓内钉、钢板等内固定物可能会产生伪影，影响观察效果。

知识点6：骨不连的治疗　　副高：熟练掌握　正高：熟练掌握

根据骨不连的类型选择适当的治疗方法。血供丰富型骨不连（肥大型）通过纠力线，骨折断端加压，坚强的内固定，即可获得愈合；而对于缺血型的骨不连（萎缩型），则需要切除硬化骨、打通髓腔、进行坚强的内固定、大量植骨或通过肢体骨延长恢复骨原来的长度，才能获得愈合。骨不连的治疗原则为准确的复位、坚强的固定和充分的植骨。此外，大量的研究表明，骨折局部电磁刺激、超声波等治疗手段也能辅助骨不连的治疗。

二、骨折畸形愈合

知识点7：骨折畸形愈合的病因 副高：熟练掌握 正高：熟练掌握

骨折畸形愈合是指骨折在非解剖位置上的错位愈合，其结局是影响或潜在影响肢体的功能。侧方移位、短缩、成角以及旋转移位等是常见的骨折畸形愈合方式。骨折治疗初期复位不良，或复位后内固定失效导致再移位等是骨折畸形愈合的主要因素。骨折畸形愈合引起功能障碍时，需要外科手术干预。

知识点8：常见的骨折畸形愈合 副高：熟练掌握 正高：熟练掌握

（1）关节内骨折的畸形愈合：关节内骨折畸形愈合后致使关节面失去平整性，应力承载不均，最终导致创伤性的骨性关节炎，引起关节疼痛和活动受限。

（2）旋转或成角畸形愈合：骨折旋转或成角畸形愈合后会不同程度地影响肢体的功能。如前臂骨折的畸形愈合，可影响前臂的旋转功能；下肢骨折的成角或旋转畸形愈合，可导致步态异常。

（3）短缩畸形愈合：骨折端重叠或骨缺损后愈合，可导致肢体短缩。下肢短缩＜2cm者，功能影响较小。但短缩超过2.5cm时可出现跛行。上肢短缩3～5cm，对功能无明显影响。

（4）关节周围骨折的畸形愈合：关节周围骨折畸形愈合后可导致关节的轴线异常，严重影响关节的活动。如膝关节周围骨折可导致膝内翻或膝外翻，继发骨性关节炎；肘关节周围骨折的畸形愈合，可继发尺神经炎；桡骨远端骨折的畸形愈合，可影响腕关节的活动和手的抓、握等功能。

知识点9：骨折畸形愈合的矫正 副高：熟练掌握 正高：熟练掌握

骨折畸形愈合的矫正目的是恢复肢体的功能。矫正前必须做好充分的评估，需仔细考虑：①骨折的对线情况；②骨折的旋转畸形；③肢体的短缩情况；④骨折的部位。发生在关节内的骨折或关节周围骨折，轻度的畸形也会引起严重的功能丧失。此外，年龄因素也非常重要，儿童骨折畸形愈合后自我矫正的能力很强，尤其是发生在长骨干的成角畸形，不超过30°，在生长塑形中可以自我矫正。旋转畸形的自行校正能力较弱，而关节内骨折应尽早手术矫正。截骨矫正不一定在原骨折部位，有时骨折部位存在硬化或血供差，不但截骨困难，而且存在骨不连的可能，此时可选择干骺端处截骨，在达到矫正的同时能缩短骨愈合的时间。术前还应对软组织和骨质疏松情况进行详细的评估，同时要明确术后是否能尽早功能康复锻炼。

第七节 关节脱位

知识点1：关节脱位的分类 副高：熟练掌握 正高：熟练掌握

（1）按病因分类

1）外伤性脱位：正常关节受到暴力而发生脱位。

2）病理性脱位：关节结构遭受破坏而发生的脱位。

3）先天性脱位：因胚胎发育异常而发生关节发育不良所致的脱位。

4）复发性脱位：反复多次发生的脱位。

（2）按脱位程度分类

1）完全脱位：组成关节的各关节面已完全失去正常对合。

2）不完全脱位：组成关节的各关节面部分失去对合，如半脱位及关节错缝（骨错缝）。

（3）按脱位方向分类：①前脱位；②后脱位；③上脱位；④下脱位；⑤中心性脱位。

（4）按脱位时间分类

1）急性关节脱位：发生在2～3周的脱位。

2）陈旧性未复位的关节脱位：超过2周仍未复位者。

（5）按脱位是否有伤口与外界相通分类：①闭合性脱位；②开放性脱位。

知识点2：关节脱位的临床表现 副高：熟练掌握 正高：熟练掌握

外伤性关节脱位多发生于青壮年，儿童和老人较少见。上肢脱位较下肢多见，儿童常合并骨骺分离。

（1）一般症状

1）疼痛明显：活动患肢时加重。

2）肿胀：因出血、水肿使关节明显肿胀。

3）功能障碍：关节脱位后关节面之间的对应关系失常，关节周围肌肉因疼痛而反射痉挛，关节失去正常活动功能。

（2）特殊表现

1）畸形：关节脱位后肢体出现旋转、内收或外展和外观变长或缩短等畸形，与健侧不对称。关节的正常骨性标志发生改变。移位的骨端突出于关节以外部位，可以用手摸到。如肩关节前脱位出现典型的方肩畸形，肘关节后脱位出现靴样畸形，肘后三角正常关系改变，髋关节脱位患肢全屈曲、短缩、内收内旋畸形等。

2）弹性固定：关节脱位后，未撕裂的肌肉和韧带可将脱位的肢体保持在特殊的位置，被动活动时有一种抵抗和弹性的感觉，被动活动停止后脱位关节又恢复原来的特殊位置。

3）关节盂空虚：最初的关节盂空虚较易被触知，但肿胀严重时则难以触知。

一、上肢关节脱位

知识点3：上肢关节脱位的类别 副高：熟练掌握 正高：熟练掌握

上肢关节脱位的类别包括：肩锁关节脱位、肩关节脱位、肘关节脱位以及桡骨头脱位。

知识点4：肩锁关节脱位的病因与病理 副高：熟练掌握 正高：熟练掌握

（1）肩锁关节构成：肩锁关节位于皮下，由肩胛骨的肩峰关节面和锁骨外侧端的锁骨关节面构成。肩锁关节由肩峰端和锁骨端关节面、关节滑膜及纤维关节囊构成。在两个相邻的略呈扁平的关节面之间有关节软骨盘结构，软骨盘增加了两个关节面相互的适应性。

（2）肩锁关节的活动范围：肩锁关节在功能上属微动关节，参与肩关节的联合运动。包括：①轴向的旋前与旋后活动；②肩锁关节的外展和内收活动；③钟摆样运动。

知识点5：肩锁关节脱位的临床表现 副高：熟练掌握 正高：熟练掌握

肩锁关节脱位依据损伤和脱位程度的不同，可表现为肩部疼痛，患侧上肢上举或外展时疼痛加重。肩锁关节局部压痛或出现畸形，肩峰外侧端隆起，往下推压出现反弹性的“琴键征”。“琴键征”阳性意味着肩锁关节的完全性脱位。

知识点6：肩锁关节脱位的诊断与鉴别诊断 副高：熟练掌握 正高：熟练掌握

（1）Allman分类法：肩锁关节脱位占肩部损伤的12%左右，Allman把肩锁关节损伤分为3度：Ⅰ度，指肩锁关节的挫伤，并无韧带断裂或关节脱位。Ⅱ度，是肩锁关节半脱位，肩锁关节囊和肩锁韧带已破裂，喙锁韧带中的斜方韧带部分也有断裂，肩锁关节分离或部分性脱位。Ⅲ度，是肩锁关节完全脱位，喙锁韧带两个组成部分即斜方韧带和锥状韧带均断裂，肩锁关节完全分离，锁骨外侧端向上后方隆起，有浮动感，所谓琴键征阳性。

（2）Rockwood分类法：Rockwood把肩锁关节的损伤分为6类。如图3-1-7所示为Rockwood分类法。

第Ⅰ型、Ⅱ型与Ⅲ型分别与Allman分类中的三型一致。Ⅳ型是较少见的一种完全性脱位，锁骨端向肩峰的后方移位，在前后位上肩峰与锁骨外侧端形成重叠移位，此型脱位原则上需要手术复位与固定，手法复位难以成功也难以维持位置。Ⅴ型的肩锁关节脱位锁骨外侧端向头端翘起，难以使肩峰与锁骨外端对合，原因是锁骨外侧端往往插入斜方肌前缘，导致二分离骨端间的肌肉阻隔。手术治疗是其适应证，而且往往要修复斜方肌的前缘。Ⅵ型的肩锁脱位是最为少见的一种类型，完全脱位的锁骨外侧端移位至喙尖下方，喙肱肌和肱二头肌短头联合肌腱的后方。此型脱位有可能伴有臂丛或腋血管的伴发损伤，应引起重视。也是手术治疗的指征。

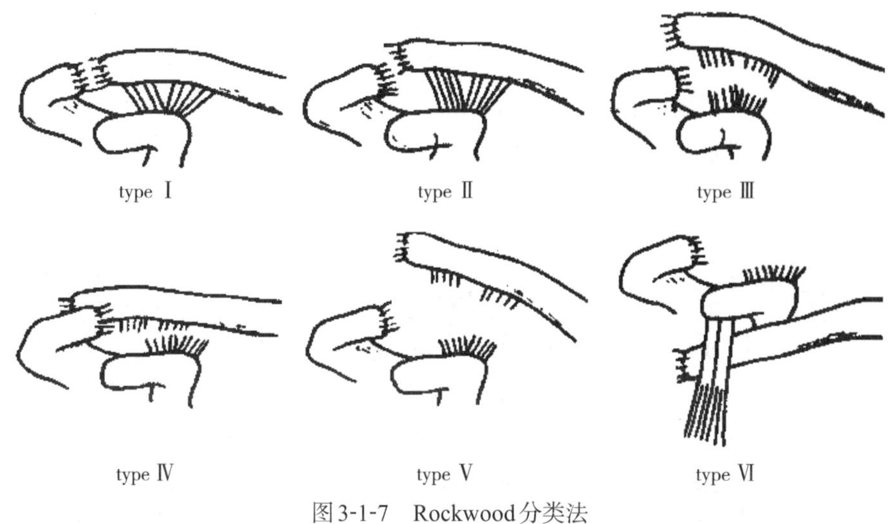

图3-1-7　Rockwood分类法

知识点7：肩锁关节脱位的非手术疗法　　副高：熟练掌握　正高：熟练掌握

肩锁关节脱位的非手术疗法即为Zero位固定，其原理是利用Zero位时上臂外展与上举达到155°，使肩胛骨的肩峰端与锁骨外侧端靠拢，达到肩锁关节的复位与固定，使受伤的韧带、关节囊得到修复（图3-1-8）。

Zero位固定治疗肩锁关节脱位的效果与肩锁关节脱位程度、喙锁韧带的损伤程度密切相关。此方法的适应证：3周以内的肩锁关节部分脱位或部分不能接受手术的完全性脱位患者；患臂上举或外展范围能达到130°以上；能耐受较长时间（3周以上）的卧床牵引者。适应证选择恰当，治疗方法正确，可以获得预期的治疗效果。

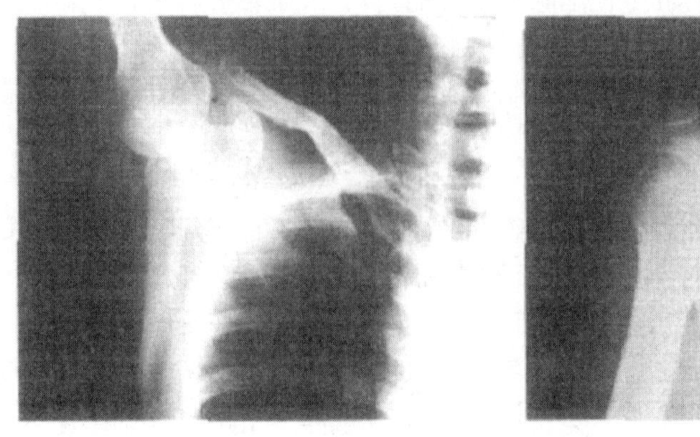

A

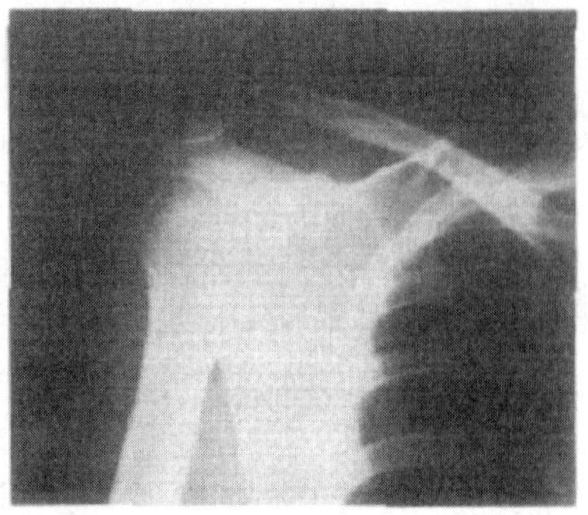

B

图3-1-8　Zero位固定法

注：A．上举位肩锁靠近；B．放回后肩锁分离

知识点8：肩锁关节脱位的手术疗法 副高：熟练掌握 正高：熟练掌握

肩锁关节脱位手术修复的方法很多，包括肩锁间或喙锁间内固定及喙锁韧带缝合术，韧带移植修复法，锁骨外侧端切除以及比较符合力学要求的动力性肩锁稳定结构重建的方法。如图3-1-9所示为锁关节脱位手术修复法示意图。

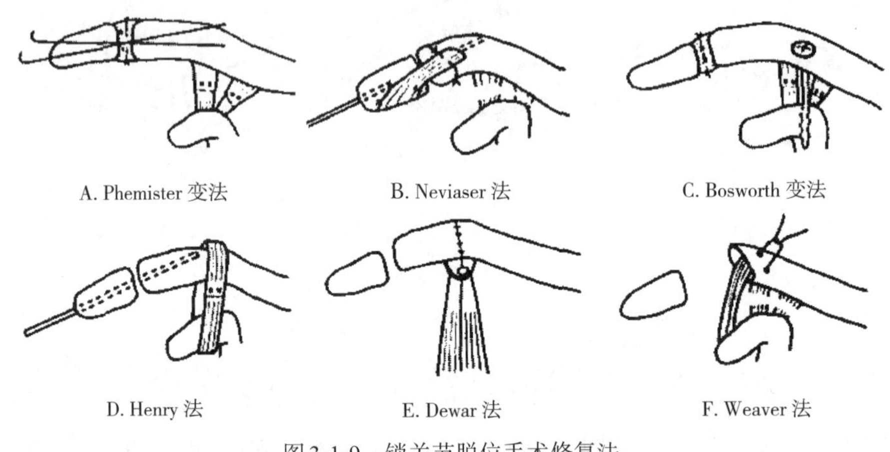

图3-1-9 锁关节脱位手术修复法

知识点9：肩关节脱位的病因与病理 副高：熟练掌握 正高：熟练掌握

（1）解剖及盂肱关节的稳定机制：肩关节是全身活动范围最大的关节，而且在正常的活动中又能保持其相对的稳定性。这与盂肱关节的结构特点以及与肩锁、胸锁关节和肩胛胸壁间的活动密切相关。

盂肱关节的骨性结构是由肱骨头与肩盂组成，是盂肱关节稳定的因素之一。

当创伤性肩关节前脱位时，如发生盂前缘的压缩骨折，或肱骨头后侧的压缩骨折时，均可影响盂肱关节的稳定，成为复发脱位的病理基础。

维持盂肱关节稳定的另一因素是关节囊及韧带结构。关节囊韧带对盂肱关节的稳定作用是诸稳定因素中最后的防线。

（2）盂肱关节不稳定的分类及外伤机制：盂肱关节不稳定可有很多不同的分类方法。根据造成脱位的原因可分为创伤性盂肱关节不稳定和非创伤关节不稳定两类。创伤性关节不稳定是正常的肩关节遭受外力损伤后使其变得不稳定。占关节不稳定发生率的95%～96%。非创伤性肩关节不稳定约占4%，一般没有外伤诱因，或由极轻微的外力引起。

此外，根据关节不稳定的程度可分为盂肱关节脱位和半脱位；根据关节脱位的时间及发作的次数可分为新鲜脱位、陈旧脱位和复发脱位等；根据盂肱关节不稳定的方向可分为前脱位、后脱位、上脱位及下脱位等。

外伤机制是肩在内收位遭受向上方的外力引起。肱骨头向上移位，可造成肩峰、锁骨、喙突或肱骨结节的骨折，以及肩锁关节、肩袖和其他软组织损伤。

知识点10：肩关节脱位的临床表现　　副高：熟练掌握　正高：熟练掌握

急性前脱位的临床表现为肩部疼痛、畸形、活动受限、患者常以健手扶持患肢前臂、头倾向患侧以缓解疼痛症状。上臂处于轻度外展、外旋、前屈位。肩部失去圆钝平滑的曲线轮廓，形成典型的方肩畸形。患肩呈弹性固定状态位于外展约30°位。试图任何方向的活动都可引起疼痛加重。

陈旧性肩脱位的体征基本同新鲜脱位，但肿胀、疼痛较轻，依脱位时间长短和肢体使用情况不同，肩关节可有不同程度的活动范围。肩部肌肉萎缩明显，尤以冈上肌及三角肌为著。

急性后脱位的体征一般不如前脱位那样明显、典型。很容易造成误诊。有的报告误诊率可高达60%。因此肩关节后脱位有“诊断的陷阱”之称。

下方脱位的临床体征非常明显、典型。上臂上举过头，可达110°~160°外展位。因此也称为竖直性脱位。肘关节保持在屈曲位，前臂靠于头上或头后。疼痛症状明显。腋窝下可触及脱位的肱骨头。常合并神经、血管损伤。在老年人中多见。

上方脱位时上臂在内收位靠于胸侧。上臂外形变短、肱骨头上移，肩关节活动明显受限。活动时疼痛加重。易合并神经、血管损伤。

知识点11：肩关节脱位的诊断　　副高：熟练掌握　正高：熟练掌握

外伤后怀疑有肩关节脱位时，需拍X线片确定诊断。以明确脱位的方向、移位的程度、有无合并骨折。更为重要的是明确有无合并肱骨颈的骨折。不能只根据临床典型的体征做出脱位的诊断，更不能不经X线检查就采取手法复位治疗。否则不仅复位会遇到困难，也有可能造成医源性骨折，使治疗更为复杂、困难，形成医疗上的纠纷。

MRI对于脱位同时合并的软组织创伤的分辨具有优势。关节囊、韧带、盂唇、肩袖肌腱以及新鲜骨都能从图像与信号提供的信息予以分辨。新鲜损伤在骨与软组织内的出血，MRI即可反映出信号的异常，在鉴别诊断方面十分有价值。

CT断层扫描对肱盂关节横断面的解剖关系能清晰显示，对于脱位方向、脱位程度及是否合并骨折等骨结构状态起提供重要信息的作用（图3-1-10）。在断层扫描基础上的三维图

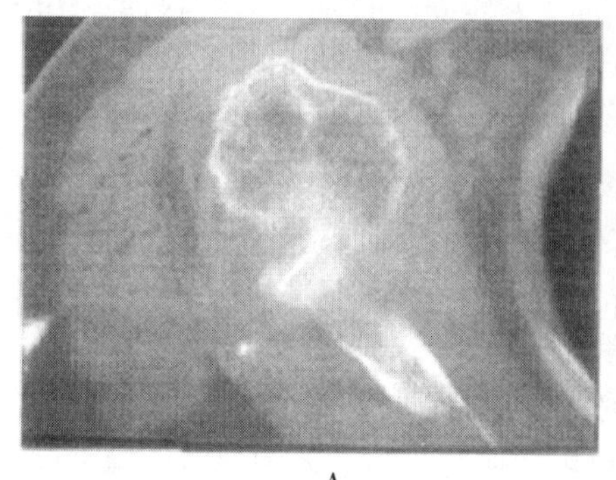

A

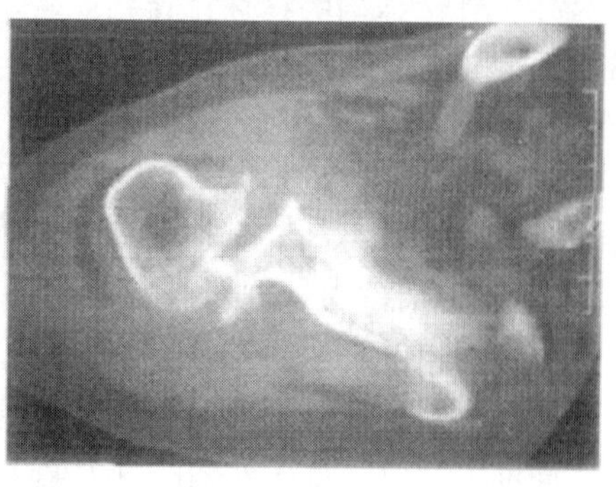

B

图3-1-10　肩关节脱位之CT扫描

注：A．前脱位，显示前脱位及后方Hill-Sacks畸形；B．后脱位

像重组更能立体地显示脱位与骨折状态，对于脱位合并骨折病例更有价值。

知识点12：肩关节脱位的治疗　　副高：熟练掌握　正高：熟练掌握

（1）肩关节脱位治疗方法的选择：不同类型的肩关节脱位，应选择不同的治疗方法。

1）新鲜肩脱位：新鲜肩脱位的治疗原则应当是尽早行闭合复位。不仅可及时缓解患者痛苦，而且易于复位。一般复位前应给予适当的麻醉。复位手法分为以牵引手法为主或以杠杆方法为主两种。一般以牵引手法较为安全。利用杠杆手法较易发生软组织损伤及骨折。

2）陈旧性肩关节脱位：陈旧性肩关节脱位的治疗方法是难以确定的。一般应根据患者的年龄、全身状况、脱位的时间、损伤的病理、症状的程度以及肩活动范围等因素综合分析决定。首先确定脱位是否需要复位。如需复位，能否行闭合复位。如需手术治疗采用何种手术方式。

（2）盂肱关节脱位的并发症：主要包括以下几种：

1）肩袖损伤前脱位时合并肩袖损伤较为多见。

2）血管损伤肩脱位可合并腋动脉、静脉或腋动脉分支的损伤。

3）神经损伤肩关节前脱位合并神经损伤比较常见。

4）肩关节复发脱位是急性创伤性肩脱位的常见并发症。

5）肱二头肌腱滑脱肱骨头向前脱位时可使连接大、小结节的肩横韧带损伤，造成二头肌腱滑向头的后外侧。

6）合并肩部骨折：大结节骨折、小结节骨折、肱骨头骨折、肩盂骨折、肩峰骨折、喙突骨折、外科颈骨折、解剖颈骨折、肩脱位合并肱骨干骨折。

知识点13：复发性肩关节脱位的病因与病理　　副高：熟练掌握　正高：熟练掌握

首次盂肱关节脱位常常导致关节囊松弛或破裂，盂唇撕脱，若是前方脱位则合并盂肱中韧带的损伤。这种关节稳定性复合结构的损伤导致了关节稳定装置的破坏，容易使得脱位再次发生。另外，骨性结构的损坏，包括肱骨头后上方压缩骨折形成的骨缺损（Hill-Sachs畸形）及肩盂骨折缺损，也导致了盂肱关节不稳定和复发性脱位倾向。

知识点14：复发性肩关节前方脱位　　副高：熟练掌握　正高：熟练掌握

（1）临床表现：好发于青壮年，25岁以下占80%，40岁以上较少见。男女之比为（4～5）:1，右侧明显多于左侧。绝大部分患者有明确外伤史和首次脱位史。

（2）脱位机制：在上臂外展、外旋及过度后伸位，当肘部受到自后向前撞击性暴力时导致肱骨头向前方脱位，首次外伤的巨大暴力可以使肱骨头后上方与肩盂的撞击过程中发生压缩骨折，甚至使肩盂前缘或前下缘发生骨折。前方关节囊松弛，盂唇撕裂，盂肱中韧带松弛，肱骨头自盂肱中、下韧带间向前方脱出。盂唇和关节囊的剥离，及盂肱中韧带的松弛是难以重新附着和愈合的。前方关节囊稳定结构的破坏，与肱骨头的缺损，使病人在患臂重复上述位置时极易再次向前脱出。

（3）诊断：在对此病进行诊断时，应注意以下几点。

1）首次外伤性肩关节脱位史或反复脱位史。

2）肱骨头推挤试验：存在前方不稳定征象。被动活动关节各方向活动度一般不受限。

3）向下牵拉，存在下方不稳定表现。

4）肩盂前方存在局限性压痛。

5）恐惧试验阳性：当被动外展，外旋及后伸患臂时患者出现恐惧反应。

6）X线诊断：在脱位时摄取前后位和盂肱关节轴X线片可明确显示肱骨头的前方或前下脱位。

7）CT及CT-A检查：CT断层扫描能清晰显示肱骨头骨缺损或肩盂骨缺损。

8）关节镜诊断：镜下可以观察肩盂、盂唇、肱骨头及关节囊前壁状况，并在牵引，内、外旋等不同位置进行动态观察。

（4）治疗：复发性肩前方脱位诊断一旦确立，非手术治疗一般难以获得长期疗效。应当针对病因和主要病理改变进行手术修复或盂肱关节稳定结构的重建。

手术治疗的方法：①前关节囊紧缩或成形术；②前关节囊及肩胛下肌重叠缝合，加固前关节囊的Putti-Platt方法；③利用骨挡阻止肱骨头向前方脱位；④利用肌腱移植构筑防止肱骨头脱位的动力性结构；⑤肩盂或肱骨头下截骨术用于治疗存在肩盂发育不良，或肱骨头前倾角过大的发育畸形的矫正术。

知识点15：复发性肩关节后方脱位　　副高：掌握　正高：熟练掌握

（1）病因与病理：一般由于上臂内收位，肘部直接撞击暴力传达到肱骨头使肩关节后关节囊及后方盂唇从肩盂及肩胛颈部撕脱，肩盂后缘与肱骨头前内侧冲撞，二者均可发生骨折。

（2）临床表现：肩盂前方成空虚感。肩关节的前举，外展仅有部分受限，后伸无明显受限，内旋、外旋受限较明显。复发性后脱位病例，三角肌及冈下肌变薄，挛缩，患臂前举及内旋位易复发脱位，并伴有疼痛，脱位后不能自行复位。患臂前举90°时肩后方可扪及脱出肱骨头。被动前举90°。并内旋肱骨头时出现恐惧感。

（3）诊断：诊断此病时，要注意以下几点。

1）损伤性后脱位病史。

2）复发性脱位伴疼痛，不能自行复位。

3）肩盂前方空虚感，后方可扪及突出的肱骨头。

4）肩部轴位X线片可显示肱骨头后脱位及肱骨头凹陷性缺损。

5）CT断层扫描更能清晰显示并确定肱骨头后脱位的诊断。

（4）治疗：针对此病的治疗方法如下：

1）后方软组织修复及关节囊紧缩成形术（类似前关节囊紧缩成形术）。

2）后方肩盂骨挡手术，取髂嵴或肩胛冈骨块植于肩盂后方形成骨挡，防止肱骨头向后脱出。

3）肩盂切骨成形术，切骨后植骨可增大肩盂下方及后方面积，使肩盂向外、向前上的倾斜角加大，增加了盂肱关节稳定性。

4）Neer的改良Melaughlin手术将肩胛下肌腱连同小结节移植到肱骨头前内侧骨缺损处用螺丝固定。

（5）鉴别诊断：诊断此病时，应注意与其他类型进行区分。

1）先天性或发育性：骨骼因素，包括肩盂发育不良及肱骨头发育异常；软组织因素，中胚叶发育缺陷全身性关节囊及韧带松弛症。

2）麻痹性盂肱关节不稳定及脱位。

3）特发性肩松弛症。

4）随意性肩关节脱位：是随患者自身意志控制在特定体位和姿势使盂肱关节脱位并能自动进行复位的一种病理现象。随意性肩脱位是一种完全性脱位，与创伤性复发性肩脱位应当认真做出鉴别。

知识点16：肘关节脱位的种类　　副高：熟练掌握　正高：熟练掌握

肘关节脱位主要包括肘关节后脱位、肘关节前脱位、肘关节内侧和外侧脱位、肘关节爆裂脱位以及单纯尺骨脱位。

知识点17：肘关节后脱位的病因与病理　　副高：熟练掌握　正高：熟练掌握

因肘关节后部关节囊及韧带较薄弱，易向后发生脱位，故肘关节后脱位最为常见。多由传达暴力和杠杆作用所造成。跌倒时用手撑地，关节在半伸直位，作用力沿尺、桡骨长轴向上传导，使尺、桡骨上端向近侧冲击，并向上后方移位。当传达暴力使肘关节过度后伸时，尺骨鹰嘴冲击肱骨下端的鹰嘴窝，产生一种有力的杠杆作用，使肘关节囊前壁撕裂。肱骨下端继续前移，尺骨鹰嘴向后移，形成肘关节后脱位。由于暴力方向不同，尺骨鹰嘴除向后移位外，有时还可向内侧或外侧移位，有些病例可合并喙突骨折。

知识点18：肘关节后脱位的临床表现及诊断　　副高：熟练掌握　正高：熟练掌握

肘部明显畸形，肘窝部饱满，前臂外观变短，尺骨鹰嘴后突，肘后部空虚和凹陷。关节弹性固定于120°～140°，只有微小的被动活动度，肘后骨性标志关系改变。X线检查：肘关节正侧位片可显示脱位类型、合并骨折情况。

知识点19：肘关节后脱位的治疗　　副高：熟练掌握　正高：熟练掌握

在确诊为肘关节后脱位之后，主要选择以下两种方法进行治疗。

（1）闭合复位：诊断明确并对神经血管系统进行仔细评价之后，应及时行闭合复位。在局麻或臂丛麻醉下，2名助手分别托住前臂和上臂进行对抗牵引，有侧移位者应先矫正侧移位，而后术者一手握上臂的下端，另一手握前臂，双手用力，在牵引下屈曲肘关节，一般屈曲达60°～70°时，关节即能自动复位。复位后用长臂石膏托固定肘关节在屈肘90°的位置，3～4周去除外固定，逐渐练习关节自动活动。

（2）切开复位：很少需要切开复位。但对于超过3周的陈旧性脱位及合并有鹰嘴骨折、或内上髁骨折块嵌入关节腔、或并有血管、神经损伤的新鲜脱位需行切开复位术。陈旧性脱位切开复位的疗效取决于手术时间的早或迟，手术愈早，疗效愈好。

知识点20：肘关节前脱位的病因与病理　　副高：熟练掌握　正高：熟练掌握

单纯肘关节前脱位在临床上非常少见。常因跌伤后处于屈肘位，暴力直接作用于前臂后方所致；或跌倒后手掌撑地，前臂固定，身体沿上肢纵轴旋转，首先产生肘侧方脱位，外力继续作用则可导致尺桡骨完全移位至肘前方。由于引起脱位的外力较剧烈，故软组织损伤较重，关节囊及侧副韧带多完全损伤，合并神经血管损伤的机会也增多；肘部后方受到打击，常合并鹰嘴骨折。

知识点21：肘关节前脱位的临床表现　　副高：熟练掌握　正高：熟练掌握

肘关节前脱位可合并肱动脉损伤。复位前，肢体短缩，前臂固定在旋后位，肱二头肌腱将皮肤向前顶起绷紧。

知识点22：肘关节前脱位的治疗方法　　副高：熟练掌握　正高：熟练掌握

基本的复位手法是反受伤机制，对前臂轻柔牵引以放松肌肉挛缩，然后对前臂施加向后、向下的压力，并同时轻柔地向前挤压肱骨远端，即可完成复位。复位后亦应仔细检查神经血管功能。肱三头肌止点可发生撕脱或剥离，应注意检查主动伸肘功能。复位后应屈肘稍＜90°。固定，根据局部肿胀和三头肌是否受损决定。若合并鹰嘴骨折，则需要切开复位内固定。

知识点23：肘关节内侧和外侧脱位的病因与病理　　副高：熟练掌握　正高：熟练掌握

侧方脱位分为内侧和外侧脱位两种。外侧脱位是肘外翻应力所致，内侧脱位则为肘内翻应力致伤。此时，与脱位方向相对的侧副韧带及关节囊损伤严重，而脱位侧的损伤反而较轻。

知识点24：肘关节内侧和外侧脱位的临床表现　　副高：熟练掌握　正高：熟练掌握

肘关节增宽，上臂和前臂的长度相对正常。在正位X线片上，单纯肘外侧脱位可表现为尺骨的半月切迹与小头-滑车沟相“关节”，允许有一定范围的肘屈伸活动，非常容易造成误诊，特别是在肘部肿胀明显时。

知识点25：肘关节内侧和外侧脱位的治疗方法 副高：熟练掌握 正高：熟练掌握

在对肘关节内侧和外侧脱位进行治疗时，可采用复位方法。在上臂采取对抗牵引，轻度伸肘位牵引前臂远端，然后对肘内侧或外侧直接施压，注意不要使侧方脱位转化为后脱位，否则会进一步加重软组织损伤。肘内侧脱位常常是一个半脱位，而不是一个完全的脱位，合并的软组织损伤不如肘外侧脱位那样广泛、严重。Exarchou认为在肘外侧脱位中，肘肌可嵌入脱位的关节间隙，并阻挡关节复位，故外侧脱位有时需要手术切开复位。

知识点26：肘关节爆裂脱位 副高：熟练掌握 正高：熟练掌握

肘关节爆裂脱位在临床上非常罕见。其特点是尺桡骨呈直向分开，肱骨下端位于尺桡骨之间，并有广泛的软组织损伤。除有关节囊及侧副韧带撕裂外，前臂骨间膜及环状韧带也完全撕裂。分为两种类型：前后型和内外型。前后型表现为尺骨及冠状突向后脱位并停留在鹰嘴窝中，桡骨头向前脱位进入冠状突窝内。内外型表现为肱骨远端像楔子一样插入外侧的桡骨和内侧的尺骨之间。

知识点27：单纯尺骨脱位 副高：熟练掌握 正高：熟练掌握

在前、后方向上均可发生单纯尺骨脱位。首先，桡骨头作为枢轴，MCL发生断裂，而AL及LCL保持完整。损伤机制中还需有肱骨及前臂的成角和轴向分离。正常情况下，尺骨近端在前臂旋后位稳定，只有前臂远端与桡骨之间发生旋转，而在此种损伤中，尺骨近端的固定作用丧失，允许整个前臂、包括尺骨近端与桡骨一起发生旋转。在前臂内收和旋后时，冠状突可发生移位至滑车后方。此时患肘保持在被动伸直位，前臂正常提携角消失，甚至可变为肘内翻。在伸肘和前臂旋后位进行牵引可获得复位，对前臂施加外翻应力有助于完成复位。单纯尺骨前脱位更为少见，此种损伤中，尺骨向前旋转，前臂外展，桡骨仍作为一个固定的枢轴，鹰嘴被带向前方，并且与冠状突窝发生锁定。此时患肘保持在屈曲位，提携角增加。在前臂内收和旋前位，直接向后挤压尺骨近端可获得复位。

知识点28：桡骨头脱位的类别 副高：熟练掌握 正高：熟练掌握

桡骨头脱位包括单纯桡骨头脱位以及桡骨小头半脱位。

知识点29：单纯桡骨头脱位 副高：熟练掌握 正高：熟练掌握

单纯桡骨头脱位在临床上是十分少见。若桡骨头向前脱位，应首先怀疑是否是

Monteggia骨折脱位损伤的一部分；若向后脱位，则更像是肘关节后外侧旋转不稳定。推测前臂强力旋前和撞击极可能是创伤性单纯桡骨头后脱位的受伤机制。

伤后，前臂旋前和旋后受限；侧位X线片上，桡骨头轴线在肱骨小头下方通过即可作出诊断。应与先天性桡骨头脱位鉴别，与后者相比，前者更少见。成人先天性桡骨头脱位在跌伤后可感到肘部疼痛，但前臂旋转仍勉强与伤前一样；由于桡骨的生长板发育延迟，腕部X线片上可发现下尺桡不平衡，类似于急性下尺桡关节分离，并且桡骨头呈“穹隆”状，肱骨小头发育平坦，无腕部不稳定，也没有前臂肿胀和疼痛。

知识点30：桡骨小头半脱位　　副高：熟练掌握　正高：熟练掌握

此病多见于1～4岁小儿，因为儿童肘关节的韧带、肌肉、骨骼发育不完全，关节囊较松弛，若肘部处于过伸位牵拉，肘关节内负压增加，将松弛的前关节囊及环状韧带吸入关节腔内，嵌于桡骨头与肱骨小头之间，桡骨头向桡侧移位，即形成半脱位。

临床表现及诊断，应注意：有被他人牵拉史，肘部疼痛，并保持于半屈曲位，前臂呈旋前位，肘部无明显肿胀，患儿拒绝用患肢取物。X线检查多无明显改变。

治疗方法：一般不需麻醉，手法复位即可。术者一手用拇指向后内方压迫桡骨小头，另一手持患手，屈曲肘关节，将前臂稍加牵引，并前后旋转，可感到或听到复位时的轻微弹响声，疼痛立即消失，患肘功能恢复。

二、下肢关节脱位

知识点31：下肢关节脱位的类别　　副高：熟练掌握　正高：熟练掌握

下肢关节脱位主要包括：髋关节脱位、膝关节脱位以及踝关节脱位。

知识点32：髋关节脱位的种类　　副高：熟练掌握　正高：熟练掌握

髋关节脱位包括：髋关节后脱位、髋关节前脱位、髋关节脱位合并骨折、陈旧性髋关节脱位、小儿髋关节脱位以及髋关节中心性脱位。

知识点33：髋关节后脱位　　副高：熟练掌握　正高：熟练掌握

（1）病因与病理：多由间接暴力引起。特别是当髋关节屈曲并内收时股骨头已超越髋臼边缘而抵于关节囊上，此时经膝部沿下肢纵轴的暴力可使股骨头穿破关节囊。髋关节后脱位的主要病理变化是关节囊后下部的撕裂和股骨头向髂骨翼后上部的移位。

（2）临床表现：患者伤后患侧髋部出现剧烈疼痛、活动障碍、无法站立和行走。患侧下肢表现为屈曲、内收、内旋、短缩畸形。患者髋部疼痛，关节功能障碍，并有弹性固定。在臀部可触及上移的股骨头。大粗隆上移是诊断髋关节后脱位的重要依据。

（3）治疗：新鲜髋关节后脱位，应在全麻或腰麻下手法整复。复位要求迅速、及时、有效。闭合复位前后均应检查并记录有无坐骨神经损伤症状。复位成功后应拍X线片。

1）闭合复位：闭合复位的方法有Allis手法复位、Bigelow手法复位（问号法）、Stimson重力复位法以及Bohler复位法。

2）切开复位术：急性单纯性后脱位需切开复位者很罕见，一般用于脱位合并坐骨神经损伤或为陈旧性脱位使用手法闭合复位失败的病例。

知识点34：髋关节前脱位 副高：熟练掌握 正高：熟练掌握

（1）病因与病理：多由间接暴力引起。当髋关节处于外展、外旋及屈曲位，股骨颈抵于髋臼而大粗隆与髂骨相抵，此时来自大腿后方的暴力可使股骨颈撞击髋臼而大粗隆与髋臼上缘相碰撞形成杠杆作用，使股骨头穿破关节囊，由髂股韧带与耻股韧带之间的薄弱区脱出。而经膝关节的暴力沿股骨纵轴自下而上亦可造成髋关节前脱位。

髋关节前脱位时关节囊前下方撕裂，而髂股韧带多保持完整。髋关节前脱位根据股骨头脱位时所处的位置分为耻骨位、闭孔位和会阴位。随着股骨头所处的不同部位而可能引起相应的血管、神经损伤。

（2）临床表现：患肢疼痛，活动障碍。患肢呈外展、外旋和屈曲畸形，弹性固定但肢体短缩不明显甚至可变长，腹股沟区肿胀并可扪及股骨头。耻骨型脱位外展畸形多不明显，但外旋可超过90°，还应注意有无闭孔神经及股神经损伤的体征，有无下肢血液循环障碍。X线片显示股骨头位于闭孔内或耻骨上支附近。

（3）治疗：髋关节前脱位的治疗方法包括：

1）非手术治疗：闭合复位应在全麻或腰麻下进行。手法复位后应以下肢皮牵引或石膏固定下肢于伸直及轻度内收内旋位，3周后可拄拐下地活动，并逐渐开始负重。

2）手术治疗：髋关节前脱位的手法复位通常比后脱位容易成功。当闭合复位失败或关节腔内有骨折片或软组织嵌入时，应行手术治疗。术后维持中立位皮牵引3～4周。

知识点35：髋关节脱位合并骨折 副高：熟练掌握 正高：熟练掌握

（1）病因与病理：髋关节脱位典型的损伤机制为纵向暴力沿股骨头传导并作用于屈曲的髋关节。损伤发生时，若髋关节处于内收位，多发生单纯性髋关节脱位，而当髋关节处于中立位或外展位时，则多发生伴有髋臼骨折或股骨头骨折的脱位。

（2）临床表现：临床上对于此类损伤应保持高度警惕，遇有髋关节脱位病例时应进行细致全面的X线检查，最好应对比两侧髋关节X线正位片，如怀疑并发骨折时应加摄斜位X线片，并尽可能行CT检查。

（3）治疗：不同类型的髋关节脱位合并骨折，其诊断方法也不尽相同。

1）Ⅰ型后脱位：基本上等同于单纯性髋关节后脱位的治疗方法，早期闭合复位，若伴有微小骨折而致髋关节非同心圆复位，应考虑切开复位，取出嵌于髋关节内的微小骨折块。

2）Ⅱ型、Ⅲ型、Ⅳ型后脱位：其治疗应早期尽快复位。脱位超过12小时，股骨头发生缺血性坏死的可能性明显增高。合并的髋臼骨折手术治疗目的在于解剖修复髋臼穹隆及其下方股骨头的同心圆复位。

3）Ⅴ型后脱位伴股骨头骨折：此类型又可分为以下两种类型，进行不同方式的处理。

Pipkin Ⅰ型、Ⅱ型骨折脱位：首选闭合复位，复位后复查X线片及CT检查股骨头复位后在髋臼内的同心性，股骨头骨折块复位的情况及髋臼复位后的稳定情况。若属同心圆复位且股骨头骨折块复位良好，髋关节稳定，说明复位成功。

Pipkin Ⅲ型、Ⅳ型骨折脱位：较少见，处理上暂无统一标准。根据患者具体情况及影像学资料具体分析。

知识点36：陈旧性髋关节脱位　　副高：熟练掌握　正高：熟练掌握

（1）病因与病理：由于伤后意识障碍以及存在其他部位的严重创伤，可能使髋关节脱位被掩盖而漏诊。

（2）临床表现：髋关节脱位超过3周或更长时间，血肿在髋臼内及关节囊裂隙中已由肉芽逐渐变为结实的纤维瘢痕组织，关节周围的肌肉发生挛缩，加之患肢长期不负重出现骨质疏松。

（3）治疗：一般认为脱位未超过2个月者仍存在闭合复位的可能，可先行大重量牵引1～2周，然后再行手法复位。对于脱位时间在3个月之内的年轻患者一般应行手术切开复位，术前需行下肢骨牵引，术中将股骨头周围及髋臼内的瘢痕组织彻底切除。当脱位时间较长而失去闭合或手术复位机会时，可行关节成形手术以改善或重建髋关节功能。对无法复位的陈旧性髋关节脱位尤其是年龄大者可考虑人工关节置换术。

知识点37：小儿髋关节脱位　　副高：熟练掌握　正高：熟练掌握

（1）病因与病理：6岁以下儿童由于髋臼发育较浅，仅较小外力即可引起髋关节脱位。6～10岁年龄组中导致脱位的暴力多较强大，关节腔内常有软组织嵌入或股骨头穿破关节囊。

（2）临床表现：6岁以下儿童髋关节脱位手法复位相对容易成功，亦很少有并发症发生。6～10岁年龄组髋关节脱位手法复位不易成功，而手法复位又容易使股骨头骨骺血供受到破坏，从而导致股骨头缺血性坏死，故宜行开放复位。11～14岁小儿髋关节脱位在全麻下手法复位多较容易。

（3）治疗：小儿创伤性髋关节脱位患者应强调尽早复位。复位后6岁以下小儿应以下肢皮牵引或石膏固定1个月。6岁以上小儿下肢制动时间应相应延长。一般认为复位后2～3个月应避免负重，3个月后可拄拐下地活动并逐渐负重。

知识点38：髋关节中心性脱位　　副高：熟练掌握　正高：熟练掌握

（1）病因与病理：髋关节中心性脱位是一种传统描述股骨头因外力撞击髋臼内侧壁并致

髋臼内侧壁骨折，股骨头有一种向骨盆内移的趋势或影像学上存在这种移位。

（2）临床表现：髋关节中心性脱位其创伤改变主要为髋臼骨折，常常涉及髂骨、耻骨损伤，其治疗主要针对髋臼骨折。其脱位多在处理骨折后而获得纠正。

（3）治疗：可采用牵引治疗。牵引可选用股骨髁上牵引与侧方股骨转子牵引。尽管这类患者未行手术切开复位内固定，可长期随访，患肢功能恢复良好率达80%。对于牵引达不到股骨头同心圆复位且患者无手术禁忌者仍按严格的标准切开复位内固定。

知识点39：髋关节脱位并发症 副高：熟练掌握 正高：熟练掌握

髋关节脱位并发症主要有：

（1）坐骨神经损伤：发生率为8%～19%，发生于后脱位，多因受到移位股骨头或骨折块的牵拉、卡压所致。

（2）股骨头坏死：股骨头坏死主要发生于后脱位病例中，尽早复位有利于减少坏死概率。股骨头坏死大多出现在伤后最初2年，但5年后发生的亦不罕见。与其他非创伤性因素导致的全股骨头坏死不同，股骨头坏死相对局限，骨关节炎出现晚，采取改变负重面的各种截骨矫形手术有一定效果。

（3）创伤性关节炎：这是髋脱位最常见的并发症。临床表现上无特异性，可以有关节周围疼痛、肌肉痉挛、活动受限，严重者晚期可以形成关节强直。

（4）异位骨化：更多见于髋关节后脱位，尤其是切开复位后的病例。可能同脱位时后方肌肉组织牵拉损伤以及手术本身的创伤有关。

知识点40：膝关节脱位的病因与病理 副高：熟练掌握 正高：熟练掌握

在胫骨上端遭受强大的直接暴力下，如车祸、剧烈对抗的运动等，可造成某些韧带结构的严重撕裂伤，当暴力超出稳定结构提供的保护力量时，膝关节将发生脱位。因此，可认为膝关节脱位一定伴有膝关节稳定结构的创伤。在某些情况下，暴力还可能在造成韧带结构损伤的同时，造成胫骨髁的骨折，导致膝关节骨折-脱位。但膝关节稳定损伤但尚不致引起膝关节完全脱位时，可发生股骨在胫骨上的异常移动而导致所谓的半脱位。而胫股关节半脱位严格来说只是膝关节不稳的表现。

知识点41：膝关节脱位的诊断 副高：熟练掌握 正高：熟练掌握

全脱位的诊断无论从查体或X线片，均无困难。但是某些原因会导致膝关节脱位被漏诊，如事故发生时自发性复位可能就已发生等。对涉及的韧带损伤、并发的血管神经损伤的诊断，则存在若干问题。

（1）涉及韧带损伤：①根据脱位的类型，对韧带损伤的组合可作出初步诊断；②额状面及矢状面的稳定试验，只能在脱位整复后才能进行；③当发现有血管损伤可疑迹象时，不稳定检查应视为禁忌；④因疼痛、肌紧张以及局部严重的肿胀，会大大影响稳定试验的准确性。

（2）涉及血管损伤：膝关节脱位的风险来自可能的血管损伤。根据报道，腘动脉损伤在膝关节脱位中的发生率为5%～30%。腘动脉在进入腘窝时被内收肌裂孔束缚，在出腘窝时被比目鱼肌腱弓束缚，故前脱位、后脱位时腘动脉损伤最常见。由于动脉的近、远端被固定，故明显的胫骨移位对动脉是有危险的。全脱位导致的腘部血管损伤已引起了高度重视，但失误率仍较高，在诊治上值得重视。

（3）涉及神经损伤：膝关节脱位伴腓总神经损伤通常是广泛损伤区域的轴突断伤，预后差。但感觉和运动障碍是神经本身损伤所致，抑或缺血所致，在急性期难以区别。

知识点42：膝关节脱位的治疗　　副高：熟练掌握　正高：熟练掌握

膝关节脱位的治疗方法如下：

（1）复位：闭合复位是治疗的首要步骤，而且应尽快施行。记录肢体的血管神经症状十分重要，即使是在肢体有明显血供障碍时，也需先行闭合复位，审视血供的变化。

（2）血管损伤的处理：腘动脉穿行于腘窝之中，近侧固定于股部的内收肌管，远侧固定于腓肠肌上缘的纤维弓。这一解剖特点决定了其损伤部位即在此两固定点之间，而且概率很大。

（3）神经损伤的处理：神经损伤不急于立即处理，在血供改善后神经也随之改善者显然可以继续观察。肯定为神经本身损伤者，可以在病情稳定后再做进一步的诊治。

（4）韧带损伤的处理：全脱位的韧带损伤是在所有膝关节韧带损伤中最广泛、最严重者，必须予以修复或重建。

（5）术后处理：膝关节全脱位往往遗留显著的功能障碍或不稳定。如膝关节活动范围可以满足生理运动的要求（主要是行走，其次是上下楼），晚期再做重建术以解决或改善不稳定较易达到目的。

（6）可能被忽略的问题：膝关节全脱位容易引起血管损伤已日渐被认识，因而很少被人忽略。髌－股关节紊乱及伸膝装置的损伤则仍需加以注意。

知识点43：踝关节脱位的病因和病理　　副高：熟练掌握　正高：熟练掌握

踝关节脱位多为间接暴力所致，如扭伤等。常见由高处跌下，足部内侧或外侧着地，或行走不平道路，或平地滑跌，使足旋转，内翻或外翻过度，往往形成脱位。由于生理解剖特点，踝关节脱位常伴内、外踝和胫骨前唇和后唇骨折。根据距骨在胫骨下端关节面脱出的不同，分为外脱位、内脱位、前脱位、后脱位、分离扭转脱位。根据有无伤口和外界相通，分为开放性和闭合性脱位。根据脱位性质，分为急性脱位和复发性脱位。

知识点44：踝关节脱位的临床表现　　副高：熟练掌握　正高：熟练掌握

踝关节脱位患者有踝关节外伤史，踝关节肿胀、疼痛、淤斑，甚或起水疱，踝关节功能丧失。

知识点45：踝关节脱位的诊断与鉴别诊断　　副高：熟练掌握　正高：熟练掌握

踝关节外伤史，疼痛明显，踝关节局部肿胀、畸形和触痛。内侧脱位者足呈外翻外旋畸形；外侧脱位者足呈内翻内旋；前脱位者踝关节呈极度背屈位，跟骨前移；后脱位者足踝呈跖屈位，胫腓骨下端在皮下突出明显，并可触及，胫骨前沿至足跟的距离增大，前足变短；分离旋转脱位者外观可见伤肢局部短缩。常规X线片能够确诊，并可判断踝部骨折移位情况。CT扫描可发现细微骨折。

知识点46：踝关节脱位的治疗　　副高：熟练掌握　正高：熟练掌握

对于踝关节脱位，可依据具体情况选择非手术治疗或手术治疗。

（1）非手术疗法：包含手法整复方法、固定法、药物治疗以及康复锻炼。

（2）手术治疗：伴有骨折的踝关节脱位大部分需要手术治疗，其适应证为：①手法复位失败；②内踝骨折块大，累及胫骨下关节面1/2之上；③外展、外旋型骨折，内踝的撕脱骨折，其间隙有软组织卡压，影响骨折愈合；④胫骨下段前缘大块骨折；⑤胫骨下段后缘骨折复位失败；⑥下胫腓关节部分或完全分离；⑦三踝骨折；⑧开放骨折经彻底清创后；⑨陈旧性骨折愈合不良；⑩对于踝关节复发性脱位或半脱位，若对症治疗无效者，应采用手术治疗，并同时行外踝韧带重建术。

知识点47：跖跗关节脱位的病因　　副高：熟练掌握　正高：熟练掌握

直接或间接暴力均可导致跖跗关节骨折脱位。在低能损伤中，直接暴力打击跖跗关节或跖骨负重轴，外旋力导致前足外展、跖跗关节脱位。在高能损伤中，暴力方式较多，损伤形式也较多，常见的有坠落伤引起的软组织损伤，中足的骨筋膜室综合征、楔骨不稳定、跖骨骨折、骰骨骨折等。上述损伤联合作用，可造成中足的不稳定，在足部负重时出现疼痛。跖跗关节的骨折脱位如果不及时治疗可导致中足畸形及足弓塌陷。

知识点48：跖跗关节脱位的临床表现　　副高：熟练掌握　正高：熟练掌握

Lisfranc损伤临床上较明显的特征包括：①中足足底的出血斑；②在触诊、运动、负重时TMT关节的疼痛；③中足的不稳定性。X线检查对明显的骨折脱位，诊断较明确。跖跗关节损伤最典型的特征是第1、第2跖骨基底之间或第1、第2楔骨之间的距离增宽，常合并第2跖骨基底或第1楔骨的薄片骨折。跖跗关节不稳定在X线片上有时不明显，需要在一定的麻醉下对足施以旋前、外展并同时摄应力位X线片来确认。CT检查可发现微小的跖跗关节损伤及较小的半脱位。骨扫描对慢性跖跗关节损伤诊断价值较大。

知识点49：跖跗关节脱位的诊断　　副高：熟练掌握　正高：熟练掌握

根据患者的外伤病史、症状、体征、X线片和CT检查结果不难做出诊断，但全面的诊断还应包括骨折的分型和病情的评估，这对评估骨折的具体情况、指导治疗和评价预后有重要的作用。

知识点50：跖跗关节脱位的保守治疗　　副高：熟练掌握　正高：熟练掌握

保守治疗的原则是建立中足解剖学上的稳定性，适应证通常是低能量的扭伤。初始治疗可采用短腿管形石膏非负重位固定6周，且保守治疗的患者均需2周的密切随访，如从负重位的X线片来确保Lisfranc关节解剖上的对线。6周后，在管形石膏的支撑下可逐渐开始负重，负荷量以患者舒适、不觉疼痛为基准。当全足负重后患者仍未觉疼痛，即可除去石膏，进行康复锻炼。此外，还可加用足弓支持矫形器，以预防创伤性平足形成。

知识点51：跖跗关节脱位的手术治疗　　副高：熟练掌握　正高：熟练掌握

手术治疗目的在于恢复Lisfranc损伤中所有关节的解剖对线。其中楔骨和骰骨有无合并骨折是判定Lisfranc损伤是否稳定的重要标志。临床上首推的手术方式为切开复位不稳定区域及3.5mm螺钉坚强内固定，同时也可选用克氏针，但克氏针维持关节稳定的力量较螺纹钉弱。现在达成的共识是内侧3个跖跗关节用螺钉固定，外侧两个用克氏针固定。

手术复位时，切口应根据骨折和脱位类型决定。单纯脱位，足背侧纵形切口，长7～8cm，且在第3趾的趾长伸肌旁并超过跖跗关节面，使近、远端均显露；如有多个关节脱位可采用几个切口，分离软组织显露脱位的关节面，纵向牵引达到整复。若整复后不稳定，内侧脱位的3个关节用3.5mm骨皮质螺钉固定；外侧的2个可用1.6mm克氏针固定，如应用克氏针做内固定应有足够长度穿出皮肤，以便于后期拔除。

第八节　儿童骨骺损伤

知识点1：儿童骨骺损伤　　副高：熟练掌握　正高：熟练掌握

骨骺是儿童骨骼所特有的解剖结构，也是未成熟骨骼中最为“柔弱”的区域。骨骺损伤是涉及骨骺纵向生长机制损伤的总称，包括骺板、骨骺、骺板周围环以及与之相关的关节软骨和干骺端的损伤。

知识点2：儿童骨骺损伤的分型　　副高：熟练掌握　正高：熟练掌握

（1）Salter-Harris骨骺损伤分型

1）单纯骨骺分离：多发生于婴幼儿，占骨骺损伤的15.9%。骨骺沿全部骨骺线从干骺端分离，分离发生在骺板肥大细胞层，不伴有任何干骺端骨折。如骨膜仍然完整，则无移位或很少移位，除了骨骺线可轻微增宽外，在X线片上很难做出诊断。分离较大则会有骨膜破裂，如已经部分或完全的自行复位，容易漏诊。损伤常由于剪切力或扭转力所致，多见于产伤骨折。X线片上可见骨化中心移位，如在骨骺骨化之前发生，临床诊断较X线片诊断更有意义，此外可用关节造影或超声影像协助诊断。如未伤及骨骺的血管，此种类型骨骺损伤整复容易，预后良好，多不引起生长障碍。但股骨头骨骺分离时骨骺动脉破坏，预后不佳。Ⅰ型的骨骺分离也可见于坏血病、佝偻病、骨髓炎等。

2）Salter-Harris Ⅱ型：骨骺分离伴干骺端骨折，是最常见的类型，占骨骺损伤的48.2%。骨折线通过肥大细胞层延伸一定距离后斜向干骺端，累及干骺端一部分，产生一个三角形干骺端骨块。Ⅱ型损伤常见于7～8岁以上的儿童，骨折端成角的凸侧有骨膜撕裂，而在三角形干骺端骨块侧的骨膜完整。骨折容易整复，且完整的骨膜可防止再移位。偶尔，因干骺端被撕裂的骨膜呈纽扣样套住而需切开复位。Ⅱ型骨骺损伤预后良好，多见于桡骨远端、肱骨近端、胫骨远端的骨骺损伤。

3）Salter-Harris Ⅲ型：骨骺骨折，属于关节内骨折。关节内的剪力使骨折线从关节面垂直延伸到骺板，然后经骺板肥大细胞层至骺板边缘，骨折块可能移位或无移位。Ⅲ型骨骺损伤占骨骺损伤的4%，最多见于胫骨远端内、外侧和肱骨远端外侧。对于移位超过2mm者，需切开复位以恢复关节面的完整性。若骨骺血供完整、骨折无移位、关节面平整并能维持对位，则预后尚好。

4）Salter-Harris Ⅳ型：骨骺和干骺端骨折，属于关节内骨折。多见于10岁以下儿童，占骨骺损伤30.2%。骨折线从关节面延伸斜行贯穿骨骺、骺板及干骺端，此型骨骺损伤易引起生长障碍和关节畸形。最常见于肱骨远端、肱骨小头骨骺和较大儿童的胫骨远端，需切开复位及内固定，以防畸形愈合或骺板早期闭合。

5）Salter-Harris Ⅴ型：骨骺板挤压性损伤，发生于严重暴力情况下，相当于骨骺板软骨压缩骨折，仅占骨骺损伤的1%，但是后果很严重。这种骨骺损伤在早期X线片上无阳性表现。Ⅴ型损伤多见于膝关节、踝关节等单向活动的关节，骺板软骨细胞严重破坏，骨骺营养血管广泛损伤，结果导致骺板部分早闭、生长停止、骨骼变形、关节畸形。因该型骨骺损伤难于发现，故常常属于回顾性诊断，即已经出现畸形才做出诊断。干骺端骨髓炎或骨骺缺血性坏死也可造成相似的结果。

（2）Peterson骨骺损伤分型

Peterson分型是根据对骺板损伤的严重程度，从轻到重将骨骺损伤分为6型。

1）Peterson Ⅰ型骨骺损伤：骨折线延伸到骺板的干骺端骨折，有时可伴有既不附着于干骺端又不附着于骨骺的骨皮质骨折块，是由纵向压力所致，此型损伤通常并无明显的骺板分离，只有骨皮质骨折块离心移位时才可见到微小的骺板分裂，但不存在骨骺在干骺端上的移位，占15.5%。

2）Peterson Ⅵ型骨骺损伤：部分骺板缺失，常伴有部分干骺端、骨骺的缺失，占0.2%。

其他Peterson骨骺损伤与Salter-Harris分型基本相同。

知识点3：儿童骨骺损伤的诊断 副高：熟练掌握 正高：熟练掌握

儿童关节韧带的强度是骺板的2～5倍，所以儿童邻近关节部位的损伤应当首先考虑骨骺损伤而非韧带损伤，这不仅适用于小龄儿童，也适用于大龄儿童。

X线片是诊断骨骺损伤的重要依据，但必须仔细询问病史，询问家长孩子的受伤机制，仔细检查局部肿胀的范围、压痛部位、关节位于何种畸形位置，再结合X线片方可做出诊断。当X线片可疑或X线所见与临床症状有矛盾时，拍照对侧肢体在相同位置的对比片有助于明确诊断，特别是有助于区别骨骺骨折与变异的骨化中心。

肱骨远端骨骺分离、肱骨外髁骨折易发生在小龄儿童，而肱骨内髁骨折、尺桡骨远端、股骨远端、胫骨远端的骨骺损伤以及掌、指骨骺骨折易发生于大龄儿童。绝大多数骨骺损伤发生在骨骺二次骨化中心出现以后。带有干骺端三角骨块的骨骺分离是最常见的骨骺损伤，所以识别骨骺二次骨化中心位置的变化与发现干骺端的骨折块是诊断骨骺损伤的重要依据。有时干骺端的三角骨块非常小，常规正侧位X线照片上并不显现，需拍斜位X线片方可识别。

磁共振成像除了可以判断骨骺二次骨化中心未出现前未累及干骺端的骨骺损伤外，还有助于诊断骨骺软骨骨折，也有助于决定某些特殊类型骨骺损伤的治疗。

幼儿肘部骨骺损伤的诊断有时非常困难。认真观察关节近、远端骨干排列关系，有助于做出正确诊断。如肱尺关系正常、上尺桡关系正常，而肱桡关系异常，首先要考虑肱骨外髁骨折；如肱尺、肱桡关系异常而上尺桡关系正常，则应考虑肱骨远端全骺分离；如肱桡与上尺桡关系正常而肱尺关系异常，则要考虑肱骨内髁骨折。如果同时还合并有尺桡骨近端骺损伤或肘关节脱位，诊断往往更为困难，此时对比双侧肢体的顺列关系相当必要。

知识点4：儿童骨骺损伤的治疗原则 副高：熟练掌握 正高：熟练掌握

骨骺损伤治疗的基本原则是早期解剖复位。Salter-HarrisⅠ、Ⅱ型损伤通常采用闭合复位外固定或牵引治疗。闭合复位手法必须轻柔，要在充分牵引下进行，粗暴复位有造成医源性骨骺再损伤的危险，必须禁止。闭合复位时间越早越好，复位后不稳定者可经皮克氏针固定。如果损伤已超过1周，应慎行手法复位，因为此时虽然可能改善对位，但多数效果不理想，且可加重软组织损伤，往往会导致关节活动受限。对闭合复位失败者，应考虑切开复位。满意的X线照片并不等于最终的治疗结果优良，能保留骨骺的生长特性并有满意的功能才是最佳的治疗。骨骺损伤后已开始畸形愈合的病例，等待骨折愈合后二期截骨矫形也是合理的治疗选择。

绝大多数的Salter-HarrisⅢ、Ⅳ型损伤，为关节内骨折，需要切开复位内固定。只有切开复位才可能恢复关节面良好的对位，才能准确、紧密地对合骺板的骨折线。甚至对这两种类型的陈旧损伤也应积极切开复位内固定，否则不仅不能恢复关节的形态，而且将丧失软骨的生长发育功能。

Salter-HarrisⅤ型损伤多数属回顾性诊断，对于可疑此型损伤者可行简单外固定治疗，但不良预后不可避免。

知识点5：儿童骨骺损伤切开复位内固定的手术原则

副高：熟练掌握 正高：熟练掌握

（1）Salter-Harris Ⅲ、Ⅳ型损伤需解剖复位，不要过多的寄希望于生长塑形。不能达到解剖复位，断端间隙将被纤维组织、甚至骨桥所替代，软骨骨折不能一期愈合。

（2）直径不超过2mm光滑的克氏针穿过骺板，不会导致骨桥形成。若选用螺纹针或螺钉做内固定，一定不能穿过骺板。倘若克氏针如能经干骺端至骨干达到固定目的，就不要穿过骺板。如果必须穿过才能达到固定目的时，应选用细克氏针。克氏针最好与骺板垂直方向或斜形方向穿过，不宜平行穿针，以减少对骺板的干扰面积。胫骨棘骨骺撕脱骨折应选用缝线内固定，缝线不要穿过胫骨近端骺板。

（3）术中显露干骺端、骨骺时，应将围绕骨骺的骨膜切开以供术野暴露清楚、复位准确，但不能使骨块完全脱离软组织的附着。骨膜切开可从骨骺两边进行，各切开1cm，预防骨骺与干骺端之间形成骨桥。经过骺板的内固定通常采用光滑的克氏针而不能是螺钉。

（4）内固定针不要穿入关节腔，避免诱发软骨溶解之可能。生长发育期的儿童骨骺损伤，慎用可降解内固定物。

（5）对开放性骨骺损伤如Peterson Ⅵ型损伤（骨骺有部分缺损），除彻底清创、应用皮瓣一期闭合创面外，一定要小心处理骺板的软骨缺损面，对其邻近的干骺端与骨骺骨折面充分止血，用骨蜡封闭创面，争取不发生或延缓发生边缘性骨桥，为二期骨骺再开放术（骨桥切除术）准备条件。

（6）接近发育成熟的大龄儿童的张力性骨骺损伤为了达到坚强的内固定、早期练习关节活动的目的，可以选用拉力螺丝钉内固定，但一定要注意勿损伤邻近尚未闭合的骺板，以防止继发畸形。

知识点6：常见部位骨骺损伤的特征及治疗

副高：掌握 正高：熟练掌握

（1）股骨近端：髋关节内股骨头骨骺分离（股骨头骨骺滑脱）无论是否伴有移位，也无论是否得到治疗，日后发生股骨头缺血坏死的比例相当大。对10岁以上的儿童，闭合复位加克氏针固定，是受伤当时可以采用的方法，但骨骺闭合前会有轻微的下肢不等长。

股骨头骨骺创伤性分离，不会发生在股骨头骨骺二次骨化中心出现以前，因为此时股骨头骨骺与大转子骨骺是连为一体的，软骨性骨骺吸收应力的能力很强。如有损伤，只能是纵向挤压而不是头骺分离。纵向挤压会导致随生长发育出现短颈与髋内翻。伤后若出现骨折通常是应力传导造成股骨干骨折，而不是头骺分离。创伤性股骨头骨骺分离好发于学龄儿童。

（2）股骨远端：股骨远端的Salter-Harris Ⅱ型骨折，预后不佳。因为连着干骺端骨块部分的骨骺不会早期融合，而是骺板分离部分的骨骺易出现早闭，导致继发性的生长障碍。股骨远端的Salter-Harris Ⅲ型或Ⅳ型骨折易形成骨桥，通常遗留明显的肢体短缩或成角畸形。

（3）胫骨远端：胫骨远端Salter-Harris Ⅲ型损伤即Tillaux骨折（胫骨远端前外侧1/4的骨骺骨折）只发生在大龄儿童，是因为胫骨远端骺板的生理闭合过程不是同步的，中央与内侧先闭合，而前外侧后闭合，其间可能长达1～2年。在此年龄段，当受到外旋应力损伤时，附丽于胫骨远端骨骺前外侧与腓骨远端干骺端之间的胫腓前韧带就会将胫骨远端前外1/4的骨骺撕脱。

内踝的骨骺损伤以Salter-Harris Ⅲ型或Ⅳ型骨折多见。克氏针可以斜行或横行穿越骨骺－骺板－干骺端，拉力螺钉只能平行于骺板，横行固定骨骺或干骺端。胫腓骨远端骨折后发生踝内、外翻畸形的概率很高，其机制可能是Salter-Harris Ⅲ型或Ⅳ型或Ⅴ型损伤所产生的内收旋后应力对骺板形成了挤压。

（4）肱骨近端：与该部位所发生的骨骺损伤最多见的是Salter-Harris Ⅱ型骨折，尤其是幼年儿童，除非有软组织（三角肌或肱二头肌腱）嵌入。大多数病例不需要开放复位或经皮内固定，并且预后良好。

（5）桡骨远端：绝大多数的Salter-Harris Ⅰ型或Ⅱ型骨折能靠骨膜铰链的作用得以复位，很少有手术必要。前臂远端双骨骨折，如完全移位多需手术治疗。桡骨远端骨骺的Salter-Harris Ⅱ型损伤，远端骨折块主要向背侧移位，而背侧并无肌肉附丽，只有关节囊附丽，因此闭合复位并不困难。个别情况远骨折块向掌侧移位时，由于骨骺掌侧除关节囊外还有旋前方肌的附丽，嵌入骨折端之间的肌肉就有可能成为闭合复位的障碍。

（6）牵张性骨骺：作为肌腱或肌群附丽点的骨突型骨骺，能承受很强的牵拉力，一旦受伤通常是经骺骨折或撕脱而不会是肌腱从附着点上剥脱，也有因反复的微创致使骨骺出现炎症或部分撕脱，这种情况多见于8～15岁年龄段的青少年，主诉为关节周围疼痛。常见的骨突损伤有胫骨结节、髌骨下极、跟骨结节、肱骨内上髁、坐骨结节和脊柱。早期X线片上仅显示骨骺前方有软组织肿胀，后期才可能有局部钙化阴影。一般不需要复位固定，如果是急性撕脱且分离＞2cm，开放复位内固定也是必要的。

知识点7：骨骺损伤并发症的诊断与处理　　副高：熟练掌握　正高：熟练掌握

（1）并发症：骨骺损伤主要的并发症是部分骺板早闭、骨桥形成。因创伤或各种疾病导致的骺板在生长发育结束之前，提前闭合称为骺板早闭，临床多见的是部分骺板早闭即部分骺板消失。骺板部分早闭的常见形式，是在骨骺与干骺端之间有替代正常骺板的骨骼形成，即骨桥形成。骨骼未发育成熟之前，骺板全部或部分早闭、骨桥形成是骨骺损伤特有的并发症，是造成生长发育畸形的主要原因。临床所见的肢体成角和短缩畸形均源于骨桥的栓系效应。病儿的年龄（生长潜力）、骨桥的位置与大小直接关系到成角和短缩畸形的程度。骨桥常见的部位是股骨远端和胫骨近、远端。

（2）治疗：部分骺板阻滞术适于大龄年长儿童、轻度成角畸形、预期肢体不等长不明显者；部分骺板阻滞加局部张开性或闭合性楔形截骨，适于大龄儿童；阻滞受累骺板加对侧相应骺板加邻近伴随骺板适于尺桡骨与胫腓骨的骨桥；延长或短缩受累侧的骨干（短缩仅限于股骨）；对侧相应骨骼和伴随骨骼的缩短。但不阻滞保留的部分骺板；骨桥切除术（骺开放术）加填入某种间置物，恢复受累骺板的生长，必要时可加楔形截骨术；以上术式的组合应用。

肱骨短缩6cm以上，可考虑肱骨延长手术；桡骨或尺骨远端骺板完全早闭，通常需要实施伴随骨骼的骺板阻滞，或延长受累的骨骼；预测股骨发育成熟后股骨不等长的程度，选择患侧延长或健侧缩短；胫骨近端或远端骺板完全早闭，患侧延长或健侧骺板阻滞，但不考虑健侧缩短。

年幼儿童≤15°的内翻、外翻成角畸形，不需截骨术，仅切除骨桥即可；邻近关节面的≥20°的成角畸形，需行骨桥切除加截骨术。

第九节 手部损伤

一、开放性手部损伤

知识点1：手部损伤的原因 副高：熟练掌握 正高：熟练掌握

造成损伤的原因较多，大体可以归纳为以下几种。

（1）交通事故可以造成手部损伤，多为碾挫伤和挤压伤，随着交通工具的剧增，此类型病人越来越多。

（2）机械因素是导致手外伤的主要损伤原因，在临床上最为常见。

1）劳动条件较差的机器生产车间工作，此类手外伤是由于机器防护设备较差造成，例如：脱粒机、轧花机、铡草机、压面机等。

2）工厂车间工人操作机器，并没有按照操作规程进行，或者刚进工厂，没有经过严格训练，或者操作疏忽大意所造成，此类损伤通常为开放性损伤，或者指体断离。

3）搬运工或修理工，在搬重物时不注意，导致手部挤压，造成碾挫伤或挤压伤。

（3）日常生活的损伤，通常为刀、剪、玻璃划伤。

（4）打架斗殴，通常是锐器或钝器打击造成的损伤。

（5）火器伤枪弹伤、炸药的炸伤，伤情比较复杂，处理起来比较困难。

知识点2：手部损伤的治疗原则 副高：熟练掌握 正高：熟练掌握

手部损伤的治疗原则，是使污染较严重的开放性创面，经过清创后变为清洁创面，闭合伤口，修复损伤的组织，矫正畸形部位，最大限度地保留手部功能。具体措施是保护创面、清洁创面（也就是清创）、矫正畸形部位、关闭伤口、修复已损伤的组织、术后进行功能锻炼运动。

知识点3：手部损伤的初期外科处理 副高：熟练掌握 正高：熟练掌握

初期外科处理是处理手外伤的重要环节，也是今后再次处理的基础。其处理原则是：早期彻底清创，以防伤口感染；尽量修复损伤的组织，最大限度地保留手部功能。

（1）现场处理：对于手的开放性损伤，现场处理原则是：将创面用无菌或者比较干净的敷料进行包扎，保护受创面，避免继续损伤或者污染。在现场处理的过程中，严禁现场冲洗与进行骨折复位，对于外露组织仅仅加以保护。对于断离的肢体，用干净敷料包裹，塑料袋包装，放于有盖的茶缸内，再将茶缸放到装有冰的密封容器中，及时运送到医院。

（2）医院内的初期处理：具体步骤是：①清理创面；②修复组织；③闭合伤口；④包扎固定。伤口需要及时镇痛，注射破伤风抗毒素以及抗感染药物。

知识点4：手部损伤清创术的时间　　副高：熟练掌握　正高：熟练掌握

手外伤的清创时间没有统一的规定，通常为伤后12小时以内，最佳时间是伤后6～8小时。但是应该考虑受伤当时的情况：致伤的原因、环境、污染程度、组织损伤的程度、患者的年龄、机体状况、受伤的季节、医院的设备及技术等。

知识点5：手部损伤清创术的原则　　副高：熟练掌握　正高：熟练掌握

清创手术应该坚持无痛原则：适当选择麻醉方式，麻醉方法取决于损伤范围的大小，如果是单指外伤，可以用指神经阻滞麻醉；如果伤口累及手掌、手背或多指损伤，可以做腋路臂丛神经阻滞麻醉；较大的伤口累积到前臂或上臂，最好在锁骨上或者腋窝臂丛麻醉下进行。

知识点6：手部损伤清创术的步骤　　副高：熟练掌握　正高：熟练掌握

（1）伤口清洁：清洁的目的是清除伤口内的污物以及异物，使污染伤口变成清洁伤口（不是无菌伤口）以此预防感染。步骤包括：①污物处理；②伤口周围的清洗；③伤肢的清洗。

（2）清创（又叫扩创）：清创虽然方法简单，却是预防伤口感染的重要步骤，医务工作者应该十分认真进行。步骤包括：①消毒铺单；②切除皮缘；③深部组织处理；④肌腱、神经、血管的探查；⑤冲洗；⑥重新更换手术衣、器械、手套、敷料，消毒铺单。

（3）组织重建：初次处理手外伤，解剖关系清楚，继发变性症状轻微，不仅手术操作容易，而且效果好，功能恢复快。只要条件允许，应尽可能地进行一期修复损伤组织。重建损伤组织，应该由内到外，按以下顺序仔细重建。

1）骨、关节的重建：与一般损伤的清创原则一样，尽量保存骨碎片，仅去除完全游离的小骨片。复位后以克氏针交叉固定（图3-1-11）。长斜形骨折也可用加压螺丝钉。不采取通过邻近关节的髓内针固定。缝合开放的关节囊。

2）神经重建：神经重建只适应于较大的神经，指神经损伤不需要重建，可自行代偿。

3）血管重建：血管是否需要重建，取决于损伤血管的大小，如果为一侧指动脉或指总动脉损伤，对于手指循环影响不大，可不修复。如果为两侧指动脉全部断裂，常会造成手指供血不足，则需要修复。比指总动脉粗的血管，都应该修补。

（4）闭合伤口：闭合伤口是预防伤口感染的重要措施，正确无张力地闭合伤口是处理手外伤的关键因素。只在有彻底清创的基础上闭合伤口，才能保护外露的深部组织，阻止细菌

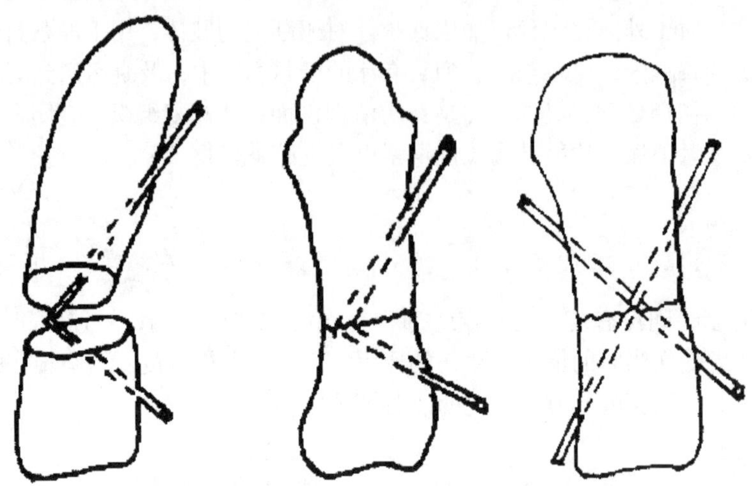

图3-1-11 克氏针固定示意图

入侵，防止感染。手的循环丰富（手指末梢除外），抗感染能力强，手部闭合伤口时限一般可延长至受伤后12小时，但并不是固定不变的，可以根据受伤性质、污染程度及气温高低等而增减，闭合伤口有以下几种方法。

1）直接缝合：皮肤没有缺损或缺损较少，可直接缝合，但切忌勉强做张力缝合。对于跨越关节、与掌纹垂直、与指蹼平行的直线伤口，要做局部“Z”形皮瓣转移，避免瘢痕挛缩。

2）游离植皮：皮肤缺损创面的基底仍然保留血运良好的组织床，骨质、肌腱没有裸露，可以进行游离植皮，骨质、肌腱小片外露可用附近软组织（肌肉、筋膜）或软组织瓣覆盖，再采取植皮手术，一般以中厚皮片为好，指腹、手掌也可用全厚皮片。取皮方法有两种：滚轴去皮方法以及鼓式取皮方法。前者适用于面积为8cm×20cm以内的取皮；大面积的点状游离植皮或邮票植皮。后者适用于面积为10cm×22cm以内的创面整张植皮。

3）皮瓣覆盖：骨质、肌腱有较大裸露，通常需皮瓣覆盖。

（5）包扎固定：手部损伤包扎固定很重要。骨关节损伤，手术后应包扎固定在功能位置。肌腱神经损伤修复后应包扎固定于无张力位置。

二、手部骨关节损伤

知识点7：手部骨关节损伤的类型 副高：熟练掌握 正高：熟练掌握

手部骨关节损伤的类型包括：腕舟骨骨折、拇指掌骨基部骨折、掌骨骨折、指骨骨折以及掌指关节脱位。

知识点8：腕舟骨骨折 副高：熟练掌握 正高：熟练掌握

舟状骨是腕关节的重要组成部分，四周与桡骨以及腕骨构成关节面。舟状骨分远端的结节部、近端的近极部以及中间的腰部，腰部较细正对桡骨茎突，当手掌着地时，桡骨茎突正好作用于此处发生骨折，此处骨折占此骨骨折的80%～90%。舟状骨80%被软骨包裹，血液供应较差，营养血管主要有两条，一条从腰部进入，一条从结节部进入，血流方向是由远及近的分布。因此，当发生腰部骨折可使近段骨血流中断，不容易愈合，发生缺血性坏死。舟状骨骨折占腕骨骨折的70%～80%。

知识点9：腕舟骨骨折的原因及分类　　副高：熟练掌握　正高：熟练掌握

（1）骨折原因：摔倒时，腕极度背屈，轻度桡偏位着地，舟状骨被桡骨背侧缘挤压而导致骨折。腕舟骨骨折的发生机制如图3-1-12所示。

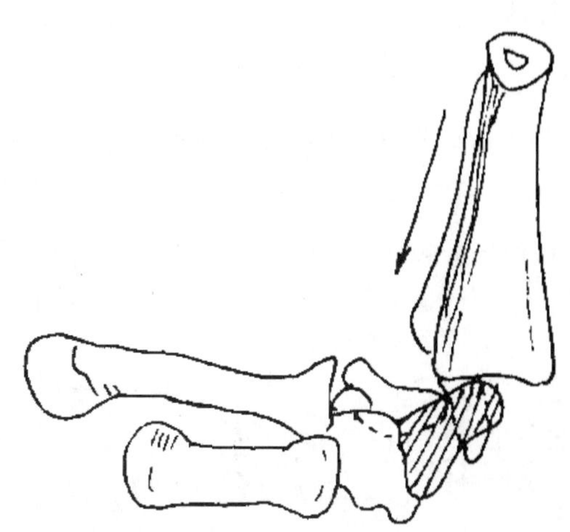

图3-1-12　腕舟骨骨折发生机制

（2）骨折类型：按照骨折线所在的位置，舟状骨骨折可以分为以下三种类别。图3-1-13为腕舟骨的供血及骨折类型示意图。

1）结节部骨折：循环不容易受影响，愈合快。

2）腰部骨折：移位明显者血液循环可有严重障碍，骨折的近端容易发生缺血性坏死。因此，在治疗时需要较长时间进行固定，希望能够愈合。

3）近端骨折：循环完全丧失，大多数病例发生缺血性坏死以及不愈合。

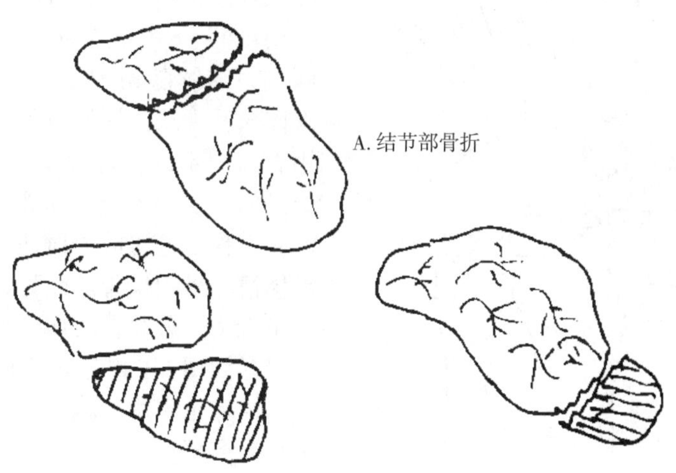

图3-1-13　腕舟骨的供血及骨折类型

知识点10：腕舟骨骨折的临床表现及诊断 副高：熟练掌握 正高：熟练掌握

跌倒时，手在腕关节背伸着地。腕部桡侧有肿胀疼痛，腕关节活动时疼痛加剧并受限。在检查时，腕关节桡偏畸形，鼻烟窝及舟骨结节处有明显肿胀、压痛感，被动活动腕关节，疼痛加剧。沿着第1、第2掌骨长轴叩击或挤压时均引起骨折处疼痛感加剧。

X线片检查：需要摄腕关节正、侧位及舟骨位片，多能显示骨折线。有些没有移位的骨折，早期X线片为阴性。对高度怀疑病例，应该在2周后再照片复查，此时因为伤后骨折处骨质吸收，骨折线增宽而显出。陈旧性骨折，可见于骨折线明显增宽，骨折端硬化或囊性变，这是骨不连接的表现，若近段骨块密度增加、变形等就是缺血性坏死。

知识点11：腕舟骨骨折的治疗 副高：熟练掌握 正高：熟练掌握

（1）新鲜骨折：用前臂石膏管型固定于功能位置，石膏范围应从肘下到远侧掌横纹，拇指包括近侧指节。如图3-1-14所示为腕舟骨骨折的石膏固定示意图。固定期间，应该坚持手指功能锻炼，以免关节强直。结节部骨折，固定4～6周时间，腰部或近端骨折固定3～4个月时间，有时甚至半年或一年。每2～3个月定期进行照片检查，固定至骨愈合为止。

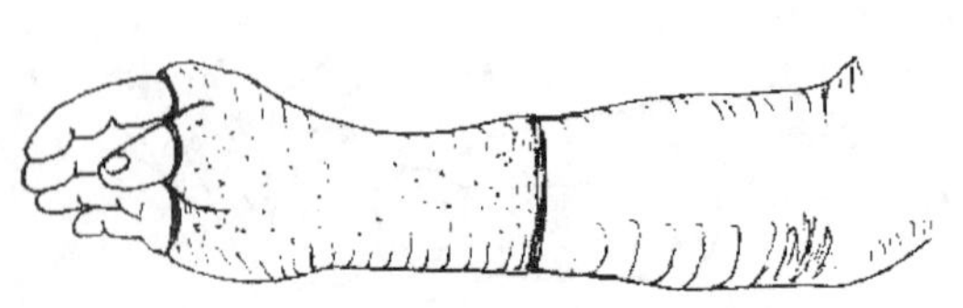

图3-1-14 腕舟骨骨折的石膏固定

临床上怀疑骨折而X线片阴性的患者，应该先用石膏固定，2周后拆除石膏复查照片，证实骨折后再继续固定。

（2）陈旧性骨折：如果骨折已愈合，无症状或症状轻微者，可以不做特殊治疗，仅需要减轻腕关节活动量，活动时加以适当限制，继续随访观察。如果疼痛症状明显者，未发现缺血坏死或骨不连接，也可以使用石膏固定，愈合时间较长，常需要6～12个月的时间，才能达到骨愈合的效果。如果已发生骨不连接或缺血性坏死者，可以根据具体情况采用桡骨筋膜骨瓣转移植骨术、钻孔植骨术、近端骨块切除术或桡骨茎突切除术等。如图3-1-15所示为陈旧性舟骨骨折的手术治疗示意图。腕关节有严重创伤性关节炎，疼痛严重且难以忍受，影响劳动、生活者可做腕关节融合术。

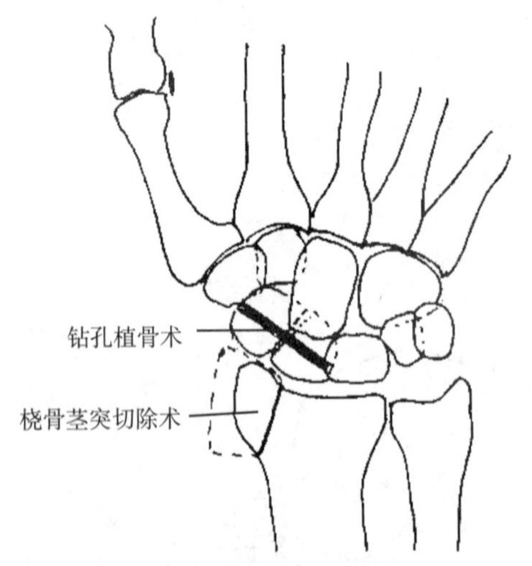

图3-1-15 陈旧性舟骨骨折的手术治疗示意图

知识点12：拇指掌骨基部骨折的病因　　副高：熟练掌握　正高：熟练掌握

拇指掌骨基底部骨折是指第1掌骨基部1cm处的骨折，多为横形或粉碎骨折。该类骨折多为直接暴力撞击导致，也可为拇指端受到外来暴力轴向作用所致。多为重物砸伤、挤压伤、机器碾挫伤所致。

知识点13：拇指掌骨基部骨折的病理及分类　　副高：熟练掌握　正高：熟练掌握

拇指掌骨基底部骨折可分为不波及关节面的骨折和波及关节面的骨折两种类别。

（1）不波及关节面的骨折，骨折发生在掌骨基底1cm附近，没有关节面损伤。骨折近端受拇长展肌的牵拉，向桡侧背侧移位，骨折远段受拇长屈肌以及拇内收肌的牵拉，向掌侧尺侧移位，骨折部呈向背侧桡侧成角畸形。图3-1-16为第1掌骨基部骨折的示意图。

（2）波及骨折面的骨折，又可称为Bennett骨折脱位，是一种波及腕掌关节的拇指掌骨基底部骨折，同时合并第1腕掌关节脱位，骨折后骨折远端向背外侧与大多角骨产生半脱位。如图3-1-17所示为Bennett骨折示意图。第1掌骨受轴向暴力，使基部尺侧斜形骨折，骨折线通过腕掌关节，近端骨块呈三角形状，被强大的掌骨间韧带保持原位。拇指腕掌关节是鞍状关节，掌骨基部尺侧骨折后，失去骨性阻挡，骨折远端滑向桡侧，再加上拇长展肌及大鱼际肌等牵拉而造成腕掌关节脱位或半脱位，对拇指外展和对掌活动产生严重影响。

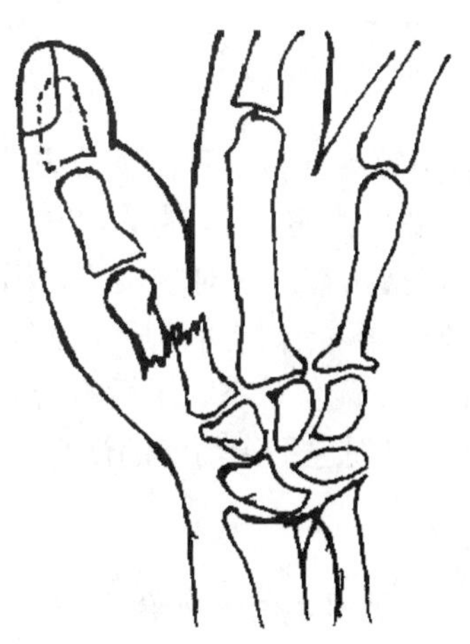

图3-1-16　第1掌骨基部骨折

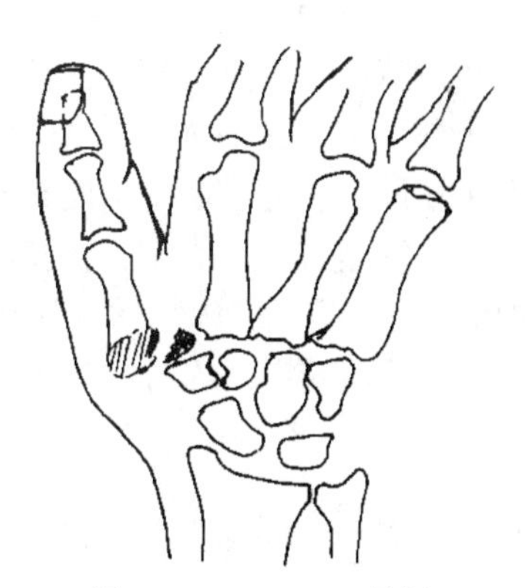

图3-1-17　Bennett骨折

知识点14：拇指掌骨基部骨折的临床表现及诊断　　副高：熟练掌握　正高：熟练掌握

患者伤后手掌桡侧近鼻烟窝处肿胀、疼痛，拇指活动受限制。检查：局部肿胀、淤血，皮肤青紫，压痛感明显，拇指对掌外展动作受限。但掌指关节及指关节活动正常。Bennett骨折临床上可见于第1掌骨向桡背侧突出，压痛及拇指活动受限。诊断：根据临床表现以及检查，X线片均可作出诊断。

知识点15：拇指掌骨基部骨折的治疗　　副高：熟练掌握　正高：熟练掌握

（1）不波及关节面的骨折的治疗，新鲜骨折复位较容易，在局麻下，一手将拇指牵引并且做外展动作，另一手拇指加压在骨折成角处，纠正成角畸形。复位后前臂石膏固定拇指于外展位4～6周，掌指关节微微屈曲，石膏应包括近节指关节，但是外露远节指关节，以便于观察血运，活动指关节。不稳定的骨折可行牵引固定。如图3-1-18所示为第一掌骨基底部骨折的牵引固定法的示意图。轻度成角的陈旧性骨折，对拇指功能影响不大者，可以不做处理。如果成角大，虎口过小，可做第1掌骨基部楔形截骨、克氏针内固定术。

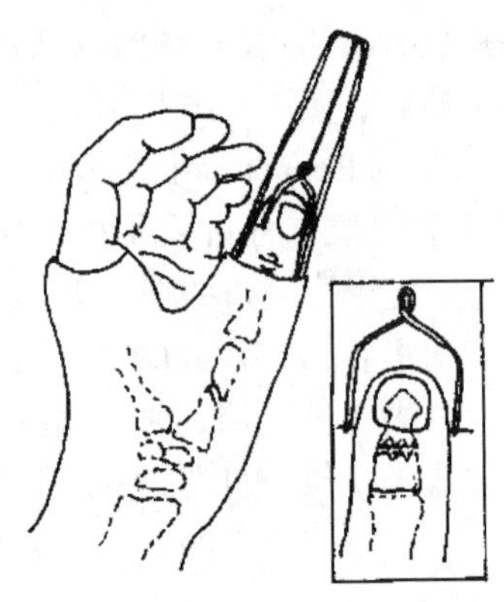

图3-1-18　第一掌骨基底部骨折的牵引固定法

（2）波及关节面的骨折治疗，主要困难是复位后不容易保持。手法复位方法与单纯第1掌骨基部骨折相同，复位后如果能稳定，可于拇指外展位固定4～6周。手法复位后不能保持者，可以在复位后，持续牵引（皮肤或骨牵引）保持拇指在外展对掌位置，用加压垫在掌骨基部加压，用管型石膏外固定，再持续牵引6周。如果不能保持对位应手术复位，用克氏针固定小骨块，另一克氏针固定掌骨基部于第2掌骨，保持复位状态，术后石膏固定4～6周。骨愈合后及时去除内固定，练习活动，加强功能锻炼，以促进手指功能的恢复。

知识点16：掌骨、指骨骨折的病因　　副高：熟练掌握　正高：熟练掌握

掌骨、指骨骨折可为单根骨折，也可为多根骨折。多有肌腱和周围软组织损伤，由于血运差，愈合比较缓慢。

掌骨、指骨骨折通常为直接暴力引起，如硬物的砸伤、机器的绞伤、挤压伤等。也有握拳后用力击打导致骨折。多为横断形、斜形、螺旋形等。

知识点17：掌骨、指骨骨折的病理机制　　副高：熟练掌握　正高：熟练掌握

掌骨干骨折后，由于屈肌及骨间肌牵拉，骨折端向背侧移位成角。掌骨颈骨折时，因为

骨间肌的牵拉，使掌骨头向掌侧移位，骨折近端向背侧移位。近节指骨骨折，骨折处向掌侧成角并且顶于屈肌腱上，如图3-1-19所示，使屈肌腱活动受限制，愈合时容易发生粘连。中节指骨骨折，由于指浅屈肌腱附着，如果骨折发生在附着点的远侧，骨折向掌侧成角；如果骨折发生在附着点的近侧位置，骨折向背侧成角。末节指骨骨折可以分类为爪粗隆及指骨干骨折和指骨基底部撕脱骨折。爪粗隆及指骨干骨折通常为直接暴力所致的裂纹骨折和粉碎性骨折，此处无肌肉牵拉，无明显移位；指骨基底部撕脱骨折多为间接暴力导致，由伸肌腱猛烈牵拉导致，骨折移位明显，手指末节下垂，呈锤状。

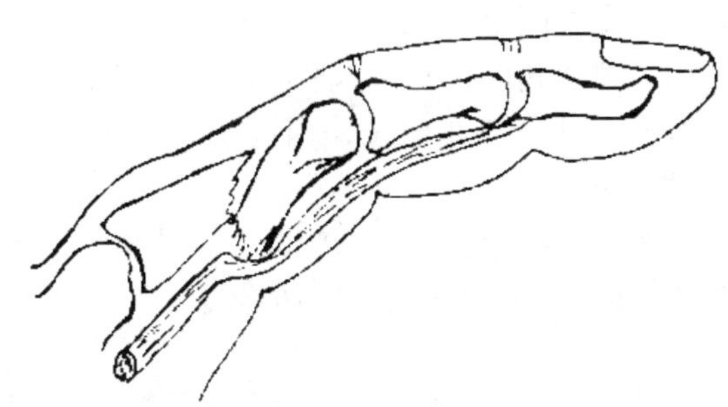

图3-1-19　近节指骨骨折，骨折处向掌侧成角并顶于屈肌腱上

知识点18：掌骨、指骨骨折的临床表现及诊断

副高：熟练掌握　正高：熟练掌握

患者受伤后可有局部肿胀、疼痛、压痛、畸形、异常活动、骨擦音、骨擦感、活动障碍、纵向叩击痛等表现。由于骨间肌、蚓状肌、屈指肌、伸指肌的牵拉，掌骨骨折以及中节指骨基部骨折，骨折端向背侧成角，而近节指骨及中节指骨浅屈肌附着点以远的骨折，骨折端向掌侧成角。指骨基底部撕脱骨折，手指末节下垂，呈锤状。

诊断：依据临床表现、外伤史及X线片可进行明确诊断，根据X线片可了解骨折类型以及移位情况。

知识点19：闭合稳定性掌骨、指骨骨折的治疗

副高：熟练掌握　正高：熟练掌握

闭合性、稳定性骨折原则上应该采用手法复位，前臂石膏托或铝板功能位固定4～6周时间。

（1）掌骨干骨折：在局麻状态下进行手法复位，牵引骨折的手指，在背侧成角处按压，矫正成角畸形，使其复位，复位后以石膏或夹板固定，6周后拆除石膏进行功能锻炼。如果为重叠性横断骨折，复位比较困难者，则考虑切开复位克氏针交叉或斜形固定，也可以用钢板固定，也可以用螺丝钉固定，或者用外固定支架固定，对于多发性骨折，由于肿胀严重，可以考虑切开复位内固定。

（2）掌骨颈骨折：由于掌骨头向掌侧移位，侧副韧带附着在掌骨两侧片背部，如果伸直

牵拉时，侧副韧带被拉紧，使得已向掌侧的掌骨头难以克服两侧副韧带的张力移向背侧而复位。必须将掌指关节屈曲90°，使得掌指关节的侧副韧带处于松弛状态，沿着近节指骨的纵轴由远端向近端推顶，通过近节指骨的基底部作用力，使掌骨头向背侧移位，同时在骨折的近端向掌侧施加压力，即能达到满意的复位。复位后用石膏固定于掌指关节屈曲90°位置，4周后去除石膏并进行功能锻炼。

（3）近节指骨骨折：整复时，牵拉患手指，使得骨折端分离，用另一手指从掌侧向背侧按压，矫正掌侧成角畸形，将患指固定于掌指关节屈曲45°，近节指关节屈曲90°，指尖指向舟状骨结节。石膏固定4～6周时间，去除石膏进行功能锻炼。手法复位治疗失败者，可以考虑切开复位内固定或外固定支架固定。

（4）中节指骨骨折：向背侧成角的，复位以后将中指固定在伸直位。向掌侧成角的，复位以后，固定在屈曲位。成年人进行手术复位，钢板或螺丝钉内固定，再使用石膏外固定。4～6周后取出石膏进行功能锻炼。

（5）末节指骨骨折：撕脱性骨折手法复位治疗时，末节指骨过伸，近侧指关节屈曲，复位后，以铝板或小夹板固定，6周后取出固定进行功能锻炼。

知识点20：开放不稳定性掌骨、指骨骨折的治疗　副高：熟练掌握　正高：熟练掌握

开放性、不稳定性骨折采取开放复位，克氏针交叉或斜形固定，外加石膏托或铝板功能位固定4～6周时间。

知识点21：掌指关节脱位的病因　副高：熟练掌握　正高：熟练掌握

掌指关节脱位常在手指扭伤、戳伤、手指极度背伸时产生，拇指、示指最多。

知识点22：掌指关节脱位的病理机制　副高：熟练掌握　正高：熟练掌握

脱位后指骨向背侧移位，掌骨头突向掌侧，产生关节过伸位畸形。如图3-1-20所示为拇指掌指关节脱位畸形示意图。示指尚有尺偏以及指间关节半屈曲畸形。如图3-1-21所示为示

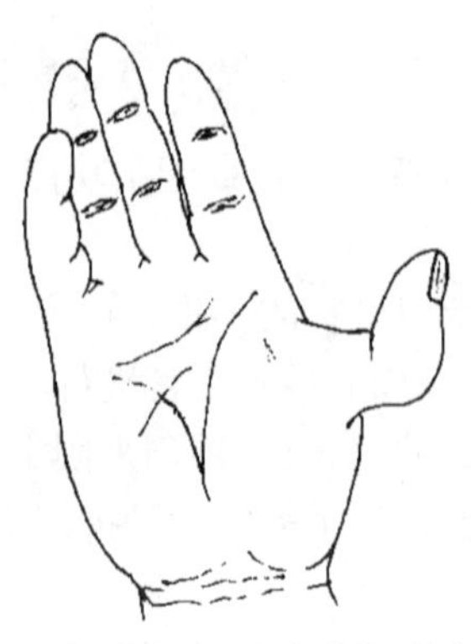

图3-1-20　拇指掌指关节脱位畸形示意图

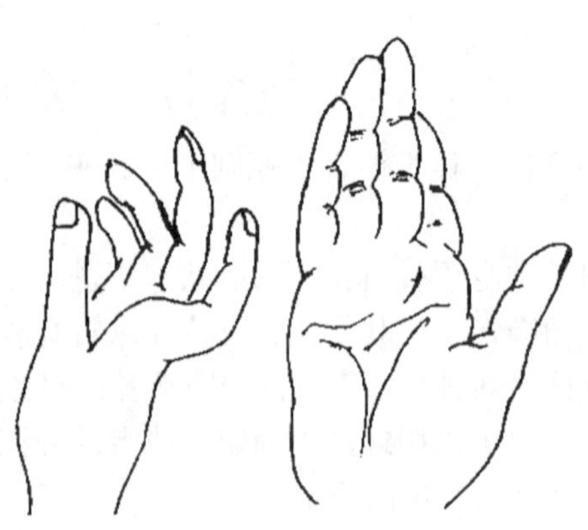

图3-1-21　示指掌指关节脱位畸形示意图

指掌指关节脱位畸形示意图。关节脱位后，手法复位通常失败。因为拇指脱位时，掌骨头穿破掌侧关节囊，颈部被卡在纵行撕裂的关节囊间，有时籽骨或拇长屈肌腱也嵌入两关节面之间，使得复位困难。示指脱位时，掌骨头从掌板近端穿破关节囊，掌板嵌在两关节面之间，掌骨颈两侧夹在屈指肌腱以及蚓状肌之间，造成复位困难。如图3-1-22所示为掌指关节脱位后复位困难机制示意图。

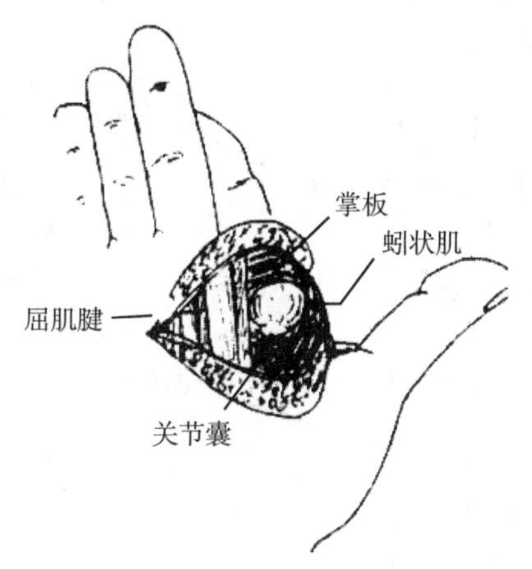

图3-1-22 掌指关节脱位后复位困难机制示意图

知识点23：掌指关节脱位的临床表现 副高：熟练掌握 正高：熟练掌握

外伤后，出现疼痛、肿胀，掌指关节活动受限制。查体：关节过伸位畸形，在掌侧可以触及到掌骨头，在背侧可以触及到近节指骨基底。

知识点24：掌指关节脱位的诊断 副高：熟练掌握 正高：熟练掌握

（1）外伤史。
（2）典型的临床表现。
（3）拍X线片可以明确诊断。

知识点25：掌指关节脱位的治疗 副高：熟练掌握 正高：熟练掌握

对于掌指关节脱位，一般可先试行手法复位。如图3-1-23所示为掌指关节脱位的手法复位的示意图。如果不成功，在掌指关节掌侧远掌横纹做一长约2.5cm的横切口，将掌指关节囊前的纤维软骨板以及掌腱膜韧带纵形切开，还纳掌骨头，手术后屈曲位石膏固定3周时间。指间关节脱位多为手指过度伸指损伤所致，造成背侧脱位，一般都能自行复位，复位后固定3周时间。如果不能自行复位者，可在麻醉下牵拉复位治疗，当复位成功后指关节活动自如，复位后石膏固定3周时间。

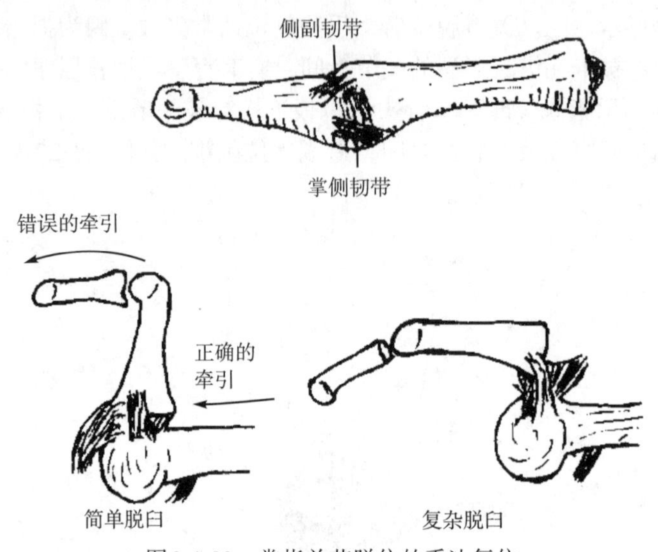

图3-1-23 掌指关节脱位的手法复位

三、手部肌腱损伤

知识点26：手部肌腱损伤　　副高：熟练掌握　正高：熟练掌握

手部肌腱损伤多为开放性，以切割创伤较多见，常合并指神经损伤或骨折等，也可有闭合性撕裂。肌腱断裂后，相应的关节失去活动能力。如果指深屈肌腱断裂，表现为远侧指间关节不能屈曲；指深、浅屈肌腱都断裂，则远近侧指间关节都不能屈曲。由于手内肌仍然完整，掌指关节屈曲不受影响。伸肌腱不同部位断裂，其相应关节不能伸展，并且可出现畸形。有时肌腱不完全断裂，关节虽仍能活动，但做抗阻力试验时无力、有疼痛感。

知识点27：手部肌腱损伤修复的原则　　副高：熟练掌握　正高：熟练掌握

手部肌腱损伤修复的原则包括：

（1）任何肌腱断裂，只要条件允许，如果伤口在12小时以内，伤口较整齐，污染不重，肌腱没有或很少缺损者，都应争取早期Ⅰ期缝合肌腱。防止关节僵直、肌肉痉挛等继发性病变。

（2）肌腱修复必须遵循无创原则，一般选用无创缝合线，断端间避免产生张力，缝合应该平整，断端不能外露，以免发生粘连。

（3）肌腱的修复，必须有良好的肌腱床，才能提高手术的效果。在肌腱吻合后，用腱鞘覆盖肌腱。

（4）肌腱修复后，用皮肤覆盖，保持关节松弛，这样有利于肌腱的愈合。

（5）肌腱修复后，在支架的控制下，做无张力的被动活动，防止产生粘连，3周时间后开始做功能锻炼，同时进行理疗。

知识点28：手部肌腱缝合的方法　　副高：熟练掌握　正高：熟练掌握

常用缝合肌腱的方法有端端缝合法、端侧缝合法两种。

知识点29：端端缝合法　　副高：熟练掌握　正高：熟练掌握

端端缝合法适合于任何部位的肌腱早期断裂伤。

（1）双十字缝合法：又可称直接8字形缝合法，缝合是选用0号丝线或4–0～5–0号编织丝线或尼龙线。从肌腱断端的一端进出，再进出另外一端，再从进针端与第一次进针呈垂直角度进出针，两个线端打结（图3-1-24），松紧度以断端紧密接触为限度，切勿用力过度。

（2）Bunnell缝合法：是在距肌腱断端2cm处，做贯穿肌腱的双“8”字形缝合，缝合先从断面穿出，再从另一断端断面进入，再作双“8”字形缝合，最后打结（图3-1-25）。缝合时，通常选用0号丝线或4–0～5–0的尼龙线或丝线。

（3）鱼口式缝合法：在两侧肌腱粗细相差较大时较为合适。操作方法是：将粗的一端肌腱断面剪除楔形一段形成鱼口状，将细的一端包埋在鱼口内作褥式缝合（图3-1-26）。

（4）减张缝合法：在肌腱近断端先用钢丝作Bunnell缝合，在从肌腱断端面的远侧部位皮外穿出并用纽扣固定。为防止近段肌腱收缩，在断端处用7–0～8–0丝线作环行缝合。亦

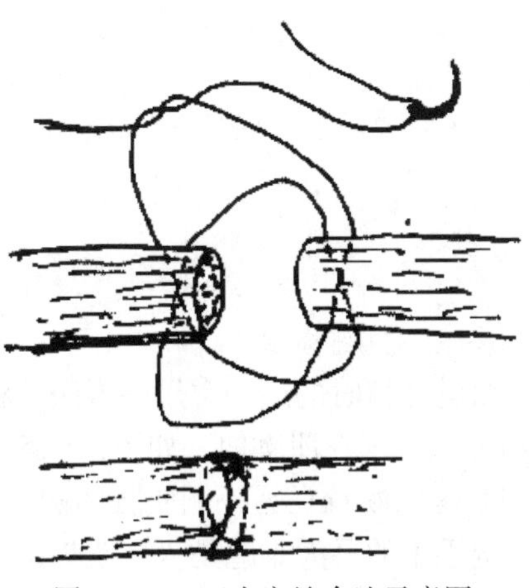

图3-1-24　双十字缝合法示意图

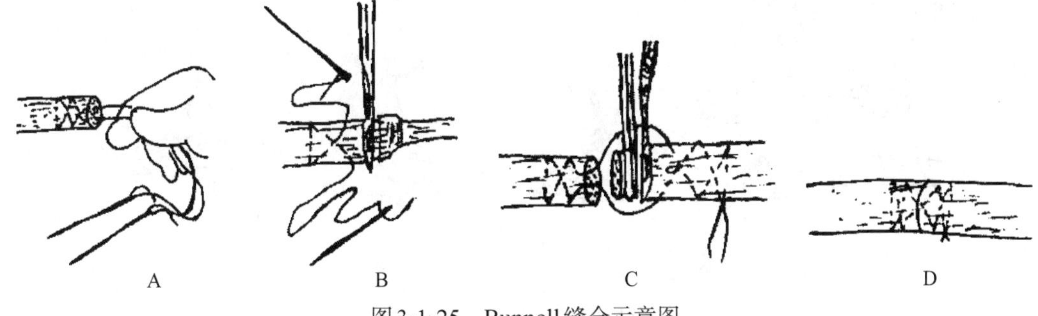

图3-1-25　Bunnell缝合示意图

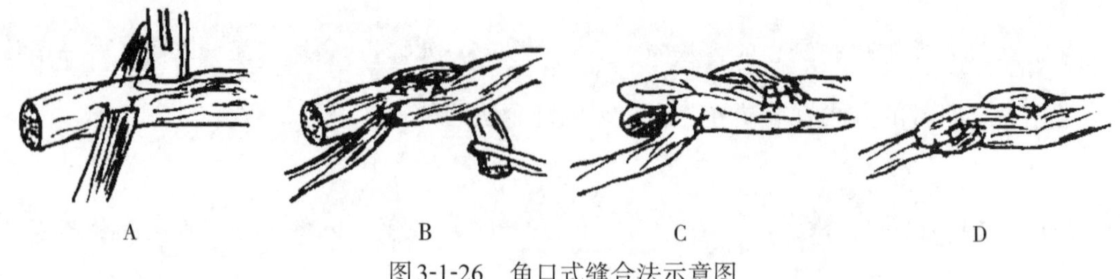

图3-1-26 鱼口式缝合法示意图

可以将减张缝合的钢丝穿过远端肌腱，再在断端处用7–0～8–0丝线作间断缝合操作。

（5）Kessler缝合法：此法是目前显微外科最为常用的一种缝合方法。其优点对血液循环影响较小。缝合通常选用4–0～5–0的丝线，缝合方法如图3-1-27所示。

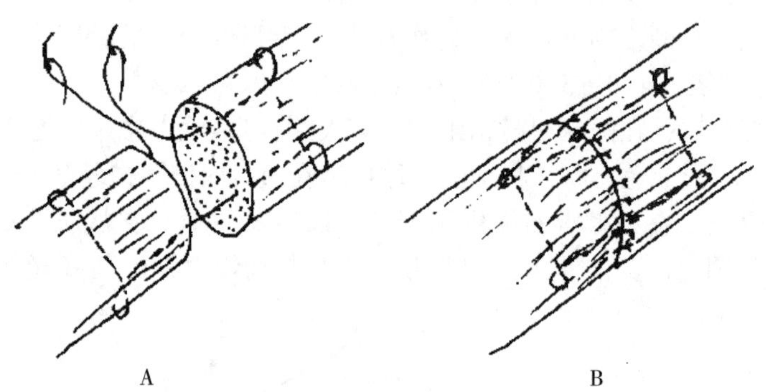

图3-1-27 Kessler缝合法示意图

知识点30：端侧缝合法 副高：熟练掌握 正高：熟练掌握

端侧缝合法通常用于肌腱移位、肌腱移植。

（1）编织缝合法：是进行肌腱移植时的最为常用的方法。将两肌腱断端相互从肌腱的侧方穿入，反复2～3次，最后将断端包埋在肌腱内。如图3-1-28所示为编织缝合法示意图。

（2）残端包埋法：将一侧肌腱的断端在另一侧肌腱的侧方上方穿过后包埋此肌腱断端，最后作自身肌腱断端包埋。肌腱手术的最大难题是术后肌腱粘连，若在手术中遵循肌腱损伤

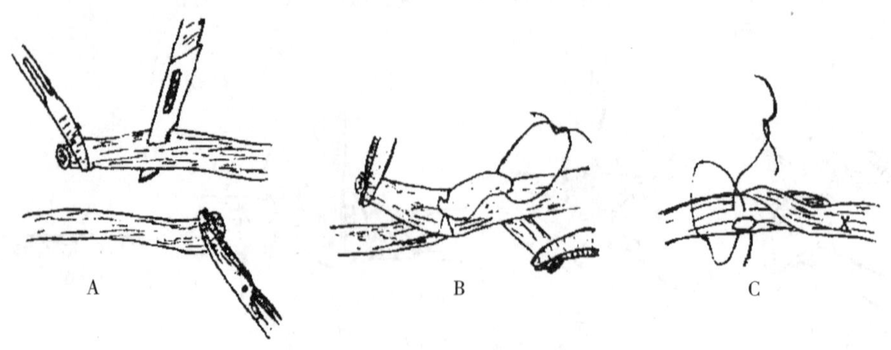

图3-1-28 编织缝合法示意图

的治疗原则，采取“无创伤”操作技术，熟练掌握肌腱修复方法，术后早期进行功能锻炼，则可以减少粘连，获得较好的疗效。

知识点31：肌腱移植　　副高：熟练掌握　正高：熟练掌握

肌腱移植适合于：①缺损较长无法直接缝合者；②较大范围内的肌腱碾挫伤，已失去血液供应者。可供移植的自体肌腱有：掌长肌肌腱，最为常用；其次亦可选用趾长伸肌腱、废用的屈指肌腱等。

（1）移植方法包括全长移植和局部移植。全长移植也就是切取原损伤肌腱，保留近节指基底部以及中节指中部二处腱鞘为滑车，将移植肌腱通过滑车后，远、近端分别与残余的肌腱缝合。局部移植是按照肌腱缺损的长度，切取移植肌腱，移植肌腱与缝合肌腱的粗细应相互一致或者接近。通常选用废弃的屈肌腱。

（2）缝合方式的选择：全长移植通常选用缝合法、残端包埋法或鱼口式缝合法。移植肌腱与损伤肌腱的近端作编织缝合或者残端包埋缝合。局部移植通常选用缝合法或者编织缝合。

（3）移植肌腱的张力大小标准与手指的休息位张力相互一致。对于拇指来讲，要求肌张力最低，腕关节平伸位，拇指桡侧外展，指间关节伸直。示指微屈曲位，中、小、环指屈曲度逐渐加大。

（4）移植术后处理：术后以石膏托固定，屈肌腱修复后，腕关节屈曲60°～70°，掌指关节屈曲70°～80°，指间关节伸直。通常固定3周，在固定期间可以做手指的主动伸展活动，并进行被动屈曲活动。3周后拆除石膏，进行功能锻炼和理疗。

知识点32：屈肌腱损伤　　副高：熟练掌握　正高：熟练掌握

依据屈肌腱的解剖和处理特点，分为5个区，如图3-1-29所示。五区处理原则分别如下。

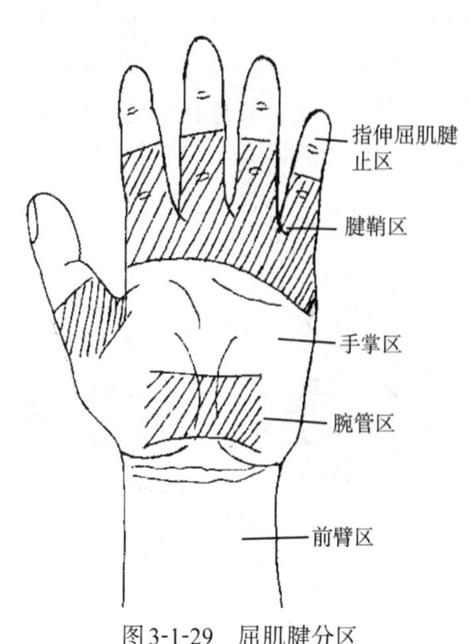

图3-1-29　屈肌腱分区

（1）深肌腱抵止区（Ⅰ区）：该区的范围为从中节指骨中点到深肌腱的止点。该区只有指深屈肌腱，拇指为拇长屈肌腱，断裂后应该争取早期修复，修复方法采取直接缝合断端。如果在距止点1cm以内断裂，可以将腱端前移，即切断远断段，将近端重新附着于止点处。

（2）腱鞘管内区（Ⅱ区）：其范围为从腱鞘开始至指浅屈肌的附着处（即中节指骨中点）。在此段深、浅屈肌腱被限制于狭小的腱鞘内，伤后很易粘连，处理困难，效果较差，因此又称为“无人区”。近年来研究主张，如系指浅屈肌腱牵拉断裂可吻合；深肌腱浅肌腱同时断裂时，不仅吻合深肌腱，同样也吻合浅肌腱，保留腱鞘及滑车，这对肌腱的血供起到保护作用，加速肌腱愈合，防止肌腱粘连。

（3）手掌心区（Ⅲ区）：该区范围为横韧带远侧直至肌腱进入腱鞘之前的区域。此区深浅肌腱同时损伤。手掌内深屈肌腱的桡侧有蚓状肌附着，断裂后限制近端肌腱回缩。在蚓状肌区深浅屈肌腱同时断裂，同时可以吻合，用蚓状肌包裹深屈肌腱，防止与浅肌腱粘连。蚓状肌至腱鞘段，只吻合深腱，切除浅腱，近年来许多学者主张同时缝合。

（4）腕管内区（Ⅳ区）：此区的范围为腕横韧带的近侧至腕横韧带的远侧。此区九条肌腱以及正中神经挤在腕管内，三面为骨性，一面为韧带性，空间较小，代偿能力比较差。正中神经位置浅在，常与肌腱同时损伤。此区处理，应切开腕横韧带，只缝合深肌腱及拇长屈肌腱，切除浅肌腱，以增大空隙。吻合口应不在同一平面，减少损伤，遵守无创原则。必须同时吻合正中神经。近年来通过研究，多数学者主张不切除浅屈肌腱，而是主张吻合，缝合应该牢固，及早进行功能锻炼，防止粘连。

（5）前臂区（Ⅴ区）：此区范围是从肌腱起始直至腕管近端，即前臂下1/3处。此区屈肌腱，有腱周组织及周围软组织保护，粘连机会较少。屈肌腱在此区损伤，应全部做Ⅰ期缝合，效果通常较好。但在多条屈指深浅肌腱断裂时，要避免吻合口在同一平面，以减少粘连。

拇长屈肌腱断裂，也应争取Ⅰ期修复。在掌指关节平面，肌腱被夹在两块籽骨之间，容易造成粘连。该平面的断裂，不直接缝合肌腱，而是切除远断端，在腕上腱–腹交界处作肌腱延长，将远断端前移，重新附着于止点处，也可行环指屈指浅肌腱转移代拇长屈肌腱。止点1cm以内断裂，通常采用肌腱前移法，但是不延长肌腱。

知识点33：伸指肌腱损伤及治疗方法 副高：熟练掌握 正高：熟练掌握

（1）伸肌腱止点断裂通常为戳伤、切割伤或压砸伤。远侧指间关节突然屈曲而撕脱伸腱附着点。局部切割伤也可割断，表现为锤状指畸形，部分病人伴随有撕脱骨折（图3-1-30）。

针对不同损伤，有以下治疗方法。

1）闭合伤：将患指固定于远侧指间关节伸直位，近节指关节屈曲位（图3-1-31），4～6周时间后拆除外固定，进行功能锻炼。如伴有较大块的撕脱骨折，可早期手术，以“拉出钢

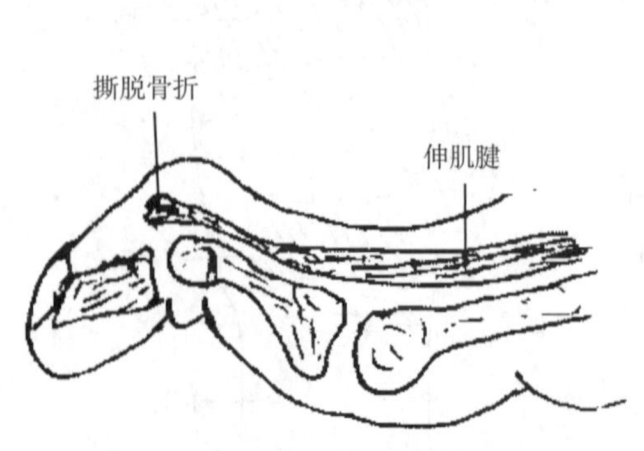

图3-1-30 伸指肌腱止点断裂或撕脱骨折锤状指畸形

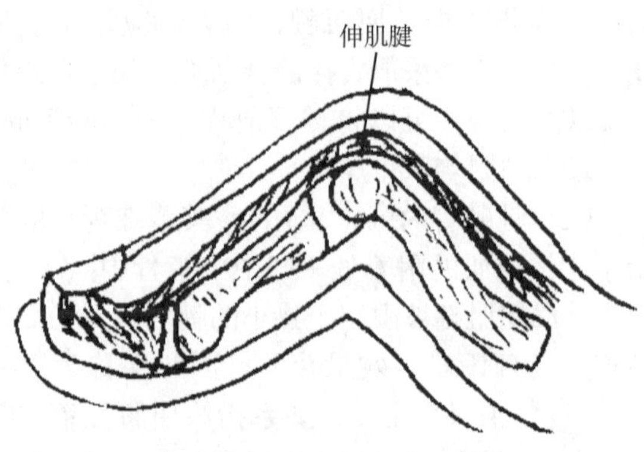

图3-1-31 复位固定法示意图

丝法”固定骨折片，外用石膏或铝片夹板固定。

2）开放伤：清创后缝合肌腱，手指放置于远侧指间关节过伸，近侧指间关节屈曲位，使得伸肌腱松弛，用石膏或铝板固定4～6周时间。如果有撕脱骨折，清创后用克氏针内固定，术后以石膏外固定，6周后拆除石膏固定，进行功能锻炼。

3）陈旧性损伤：近端肌腱回缩，在断裂处形成瘢痕，使得肌腱松弛。对功能影响不大者可以不处理。如功能影响大，则手术处理，在远侧指间关节背侧做“S”形切口，翻开皮瓣部位，重叠缝合肌膜。术后固定于远侧指间关节过伸，近侧指间关节屈曲位置4～6周时间。

（2）伸肌腱中央束断裂屈指时，近侧指间关节背侧突出，该处容易受损伤，常伴随中央束断裂。正常时中央束与两侧束均在手指长轴的背侧，中央束断裂后，侧束仍然可以伸指。若不及时修复中央束，随着屈指活动，两侧束逐渐滑向掌侧，此时侧束就不能起到伸指作用，反使近侧指间关节屈曲，远侧指间关节过伸，形成典型的“钮孔”畸形。如图3-1-32所示为伸肌腱中央束断裂的示意图。

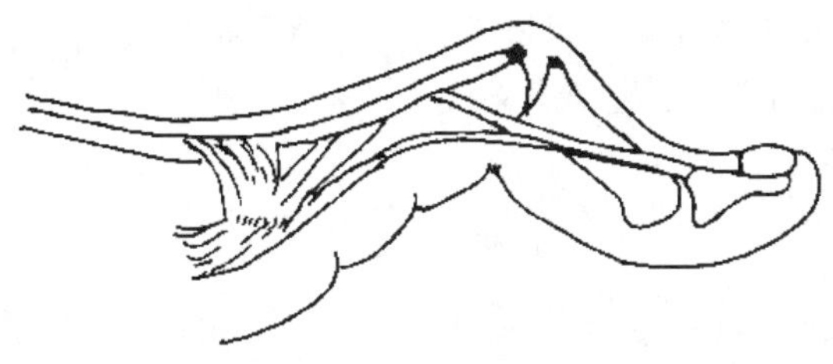

图3-1-32　伸肌腱中央束断裂

针对不同损伤，有以下治疗方法：

1）新鲜的开放伤或闭合撕裂：都需手术治疗，Ⅰ期修复中央束。单纯中央腱束损伤，可以直接缝合，同时将侧腱束与中央腱束侧侧缝合3～4针，以纠正侧腱束的掌移。亦可以将两侧腱束从远端起劈开，直至近指关节端，将劈开的外侧自远端切断，在近指关节背侧交叉缝合到对侧侧腱束。如果中央束与侧腱束同时发生断裂，需要做肌腱移植处理。术后将手指固定在伸直位3周，3周后拆除石膏固定，进行功能锻炼活动。

2）陈旧性撕裂：如果屈曲畸形小，可不处理，伸指差30°以上，影响功能大，可以手术修复。

（3）手背、腕背及前臂伸肌腱损伤均应Ⅰ期缝合断裂的伸肌腱，效果比较好。在腕背部断裂时，要切开相应部分的腕背横韧带以及滑膜鞘，使肌腱直接位于皮下。腕部切开需要做“Z”形切口处理。

四、手部神经损伤

知识点34：手部神经损伤的特点及处理要点　　副高：熟练掌握　正高：熟练掌握

手部神经主要由来自臂丛神经的正中神经和尺神经支配，桡神经只支配部分手背感觉。

（1）手部神经损伤比较常见，损伤后只要条件允许，应争取Ⅰ期修复，如果损伤发生在手指的末节，可以不做处理，周围神经可替代。

（2）正中神经出腕管后即发出一分支为大鱼际支，返折行走很短距离后进入大鱼际诸肌，支配拇短展肌，拇指对掌肌及拇短屈肌浅头的运动，此段很容易损伤。损伤后拇指失去对掌、外展能力，严重影响手部功能，临床上应争取Ⅰ期修复神经。神经无法修复时应Ⅱ期行拇指对掌成形术。正中神经的其余分支均为感觉支，支配桡侧三个半手指。断裂时直接吻合效果好，有较大缺损时可以行神经移植术，效果亦较好。

（3）尺神经在前臂中下1/3交界部位已分出手背感觉支，腕部损伤时，手背尺侧感觉仍然正常，只有掌侧感觉丧失。尺神经的感觉、运动支在腕部已自然分出，所以手术时应该分别分离出两端的感觉、运动支，将性质相同的神经做吻合，手掌区尺神经运动支可以单独损伤，仅表现为爪形手，手内肌萎缩，手指不能内收外展，然而感觉正常。单纯运动支吻合后，效果也较好，无法修复的尺神经损伤，可以做手内肌成形术，改善手部的功能。

（4）桡神经的浅支位于肱桡肌的深面，与桡动脉并行，它主要是感觉神经，分布在手背的桡侧皮肤和桡侧两个半指的背面，但是不包括末节二指背面的皮肤。当前比发生损伤时，此处感觉有障碍。治疗直接缝合神经效果较好。

五、断肢（指）再植

知识点35：断肢（指）的分类 副高：熟练掌握 正高：熟练掌握

（1）完全离断：离断肢（指）体的远侧部分完全性断离，无任何组织与近端相连，称为完全性离断。此外，肢（指）体断离时即使有少量失活组织相连，但在断端清创时需切除，此类损伤亦称为完全性离断。

（2）不完全离断：肢（指）体离断时，伤肢（指）局部组织大部分断离，并有骨折或脱位，供应肢（指）体远端的主要血管发生离断或栓塞，肢（指）体远侧无血运或严重缺血，若不经血管修复将导致远端肢（指）体坏死，称为不完全离断。

知识点36：断肢（指）再植的适应证 副高：熟练掌握 正高：熟练掌握

（1）断肢再植的适应证

1）全身情况：当患者全身情况差，伴有失血性休克、颅脑或胸腹合并伤时，应首先进行抗休克治疗抢救生命，积极处理危及生命的颅脑创伤或胸腹部重要脏器损伤，肢体可暂时冷藏保存，待全身情况允许时再决定是否施行再植手术。

2）肢体离断的伤情：离断肢体的局部伤情是决定能否进行再植的重要因素之一。如果离断肢体的远、近断端损伤严重，如伴有多发骨折或关节损伤以及软组织严重撕脱，则不适合再植。如勉强进行再植，再植手术难度较大，手术时间长，风险大，术后极易发生各种并发症。即使再植肢体成活，也难以获得良好的功能恢复。为了能够准确判断离断肢体的局部伤情，术者需认真仔细检查远、近断端情况，包括骨与关节检查、皮肤撕脱情况、血管条件、肌肉损伤情况以及神经损伤情况等。

3）离断肢体的缺血时间与离断部位：离断肢体缺血时间的长短将直接影响肢体的成活，一般认为离断肢体缺血超过8小时，则不能进行再植。不同组织耐受缺血的时间长短不同，其中肌肉的耐缺血能力最差，一般认为肌肉在常温下缺血超过6小时即开始变性，超过12小时即出现不可逆改变。此外，再植肢体的成活还与肢体离断的平面、肌肉组织含量及肢体所处的环境温度密切相关。肢体高位离断，如肩部、股部离断，肌肉组织发达且丰富，若环境温度较高，缺血时间过长，再植后一旦肌肉缺血坏死，可导致急性肾衰竭而危及生命。因此，再植手术的适应证要严格把握。一般来说，离断肢体位置越高，断肢肌肉组织越丰富，再植的风险越大，术后功能恢复越差，对于臂丛神经撕脱性损伤的患者不宜行再植术。

（2）断指再植的适应证：手指离断伤者的全身情况多数较轻，参考上述断肢再植的适应证，手术适应证不难掌握。因手指组织耐受缺血的时间长，指体离断后只要恰当保存，再植时限可较断肢再植的时限明显延长。因此，对手指离断，只要全身情况好，指体结构完整，远近两端无明显挫伤及多发骨折，凡要求者均适应再植。

知识点37：断肢（指）再植的禁忌证　　副高：熟练掌握　正高：熟练掌握

（1）伤者有多发伤或重要脏器损伤，全身情况差，不能耐受长时间的断肢（指）再植手术时，应全力抢救生命，放弃再植。

（2）患者年龄过高，身体条件差，有心肺等重要器官疾病，不能耐受手术，或患者有出血倾向者，放弃再植。

（3）离断肢（指）体毁损严重，软组织挫伤广泛，血管床破坏，不能再植。

（4）断肢节段性毁损过长，清创后短缩明显，尤其下肢再植后功能不良，不宜再植。

（5）离断肢（指）体缺血时间长，断肢离断部位高，保存不完善，尤其在高温天气，断肢（指）未经冷藏处理，不能再植。

（6）估计预后功能差，或主要血管、神经撕脱无法修复，也不宜再植。

（7）精神不正常，本人无再植要求者。

知识点38：断肢再植的手术步骤　　副高：熟练掌握　正高：熟练掌握

（1）清创术：为争取时间，应分两组分别对断肢远近端同时进行清创，术中要彻底清除所有失活的组织，适当短缩骨骼，以便神经、血管与肌腱在无张力的情况下缝合。

（2）骨关节固定：固定骨支架时应尽量减少骨膜的剥离，以选择简便易行、损伤小的方法为原则。无论选用何种材料，其基本要求是既要保证骨折端的稳定，又缩短固定时间，为再植肢体成活创造条件。

（3）血管修复：完成骨关节固定后，应迅速吻接一条静脉和动脉，尽早恢复肢体的血供，然后进行其他软组织的修复。在肌肉、神经，肌腱等软组织的修复结束后，再吻接其他的静脉和动脉。血管修复的原则和方法同四肢血管损伤的手术修复。

（4）肌肉与肌腱修复：准确完善的缝合相对应的肌肉和肌腱有利于早期功能锻炼，防止粘连与关节挛缩，有助于骨折愈合，加速肢体功能的恢复。

（5）神经修复：一期缝合所有的神经，不宜留待二期修复。神经修复应在正常神经束缝合；在没有张力情况下采用外膜缝合法；为了克服神经缺损，可适当游离神经的远、近段或屈曲关节，必要时适当缩短骨骼，尽量不做神经移植；修复的神经应用健康的肌肉覆盖，以促进神经再生和功能恢复。

（6）软组织覆盖：断肢再植伤口应一期闭合，避免张力下缝合皮肤，必要时采用游离植皮覆盖创面缺损，或行邻近皮瓣、肌皮瓣转移覆盖。

（7）肢体筋膜切开减压：高位肢体离断再植如上臂或股部离断，尤其是再植手术时间较晚、肢体缺血时间较长者，在完成再植术恢复血供后，远端肢体可能很快发生肿胀，应立即做前臂或小腿深筋膜切开减压，以防发生筋膜间隙综合征以及急性肾衰竭等并发症。

知识点39：断指再植的手术步骤 副高：熟练掌握 正高：熟练掌握

断指再植术的手术操作步骤分为顺行法再植和逆行法再植，多数情况下采用顺行法再植，操作程序大致如下：远、近端清创→骨与关节内固定→修复指伸、屈肌腱→吻合指背静脉→缝合指背皮肤→缝合两侧指神经→吻合指动脉→缝合掌侧皮肤。

逆行法再植顺序与顺行法相反，其再植手术操作按以下顺序进行：断指清创后在再植前先将断指远端贯穿好克氏针，然后缝合掌侧皮肤→吻合两侧指动脉→缝合指神经→缝合指屈肌腱→骨内固定→缝合指伸肌腱→吻合指背静脉→缝合指背皮肤。

知识点40：断肢（指）再植的术后处理 副高：熟练掌握 正高：熟练掌握

（1）病房条件：病房温度应保持在20～25℃。使用40～60W侧罩灯局部照射以便于观察再植肢（指）体色泽，尤其在冬季，病房内必须备有保温设施。

（2）严格禁烟：尼古丁可以引起血管痉挛，因此，断肢（指）再植患者及所在病区内均应禁止吸烟。

（3）全身情况观察：密切观察全身情况，注意体温、脉搏、呼吸、血压、尿量等变化，如观察每小时尿量，检查血常规，以及其他必要的血生化指标，以判断患者是否血容量不足。注意及时补充血容量，保证水、电解质与酸碱平衡，保护肾功能，防止术后发生休克以及急性肾衰竭。

（4）病人体位：断肢（指）再植患者术后至少应严格卧床1周。同时应将患肢略微抬高，既有利于血液循环，也可减轻术后肿胀。个别患者因卧床常致排尿或排便困难，应及时对症处理。

（5）肢体血运观察：断肢（指）再植术后因各种原因导致的再植肢体血液循环障碍称为血管危象。为了早期发现与早期诊断血管危象，术后应严密观察以下指标：①远端肢体色泽与指（趾）腹张力；②再植肢（指）体温度；③毛细血管充盈试验；④脉搏；⑤针刺与切开放血。以上5种观察指标都有其临床诊断意义，应综合加以分析，分别对动脉痉挛、动脉栓塞及静脉危象做出正确诊断与鉴别诊断，从而采取及时、有效的措施以挽救再植肢体。

（6）镇静镇痛：断肢（指）再植术后可适当服用镇痛药物。个别患者精神紧张与情绪低落以及小儿患者哭闹时，可给予镇静剂。

（7）防凝解痉治疗与应用抗生素。

六、拇指再造术

知识点41：拇指再造术　　副高：熟练掌握　正高：熟练掌握

拇指的功能占手部功能的一半，其主要功能为拇指外展，对掌，与其余手指相对，准确而且有力地完成握、捏等动作。当拇指缺损时，将严重影响手的功能。因此，拇指伤残后，如何再造拇指、恢复其功能，是手外科的重要课题。原则上来说，任何手指的缺损都应该进行再造，但是人类的代偿和适应能力较强，从目前来说，拇指再造的方法比较多，病人十分满意者却很少，因此，不是所有拇指缺损的病人都需要进行再造术，需要根据病人残指的长度、年龄、残断的情况、职业和工作的需要而决定。

早期处理好拇指外伤是挽救拇指功能的关键因素。创伤导致的拇指断裂，首先争取拇指再植。如果医院无再植条件或再植技术，可采用吻合神经、皮管包埋法再造拇指。此种方法是切除断指的皮肤、指甲、保留两侧指神经、肌腱、克氏针交叉固定骨折，吻合神经、肌腱后，取锁骨下皮管进行包埋，3～4周后断蒂修整。此种方法可形成良好感觉以及运动的拇指，此方法被越来越多的人采用。踇趾甲瓣急诊再造拇指，也获得较满意的效果，目前临床应用较广泛。

知识点42：拇指缺损的分度　　副高：熟练掌握　正高：熟练掌握

拇指损伤的严重程度是以其损伤范围的大小进行分度，分度方法较多，但临床通常使用的是Ⅵ度缺损分度法。此分度是决定是否需要再造的重要依据。

Ⅰ度：缺损位于手指末节指骨，未波及指关节。

Ⅱ度：拇指指间关节处缺损；其他指位于远侧指间关节。

Ⅲ度：缺损的拇指位于近节指骨，指骨部分缺损；其他指位于中节指骨部分缺损。

Ⅳ度：拇指自掌指关节缺损；其他指位于近侧指间关节的部分缺损。

Ⅴ度：拇指经掌骨缺损；其他指与近节指骨部分缺损。

Ⅵ度：拇指位于腕掌关节甚至整个拇指连同大多角骨缺损；其他指于掌指关节部缺损。

知识点43：手指再造的基本要求　　副高：熟练掌握　正高：熟练掌握

手指再造的目的是恢复手指功能，要恢复功能再造手指就必须要有足够长度、良好的血液供应、合适的位置、良好的感觉功能、灵活的运动等。美丽的外观也非常重要。

（1）长度的要求：拇指再造一般需要5～6cm，再造的拇指应该略短于正常的拇指。再造手指的长度与拇指长度应该成比例，一般相当于原手指近侧两节的长度。

（2）适当的位置：拇指再造后主要需要完成屈伸和对掌功能，如果第1掌骨健在时，大鱼际肌的健在对掌功能很容易达到。当缺损时，拇指再造应安装在对掌位。再造手指的位置，不仅需要考虑到与拇指对掌，还要考虑与相邻手指的关系，防止交叉畸形，相互影响功能。

（3）良好的血液供应：良好的血液供应是决定再造拇指成活的先决条件，血供不足往往会造成指体的缺血坏死，影响功能、影响美观。

（4）良好的感觉：手的感觉有一般感觉和实物感觉，手的功能离不开手的感觉。手不仅是劳动器官，亦是感觉器官，感觉对手完成精细、协调运动作用尤为重要，用力的部位、用力的次序、用力的方向、用力的大小和各种力的配合都离不开良好的感觉。

（5）良好的肌力：对于拇指来说，对掌伸直位已经基本达到功能；对于手指而言，有力的伸屈活动，才能发挥手的功能。

（6）美丽的外观：手臂既是劳动器官，也是社交的工具，良好的外形便于使人接受和使用，不良的外形往往给病人造成心理压力，不愿意与他人交流。

知识点44：拇指再造的方法　　副高：熟练掌握　正高：熟练掌握

依据拇指缺损程度及病人对手功能的要求以及对手外形的要求，可选不同的再造手段。

（1）指间关节以远缺损（Ⅰ度、Ⅱ度缺损）：此种缺损仍然保留拇指部分功能，如果没有特殊职业需要，通常不需作处理，如果职业要求可做拇指再造术。

（2）近节指骨中段缺损（Ⅲ度缺损）：由于保存的拇指长度较短，不能满足拇指功能，对手部功能影响较大，可选简单的手术，改进拇指功能，其手术方法包括虎口成形术、第1掌骨延长术、拇指残端脱套加长术、足趾移植拇指再造术。

知识点45：虎口成形术　　副高：熟练掌握　正高：熟练掌握

虎口成形术是通过加深虎口，相对延长拇指长度，以此达到恢复拇指功能。手术方式是Z形切开虎口皮肤，切断挛缩的拇内收肌条索，必要时转移示指背侧皮瓣部位，加深虎口，但应注意不能损伤第1、2掌骨间的动脉和神经，否则会造成拇指干性坏死和感觉异常，导致其功能丧失。

知识点46：拇指残端脱套加长术　　副高：熟练掌握　正高：熟练掌握

此法又称为帽状皮瓣提升术或脱套植骨术。适应于（Ⅲ度缺损）残留1/2或1/3近节指骨，保留近节指骨在1cm以上，拇指残端皮肤很松弛，血液循环、感觉良好者。手术方式如下：

（1）在残端近侧3～4cm位置环形切开皮肤、皮下组织，切口（图3-1-33）绕过第1掌骨

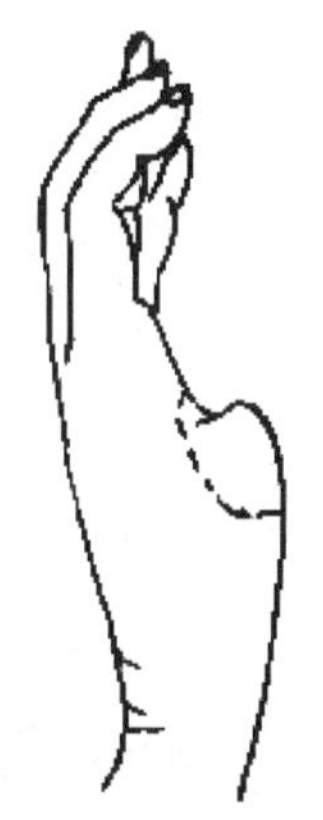
A. 桡侧位观

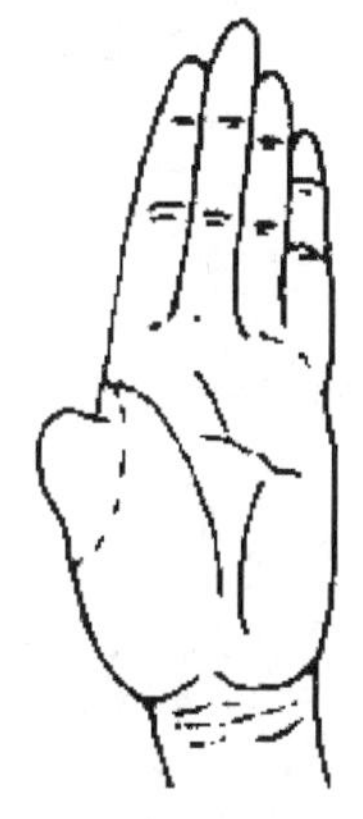
B. 掌面观

图3-1-33　手术切口示意图

中部直至鱼际肌纹，向远端游离神经和动、静脉束。全层游离远侧皮瓣形成帽状脱套的岛状皮瓣（图3-1-34）。

（2）切取长2～2.5cm、周径1～1.5cm的髂骨骨块，修正成为圆柱状，插入残留的指骨中，进行指端植骨。

（3）提升帽状脱套的岛状皮瓣覆盖在植骨端。

（4）近端皮瓣揭开后残留的创面，用皮片植皮修复（图3-1-35）。此种方法可延长拇指1～1.5cm，对于期望值较高的病人，不能满足其要求。

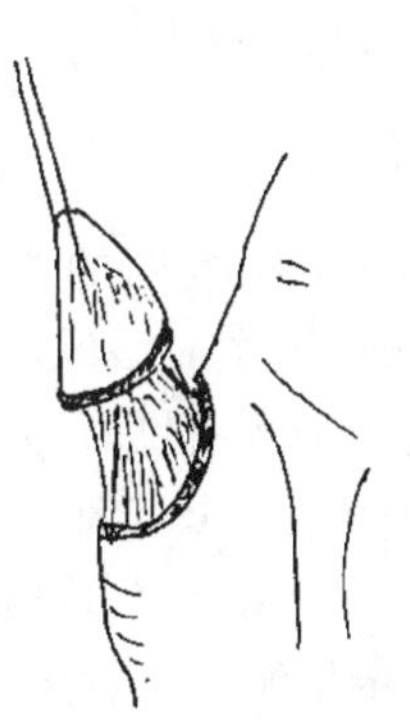
图3-1-34　帽状脱套的岛状皮瓣示意图

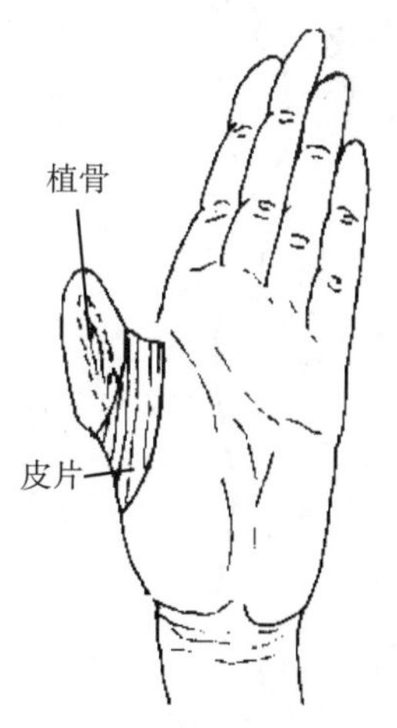

图3-1-35　帽状皮瓣提升植骨法示意图

知识点47：第1掌骨延长术　　副高：熟练掌握　正高：熟练掌握

手术步骤：先通过手术显露第1掌骨干，在骨膜下切断掌骨，切取髂骨块，修正后嵌入植骨块与掌骨间，延长掌骨；亦可切断掌骨后安装延长器，关闭伤口，逐日撑开，延长掌骨部分，待达到移植要求的长度后再行Ⅱ期手术植骨。

知识点48：足趾移植拇指再造术 副高：熟练掌握 正高：熟练掌握

以跖底动脉为供血动脉的第2趾部分游离移植再造拇指。此种方法外观及功能都较满意。

知识点49：掌指关节或部分掌骨缺损（Ⅳ度以上缺损） 副高：熟练掌握 正高：熟练掌握

此类拇指完全缺损，或仅存第1掌骨或部分掌骨，但是大鱼际功能部分或全部存在。依据具体病人情况选用以下手术方法。包括手指移位术转移邻近手指再造拇指、转移正常示指再造拇指、足趾移植拇指再造术、皮管加植骨法再造拇指术、踇趾甲瓣再造拇指术。

知识点50：手指移位术转移邻近手指再造拇指 副高：熟练掌握 正高：熟练掌握

此种方法是利用功能不大的伤残邻指或正常手指，连同其神经、血管、肌腱等移植于拇指位置，采用拇指再造术，利用残指应为首选。但要求转移的残指循环、感觉良好，神经血管未受损伤。此种方法再造的拇指具有伸屈功能，血供和感觉正常，外形较佳，但手指的数目尚未增加，一些患者不愿接受。

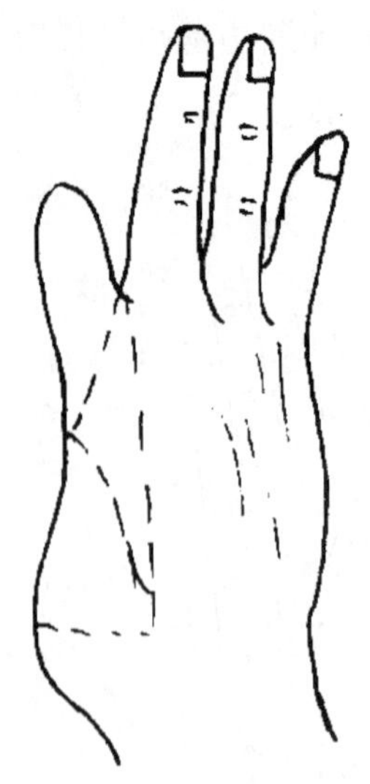
图3-1-36 切口设计示意图

（1）手术适应证和供指的选择：①拇指的缺损程度为Ⅳ～Ⅴ度，大鱼际肌功能正常；②最好选用残指，其次是正常的示指或环指；③选用的残指长度不能短于近节指关节，残端软组织丰富，无残端疼痛。

（2）手术步骤：

1）切口设计：在示指根部和拇指残断的背侧分别设计一个三角形皮瓣（图3-1-36），示指皮瓣中应该保留伸肌腱以及支配此指的神经和血管束，以保留示指的血供、功能和感觉。

2）在示指根部游离神经血管束以及指浅、深屈肌腱，直至手掌心，以利于移位后无张力的要求，在游离的过程中，切断骨间肌及蚓状肌。图3-1-37为示指游离示意图。

3）根据拇指残断的长短，做第2掌骨截骨或者关节离断，于拇指残断进行骨固定，一般采用克氏针交叉固定，或关节囊缝合，切忌移位指过长。

4）将拇指残端处的大鱼际肌止点劈开，重新建于移位指的相应部位。

5）如果移位的是环指，将指背侧静脉、深肌腱切断移位后再行连接。

6）将拇指背侧的三角皮瓣移位缝合于“虎口”，扩大虎口的移动范围，残留的创面以游离皮片覆盖并缝合固定。图3-1-38为转移邻近残指再造拇指示意图。

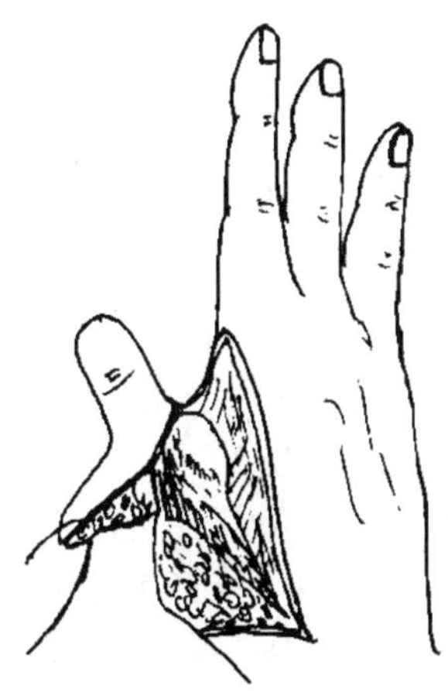
图3-1-37 示指游离示意图

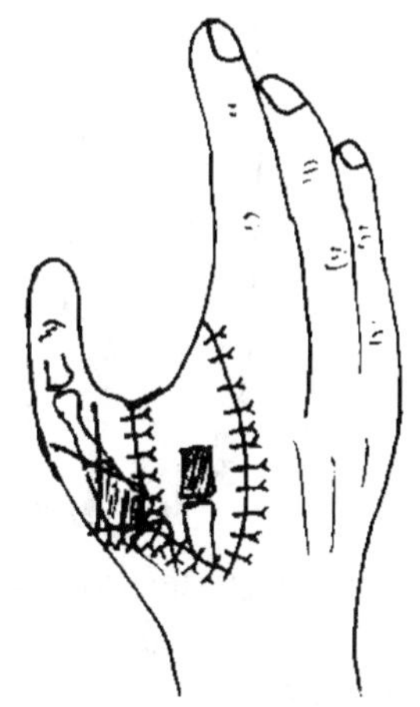
图3-1-38 转移邻近残指再造拇指示意图

知识点51：足趾移植拇指再造术 副高：熟练掌握 正高：熟练掌握

足趾移植拇指再造术亦称游离移植第2足趾再造拇指。此种方法是将带有神经、血管、肌腱的游离足趾经过手术移植于拇指或手指部位。第2足趾较长，外形接近拇指，切除第2趾及第2跖骨头对于走路功能外形影响很少。再造的拇指可以增加一个手指，不但外形较好，感觉运动功能亦较满意，但是技术上要求较高。

（1）适应证

1）拇指Ⅱ度以上的缺损，特别是伴随有两指以上缺损者。

2）手指全部缺损，残端没有功能长度。

3）除了拇指外，其他手指缺损不能完成对掌者。

4）手指缺损影响功能和外形者。

5）先天性畸形符合上述条件者。

（2）供趾的要求：①双下肢的第2足趾均可以作为移植的供趾；②供趾的皮肤应该正常，不能有任何感染，如果有感染必须等感染治疗痊愈后，才能进行手术；③术前检查确认足部动脉搏动正常。

（3）手术步骤

1）游离第2足趾：在第2足趾根部设计三角形皮瓣部位（图3-1-39），根据手术部位决定切口的大小。切开皮肤，向远端游离足背动脉、大隐静脉、趾屈、伸肌腱及趾神经，循静脉交通支暴露跖背动脉，注意观察动脉的粗细，及在趾蹼部的分支情况，证实有分支进入第2趾以后，游离足背动脉，如果无此分支或这次分支过细，应该保存足底穿支及进入第2趾的分支。游离趾屈伸肌腱、趾神经，并高位切断。根据残趾的情况离断跖趾关节或者跖骨颈，完全游离足趾（图3-1-40），进行再植。供区冲洗后逐层缝合，皮肤如果有缺损部分，可进行皮瓣转移，残留区进行游离皮片移植（图3-1-41）。

2）受区的游离：在拇指残端、腕背部、掌心部以及前臂下端做切口（图3-1-42），分别

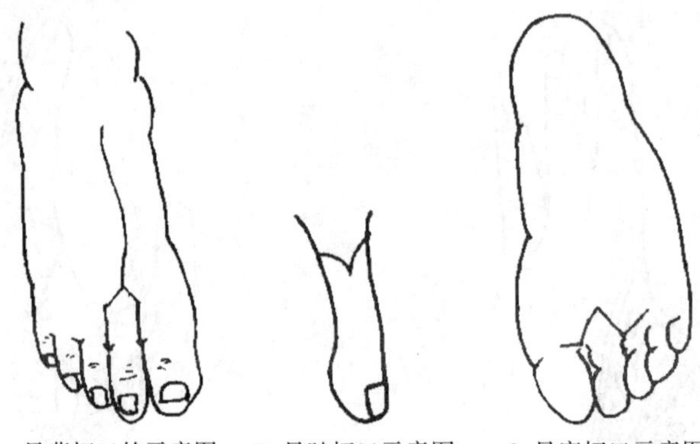

A. 足背切口的示意图
B. 足趾切口示意图
C. 足底切口示意图

图3-1-39 第2足趾根部三角形皮瓣设计示意图

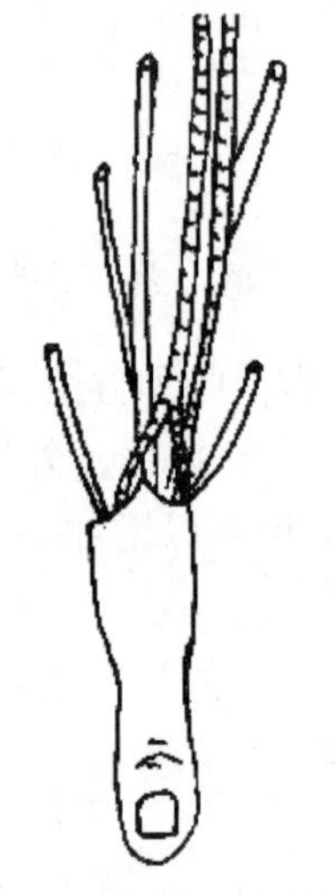

图3-1-40 游离的足趾示意图

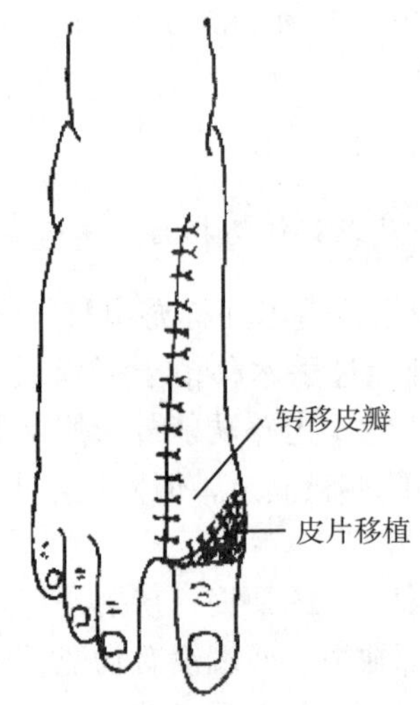

图3-1-41 供趾区的缝合示意图

暴露指残端、桡动脉、头静脉或手背静脉以及伸屈肌腱和指神经。在残端切口与腕部切口间做皮下隧道，隧道口宽约3cm，以容纳移植趾的血管和神经。

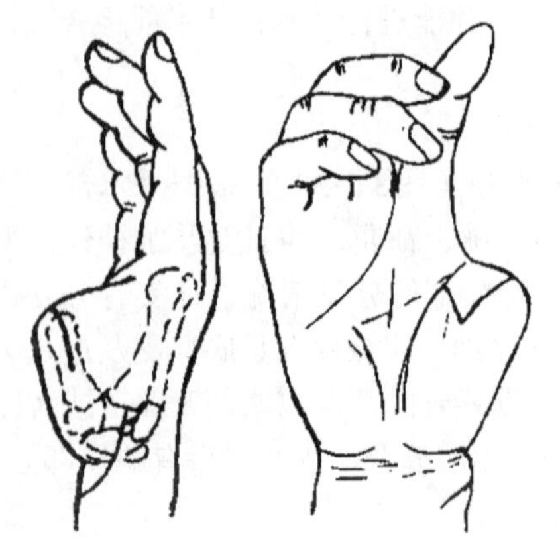

图3-1-42 拇指残端切口的设计示意图

3）再植：将切断的移植足趾，先用2%利多卡因溶液灌注血管5ml。在对掌位用双克氏针交叉固定骨端或缝合关节囊，将足趾的血管神经蒂通过皮下隧道进入腕部，依次吻合静脉、动脉、肌腱、神经，大隐静脉与头静脉吻合，足背动脉与桡动脉吻合，趾屈肌腱与拇趾长伸肌腱吻合，趾长短伸肌腱与拇伸肌腱吻合。吻合完毕后，逐层关闭切口（图3-1-43）。

4）当足底血管吻合有困难者，应该利用足底血管或第2趾骨背动脉提供的动静脉进行吻合。

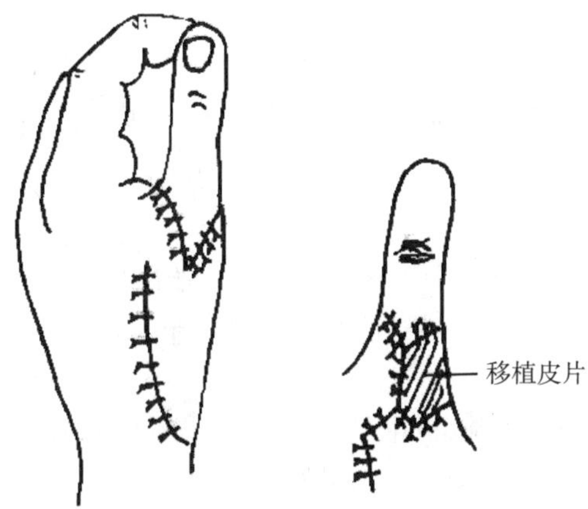

图3-1-43　第2趾游离移植拇指再造术后示意图

5）术后以石膏外固定，根据情况进行功能锻炼运动。

知识点52：转移正常示指再造拇指　副高：熟练掌握　正高：熟练掌握

转移正常示指再造拇指又称示指拇指化。Ⅳ度以上拇指缺损，如不能采用上述方法再造拇指，可考虑转移正常示指。此种方法优点是保留神经血管及肌腱的连续性，容易成功，再造的拇指感觉、运动功能良好。缺点是用正常示指，代价较大，手术方法与残指转移方法相同，但应注意拇指长度，不可过长。

知识点53：皮管加植骨法再造拇指术　副高：熟练掌握　正高：熟练掌握

此方法是将第1掌骨残端植骨，以皮管（如锁骨下皮管）包埋，3～4周后断蒂，形成拇指。再造的拇指，循环感觉都较差，常容易冻伤或烫伤，功能不好，目前在临床上很少使用，只在个别情况下才应用。为改善感觉功能，可切取环指一侧带神经血管蒂的岛状皮瓣，转移到拇指皮管上，通常转移至指尖及尺侧，使此区有良好的感觉（图3-1-44）。

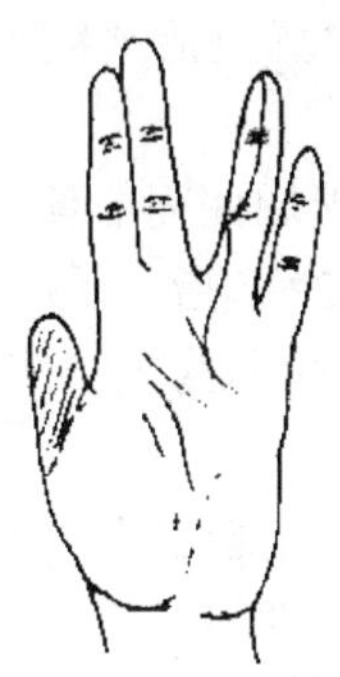
A 切口示意图

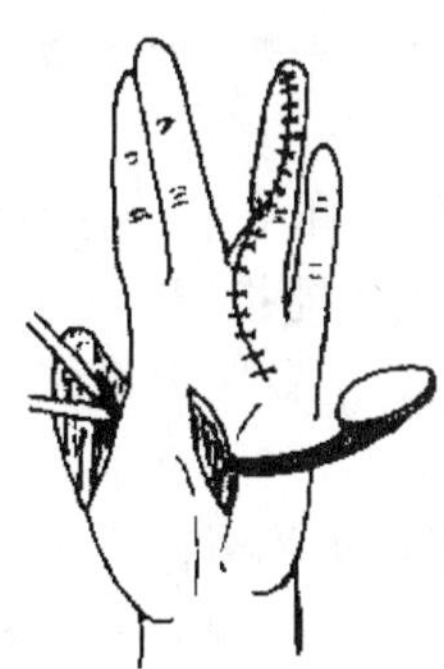
B 游离的岛状皮瓣示意图

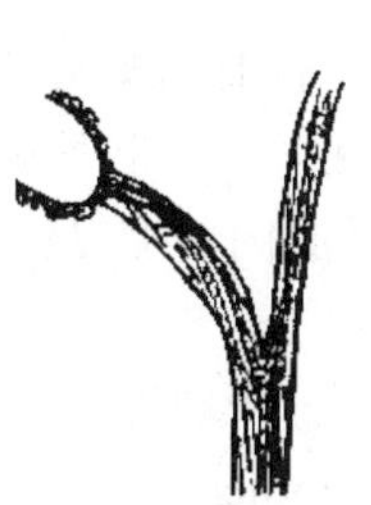
C 带血管神经蒂的岛状皮瓣示意图

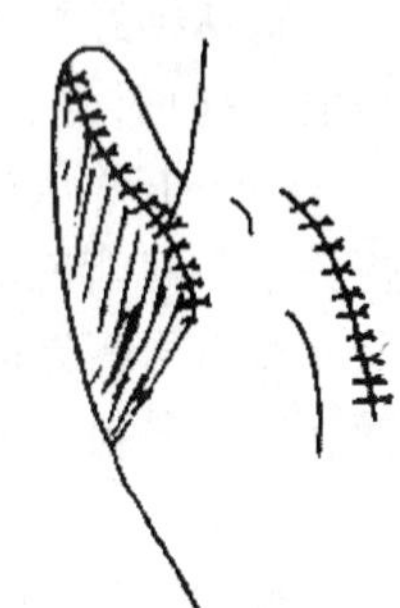
D 移植后的示意图

图3-1-44　用环指岛状皮瓣重建拇指感觉示意图

知识点54：踇趾甲瓣再造拇指术　　副高：熟练掌握　正高：熟练掌握

此方法的优点：再造的拇指外形接近于正常，趾的数目不减少，容易被人们接受。缺点：感觉较差，长度有限。

（1）手术适应证：①拇指脱套伤；②拇指断离再造后失败，可用此法保住骨、关节及肌腱；③拇指Ⅰ度以内的缺损，保留掌指关节的拇指再造。

（2）手术主要步骤：

1）在切取皮瓣时，保留内侧3cm长、0.5～1cm宽的舌形皮瓣，以利于残留趾的血液供应以及感觉。

2）皮瓣应该在肌腱旁膜的表面进行游离，到趾骨处应在甲床和骨膜间分离，破坏骨膜使得趾骨创面难以愈合。

3）取髂骨片，亦可利用断指的骨关节作为再造拇指的支架。

4）残留创面在闭合时，应该十分注意，取出部分趾骨，用舌形皮瓣或游离皮片覆盖并缝合。如果处理不好将造成经久不愈的创面。

5）血管、神经、肌腱分离与吻合和第2趾移植术基本相似。

第十节　臂丛神经及周围神经损伤

一、臂丛神经损伤

知识点1：臂丛神经损伤的病因　　副高：熟练掌握　正高：熟练掌握

臂丛神经损伤通常可由直接暴力所致，如压砸、切割、枪弹、手术误伤等；也可以由间接暴力所致，如车祸时高速运动中的头部或肩部被撞击。

知识点2：臂丛神经根损伤的临床表现　　副高：熟练掌握　正高：熟练掌握

臂丛神经根可分为上臂丛和下臂丛。上臂丛包括颈5～颈7神经根，下臂丛包括颈8神经根和胸1神经根。

（1）上臂丛神经损伤：临床表现为肩关节不能做外展和上举，肘关节不能屈曲而能伸，腕关节虽然能屈曲但肌力减弱。上肢外侧感觉大部缺失，拇指感觉减退，第2～5指、手部及前臂内侧感觉正常。肩部肌肉萎缩以三角肌部位明显，上臂肌肉萎缩以肱二头肌为主。前臂旋转受限制，手指活动正常。

（2）下臂丛神经根损伤：表现为手的功能丧失或者严重障碍，肩、肘、腕功能尚好，根性撕脱时，患侧通常出现Horner征。检查可发现手内在肌全部萎缩，其中以骨间肌为主，有爪形手及扁平手畸形症状，手指不能屈曲或有严重障碍，但是掌指关节存在伸直动作，拇指不能掌侧外展。前臂内侧及手部尺侧皮肤感觉丧失。

知识点3：臂丛神经干损伤的临床表现　　副高：熟练掌握　正高：熟练掌握

（1）臂丛神经上干损伤：临床症状和体征与上臂丛损伤相类似，但背阔肌及指伸总肌无麻痹。

（2）臂丛神经中干损伤：临床较少见，除短期（一般为2周）伸肌群肌力有影响外，没有明显临床症状和体征。

（3）臂丛神经下干损伤：临床症状和体征与下臂丛损伤类同。

知识点4：臂丛神经束损伤的临床表现　　副高：熟练掌握　正高：熟练掌握

（1）臂丛神经外侧束损伤：主要表现为肘关节不能屈曲，或者能屈但肱二头肌麻痹；前臂能旋转但是旋前圆肌麻痹；腕关节能屈但桡侧腕屈肌麻痹。前臂桡侧缘感觉丧失。肩关节和手部的活动均正常。

（2）臂丛神经内侧束损伤：主要表现是手指不能屈伸（掌指关节能伸直），拇指不能掌侧外展，不能对掌或者对指。感觉丧失主要限于前臂内侧及手部尺侧。检查时可发现手内在肌和前臂屈肌明显萎缩，手呈扁平手或有爪形手畸形。肩、肘关节功能正常。

（3）臂丛神经后束损伤：主要表现为肩关节不能外展，上臂不能旋内，掌指关节不能伸直，肘与腕关节不能背伸，拇指不能伸直与桡侧外展。肩外侧、前臂背面以及手背桡侧半的感觉障碍或丧失。检查时可发现三角肌、背阔肌、肱三头肌及前臂伸肌群萎缩，其他关节活动均正常。

知识点5：全臂丛根性损伤的临床表现　　副高：熟练掌握　正高：熟练掌握

全臂丛神经损伤，早期时整个上肢麻痹，各关节不能主动进行运动，但被动运动正常。耸肩运动仍然存在。上肢感觉除臂内侧尚有部分区域存在外，其余全部丧失。上肢腱反射全部消失，温度略低，肢体远端有肿胀，根性撕脱时常出现Horner征。晚期，上肢肌肉显著萎缩，各关节经常因关节囊挛缩而致被动运动受限，尤其以肩关节和指关节严重。

知识点6：临床诊断——有无臂丛神经损伤　　副高：熟练掌握　正高：熟练掌握

如若有下列情况之一，应该考虑臂丛神经损伤的存在。

（1）上肢五大神经（腋神经、肌皮神经、桡神经、正中神经及尺神经）中任何两组的联合损伤（不在同一平面的切割伤）。

（2）手部三大神经（正中神经、尺神经、桡神经）中，任何一根合并肩关节或肘关节功能障碍（被动活动仍然正常）。

（3）手部三大神经（正中神经、桡神经、尺神经）中，任何一根合并前臂内侧皮神经损伤（不是切割伤）。

知识点7：临床诊断——确定臂丛损伤的部位　　副高：熟练掌握　正高：熟练掌握

胸大肌锁骨部代表颈5、颈6神经根，胸肋部代表颈8、胸1神经根，背阔肌代表颈7神经根的功能。

当胸大肌锁骨部位正常，臂丛神经损伤的部位应在锁骨下部；当胸大肌胸肋部正常，臂丛神经损伤的部位应该在锁骨下部；当背阔肌正常，臂丛神经损伤的部位应该在锁骨下部。

知识点8：临床诊断——臂丛神经根干束支的定位诊断　　副高：熟练掌握　正高：熟练掌握

（1）腋神经损伤：单纯腋神经损伤，其损伤平面在支以下；腋神经合并桡神经损伤，其损伤平面在后侧束；腋神经合并肌皮神经损伤，其损伤平面在上干；腋神经合并正中神经损伤，其损伤平面以颈5神经根为主。

（2）肌皮神经损伤：单纯肌皮神经损伤，其损伤平面在支以下；肌皮神经合并正中神经损伤，其损伤平面在外侧束；肌皮神经合并腋神经损伤，其损伤平面在上干；肌皮神经合并桡神经损伤，其损伤平面以颈6神经根为主。

（3）桡神经损伤：单纯桡神经损伤，其损伤平面在支以下；桡神经合并腋神经损伤，其损伤平面在后侧束；桡神经合并肌皮神经损伤，其损伤平面以颈6神经根为主；桡神经合并正中神经损伤，其损伤平面以颈6、7、8神经根为主。

（4）正中神经损伤：单纯正中神经损伤，其损伤平面在支以下；正中神经合并肌皮神经损伤，其损伤平面在外侧束；正中神经合并尺神经损伤，其损伤平面在下干或颈8神经根；正中神经合并桡神经损伤，其损伤平面以颈6、7、8神经根为主。

（5）尺神经损伤：单纯尺神经损伤，其损伤平面在支以下；尺神经合并正中神经损伤，其损伤平面以内侧束、下干或颈8、胸1神经根为主；尺神经合并桡神经损伤，其损伤平面以颈8、胸1神经根为主。

知识点9：臂丛神经根部损伤时节前和节后损伤的鉴别诊断　　副高：熟练掌握　正高：熟练掌握

臂丛神经根损伤主要分为两大类，椎孔内节前损伤和椎孔外节后损伤，其鉴别诊断详见表3-1-1。

表3-1-1　臂丛神经根损伤时节前和节后损伤的鉴别

鉴别要点	损伤部位	
	节前损伤	节后损伤
体格检查	斜方肌萎缩明显，耸肩受限 Horner征阳性 常见血管损伤	斜方肌萎缩不明显 Horner征阴性 偶见血管损伤

续 表

鉴别要点	损伤部位	
	节前损伤	节后损伤
肌电图检查	感觉神经动作电位正常，体感诱发电位消失	感觉神经动作电位消失或减少，体感诱发电位消失
影像学检查	椎管碘造影：造影剂溢出椎间孔成圆形小束 CT：神经根鞘束呈一充满造影剂的高密度影 MRI：病变区呈水样信号，神经根周围软组织结构紊乱	无异常发现
特殊检查	1%磷酸组胺注入失神经支配皮内呈阳性反应；遇冷血管扩张，温度升高；划痕试验阳性	均为阴性
手术所见	锁骨上有巨大神经瘤 斜角肌间隙空虚 神经根在椎孔处可见神经节或鞘膜束	锁骨上神经增粗或断裂 斜角肌间隙内可见损伤或正常神经根 神经根在椎孔处增粗或鞘膜增粗

知识点10：臂丛神经损伤的非手术治疗　　副高：熟练掌握　正高：熟练掌握

对于臂丛神经节后损伤，早期可以采用非手术治疗。方法有神经营养药物，辅以理疗和康复治疗，配合针灸以及按摩疗法。

知识点11：臂丛神经损伤的手术治疗指征　　副高：熟练掌握　正高：熟练掌握

臂丛神经损伤的手术治疗指征如下：

（1）开放性损伤。

（2）明确臂丛神经节前损伤。

（3）下述情况下节后损伤可以考虑手术：①节后损伤保守治疗3个月无效者；②呈跳跃式功能恢复者；③在功能恢复过程中，中断3个月后无任何进展者。

知识点12：臂丛神经损伤的手术方法　　副高：熟练掌握　正高：熟练掌握

（1）臂丛神经探查术：此法包括锁骨上臂丛神经探查术、锁骨下臂丛神经探查术以及锁骨部臂丛神经探查术。

1）锁骨上臂丛神经探查术：可探查臂丛神经根、干部，同时可探查膈神经以及副神经。

2）锁骨下臂丛神经探查术：可探查臂丛神经束部，上肢神经的近端，以及锁骨下腋部血管。

3）锁骨部臂丛神经探查术：可探查臂丛神经的束支部。

（2）处理原则

1）臂丛神经连续性存在：应该去除神经周围粘连压迫因素，行神经松解术。

2）臂丛神经断裂或巨大神经瘤形成：切除两断端瘢痕或者神经瘤后直接缝合或者做神经移植。

3）椎孔部神经根断裂或节前损伤：行神经移位术，分丛内移位如同侧C_7、尺神经、桡神经、正中神经、肌皮神经部分束支移位；丛外移位如膈神经、颈丛运动支、副神经、肋间神经以及健侧C_7神经根移位。

4）病程大于2年，肌肉呈纤维化或患者年迈神经再生困难时，可选用肌肉、肌腱移位或者移植的功能重建术。

（3）术后处理：①松解术后上肢固定3天，神经缝合后根据其张力情况固定3～6周。②神经营养药物。③去固定后功能锻炼，神经电刺激治疗。④每3个月做1次肌电图。

二、周围神经损伤

知识点13：周围神经损伤的病因 副高：熟练掌握 正高：熟练掌握

周围神经损伤的病因主要包括：

（1）切割伤：较为常见，通常由锐器利刃直接切割所致，可以是部分或者完全断裂，断面整齐，伤口污染较轻，往往位于身体的体表浅部，应该一期修复，如果由于自残引起的周围神经损伤多位于手腕部，往往累及正中神经和尺神经；其他原因的锐器伤可以在肢体的任何部位，累及神经邻近的重要组织，如血管、肌腱、肌肉、甚至骨骼。这种类型的周围神经损伤往往需要在病人全身情况允许的情况下进行急诊手术修复。

（2）骨折、关节脱位引起的神经损伤：骨折引起的神经损伤在早期可以是骨折端刺破神经，亦可以是复位、固定时的牵拉伤，或者是石膏、体位的压迫伤，后期可能是骨痂的压迫卡压伤。关节脱位引起的损伤通常以牵拉伤为主。骨折、脱位还可能引发迟发性的神经炎如肘管综合征。

（3）复合性神经损伤：复合性的神经损伤是和高能量的创伤联系在一起的，神经损伤的程度因为暴力的性质而不同。原因可能是压砸伤、滚筒伤、牵拉伤等。往往合并有其他重要组织的损伤。通常见于穿透性火器伤、肢体的完全或者不完全的离断伤、大关节如肩、肘、膝的骨折或者脱位、严重的烧伤等。

知识点14：腋神经损伤的临床表现 副高：熟练掌握 正高：熟练掌握

三角肌萎缩出现方肩畸形，触诊发现三角肌无收缩或收缩功能减弱。患者主动肩外展受限，但由于冈上、下肌的代偿，仍然能完成一定的肩外展功能。如果主动肩外展完全丧失，则提示合并肩胛上神经损伤或肩袖撕裂；肩外侧可能出现感觉障碍，有时不明显。

知识点15：腋神经损伤的诊断与鉴别诊断 副高：熟练掌握 正高：熟练掌握

（1）肩部外伤史。

（2）肩外展功能受限，三角肌收缩有障碍且有方肩畸形。

（3）神经-肌电图检查。根据损伤程度的不同，可出现各种异常的肌电图以及神经电生理表现。

知识点16：腋神经损伤的治疗　　副高：熟练掌握　正高：熟练掌握

腋神经损伤的治疗如下：

（1）牵拉或撞击等闭合性腋神经损伤通常能自行恢复。在观察期间，用外展支架固定患肢，并且定期作适当的主、被动活动。同时服用神经营养药。如保守治疗3个月内无恢复，则应该做手术探查。

（2）手术适应证：①闭合性腋神经损伤，保守治疗3个月内无恢复症状者；②腋部枪弹伤、切割伤、手术误伤等。

（3）术后处理：①单纯腋神经松解减压术：术后患侧肢体贴胸位绷带固定3天，术后24～48小时拔除引流条，应用神经营养药物，术后早期进行功能锻炼运动；②腋神经缝合或神经移位术后：患侧肢体贴胸位石膏固定4～6周时间，应用神经营养药物。拆除石膏后，患肢进行功能锻炼运动。伤口缝合处进行理疗，防止神经缝合处瘢痕粘连压迫，并且应用神经电刺激疗法刺激神经再生。每3个月进行肌电图检查，以了解神经的再生情况。

知识点17：肌皮神经损伤的临床表现　　副高：熟练掌握　正高：熟练掌握

肌皮神经损伤后患者肱二头肌及肱肌萎缩，屈肘功能有障碍，但由于肱桡肌的代偿，患者仍能完成屈肘，此时应注意触诊肱二头肌肌腹有无收缩症状，以作鉴别；因为前臂外侧皮神经的分布区域有交叉支配，故肌皮神经损伤的感觉障碍不明显。

知识点18：肌皮神经损伤的诊断与鉴别诊断　　副高：熟练掌握　正高：熟练掌握

（1）肩部外伤史。

（2）屈肘功能障碍。检查时发现肱二头肌萎缩，前臂处于旋后位时，屈肘功能障碍。

（3）神经–肌电图检查。根据损伤程度不同，可出现各种异常的肌电图以及神经电生理表现。

知识点19：肌皮神经损伤的非手术治疗　　副高：熟练掌握　正高：熟练掌握

肌皮神经损伤的非手术治疗方法主要包括理疗、康复训练、中医中药及给予神经营养药等。

知识点20：肌皮神经损伤的手术适应证　　副高：熟练掌握　正高：熟练掌握

（1）开放性损伤：受伤时间在8小时以内、污染轻的肌皮神经损伤，可以在清创的同时探查肌皮神经。对严重污染的开放性损伤，禁忌在伤口愈合前行神经修复手术，待伤口愈合3～4周后，如肌皮神经仍无恢复征象，应该争取尽早行探查手术。

（2）闭合性损伤：在闭合性损伤中，肌皮神经较少单独受损伤，是否手术常需要结合观察同时受损伤的其他臂丛分支的功能恢复情况而定，但是神经恢复的观察时间最好不要超过3个月。或在最初3个月内神经功能无恢复，或神经功能恢复过程小，最近1个月无进展，则应考虑行神经探查手术。

（3）术后处理：肌皮神经松解术后患肢固定3天，神经移植术后固定3周，神经直接缝合术应视缝合口的张力大小固定3~6周。拆除石膏或支架后，患肢应进行功能锻炼，防止关节挛缩，同时辅以神经营养药和神经电刺激疗法促进神经再生。

知识点21：正中神经损伤的临床表现　　副高：熟练掌握　正高：熟练掌握

正中神经损伤的主要临床表现有：

（1）感觉障碍：正中神经在腕部损伤时，桡侧3个半手指掌面以及它们近侧指间关节远方背面出现感觉障碍，示指远端的感觉功能不会被邻近神经代偿，是正中神经的绝对支配区；在前臂远侧1/3以上损伤时，因掌皮支累及而导致手掌桡侧感觉障碍。

（2）运动障碍：拇对掌受限，拇指处于手掌桡侧，不能掌侧外展以完成对掌以及对指并存在大鱼际肌萎缩，称为“猿掌”。某些正中神经完全断伤者，拇指掌侧外展不完全消失甚至正常，为尺神经的变异所支配（Riche-Cannieu变异）；如果正中神经在肘以上受伤，除上述症状外，指浅屈肌、屈拇长肌及示指指深屈肌萎缩，导致拇示指主动屈曲障碍。此外尚有旋前圆肌、旋前方肌、掌长肌、桡侧屈腕肌的麻痹，前臂旋前功能出现障碍。

知识点22：正中神经损伤的诊断与鉴别诊断　　副高：熟练掌握　正高：熟练掌握

（1）上肢外伤史。

（2）桡侧3个半手指感觉障碍。

（3）拇对掌功能障碍。如果同时出现拇示指屈曲障碍，则表明损伤在前骨间神经分支平面以上。

（4）神经-肌电图检查。依据损伤程度不同，可出现各种异常的肌电图及神经电生理表现。

知识点23：正中神经损伤的治疗　　副高：熟练掌握　正高：熟练掌握

正中神经损伤的治疗方法如下：

（1）非手术治疗：包括理疗、康复训练、中医中药以及给予神经营养药等治疗方法。

（2）手术适应证：①各种原因所引起的正中神经开放性断裂；②牵拉、挤压引起正中神经损伤经非手术治疗，观察3个月仍然未见恢复征象。

知识点24：尺神经损伤临床表现中的感觉障碍　　副高：熟练掌握　正高：熟练掌握

尺神经在腕部损伤时，尺侧手掌以及1个半手指掌面感觉消失或减退；在前臂远侧1/3以上损伤时，因手背支累及而导致尺侧手背及1个半手指背面感觉障碍；小指的感觉功能不会被邻近神经代偿，为尺神经绝对支配区。

知识点25：尺神经损伤临床表现中的运动障碍 副高：熟练掌握 正高：熟练掌握

除拇短展肌、拇短屈肌浅头、拇指对掌肌以及1、2蚓状肌外的所有手内肌均萎缩，环小指外观呈爪状（掌指关节过伸指间关节屈曲），此二指的指关节在掌指关节平伸时不能主动伸直。患者握力减弱、持物不稳、精细动作明显受损，手指夹力减弱或者消失。偶尔这个部位尺神经损伤时，手内肌功能无明显受限制，是因为正中神经在前臂进入尺神经的交通支支配手内肌的缘故；尺神经在肘上发出尺侧腕屈肌及环小指屈指深肌肌支平面以上损伤时，还伴随有尺侧腕屈肌及环小指屈指深肌的麻痹，由于无环小指屈指深肌的牵拉作用，爪形手反而不明显。

知识点26：尺神经损伤临床表现中的特殊体征 副高：熟练掌握 正高：熟练掌握

尺神经损伤临床表现中的特殊体征如下：

（1）Froment征：正常拇、示指用力相捏时，由于手内肌的协同作用，拇指指间关节以及掌指关节均呈微屈曲位。尺神经损伤后，拇短屈肌深头及拇收肌萎缩致拇指掌指关节屈曲减弱，因此拇示指用力相捏时拇指呈掌指关节过伸、指间关节过屈，这就是Froment征阳性。

（2）Wartenberg征：小指不能内收即为阳性。

（3）Fowler征：在爪形手畸形时，用手指压住近节指骨背侧使掌指关节平伸，如果此时爪形手消失即为阳性，这说明伸指肌在掌指关节屈曲时可伸直指间关节，此为行静止性手内肌功能重建术（Zancolli手术）的依据。

知识点27：尺神经损伤的诊断与鉴别诊断 副高：熟练掌握 正高：熟练掌握

（1）上肢外伤史。

（2）尺侧手部以及1个半手指感觉障碍。

（3）环小指爪形畸形，肘部损伤时仍然有环小指屈指深肌及尺侧腕屈肌麻痹。

（4）Froment征、Wartenberg征以及Fowler征阳性。

（5）神经-肌电图检查。依据损伤程度不同，可出现各种异常的肌电图及神经电生理表现。

知识点28：尺神经损伤的治疗 副高：熟练掌握 正高：熟练掌握

临床上，依据尺神经损伤的具体情况，可选择采用非手术治疗或手术治疗方法。

（1）非手术治疗：包括理疗、康复训练、中医中药以及给予神经营养药等治疗方法。

（2）手术适应证：各种原因引起的尺神经断裂、部分损伤或者尺神经炎。

知识点29：桡神经损伤的临床表现　　副高：熟练掌握　正高：熟练掌握

桡神经损伤的临床表现主要包括：

（1）桡神经深支在前臂上1/3部损伤，拇指掌指和指间关节以及其他四指的掌指关节不能主动伸直，拇指桡侧外展有障碍。

（2）桡神经在肱骨中下段损伤者，仍然有垂腕、肱桡肌瘫痪和手背桡侧感觉障碍。

（3）桡神经在肱骨桡神经沟以上损伤时，还会因肱三头肌麻痹而导致伸肘障碍，并且在上臂和前臂出现部分感觉障碍。

知识点30：桡神经损伤的诊断与鉴别诊断　　副高：熟练掌握　正高：熟练掌握

（1）上肢外伤、异常体位压迫或手术史。

（2）垂腕、垂拇、垂指畸形，高位损伤时仍然有肱三头肌麻痹。

（3）桡神经的绝对感觉支配区常常为虎口背侧的一小块区域，有时在拇指背侧区域，其诊断意义不大。

（4）神经-肌电图检查。依据损伤程度不同，可出现各种异常的肌电图及神经电生理表现。

知识点31：桡神经损伤的治疗　　副高：熟练掌握　正高：熟练掌握

对于不同程度的桡神经损伤，可具体判断是否需进行手术治疗。

（1）非手术治疗：包括理疗、康复训练、中医中药以及给予神经营养药等治疗方法。

（2）手术适应证：上肢有外伤史，腕下垂、伸肘、指下垂症状观察1个月无电生理恢复迹象，观察2~3个月无临床进一步恢复迹象、局部皮肤条件许可，可行手术探查。

（3）术后处理：如做神经缝合或神经移植，术后应用石膏托固定神经为松弛位。如做神经移植，石膏固定3~4周；如做神经直接缝合，固定应适当延长至4~6周。固定期间应充分主动和被动活动不需要固定的关节。术后早期可短期适当选用抗生素。术后即开始用神经营养药物。

三、周围神经卡压

知识点32：腕管综合征的病因　　副高：熟练掌握　正高：熟练掌握

（1）腕管内容物体积增大：肿瘤、腱鞘囊肿、滑膜炎、异常肌腹进入腕管。

（2）腕管管道容量减少：月骨脱位、腕关节、腕部骨折。

知识点33：腕管综合征的临床表现　　副高：熟练掌握　正高：熟练掌握

腕管综合征的临床表现主要有：

（1）40～60岁，女性好发，优势手。
（2）手部麻木，以桡侧三指为主，有夜间麻醒史，甩手后则缓解。
（3）晚期可有大鱼际肌萎缩，拇对掌功能受限制。

知识点34：腕管综合征的诊断与鉴别诊断　　副高：熟练掌握　正高：熟练掌握

（1）手部桡侧三指麻木，有夜间麻醒史。
（2）手桡侧三指半感觉有障碍。
（3）晚期大鱼际肌萎缩，拇对掌功能障碍。
（4）特殊试验可呈阳性（Phalen征、止血带试验、反Phalen征、腕部正中Tinel征）。
（5）EMG示腕部正中神经受压制。

知识点35：腕管综合征的治疗　　副高：熟练掌握　正高：熟练掌握

（1）非手术治疗：病程短，症状轻，阳性体征不显著者给予休息、局封、制动或理疗。给予神经营养药物：维生素B_1、地巴唑、维生素B_6、维生素B_{12}等。

（2）手术适应证：①手麻痛，夜间麻醒，影响工作以及生活者；②桡侧3个半手指针刺痛觉减退，或者有手指感觉完全丧失者；③大鱼际肌有萎缩，拇对掌肌力减弱或者不能者；④电生理提醒正中神经腕部卡压者；⑤保守治疗无效，坚决要求手术的患者。

知识点36：旋前圆肌综合征的病因　　副高：熟练掌握　正高：熟练掌握

旋前圆肌综合征的病因主要包括以下几点：
（1）旋前圆肌肥大。
（2）正中神经在旋前圆肌的两个头的背侧经过。
（3）肱二头肌腱膜增厚。
（4）指浅屈肌弓增厚。
（5）起自尺骨的桡侧腕屈肌的一个腱性组织造成压迫。
（6）旋前圆肌至指浅屈肌弓的异常纤维束带压迫。

知识点37：旋前圆肌综合征的临床表现　　副高：熟练掌握　正高：熟练掌握

旋前圆肌综合征的临床表现如下：
（1）前臂近侧掌侧疼痛，手桡侧三指半麻木。
（2）正中神经支配的手内在肌无力或者瘫痪（包括大鱼际肌中拇短展肌、拇对掌肌、拇短屈肌及第1、2蚓状肌）。
（3）拇、示指屈曲无力。

知识点38：旋前圆肌综合征的诊断与鉴别诊断 副高：熟练掌握 正高：熟练掌握

（1）前臂近侧疼痛、抗阻力旋前时疼痛感加剧。

（2）手掌桡侧和桡侧三指半感觉异常，反复旋前动作可诱发麻痛。前臂近端Tinle征阳性。

（3）大鱼际肌轻度萎缩，拇指对掌、拇示指屈曲力量减弱。

（4）EMG示正中神经前臂段感觉和运动传导速度减慢。

知识点39：旋前圆肌综合征的治疗 副高：熟练掌握 正高：熟练掌握

对于旋前圆肌综合征的治疗，可根据病情的严重程度判断是否需手术。

（1）非手术治疗：早期病例可以用消炎、理疗、制动和给予神经营养药物治疗。

（2）手术治疗：症状重、保守治疗无效应该尽早手术探查，松解压迫的束带及解除病因。

知识点40：臂丛神经血管受压综合征 副高：熟练掌握 正高：熟练掌握

臂丛神经及锁骨下动静脉在颈肩部胸廓出口区域受到各种先天或者后天继发因素压迫所致的手及上肢酸痛、麻木、乏力、肌萎缩以及锁骨下动静脉受压症状等一系列临床综合征候群通称为胸廓出口综合征（TOS），亦称为臂丛神经血管受压综合征。临床上通常将其分为：下干型、上干型、全臂丛型及血管受压型，以下干型最多见，亦称为典型臂丛神经血管受压征。

知识点41：臂丛神经血管受压综合征的病因 副高：熟练掌握 正高：熟练掌握

臂丛神经血管受压综合征的主要病因包括：

（1）颈肋。

（2）颈7横突过长。

（3）斜角肌解剖异常。

（4）第1肋抬高、肋锁间隙变狭窄。

（5）异常束带。

（6）锁骨下动脉抬高。

知识点42：下干型臂丛神经血管受压征的临床表现 副高：熟练掌握 正高：熟练掌握

下干型臂丛神经血管受压征的临床表现包括：

（1）好发于20～40岁的女性。

（2）患肢酸痛不适、怕冷、无力、麻木。

（3）手尺侧及前臂内侧感觉障碍，手指分开以及合拢无力，精细动作受限，手内肌萎缩。

知识点43：下干型臂丛神经血管受压征的诊断与鉴别诊断

副高：熟练掌握　正高：熟练掌握

（1）颈肩、臂及手不明原因的麻痛、无力。

（2）手及前臂内侧皮肤麻木。

（3）手部精细动作受限、手内肌肉萎缩、肌力减退，夹纸力减弱。

（4）手尺侧以及前臂内侧刺痛觉改变。

（5）特殊试验可呈阳性（Adson征、Wright征、Eden征、Root征、肋锁挤压试验等）。

（6）辅助检查：①X线片示颈7横突过长颈肋等骨性异常，也可以正常；②EMG示锁骨上下神经传导速度异常，尺神经NCV＜50ms、F反应异常等。

（7）手内肌萎缩要与肘管综合征、腕尺管综合征等鉴别诊断。

知识点44：下干型臂丛神经血管受压征的治疗

副高：熟练掌握　正高：熟练掌握

（1）非手术治疗：对于症状较轻者，可采用非手术治疗，包括适当休息、颈椎牵引、局部理疗、局封治疗及给予神经营养药物、肌肉松弛剂等。

（2）手术适应证：①症状明显，病因明确，如颈肋、颈椎横突过长、颈部可触及软组织硬结或索条者；②症状明显，病因不明确，经保守治疗无效，严重影响工作以及生活，有手术愿望者。

手术方法包括锁骨上前、中、小斜角肌以及异常束带切断术；经锁骨上颈肋或第7颈椎横突切除术；经锁骨上下联合切口第一肋切除术；经腋路第一肋切除术等。

知识点45：上干型臂丛神经血管受压征的临床表现

副高：熟练掌握　正高：熟练掌握

临床上，上干型臂丛神经血管受压征的表现主要有：

（1）好发于40～60岁的中老年人。

（2）颈肩部酸痛不适，患侧肢体无力、麻痛。

（3）肩外侧、前臂以及手桡侧感觉障碍。

知识点46：上干型臂丛神经血管受压征的诊断与鉴别诊断

副高：熟练掌握　正高：熟练掌握

（1）颈肩、臂以及手麻痛、无力。

（2）肩外侧、前臂以及手桡侧针刺痛觉改变。

（3）肩外展、外旋以及屈肘肌力下降。

（4）肩部外侧、胸锁乳突肌后缘中点局封后症状体征减轻或者消失。

（5）辅助检查：EMG示臂丛神经上干神经卡压。颈椎X线片可能正常，也有可能有颈椎增生性改变。

（6）鉴别诊断：该病往往合并颈椎病，应该注意鉴别诊断。

知识点47：上干型臂丛神经血管受压征的治疗 副高：熟练掌握 正高：熟练掌握

（1）非手术治疗：对于症状较轻者，可以采用非手术治疗，包括适当休息、局部理疗、颈椎牵引、局封治疗以及给予神经营养药物、肌肉松弛剂等。

（2）手术适应证：对于症状体征严重，肩及上臂肌肉萎缩，感觉严重障碍，保守治疗无效的患者可以考虑手术治疗。手术时要注意斜角肌起始部分腱性组织的处理。

知识点48：全臂丛神经血管受压征 副高：熟练掌握 正高：熟练掌握

上干型臂丛神经血管受压征+下干型臂丛神经血管受压征也就是全臂丛神经血管受压征。

知识点49：血管受压型臂丛神经血管受压征的临床表现 副高：熟练掌握 正高：熟练掌握

单纯血管受压型臂丛神经血管受压征较为少见，往往同时合并有神经受压征。血管受压型分为动脉受压型以及静脉受压型，动脉受压型临床表现为患肢怕冷、无力、脉搏细弱，甚至可以看到患肢较健肢细小，患侧手掌苍白。静脉受压型表现为肢体充血，上肢下垂时患肢明显充血，呈紫红色。

知识点50：血管受压型臂丛神经血管受压征的诊断与鉴别诊断 副高：熟练掌握 正高：熟练掌握

（1）上肢怕冷，显著无力，可能表现患肢较健肢细小。

（2）患肢脉搏细弱、无力。

（3）肩、肘、手部肌力明显下降。

（4）可以同时有肢体感觉减退。

（5）特殊试验可呈阳性（Adson征、Wright征、Eden征、Root征、肋锁挤压试验等）。

（6）如果系锁骨下静脉受压，则表现为患肢充血，甚至呈紫红色。

（7）辅助检查：EMG可表现为正常或者上肢神经传导速度减慢。颈椎X线片同下干型臂丛神经血管受压征。血管造影可见于锁骨下动脉在第一肋处狭窄，或者呈动脉瘤样改变。

锁骨下静脉在第一肋处狭窄。

知识点51：血管受压型臂丛神经血管受压征的治疗　　副高：熟练掌握　正高：熟练掌握

（1）非手术治疗：症状较轻或不愿手术者，可以试做体位治疗，即耸肩、双上肢交叉握于胸前。

（2）手术治疗：与下干型臂丛神经血管受压征相同。必要时切除第一肋。

知识点52：肘管综合征的病因　　副高：熟练掌握　正高：熟练掌握

肘管综合征的病因包括：

（1）肘部外伤：骨折，骨痂异常增生，肘部外翻畸形。

（2）肘部关节病变：退行病变，类风湿关节炎以及风湿性关节炎、结核。

（3）尺神经滑脱：反复滑脱、挤压、摩擦等创伤反应。

（4）腱性压迫：尺侧腕屈肌两头，纤维束带，Struthers弓。

（5）其他：肿瘤、血肿等。

知识点53：肘管综合征的临床表现　　副高：熟练掌握　正高：熟练掌握

（1）手尺侧及尺侧一指半感觉异常麻木不适，麻痛感或者蚁走感。

（2）查体：尺神经支配区感觉有障碍，尺神经支配手内肌萎缩，爪形手畸形。也可有尺侧屈腕肌、尺侧指深屈肌萎缩、肌力减弱。

（3）特殊试验可呈阳性（Froment征、屈肘试验、Waternburg征、肘部Tinel征等）。

知识点54：肘管综合征的诊断与鉴别诊断　　副高：熟练掌握　正高：熟练掌握

（1）手尺侧以及尺侧1指半感觉减退或异常，前臂内侧感觉正常。

（2）拇收肌萎缩、骨间肌萎缩，爪形手畸形。

（3）肘部陈旧性骨折。

（4）肘部尺神经滑脱、增粗或者压痛。

（5）特殊试验可呈阳性（Froment征、屈肘试验、Waternburg征、肘部Tinel征等）。

（6）EMG示尺神经在肘部卡压。

知识点55：肘管综合征的治疗　　副高：熟练掌握　正高：熟练掌握

（1）非手术治疗：对于病程短、不愿手术以及症状轻者可给予制动、理疗及药物治疗等。

（2）手术适应证：①环小指及手掌手背尺侧麻痛、感觉异常；②手内在肌萎缩或者爪形手畸形；③电生理提示尺神经肘管段受压制；④保守治疗无效。

知识点56：腕尺管综合征的病因 副高：熟练掌握 正高：熟练掌握

（1）创伤，反复腕关节创伤史、腕掌部骨折或者脱位。
（2）腱鞘囊肿。
（3）纤维束带、腱弓压迫。
（4）肿瘤，脂肪瘤、血管瘤。
（5）其他，尺动脉栓塞、类风湿关节炎。

知识点57：腕尺管综合征的临床表现 副高：熟练掌握 正高：熟练掌握

腕尺管综合征的临床表现主要有：
（1）环小指麻木，感觉减退或者消失。
（2）手指无力，尤其对捏功能以及精细动作差。
（3）尺神经腕背支支配手背尺侧感觉正常，而环指尺侧小指掌侧感觉异常，小鱼际肌、骨间肌萎缩，环小指呈爪形手畸形伴手指分开、合拢受限制。

知识点58：腕尺管综合征的诊断与鉴别诊断 副高：熟练掌握 正高：熟练掌握

（1）手尺侧1指半感觉减退，手背尺侧感觉正常。
（2）小鱼际肌、骨间肌萎缩，环小指爪形手畸形伴手指分开、合拢受限制。
（3）特殊试验可呈阳性（Froment征、Tinels征、夹纸试验等）。
（4）EMG示尺神经在腕部卡压。

知识点59：腕尺管综合征的非手术治疗 副高：熟练掌握 正高：熟练掌握

（1）适应证：①早期病例（只有感觉障碍者）；②不愿进行手术治疗或者伴随有其他疾病不宜手术者。
（2）给予神经营养药、局封、制动、物理治疗。

知识点60：腕尺管综合征的手术适应证 副高：熟练掌握 正高：熟练掌握

（1）手尺侧麻痛，环指尺侧半以及小指针刺痛觉减退或丧失者。
（2）骨间肌、小鱼际肌萎缩，爪形手形成者。
（3）电生理提醒尺神经腕部卡压者。
（4）保守治疗无效，或者患者坚决要求手术者。

知识点61：骨间背神经卡压综合征的病因 副高：熟练掌握 正高：熟练掌握

（1）Froshe弓压迫。

（2）桡侧返动脉压迫。
（3）纤维束压迫。
（4）桡侧腕短伸肌内腱性缘压迫。
（5）其他，肿瘤、创伤、炎症等。

知识点62：骨间背神经卡压综合征的临床表现

副高：熟练掌握　正高：熟练掌握

（1）肘外侧疼痛、酸胀、沉重不适感，夜间加剧。上可放射到肩，下至前臂下段、向手腕背放射。

（2）伸指伸拇无力，前臂旋后无力，逐渐导致障碍。

（3）肱骨外上髁下3～4cm处有一显著压痛点，偶尔可扪及条索样肿块，有明显压痛。

知识点63：骨间背神经卡压综合征的诊断与鉴别诊断

副高：熟练掌握　正高：熟练掌握

（1）肘外侧有一显著压痛点。虎口区域无感觉障碍。
（2）不能伸指伸拇。
（3）抗阻力旋后诱发疼痛，中指试验阳性。
（4）EMG示桡神经深支卡压。

知识点64：骨间背神经卡压综合征的治疗　　副高：熟练掌握　正高：熟练掌握

（1）非手术治疗：早期、症状轻可行局封方法，部位于肘外侧、肱骨外上髁下方压痛点。

（2）手术适应证：①保守治疗无效；②不能伸拇及2～5指或肌力下降者；③EMG示骨间背侧神经卡压者。

知识点65：肩胛背神经卡压综合征的病因　　副高：熟练掌握　正高：熟练掌握

肩胛背神经从颈5神经根发出后穿过中斜角肌的起始部纤维腱性组织，在此处受压制而产生肩胛背神经卡压综合征。

知识点66：肩胛背神经卡压综合征的临床表现　　副高：熟练掌握　正高：熟练掌握

（1）常见于中年女性。
（2）肩背部不适、酸痛，亦可伴随有上前胸壁、侧胸壁或腋下不适，上肢无力等典型体征。
（3）胸3、4棘突旁2～3cm处或者胸锁乳突肌后缘中点有明显压痛点。

知识点67：肩胛背神经卡压综合征的诊断与鉴别诊断

副高：熟练掌握 正高：熟练掌握

（1）沿肩胛背神经走行有压痛感，胸锁乳突肌后缘中点及胸3、4棘突旁2～3cm处压痛最明显。按压该痛点可感同侧手发麻症状。

（2）可合并有胸廓出口综合征。

（3）颈部痛点局封，症状可消失。

知识点68：肩胛背神经卡压综合征的治疗 副高：熟练掌握 正高：熟练掌握

肩胛背神经卡压综合征的治疗如下：

（1）非手术治疗：早期、症状轻可用局封和理疗治疗。

（2）手术适应证：①保守治疗无效；②症状重可以考虑手术减压。

知识点69：肩胛上神经卡压综合征的病因 副高：熟练掌握 正高：熟练掌握

肩胛上神经卡压综合征是由于肩胛上神经在肩胛切迹处受压制而产生。

知识点70：肩胛上神经卡压综合征的临床表现 副高：熟练掌握 正高：熟练掌握

（1）曾有患侧上肢外伤史，包括跌倒患侧手撑地，以后逐渐出现背部不适症状。

（2）肩外展无力。

（3）肩外旋无力或受限，特别是开始30°外展时无力。

（4）冈上肌、冈下肌萎缩。

（5）肩胛切迹处压痛明显。

知识点71：肩胛上神经卡压综合征的诊断与鉴别诊断

副高：熟练掌握 正高：熟练掌握

（1）颈肩部酸痛，冈上肌、冈下肌萎缩。

（2）肩外展无力，上臂交叉试验阳性。

（3）肩胛切迹处压痛明显。

（4）EMG示肩胛上神经传导速度减慢。

（5）肩胛切迹处局封后症状缓解，肩外展肌力恢复。

知识点72：肩胛上神经卡压综合征的治疗 副高：熟练掌握 正高：熟练掌握

（1）非手术治疗：早期、症状轻可用局封和理疗治疗。

（2）手术适应证：①保守治疗无效；②冈上肌、冈下肌萎缩；③肩胛上神经传导速度减慢。

第十一节　四肢血管损伤

知识点1：四肢血管损伤根据有无伤口分类　　副高：熟练掌握　正高：熟练掌握

根据有无伤口，四肢血管损伤分类如下：

（1）开放性血管损伤：多数由于致伤物刺入造成血管损伤，可伴有皮肤、肌肉甚至骨关节损伤，少数病例是由骨折端向外刺伤而造成开放性损伤。

（2）闭合性血管损伤：通常因钝性损伤等所致，也可因骨折端刺伤，导致血管痉挛、挫伤或断裂。闭合性损伤比较少见，因无伤口容易漏诊，不可忽视。

知识点2：四肢血管损伤根据血管壁受损程度与病理解剖特点分类　　副高：熟练掌握　正高：熟练掌握

根据血管壁受损程度与病理解剖特点，可将四肢血管损伤分类如下：

（1）完全断裂：四肢主要动脉血管完全性断裂可引起喷射状大出血，常伴随有休克，还可导致肢体缺血。如血管断端回缩、管腔闭塞或血栓形成时，出血便可自行停止。

（2）部分断裂：由于血管壁尚有部分相连，多数四肢主要动脉部分断裂的裂口常不能自行闭合，因此，出血量常较完全性裂伤为多并且不易自止，即使暂时停止，还有再度出血的危险。动脉部分断裂后，少数会形成假性动脉瘤或动静脉瘘。

（3）血管壁挫伤：血管壁的连续性仍然存在，没有明显破口，但血管壁各层组织造成不同程度的损伤，随后此段血管可以发生血管痉挛、血栓形成，亦易继发外伤性动脉瘤以及血栓脱落造成远端末梢血管受阻。

（4）血管痉挛：主要发生于动脉，通常由于损伤、骨折端刺激或较长时间的暴露与手术牵拉造成。长时间血管痉挛可以导致血管栓塞，血流中断，甚至造成肢体坏死，后果与动脉完全断裂相同。

（5）外伤性假性动脉瘤及动静脉瘘：为血管损伤的并发症或者后遗症。

知识点3：四肢血管损伤的临床表现与诊断　　副高：熟练掌握　正高：熟练掌握

（1）出血：肢体主要血管断裂或者破裂都有较大量出血，开放性血管损伤时出血呈续流状或喷射状。闭合性血管损伤时肢体通常因内出血而显著肿胀，有时形成张力性或者搏动性大血肿。

（2）肢体远端血供障碍：主要表现是由于肢体主要动脉血管断裂造成肢体远端缺血的“5P”体征（pain疼痛、pallor苍白，pulselessness动脉搏动消失、paralysis瘫痪，paresthesia感觉异常），以及肢体皮温下降，毛细血管回充盈时间延长等。

（3）感觉障碍：伴随着缺血时间的延长，肢体由疼痛转为感觉减退、麻木，最后感觉可完全丧失。但是感觉障碍也可能是神经损伤的结果。

（4）运动障碍：肌肉对缺血较为敏感，缺血时间稍长，肌肉运动力即减退以至完全丧失。运动障碍也可能是运动神经缺血、损伤导致。

（5）肢体远端皮肤切开无活跃性出血或出血较慢。

知识点4：四肢血管损伤的急救处理　　副高：熟练掌握　正高：熟练掌握

四肢血管损伤的急救处理主要包括以下方法：

（1）手压止血法：是现场急救最简捷的应急止血措施。可用手指或者手掌压迫动脉于近端（静脉干则压迫于远端），将血管压向深部骨骼，以此争取时间采取其他止血措施。

（2）加压包扎法：四肢血管损伤大多采用加压包扎法止血。以无菌纱布、敷料填充覆盖伤口，外用绷带加压包扎，加压的力量以能止血为限度，肢体远侧仍保持有循环。

（3）止血带法：其适应证主要是四肢动脉干损伤以及出血、又不能用其他临时止血法控制者。使用恰当可挽救一些大出血伤员的生命，使用不恰当则可带来严重并发症，以致引起肢体坏死、肾衰竭，严重时甚至死亡。

（4）钳夹止血法：通常需在术中或有手术条件的前沿医疗救治机构进行，将止血钳或者血管钳一起包扎在伤口内，迅速运送。

（5）缝线结扎法：无修复条件或者无须修复的四肢血管损伤如需要长途运送，可以结扎血管断端，加压包扎伤口，迅速运送。

知识点5：四肢血管损伤的手术治疗原则　　副高：熟练掌握　正高：熟练掌握

四肢血管损伤的救治应遵循先整体后局部的原则，分清缓急情况，在保证生命安全的情况下，尽早恢复肢体的血供，防止肌肉等组织发生因缺血而导致的不可逆性损害。

（1）及时止血，减少失血量。

（2）及时输血、输液，补充血容量，纠正休克。

（3）并发头颅、胸腹伤者，应该首先处理。

（4）彻底清创，并且同时探查血管损伤情况，及早进行血管修复。

（5）大血管可在肉眼下吻合，中、小血管应该在手术显微镜下吻合，保证吻合质量，提高成功率。

（6）血管缺损者不可勉强在张力作用下吻合，可采用血管移植术。

（7）伴有骨关节损伤的四肢血管损伤，在修复血管之前应该妥善进行整复以及固定，以免血管出现继发性损伤。

知识点6：四肢血管损伤的手术时机与适应证　　副高：熟练掌握　正高：熟练掌握

四肢血管损伤尤其是动脉损伤的处理时间与病死率、感染率、截肢率和肢体缺血性挛缩发生率均有密切关系。肢体组织对缺血的耐受性伴随其组成细胞对缺氧的敏感程度不同而不同，骨骼肌和周围神经对于缺血的耐受性较皮肤和皮下组织为低。通常认为常温下6~8小时恢复肢体供血比较安全，肢体缺血超过8小时，则修复的疗效锐减。但是临床上部分侧支循环尚好的四肢动脉损伤，由于伤肢肌肉尚未达到不可逆的变性和坏死程度，即使超过此时限也应该争取修复血管。因此，对四肢动脉损伤，除考虑时间因素外，还应考虑损伤部位、气温、伤情和急救等因素，如高位动脉伤（如锁骨下动脉、股动脉、腋动脉、腘动脉）、钝性挤压伤、严重骨折与软组织伤、天气炎热以及使用止血带等，都易加重肌肉坏死程度。

知识点7：四肢血管损伤手术治疗的清创术　副高：熟练掌握　正高：熟练掌握

及时彻底的清创术是预防感染和成功修复组织的前提，术者应对伤口进行严格的清洗、消毒，在充气止血带下进行清创手术，术中清除一切挫伤失活的组织，通过清创术，使伤口成为外科切口样创面。清创的步骤要由浅入深，切除挫伤及失去活力的皮肤、皮下组织、肌肉，清除游离碎骨片、血肿以及异物，保护重要组织。对损伤血管的清创尤其重要，是取得血管修复成功的重要环节。大血管可在肉眼下清创，中、小血管应该在手术显微镜下清创。在清除血管外周组织的同时，应认真观察血管损伤程度，如果血管挫伤严重或者已有栓塞，应切除伤段直至正常血管组织。

知识点8：四肢血管损伤手术治疗中血管痉挛的处理　副高：熟练掌握　正高：熟练掌握

由于损伤、骨折端刺激或受压引起的动脉痉挛处理不及时会导致骨筋膜间隙综合征以及缺血性肌肉挛缩，尤其是闭合性损伤所致的血管痉挛容易漏诊，应引起重视。血管痉挛也会发生在初次手术探查或血管吻合术后，无论何种原因造成的血管痉挛，在确认无血管栓塞后，局部敷以罂粟碱并且外用温盐水湿热敷5~10分钟，然后在放大镜或者手术显微镜下采用血管外膜剥离、血管壁对抗牵拉的方法解除痉挛，通常血管痉挛即可解除。如果血管痉挛仍未缓解，可采用局部液压扩张法，直至血管痉挛解除。

知识点9：手术治疗中血管吻合术的一般原则　副高：熟练掌握　正高：熟练掌握

手术治疗中血管吻合术的一般原则有：

（1）血管显露要清楚，以便于进行血管吻合。

（2）吻合的血管断端为正常结构。

（3）吻合的血管口径应大致相同。

（4）血管吻合处的张力适中。

（5）血管吻合处的针距、边距均匀，针数适当，进针与打结准确。

（6）补针及血管冲洗。缝合血管结束且开放血管夹后虽经压迫止血，有时仍可见缝线间出现喷血，此时应暂时阻断血流，在漏血处予以全层缝补止血。另外，在吻接血管过程中，应该合理地进行肝素生理盐水冲洗，以防血管吻合后形成栓塞。

（7）平整良好的血管床以及皮肤覆盖。

知识点10：手术治疗中血管吻合术的血管吻合方法

副高：熟练掌握 正高：熟练掌握

手术治疗中血管吻合术的血管吻合方法包括：

（1）对端吻合法：是最为常用的吻合方法。血管对端吻合的缝合方法包括连续缝合法（或定点连续缝合法）以及间断缝合法。连续缝合法适用于大血管和中血管，可在肉眼下进行。间断缝合法适用于小血管，需要在手术显微镜下进行。

（2）端侧吻合法：适用于血管一端不适合切断或两断端口径相差过大的血管。端侧吻合的角度，以45°为宜；角度不可过小，以免影响血流。

（3）套叠吻合法：适用于两断端口径不同的血管，尤其是近心端动脉或远心端静脉的管径较细时，按照血流方向，将其套入另一血管端的管腔内，进行套叠吻合。血管直径＜0.5mm或＞3mm时，套叠缝合法的通畅率不如对端吻合法高。

知识点11：四肢血管损伤手术治疗中的血管移植术

副高：熟练掌握 正高：熟练掌握

吻合血管时，如果有缺损或对端吻合处存在明显张力，应采用血管移植术，而不应勉强缝合。目前经常用的移植材料有自体静脉、自体动脉，以及人工血管。对四肢血管缺损，目前公认自体静脉移植术是最常用和最有效的方法。自体动脉移植只在偶然情况下才有机会施行，如一侧创伤性截肢不宜再植时，可利用其动脉修复另一肢体血管伤。人造血管移植的使用率不如自体静脉移植，只有在不适于用自体静脉移植时，才会考虑用人造血管修复。

知识点12：四肢血管损伤手术治疗中深筋膜切开术

副高：熟练掌握 正高：熟练掌握

无论直接或间接原因导致的四肢血管损伤，若肢体的肌肉组织缺血、缺氧时间过长，重建血液循环后毛细血管通透性增加，肌肉组织水肿及组织间渗液明显增加，可使骨筋膜间隙内压力增高而出现骨筋膜间隙综合征。深筋膜切开术是处理四肢动脉损伤中常用的辅助手术，切开深筋膜可以解除血管、神经和肌肉受压，减少肢体和肌肉坏死的机会。深筋膜切口要求足够大，一般需切到肌腱与肌腹交界处，务必使肌肉受压情况彻底解除。深筋膜切开术后7～10天待肢体消肿后行游离皮片移植闭合伤口。

第二章　关　节　病

第一节　骨与关节化脓性感染

一、化脓性骨髓炎

知识点1：化脓性骨髓炎的种类　　副高：掌握　正高：掌握

化脓性骨髓炎包含急性化脓性骨髓炎、脊椎化脓性骨髓炎、髂骨化脓性骨髓炎和慢性骨髓炎。

知识点2：急性化脓性骨髓炎的病因　　副高：掌握　正高：掌握

急性化脓性骨髓炎最常见于3～15岁的儿童和少年，即骨生长最活跃的时期，男性多于女性。不论有无原发病灶，血流中有细菌，是造成骨髓炎的先决条件，但还须具备诱发的条件，才能造成骨感染。其条件如下：

（1）机体抵抗力：骨髓炎的发病概率决定于人体抵抗力的强弱，所以在临床上经常看到有些患者很严重，有的就比较轻。影响抵抗力的因素很多，如久病初愈、营养不良、体弱、过度疲劳、着凉等因素。

（2）局部抵抗力：创伤不是引起骨髓炎的直接原因，但是与发病可能有间接关系，在临床上病人通常主诉有创伤史，有可能由于损伤使局部抵抗力降低，有利于细菌繁殖。

（3）细菌的毒力：毒力大者发病重；细菌数少，毒力小者则发病轻。

知识点3：急性化脓性骨髓炎的病理　　副高：掌握　正高：掌握

基本病理变化是骨组织急性化脓性炎症，引起骨质破坏、吸收、死骨形成；同时出现的修复反应是骨膜新生骨的形成。在早期以骨质破坏为主，晚期以修复性新生骨增生为主。急性血源性骨髓炎通常发生在长管状骨的干骺端，因是终末动脉，血流较慢，细菌栓子容易停留。细菌的繁殖和局部骨组织的变态反应引起一系列炎症病变，结果使骨组织坏死，形成一个比较小的骨脓肿。若细菌的毒力小，或者是机体的抵抗力强，则骨脓肿可限局化，形成限局性骨脓肿。但一般病灶继续扩大，侵及更多的骨组织，甚至波及整个骨干。

知识点4：急性化脓性骨髓炎的临床表现　　副高：掌握　正高：掌握

（1）全身症状：发病突然，开始即有明显的全身中毒症状如发冷、寒战、体温急剧上升等，多有弛张热，高达39～40℃，脉搏加速，口干，缺乏食欲。可有头痛、呕吐等脑膜刺激症状，患者烦躁不安，严重者可有谵妄，昏迷等败血症表现，或者发生中毒性休克，甚至有死亡者。外伤导致的急性骨髓炎，应警惕并发厌氧菌感染的危险。

（2）局部症状：早期有局部剧烈疼痛和搏动性疼痛，肌肉的保护性痉挛，局部皮温增高，深压痛感，没有明显肿胀。骨膜下脓肿形成后，可有局部皮肤水肿，发红等表现。脓肿穿破骨膜进入软组织后，局部压力减轻，疼痛缓解，但是红、肿、热、痛症状明显，并可出现波动感。脓液进入骨干骨髓腔后，整个肢体有剧痛肿胀，骨质疏松，通常可发生病理性骨折。

（3）根据病理变化的不同时间临床表现有所区别，可分为3期：

1）骨膜下脓肿前期：发病后2～3天，骨髓腔内只有炎性充血、肿胀，或有极少量的脓血，未形成骨膜下脓肿，除全身感染症状外，患肢局部肿胀和压痛局限于病灶区，如在此期间确诊和及时治疗，预后甚佳。

2）骨膜下脓肿期：发病3～4天，骨髓腔脓液增多，压力较大，可将骨膜掀起，形成骨膜下脓肿。临床上表现肢体节段性肿胀，并有明显压痛，如在此期能得到及时而有效的处理，其预后仍较佳。

3）骨膜破裂期：发病后7～12天，骨膜下脓肿由于积脓更多，张力更大而破裂。脓液流到周围软组织内，此时由于骨膜下减压而疼痛反减轻。局部压痛加剧，整个肢体肿胀，皮肤红、热，可有波动。在这期间虽经切开引流，仍难免形成慢性骨髓炎的可能。

临床表现因年龄而不同。成人症状不典型，较轻，病程缓慢，容易误诊。儿童症状则较重。与之相反，婴幼儿全身症状大多较轻，易被忽视。

知识点5：急性化脓性骨髓炎的辅助检查 副高：掌握 正高：掌握

（1）X线检查：X线检查在早期常无骨质改变，一般在发病2周后才开始显示病变。但是早期摄片可作为对照；早期是无骨质改变的X线征，并不能排除骨髓炎。应该以临床表现为依据，否则，会延误诊断和治疗。2～3周以后，X线表现骨质疏松，骨松质内可见微小的斑片状破坏区。通常在干骺端处有一模糊区和因骨膜被掀起，会有明显的骨膜反应以及层状新骨形成，并可见到肿胀的软组织阴影。数周以后出现骨皮质内、外侧虫蚀样破坏现象，骨质脱钙及周围软组织肿胀阴影，偶尔出现病理性骨折。

（2）CT检查：CT可清楚显示髓内及软组织脓肿内气体，可以更早期显示骨质破坏，特别是一些解剖特殊部位：例如骨盆、下颌骨、脊柱、锁骨等应用更多。CT显示骨皮质侵蚀和破坏不仅优于X线平片，甚至优于MRI和核素扫描，尤其是在显示死骨方面。

（3）磁共振成像：在骨髓炎早期MRI即可显示病变部位骨内和骨外的变化，包括病变部位的骨髓破坏、骨膜反应等。

（4）B超：超声虽然不能穿过骨骼，但是能够探测到早期软组织的改变，可以弥补X线检查对软组织病变不易显示的不足。

（5）放射核素骨显像：对于早期诊断骨髓炎有着重要价值。常用的骨显像剂为^{99m}锝－亚甲基二膦酸盐（^{99m}Tc-MDP），可用来鉴别骨髓炎和软组织病变。应用^{99m}Tc扫描时应该结合“血流相图像”解释骨髓炎病变。“血流相图像”是指静脉注射放射性核素后1秒和3～4小时后获得的图像。

知识点6：急性化脓性骨髓炎的诊断 副高：掌握 正高：掌握

急性骨髓炎的诊断是综合性诊断，有下列表现都应该考虑有急性骨髓炎的可能。

（1）急骤的高热与败血症表现。

（2）长骨干骺端疼痛并且不愿活动肢体。

（3）病变区有明显的压缩痛感。

（4）白细胞计数和中性粒细胞数增高。

（5）局部分层穿刺具有重要的诊断意义，即在压痛明显处进行穿刺，边抽吸边深入，不要一次性穿入骨内，抽出浑浊液体或者血性液做涂片检查与细菌培养涂片中发现大量脓细胞或菌，便可明确诊断。

（6）影像学表现：X线检查，由于急性骨髓炎起病后14天内X线检查通常无异常发现，因此早期X线检查对诊断无太大帮助。通常早期的X线表现为层状骨膜反应与干骺端骨质稀疏。2周后必须复查X线片。CT检查可以提前发现骨膜下脓肿，对细小的骨脓肿仍难以显示。核素骨显像通常与发病后48小时内即可有阳性结果，但是不能作出定性诊断，只能确定位置，因此只有间接助诊价值。

知识点7：急性化脓性骨髓炎的鉴别诊断 副高：掌握 正高：掌握

（1）急性风湿热：患者大多有慢性病容，心悸、心脏杂音，合并游走性关节肿胀、疼痛和活动受限，血沉、抗O等血液检查通常呈阳性。白细胞计数增高以单核为主，总数少于骨髓炎。

（2）蜂窝织炎：肿胀及压痛虽然比较广泛，但是常常局限于患区一侧或以该侧最显著。周身症状较骨髓炎为轻。

（3）化脓性关节炎：全身症状与骨髓炎相似，局部肿胀、压痛多在关节处，肌肉痉挛，患肢轻度屈曲，关节活动明显受限制，早期X线可以表现关节间隙增宽，关节穿刺往往可以做出明确诊断。

（4）恶性骨肿瘤：特别是尤因肉瘤，常伴发热、白细胞增多、X线显示“葱皮样”骨膜下新骨形成等现象，需要与骨髓炎鉴别。鉴别要点为：尤文肉瘤通常发生于骨干，范围比较广，全身症状不如急性骨髓炎重，但却有明显夜间痛，表而可有怒张的血管。局部穿刺吸取活组织检查，可以确定诊断。

知识点8：急性化脓性骨髓炎的治疗 副高：掌握 正高：掌握

急性骨髓炎治疗成功的关键是早期诊断、早期应用大剂量有效抗生素和适当的局部处理。一旦形成脓肿，应及早切开引流，防止死骨形成，使病变在早期治愈。

（1）全身支持治疗：包括充分休息和良好护理，注意水、电解质平衡，少量多次输血，预防发生压疮以及口腔感染等，给予易消化的富于蛋白质和维生素的饮食，使用镇痛药，使得患者能够得到较好的休息。

（2）联合应用抗菌药物：及时采用足量并且有效的抗菌药物，开始可选用广谱抗生素，通常用两种以上联合应用，以后再依据细菌培养和药物敏感试验的结果以及治疗效果进行调整。抗生素应继续使用至体温正常、症状消退2周左右。

（3）切开减压引流：这是防止病灶扩散和死骨形成的有效措施。如果联合应用大量抗生菌治疗不能控制炎症或者已经形成脓肿，应该及早切开引流，以防止脓液自行扩散，造成广泛骨质破坏。手术除切开软组织脓肿外，还需要在患骨处钻洞开窗，去除部分骨质，暴露髓腔感染部分，从而充分减压引流。

（4）局部固定：用适当夹板或者石膏托限制活动，抬高患肢，以防止畸形，减少疼痛、避免病理骨折。

知识点9：脊椎化脓性骨髓炎的病因　副高：掌握　正高：掌握

常见致病菌为金黄色葡萄球菌以及表皮葡萄球菌。但是由于近年来抗生素的泛用及耐药菌株出现，体质弱、免疫力低下者加上同时患有其他疾病者，一般的条件致病菌都存在可能引起发病，例如大肠埃希菌感染、白色念珠菌感染等。

知识点10：脊椎化脓性骨髓炎的临床表现　副高：掌握　正高：掌握

起病急骤，有持续寒战、高热等脓毒败血症症状。局部剧烈疼痛，椎旁肌痉挛，脊柱活动受限，棘突压痛，强迫病人卧床，惧怕移动身体，而且烦躁。椎骨骨髓炎常伴椎间盘炎症、椎旁软组织炎症，甚至椎旁脓肿，容易向软组织蔓延是椎骨骨髓炎的一个显著特征。有时可合并脊髓炎，引起患者双下肢麻木无力等症状。可有放射状疼痛、叩击痛及一侧肢体不适，严重者可引起双下肢麻木无力，甚至截瘫。

知识点11：脊椎化脓性骨髓炎的辅助检查　副高：掌握　正高：掌握

起病数日至数周内X线平片可无改变，脊椎骨髓炎X线片可以显示椎间隙狭窄，终板侵蚀以及相邻椎体破坏。放射性核素检查对发现骨髓炎灵敏度较高，但是特异性差，检查时间较长是其缺点。CT扫描能分别显示骨与软组织改变，直至1周后骨髓才见模糊低密度等改变。MRI使用脂肪抑制序列和顺磁性造影剂在显示炎症蔓延时具有更高的敏感性以及准确性，这种敏感性主要体现在MRI可早期显示骨髓内病变，而骨髓内出现异常信号是诊断急性骨髓炎的最可靠的指标。MRI检出脊椎骨髓炎的能力相当于放射性核素，能够做出早期诊断，其效果明显优于X线片及CT检查。

白细胞总数明显增高，血沉及C反应蛋白增高，血培养为阳性。

知识点12：脊椎化脓性骨髓炎的诊断及鉴别　副高：掌握　正高：掌握

脊柱化脓性骨髓炎临床上典型病例通常表现为局部剧痛，活动受限等症状，当累及脊髓或神经根时可出现神经功能障碍通常能引起人们重视，做相应的检查而得到早期诊断。对于反复出现的脊椎部位疼痛，尤其近期内有感染灶经治疗，但是病情反复，不愈合者，以及体质弱、免疫力低下者应该检查血象、ESR、C反应蛋白、X线片甚至MRI。因为MRI能早期提供软组织、脓液骨成像改变的信息，对于脊柱化脓性骨髓炎早期诊断更为敏感、特异。

本病需要与脊椎结核进行鉴别诊断，结核一般起病缓慢，为慢性、进行性，X线片体表显现有严重的骨质破坏，通常出现“驼峰”畸形，虽也有骨刺形成，但不会形成化脓性脊椎炎式骨桥。

知识点13：脊椎化脓性骨髓炎的治疗　副高：掌握　正高：掌握

（1）脊柱化脓性骨髓炎的治疗手段目前仍然存在较大争议。传统治疗主要是应用抗生素、卧床、制动，增加营养，提高体质，促进康复。但由于病灶未清除，吸收不彻底，经常残留一定程度的病残。随着医疗条件的提高及人们对该病的不断认识，手术病灶清除植骨融合已经成为常规治疗手段。

（2）脊柱化脓性骨髓炎手术指征：①由于严重下腰痛或背痛而不能行走超过1个月时间；②尽管行保守治疗，椎体破坏仍然进展迅速，血沉或者C反应蛋白持续不降；③严重的临床症状如高热以及体重下降，保守治疗不能控制病情；④出现硬膜外脓肿或者肉芽组织压迫导致的神经症状。

知识点14：髂骨化脓性骨髓炎的X线表现　副高：掌握　正高：掌握

髂骨骨髓炎多由血行感染所致，常见于20岁以内的青年和儿童，病变起始于髋臼上缘，向整个髂骨蔓延，并可侵犯髋关节及骶髂关节，但后者较少见。

X线平片在3周时间内通常无明显发现，但轴向计算机X线断层照相（ACT）可以早期查出病变。^{99m}锝（^{99m}Tc-MDP）骨闪烁扫描检查灵敏度高。骨内脓肿形成后，容易穿破较薄的髂骨流向软组织，使破坏区逐渐局限化，破坏区周围骨质增生更为显著。此时，破坏区中脓液以及坏死组织逐渐被肉芽组织代替，髂骨呈现圆形或卵圆形骨缺损，其边缘较光滑，周围有较宽的骨质增生硬化产生。因髂骨皮质薄，血运丰富，因此无大块死骨形成，即使有小片死骨形成，易由窦道排出，故X线片上死骨不多见。在痊愈期骨再生能力低下，骨缺损可以终生存在。

知识点15：髂骨化脓性骨髓炎的治疗　副高：掌握　正高：掌握

（1）全身治疗：同急性血源性骨髓炎。

（2）局部治疗：经抗生素治疗后，全身或者局部情况不见好转或已有脓肿形成者，应行手术治疗。手术以切开引流为主，如果病情允许，可以在引流脓肿的同时清除髂骨病灶，冲洗后置入抗生素缝合切口，另外做低位切口引流。对慢性髂骨骨髓炎，应该彻底切除病变以及窦道，消灭无效腔，缝合切口，行滴注引流术。

知识点16：慢性骨髓炎的病因 副高：掌握 正高：掌握

急性骨髓炎治疗不彻底，引流不畅，在骨内遗留脓肿或死骨时，即转为慢性骨髓炎。形成慢性骨髓炎常见的原因如下：

（1）在急性期未能及时适当治疗，有大量死骨形成。

（2）有死骨或弹片等异物以及无效腔的存在。

（3）局部广泛瘢痕组织以及窦道形成，循环不佳，有利于细菌生长，而抗菌药物又不能达到。

（4）其他诱因有糖尿病、服用激素、营养不良以及免疫缺陷等。

知识点17：慢性骨髓炎的病理 副高：掌握 正高：掌握

急性骨髓炎炎症消退后，反应性新生骨形成、死骨分离，病灶区域存留的无效腔、死骨和窦道是慢性骨髓炎的基本病理变化。

知识点18：慢性骨髓炎的临床表现 副高：掌握 正高：掌握

临床上进入慢性炎症期时，有局部肿胀，骨质增厚，表面粗糙，有压痛感。如有窦道，伤口长期不愈合，偶尔有小块死骨排出。有时伤口暂时愈合，但由于存在感染病灶，炎症扩散，会引起急性发作，有全身发冷发热症状，局部红肿，经切开引流，或者自行穿破，或者药物控制后，全身症状消失，局部炎症也逐渐消退，伤口愈合，如此反复发作。全身健康状况较差时，也容易引起发作。

知识点19：慢性骨髓炎的辅助检查 副高：掌握 正高：掌握

（1）X线平片可提供有价值的诊断信息，如果出现骨质减少、虫蚀样改变及周围软组织肿胀，则强烈提醒存在骨髓炎。CT表现为软组织肿胀广泛，不仅见于骨病变相邻的肌肉、肌间隙或皮下组织，还会累及远隔部位；脓肿样囊腔及骨膜下脓肿形成；软组织内出现气体、脂液平面和窦道等，这些都是骨髓炎的可靠征象。MRI上骨髓病灶表现为T_1WI上信号强度减低，T_2WI或STIR上信号强度增高；不均匀增厚的骨皮质表现为T_1WI，T_2WI均为低信号；脓肿的表现则与液体相类似，即在T_1WI上呈低信号，在T_2WI上呈高信号，增强后腔壁呈环状，而脓腔无明确强化表现。

（2）绝大多数患者血沉（ESR）和C反应蛋白（CRP）升高，但实验室检查无特异性，必要时可行放射性核素骨扫描。诊断的金标准是通过活检取死骨进行组织学和微生物学检查。

（3）窦道造影。经久不愈的窦道，须清除病骨无效腔或死骨后才能愈合，因此，临床上必须先了解窦道的深度、径路、分布范围及其与无效腔的关系。一般采用窦道造影，即将造影剂（12.5%碘化钠溶液、碘油或硫酸钡胶浆）注入窦道内，进行透视和摄片观察，可充分显示窦道，以便做到彻底清除无效腔和窦道，促使其早日痊愈。

知识点20：慢性骨髓炎的诊断　　副高：掌握　正高：掌握

依据既往病史、体征和X线表现，诊断多无困难。

（1）有急性炎症反复发作史、功能障碍、患肢变形畸形、窦道瘘管、少部病人晚期恶变。

（2）X线片显示有破坏、无效腔、死骨等。X线拍片可以显示死骨及大量较致密的新骨形成，有时有空腔，如果是战伤，可有弹片存在。X线拍片显示长骨干骺端有圆形稀疏区，脓肿周围骨质致密。

知识点21：慢性骨髓炎的治疗　　副高：掌握　正高：掌握

慢性化脓性骨髓炎的治疗，通常采用手术与药物的综合疗法，即改善全身情况，控制感染与手术处理。除用抗菌药物控制感染外，应该增进营养，必要时输血，手术引流及其他治疗。如果有急性复发，适合先按急性骨髓炎处理，加强支持疗法与抗菌药物的应用，必要时切开引流，使得急性炎症得以控制。无明显死骨，症状只偶然发作，然而局部无脓肿或窦道者，宜用药物治疗及热敷理疗，适当休息，一般1～2周症状可消失，无须手术治疗。

如有死骨、窦道及空洞、异物等，则除药物治疗外，应手术根治。手术应在全身及局部情况好转，死骨分离、包壳已形成，有足够的新骨，可支持肢体重力时进行。

手术治疗的方法包括：病灶清除术、骨移植术、带蒂肌皮瓣转移术、病骨切除术以及截肢处理。

二、化脓性关节炎

知识点22：化脓性关节炎的病因　　副高：掌握　正高：掌握

化脓性关节炎多发生在小儿。最为常见的致病菌为金黄色葡萄球菌，其次为溶血性链球菌、肺炎双球菌、脑膜炎球菌和大肠埃希菌等。

知识点23：化脓性关节炎的病理　　副高：掌握　正高：掌握

关节受感染后，首先引起滑膜炎，有滑膜水肿、充血、产生渗出液。渗出液的多少和性质，决定于细菌毒性大小和病人抵抗力的强弱，依据不同程度和不同阶段的滑膜炎，表现不同的关节渗出液，通常可分为浆液性渗出期、浆液纤维蛋白性渗出期和脓性渗出期三种阶段。

知识点24：化脓性关节炎的临床表现 副高：掌握 正高：掌握

化脓性关节炎症状的轻重，依据关节滑膜炎的病理变化而有所不同。如渗出液为浆液性时，关节肿胀仅中等度，疼痛感也不甚显著，局部稍有灼热感，表浅关节可有波动感，关节大多数不能完全伸直，其他方向也有不同程度的活动受限制，全身反应不大。当渗出液属浆液纤维蛋白性时，则一切症状加剧。

如脓性渗出液时，全身呈中毒性反应，寒战、高热，体温达40～41℃，脉搏加速，白细胞计数可增高到2×10^9/L以上，血沉率增快。关节疼痛剧烈，不能活动。局部有红、肿、热和压痛。由于关节内积脓较多，且周围软组织炎症反应引起保护性的肌痉挛，使关节处于畸形位置，不久即发生挛缩，使关节发生病理性半脱位或全脱位，尤其在髋关节和膝关节更容易发生。如脓液穿破关节囊到软组织，因关节内张力的减低，疼痛稍为减轻。但如未得到引流，仍不能改善局部及全身情况。

如穿破皮肤，则形成窦道，经久不愈，演变成慢性化脓性关节炎。化脓性关节炎在婴幼儿早期诊断较困难。髋关节为主要发病部位，一般有高热、髋痛、局部肿胀和肢体功能受限等症状。但新生儿症状多不明显，如在新生儿躁动不安，无原因啼哭和患肢肌痉挛不活动，应予以高度怀疑。

知识点25：化脓性关节炎的辅助检查 副高：掌握 正高：掌握

（1）X线表现：早期见关节肿胀、积液，关节间隙增宽。以后关节间隙变狭窄，软骨下骨质疏松破坏，晚期有增生和硬化症状。关节间隙消失，发生纤维性或骨性强直，有时仍然可见于骨骺滑脱或病理性关节脱位。

（2）CT、MRI以及超声检查：可以及早发现关节腔渗液，较之X线摄片更为敏感。

（3）关节穿刺：关节穿刺和关节液检查是确定诊断和选择治疗方法的重要依据。依病变不同阶段，关节液可为浆液性、黏稠浑浊或脓性，白细胞计数如果超过5×10^9/L，中性粒细胞占90%，即使涂片未找到细菌，或者即使穿刺液培养为阴性，也应该高度怀疑化脓性关节炎。若涂片检查可发现大量白细胞、脓细胞和细菌，即可确诊。

知识点26：化脓性关节炎的诊断与鉴别诊断 副高：掌握 正高：掌握

（1）急性血源性骨髓炎：主要病变以及压痛感在干骺端，不在关节处。关节活动早期影响不大。关节液穿刺和分层穿刺可以明确诊断。

（2）关节结核：起病缓慢，通常有午后低热、夜间盗汗、面颊潮红等全身症状，局部皮温略高，但是关节肿而不红。

（3）风湿性关节炎：通常为多关节发病，手足小关节受累。游走性疼痛，关节肿胀，不红。患病时间较长者，会有关节畸形和功能障碍。类风湿因子试验常为阳性，血清抗“O”呈阳性。关节液无脓细胞以及致病菌，可以此鉴别诊断。

（4）创伤性关节炎：年龄通常较大，可有创伤史，发展缓慢，负重或者活动多时疼痛加重，可有积液，关节活动有响声，休息后则缓解，一般无剧烈疼痛。骨端骨质增生。常发于负重关节如膝关节和髋关节。

知识点27：化脓性关节炎的治疗 副高：掌握 正高：掌握

治疗原则是早期诊断，及时正确处理，以保全生命与肢体，尽量保持关节功能。

（1）早期足量应用有效抗生素：然后根据关节液细菌培养和药物敏感试验结果调整抗生素。

（2）局部固定：用皮肤牵引或石膏托将患肢固定于功能位。局部固定可使患肢得到休息减轻疼痛、防止关节面受压变形和关节畸形。

（3）关节内抗生素治疗：先关节穿刺，尽量将渗出液抽吸干净，用生理盐水冲洗后注入抗生素。多用于较小而表浅的关节。对肩、膝等较大的关节，可用关节闭式冲洗吸引术。关节腔灌洗，适用于表浅的大关节，如膝部在膝关节的两侧穿刺，经穿刺套管插入2根塑料管或硅胶管留置在关节腔内。退出套管，用缝线固定两根管子在穿刺孔皮缘以防脱落。一根为灌注管，另一根为引流管。每日经灌注管滴入抗生素溶液2000～3000ml。引流液转清、经培养无细菌生长后可停止灌洗，但引流管仍继续吸引数天，如引流量逐渐减少至无引流液可吸出，而局部症状和体征都已消退，可以将管子拔出。

（4）病灶清除术：按关节手术标准切口切开关节囊，吸尽脓性渗出液，用刮匙刮净黏附在关节滑膜和软骨面上的纤维蛋白素和坏死组织，关节腔内用含抗生素的生理盐水冲洗干净。术后关节腔内注入抗生素。

（5）关节切开引流术：适用于较深的大关节、穿刺插管难以成功的部位，如髋关节，应该及时做切开引流术。切开关节囊，放出关节内液体，用盐水冲洗后在关节腔内留置2根管子后缝合切口，按上法做关节腔持续灌洗。

（6）功能锻炼：为防止关节内粘连尽可能保留关节功能可做持续性关节被动活动。在对病变关节进行了局部治疗后即可将肢体置于下（上）肢功能锻炼器上做24小时持续性被动运动，开始时有疼痛感，很快便会适应。至急性炎症消退时，一般在3周后即可鼓励病人做主动运动。没有下（上）肢功能锻炼器时应将局部适当固定，用石膏托固定或用皮肤牵引以防止或纠正关节挛缩。

（7）后遗症处理：后期病例如关节强直于非功能位或有陈旧性病理性脱位者，需行矫形手术，以关节融合术或截骨术最常采用。为防止感染复发，术前、术中和术后都须使用抗生素。此类病人做人工全膝关节置换术感染率高，须慎重考虑。

三、骨科人工植入物的感染

知识点28：骨科人工植入物感染的类型 副高：掌握 正高：掌握

骨科人工植入物的感染包括人工关节感染以及脊柱和四肢内固定后被感染，通常分为早期感染、迟发感染和晚期感染。

早期感染多发生在术后1个月内。迟发感染通常指发生在术后3个月～2年的感染（但是最近有文献将迟发感染的时间由术后3个月缩短为术后1个月），这是骨科人工植入物感染最常见的类型。晚期感染通常发生在手术后2年以上，多为血源性感染。

知识点29：骨科人工植入物感染的病因 副高：掌握 正高：掌握

绝大多数的骨科人工植入物感染是在手术时病原菌污染后造成的，皮肤低毒菌群是这类感染重要的致病菌，由于这类细菌需要达到一定数量和毒力并且在机体防御能力下降时才能引起临床症状，因此通常为迟发感染，而且常是多种细菌的混合感染。这类感染的治疗通常需要去除植入物、彻底清创并辅以长时间的抗生素治疗。同时，这类感染不仅细菌检测比较困难，而且没有普遍适用的经验用药方案。

知识点30：骨科人工植入物感染的手术治疗 副高：掌握 正高：掌握

骨科人工植入物感染的经验治疗：人工关节感染的治疗主要是手术治疗，辅助以适当的抗生素治疗。手术治疗有很多方法，抗生素的应用方案因而也有差别，通常需要去除假体，彻底清创。最经常采用二期翻修手术，首先去除关节假体，彻底清创，经过一段时间的抗生素治疗再行二期翻修手术。两次手术间隔时间并无严格规定，但是6周以上的时间比较稳妥。

内固定感染与人工关节感染的处理不同。在没有获得骨折愈合的情况下应尽可能保留内固定或改用外固定以保证骨折或骨融合稳定，否则抗生素难以获得应有的效果。

第二节 骨与关节结核

一、髋关节结核

知识点1：髋关节结核的病理 副高：掌握 正高：掌握

髋关节结核患者多为儿童和青少年。髋关节结核早期以单纯滑膜结核较多，但是临床很少有单纯滑膜结核和单纯骨结核。患者就诊时通常以表现为全关节结核。发病部位以髋臼最多，其次是股骨颈、股骨头。

结核杆菌通过血液循环到达关节滑膜血管，或者直接由骨端（多见于成人）或干骺端（儿童）结核病灶侵袭进入关节腔。结核病变可以先发生于滑膜，也可先发生于骨。不管先发生于滑膜，还是先发生于骨，都可以迅速影响侵蚀到另一个部位。关节软骨的损害多从边缘开始，负重区关节软骨可在病变起始后的几个月时间内保持完整不受损害，因此此期关节功能可不受影响或影响较小，此期如能采取积极有效的治疗措施，可以完全或大部分保留关节功能。如病变不能得到有效的控制则进一步发展，软骨面以及软骨下骨将受到侵袭破坏。病变进展越来越多的滑膜累及，将出现近关节周围骨质疏松变。同时关节面软骨也会逐渐受到破坏，与骨分离甚至脱落，最终关节面破坏塌陷。

知识点2：髋关节结核临床表现的症状和体征　　副高：掌握　正高：掌握

结核多为慢性感染，结核毒素的吸收等将导致患者出现结核感染后的全身症状，包括低热、疲乏无力（特别在下午表现明显）、纳差、体重减轻、潮热盗汗、心率过快以及贫血，但是起病缓慢。髋关节结核为炎症性疾病，炎症反应会激发局部疼痛。最初疼痛为右髋部轻痛、劳累、活动后疼痛加重，休息后可以缓解。当病情进展，出现全髋关节结核时，疼痛感明显加重、剧烈，而且疼痛呈持续性，夜间休息也痛，此时需要服用镇痛药才有可能缓解疼痛。同时部分患者可诉说同侧膝关节疼痛，因此要注意鉴别诊断。

知识点3：髋关节结核的X线检查　　副高：掌握　正高：掌握

X线检查是髋关节病变最为常用的检查方法，是诊断髋关节结核最常用和首选检查方法。它可以确定结核病变的部位、大致范围以及总体情况，有利于肺结核的发现，对结核诊断和指导治疗都有重要价值。但是早期髋关节结核在X线片上的表现无特异性，仅仅表现为关节囊和关节软组织肿胀、膨隆，软组织密度增高，层次模糊，关节间隙可正常或增宽，可以出现关节周围骨质疏松。骨盆正位片上显示局限性骨质疏松通常是髋关节结核最早的放射学表现。典型的结核性关节炎在X线片上表现为Phemister三联征，也就是近关节周围骨质疏松、关节边缘骨侵蚀性骨破坏和关节间隙逐渐变窄，此时髋关节结核已发展至中晚期。X线检查快速、简单、价格便宜，在基层医院易于进行。

胸部X线检查能够了解是否同时合并有肺部结核或陈旧性结核病灶，了解有无胸膜病变或胸腔积液。

知识点4：髋关节结核的CT扫描　　副高：掌握　正高：掌握

CT检查可以弥补X线平片检查的不足。CT检查可清楚显示关节肿胀、积液及周围软组织肿胀情况。当滑膜增生肥厚时，CT检查可见增大的关节囊内有大量低于肌肉密度影、与周围肿胀软组织分界不清、其间可有多少不等的积液混杂，但是此时CT也无特异性。另外，CT检查可以清楚地显示即使很小的破坏区病灶的大小、形状、边缘以及其内部可能存在的小死骨，此时髋关节结核也已经发展至中晚期。CT检查能够较早地发现X线片尚且没有显示的病灶。

知识点5：髋关节结核的MRI检查　　副高：掌握　正高：掌握

MRI检查对软组织分辨率高，能够较好地显示关节的各种结构。可以在病变的早期发现异样改变，是早期发现髋关节结核最具灵敏度、最具特异性的检查方法。依据MRI信号改变的变化和范围，可以初步确定髋关节结核病变累及范围及病变程度，以及是否有流注脓肿和流注脓肿的部位、大小。但MRI检查价格相对较高，而且我国许多基层医院无法接受MRI检查。

知识点6：髋关节结核与化脓性关节炎的鉴别诊断 副高：掌握 正高：掌握

化脓性关节炎一般起病较急，通常伴随有髋关节剧烈疼痛、寒战、高热，患侧下肢呈外展、外旋畸形，白细胞增多。对于慢性低毒性感染，或已经使用过抗生素而尚未控制的化脓性感染，有时与结核不易区分开。需要做关节腔穿刺、脓液细菌培养或滑膜活检等措施鉴别。

知识点7：髋关节结核与类风湿关节炎的鉴别诊断 副高：掌握 正高：掌握

类风湿关节炎患者多为15岁以上男性。类风湿关节炎通常为多关节病变，很少累及单一关节。患者经常有对侧髋关节疼痛。有时伴有腰椎活动受限。X线片显示与髋关节滑膜结核几乎完全一致，表现为关节囊肿胀、闭孔缩小、局部骨质疏松。单发髋关节病变要高度怀疑髋关节结核的可能性。

知识点8：髋关节结核与股骨头坏死的鉴别诊断 副高：掌握 正高：掌握

原发性股骨头坏死通常见于中青年人群，多有服用激素、酗酒史，创伤性股骨头坏死有外伤、髋关节脱位或股骨颈骨折病史。关节疼痛、功能受限制呈进行性加重。早期X线表现可正常，伴随着病情进展，可出现股骨头局部密度降低、股骨头碎裂、塌陷扁平，髋臼侧骨关节炎变，关节间隙狭窄、或者消失。服用激素、酗酒患者，70%为双侧病变。早期MRI检查股骨头坏死表现为典型的双线征。

知识点9：髋关节结核与儿童股骨头坏死的鉴别诊断 副高：掌握 正高：掌握

儿童股骨头骨髓坏死，又称为Legg-Perthes病。大多发生于3～9岁儿童，男孩多于女孩。髋关节疼痛、不同程度活动受限，X线片可见股骨头骨骺致密、扁平，关节间隙增宽，股骨头以及髋臼地之间的距离增加。随病情进展，可出现股骨头骨骺碎裂，股骨颈增宽，骺板近端囊性变，有时可出现脱位或半脱位。患儿常无发热，一般情况良好，血沉、C反应蛋白正常。

知识点10：髋关节结核与髋关节骨关节炎的鉴别诊断 副高：掌握 正高：掌握

髋关节骨关节炎多见于老年人群，可见于双侧。以髋关节疼痛、髋部不适为主要表现。休息后疼痛可缓解。髋关节活动受限制。但是血沉、C反应蛋白正常，早期X线表现髋臼及股骨头软骨下骨硬化，伴随着病变进展，关节间隙狭窄、消失，软骨下囊性变，边缘骨赘。

知识点11：髋关节结核与一过性滑膜炎的鉴别诊断　　副高：掌握　正高：掌握

一过性滑膜炎通常见于8岁以下儿童，患儿常诉说髋部或膝关节疼痛，不敢走路活动。髋关节各个方向活动受限制，关节周围稍饱满，但很少出现全身症状。

知识点12：髋关节结核的一般治疗　　副高：掌握　正高：掌握

在结核活动期，髋关节应牵引制动或石膏固定于功能位制动。当关节面遭破坏时，长时间制动会导致关节自发性强直症状。早期髋关节结核，在服用抗结核药物治疗的同时，应该每隔1~2小时进行关节主动活动锻炼一次，以最大限度地保留关节功能和活动度。牵引可以纠正关节畸形和使患侧肢体得以休息。

知识点13：髋关节结核的抗结核治疗原则　　副高：掌握　正高：掌握

抗结核治疗应联合、长期、全程用药治疗。目前常用的抗结核药物有异烟肼、利福平、链霉素、乙胺丁醇、对氨水杨酸、卡那霉素。异烟肼可用于任何一种化疗组合方案。用药期间应注意药物的不良反应。

知识点14：单纯滑膜结核的治疗　　副高：掌握　正高：掌握

可以采用非手术治疗。除全身抗结核治疗外，患肢应皮牵引制动休息，关节内注射每周1次，儿童给予链霉素每次0.5g，异胭肼100mg；成人的剂量加倍。注射期间严密观察病情发展。经过1~3个月时间上述治疗无效时，应该考虑采取手术治疗，将滑膜切除，以免发展为全关节结核。

知识点15：单纯骨结核的治疗　　副高：掌握　正高：掌握

单纯骨结核应在全身抗结核治疗的基础上，积极采取手术治疗。手术彻底清除股骨头以及髋臼结核病灶，病灶范围较小时可以不植骨，但病灶范围较大时应取自体髂骨植骨。

知识点16：早期全关节结核的治疗　　副高：掌握　正高：掌握

如无手术禁忌证，早期全关节结核应该及时做关节清理、病灶清除术，以最大限度地保留关节功能。术中切除大部滑膜，刮除结核病灶。关节清理术仅限于滑膜结核、死骨形成、脓腔和窦道存在，手术后处理同滑膜切除术。晚期全关节结核如存在病变继续发展，局部有脓肿、窦道或混合感染，或者病变静止，但存在关节不稳或严重畸形，影响功能活动时，可以手术治疗，清除病灶，关节融合（图3-2-1）。

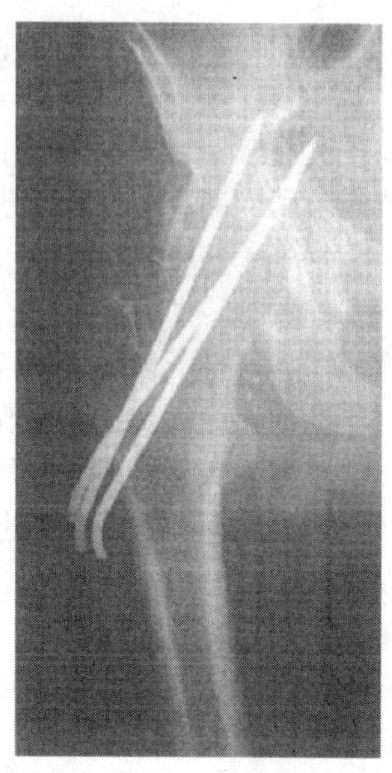

图3-2-1 右髋关节结核病灶清除、取自体髂骨植骨、克氏针固定融合术

知识点17：晚期全关节结核的治疗 副高：掌握 正高：掌握

全关节结核晚期如果局部病变仍然呈活动性，如果存在脓肿、窦道，这种情况下：如果该慢性活动性病变以往未曾治疗过，通常病期在1～2年，或病变曾一度停止或治愈，以后又复发情况持续10年或以上，这种活动性病变应采取积极的治疗措施，手术清除病灶，同时做全髋关节融合；其次部分患者虽然病情已经静止，但病人仍然因关节疼痛、畸形或者关节强直严重影响日常活动需要治疗，这种情况下，如果病变静止10年以上，相关检查排除活动性结核病灶存在时，可行全髋关节置换术。

二、膝关节结核

知识点18：膝关节结核的病理表现 副高：掌握 正高：掌握

当膝关节发生结核时，如果髌上囊与关节腔相通，则结核病变会波及髌上囊，或股骨下端结核病灶侵入髌上囊时，则形成全关节结核。如果髌上囊与关节腔不通而封闭，则髌上囊有可能不被结核病变累及。

病变继续进展进入晚期全关节结核阶段，半月板和前交叉韧带累及，因为后交叉韧带在滑膜囊外，有时可幸免。此期由于软骨和骨质的大量破坏，关节囊和侧副韧带变得相对松弛，再加上腘绳肌和髂胫束的牵拉，胫骨可向后、向外脱位。股骨下端或胫骨上端骨骺板在儿童时期受累及破坏，会导致患肢短缩。胫骨结节或胫骨上端骺板前方受累及，可发生膝反张畸形。

脓肿破溃后长期流脓，可合并严重的混合感染，窦道经久不愈。膝关节可形成纤维性或骨性强直，有时可出现屈曲或内、外翻畸形。

知识点19：膝关节结核的临床特征　　副高：掌握　正高：掌握

膝关节结核多发生于40岁以下人群，部分亦可发生于老年。关节结核多为单关节病变，很少累及其他关节。全身症状包括低热、疲乏无力（特别在下午表现明显）、潮热盗汗、纳差、体重减轻、心率过快以及贫血。局部症状和体征包括膝关节局部疼痛、小儿夜哭，由于关节疼痛时关节活动受限制，肌失用性萎缩，局部淋巴结大。在急性期可出现肌保护性痉挛。

知识点20：膝关节结核的X线片检查　　副高：掌握　正高：掌握

早期膝关节结核在X线片上的表现无特异性，仅表现为关节囊和关节软组织肿胀、膨隆，软组织密度增高，层次模糊，关节间隙可正常或增宽，可出现关节周围骨质疏松。典型的结核性关节炎在X线片上表现为Phemister三联征，即近关节周围骨质疏松、关节边缘骨侵蚀性骨破坏以及关节间隙逐渐变窄。股骨下端或胫骨上端的单纯骨结核病变范围不论是中心型或边缘性，可局限于骨骺或干骺端，部分病例病变进展可破坏骺板，累计骨骺。病灶内可有死骨，周围大多无骨质反应。早期全关节结核如果是由单纯滑膜结核演变而来，可见软骨面边缘骨质有局限性侵蚀性骨破坏；如果是由单纯骨结核转变而来，除骨病灶穿破关节处的软骨下骨板骨破坏表现外，其对应的关节面软骨也可出现破坏性改变。

知识点21：膝关节结核的CT检查　　副高：掌握　正高：掌握

CT检查可清楚显示关节肿胀、积液以及周围软组织肿胀情况。当滑膜增生肥厚时，CT检查可见增大的关节囊内存在大量低于骨密度影、与周围肿胀软组织分界不清、其间可有多少不等的积液混杂，但此时CT也无特异性。另外，CT检查可以清楚地显示即使很小的破坏区病灶的大小、边缘、形状及其内可能存在的小的死骨。

知识点22：膝关节结核的诊断和鉴别诊断　　副高：掌握　正高：掌握

根据病史、查体和相关检查可以做出诊断。但是膝关节结核有时容易与单发性类风湿关节炎以及其他疾病相混淆。因此膝关节结核、特别是早期膝关节结核应与以下几种疾病鉴别：类风湿关节炎、色素绒毛结节性滑膜炎、化脓性关节炎等慢性滑膜炎性疾病，以及滑膜软骨瘤病、剥脱性软骨炎、血友病性关节病等，肿瘤性疾病、特别是溶骨性良恶性骨、软骨肿瘤如骨巨细胞瘤、纤维肉瘤、骨肉瘤、网织细胞瘤和尤因肉瘤等。儿童膝关节结核有时可表现为溶骨性骨结核病变，应与溶骨性骨肿瘤鉴别，如非骨化性纤维瘤、骨样骨瘤、成骨细胞瘤、干骺端纤维样皮骨骨缺损、单一病灶骨囊肿、成软骨细胞瘤等。

知识点23：膝关节结核的临床分期 副高：掌握 正高：掌握

对疾病进行分期的目的是指导临床治疗，判断疾病的预后。Tuli根据骨关节系统结核的临床表现和影像学表现，将骨关节结核分为5个不同的期（表3-2-1）。并且对每一期提出了不同的治疗措施。

表3-2-1 骨关节结核的Tuli分期

分期	临床表现	影像学表现	治疗	预后
Ⅰ期（滑膜炎期）	1. 软组织肿胀 2. 75%关节活动度保留	1. 软组织肿胀 2. 骨质疏松	1. 化疗 2. 休息 3. ROM 4. 夹板固定	恢复正常或部分功能受影响
Ⅱ期（早期关节炎期）	1. 软组织肿胀 2. 25%～50%活动丧失	1. 软组织肿胀 2. 关节边缘侵蚀 3. 关节间隙变窄	1. 化疗 2. 休息 3. ROM 4. 夹板固定 5. 滑膜切除	可保留50%～70%关节功能
Ⅲ期（晚期关节炎）	75%关节活动度丧失	1. 边缘侵蚀 2. 囊性变 3. 关节间隙明显狭窄或消失	1. 化疗 2. 病灶清除 3. 关节融合 4. 关节成形术	经保存关节治疗关节僵硬无痛，保留或不保留关节活动度
Ⅳ期（晚期关节炎）	1. 75%关节活动度丧失 2. 关节半脱位会脱位	关节破坏	1. 化疗 2. 病灶清除 3. 关节融合 4. 关节成形	保留关节治疗后关节僵硬、无痛
Ⅴ期（关节炎）	关节强直	关节强直	1. 化疗 2. 病灶清除 3. 关节融合 4. 关节成形	关节僵直无痛

知识点24：膝关节结核的总治疗原则 副高：掌握 正高：掌握

由于现代抗结核治疗的发展，手术治疗膝关节结核的指征更具选择性和直接用于阻止或纠正关节畸形，改善关节功能。在脓肿尚未形成阶段，膝关节结核自然病程发展将会导致关节强直；如果脓肿通过形成窦道排出，膝关节结核自然发展将会导致关节骨性强直。膝关节结核的预后效果取决于诊断明确并采取积极有效的治疗措施时疾病的分期。

知识点25：膝关节结核的休息、制动和加强营养　　副高：掌握　正高：掌握

在结核活动期，膝关节应佩戴支具或者石膏固定于功能位制动。当关节面遭破坏时，长时间制动会导致关节自发性强直。早期膝关节结核，在服用抗结核药物治疗的同时，应该每隔1～2小时进行关节主动活动锻炼1次，以最大限度地保留关节功能和活动度。牵引可以纠正关节畸形和使患侧肢体得以休息。在抗结核治疗3个月并且有效的情况下，3个月后可鼓励患者在适当的支具帮助下逐渐下床活动，以后随着疾病的逐步好转和疼痛的逐渐消失，患者可以负重活动。如果治疗有效，疾病逐渐好转，在患者可接受的范围内可逐渐增大活动量。2年后可逐渐丢弃支具。

同时加强营养，注意热量和蛋白质、维生素的补充。包括鱼肝油、维生素B、钙剂和维生素C在内的一般性治疗，纠正贫血症状，必要时间段输血治疗。混合感染者还应给予抗感染治疗。

知识点26：膝关节结核的抗结核治疗　　副高：掌握　正高：掌握

抗结核治疗应联合、长期、全程用药。目前常用的抗结核药物有异烟肼、利福平、链霉素、乙胺丁醇、对氨水杨酸、卡那霉素。异烟肼可用于任何一种化疗组合方案。用药期间应注意药物不良反应。

知识点27：膝关节结核的手术治疗　　副高：掌握　正高：掌握

手术治疗方法包括滑膜切除、病灶清除和关节融合、关节成形。但是任何手术治疗均不能替代长期、足量、联合、全程抗结核治疗。在手术治疗尚未完全决定以前，可先采取试验性保守治疗。非手术治疗适用于单纯滑膜结核、早期或轻度关节炎改变患者，甚至部分晚期关节炎患者，特别是上肢关节受累时。当药物治疗后、患者全身情况稳定，还未产生耐药性之前，可考虑采用手术治疗。在膝关节结核的任何分期，如果抗结核治疗后病灶无变化或诊断不明确时，应采取积极的手术治疗。通常术前需要至少1～4周时间抗结核治疗。

知识点28：单纯膝关节滑膜结核的治疗　　副高：掌握　正高：掌握

单纯膝关节滑膜结核在总的治疗原则下，可在髌上囊肿胀处穿刺，再抽出关节腔内积液后向关节腔注入抗结核药物。局部注射每周2次，3个月为1个疗程，如有好转可持续1个疗程。如果注射无效，或者病变加重，或滑膜肥厚明显，可行滑膜切除。滑膜切除可采用开放手术直视下彻底切除膝关节滑膜组织，也可通过关节镜下切除。

目前，普遍认为理想的滑膜切除治疗膝关节结核的适应证是膝关节结核病变处于滑膜炎期。

知识点29：单纯骨结核的治疗 副高：掌握 正高：掌握

如果关节周围骨结核即将突破关节囊、软骨而侵犯关节时，除一般的抗结核治疗外，应采取积极的手术治疗清除病灶。可以根据不同的病灶部位特点，采取不同的手术入路。股骨、胫骨髁软骨面以及髌骨边缘软骨面的片状或点状侵蚀性病灶，可用锐刀切除，并彻底刮除软骨下骨内病灶。如关节面软骨局限性光泽消失、变软、变薄，且压之有弹性时，则深层骨内有潜在结核病灶，应切除该处软骨并刮除病灶。变性或破裂的半月板也应切除。病灶清除后可取自体髂骨填充骨缺损区。髌骨结核如病灶较小可做病灶刮除，如果病灶比较大可切除髌骨。腓骨头结核可将腓骨头切除，但是注意避免腓总神经损伤。

知识点30：早期全关节结核的治疗 副高：掌握 正高：掌握

如无手术禁忌证，早期全关节结核应该及时做关节清理、病灶清除术，以最大限度地保留关节功能。术中切除大部滑膜，刮除结核病灶，必要时可在关节镜扶助下切除后方滑膜。关节清理术仅仅限于滑膜结核、脓腔、死骨形成和窦道存在。术后处理同滑膜切除术。

知识点31：晚期全关节结核的治疗 副高：掌握 正高：掌握

晚期全关节结核如存在病变继续发展，局部有脓肿、窦道或混合感染，或病变静止，但是存在关节不稳或严重畸形，影响功能活动时，可以采取手术治疗，清除病灶，关节融合，或者截骨矫正畸形，或者关节置换重建关节功能。

第三节 骨关节炎

知识点1：骨关节炎 副高：掌握 正高：掌握

骨关节炎（OA）是骨科常见的慢性关节疾患，通常发生于负重较大的膝关节、髋关节、脊柱等部位，手部关节也是本病的好发部位之一。骨关节炎具有患病率高、晚期功能障碍程度重、病变范围广等特点。调查结果显示，60岁以上的人群中患病率可以达50%，75岁的人群则可以达80%，其中20%～30%有临床症状，致残率可高达53%。骨关节炎的病变特点是关节软骨的退行性变和关节周围继发性骨质增生的症状。该病好发于中老年人，女性多于男性，在疾病的命名上，也称为骨关节病、增生性关节炎、退行性关节炎和老年性关节炎等。

知识点2：骨关节炎的流行病学特点 副高：掌握 正高：掌握

（1）发病率与年龄密切相关，年龄越大，发病率则越高。

（2）女性发病率高于男性，尤其是绝经后妇女更为多见。每年约有1%的妇女会出现骨关节炎症状，而男性发病多见于既往有关节外伤史的人群。

（3）发病率与体重因素相关，根据流行病学研究发现，肥胖人群骨关节炎发病率较高，肥胖女性膝关节骨关节炎的发病率是正常体重女性的4倍之多。肥胖对骨关节炎的影响除了肥胖引起的机械性因素外，还和肥胖者的全身代谢因素有关。

（4）种族、生活习惯与发病率有一定相关性，例如亚洲人由于下蹲等生活方式，膝关节骨关节炎的发病率比较高，而西方人髋关节骨关节炎的发病率高。一些特殊职业人员比如矿工、职业运动员、重体力劳动者或者舞蹈演员等，由于关节软骨长期受高强度的应力磨损或者受伤，易患骨关节炎。

知识点3：骨关节炎的分类　副高：掌握　正高：掌握

骨关节炎分为原发性和继发性两种类型。

知识点4：原发性骨关节炎的病因　副高：掌握　正高：掌握

原发性骨关节炎的病因迄今为止还未完全清楚，多见于50岁以上的肥胖患者，通常为多关节受累，病程发展缓慢。由于其发生发展是一种长期、渐进的病理过程，因此可能是多种因素相互作用而导致发病。

（1）软骨营养代谢异常学说：在关节软骨中软骨细胞包埋在胶原和蛋白多糖组成的基质中，胶原蛋白提供了软骨的结构稳定性。胶原的合成与分解受到体内内分泌系统的影响，老年人内分泌系统功能有所减弱，导致软骨代谢异常。关节软骨的蛋白多糖合成受到抑制以及胶原纤维受到破坏，影响软骨损伤的修复能力，导致退行性骨关节炎的产生。

（2）累积性微损伤学说：损伤是骨关节炎的重要发病原因之一。除了较大暴力直接损伤关节软骨外，日常生活中反复低能量外力也可以使负重软骨软化、碎裂，而导致软骨成分的“隐蔽抗原”暴露，从而引起自身免疫反应，继而导致更大面积的软骨损伤，发生骨关节炎。

（3）软骨基质酶降解学说：关节软骨中存在多种由软骨细胞合成的基质金属蛋白酶，包括胶原酶、基质溶解酶和明胶酶。病理情况下，白介素-1等炎性介质刺激软骨细胞过量分泌上述金属蛋白酶，导致胶原和蛋白聚糖分解加速，引发骨关节炎。

（4）生物化学改变学说：关节软骨中水分含量伴随着年龄增长而逐渐减少，使得软骨弹性下降，软骨细胞承受的压应力逐渐增高，降低了关节软骨在冲击负荷时产生形变的能力，软骨容易发生损伤。

（5）应力负载增加学说：原发性骨关节炎大多常见于50岁以上的肥胖患者，伴随着年龄增长，包括软骨下骨、半月板、韧带在内的结缔组织发生不同程度的退行性变以及磨损。软骨下骨退变后增生硬化应力传导减弱，半月板退变磨损后股骨髁负重面积减小，韧带退变后膝关节稳定性下降，综合因素造成关节软骨负荷增加，软骨易受磨损，再加上老年患者修复能力下降，因此病情逐渐加重。

知识点5：继发性骨关节炎的病因　　副高：掌握　正高：掌握

继发性骨关节炎是指在发病前关节本身有其他病变存在，从而导致关节软骨的破坏。继发性骨关节炎常局限在单个关节，病程发展比较快，预后效果较差。常见的发病因素有：

（1）先天性或发育性关节结构异常，比如膝内翻畸形、膝外翻畸形。

（2）创伤，关节内骨折复位后对位不良，导致关节面不平整；关节邻近骨干骨折复位后对线不良，引起关节面倾斜；关节韧带损伤引起关节不稳定而导致关节损伤。

（3）某些关节疾病破坏关节软骨，比如化脓性关节炎，类风湿关节炎。

（4）医源性因素，如果创伤后长期不恰当的固定关节，引起关节软骨退变。继发性骨关节炎常局限在单个关节，病程发展较快，预后效果比较差。

尽管原发性关节炎和继发性骨关节炎存在上述区别，但是发展到晚期，二者的临床表现、病理改变都相同。

知识点6：骨关节炎的病理改变　　副高：掌握　正高：掌握

（1）关节软骨：最初的病变发生在负重部位的关节软骨。首先，软骨表面变粗糙，失去光泽和弹性，局部软化会导致胶原纤维裸露。在显微镜下可见局灶性软骨基质黏液样软化，失去均匀一致的特点，硫酸软骨素和软骨细胞减少，胶原纤维断裂，有新生的血管长入软骨。然后，负重部位软骨在关节活动时碎裂、剥脱，软骨下骨质外露。碎裂的软骨或者脱落在关节腔内，或者被滑膜吞噬包埋。磨损较小的外围软骨出现增殖肥厚，在关节边缘形成软骨圈。后期关节出现畸形时，则关节边缘的软骨也会逐渐被磨损。这与类风湿关节炎不同，后者关节软骨的破坏常常是从关节边缘开始，逐渐向中心负重部位蔓延。

（2）软骨下骨：坏死的软骨剥脱后，依据Wolf定律，负重较多的部位软骨下骨骨质密度增加，呈象牙质改变；负重较轻的部位，软骨下骨发生萎缩，形成囊性改变。通常是多发性，大小为2～20mm，囊腔内容物可以为黏液样或者脂质样物，亦可以为关节液，囊壁为纤维组织或骨质包绕，软骨下骨囊性变可以与关节腔相通。在软骨的边缘韧带或者肌腱附着处，因为血管增生，通过软骨内化骨形成骨赘。过去通常认为软骨下骨改变继发于关节软骨的破坏，但是近来的研究却有新的发现，在豚鼠的骨关节炎模型中，软骨下骨的改变先于软骨的改变，此外，闪烁扫描法对骨关节炎患者的研究显示，软骨下骨的改变可以预示骨关节炎的进展。

（3）滑膜：滑膜早期的病理改变是增殖型滑膜炎，表现是滑膜充血、增殖、水肿，滑液分泌增多；后期是纤维型滑膜炎，表现为少量关节液，增殖的滑膜被纤维组织所形成的条索状物代替，呈绒毛状。剥脱的软骨碎片可以漂浮于关节液内，也可附着于滑膜上，由滑液中的黏蛋白层层包裹后形成游离体，引起关节出现卡锁症状。

骨关节炎的早期，滑膜改变并不明显，伴随病程进展，关节滑膜受脱落的软骨碎片刺激产生继发性滑膜炎。等滑膜炎到了后期，由于滑膜的血液循环障碍和滑膜细胞溶酶体酶释放，又反过来加速关节软骨的退变，导致恶性循环。

（4）关节囊与肌肉：关节囊纤维变性和增厚，限制关节活动。在纤维关节囊的边缘由于牵拉作用有变性组织突出，然后骨化。患肢肌肉出现失用性萎缩，肌力下降。关节周围的肌肉因疼痛产生保护性痉挛，长时间的痉挛导致肌肉及软组织挛缩，使关节出现屈曲或者内翻畸形，关节活动进一步受到限制。

知识点7：骨关节炎的症状　　副高：掌握　正高：掌握

骨关节炎起病缓慢，病程较长，其主要症状是疼痛、肿胀、功能障碍、畸形。

（1）疼痛：几乎所有骨关节炎病例都会出现关节疼痛。对于疼痛症状，要详细询问疼痛的部位、性质、对功能的影响、发作频率、有无放射以及加重和缓解因素，这对于鉴别诊断非常重要。软骨退变本身不会引起疼痛，骨关节炎的疼痛原因可能有：①大量关节积液刺激关节囊内痛觉感受器引起疼痛；②软骨下骨骨内压增高，刺激骨内膜引起疼痛；③软骨下骨微骨折引起疼痛；④关节边缘骨质增生，造成骨膜剥离引起疼痛；⑤骨关节畸形，异常负荷刺激关节内或关节周围的肌腱或滑囊引起疼痛。

初期疼痛多为间歇性轻微钝痛，活动多时疼痛感加剧，休息后好转。有的患者在晨起或久坐后起立时感到疼痛，稍微活动后则减轻，称为“休息痛”。后期则疼痛为持续性，活动刚开始即伴有疼痛，休息时无明显缓解，伴随有跛行。严重者关节长时间处于某一静止体位或夜间睡眠时也可出现疼痛，休息时出现疼痛是疾病进展的表现，与软骨下骨及关节腔内压力增高有关。疼痛可受寒冷、潮湿等因素影响。

（2）肿胀：关节肿胀是由滑膜增厚、滑液分泌增多、脂肪垫肥大、骨质增生引起的。在接受抗凝治疗的患者中，偶尔可出现滑膜血管破裂，形成关节血肿。部分膝关节骨关节炎患者由于大量关节积液，可以造成关节囊薄弱部分的突出，形成关节囊肿，临床上通常见于腘窝处。

（3）功能障碍：骨关节炎所引起的功能障碍可分为关节活动协调性异常和关节活动范围减少两大类。关节活动协调性异常是由关节面凹凸不平，关节稳定装置受损导致，表现为关节打软以及错位感。关节活动范围减少表现为早期的关节活动受限和晚期的关节屈曲畸形。早期的关节活动受限是由肌肉保护性痉挛引起的，表现为清晨起床后或者白天长时间关节不活动后，自觉关节僵硬，而稍活动后即可恢复正常，称为“晨僵”。骨关节炎发展到晚期，肌肉痉挛的时间越来越长，导致肌肉以及软组织结构性挛缩，使关节出现屈曲或内翻畸形，主动或被动关节活动均受限制，活动僵硬不舒适。关节活动过程中可闻及摩擦声或者弹响声。

（4）畸形：关节畸形是骨关节炎的晚期表现，由于病程较长，病人往往忽视了畸形的发展。髋关节和手部骨关节炎最为常见的畸形是关节屈曲畸形，膝关节骨关节炎最常见的畸形是膝内翻畸形，膝外翻畸形临床上少见。多数原发性骨关节的畸形为轻到中度，重度关节畸形通常见于继发性骨关节炎患者。

知识点8：骨关节炎的体征　　副高：掌握　正高：掌握

髋关节骨关节炎早期表现为髋关节前方及内收肌止点压痛，关节活动受限，以内外旋受限为主；晚期则会出现髋关节屈曲、外旋畸形，髋关节内旋诱发疼痛试验阳性，Thomas征阳性。

膝关节骨关节炎早期表现为关节间隙压痛，髌骨下摩擦感阳性，关节活动受限以屈曲受限为主；晚期则各方向活动都明显受限，股四头肌萎缩，关节肿胀积液时，膝关节浮髌试验阳性，可伴随关节畸形，如膝屈曲内翻畸形或外翻畸形。主动或被动活动时，关节伴随有响声，侧方活动检查时可以见关节侧副韧带松弛体征。

手部骨关节炎以指间关节和拇指腕掌关节比较多见，通常为多关节发病。早期体征较少，晚期可以出现远侧指间关节侧方增粗，形成Heberden结节，并可出现关节积液，半脱位和手指偏斜畸形。

知识点9：骨关节炎的影像学表现　　副高：掌握　正高：掌握

X线检查：应在患者站立状态下拍摄下肢关节前后位X线片，因为这样能更准确地反映关节的力线和畸形程度。一般情况下，负重状态拍摄的下肢关节间隙狭窄或畸形程度往往要重于卧位拍摄的X线片所显示的病变。

关节间隙狭窄、软骨下骨硬化和骨赘形成是骨关节炎的基本X线特征。早期病变局限在软骨表面时，X线片是阴性。随着病情进展，关节间隙逐渐变狭窄，其特点是局限于最大负重区的非均匀性关节间隙狭窄。同时，关节内有骨赘形成，在X线片上，骨关节炎增生的骨赘可分为两种类型，一类是边缘性骨赘，多见于关节边缘软骨与滑膜交界处，例如髋臼边缘，胫骨平台边缘，形态多变；另一类是中央性骨赘，多见于膝关节髁间棘处，呈尖端指向关节腔的三角形。部分患者在关节内可见一个或数个圆形的游离体（也可称为关节鼠），其部位不恒定，可随关节屈伸而移动。

晚期关节间隙基本消失，软骨下骨致密、硬化，术中所见质地如象牙。负重部位软骨下骨中可见囊腔形成，常为数个并存，多为圆形，一般直径<2cm，囊壁骨硬化。同时，晚期骨关节炎导致关节变形，力线偏移，出现髋关节屈曲外旋畸形，手关节屈曲畸形和膝关节内翻、外翻、屈曲畸形。关节积液时可见关节囊肿胀，骨性强直在骨关节炎患者中罕见。

知识点10：骨关节炎的诊断　　副高：熟练掌握　正高：熟练掌握

根据病人的症状、体征、典型X线表现等，骨关节炎诊断并不难。诊断原发性骨关节炎，首先要排除可能引起继发性骨关节炎的原因。国际上一般只把具有临床症状的病人才诊断为骨关节炎，放射学有改变而无症状者只能称为放射学骨关节炎。

知识点11：骨关节炎的治疗　　副高：熟练掌握　正高：熟练掌握

骨关节炎的治疗方法应根据患者的年龄和疾病程度选择，早期骨关节炎的治疗目的是缓解疼痛，延缓病变发展，应尽量采用无创的治疗方法；晚期骨关节炎的治疗目的则是缓解或消除疼痛，增加关节活动范围，重建关节稳定性。

（1）非药物治疗：对于初次就诊且症状不重的骨关节炎患者非药物治疗是首选的治疗方式，目的是减轻疼痛、改善功能，使患者能够很好地认识疾病的性质和预后。

（2）药物治疗：治疗骨关节炎的药物种类繁多，要根据药物疗效、作用机制和不同患者的特点选用药物。药物的选择原则是炎症明显时，以消炎为主、镇痛为辅；炎症不明显时，以镇痛为主、消炎为辅。目前没有任何药物可以使骨关节炎的病程逆转和停止，但药物对消除症状有明显疗效。

（3）手术疗法：当患者有较严重的持续性疼痛及明显的关节活动障碍，保守治疗无效，影响工作及生活时，可考虑外科手术治疗。对于早期骨关节炎患者，可在关节镜下行关节清理术，效果良好。晚期出现畸形或持续性疼痛时，可根据患者具体情况选择关节周围截骨术、关节融合术和人工关节置换术。

第四节　类风湿关节炎

知识点1：类风湿关节炎的概念　　副高：掌握　正高：掌握

类风湿关节炎（RA）是一种病因尚未明确的慢性全身性炎症性疾病，以慢性、对称性、多滑膜关节炎和关节外病变是主要临床表现，属于自身免疫性疾病。

知识点2：类风湿关节炎的发病比例　　副高：掌握　正高：掌握

大约80%患者的发病年龄在20～45岁，以青壮年较多，女性比男性患病率高（2～4）:1。

知识点3：类风湿关节炎的病因　　副高：掌握　正高：掌握

本病的病因仍然不是十分清楚。类风湿关节炎是一个与环境、遗传、细胞、病毒、性激素及神经精神状态等因素密切相关的疾病。

另外，寒冷、潮湿、疲劳、创伤、营养不良、精神因素等，通常是本病的诱发因素，但多数患者常无明显诱因可查。

知识点4：导致类风湿关节炎的细菌因素　　副高：掌握　正高：掌握

研究表明A组链球菌及菌壁有肽聚糖，可能是RA发病的一个持续的刺激原，A组链球菌长期存在于体内成为持续的抗原，刺激机体产生抗体，发生免疫病理损伤导致此病。支原体所制造的关节炎动物模型与人的RA相似，但不产生人的RA所特有的类风湿因子（RF）。在RA病人的关节液和滑膜组织中从来没有发现过细菌或者菌体抗原物质，提示细菌可能与RA的起病有关，但缺乏直接证据。

知识点5：导致类风湿关节炎的病毒因素 副高：掌握 正高：掌握

RA与病毒，特别是EB病毒的关系是国内外学者注意的问题之一。研究表明，EB病毒感染所致的关节炎与RA不同，RA病人对EB病毒比正常人有着强烈的反应性。在RA病人血清和滑膜液中会出现持续高度的抗EB病毒－胞膜抗原抗体，但是到目前为止在RA病人血清中一直未发现EB病毒核抗原或者壳体抗原抗体。

知识点6：导致类风湿关节炎的遗传因素 副高：掌握 正高：掌握

本病在某些家族中发病率较高，在人群调查中，发现人类白细胞抗原（HLA）-DR4与RF阳性患者有关系。HLA研究发现DW4与RA的发病有关，患者中70%HLA-DW4阳性，患者具有该病症的易感基因，因此遗传可能在发病中起到重要作用。

知识点7：导致类风湿关节炎的性激素因素 副高：掌握 正高：掌握

研究表明RA发病率男女之比为1∶（2～4），妊娠期病情有所减轻，服避孕药的女性发病减少。动物模型显示LEW/n雌鼠对关节炎的敏感度高，雄性发病率低，雄鼠经阉割或用β-雌二醇处理后，其发生关节炎的情况与雌鼠一样，说明性激素在RA发病中起到一定作用。

知识点8：类风湿关节炎的发病机制 副高：掌握 正高：掌握

尚未完全明确，认为RA是一种自身免疫性疾病。具有HLA-DR4和DW4型抗原者，对外界环境条件、细菌、病毒、神经精神及内分泌因素的刺激具有较高的敏感性，当侵袭机体时，改变了HLA的抗原决定簇，使具有HLA的有核细胞成为免疫抑制的靶子。由于HLA基因产生可以携带T细胞抗原受体和免疫相关抗原的特性，当外界刺激因子被巨噬细胞识别时，便可产生T细胞激活及一系列免疫介质的释放，因而产生免疫反应。

细胞间的相互作用使B细胞和浆细胞过度激活产生大量免疫球蛋白和类风湿因子（RF）的结果，导致免疫复合物形成，并且沉积在滑膜组织上，同时激活补体，产生多种过敏毒素（C3a和C5a趋化因子）。局部由单核细胞、巨噬细胞产生的因子如白介素-1（IL-1）、肿瘤坏死因子α（TNF-α）和白三烯B4构成，能刺激白细胞移行进入滑膜。局部产生前列腺素E_2的扩血管作用也能促进炎症细胞进入炎症部位，能够吞噬免疫复合物及释放溶酶体，包括中性蛋白酶和胶原酶，破坏胶原弹力纤维，使得滑膜表面及关节软骨受损。RF还可见于浸润滑膜的浆细胞，增生的淋巴滤泡及滑膜细胞内，同时也能见到IgG-RF复合物，故即使感染因素不存在，仍能不断产生RF，使病变反应发作成为慢性炎症。

知识点9：RF滑膜的特征 副高：掌握 正高：掌握

RF滑膜的特征是存在若干由活性淋巴细胞、巨噬细胞和其他细胞所分泌的产物，这些细胞活性物质包括多种因子：T淋巴细胞分泌出如白介素-2（IL-2）、IL-6、粒细胞-巨噬细胞刺激因子（GM-CSF）、肿瘤坏死因子α、变异生长因子β；来源于激活巨噬细胞的因子包括IL-1、IL-6、肿瘤坏死因子α、GM-CSF、巨噬细胞CSF、血小板衍生的生长因子；由滑膜中其他细胞（成纤维细胞和内长细胞）所分泌的活性物质包括IL-1、GM-CSF、IL-6和巨噬细胞CSF。这些细胞活性物质能说明类风湿性滑膜炎的许多特性，包括滑膜组织的炎症、滑膜的增生、软骨和骨的损害以及RA的全身症状。细胞活性物质IL-1和肿瘤坏死因子，能激活原位软骨细胞，产生胶原酶和蛋白分解酶破坏局部软骨。

知识点10：RF的类别　　副高：掌握　正高：掌握

RF包括IgA、IgG、IgM，在全身病变的发生上起重要作用，其中IgG-RF本身兼有抗原和抗体两种结合部位，可以自身形成双体或多体。含IgG的免疫复合物沉积于滑膜组织中，刺激滑膜产生IgM0，IgA型RA。IgG-RF又可和含有IgG的免疫复合物结合、其激活补体能力较单纯含IgG的免疫复合物更大。

知识点11：类风湿关节炎的病理　　副高：掌握　正高：掌握

类风湿关节病变的组织变化特点是：弥漫或局限性组织中的淋巴或浆细胞浸润，甚至淋巴滤泡形成；血管炎，伴随内膜增生管腔狭小、阻塞，或管壁的纤维蛋白样坏死；类风湿性肉芽肿形成。

类风湿关节炎的病理包括滑膜炎改变、关节外病变、骨与软骨的破坏等。

知识点12：滑膜炎改变　　副高：掌握　正高：掌握

滑膜充血、水肿及浆细胞、大量单核细胞、淋巴细胞浸润，有时有淋巴滤泡形成，常有小区浅表性滑膜细胞坏死而形成的糜烂，并覆有纤维素样沉积物。后者由含有少量γ球蛋白的补体复合物组成，关节腔内有包含中性粒细胞的渗出物积聚。滑膜炎的进一步变化是血管翳形成，其中除增生的成纤维细胞和毛细血管使滑膜绒毛变粗大外，并有淋巴滤泡形成，浆细胞和粒细胞浸润及不同程度的血管炎，滑膜细胞也随之增生。在这种增生滑膜细胞，或淋巴、浆细胞中含有可用荧光素结合的抗原来检测出类风湿因子、γ球蛋白或抗原抗体复合物。

血管翳可以自关节软骨边缘处的滑膜逐渐向软骨面伸延，被覆于关节软骨面上，一方面阻断软骨和滑液的接触，影响其营养。另一方面由于血管翳中释放某些水解酶对关节软骨、软骨下骨、韧带和肌腱中的胶原基质的侵蚀作用，使关节腔破坏，上下面融合，发生纤维化性强硬、错位，甚至骨化，功能完全丧失，相近的骨组织也产生失用性的稀疏。

知识点13：骨与软骨的破坏　　副高：掌握　正高：掌握

类风湿关节炎与其他炎症性关节病不同之处在于其滑膜有过度增生的倾向，并可对与滑膜接触的局部软骨与骨，产生侵蚀性作用，多种机制参与这一过程。软骨与骨并不是组织遭到破坏的唯一目标，软骨细胞和破骨细胞也参加了组织细胞外间质的丢失过程，而且类风湿关节炎关节破坏的目标还包括韧带和肌腱。

（1）软骨破坏的机制：关节软骨是由大量的间质和少量的软骨细胞构成的。其中胶原纤维、蛋白多糖、水等组成软骨间质。软骨细胞可合成并分泌胶原蛋白、蛋白多糖以及其他作用于间质的蛋白。类风湿关节炎软骨的破坏主要是指对细胞间质的降解，这一过程实际上是间质被水解蛋白酶消化的过程。

（2）局部骨侵蚀的机制：类风湿关节炎的放射学的改变包括近关节处出现骨质减少、软骨下骨的局灶性骨侵蚀和血管翳侵袭关节边缘。已经有多项研究表明，有关局部的骨侵蚀随着疾病的进展而加重，通常来说与疾病的严重程度有关系。

（3）各种类型的细胞在类风湿关节炎关节破坏中的作用：在类风湿关节炎早期，由于滑膜衬里层细胞数量的增多和细胞形态的肥大造成滑膜增厚。促炎症性细胞因子IL-1和肿瘤坏死因子-α刺激黏附分子在内皮细胞的表达，并增加招募中性粒细胞进入关节腔。中性粒细胞可释放蛋白酶，主要降解软骨表层的蛋白多糖。当蛋白多糖全部消化后，免疫复合物便进入胶原的表层，并暴露出软骨细胞。在IL-1和肿瘤坏死因子-α的刺激下，或在存在活化的$CD4^{+}$T细胞情况下，软骨细胞和滑膜成纤维细胞可释放MMP。随着病情的进展，滑膜组织逐渐转变为炎性组织，其中一部分有新的血管产生，即形成血管翳。这种组织具有侵蚀和破坏邻近的软骨和骨的功能。

知识点14：关节外病变 副高：掌握 正高：掌握

关节外病变包括类风湿性皮下结节和肌腱及腱鞘、滑囊炎症。

（1）类风湿性皮下结节：类风湿性皮下结节是诊断类风湿的可靠依据。结节是肉芽肿改变，中央是一团由坏死组织、纤维素和含有IgG的免疫复合物沉积形成的无结构物质，边缘为栅状排列的成纤维细胞，再外则浸润着单核细胞的纤维肉芽组织。

（2）肌腱及腱鞘、滑囊炎症：肌腱及腱鞘炎在手足中常见，肌腱和腱鞘有单核细胞、淋巴细胞、浆细胞浸润。严重者可以触及腱鞘上的结节，肌腱可断裂及粘连，是导致周围关节畸形的原因。滑囊炎以跟腱滑囊炎较为多见，在肌腱附着处常形成局限性滑膜炎，甚至可以引起局部骨赘或骨缺损。滑膜炎也可能发生在腘窝部位，形成腘窝囊肿。

知识点15：其他系统改变 副高：掌握 正高：掌握

类风湿关节炎时脉管经常受侵犯，动脉各层有较广泛炎性细胞浸润。急性期用免疫荧光法可见免疫球蛋白以及补体沉积于病变的血管壁。其表现形式有三种。

（1）严重而广泛的大血管坏死性动脉炎，类似于结节性多动脉炎。

（2）亚急性小动脉炎，通常见于心肌、骨骼肌和神经鞘内小动脉，并引起相应症状。

（3）末端动脉内膜增生和纤维化，常引起指（趾）动脉充盈不足，可致缺血性和血栓性病变；前者表现为雷诺现象、肺动脉高压和内脏缺血，后者可致指（趾）坏疽，如发生于内脏器官则可导致死亡。

知识点16：类风湿关节炎的临床表现　　副高：掌握　正高：掌握

多由1～2个关节开始发病，女性大多开始于掌指或指间小关节；而男性多先由膝、踝、髋等单关节起病。通常在几周或几个月内隐匿起病，先有几周到几个月的疲倦乏力、低热、体重减轻、胃纳不佳和手足麻木刺痛等前驱症状。类风湿关节炎的临床表现通常包括关节内表现和关节外表现。

知识点17：类风湿关节炎的关节内表现　　副高：掌握　正高：掌握

类风湿关节炎的关节内表现如下：

（1）关节疼痛和肿胀：最先出现关节疼痛，开始可为酸痛感，随着关节肿胀逐步明显，疼痛也趋于严重。关节局部积液，皮温增高。反复发作后，由于关节的肿痛和运动的限制，关节附近肌肉的僵硬和萎缩也日益显著。

（2）晨僵：在早晨睡醒后，出现关节僵硬或全身发紧感，活动一段时间后症状即可缓解或者消失，持续1小时或者更长时间。僵硬程度和持续时间，常和疾病的活动程度一致，可以作为对病变活动性的评估。

（3）多关节受累：通常由掌指关节或指间关节发病，其次是膝关节。发病时受累关节通常为1～2个关节，而以后受累关节逐渐增多，受累关节常为对称性，少部分患者为非对称性。

（4）关节活动受限或畸形：随着病变的发展，病变关节活动范围逐渐减小，最后变成僵硬而畸形，膝、腕部、肘、手指都固定在屈位。手指常在掌指关节处向外侧成半脱位，形成特征性的尺侧偏向畸形。

知识点18：类风湿关节炎的关节外表现　　副高：掌握　正高：掌握

类风湿关节炎的关节外表现包括：

类风湿关节炎是一种系统性疾病，有类风湿性结节、浆膜炎、血管炎等病理改变。10%～30%的患者在关节的隆突部位，例如上肢的鹰嘴突、腕部及下肢的踝部等出现类风湿结节，坚硬如橡皮。类风湿结节的出现常提示疾病处于严重活动阶段。此外少数患者（约10%）在疾病活动期有淋巴结及脾肿大。眼部可有巩膜炎、角膜结膜炎。心脏受累有临床表现者较少，据尸检发现约35%，主要影响二尖瓣，引起瓣膜病变。肺疾患者的表现形式有多种，胸膜炎，弥漫性肺间质纤维化、类风湿尘肺病。周围神经病变和慢性小腿溃疡，淀粉样变等也偶有发现。

知识点19：类风湿关节炎的实验室检查　　副高：掌握　正高：掌握

（1）血常规检查：一般都有轻度至中度贫血，如伴随有缺铁，则可为低色素性小细胞性贫血。白细胞数大多正常，在活动期间可略有增高，偶见嗜酸性粒细胞和血小板增多。贫血和血小板增多症与疾病的活动相关。

（2）血沉：血沉增快表明有炎症活动，可作为疾病活动的指标。如果关节炎症状消失而血沉仍高，表明类风湿关节炎可能复发。见于多种自身免疫性疾病以及一些与免疫有关的慢性感染，因此需要结合临床。

（3）瓜氨酸相关自身抗体群：包括抗瓜氨酸肽抗体（抗CCP抗体）和抗角蛋白抗体（AKA）。

1）抗瓜氨酸肽抗体（抗CCP抗体）：以CCP为抗原用酶联免疫吸附试验（ELISA）法在RA患者中检测到抗CCP抗体，有很好的敏感性和特异性，分别为60%～75%和85%以上，明显高于RF，抗CCP抗体在RA早期就可出现，并与关节影像学改变密切相关，它的临床应用将更有助于对早期RA的诊断和治疗。研究认为，抗CCP抗体阳性的RA患者骨关节破坏程度较阴性者严重，表明抗CCP抗体的检测对预测RA患者疾病的严重性具有重要的应用价值。抗CCP抗体检测是近年来RA诊断的重大进展，特异性明显优于RF，并可以与RF互补，提高RA的诊断率。

2）抗角蛋白抗体（AKA）：AKA，即抗鼠食管上皮角质层的抗体，对RA诊断具有特异性。AKA与RA病情严重程度和活动性有一定关系，在RA的早期甚至临床症状出现之前即可出现，因此它是RA早期诊断和判断预后的指标之一。研究发现，AKA阳性的“健康人”几乎都可发展成典型的RA。AKA的靶抗原识别相对分子量为40kD的聚角蛋白微丝，其成分含有瓜氨酸，可推测抗CCP抗体与AKA应该有很好的重叠性。

（4）其他血清学检查：血清白蛋白降低，球蛋白增高。免疫蛋白电泳显示IgG、IgA及IgM增多。抗核抗体（ANA）在类风湿关节炎的阳性率10%～20%。血清补体水平多数正常或轻度升高，重症者以及伴关节外病变者可下降。C反应蛋白在病变活动期增高明显。

（5）关节液检查：关节腔穿刺可穿刺出不透明草黄色渗出液，其中中性粒细胞可达（10000～50000）$\times 10^6$/L或更高，细菌培养为阴性。疾病活动可见白细胞浆中含有类风湿因子和IgG补体复合物形成包涵体吞噬细胞，称为类风湿细胞。渗出液中抗体的相对浓度（与蛋白质含量相比较）降低，RF阳性。

知识点20：类风湿关节炎的影像学检查 副高：掌握 正高：掌握

早期患者的关节X线检查除软组织肿胀和关节腔渗液外一般都是阴性。关节部位骨质疏松可以在起病几周内即很明显。关节间隙减少和骨质的侵蚀，提示关节软骨的消失，只出现在病程持续数月以上者。半脱位、脱位和骨性强直后出现在更后期。当软骨已经损毁，可以见于两骨间的关节面融合，丧失原来关节的迹象。弥散性骨质疏松在慢性病变中常见，并因激素治疗而加重。无菌性坏死的发生率特别在股骨头，也可因用皮质类固醇激素治疗而增多。

MRI发现骨侵蚀比普通X线平片更敏感。

知识点21：类风湿关节炎的诊断标准　　副高：掌握　正高：掌握

目前通常采用美国风湿病协会1987年的诊断标准。

（1）晨僵持续至少1小时（每天），持续6周以上。

（2）有3个或3个以上的关节肿，持续6周以上。

（3）腕、掌指、近侧指关节肿胀，持续6周以上。

（4）对称性关节肿胀。

（5）皮下结节。

（6）RA典型的放射学改变，包括侵蚀或明确的近关节端骨质疏松。

（7）类风湿因子阳性（效价>1∶20）。

凡符合上述7项者为典型的类风湿关节炎；符合上述4项者为肯定的类风湿关节炎；符合上述3项者为可能的类风湿关节炎；符合上述标准不足2项而具备下列标准2项以上者（a．晨僵；b．持续性或反复的关节压痛或活动时疼痛至少6周；c．现在或过去曾发生关节肿大；d．皮下结节；e．血沉增快或C反应蛋白阳性；f．虹膜炎）为可疑的类风湿关节炎。

知识点22：类风湿关节炎的鉴别诊断　　副高：掌握　正高：掌握

本病尚需与下列疾病相鉴别。

（1）骨关节炎：发病年龄多在40岁以上，没有全身疾病。关节局部无红肿现象，受损关节以负重的膝、脊柱等较为常见，无游走现象，肌肉萎缩和关节畸形边缘呈唇样增生或骨赘形成，血沉正常，类风湿因子阴性。

（2）风湿性关节炎：本病尤易与类风湿关节炎起病时相混淆，下列各点可资鉴别。

1）起病一般急骤，有咽痛、发热和白细胞增多。

2）以四肢大关节受累多见，是游走性关节肿痛，关节症状消失后无永久性损害。

3）常同时发生心脏炎。

4）血清抗链球菌溶血素“O”、抗链激酶以及抗透明质酸酶均为阳性，而类风湿因子阴性。

5）水杨酸制剂疗效常迅速而显著。

（3）关节结核：类风湿关节炎限于单关节或少数关节时应与本病鉴别。本病可伴有其他部位结核病变，如脊椎结核常有椎旁脓肿，2个以上关节同时发病者较少见。X线检查早期不易区分开，若有骨质局限性破坏或有椎旁脓肿阴影，有助诊断。关节腔渗液做结核菌培养常阳性。抗结核治疗有效。

（4）强直性脊柱炎：本病以前认为属类风湿关节炎的一种类型，但是，本病始于骶髂关节，不是四肢小关节；关节滑膜炎不明显而钙化骨化明显；类风湿因子检查阴性，并不会出现皮下类风湿结节；阿司匹林等对类风湿关节炎无效的药物治疗本病能奏效。

（5）其他结缔组织疾病（兼有多发性关节炎者）

1）系统性红斑狼疮与早期类风湿关节炎不易区别，前者多发生于青年女性，也可发生近端指间关节和掌指关节滑膜炎，但关节症状不重，一般无软骨和骨质破坏，全身症状明显，有多脏器损害。典型者面部出现蝶形或盘状红斑。狼疮细胞、抗ds-DNA抗体、Sm抗体、狼疮带试验阳性均有助于诊断。

2）硬皮病，好发于20～50岁女性，早期水肿阶段表现的对称性手僵硬、指、膝关节疼痛以及关节滑膜炎引起的周围软组织肿胀，容易与RA混淆。本病早期为自限性，往往数周后突然肿胀消失，出现雷诺现象，有利本病诊断。硬化萎缩期表现皮肤硬化，呈“苦笑状”面容则易鉴别。

3）混合结缔组织病临床症状与RA相似，但有高滴定度颗粒型荧光抗核抗体、高滴度抗可溶性核糖核蛋白（RNP）抗体阳性，而Sm抗体阴性。

4）皮肌炎的肌肉疼痛和水肿并不限于关节附近，心、肾病变也比较多见，而关节病损则少见。ANA（+），抗PM-1抗体、抗组氨酰抗体（Jo-1抗体）阳性。

知识点23：类风湿关节炎的一般治疗　　副高：掌握　正高：掌握

发热、关节肿痛、伴有全身症状者应该卧床休息，至症状基本消失为止。待病情改善2周后应逐渐增加活动，以免过久的卧床导致关节失用，甚至促进关节强直。饮食中蛋白质和各种维生素要充足，贫血显著者可予小量输血。

知识点24：类风湿关节炎的药物治疗　　副高：掌握　正高：掌握

（1）非甾体类抗炎药（NSAID）：用于初发或轻症病例，其作用机制主要抑制环氧化酶使前列腺素生成受抑制而起作用，以达到抗炎镇痛的效果。但不能阻止类风湿关节炎病变的自然过程。本类药物因体内代谢途径不同，彼此间可发生相互作用，不主张联合应用，并应该注意个体化。

1）水杨酸制剂：能抗炎、解热、镇痛，剂量2～4g/d，如疗效不理想，可酌量增加剂量，有时需4～6g/d才能有效。通常在饭后服用或与制酸剂同用，也可用肠溶片以减轻胃肠道刺激。

2）吲哚美辛：系一种吲哚醋酸衍生物，具有抗炎、解热和镇痛作用。患者如不能耐受阿司匹林可换用本药，常用剂量25mg，每日2～3次，100mg/d以上时易产生不良反应。不良反应有恶心、腹泻、呕吐、胃溃疡、头痛、眩晕、精神抑郁等。

3）丙酸衍生物：是一类可以代替阿司匹林的药物，包括布洛芬，萘普生和芬布芬作用与阿司匹林相类似，疗效相仿，消化道不良反应小。常用剂量：布洛芬1.2～2.4g/d，分3～4次服，萘普生每次250mg，2次/天。不良反应有恶心、呕吐、腹泻、胃肠道出血、消化性溃疡、头痛及中枢神经系统紊乱如易激惹等。

4）灭酸类药物：为邻氨基苯酸衍生物，其作用与阿司匹林相仿。氯灭酸每次200～400mg，3次/天。不良反应有胃肠道反应，如恶心、呕吐、腹泻及食欲缺乏等，偶有皮疹、头痛、肾功能损害等。

5）选择性环氧化酶抑制剂（COX）：特异性抑制COX-2可阻断炎症部位的前列腺素的产生，同时保留了COX-1的作用，因此减少了胃肠道的毒副反应，镇痛效果良好。常用的COX-2抑制剂包括塞来昔布、罗非昔布。COX-2抑制剂有一定的心血管风险，对合并有心血管疾患的患者应该慎用。

（2）慢作用抗风湿药：慢作用抗风湿药（SAARDs）或称改变病情药物（DMARDs）包括抗疟药、青霉胺、金制剂、柳氮磺胺吡啶和细胞毒类药物如甲氨蝶呤、环磷酰胺、环孢素A、硫唑嘌呤和来氟米特等。这些药物起效慢，能部分阻止病情的进展，是目前控制RA的主要药物。

1）甲氨蝶呤（MTX）：是目前治疗RA的首选药物。它可抑制二氢叶酸还原酶，阻止尿嘧啶（U）转变成胸腺嘧啶（T），影响免疫活性细胞DNA合成，起到免疫抑制作用。该药2～3周起效，2～3个月达到高峰，半年左右达到平台期，单用药时效果一般。不良反应有恶心、口腔溃疡、呕吐和肝功损害等。

2）抗疟药：该类药物作用机制目前尚不清楚，可能与抑制淋巴细胞的转化和浆细胞的活性有关。约有半数患者对这种药物有较好的治疗反应，但作用不强。临床上常用的有两种，即氯喹和羟氯喹。这类药物在体内的代谢和排泄均较缓慢，可能有蓄积毒性。常见的不良反应有眼黄斑病和视网膜炎，用药期间至少半年查一次眼底，其他的不良反应有胃肠道反应如恶心、呕吐，还有头痛、神经肌肉病变和心脏毒性等。

3）柳氮磺吡啶（SSZ）：用于治疗RA的确切机制尚不清楚，有学者认为它可影响叶酸的吸收和代谢有类似MTX的作用。该药起效慢，抗炎作用不大。常见的不良反应有胃肠道不良反应如恶心、腹泻和呕吐，往往因此中断治疗。其他不良反应还有抑郁、头痛、粒细胞减少、皮疹、血小板减少和溶血等。

4）金制剂：是治疗RA经典的药物，药理作用机制尚不清楚。该药起效慢，口服3～4个月时间才能起效，长期临床观察发现该药并不能阻止骨侵蚀的进展。由于口服金制剂主要从胃肠道排出容易导致腹泻，不良反应轻的应减量，严重的应停药。其他的不良反应有皮疹、口炎、血细胞减少和肾功能损害等。

5）青霉胺：是治疗铜代谢障碍的有效驱铜剂。在治疗RA中也取得了一定疗效，然而具体的作用机制尚不清楚，可能和该药对巯基的还原作用和络合重金属有关，还能使血浆中巨球蛋白降解，RF滴度下降。青霉胺起效较慢，一般用药2个月起效，对RA的治疗作用不如金制剂。不良反应较多，剂量大时更明显，主要有恶心、呕吐、口腔溃疡和味觉丧失，一般停药后可自行恢复。用药期间还可出现蛋白尿、血尿、天疱疮、全血细胞减少、多发性肌炎和药物性狼疮，这些不良反应一旦发生应立即停药。

6）来氟米特：是治疗RA比较新的药物，其主要作用机制是抑制细胞黏附和酪酸激酶的活性，影响细胞激活过程中信息的传导和可逆性抑制乳酸脱氢酶活性，抑制嘧啶核苷酸从头合成途径。通过以上两条途径显著抑制T细胞的激活和增殖，从而有效地抑制细胞免疫反应，控制病情的发展。近期疗效类似甲氨蝶呤，远期疗效尚待进一步研究证实。用法20mg/d，口服。主要不良反应有腹泻、瘙痒、脱发、皮疹和可逆性肝酶升高等。

（3）糖皮质激素：糖皮质激素对关节肿痛，控制炎症，消炎镇痛作用迅速，但效果不持久，对病因和发病机制毫无影响。一旦停药短期内即复发。对RF、贫血和血沉也无改善。长期应用可导致严重不良反应，因此不作为常规治疗。

应用激素的适应证：①为改善生活质量，小剂量使用；②严重血管炎，如肢端坏疽；③高热、大量关节腔积液和大量心包积液时。用法：小剂量使用激素时，泼尼松每日剂量

10～15mg；严重血管炎时可采用大剂量泼尼松治疗，1～2mg/（kg·d）；病情控制后应适时减量，不宜长期大量使用。

知识点25：类风湿关节炎的手术治疗 副高：掌握 正高：掌握

以往一直认为外科手术只适用于晚期畸形病例。目前对仅有1～2个关节受损较重、经水杨酸盐类治疗无效者可以试用早期滑膜切除术。后期病变静止，关节有明显畸形病例可行截骨矫正术，关节强直或破坏可做关节成形术、人工关节置换术，负重关节可做关节融合术等。

（1）滑膜切除术：当急性期经药物治疗基本控制后，手术切除滑膜，消除类风湿关节炎的病灶，免除关节软骨的破坏，终止滑膜局部免疫反应，避免全身自身免疫反应的产生与发展。

1）适应证：经药物治疗急性炎症已经控制，病人全身情况较为稳定；亚急性反复发作滑膜炎，病情持续1年以上，经多种非手术治疗，效果不显著者；关节内有大量渗出液，保守治疗无效达3个月以上时间，且开始骨质破坏，关节活动受限者。

早期行滑膜切除术可减轻病人疼痛，延缓关节面破坏。如待关节已出现畸形，关节周围肌肉、韧带、肌腱已出现纤维化，则滑膜切除的效果较差，并可能影响关节活动度。故应在无骨质明显破坏时进行滑膜切除。

2）手术方法：尽可能切除滑膜组织，不切断韧带或骨组织，以利术后早期锻炼关节活动。

（2）关节清理术：通常用于慢性期病变，除慢性滑膜炎外，同时有软骨及骨组织改变。除将滑膜切除外，还将损坏的软骨全层切除，清除增生的骨质，术后应行被动活动辅助关节锻炼。

（3）截骨术：适用于有成角畸形，病变已经稳定的病例，矫正畸形、改变关节负重力线为主要目的。根据畸形的部位、关节活动情况决定手术。

（4）关节融合术：适用于关节严重破坏，从事体力劳动的青壮年患者，为保持肢体的稳定，可行融合术。

（5）关节成形术：最佳适应证为肘关节强直的病例，不但能切除病变骨组织，还能恢复肘关节活动。用股骨颈切除，粗隆下截骨治疗髋关节强直也可取得较好疗效。但术后跛行较重，现多被人工全髋关节置换所取代。

（6）人工关节置换术：类风湿关节炎患者经保守治疗效果不显著，疼痛症状明显，或关节畸形明显，严重影响患者日常生活者，可考虑行人工关节置换术。人工全髋或全膝关节置换的效果较好，如果双侧髋关节均受累，至少一侧必须行关节置换术，双侧髋关节融合是禁忌的。

知识点26：类风湿关节炎的其他治疗方法 副高：掌握 正高：掌握

理疗的目的在于用热疗以增加局部血液循环，使肌肉松弛，达到消炎、消肿和镇痛作用，同时采用锻炼以保持和增进关节功能。理疗方法有下列数种：热水袋、蜡浴、热浴、红外线等。

锻炼的目的是保存关节的活动功能，加强肌肉的力量和耐力。在急性期症状缓解消退后，只要患者可以耐受，便要早期有规律地做主动或被动的关节锻炼活动。

知识点27：类风湿关节炎的预后　　副高：掌握　正高：掌握

发病呈急骤者的病程进展较短促，一次发作后可数月或数年暂无症状，静止若干时后再反复发作。发作呈隐袭者的病程进展缓慢渐进，全程可达数年之久，其间交替的缓解和复发是其特征。10%～20%的病人每次发作后缓解是完全性的。每经过一次发作病变关节变得更加僵硬而不灵活，最终使关节固定在异常位置，形成畸形。本病与预后不良有关的表现有：典型的病变（对称性多关节炎，伴有皮下结节和类风湿因子的高效价）；病情持续活动1年以上者；30岁以下的发病者；具有关节外类风湿性病变表现者。

第五节　强直性脊柱炎

知识点1：强直性脊柱炎的概念　　副高：掌握　正高：掌握

强直性脊柱炎（AS）是一种原因未明的血清阴性反应的结缔组织疾病。主要累及脊柱、骶髂关节，引起脊柱强直和纤维化，并可伴有不同程度的心脏、眼部、肺部等多个脏器损害。

知识点2：强直性脊柱炎的发病趋势　　副高：掌握　正高：掌握

疾病进展缓慢，从骶髂关节开始逐渐向上蔓延至脊柱的关节、关节突以及附近的韧带，也可侵犯邻近的大关节，最终造成纤维性或骨性强直和畸形。

知识点3：强直性脊柱炎的发病比例　　副高：掌握　正高：掌握

本病发病年龄主要为15～30岁，40岁以后发病少，有明显的家族聚集现象，并与人类白细胞抗原-B27（HLA-B27）密切相关，但是人群中HLA-B27流行性有显著的种族、地区性差异，世界范围内发病率与该抗原的流行成正比。AS在我国的患病率约为0.3%，在欧洲为0.05%～0.23%，日本为0.05%～0.2%。

知识点4：强直性脊柱炎的病因　　副高：掌握　正高：掌握

AS的病因迄今未明，通常认为可能与遗传、环境因素和免疫学异常等有关系。

知识点5：导致强直性脊柱炎的基因因素　　副高：掌握　正高：掌握

AS是一种具有高度遗传性的疾病，近期关于AS的家系和孪生研究显示了遗传的多基因模式，并且证实HLA-B27直接参与了AS发病。在AS患者的一级亲属中，患AS的危险性比对照组高15～20倍。AS患者中HLA-B27的阳性率达90%，但只有5% HLA-B27阳性的患者发展成为AS。少部分AS的易感性可能是由遗传因素决定，其中大约36%的基因是HLA连锁基因，还有一些非HLA的基因参与AS的发病，包括Ⅰ型肿瘤坏死因子（TNF）、受体脱落氨肽酶调控因子（ARTS1）和IL-23受体基因（IL-23R）。其他HLA-Ⅰ类分子如B60与Ⅱ类分子可能也参与发病。

知识点6：导致强直性脊柱炎的感染因素 副高：掌握 正高：掌握

由外源性因素引发AS慢性炎症尚未被证实，尽管这种现象可能是普遍存在的，肺炎克雷伯杆菌可能是其中的候选因素之一。微生物可能通过肠道起作用，研究显示，60%以上的AS患者出现肠道的亚临床炎症改变。AS患者血清中肺炎克雷伯杆菌的IgA抗体和脂多糖的IgA抗体水平也有升高，而抗克雷伯抗体与AS患者的肠道损害是密切相关的。

知识点7：导致强直性脊柱炎的免疫因素 副高：掌握 正高：掌握

AS患者血清IgA抗体水平明显升高，并且IgA血清浓度与C反应蛋白水平显著相关。AS骶髂关节部位存在明显的T细胞浸润和TNF-α及TGF-βmRNA，新骨形成部位附近可见TGF-β，它可刺激软骨和骨的形成，是产生纤维化与强直的最主要的细胞因子之一。脊柱关节病患者的滑膜关节炎可能与受损的肌腱端不断释放出来的促炎介质有关系；进行性的新骨形成可能与局部骨形成蛋白（包括TGF-β）的过度产生有关。

知识点8：强直性脊柱炎的病理 副高：掌握 正高：掌握

本病的主要病理变化为脊柱和骶髂关节的慢性复发性、非特异性炎症，主要见于滑膜、关节囊，肌腱，韧带的骨附着端，虹膜和主动脉根部也可受累。病变可停止于任何脊柱节段，但在适合的条件下，也可继续发展，导致屈曲畸形或者强直，直至颈椎发生融合。亦可同时向下蔓延，累及双髋关节。关节的病理主要包括肌腱端炎和滑膜炎。

知识点9：肌腱端炎和滑膜炎 副高：掌握 正高：掌握

肌腱端炎：是关节囊、韧带或肌腱附着于骨的部位发生的炎症，多见于骶髂关节、椎间盘、跟腱、椎体周围韧带、跖筋膜、胸肋连接等部位。骶髂关节炎是AS的最早的病理标志之一，对肌腱端部位的MRI研究显示，早期肌腱端部分常常有广泛的软组织和骨髓水肿。组织活检可见有淋巴细胞、浆细胞浸润，继而有肉芽组织形成。

滑膜炎：关节病变主要表现为滑膜增生、淋巴细胞浸润和血管翳形成，但缺少类风湿关节炎常见的滑膜绒毛增殖、纤维蛋白原沉积和溃疡形成。

知识点10：强直性脊柱炎的关节表现　副高：掌握　正高：掌握

早期症状是腰骶、下腰背或臀部酸痛，难以定位。初为单侧或间断性，数月内逐渐变成持续性，双侧受累，可向臀部和大腿放射，伴晨僵，休息时加重，轻微活动或用热水淋浴后可减轻。维持一个姿势过久可加重腰痛和僵硬感。夜间疼痛明显，严重时可从沉睡中痛醒。晨僵为病情活动的指标之一。

最早最典型的病变在骶髂关节，因此早期放射学检查有助于早期诊断。约1/2的患者以外周关节炎为首发症状，包括髋、膝、踝等关节，通常为非对称性、反复发作与缓解。关节外或近关节处骨压痛，其部位有脊肋关节、脊柱棘突、肩胛、股骨大转子、髂骨翼、坐骨结节、胫骨粗隆或足跟，这些症状由肌腱端炎引起。典型表现为腰背痛、晨僵、腰椎各方向活动受限和胸廓活动度减少。随着病变的进展，整个脊柱发生自下而上的僵硬，逐渐出现腰椎前凸消失，腰椎变平，胸廓变硬，驼背畸形。可伴随足跟痛、足掌、肋间肌痛等。晚期常出现髋关节的屈曲挛缩，并引起特征性的固定步态，直立位时双膝关节被迫维持某种程度的屈曲。肋脊和横突关节受累引起扩胸和呼吸受限，但很少出现肺通气功能明显受限。随着病变的发展，整个脊柱日渐僵硬，逐渐出现腰椎变平和胸椎过度后凸。

知识点11：强直性脊柱炎的关节外表现　副高：掌握　正高：掌握

AS的关节外病变大多出现在脊柱炎后，可侵犯全身多个系统。常见于前葡萄膜炎，25%～30%的AS病人在病程中可出现虹膜炎，HLA-B27阳性者更常见。其他疾病包括升主动脉根部和主动脉病变和心脏传导系统受累；肺上段纤维化；因脊柱骨折、脱位或马尾综合征而出现神经系统病变；晚期并发颈椎自发性寰枢关节向前方半脱位。严重骨质疏松、脱位引起四肢瘫痪、脊柱骨折死亡率很高，是最可怕的并发症，发生率约2%。

知识点12：强直性脊柱炎的体征　副高：掌握　正高：掌握

骶髂关节深压痛，同时由于胸肋关节受累，测量胸围的呼吸度减少。测量脊柱或髋关节活动度可发现不同程度的减少，甚至完全骨性强直。典型体态为胸椎后凸，头部前伸，侧视时须转动全身。若累及髋关节，可呈摇摆步态。常见体征为骶髂关节压痛、脊柱前屈、侧凸、后伸、转动受限，胸廓活动降低，枕墙距离大于零。查体骶髂关节呈“4”字试验阳性。腰椎活动度检查Schober试验阳性，方法：患者直立，在背部正中髂后上棘水平做一标记为零，向上做10cm标记（也可再向下做5cm标记），让患者弯腰（保持双腿直立），测量上下两个标记间距离，若增加少于4cm则为阳性。也可用指地距测量方法，即测量伸膝时弯腰以手指触地的距离来评估腰椎的活动度。

知识点13：强直性脊柱炎的实验室检查　副高：掌握　正高：掌握

AS无诊断性或特异性的指标。疾病活动期可有血沉增快、C反应蛋白增高，免疫球蛋白（尤其是IgA）增高，轻度低色素性贫血。类风湿因子阴性，但90%以上的患者HLA-B27阳性。HLA-B27阳性对儿童AS的诊断价值远大于成人AS。

知识点14：强直性脊柱炎的影像学检查 副高：掌握 正高：掌握

AS的特征性放射学改变要经历很多年后才出现。主要见于中轴关节，尤其是骶髂关节、骨突关节、椎间盘椎体连接、肋椎关节和肋横突关节。儿童强直性脊柱炎X线检查骶髂关节常在发病数年后才出现，故X线检查意义有限。

知识点15：强直性脊柱炎的X线表现 副高：掌握 正高：掌握

AS的X线表现主要指骶髂关节、脊柱和外周关节表现。

（1）骶髂关节：98%～100%的病例早期即有骶髂关节的X线表现。根据纽约标准将病变分为5级。0级：为正常骶髂关节；Ⅰ级：表现为骨质疏松，关节间隙增宽，可疑的骨质侵蚀和关节面模糊；Ⅱ级：表现为微小的关节面破坏，关节边缘模糊，略有硬化，可见囊性变；Ⅲ级：为关节破坏与重建的表现，关节间隙明显变窄，边缘模糊，明确的囊性变，关节两侧硬化，密度增高；Ⅳ级：以硬化为主，关节间隙消失，关节融合或强直。

（2）脊柱：早期表现为普遍的骨质疏松，腰椎因正常前凸弧度小时而变直，严重时可出现椎体压缩性骨折。后期椎体出现方形变，骨桥形成，脊柱呈特征性的“竹节样”改变。

（3）周围关节：髋和肩关节间隙显著变窄，可有韧带附着部新骨形成，包括跖骨骨赘和跟腱附着处骨膜炎。

知识点16：强直性脊柱炎的CT检查 副高：掌握 正高：掌握

CT分辨率高，层面无干扰，能清晰地显示关节间隙，便于测量。如病变尚处于早期，标准的X线检查显示骶髂关节正常或者可疑者，CT可增加其敏感度。

知识点17：强直性脊柱炎的MRI检查 副高：掌握 正高：掌握

MRI检查能显示骶髂关节炎软骨病变，敏感性比X线、CT高。分辨率高，层面无干扰，能清晰地显示关节间隙，可作为骶髂关节炎的早期诊断方法。但是价格昂贵，不易被广泛推广。

知识点18：强直性脊柱炎的诊断 副高：掌握 正高：掌握

AS主要依靠临床表现以及X线的改变，典型的病例不难做出诊断。目前多使用1984年修订的纽约标准，见表3-2-2。

表3-2-2　强直性脊柱炎诊断标准（纽约，1984）

临床标准	腰痛，晨僵3个月以上，活动改善，休息无改善
	腰椎额状面、矢状面活动受限
	胸廓活动度低于相应年龄、性别的正常人
放射学标准	骶髂关节炎，双侧≥Ⅱ级或单侧Ⅲ～Ⅳ级
诊断	肯定AS：符合放射学标准和1项（及以上）临床标准者
	可能AS：仅符合3项临床标准，或符合放射学标准而不伴任何临床标准者（应除外其他原因所致骶髂关节炎）

知识点19：强直性脊柱炎的鉴别诊断　　副高：掌握　正高：掌握

AS需要与以下疾病进行鉴别诊断。

（1）其他血清学阴性的疾病：见表3-2-3。

表3-2-3　强直性脊柱炎与其他血清学阴性疾病鉴别表

特点	AS	反应性关节炎	幼年脊柱关节病	银屑病关节炎	肠病性关节炎
起病年龄	＜40岁	青年到中年	＜16岁	青年到中年	青年到中年
性别分布	男性比女性多3倍	主要男性	主要男性	男女一样	男女一样
起病方式	逐渐起病	急性	急性或慢性	多种多样	隐匿
骶髂关节炎	100%	＜50%	＜50%	约20%	＜20%
关节对称性	对称	不对称	各种各样	不对称	对称
周围关节受累	约25%	约90%	约90%	约95%	经常
眼受累	25%～30%	常有	20%	偶有	少见
心脏受累	1%～4%	5%～10%	少见	少见	少见
皮肤指甲病变	无	常有	不常见	100%	不常见
感染因子作用	未知	肯定	未知	未知	未知

（2）类风湿关节炎：见表3-2-4。

表3-2-4　强直性脊柱炎与类风湿关节炎鉴别表

鉴别要点	强直性脊柱炎	类风湿关节炎
地区分布	有种族差异，家族倾向明显	有一定的家族倾向
性别分布	男性多见	女性多见
年龄分布	20～30岁高峰	30～50岁高峰

续 表

鉴别要点	强直性脊柱炎	类风湿关节炎
外周关节	寡关节炎，大关节多见 下肢关节多见，非对称性	多关节炎，小关节多见 上肢关节多见，对称性
骶髂关节炎	阳性	阴性
脊柱侵犯	整个脊柱，上行性	第1、2颈椎
类风湿结节	阴性	阳性
眼部表现	虹膜炎、葡萄膜炎	干燥性角膜炎、结膜炎、巩膜炎、穿透性巩膜软化
肺部表现	肺上叶纤维化	肺间质纤维化、胸膜炎
RF	＜5%	75%
HLA-B27	90%	6%（正常分布）
HLA-DR4/1	阴性	阳性
病理特征	附着点炎	滑膜炎
X线表现	骶髂关节炎	侵蚀性小关节病变

（3）机械性腰痛：见表3-2-5。

表3-2-5 强直性脊柱炎与机械性腰痛鉴别表

	炎症性	机械性
病史、症状		
既往史	++	±
家族史	+	-
起病方式	隐匿	急骤
晨僵	+++	+
其他系统受累	+	-
活动	减轻	加重
休息	加重	减轻
体征		
脊柱侧弯	-	+
活动受限	对称	不对称
疼痛范围	弥散	局限
直腿抬高试验	-	+
神经定位	-	+
髋关节受累	+	-

（4）椎间盘突出症：见表3-2-6。

表3-2-6　强直性脊柱炎与椎间盘突出症鉴别表

临床特点	强直性脊柱炎	椎间盘突出症
起病形式	隐匿	急
疼痛部位	腰、臀、背	腰
发作情况	变化缓慢	变化快与活动有关
严重程度	轻－中	中－重
偏侧性	双侧或变换	中线或单侧放射
休息效应	加重	减轻
活动效应	缓解	加重
咳嗽	可致胸痛	导致腰痛
站立姿势	多驼背	常侧弯
触痛	骶髂、脊柱多部位肌腱附着点	1～2个脊椎骨突“扳机点”、臀部坐骨神经
脊柱活动	可能各方向活动受限	以受损侧活动受限为主
直腿抬高试验	±	＋
血沉	常增快	一般正常
C反应蛋白	常增高	一般正常

（5）髂骨致密性骨炎：最常见于青年女性，出现局限于髂骨面的骨硬化，在X线上呈特征性扇形分布的高密度区。弥漫性特发性骨肥厚最常见于老年人，以前纵韧带和肌腱、韧带骨附着处的层状骨肥厚为特征。在X线上易和晚期的AS相混淆。

知识点20：强直性脊柱炎的一般治疗　　副高：掌握　正高：掌握

对患者教育，消除恐惧心理，坚持进行正规治疗。注意立、坐、卧正确姿势，睡硬板床。做深呼吸运动以维持正常的胸廓扩展度。游泳是AS患者最好的运动方式。但应避免多负重和剧烈运动。

知识点21：强直性脊柱炎的药物治疗　　副高：掌握　正高：掌握

（1）非甾体抗炎药（NSAID）：主要用于减轻疼痛和晨僵。NSAID种类繁多，医师应结合病情选用，用药2～4周效果不明显可换用其他品种。常用药物有吲哚美辛；双氯芬酸钠；选择性COX-2抑制药如美洛昔康；特异性COX-2抑制药如塞利西卜。该类药物常见的不良反应包括胃肠道不适、溃疡和出血，肝肾损害及水钠潴留等。应避免同时服用两种以上非甾体抗炎药。

（2）糖皮质激素：不作为常规用药，对非甾体抗炎药不能耐受者可选用小剂量糖皮质激素缓解病情。一般主要用于葡萄膜炎或骶髂关节炎常规治疗无效者。附着点局部注射激素，对缓解NSAID不能控制的疼痛有效。

（3）柳氮磺胺吡啶（SSZ）：SSZ可改善AS患者的关节疼痛和发僵，并可降低血清IgA水平，特别适用于改善AS患者的外周关节的滑膜炎。

（4）甲氨蝶呤（MTX）：对顽固性AS有一定疗效。

（5）沙利度胺（反应停）：可选择性抑制TNF及IL-12的产生，主要用于难治性AS，可改善患者的症状和炎性指标。初始剂量每日50mg，每10天递增50mg，至每日200mg维持。用量不足疗效不佳，停药后容易复发。本药的不良反应较大且有致畸作用，因此，用药期间定期复查肝肾功能，计划生育的女性应避免使用。

（6）帕米膦酸盐：有抑制骨吸收作用。还可以抑制IL-1、TNF-α和IL-6等炎性细胞因子产生并且可以抑制关节炎的炎症反应，改善AS的脊柱炎性症状。

（7）生物制剂：目前已用于治疗AS病人TNF抑制剂包括英夫利昔和伊那西普、阿达木单抗。TNF抑制剂对活动性AS有较好的疗效，一般能使病人至少改善50%的症状和体征。TNF抑制剂可以与其他药物合用，也可以替换之前使用的抗风湿类药物。

（8）中药：从中医角度认为强直性脊柱炎属于肝肾亏损，因此多以养肝肾、舒筋活血为主治疗。还可试用抗风湿药物如雷公藤等。

知识点22：强直性脊柱炎的手术治疗　　副高：掌握　正高：掌握

晚期严重驼背畸形不能平视的年轻患者，如果一般情况好，可行脊柱截骨矫形术。对于出现髋关节强直者，虽然患者多为青壮年，但因活动受限明显，可放宽手术指征行人工全髋关节置换术。

知识点23：强直性脊柱炎的其他治疗方法　　副高：掌握　正高：掌握

如按摩理疗等也有一定的效果。有研究显示，短期的红外线照射可明显缓解患者的疼痛、晨僵和疲劳感，患者可有很好的耐受，且无不良反应。

第六节　创伤性关节炎

知识点1：创伤性关节炎的病因　　副高：掌握　正高：掌握

创伤性关节炎的病因主要包括：

（1）暴力外伤：如坠压、撞击等造成骨关节内骨折、关节内异物存留、软骨损坏等，使关节面不平整，从而使其遭受异常的磨损和破坏。

（2）承重失衡：如关节先天、后天畸形和骨干骨折成角畸形愈合，使关节负重力线不正，长期后承压处的关节面遭受过度磨损与破坏。

（3）活动、负重过度：如某些职业要求机体的某些关节活动频繁或者经常采取某种特定姿势，或者重度肥胖，或者截肢后单侧肢体承重等，均可造成积累性损伤，导致相应关节的关节面的过度磨损和破坏。

知识点2：创伤性关节炎的临床表现　　副高：掌握　正高：掌握

（1）早期受累关节疼痛和僵硬，开始活动时较明显，活动后减轻，活动多时又加重，休息后症状缓解，疼痛与活动有明显关系。

（2）晚期关节反复肿胀，疼痛持续并逐渐加重，可以出现活动受限，关节积液、畸形和关节内游离体，关节活动时出现粗糙摩擦音。

（3）创伤性关节炎为抗痛性步态，即行走时，当患侧足着地后，因为负重疼痛而迅速更换健侧足起步，以减少负重，故患肢迈步小。

（4）因负重力的改变可出现下肢畸形，如膝关节内、外翻。若膝外翻角＜15°或内翻两膝间距＜5cm，称为膝内、外翻畸形。创伤性关节炎临床以内翻畸形多见。

知识点3：创伤性关节炎的检查　　副高：掌握　正高：掌握

（1）实验室检查：创伤性关节炎没有特异性的化验检查。白细胞计数、血细胞比容、血清蛋白电泳均属正常。除全身性原发骨关节炎及附加有创伤性滑膜炎外，大多数病例血沉正常。

（2）X线检查：骨折或关节急性损伤过后，在较长时间内逐渐形成的。当受伤关节形成退行性变化时，将显示关节间隙变窄，骨端硬化，关节边缘部骨赘形成，关节内可能有游离体，还可因骨端生长发育障碍，或者骨、关节损伤后而遗留肢体畸形，有时合并关节周围软组织内钙化或骨化。

（3）CT检查：CT的密度分辨力明显优于X射线平片，更有利于明确关节及软组织病变的大小、范围和密度变化，以及骨病向毗邻组织的侵袭。

（4）MRI检查：可观察软组织及软骨病变的范围及内部结构。MRI对软组织层次的分辨力虽优于CT，但是它对水肿及钙化的识别则不及CT。

（5）ECT检查：一次扫描可得到全身骨骼的闪烁图，适合于做全身性筛选检查。ECT的敏感性高，故可早期发现病变，有利于定位及定量检查。

知识点4：创伤性关节炎的诊断　　副高：掌握　正高：掌握

（1）有慢性积累性关节损伤史或有明显的外伤史，发病过程缓慢。

（2）早期受累关节酸痛，运动僵硬感，活动后好转，但过劳后症状又加重。

（3）后期关节疼痛与活动有关，活动时可出现粗糙摩擦感，可出现关节交锁或关节内游离体，关节变形。

（4）X射线检查：可见于关节间隙变窄、软骨下关节面硬化、关节边缘有程度不等骨刺形成。晚期可出现关节面不整、骨端变形、关节内有游离体。

知识点5：创伤性关节炎的非手术治疗 副高：掌握 正高：掌握

（1）矫正畸形防止关节软骨退变。创伤性关节炎是骨折移位和关节软骨骨折的晚期并发症，所以晚期出现畸形可由畸形愈合造成，也可以是正常愈合后发育障碍所致，应对那些易出现畸形愈合的骨折部位及其移位方式十分熟悉。

（2）药物治疗：临床常用的消炎镇痛药有阿司匹林，具有镇痛以及抗炎作用，通常应用中等剂量为宜。另外缓解疼痛的药物还有双氯芬酸钠/米索前列醇（奥湿克）、双氯芬酸（扶他林）等。

（3）理疗：对人体功能起到调节的作用，并发生生物、化学等变化，使组织局部产生生理效应从而起到治疗与预防作用。

知识点6：创伤性关节炎的手术治疗 副高：掌握 正高：掌握

（1）关节清理术：适用于关节内有游离体边缘骨刺比较明显，但关节负重面尚比较完整的病例。

（2）截骨术：适用于明显的膝内、外翻畸形和骨折明显成角畸形愈合者，通过截骨可以减少骨内压力，矫正重力线，并使比较完整的关节面承担更多的体重负荷。

（3）闭孔神经切除术：适用于髋关节疼痛，但是关节面破坏较少者，因髋关节受闭孔神经、股神经和坐骨神经三重支配，而内收肌受闭孔神经和股神经的双重支配，所以切除闭孔神经不会使髋关节完全失去神经的控制，内收肌也不致全部瘫痪，并能使关节疼痛有明显改善。

（4）关节融合术：适用于单发的下肢负重关节，关节破坏严重而又比较年轻需要从事行走或站立工作的患者。

（5）关节成形术：适用于疼痛严重，关节破坏严重的老年人，人工关节置换术效果比较可靠，如髋关节中心性脱位可致髋臼底部骨折或股骨头软骨骨折，破坏了髋关节的完整性，愈合后形成创伤性关节炎，或者外伤性股骨头缺血性坏死，若不采用全髋关节置换术，必将引起关节疼痛和功能障碍。

第七节 痛风性关节炎

知识点1：痛风性关节炎 副高：熟练掌握 正高：熟练掌握

痛风性关节炎是指血液中尿酸浓度达到饱和，尿酸盐结晶析出，沉积在关节囊、滑囊、软骨、骨质和其他组织中而引起病损及炎性反应。其多有遗传因素，好发于40岁以上男性，多见于第1跖趾关节，也可发生于其他较大关节，尤其是踝部与足部关节。

知识点2：痛风性关节炎的病因　　副高：熟练掌握　正高：熟练掌握

痛风发生的关键原因是血尿酸长期增高，本质是尿素合成增加、排泄障碍。

参与促进人体内尿酸合成的酶有5-磷酸核酸-1-焦磷酸合成酶、腺嘌呤磷酸核苷酸转移酶、磷酸核糖焦磷酸酰胺转移酶和黄嘌呤氧化酶；抑制尿酸合成的酶有次黄嘌呤–鸟嘌呤核苷转移酶。如果这些酶活性发生异常，促进尿酸合成酶的活性增强，抑制尿酸合成酶的活性减弱等，将导致尿素合成增加。如果由于各种因素导致肾脏排泌尿酸发生障碍，尿酸将在血液中聚积，产生高尿酸血症。

高尿酸血症如长期存在，尿酸将以尿酸盐结晶的形式在关节、肌腱内及其周围沉积，造成痛风性关节炎。

知识点3：痛风性关节炎的临床表现　　副高：熟练掌握　正高：熟练掌握

痛风性关节炎通常分为3期。

（1）急性关节炎期：发病前没有任何先兆，轻度外伤、暴食高嘌呤食物、过度饮酒、手术、疲劳、情绪紧张、内科急症（如受凉、感染、血管阻塞）等均可能诱发急性发作。多在夜间突然发病，受累关节剧痛，首发关节常累及第1跖趾关节，其次为踝、膝关节等。局部体征类似于急性关节感染，有红、肿、热、痛表现。全身表现包括发热、心悸、寒战、不适以及白细胞增多。关节红、肿、热、痛，全身无力、发热、头痛等，可持续3～11天。若未经治疗可持续数周。最后局部症状和体征消退，关节功能恢复。

（2）间歇期：无症状间歇期长短差异很大，为数月或数年，随病情反复发作，逐渐进展，间歇期越来越短，病变关节增多，逐渐转成慢性关节炎。

（3）慢性关节炎期：由急性发病转为慢性关节炎期需十余年，关节出现永久性破坏，表现为僵硬畸形、运动受限。30%左右患者可见痛风石和发生肾脏并发症以及输尿管结石等。晚期有高血压、肾和脑动脉硬化、心肌梗死。少数患者死于肾衰竭和心血管意外。

知识点4：痛风性关节炎的影像学检查　　副高：熟练掌握　正高：熟练掌握

尿酸盐易于在小关节内及其附近沉积，引起慢性炎症反应和软骨、骨质破坏。这些部位X线摄片可见关节面或骨端皮质有透光性缺损阴影，呈穿凿样、虫蚀样、蜂窝状或囊状，病变周边骨质密度正常或增生，可见清晰硬化带。

知识点5：痛风性关节炎的实验室检查　　副高：熟练掌握　正高：熟练掌握

（1）血常规和血沉检查：急性发作期外周血白细胞计数升高，通常为（10～20）$\times 10^9$/L，很少超过20$\times 10^9$/L。中性粒细胞相应升高。肾功能下降者可有轻、中度贫血。血沉增快，通常<60mm/h。

（2）尿常规检查：早期通常无异常，病情迁延累及肾脏者可有蛋白尿、血尿、脓尿，偶见管型尿；并发肾结石者可见明显血尿，亦可见酸性尿石排出。

（3）血尿酸测定：急性发作期绝大多数患者血尿酸含量升高，缓解期间可以正常。

（4）尿尿素测定：在无嘌呤饮食及未服影响尿酸排泄药物的情况下，正常男性成人24小时尿尿酸总量不超过3.54mmol（600mg/24h）。原发性痛风患者90%尿尿酸排出<3.54mmol/24h。故尿尿酸排泄正常，不能排除痛风，而尿尿酸>750mg/24h，提示尿酸产生过多，尤其是非肾源性继发性痛风，血尿酸升高，尿尿酸亦同时明显升高。

（5）关节腔穿刺检查：急性痛风性关节炎发作时肿胀关节腔内可有积液，以注射针抽取滑液检查，具有极其重要诊断意义。即使在无症状期，亦可在许多关节找到尿酸钠结晶，这是确诊本病的金标准。约95%以上急性痛风性关节炎滑液中可发现尿酸盐结晶。

（6）痛风石活检：对于形成痛风石患者，还可进行活检或穿刺吸取其内容物，或从皮肤溃疡处采取分泌物涂片查尿酸盐结晶，阳性率极高。

知识点6：痛风性关节炎的诊断　　副高：熟练掌握　正高：熟练掌握

痛风诊断尚无统一标准，但根据典型临床表现、实验室检查和治疗反应不难诊断。慢性痛风性关节炎的诊断需要认真进行鉴别，并应尽可能取得尿酸盐结晶作为依据，这是确诊的金标准。

知识点7：痛风性关节炎的治疗　　副高：熟练掌握　正高：熟练掌握

痛风性关节炎的本质是高尿酸血症的长期存在所致。因此，本病的治疗首要是预防高尿酸血症。

所有痛风患者都需要摄入大量液体，建议>2000ml/d。服用小苏打或柠檬酸三钠5g tid，临睡前服用乙酰唑胺50mg，以碱化尿液。要注意避免尿液过碱化，因为这可能促进草酸钙结晶沉积。肥胖患者在痛风静止期应设法减肥，正常皮肤区域的巨大痛风石可以手术切除，其他的痛风石均应通过适当地降低血尿酸治疗缓慢地解决，为使肾结石崩解可考虑使用体外超声波碎石术。

（1）急性期治疗：急性发作时秋水仙碱的疗效一般都很显著，通常于治疗后12小时症状开始缓解，36~48小时内完全消失。秋水仙碱的用法及剂量是每2小时口服1mg，持续至出现胃肠道反应如腹泻或急性症状缓解为止。对一次急性发作给予的剂量在48小时内不可超过7mg。如果胃肠道反应严重，不能耐受，也可经静脉给药，用0.9%氯化钠溶液将秋水仙碱1mg稀释到20ml，缓慢注射（2~5分钟），24小时内用量不得超过2mg。预防性口服秋水仙碱同时给予静脉注射秋水仙碱可引起严重的骨髓抑制，甚至死亡。秋水仙碱引起的腹泻可造成严重的电解质紊乱，尤其在老年人可导致严重后果，临床中应密切关注。

急性痛风口服NSAID抗炎镇痛药物对缓解症状有效。单一大关节痛风发作，可行关节穿刺，抽关节液送检，随后注入激素也可控制痛风急性发作。多关节发作时，也可短期应用泼尼松，如20~30mg/d。偶尔需联合应用几种药物治疗痛风急性发作。

（2）间歇期的治疗：间歇期治疗的主要目的为降低血尿酸水平，预防再次急性发作。可以每日口服小剂量秋水仙碱0.6mg，根据病情每日1～3次。当发现急性发作的第一征兆时，立即额外服用一次秋水仙碱1～2mg，常能有效抑制痛风发作。注意长期服用秋水仙碱可引起神经病变或肌病。

凡是具有痛风石、血清尿酸盐浓度长期>9mg/dl（0.53mmol/L）或者血清尿酸浓度虽然轻度升高但有持续的关节症状或肾功能受损者，都是降低血清尿酸盐治疗的指征。无论是用促进尿酸排泄药物来增加尿酸排泄，还是用别嘌醇阻断尿酸合成，均可使血清内尿酸盐浓度下降到正常范围并长期维持下去，从而防止发生上述关节损伤。

在静止期，控制高尿酸血症开始时必须每日并用秋水仙碱或NSAID治疗，这是因为控制高尿酸血症的各种疗法在开始几周或几个月内易于引起痛风急性发作，定期检查血清尿酸盐浓度有助于评价药效。根据能否有效降低血清尿酸盐浓度调节药物的种类与剂量，痛风石需要数月乃至数年才能溶解，应维持血清尿酸水平<4.5mg/dl（0.26mmol/L）。

第八节　手指关节炎

知识点1：手指关节炎　　副高：掌握　正高：掌握

手指关节炎是骨性关节炎的一种症状。

手指间关节最常受累，尤其是远端指间关节。肿痛和压痛不太明显亦很少影响关节活动。特征性改变为在指关节背面的内外侧，出现骨性增生而形成硬结节，位于远端指间关节的结节称为Heberden结节，位于手指关节炎近端指间关节称为Bouchard结节，这种结节发展非常慢。只有少数患者最终会出现远指关节的屈曲或外斜畸形。当第一腕掌关节受累而有骨质增生时就形成“方”形手。

关节炎可以分成原发性和继发性两种。原发性的病因尚不明确，继发性的是在原有疾病基础上发展成骨关节炎。有许多疾病，包括先天性关节发育异常、儿童时期关节病变、外伤、各种代谢性疾病和多种促使软骨崩溃的关节内炎症，他们的共同通路是骨性关节炎。

知识点2：手指关节炎的症状　　副高：掌握　正高：掌握

手指骨关节炎的症状表现为患者通常在手指远端指尖关节背侧出现骨性增生的结节，称为赫伯登结节，继而在近端指间关节出现类似结节，称为布卡得结节。由于结节性增生，手指各节可向尺侧或桡侧偏斜、构成蛇样手指。

骨性结节一般无疼痛，先为单个，而后逐渐增多。手部操劳或下凉水，可诱发疼痛或伴发结节周围软组织红、肿、疼痛或压痛的症状。严重者可出现指关节变形。

知识点3：手指关节炎的非手术疗法　　副高：掌握　正高：掌握

手指关节炎的非手术疗法主要是药物治疗。

（1）透明质酸钠：为关节腔滑液的主要成分，为软骨基质的成分之一，在关节起到润滑作用，减少组织间的摩擦，关节腔内注入后可明显改善滑液组织的炎症反应，增强关节液的黏稠性和润滑功能，保护关节软骨，促进关节软骨的愈合与再生，缓解疼痛，增加关节的活动度。

（2）氨基葡萄糖：为构成关节软骨基质中聚氨基葡萄糖（GS）和蛋白多糖的最重要的单糖，正常人可通过葡萄糖的氨基化来合成GS，但在骨关节炎者的软骨细胞内GS合成受阻或不足，导致软骨基质软化并失去弹性，胶原纤维结构破坏，软骨表面腔隙增多使骨骼磨损及破坏。氨基葡萄糖可阻断骨关节炎的发病机制，促使软骨细胞合成具有正常结构的蛋白多糖，并抑制损伤组织和软骨的酶（如胶原酶、磷脂酶A2）的产生，减少软骨细胞的损坏，以改善关节活动，缓解关节疼痛，延缓骨关节炎症病程。

（3）非甾体镇痛抗炎药：外用贴剂可抑制环氧化酶和前列腺素的合成，对抗炎症反应，缓解关节水肿和疼痛。

知识点4：手指关节炎的手术治疗　　副高：掌握　正高：掌握

病情十分严重、药物治疗无效，且影响病人的日常生活的，就应该考虑手术干预，可使用人工置换手术。

关节置换手术对于大多数病人，在缓解疼痛、恢复关节功能方面具有显著效果，但由于关节置换手术存在一定的近期和远期并发症，如部件的松动和磨损、骨溶解，这些并发症目前还不能完全解决。因此，严格掌握关节置换的手术指征显得十分重要。严格地讲，手术指征包括：①有关节损害的放射学证据；②对各种非手术治疗无效的病人；③存在中到重度的持续疼痛或者已造成残疾。

由于人工关节置换的效果与手术时间的长短、医师的经验、病人术前的身体条件、围手术期处理和康复训练等因素密切相关。因此一个好的关节外科医师应具备多方面的知识，并且训练有素、技术熟练，才能独立胜任人工关节置换手术。

第九节　骨关节的各种畸形

一、先天性高肩胛症

知识点1：先天性高肩胛症的病因　　副高：掌握　正高：掌握

先天性高肩胛症也称Sprengel畸形，是指肩胛骨高于与胸廓相对应的正常部位。病因尚不明确。可能是由于肩胛带在胚胎内没有完全下降的结果。正常情况下，妊娠3个月末，位于颈椎旁的肩胛带胚芽开始逐渐下降至胸廓上部，因为某种尚不明确的原因，肩胛骨不下降或下降不全，形成高位肩胛骨畸形。

知识点2：先天性高肩胛症的病理　　副高：掌握　正高：掌握

先天性高肩胛症主要病理变化为骨和肌肉的改变。肩胛骨位置高、体小，纵向直径减小，横向直径增大，冈上区向前倾斜，内上角和内缘均增宽。在肩胛骨与颈椎之间常有一条纤维组织带或一根骨条，自肩胛骨的内上角或内缘起，接连于C_4～C_7的棘突、椎板或横突。肩胛带肌肉往往有缺如，或者连接于肩胛骨椎体缘的肌肉，如菱形肌和肩胛提肌均较细小并纤维化。另外，常合并肋骨缺如、半椎体、颈椎融合等畸形。

知识点3：先天性高肩胛症的检查及诊断　　副高：掌握　正高：掌握

体格检查主要是患侧肩胛部较高，两侧肩关节不对称及患侧上臂外展高举活动受限，出生时可见明显畸形。肌力检查表明肌力不足。X线检查可见肩胛高于正常侧，斜位片上有时可看到肩胛椎体骨。有时可见其他畸形，例如肋骨缺如、脊柱侧凸和后凸、斜颈。

知识点4：先天性高肩胛症的鉴别诊断　　副高：掌握　正高：掌握

根据症状、体征、X线表现较易诊断。双侧先天性高肩胛症应与先天性短颈畸形相鉴别。先天性短颈畸形患者颈部短小或缺如，所以两肩耸起，头颈部各方向活动严重受限。X线检查可见颈椎或包括上段胸椎都融合在一起。

知识点5：先天性高肩胛症的治疗　　副高：掌握　正高：掌握

对婴儿和年龄较小的儿童，可做被动牵引和主动锻炼，以保持肩关节的最大活动度，增进肌肉力量。

若畸形严重，肩活动受限，可行手术治疗，最合适的手术时机是3～7岁，超过年龄限度，手术可能会引起臂丛的牵伸性损伤。手术方法很多，但效果均不十分满意。现常用改良肩胛骨下移术，也就是Woodward手术，将斜方肌和菱形肌在脊椎棘突附着的起点切断剥离，将肩胛骨向下移，如有肩胛椎体骨或纤维带，也予以切除，然后将斜方肌和菱形肌的起点缝合在原起点之下的棘突上，将肩胛骨固定于矫正位。

二、先天性肌性斜颈

知识点6：先天性肌性斜颈的病因　　副高：掌握　正高：掌握

先天性肌性斜颈是指一侧胸锁乳突肌发生纤维性挛缩后形成的畸形。病因仍不清楚，目前仍有不少分歧，多数人认为胎儿胎位不正或受到子宫的异常压力使头颈部姿态异常而阻碍一侧胸锁乳突肌的血液循环，导致该肌肉缺血、萎缩、发育不良、挛缩而引起斜颈。还有人认为一侧胸锁乳突肌在难产时受伤产生出血、机化，致纤维变性后引起该肌挛缩。

知识点7：先天性肌性斜颈的病理　　副高：掌握　正高：掌握

先天性肌性斜颈在出生时可扪及肿块，或在生后的前2周内扪及肿块。肿块在生后1～2

个月最大，以后其体积维持不变或略有缩小，通常在1年时间内变小或消失。如果肿块不消失，肌肉将发生永久性纤维化并挛缩，如不治疗最终将导致持续性斜颈。受累胸锁乳突肌呈条索状，质硬、短细，组织切片上可见广泛的纤维结缔组织。

知识点8：先天性肌性斜颈的检查及诊断　　副高：掌握　正高：掌握

在婴儿出生后，一侧胸锁乳突肌内可摸到质硬且较固定的梭形肿块，3～4个月后肿块逐渐消失，而发生挛缩，逐渐出现斜颈。头部向一侧倾斜，下颌偏向健侧，若将头摆正，可见胸锁乳突肌紧张而突出于皮下，形如硬索。在发育过程中若不予矫正，脸部发育将不对称，患侧短小，健侧较饱满。颈椎侧凸，头部运动受限制，并且伴随年龄增长而加重。

根据有时有难产病史及相应临床症状、体征，诊断并不困难。

知识点9：先天性肌性斜颈的鉴别诊断　　副高：掌握　正高：掌握

（1）骨性斜颈：为先天性颈椎发育异常，胸锁乳突肌无挛缩，X线检查可显示颈椎异常。

（2）颈椎结核所致的斜颈：颈部活动受限、疼痛，并且伴有肌肉痉挛，但无胸锁乳突肌挛缩。X线拍片可以显示颈椎破坏和椎前脓肿。

（3）颈部淋巴结炎引起的斜颈：多见于婴儿，有发热、淋巴结肿大和压痛，胸锁乳突肌内无梭形肿块或挛缩。

另外，颈椎半脱位、眼肌异常、听力障碍均可引起斜颈，应加以区别。

知识点10：先天性肌性斜颈的非手术疗法　　副高：掌握　正高：掌握

适用于1岁以内的幼儿，包括局部热敷、按摩、手法扳正和固定头部。目的在于促进局部肿块早期消散，防止肌肉挛缩。手法扳正于婴儿出生两周后才可开始，且需缓慢而轻柔，使头稍向健侧弯，颏部尽量旋向患侧，枕部旋向健侧。婴儿睡时用沙袋保持于上述矫正位。每次手法前后，应按摩患侧胸锁乳突肌，或给予局部热敷。一般2～3个月内大多能治愈。

知识点11：先天性肌性斜颈的手术疗法　　副高：掌握　正高：掌握

适于1岁以上的患儿。在12岁以上者，虽然脸部和颈部畸形已难于矫正，但手术疗法仍可使畸形有所改善。手术方法多用胸锁乳突肌切断术，即在直视下切断胸锁乳突肌在锁骨和胸骨部的肌腱。然后将头置于过度矫正位，用石膏固定四周即可，也可用矫形支架或胶布条固定。

三、膝内翻

知识点12：膝内翻的病因　　副高：掌握　正高：掌握

轻度膝内翻可能与子宫内或出生后体位有关。缺钙和遗传是膝内翻形成的两个基础，但更直接的原因还在于走姿、站姿、坐姿及一些运动。走路外八字脚、稍息姿势站立、长期穿高跟鞋、盘坐、跪坐、蹲马步等，会给膝关节向外的力量，而这种力量会牵拉膝关节外侧副韧带，长期如此就会导致膝关节外侧副韧带松弛。膝关节内外侧副韧带是膝关节内外侧角度的稳定结构。当外侧副韧带松弛的情况下，内侧副韧带偏大的力量就会牵拉小腿胫骨向内侧旋转，形成膝内翻。

其他因素如代谢障碍、创伤、感染或其他疾病也可导致膝内翻。

知识点13：膝内翻的病理　　副高：掌握　正高：掌握

因各种原因导致胫骨或股骨发育异常，主要是胫骨变形，导致膝内翻。随着下地行走时间增多，可逐渐引起继发外侧膝韧带松弛、退行性关节炎、髌骨脱位及髌骨软化等症。

知识点14：膝内翻的检查及诊断　　副高：掌握　正高：掌握

检查可以在双膝关节伸直并靠拢的条件下进行。膝内翻时，双膝明显分离。测下肢轴线可见髌骨位于髂前上棘与第1、2趾间连线外侧而不在连线上。两踝内侧并拢时测量两膝间距离可反映病变的程度。X线片检查必不可少，应拍包括大腿和小腿在内的X线片，观察骨骺、骨质情况，测量股骨与胫骨长轴成角的度数。

知识点15：膝内翻的鉴别诊断　　副高：掌握　正高：掌握

主要是鉴别病因，排除骨髓炎、骨肿瘤、骨结核等所致者。

知识点16：膝内翻的治疗　　副高：掌握　正高：掌握

膝内翻的矫正方法包括：手术、夹板、绑腿、锻炼、矫正鞋垫等。

3岁以下小儿一般不需要手术，体位性膝内翻一般可在发育中自行纠正，或仅使用足弓支持垫或矫形鞋。

佝偻病性膝内翻应先治疗佝偻病，待病情稳定后再考虑手术治疗。

膝内翻矫形手术原则是靠近畸形显著部位截骨，方法可酌情选择楔形切除、横断或“Y”形截骨法，并注意矫正内旋畸形。术后石膏固定。

四、膝外翻

知识点17：膝外翻的病因　　副高：掌握　正高：掌握

膝外翻也称碰腿症，俗称“外八字腿”。同膝内翻畸形一样，膝外翻是一种症状，而不是单一疾病，故而病因很多，如佝偻病、脊髓前角灰质炎、骨骺损伤、骨髓炎等。

知识点18：膝外翻的病理 副高：掌握 正高：掌握

多累及一侧或双侧下肢，畸形多发生在股骨下段，股骨内髁可过度发育。随患儿年龄增长，而出现继发性退行性关节炎、外侧膝韧带缩短、内侧膝韧带松弛、髌骨脱位等症。

知识点19：膝外翻的检查及诊断 副高：掌握 正高：掌握

检查可在双膝伸直并靠拢情况下进行。可见内踝显著分开，测量下肢轴线时，髌骨不在髂前上棘和第1、2趾间连线上而位于连线内侧。X线检查可准确显示骨骺状态，骨质密度，并且测量出畸形部位和角度。

膝外翻的诊断并不困难，但应寻找病因。

知识点20：膝外翻的治疗 副高：掌握 正高：掌握

7岁以下小儿除非畸形特别严重或有特殊病因需要处理者外，一般无须治疗。10岁以上儿童较明显的膝外翻畸形不可能自行矫正，应考虑手术治疗。

膝外翻畸形矫正术应根据畸形发生的部位选择在股骨远端或胫骨近端进行。多数做股骨髁上截骨矫形术。术前应根据X线片明确矫正度数，并且注意保留10°左右的生理外翻角。方法有横断和楔形切除两种截骨法，术后长腿管形石膏固定6~8周。在矫正外翻畸形的同时，应注意矫正外旋畸形。

五、高弓足

知识点21：高弓足的病因 副高：掌握 正高：掌握

高弓足又称爪形足，病因不明确，其中约80%病例是神经肌肉性疾病，致使足弓降低的动力性因素如胫前肌和/或小腿三头肌肌力减弱，以及足跖侧内在肌挛缩，从而造成足纵弓增高。此外，还与以下因素有关：

（1）足内在肌失去功能，使足伸肌和屈肌挛缩所致，如脊髓灰质炎。

（2）腓肠肌瘫痪时出现继发性高弓足。

（3）遗传因素，通常有家族史。

知识点22：高弓足的病理 副高：掌握 正高：掌握

主要病理变化是足纵弓升高，足长度变短，某些肌肉发生挛缩纤维化。继发足底跖骨头胼胝形成。

知识点23：高弓足的检查及诊断　　副高：掌握　正高：掌握

体格检查可见足纵弓较高，足长度变短，足底跖骨头明显突出并可有疼痛的胼胝形成。X线检查可拍摄站立位足侧位片，正常情况下足距骨与第1跖骨的纵轴线是在一条线上，在高弓足时则两者成角。

知识点24：高弓足的鉴别检查　　副高：掌握　正高：掌握

主要是鉴别病因，明确是神经系统疾患还是不明原因的肌肉病变。

知识点25：高弓足的治疗　　副高：掌握　正高：掌握

应根据每个患者的不同情况设计治疗方案。轻度畸形可以用矫形鞋治疗。中至重度畸形，可采用手术治疗，常用方法有肌腱移位术及延长术、跗中关节楔形截骨术、跖腱膜切断术或足部三关节融合术等。

六、平足症

知识点26：平足症的病因　　副高：掌握　正高：掌握

平足症是指足内侧纵弓平坦，负重力线不正常，出现疲乏或疼痛症状的足扁平畸形。可由于先天或后天的因素而导致发病。

（1）先天因素有：①足骨结构畸形，如舟骨结节过大、跗骨桥、副舟骨、第1跖骨过短等；②韧带或肌肉发育异常。

（2）后天因素有：①外伤造成骨及软组织畸形；②足跗骨化脓性感染导致骨破坏；③长期负重使足部肌肉疲乏不能维持正常的足弓；④足肌瘫痪纤维化萎缩；⑤高跟鞋穿用过久。

知识点27：平足症的病理　　副高：掌握　正高：掌握

严重的先天性平足症，距骨极度下垂，纵轴几乎与胫骨纵轴平行，足舟骨位于距骨头上。足前部背伸，跟骰关节外侧皮肤松弛，形成皱褶悬挂足外侧。

知识点28：平足症的检查及诊断　　副高：掌握　正高：掌握

检查时可见足纵弓低平，足印腰部增宽，并可有足外翻、足舟骨结节塌陷向内突出。若为痉挛性平足，则可有腓骨长，短肌痉挛，足固定在外翻、外展有时背屈的位置。通常诊断不困难。

知识点29：平足症的治疗 副高：掌握 正高：掌握

早期可采用体疗，如用足趾行走、提踵外旋运动、屈趾运动等，并穿用平足鞋垫或平足矫形鞋。对于痉挛性平足患者，则可在麻醉下手法扳正后用石膏固定于内翻内收位，3个月后改穿平足矫形鞋。

晚期患者或先天性跟骨舟骨骨桥可采用手术治疗，如距骨下三关节融合术、骨桥切除术以及肌腱移位术等。

第十节 骨科代谢性疾病

一、佝偻病

知识点1：佝偻病的病因 副高：了解 正高：掌握

维生素D缺乏性佝偻病简称为佝偻病，此病的病因主要有日光照射不足，维生素D食物摄入不足、生长速度过快以及胃肠和肝、肾疾病。

知识点2：佝偻病的病理 副高：了解 正高：掌握

在成骨过程中，成骨细胞及其分泌的骨基质构成骨样组织，以后钙化为骨小梁。这些成骨细胞分泌的碱性磷酸酶使周围有机磷分解释出无机磷，形成磷酸钙结晶，沉着到骨样组织上变为新骨。当钙磷代谢失调，钙化过程发生障碍，成骨细胞代谢增生，在局部造成骨样组织堆积，碱性磷酸酶分泌增多，临床上因而产生一系列骨骼症状和血液生化改变。

知识点3：佝偻病的临床表现 副高：了解 正高：掌握

活动早期自生后3个月发病，主要表现为神经精神症状，易激惹、多汗、夜惊。活动期主要表现为骨骼改变，头部主要表现为颅骨软化、方颅、前囟闭合延误及出牙延迟，胸廓表现为肋骨串珠、肋膈沟、鸡胸或漏斗胸，腕踝可出现佝偻病手镯或脚镯，下肢可出现“O”形腿或“X”形腿症状。另有全身肌肉松弛（蛙形腹）及大脑皮质功能异常（条件反射缓慢、表情淡漠和语言发育迟缓）。恢复期临床症状减轻、精神活泼、肌张力恢复。

知识点4：佝偻病的鉴别诊断 副高：了解 正高：掌握

（1）呆小病：其生长发育迟缓与佝偻病类似，但其智力低下，有特殊外貌，血钙、血磷正常，X线片示钙化正常等有助于鉴别诊断。

（2）软骨营养不良：亦有骨骼畸形。鉴别主要依据血钙、血磷正常，X线检查示长骨短粗、弯曲，干骺端变宽但轮廓光整。

（3）甲状腺功能低下：生长发育迟缓、出牙迟、前囟大且闭合晚、体格明显矮小与佝偻病相似，但智力明显低下，有特殊外貌，血清甲状腺刺激激素测定可帮助鉴别。

知识点5：佝偻病的治疗　　副高：了解　正高：掌握

治疗目的为控制病情及防止骨骼畸形，治疗原则以口服为主。维生素D制剂选择、剂量大小、疗程长短、单次或多次，途径（口服或肌注）应根据患儿临床具体情况而定，强调个体化给药。

活动性佝偻病儿在治疗期间应限制其坐、立、走等，以免加重脊柱弯曲、“O”或“X”形畸形。3岁后的佝偻病骨畸形者，多为后遗症，不宜用维生素D制剂，应考虑矫形疗法，对鸡胸宜采取俯卧位及俯撑或引体向上的活动，加强胸部扩展。治疗轻度“O”或“X”形腿时可按摩相应肌群，如“O”形腿按摩外侧肌群，“X”形腿按摩内侧肌群，可增强肌张力。重度后遗症或影响生理及体型者，于青年期考虑外科矫形手术。

二、骨质软化症

知识点6：骨质软化症的病因　　副高：了解　正高：掌握

骨质软化症是成年人的佝偻病，可发生于任何年龄，但以老年人和寒冷贫困地区的产妇居多。病因与佝偻病相似，主要有以下方面。

（1）维生素D的合成（日光照射）或者摄入不足。

（2）消化道疾病致维生素D的吸收和代谢障碍。

（3）慢性肝、肾功能不全致维生素D转化为活性维生素D减少。

（4）慢性肾小管功能障碍、肾性骨病，致钙、磷从肾小管丢失增加。

（5）机体对于活性维生素D不敏感（维生素D抵抗）。

（6）酸中毒、重金属中毒。

（7）影响钙、磷在类骨质中沉积的某些药物、肿瘤等。

知识点7：骨质软化症的病理　　副高：了解　正高：掌握

其改变与佝偻病相似。因为成人的骨发育已经停止，故其改变限于膜性化骨的钙化障碍，致过量的类骨组织堆积在骨的表面，骨质变软，同时因为承重力减弱而导致各种畸形，常见的有骨盆畸形，脊柱侧凸及长骨弯曲等。骨盆畸形表现为骨盆的前后径及左右径均变短，耻骨联合处变尖而向前突出，呈鸟喙状，称为喙状骨盆。

知识点8：骨质软化症的临床表现　　副高：了解　正高：掌握

（1）疼痛：早期症状不明显，可自觉腰痛、腿痛，时好时坏。一般是冬末春初疼痛较明显，妊娠、哺乳可致使病情加重。可在几个月到几年的时间内逐渐加重，变为持续性疼痛。

疼痛的部位也逐渐扩大，可发展为全身性骨病，如骨盆、胸肋部等。由于骨膜有丰富的神经末梢，负重或肌肉牵拉均可引起剧痛，卧床休息疼痛可缓解。

（2）病理性骨折：轻微的外伤即可发生病理骨折，多见于肋骨、脊柱骨和骨盆等部位。严重时迫使病人长期卧床不起，不敢翻身。

（3）多处骨骼畸形：常见脊柱弯曲度增加、侧弯等，还可有鸡胸、驼背、下肢长骨侧弯、骨盆倾斜、关节畸形、身高降低等。脊柱、胸廓畸形可影响心肺功能。

（4）神经肌肉系统：可见肌无力、肌萎缩、肌痛，如合并脊髓受压，则出现下肢无力、步态蹒跚；低钙血症时，伴有口唇及四肢发麻、蚁行感，面肌痉挛，手足关节僵直、搐搦、抽搐等。

知识点9：骨质软化症的诊断 副高：了解 正高：掌握

对日照不足、营养不良者，慢性肠道吸收功能低下、肝肾功能不全的老年人和对维生素D、钙、磷需求量增多的孕产妇，且有骨骼畸形、骨痛、手足搐搦者应高度怀疑本病。若有典型症状、体征、实验室以及X线检查时，诊断并不困难，其中骨影像学检查、尿钙测定及血浆维生素D水平测定尤具特异性。

知识点10：骨质软化症的鉴别诊断 副高：了解 正高：掌握

（1）骨质疏松症：多发生于中老年人，有腰背痛，易发生骨折，骨密度降低等，但血钙、磷、碱性磷酸酶多正常，尿钙不低，X线检查骨小梁细小、稀疏、清晰等可助鉴别。

（2）原发性甲状旁腺功能亢进症：可有骨痛、骨畸形、骨折等症状，但无手足搐搦，血、尿钙水平升高，X线检查显示骨质疏松、纤维囊性骨炎等可助鉴别。

知识点11：骨质软化症的治疗 副高：了解 正高：掌握

（1）维生素D：一般补充维生素D 1600U/d，血维生素D水平即可迅速升高。

（2）钙剂：≥18岁者适宜摄入量为800mg/d；≥50岁者适宜摄入量为1000mg/d；孕中期适宜摄入量为1000mg/d，孕晚期以及乳母适宜摄入量为1200mg/d。

（3）手术治疗：对有骨折、骨畸形影响生理功能者可进行外科手术治疗，但常需同时配合药物治疗。对于已有脊髓或神经受压者，应该在内科治疗的同时，做神经或脊髓减压术。

三、原发性甲状旁腺功能亢进性骨病

知识点12：原发性甲状旁腺功能亢进性骨病的病因 副高：了解 正高：掌握

原发性甲状旁腺功能亢进症（PHPT）是由于甲状旁腺腺瘤、增生肥大或腺癌所引起的PTH分泌过多，其病因不明。

知识点13：原发性甲状旁腺功能亢进性骨病的病理　　副高：了解　正高：掌握

破骨或成骨细胞增多、骨质吸收，呈不同程度的骨质脱钙，结缔组织增生构成纤维性骨炎。严重时引起多房囊肿样病变及“棕色瘤”，易发生病理性骨折及畸形。新生儿组织中钙化少见。以骨质吸收为主的骨骼病变属全身性。骨病分布以指骨、下颌骨、颅骨、脊椎和盆骨等处较为明显。此外也可发生骨硬化等改变。

知识点14：原发性甲状旁腺功能亢进性骨病的临床表现　　副高：了解　正高：掌握

原发性甲状旁腺功能亢进（PHPT）起病缓慢，有以屡发肾结石而发现者，有以骨痛为主要表现，有以血钙过高而呈神经症症群起病者，也有以多发性内分泌腺瘤病而发现者，主要表现如下。

（1）骨骼系统症状：早期无典型症状，随病变进展可出现骨痛、关节痛、骨质疏松、骨囊性变等症状。

（2）高血钙低血磷症群：为早期症状，常被忽视。包括消化系统、肌肉、泌尿系统、中枢神经系统、高血钙危象症候群。

（3）其他症候群：软组织钙化影响肌腱和软骨等处，可引起非特异性关节痛，累及手指关节，有时主要在近端指间关节。

（4）多发性内分泌肿瘤Ⅰ型或Ⅱa型：甲旁亢的临床表现相对较轻，病理以增生者居多，可在不同的病程期间出现。

（5）体征：多数病例无特殊体征，在颈部可触及肿物者占10%～30%。骨骼有压痛、畸形、局部隆起和身材缩短等。

知识点15：原发性甲状旁腺功能亢进性骨病的诊断　　副高：了解　正高：掌握

原发性甲状旁腺功能亢进性骨病的误诊率极高。确切诊断分为甲旁亢的定性诊断和甲状旁腺的定位诊断两部分。

知识点16：甲旁亢的定性诊断　　副高：了解　正高：掌握

凡具有骨骼病变、泌尿系结石和高钙血症的临床表现，单独存在或两三个征象复合并存时，血钙、碱性磷酸酶和PTH增高、血磷值降低、尿钙排量增多支持甲旁亢的诊断。骨X线检查有骨吸收增加的特征性表现，因此典型的甲旁亢临床上不难被诊断。

知识点17：甲状旁腺的定位诊断　　副高：了解　正高：掌握

甲状旁腺的定位诊断包括颈部超声检查、放射性核素检查以及颈部和纵隔CT扫描。

知识点18：原发性甲状旁腺功能亢进性骨病的手术治疗　　副高：了解　正高：掌握

（1）甲状旁腺病变的定位：甲状旁腺功能亢进一旦诊断确定尽可能在术前对病变腺体进行定位检查。位于颈部的肿瘤一般均不能扪及。B超可发现位于颈部的肿瘤，CT可以发现位于颈部和纵隔的肿瘤，但是阳性率均不高。自股静脉插管至上腔静脉、无名静脉及引流甲状旁腺的甲状腺上、中、下静脉，从各个静脉抽取血样，测定PTH浓度可以诊断是增生还是肿瘤，并确定肿瘤的部位。

（2）手术探查和治疗：因为98%甲状旁腺在颈部所以手术先探查颈部。探查时必须详细寻找4枚腺体，以免手术失败。术中需要做冷冻切片鉴定。如属腺瘤，应切除腺瘤，但须保留1枚正常腺体；如果属于增生，则应切除其三，第4枚腺体切除50%左右。异位的腺体，多数位于纵隔，可顺沿甲状腺下动脉分支追踪搜寻，常不必打开胸骨。如为腺癌，则宜做根治手术。一般有经验的外科医师第1次颈部手术的成功率达90%左右。

甲状旁腺瘤病人其无病变的甲状旁腺功能受抑制，腺瘤切除后第2～3天会出现低钙血症状。这种低血钙情况是暂时的，即使不补充钙剂血钙也能恢复正常，症状缓解。增生病人术后低钙血症状一般不明显。腺瘤若未切除或增生腺体切除不够，术后血钙下降均不多。诊断为腺瘤的病人术后若无低钙而症状，提示误诊，可能实际是增生。

如手术成功，血清甲状旁腺激素浓度及血、尿钙、磷异常代谢可获得纠正，血磷可于术后迅速升至正常，而血钙也可在1～3天后下降至正常范围。手术后如有复发，则需再次手术。

知识点19：原发性甲状旁腺功能亢进性骨病的药物治疗　　副高：了解　正高：掌握

西咪替丁可阻滞PTH的合成和/或分泌，故PTH浓度可降低，血钙也可降至正常，但是停药后可出现反跳升高。用量每次300mg，每天3次。

四、氟骨病

知识点20：氟骨症的病因　　副高：了解　正高：掌握

人体如从外界环境中获得的氟超过正常的需要，就可发生氟中毒。一旦患者出现骨骼损害及神经系统病变，则称为氟骨症。引起氟骨症的氟主要来源是：饮水和环境中的氟化物，尤其是被污染环境中的水、空气以及高氟食物等。当氟的每日摄入量超过4～5mg时，就会造成氟在体内蓄积，蓄积的主要部位在牙齿和骨骼，因此产生的主要损害也在牙齿和骨骼上。我国规定饮用水中含氟量不得超过1.5mg/L。

知识点21：氟骨症的病理　　副高：了解　正高：掌握

慢性氟中毒在不同的病理情况下可表现为不同的病理改变：骨硬化、骨质疏松、骨软化和继发性甲状旁腺功能亢进性骨病变。长期过量氟摄入可使骨形成增多，但所形成的骨排列多不规则，导致骨的质和量分离现象。流行病学调查已证实这种病理改变的存在。在动物实验中，长期小剂量饲以氟化物可使大鼠产生骨硬化。如果在实验中给予大剂量氟化物，同时给予正常剂量的钙或限制钙摄入，由于氟化物刺激了成骨细胞的活性，增加了骨基质的形成，动物对钙的需要量增加，而实际钙摄入相对不足，造成缺钙，同时氟化物又可与钙结合形成氟化钙而沉淀，不能被吸收，加重缺钙产生骨质疏松和/或骨软化。体内钙平衡的失调又可继发性引起甲状旁腺功能亢进，导致一系列骨组织的病理改变。

知识点22：氟骨症的临床表现　　副高：了解　正高：掌握

慢性氟中毒早期有牙釉质失去色泽变暗或呈斑点石灰状，晚期往往有慢性咳嗽、腰背以及下肢疼痛，骨质硬化，肌腱、韧带钙化和关节囊肥厚，骨质增生，关节变形等临床表现。

氟骨症分度包括以下3种：Ⅰ度：只有临床症状而无明显体征的氟骨症患者。Ⅱ度：有骨关节疼痛、功能障碍等典型临床表现，但能参加一些劳动者。Ⅲ度：丧失劳动能力的氟骨症患者。

知识点23：氟骨症的诊断　　副高：了解　正高：掌握

（1）生活于并饮用高氟水的地方性氟骨症流行区2年以上，或患有氟斑牙者。

（2）临床表现符合典型氟骨症的症状和体征者。

（3）放射学检查发现有骨骼特异性改变者。

（4）有诊断意义的实验室检查阳性者。

（5）骨活检符合氟骨症者。

知识点24：氟骨症的鉴别诊断　　副高：了解　正高：掌握

（1）石骨症：可见骨密度增加，管状骨上有横行条状影，髂骨和跗骨中有多层波状致密影。这些影像均比氟骨症清楚分明。

（2）成骨性转移癌：硬化性改变一般分布不甚规则均匀，并常引起骨质结构的改变。

（3）肾性骨病：与某些氟骨症极相似，骨质普遍致密和/或疏松，骨小梁粗糙模糊等，常难以单纯从X线征象区别，需结合流行病学、临床表现和肾功能检查进行鉴别。上述疾患均无韧带钙化。

知识点25：氟骨症的治疗　　副高：了解　正高：掌握

治疗原则包括减少机体对氟的吸收；增强机体新陈代谢，促进氟化物的排泄；减轻患者症状，改善体征；如神经根或脊髓组织受压并产生瘫痪或肢体功能障碍时，应手术减压；加强营养，提高机体抗病能力，恢复劳动强度等。

第十一节 踇 外 翻

知识点1：踇外翻 副高：掌握 正高：掌握

生物力学（静力学和动力学因素）、先天遗传和返祖现象、各种炎症（关节风湿痛）等因素均可导致踇外翻。如踇跖趾关节背伸过多，可造成跖趾关节失稳，使跖趾关节四周平衡受到破坏；踇展肌力减弱，踇内收肌短缩或痉挛，第1跖骨（外展、内旋）内翻踇籽骨外移，近节趾骨外翻，（内收外旋）踇伸、屈长肌向足中心移位，对跖趾关节起到弓弦作用，这些将进一步促进踇外翻的形成，近节趾骨向外侧半脱位，关节面内侧增厚，关节软骨逐渐变性吸收，形成骨刺，跖骨头内侧肥大如同外生骨瘤，并与鞋子反复摩擦而形成滑液囊炎（踇囊肿）。

知识点2：踇外翻的诊断 副高：掌握 正高：掌握

（1）有慢性病史。

（2）自觉大踇趾内、外侧痛，踇跖趾关节明显向内侧隆起，半足尖、立足尖、发力和跳跃时疼痛明显。

（3）检查：踇趾外翻，第1跖骨内翻，加大跖骨头间距离，横弓扁平化，成为张开足。第2、第3、第4趾跖面磨成胼胝。伴发第2～5趾爪形趾畸形。第1跖骨头内外侧均有压痛，重者内侧有波动感，也可伴有红、肿、热。

（4）X线显示：测量踇趾近节趾骨轴线与第1跖骨轴线之垂线的交角，称踇趾外翻度。正常值：男性13.8°～14.6°，女性14.6°～15.7°。

（5）桂鉴超等踇外翻分型如下：

Ⅰ型：以IPA（系近远节趾骨纵轴中心线夹角）为趾间角，正常值0°～10°。增大为主，IPA≥22°；而PASA（近侧关节固有角）系第1跖骨远端关节面连线与其纵轴线之垂线的夹角，为近侧关节同有角，正常值＜8°。IMA（跖间角）系第1、2跖骨纵轴线之夹角，为跖间角，0°～14°均在正常值范围。

Ⅱ型：为单纯HVA（踇外翻角）系近节趾骨纵轴线与第1跖骨的纵轴线之垂线的夹角，为踇外翻角，正常值10°～15°，增大20°或以上而IPA、IMA、PASA均在正常值范围内。

Ⅲ型：以PASA增大为主，IMA可以正常或轻度增大，PASA≥11°，而IMA≤15°。

Ⅳ型：以IMA增大为主。又可分为两个亚型：Ⅳa型，10°≤IMA≤15°，Ⅳb型，IMA＞15°，而PASA在正常值范围内。

Ⅴ型：混合型。IMA＞15°，PASA≥11°。

Ⅵ型：跖趾骨关节炎型。根据踇外翻程度分为三度：一度，踇趾与其他趾不发生明显挤压；二度，踇趾与其他趾发生挤压；三度，踇趾与第2趾相重叠。

知识点3：踇外翻的治疗　　　副高：掌握　正高：掌握

（1）用纱布、胶布做环行包扎（即人工横弓）。包扎后原有疼痛减轻或消失。活动时包扎，睡眠时去掉。

（2）使用踇外翻矫形器。

（3）使用跖弓垫（特殊定做）。

（4）手法治疗：①掐痛点：患者取坐位，术者用拇示指掐踇跖趾关节外侧背掌面，连续掐200～400次，以有痛感为度。每日1次，15日为一疗程；②侧压足内外侧：患足内、外侧位，术者用手掌、掌根连续按压足的内、外侧200～400次，以有痛感为度。每日1～2次，15日为一疗程；③压足底：患者俯卧位，足背垫一软垫。术者用拇指、拳沿踇内收肌、踇短屈肌，连续压200～400次。每日1～2次，15日为一疗程。

（5）手术治疗：第一趾骨基底切除，跖趾关节成形术。近来采用微创手术，能消除疼痛，纠正畸形。

第十二节　髋关节发育不良

知识点1：髋关节发育不良　　　副高：掌握　正高：掌握

髋关节发育不良，髋关节是一个“球窝”关节，各种各样的原因都能影响髋关节发育。引起弹响髋的原因包括：有时球状的股骨头没有很好地嵌在窝状的髋臼里而发生移位；有时虽然股骨头在髋臼内，但是容易滑入脱出；或者由于髋臼太浅导致髋关节容易脱位。

知识点2：髋关节发育不良的检查　　　副高：掌握　正高：掌握

髋关节发育不良好发于女婴，合并臀位生产，羊膜水较少，左侧较多。所以可能是有遗传因素决定的先天性原因，加上一些外在机械性的因素而引起。典型的髋关节脱臼，其发生率为1‰～1.5‰，若加上髋关节半脱位及发育不良的情形，估计在20‰左右。

知识点3：髋关节发育不良的诊断　　　副高：掌握　正高：掌握

临床观察下列异常，父母或者照顾婴儿者可察觉单侧完全脱臼或半脱臼的情形：

（1）两下肢长短不一，且患侧下肢活动力较差。

（2）一侧（患肢）髋关节较不易向外展开。

（3）两侧大腿内侧、鼠蹊部（腹股沟）、会阴部或臀部之皮肤皱褶不对称。

（4）一侧（患侧）的大腿粗隆向上外凸起。

医护人员可利用下列理学检查项目进行评估诊断：

（1）髋关节不稳定的可向外脱位或可复位。

（2）患侧髋关节不随骨盆同步移动。

（3）两腿屈曲90°时，患侧较低。

X线检查在3～4个月的婴儿收益不大，一般用来分析及判断骨骼发育不良的情形。若只有发育不良之情形，上述检查均不易察觉。

知识点4：髋关节发育不良的治疗 副高：掌握 正高：掌握

髋关节脱位越早治疗越有效，因为1岁内是儿童髋关节发育最快的时候，及早矫治，大部分儿童可以完全正常发育。

如果能在儿童1岁以内发现先天性髋关节发育问题，通常采用夹板固定就可治好，夹板可以使儿童的髋关节保持正确位置，正常发育。

如果髋关节的问题直到儿童开始走路后才发现，会难治疗一些。有时候需要用石膏固定髋关节，使股骨头牢牢地固定在球窝状的关节里。或者医生需要在儿童腹股沟处做一个小切口来放松一些肌腱。也可能儿童的髋关节需要做手术，把股骨头安全置入髋臼内，手术后儿童通常还需要石膏固定。

患有先天性髋关节脱位和髋关节发育不良的儿童，不管采用哪种方式治疗，都需要在较长时间里注意及时复查，以保证髋关节正常发育，从而达到髋关节发育治疗的最佳效果。

第十三节 成骨不全

知识点1：成骨不全 副高：熟练掌握 正高：熟练掌握

成骨不全（OI）又称脆骨症，是一类以骨脆性增加、骨量减少伴有其他胶原组织改变为病理表现的遗传病的统称。属于常染色体显性或隐性遗传缺陷的结缔组织病。

知识点2：成骨不全的分型 副高：熟练掌握 正高：熟练掌握

（1）常用Sillence分型，共4型：

Ⅰ型：蓝巩膜和相对较轻的反复骨折，为常染色体显性遗传。生化缺陷主要是Ⅰ型前胶原合成减少，α_1（Ⅰ）CB8-3（染色体的缺失）合成的肽替代甘氨酸在α_1（Ⅰ）三螺旋上的残基。

Ⅱ型：多发生于新生儿，出生前、后即很快死亡。胎儿表现为串珠肋，长骨和椎骨畸形，为常染色体显性遗传。生化缺陷主要为COL1A1和COL1A2基因重新排列，甘氮酸在三螺旋链α_1（Ⅰ）、α_2（Ⅰ）的残基被取代。罕见常染色体隐性遗传。

Ⅲ型：进行性骨畸形，常见牙发育不全和脱发，身材非常矮小，为常染色体隐性遗传。主要是Pro α_1（Ⅰ）和分子结合受阻，从而引起骨转换变异（非胶原缺陷）。部分为常染色体显性遗传，主要是α_1（Ⅰ）链的显著变异。

Ⅳ型：轻、中度畸形，身材矮小，牙发育不全，为常染色体显性遗传。生化缺陷是显著的α_2（Ⅰ）链突变，罕见α_1（Ⅰ）链的变异。

（2）Plotkin分型

1）成骨不全（COL1A1和COL1A2基因突变），含有正常身材的轻度OI、短小身材的中度OI、严重OI、致死OI以及骨内有致密斑OI 5个亚型。

2）类成骨不全（其他基因突变）（SROI），含有颅缝早闭和眼球突出性SROI、先天性关节挛缩性SROI、骨质疏松伴假胶质瘤性SROI、视神经萎缩伴视网膜病变及严重的精神运动迟缓性SROI、小头畸形伴白内障性SROI、骨痂过剩性SROI、矿化缺陷性SROI以及短肢畸形性SROI 8个亚型。

知识点3：成骨不全的病因　　副高：熟练掌握　正高：熟练掌握

成骨不全是遗传性中胚层发育障碍造成的结缔组织异常所致，以常染色体显性遗传为主，偶见隐性遗传。多有家族遗传史，也有散发病例。OI是一组以骨Ⅰ型胶原结构和功能异常所致的代谢性骨病，约90%的OI是由于Ⅰ型胶原α_1链（COL1A1）和α_2链（COL1A2）基因突变所致，COL1A1和COL1A2基因突变引起胶原结构异常、含量减少、聚糖合成减少、骨连蛋白（SPARC/Bm40）和3个蛋白聚糖（大的硫酸软骨素蛋白，两个双聚糖PGI和PGI）的减少出现相关临床症状，基因型与临床表型的相关性研究显示，如果突变的基因表达，则临床表型比较严重，临床表型的严重程度与表达突变的部位和类型相关较弱。Ⅱ型、Ⅲ型、Ⅳ型OI病人的突变位于Ⅰ型胶原α_1（Ⅰ）或α_2（Ⅰ）链的一级序列中，绝大多数（85%）为点突破，导致肽链上的甘氨酸残基中的一个侧链带电荷，有极性或侧链有庞大的氨基酸，形成异常空间构象。另一类突变是单个外显子的拼接异常。Ⅰ型OI病人能合成结构正常的胶原，但合成量下降，突变导致一个等位基因的α_1（Ⅰ）链肽链合成终止过早。

知识点4：成骨不全的病理　　副高：熟练掌握　正高：熟练掌握

患者多伴有骨质疏松，可出现畸形、多发性骨折等，以承重的骨骼多见，长骨干细长、弯曲，骨皮质变薄，骨膜不规则，干骺端增宽等病理表现；网织骨相对增多但成熟障碍，难以转变为板层骨，板层骨内骨组织结构紊乱和胶原纤维变细。皮质骨内有大量成骨细胞，表明成骨细胞的成骨速度可能减慢，骨基质内胶原纤维成熟障碍，排列紊乱，难以钙化成骨，骨小梁纤细、稀疏，代之以大量纤维结缔组织，骨折处骨痂呈纤维性和软骨性，难以骨化；软骨化骨和膜内化骨都将受到影响。

知识点5：成骨不全的临床表现　　副高：熟练掌握　正高：熟练掌握

（1）骨脆性增加：轻微的损伤即可引起骨折，严重的病人表现为自发性骨折。先天性者在出生时即有多处骨折。骨折大多为青枝型，移位少，疼痛轻，愈合快，依靠骨膜下成骨完成，因而常不被注意而造成畸形连接。长骨及肋骨为好发部位。多次骨折造成的畸形又进一步减少了骨的长度。青春期过后，骨折趋势逐渐减少。

（2）蓝巩膜：这是由于患者巩膜的透明度增加，可以看到其下方脉络膜颜色的缘故，颜色可自深天蓝色至蓝白色。有时患者的巩膜环绕角膜形成一个环，犹如土星光环，称为“土星环”，有时可在角膜周围有混浊，称为“青少年环”，巩膜的厚度及结构并无异常，透明度增加是由于胶原纤维组织的性质发生改变所致。

（3）耳聋：常到11～40岁出现，可因耳道硬化，附在卵圆窗的镫骨足板产生骨质强直，引起传导障碍所致。也可因听神经出颅底时受压引起神经性耳聋。

（4）结缔组织松弛：由于肌腱及韧带的胶原组织发育障碍，韧带和关节松弛，尤其是腕及踝关节，关节活动幅度超过正常，肌张力也减弱。患儿常伴有韧带松弛，导致髌骨复发性脱位，经常跌跤和骨折。脊柱韧带松弛可引起椎体骨折。还可以有膝外翻、平足。有时有习惯性肩脱位及桡骨头脱位等。

（5）头面部畸形：严重的颅骨发育不良者在出生时头颅有皮囊感。以后头颅宽阔，顶骨及枕骨突出，两颞球状膨出，额骨前突，双耳被推向下方，脸成倒三角形。有的患者伴脑积水。

（6）牙齿发育不良：牙釉质起源于外皮质，受影响不大，基本正常，但牙本质缺乏，因其属于间皮质，常被波及。乳齿及恒齿均可受累，易折断。牙齿呈黄色或蓝灰色，易发生龋齿及早期脱落，龋齿不易填充。

（7）身材短小、体形丧失：这是由于脊柱及下肢多发性骨折畸形愈合，在骨折处发生成角和重叠。畸形愈合、失用性萎缩将加重肢体的畸形。

（8）皮肤瘢痕宽度增加：这也是由于胶原组织有缺陷的缘故。

知识点6：成骨不全的影像学检查　　副高：熟练掌握　正高：熟练掌握

（1）X线表现：主要为骨质的缺乏及普遍性骨质稀疏。

1）在长骨表现为细长，骨小梁稀少，呈半透光状，皮质菲薄。髓腔相对变大，严重时可有囊性变，骨内可见多发囊样区呈蜂窝状，以下肢明显。软骨钙化和软骨内成骨依然正常，致使骨两端相对膨大呈杵状，可见有多处陈旧性或新鲜骨折。有的已经畸形连接，骨干弯曲。有一些畸形是因肌肉附着处牵拉所致，如髋内翻、股骨及胫骨呈弓形。某些病人在骨折后会形成丰富的球状骨痂，其数量之多，范围之广，使人会误诊其为骨肉瘤。部分患者的髋臼及股骨头向骨盆内凹陷，这是骨软化所致。

2）颅骨菲薄、钙化延迟，骨板变薄，双颞骨隆起，前囟宽大，岩骨相对致密，枕部下垂，颅底扁平。乳齿钙化不佳，恒齿发育尚可。

3）脊柱侧弯或后突畸形，椎体变薄、变扁，椎体上下径增高，呈双凹形，骨小梁稀疏，椎间盘呈双凸形代偿性膨大。

4）肋骨变细，下缘不规则或弯曲粗细不一，从肋角处向下弯曲，常可见多处骨折。骨盆呈三角形，盆腔变小。

（2）超声检查：产前超声检查有一定的诊断价值，可早期发现胎儿骨骼系统是否伴有先天性骨发育障碍性疾病，其中三维超声更易发现头面部及肋骨的畸形。

知识点7：成骨不全的实验室检查　　副高：熟练掌握　正高：熟练掌握

患者血钙、血磷一般正常，碱性磷酸酶正常或增高，血浆胰岛素样生长因子正常，羟脯氨酸在正常范围。胶原代谢的相关指标可发生异常，如尿羟脯氨酸增高，部分患者可伴氨基酸尿及黏多糖尿；患者甲状腺素增高，白细胞氧化代谢亢进有血小板聚集障碍。

知识点8：成骨不全的诊断标准　　副高：熟练掌握　正高：熟练掌握

（1）骨质疏松且骨脆性增高。

（2）蓝色巩膜。

（3）牙质形成不全。

（4）早熟性耳硬化。

上述四项诊断标准中出现两项，尤其是前两项，结合影像学检查及实验室检查临床诊断即可成立，但病因诊断有赖于COL1A1和COL1A2基因分析。

知识点9：成骨不全的鉴别诊断　　副高：熟练掌握　正高：熟练掌握

（1）佝偻病：X线检查表现为骨骺软骨增宽、模糊，干骺端到钙化软骨区不规则，分界不清。干骺端本身呈杯状增宽。此外，无脆性骨折史，无蓝色巩膜，其他骨骼的稀疏情况不及成骨不全症者明显。

（2）软骨发育不全：一种全身对称性软骨发育障碍，主要表现为四肢粗短但躯干近乎正常的侏儒畸形。重症软骨发育不全声像图特点：胎头增大，双顶径增宽；肋骨粗短，胸廓狭小但胸廓下口相对扩大；胎儿腹部膨隆，腹围增大；胎儿四肢短小，长骨粗短且多伴有弯曲，骨端膨大；羊水量增多。这两种畸形胎儿的肢体都短小，但成骨发育不全，骨密度减低，皮质变薄，极易骨折及因骨折造成骨畸形和胸廓变形，与软骨发育不全一般无骨折相鉴别。

（3）迟发性幼年骨质疏松：普遍性骨质疏松，椎体双凹变形或扁平椎体，以及脊柱的侧后凸畸形和易骨折等。与成骨不全相似，但后者尚有头面部畸形、蓝色巩膜及家族史等。

（4）骨肉瘤：OI患者骨折处可见大量骨痂，多数良性，少数血沉及血ALP升高，必要时行骨活检鉴别。

（5）坏血病：X线检查可见骨密度减低，骨皮质变薄，但无骨干畸形；干骺端先期钙化带致密，骨骺密度减低，边缘皮质薄而致密，出现典型坏血环。

知识点10：成骨不全的药物治疗　　副高：熟练掌握　正高：熟练掌握

在OI的药物治疗领域，主要研究集中于双膦酸盐类（BPT）和重组人生长激素（rhGH）两大类。

（1）双膦酸盐：治疗OI患儿的主要目的是提高骨矿密度，该类药物具有特异性骨亲和力，吸收后沉积于骨，进而抑制破骨细胞活性，且代谢率极为缓慢，利于提高骨强度。还可以减轻骨痛，增加骨密度，降低骨代谢指标，减少患儿骨折的再发概率，提高患者的生存质量，长期使用无明显的毒副作用。帕米膦酸钠的常规使用剂量是3岁以上，每年9mg/kg，分3个疗程，每疗程间隔4个月，分3天静脉给药，3天以下剂量减半。阿仑膦酸钠的常规使用剂量为4～10岁，5mg/d；10岁以上，10mg/d。用药期间应注意补充钙剂和维生素D类药物。

（2）重组人生长激素：生长不足是OI的特征之一，生长激素可增加OI患者体内钙含量，改善骨密度，利于骨矿化，并促进胶原合成。

知识点11：成骨不全的康复治疗　　副高：熟练掌握　正高：熟练掌握

康复治疗主要针对婴儿与儿童的成骨不全患者，应常规对患儿的力量和运动幅度作出评估，以制订适当的增强力量计划，加强患儿自我照顾和活动的能力。上肢的三角肌和二头肌，下肢的臀大肌、臀中肌以及躯干的伸肌肌力至少应达到3^+级（肢体可对抗地心引力而抬起），手应能后旋，髋部和膝部应能完全伸直，如不能，每个关节伸直不应在−20°以上；膝和踝过度伸展会造成不稳定，需用支架治疗；为控制足后部外翻或减少膝的过伸，可给病人配踝/脚或踝上支架。假如患儿下肢力量不足以对抗地心引力，可以安排包括在水中行走的等张增强力量计划和有氧适应计划。在康复科医师的监督下，患儿应该定期做下述运动：俯卧伸展髋部、侧卧外展小腿和大腿、仰卧抬小腿。在严格保护下水疗，练习坐直，加强骨盆与下肢肌力。可以独立坐直后在长腿支具保护下练习站立，以后在支具保护、行走器帮助下练习行走。

知识点12：成骨不全的手术治疗　　副高：熟练掌握　正高：熟练掌握

手术治疗可改善肢体畸形，提高患者生活质量，宜选择肢体畸形矫正后有恢复站立、行走能力的患者。

（1）骨折治疗：通常用闭合性方法治疗骨折，建议使用重量轻的夹板或支架，固定期间应加强功能锻炼以增加肌力、促进骨折愈合。制动时间不宜过长，防治失用性骨质疏松。如果闭合性治疗很困难，可以采用内固定；髓内固定优于钢板、螺钉固定。

（2）截骨矫形术：在大约5岁时，可以施行较大骨的矫正性截骨术内固定下肢和上肢。可采用固体杆，随成长不断更换；可应用Bailey-Dubow及Rush-Sheffield髓内钉，对于有可能站立起来的儿童，髓内钉被认为是最佳的选择。

（3）脊柱凸：脊柱侧弯及后凸畸形在成骨不全当中最难治疗，因多椎体压缩变形，患者在幼年即可发生脊柱畸形，而支具并不能阻止畸形的进一步发展，还有可能造成肋骨骨折，可选择椎体的原位融合术。

第十四节　骨质疏松症

知识点1：骨质疏松　　副高：熟练掌握　正高：熟练掌握

骨质疏松（OP）是一种全身代谢性骨病，主要病理表现为骨松质骨小梁变细、断裂和数量减少，骨皮质多孔，骨质结构紊乱。该病可发生于不同性别和任何年龄，但多见于绝经后妇女和老年男性。

知识点2：骨质疏松的分类　　副高：熟练掌握　正高：熟练掌握

（1）原发性骨质疏松症：是随着年龄的增长必然发生的一种生理性退行性病变。又可分两型，Ⅰ型为绝经后骨质疏松，见于绝经不久的妇女。Ⅱ型为老年性骨质疏松，多在65岁后发生。

（2）继发性骨质疏松症：是由其他疾病或药物等一些因素所诱发的骨质疏松症。

（3）特发性骨质疏松症：多见于8～14岁的青少年或成人，多半有遗传家庭史，女性多于男性。妇女妊娠及哺乳期所发生的骨质疏松也可列入特发性骨质疏松。

知识点3：骨质疏松的病因——内分泌因素　　副高：熟练掌握　正高：熟练掌握

与骨质疏松症相关的激素有：性激素、甲状旁腺激素、降钙素、活性维生素D、甲状腺素、雄性激素、皮质类固醇激素、生长激素等，以前4种激素尤为重要，特别是性激素是起决定性作用的，尤其对妇女的影响更为明显，如卵巢摘除或过早闭经的女性，由于雌性激素分泌减少或不分泌，易发生骨质疏松。雌性激素具有抑制骨吸收、增强成骨细胞活动、促进骨重建的作用；雄性激素具有促进蛋白合成、促进骨基质合成的作用。老年人由于性腺功能减退，雌性激素、雄性激素的生成减少，因而易发生骨质疏松。

知识点4：骨质疏松的病因——营养因素　　副高：熟练掌握　正高：熟练掌握

钙、磷、蛋白质、微量元素（氟、镁、锌）、维生素C、维生素D等的缺乏与骨质疏松密切相关。其中尤以钙、磷两种元素缺乏为主要原因。

（1）长期低钙饮食：如果食物单调或结构不合理，摄入钙量不足，或因吸收不良，骨钙沉积量减少，可导致骨钙的缺乏。钙的缺乏是产生骨质疏松症的根本原因。每日摄钙少于600mg者容易发生骨质疏松症。

（2）磷的缺乏：磷是骨质无机成分中次于钙的第2大元素，磷与钙一起参与骨代谢，骨质形成需要磷，若磷代谢异常则可形成骨质疏松症。磷的缺乏主要是由于某些疾病引起肠道吸收障碍，或由于饮食中磷摄入不足而导致。

（3）蛋白质摄入不足：蛋白质是人体骨骼有机质的主要成分，长期蛋白质营养缺乏，会造成骨基质蛋白合成不足，骨生成落后，如果同时伴有钙缺乏，则会加快出现骨质疏松症。低蛋白饮食还会通过减少胰岛素样生长因子而影响骨骼的完整性，并导致骨质疏松症的发生。蛋白质缺乏的主要原因是膳食蛋白质供给不足，如偏食、不合理节食。此外，某些疾病或某些环境引起蛋白质吸收减少、消化不良、合成障碍及分解过度也可导致蛋白质缺乏。

（4）不良嗜好

1）过量饮酒：长期过量饮酒是导致骨质疏松症原因之一，乙醇不仅抑制成骨细胞功能，促进破骨细胞的形成，抑制维生素D的形成，而且可减少钙的摄入，增加尿钙排泄。同时，过量饮酒所引起的营养不良和吸收障碍，也能使骨质形成和骨矿质化减少，导致骨质疏松症。

2）咖啡因摄入过多：咖啡因能够抑制肾12-羟-化酶活性，降低肠钙吸收，降低骨质对钙盐的亲和力，抑制骨质对钙盐的摄取。咖啡因摄入过多，可使尿钙及内源性粪钙丢失，骨吸收增加。因此，要减少咖啡摄入量，每天摄入量少于400mg，每天钙摄入量达800mg，从而可防止甚至避免骨质疏松症的发生。

茶叶中同样含有咖啡因，长期饮用浓茶，不仅可引起氟中毒，而且茶中的咖啡因可明显抑制钙在消化道的吸收，并增加尿钙的排出，使体内缺钙而诱发骨中钙质流失。每日饮茶的茶叶用量宜控制在5～10g。

3）吸烟：吸烟促进骨吸收、抑制骨形成、增加尿钙排出量，女性吸烟还会抑制卵巢雌性激素的合成，促进雌性激素的分解代谢，降低血雌性激素含量和甲状旁腺素水平，使骨吸收增加，长时间吸烟可促进骨质疏松症的发生。

（5）维生素摄入不足：维生素C缺乏，可使骨基质合成减少。维生素K缺乏可影响骨钙素的羧化，加速骨量丢失。维生素D有促进肠道对钙、磷的吸收，促进骨形成和骨矿化作用，维生素D缺乏容易发生骨质疏松症。

知识点5：骨质疏松的病因——失用因素　　副高：熟练掌握　正高：熟练掌握

骨折或骨病而需长期固定的患者、患病需长期卧床者、肌肉瘫痪者，易出现骨质疏松症。一般认为，机体长期处于静止状态时肌肉活动减少，骨缺少肌肉刺激，结果骨母细胞减少，正常骨的代谢过程遭到破坏，破骨细胞相对活跃，造成骨骼中的钙溶出，尿中的钙排出增加，最终导致骨质疏松症。老年人手术后或患严重疾病如心肌梗死、脑卒中时，为预防骨质疏松症要避免长期绝对卧床，提倡早日下床活动。

知识点6：骨质疏松的病因——缺乏锻炼　　副高：熟练掌握　正高：熟练掌握

运动、日光照射、重力负荷因素与骨量多少、骨质疏松症的发生有密切关系。运动时，神经内分泌调节对骨骼提供充分的矿物营养，使全身和局部骨钙含量增加；运动还可以保持对骨骼一定的机械刺激，刺激成骨细胞的活性，增加骨的形成；运动锻炼还可使绝经期妇女的雌激素分泌轻度增加。当这种机械刺激减少或消失时，骨的吸收会超过骨的形成，进而导致骨质疏松症。人的运动能力随年龄的增加而减退，增龄使骨骼系统和肌肉功能发生退行性变化，而经常运动可推迟老年人这种退化性变化。老年人由于行动迟缓、锻炼少或长期卧床，易发生骨质的丢失。老年人若适当锻炼不仅可使肌肉适应性加强，增加肌肉的力量，而且可减少骨量丢失，保持适当的运动有助于改进骨质量，是降低骨质疏松症危险性的重要手段。

日光中的紫外线照射有利于维生素D_3的转化促进骨代谢，从而有利于防治骨质疏松症。经常从事室外体力劳动或室外活动的人比室内的工作人员骨质疏松症发病率明显低，这固然有劳动锻炼的因素，但接受日光照射量相应较多也是原因。老年人行动不便，户外运动及日照减少，使维生素D合成降低，维生素D的减少可使肠道钙、磷的吸收下降，使骨形成及骨矿化降低，这是老年人易患骨质疏松症的重要原因。

骨量多少还与重力负荷相关，负荷越大，骨骼越发达。适量的重力负荷可增加骨量，防治骨质疏松症。

知识点7：骨质疏松的病因——遗传因素　　副高：熟练掌握　正高：熟练掌握

白种人、黄种人比黑人发生骨质疏松症及骨折的机会多，且症状较重；身材矮小的人较身材高大的易发生骨质疏松症；即使生活条件、身体状态、环境因素相近、性别相同、年龄相近的两个人，其骨质疏松症的发生和程度也有差别，这些事实都揭示了骨质疏松症与遗传基因有关。因此，对于严重骨质疏松症患者询问其是否有家族史是必要的。

知识点8：骨质疏松的病因——性别与年龄因素　　副高：熟练掌握　正高：熟练掌握

男女性的骨量在35～40岁以后开始下降，女性在绝经期以后的骨量丢失远远高于男性，故女性骨质疏松症的发病率大大高于男性，女性比男性患病率高2～8倍。男性的骨量丢失始终是缓慢进行的，骨质的总丢失量比女性相对较小，因骨质疏松而导致骨折的发生率也较女性低。

年龄是影响人体骨矿含量的主要因素之一。人自出生到20岁，骨矿含量随年龄的增长不断增加，骨组织的形成速度快于吸收，骨骼逐渐变得致密、坚硬。骨量增长率男性快于女性。20～30岁，骨的吸收与形成趋于平衡，骨量增长逐渐缓慢。30～40岁，骨量达到一生中的峰值，并维持相对稳定，维持5～10年。女性40～49岁，男性40～64岁，骨量开始缓慢减少。女性50岁以后的5～10年，特别是妇女绝经期以后，由于血中雌性激素等浓度下降，骨量急剧流失。此期间，男性不存在骨量快速丢失现象。此后，随着年龄增长，骨量丢失又趋于缓慢，但骨变得越来越脆弱。骨质疏松症患者以围绝经期妇女居多，女性50～60岁后，男性60～70岁后发病率升高，80岁以上达高峰，女性患病率可达100%。

知识点9：骨质疏松的病因——药物　　副高：熟练掌握　正高：熟练掌握

长期服用糖皮质激素（泼尼松、地塞米松、可的松等）、抗癫痫药（苯巴比妥、苯妥英钠等）、制酸药、利尿药、甲状腺素等可引发原发性OP。

知识点10：骨质疏松的临床表现　　副高：熟练掌握　正高：熟练掌握

（1）疼痛：是骨质疏松症最常见、最主要的症状，包括肌疼痛和骨痛。以腰背痛多见。初起时疼痛为随人体的动静状态变化而出现的间歇性疼痛，以后随着骨质疏松症的发展加重为持续性疼痛，有昼轻夜重的特点。以酸痛、胀痛、钝痛、深部痛为主，当出现骨折时可引起急性剧痛，而椎体压缩骨折时约半数患者感到疼痛或疼痛加重，若压迫相应的脊神经可产生四肢放射痛、双下肢感觉运动障碍、肋间神经痛、胸骨后疼痛类似心绞痛，也可出现上腹痛类似急腹症。若压迫脊髓、马尾还会影响膀胱、直肠功能。一般骨量丢失12%以上时即可出现骨痛。

（2）身材缩短、脊柱变形：多在疼痛后出现。脊椎椎体前部几乎多为骨松质组成，而且此部位是身体的支柱，负重量大，骨质疏松症引起的椎体压缩使身材缩短更为明显，在严重的骨质疏松症时，脊柱长度可缩短10～15cm，远远超过了因年龄增加引起的身材缩短。当椎体被压缩时，脊柱的后功能单位（包括椎板、椎弓根、脊突，由骨皮质组成）高度不变而使脊柱前屈、后突形成驼背。而在老年性骨质疏松症患者的椎体压缩多呈楔形，以胸11、12和腰1、2为主，因而使后突的角度明显增加。骨质疏松症时，椎体的骨吸收并非是均质的，加上外力的影响，也可以出现脊椎的侧突畸形。

（3）骨折：是退行性骨质疏松症最常见和最严重的并发症，摔倒则是骨质疏松症骨折的主要外部因素。骨质疏松症骨折好发于骨的干骺端和胸、腰椎部位。不同类型的骨质疏松症患者骨折的好发部位也不尽相同，如Ⅰ型骨质疏松症骨折好发于桡骨前端和胸、腰椎（压缩性骨折），而Ⅱ型骨质疏松症骨折好发于股骨上端及胸、腰椎（楔形骨折）。骨质疏松症所致骨折在老年前期以桡骨远端骨折（Colles骨折）多见，老年期以后腰椎和股骨上端骨折多见。一般骨量丢失20%以上时即发生骨折。

（4）其他：由于患者出现脊柱畸形，可引起胸闷、通气障碍等症状，有些患者还可出现便秘、腹胀、上腹部不适等消化系统症状。头发脱落、牙齿松动易折也不少见。

知识点11：骨质疏松症的诊断　　副高：熟练掌握　正高：熟练掌握

依靠详细的病史、体格检查、生化检查及影像学检查，其中对骨质疏松症危险因素的了解、评估和骨矿密度的定量测定有着特殊的作用，前者与病史结合有利于预诊和筛选，后者是目前诊断骨质疏松症的客观指标。而骨强度分析可以预测骨折风险。

有脆性骨折史即可诊断为骨质疏松症。脆性骨折的定义是在站立的高度或高度之内或外伤因素不明确情况下所致的骨折，或称微小损伤性骨折，是骨强度下降的最终体现。

知识点12：骨密度测量　　副高：熟练掌握　正高：熟练掌握

骨矿密度（BMD）简称骨密度，是目前诊断骨质疏松、预测骨质疏松性骨折风险、监测自然病程以及评价药物干预疗效的最佳定量指标。

（1）骨密度测定方法：基于双能X线吸收法骨密度仪（DEXA）测定，骨密度值低于同性别同种族健康成人的骨峰值不足1个标准差属正常，降低1～2.4个标准差为骨量低下（骨量减少）；降低程度≥2.5个标准差为骨质疏松；骨密度降低程度符合骨质疏松诊断标准同时伴有一处或多处骨折时为严重骨质疏松。通常用T值（T-Score）表示，即T值≥−1.0为正常，−2.5＜T值＜−1.0为骨量减少，T值≤−2.5为骨质疏松。测定部位的骨密度对预测该部位的骨折风险价值最大，如髋部骨折危险用髋部骨密度预测最有意义。DEXA测量脊柱前后位腰1至腰4和髋部股骨颈、大粗隆、全髋骨密度为骨质疏松症诊断的“金标准”，T值＜−2.5

个标准差诊断为骨质疏松症。

（2）骨密度测定临床指征

1）女性65岁以上和男性70岁以上，无其他骨质疏松危险因素。

2）女性65岁以下和男性70岁以下，有一个或多个骨质疏松危险因素。

3）有脆性骨折史和/或脆性骨折家族史的男、女成年人。

4）各种原因引起的性激素水平低下的男、女成年人。

5）X线摄片已有骨质疏松改变者。

6）接受骨质疏松治疗进行疗效监测者。

7）有影响骨矿代谢的疾病和药物史。

知识点13：骨质疏松症的其他评估（筛查）方法　副高：熟练掌握　正高：熟练掌握

（1）定量超声测定法（QUS）：对骨质疏松的诊断也有参考价值，目前尚无统一的诊断标准。在预测骨折的风险性时有类似于DEXA的效果，且经济、方便，更适合用于筛查，尤其适用于孕妇和儿童。但监测药物治疗反应尚不能替代对腰椎和髋部骨量（骨矿含量）的直接测定。

（2）X线：一种定性检查方法，通过观察骨皮质厚薄及骨小梁形态判断是否骨质疏松。但不能定量，当出现阳性征象时患者的骨矿含量已丢失30%以上，不适于早期骨质疏松的评估。骨质疏松症时X线片上表现为透光度增加或骨矿密度减低，骨皮质变薄。椎体几乎为骨松质构成，骨质疏松症时椎体横向骨小梁最先受累，而沿应力方向的骨小梁呈不规则的纵行条纹状排列，形如栅栏状；同时由于骨量减少开始于椎体中央部，并向皮质侧扩展，这些组织学上的特征在X线平片上表现为椎体中央部出现透亮区，并且逐渐向周围扩大，横向骨小梁减少，纵向骨小梁异常突出。随着病情的进展，纵向骨小梁也随之减少，椎体不同程度的变扁，上、下缘内凹，椎间隙增宽呈梭形，第11、12胸椎或第1、2腰椎常有压缩性骨折，椎体变扁或呈楔形，常同时伴有椎体边缘不同程度的增生，骨赘形成。

知识点14：骨质疏松症的实验室检查　副高：熟练掌握　正高：熟练掌握

（1）根据需要可选择检测血、尿常规，肝功能、肾功能，血糖、钙、磷、碱性磷酸酶、性激素、25（OH）D和甲状旁腺激素等。

（2）根据病情的监测、药物选择及疗效观察和鉴别诊断需要，可分别选择下列骨代谢和骨转换的指标（包括骨形成和骨吸收指标）。这类指标有助于骨转换的分型、骨丢失速率及老年妇女骨折的风险性评估、病情进展和干预措施的选择和评估。临床常用检测指标：血清钙、磷、25-羟维生素D和1,25-双羟维生素D。骨形成指标：血清碱性磷酸酶（ALP），骨钙素（OC）、骨源性碱性磷酸酶（BALP），Ⅰ型前胶原C端肽（PICP）、N端肽（PINP）；骨吸收指标：空腹2小时的尿钙/肌酐比值，或血浆抗酒石酸酸性磷酸酶（TPACP）及Ⅰ型胶原C端肽（S-CTX），尿吡啶啉（Pyr）和脱氧吡啶啉（d-Pyr），尿Ⅰ型胶原C端肽（U-CTX）和N端肽（U-NTX）等。

知识点15：骨质疏松症的药物治疗 副高：熟练掌握 正高：熟练掌握

药物治疗适用于已有骨质疏松症（T值≤-2.5）或已发生过脆性骨折；或已有骨量减少（-2.5＜T值＜-1.0）并伴有骨质疏松症危险因素者。目前，用于骨质疏松症的药物大致分为两类：骨吸收抑制剂和促进骨形成药物。

（1）骨吸收抑制剂

1）双膦酸盐：是目前治疗和预防骨质疏松症的基础。这些含氮化合物可以包围在骨表面，发挥其对骨的作用，吸收破骨细胞，降低破骨细胞的活性和缩短细胞生命周期。用双膦酸盐治疗骨质疏松症可以降低骨吸收，增加骨密度，加强骨小梁的结合，增加骨力量，降低骨折发生。

2）降钙素：通过减少破骨细胞的生成和抑制破骨细胞的生物活性有效地抑制骨的吸收。降钙素类药物的另一突出特点是能明显缓解骨痛，对骨质疏松性骨折或骨骼变形所致的慢性疼痛以及骨肿瘤等疾病引起的骨痛均有效，因而更适合有疼痛症状的骨质疏松症患者。

3）雌性激素类：雌性激素类药物能抑制骨转换阻止骨丢失，不仅能维持而且可以增加骨密度。雌性激素在骨折愈合早期具有抑制软骨的前体细胞的分裂增殖及向软骨细胞转化的作用，能抑制骨质疏松骨折愈合早期软骨骨痂的形成，并能加快随后的小梁骨增生及向编织骨的转化过程。此类药物只能用于女性患者。适应证为有绝经期症状（潮热、出汗等）和/或骨质疏松症和/或骨质疏松危险因素的妇女，尤其提倡绝经早期开始用收益更大、风险更小。禁忌证为雌性激素依赖性肿瘤（乳腺癌、子宫内膜癌）、血栓性疾病、不明原因阴道出血及活动性肝病和结缔组织病。子宫肌瘤、子宫内膜异位症、有乳腺癌家族史、胆囊疾病和垂体泌乳素瘤者慎用。有子宫者应用雌性激素时应配合适当剂量的孕激素制剂，以对抗雌性激素对子宫内膜的刺激，已行子宫切除的妇女应只用雌性激素，不加孕激素。

4）选择性雌性激素受体调节药：是一种包括雌性激素受体的混合物，它能够选择性地阻断雌性激素受体构象的改变，对不同的组织雌性激素受体表现出不同的激动或抑制作用，能有效抑制破骨细胞活性，降低骨转换至妇女绝经前水平。目前被认可用于临床骨质疏松的预防和治疗的选择性雌性激素受体调节剂只有雷诺昔芬，在骨组织中它有抑制骨吸收的功能。

（2）促进骨形成药物：甲状旁腺激素（PTH）是唯一适合绝经后骨质疏松症治疗的合成代谢药，用笔式装置自行皮下注射PTH对恢复骨质量是最有效的治疗。小剂量基因重组人甲状旁腺激素有促进骨形成的作用，能有效地治疗绝经后严重骨质疏松，增加骨密度，降低椎体和非椎体骨折发生的危险，因此适用于严重骨质疏松症患者。

（3）其他药物：包括钙剂、活性维生素D、锶制剂和中药。

知识点16：骨质疏松症的非药物治疗 副高：熟练掌握 正高：熟练掌握

非药物治疗可以作为药物治疗的补充，从而使骨折风险降到最低。非药物治疗包括钙和维生素D的补充、预防摔倒、髋关节保护器和康复运动的应用等。

第十五节 股骨头坏死

知识点1：股骨头坏死 副高：熟练掌握 正高：熟练掌握

股骨头坏死是指由于不同病因破坏了股骨头血液供应，导致股骨头发生部分或完全性缺血，骨结构成分包括骨细胞、骨髓造血细胞及脂肪细胞坏死的病理过程，是临床常见疾病。常见的类型有激素性股骨头坏死、酒精性股骨头坏死、外伤性股骨头坏死。该病多见于30～50岁人群，约有半数累及双侧股骨头。

知识点2：股骨头坏死的临床表现 副高：熟练掌握 正高：熟练掌握

早期表现为髋部活动后疼痛或静息时胀痛，多数患者未就诊，但病程发展快，多在出现髋部疼痛后数月至2年内发生股骨头塌陷，此时疼痛加重，并且因股骨头塌陷致肢体短缩，多数患者此时才来院就诊，所以很多初诊患者已失去保头机会。随着股骨头塌陷程度逐渐加重、骨关节炎逐渐明显，关节疼痛加剧，关节活动受限，此时患者往往伴有跛行及行走困难。股骨头坏死有时疼痛可放射至膝关节，但通常不会发生下肢放射痛、肢体麻木等，关节活动长时间受限可继发下腰椎发生骨关节炎（髋-腰综合征）。

知识点3：股骨头坏死常见诱发因素 副高：熟练掌握 正高：熟练掌握

（1）外伤史：经股骨颈骨折、髋关节外伤性脱位、股骨头骨折均可以引起股骨头坏死。明显移位的股骨颈骨折使供给股骨头的血流中段，损伤后8小时即出现局灶性坏死。如股骨颈向上移位达到股骨头直径的1/2，则供应股骨头血运的上支持带动脉就会撕裂。骨坏死与创伤、移位程度及治疗是否恰当密切相关。因此，详细询问患者有无外伤史以及相应的处理情况，对于提示创伤性骨坏死具有重要的意义。

（2）长期大量饮酒史：酒精引起股骨头坏死的具体机制尚不明确，目前普遍认为酒精可以导致体内脂代谢异常，通过影响骨髓间充质干细胞分化能力造成股骨头坏死。

（3）激素服用史：多变量分析表明大剂量使用激素是骨坏死独立危险因素，2～3个月内使用泼尼松或其等效剂量>2g的患者与骨坏死相关。因此，当怀疑患者为股骨头坏死时，需询问患者是否存在使用激素史、使用的为何种激素、持续多久、最大剂量及持续剂量。

知识点4：股骨头坏死的影像学检查 副高：熟练掌握 正高：熟练掌握

X线片检查是怀疑股骨头坏死时的首选检查手段，包括髋关节前后位和侧位片。早期X线片可正常或仅表现为股骨头外上方骨小梁稀疏，病情进展逐渐出现囊性变、股骨头塌陷、骨关节炎改变等，而股骨头塌陷是股骨头坏死X线特异性改变。根据X线骨盆正位片进行股骨头坏死Ficat分期。

当怀疑有股骨头坏死、而X线片无明显异常时，应立即进行MRI检查。MRI检查是早期发现、诊断股骨头坏死最具灵敏度、特异性的检查方法。根据髋关节MRI显示的坏死面积和塌陷程度进行ARCO分期。

知识点5：股骨头坏死的临床分期 副高：熟练掌握 正高：熟练掌握

（1）Ficat分期：该方法不强调对坏死范围的测量和定量检查，简单易用，使用广泛。

0期：无临床症状和体征，X线及骨扫描正常。

Ⅰ期：有症状和体征，但X线及骨扫描正常，MRI可见信号强度改变，骨髓水肿。

Ⅱ期：X线片已有骨密度降低、囊性变、骨硬化等表现，但股骨头形态正常。

Ⅲ期：X线片可见股骨头塌陷变平，但关节间隙仍保持正常。

Ⅳ期：X线片可见关节间隙狭窄，髋臼有异常改变。

（2）ARCO分期：是由国际骨循环研究会（ARCO）将骨坏死的定性和坏死区的定量综合在一起得出的国际分期标准。

0期：骨髓活检证实股骨头坏死，其他检查项目正常。

Ⅰ期：核素骨扫描和/或MRI阳性。

Ⅰa MRI示股骨头坏死范围＜15%。

Ⅰb MRI示股骨头坏死范围15%～30%。

Ⅰc MRI示股骨头坏死范围＞30%。

Ⅱ期：平片异常（股骨头内密度改变、骨硬化线、囊性变、骨小梁稀疏紊乱）；平片或CT无塌陷指征，核素骨扫描和MRI阳性，髋臼无改变。

Ⅱa MRI示股骨头坏死范围＜15%。

Ⅱb MRI示股骨头坏死范围15%～30%。

Ⅱc MRI示股骨头坏死范围＞30%。

Ⅲ期：新月征。

Ⅲa新月征范围＜15%，或CT示股骨头塌陷＜2mm。

Ⅲb新月征范围15%～30%，或CT示股骨头塌陷2～4mm。

Ⅲc新月征范围＞30%，或CT示股骨头塌陷＞4mm。

Ⅳ期：平片显示股骨头变扁，关节间隙变窄，髋臼出现硬化、囊性变和骨赘。

ARCO 0期股骨头坏死属于股骨头坏死的超早期，所有的影像学检查均无阳性表现，但患者的股骨头内的确发生了缺血性坏死病理性变化。这种情况临床很难发现，偶可见于高危人群的检测或发现一侧股骨头坏死后对另一侧股骨头的穿刺活检检查。

知识点6：股骨头坏死的非手术治疗 副高：熟练掌握 正高：熟练掌握

非手术疗法适用于病变为无临床症状的FicatⅠ期、Ⅱ期患者，病变范围越小，越容易修复。非手术治疗原则是：积极治疗原发疾病，消除外源性致病因素，如酒精、激素等，同时减少或避免负重，以利于股骨头的自身修复。治疗目标是重建或修复股骨头的血循环，促进坏死骨的修复，防止病情的进一步发展。

非手术治疗法包括：①一般治疗，包括停止服用激素、戒酒等针对发病原因的治疗，以及牵引、减少或禁止负重、理疗、非甾体消炎镇痛药等对症治疗，有助于减轻症状，促进修复；②药物治疗，微血管扩张药物为常用药，主要用于改善局部微循环；中药适用于早期或中晚期患者的配合治疗，以活血化瘀为主；③高压氧疗和介入治疗，对股骨头坏死有一定的治疗效果。非手术治疗中，应定期检查拍摄X线片，监测康复效果，直至病变完全愈合后才能重新负重。

知识点7：股骨头坏死的手术治疗　　副高：熟练掌握　正高：熟练掌握

手术治疗是成人股骨头缺血性坏死的主要治疗手段，具体手术方式选择取决于病程分期，可分为以下几种。

（1）髓芯减压及植骨术：适用于股骨头缺血的早期，头的外形完整且无新月征时，ARCO Ⅰ～Ⅱ期。其操作简单，透视下环钻于大转子下通过股骨颈钻至股骨头软骨下4～5mm，取出骨栓，刮除坏死组织，肝素盐水冲洗后充填骨条。

（2）骨移植术：分为不带血管和带血管蒂两种。不带血管蒂的骨移植术可用于ARCO Ⅱ、Ⅲ a/b期，去除头内坏死骨，用自体松质骨和皮质骨填充，起减压、支撑和骨诱导作用。带血管蒂的骨移植术甚至在ARCO Ⅲ c期患者中尝试，填入带血运的皮质骨起支撑作用。其良好血运可满足股骨头血供，加速骨愈合。

（3）髋关节表面置换术：适合于年轻、Ficat Ⅲ期、病变尚未累积髋臼且坏死塌陷面积小、不影响表面置换股骨头固定的患者。

（4）全髋关节置换术：主要用于Ficat Ⅲ～Ⅳ期，即大面积的骨坏死和严重的关节面塌陷阶段，可根据患者年龄、骨质情况、全身状况和活动量选择假体类型和固定方式。

第十六节　股骨髁及胫骨平台骨坏死

知识点1：股骨髁及胫骨平台骨坏死的分型　　副高：熟练掌握　正高：熟练掌握

股骨髁及胫骨平台骨坏死根据坏死发生的特点和临床表现分为原发性和继发性两种类型。

（1）原发性股骨髁及胫骨平台骨坏死（SPONK）：指发生于股骨内侧髁负重面深层、原因不明的局部骨的坏死，在个别情况下骨坏死部位可出现于股骨外侧髁或胫骨平台，多见于55岁以上女性。

（2）继发性股骨髁及胫骨平台骨坏死：是指股骨髁、胫骨平台骨坏死继发于镰状细胞贫血和其他血红蛋白性病变、长期应用糖皮质激素、创伤等的股骨髁、胫骨平台骨坏死。

知识点2：股骨髁及胫骨平台骨坏死的病因及病理　　副高：熟练掌握　正高：熟练掌握

骨坏死是由于受累部位骨的血液供应明显减少或丧失所致，病变发生在骨或关节软骨下。长骨骨骺端由于动脉血流入和静脉血流受阻而特别易受影响。股骨远端和胫骨近端为骨坏死好发部位，因为股骨髁完全依赖髁动脉供血，而这些血管呈扇形展开直达关节表面几乎没有相互吻合，使得软骨下骨易发生缺血性坏死。原发性和继发性两种坏死类型在发病年龄、相关危险因素、骨坏死发生部位和坏死病灶数量等方面均各不相同。

两种骨坏死其病理生理变化均不清楚，但针对继发性骨坏死发病机制提出了各种学说，如血管受阻/受压、骨内高压、骨细胞坏死、凝血功能异常高凝低纤溶和脂肪代谢紊乱学说等。各个学说之间是相互交织、相互影响。

股骨髁及胫骨平台骨坏死与股骨头坏死病理表现相同，坏死病灶区的中央可见到空骨陷窝和脂肪细胞变性，伴有软骨下骨骨折和塌陷。具有成骨活性的成骨细胞、软骨样组织以及纤维血管肉芽组织包绕在坏死区的周围，修复、替代坏死骨组织。

知识点3：股骨髁及胫骨平台骨坏死的临床表现　　副高：熟练掌握　正高：熟练掌握

患者年龄在55岁以上，女性多见，男女比例通常在1∶3。继发性患者年龄通常在55岁以下，35岁左右是股骨髁及胫骨平台骨坏死的发病高峰。

原发性患者疼痛多起病突然，程度剧烈、局限，常位于膝关节内上方，负重时疼痛加剧，行走困难，常有夜间静息痛。继发性股骨髁及胫骨平台骨坏死多有诱因，疼痛呈渐进性，部位不局限，可出现于股骨内髁、外髁或胫骨上端，疼痛部位与骨坏死发生部位相关。临床体征主要表现为股骨内上髁局部小范围压痛，关节活动度正常，在膝关节屈曲位时内侧间室施压可出现疼痛。

知识点4：股骨髁及胫骨平台骨坏死的影像学检查　　副高：熟练掌握　正高：熟练掌握

（1）X线检查：但在股骨髁、胫骨平台骨坏死早期几个月内，X线检查常常正常。当病情进展到一定程度时，X线片表现包括受累侧股骨髁负重区稍变扁平，软骨下骨大小不等的坏死透亮区，周围有硬化带包绕。晚期继发膝关节骨关节炎，表现为膝关节骨关节炎样。

（2）CT检查：可帮助确定股骨髁关节面塌陷、软骨下骨骨折等骨结构改变。

（3）MRI检查：是早期发现股骨髁、胫骨平台骨坏死最具灵敏度和特异性的检查方法。MRI同样可确定坏死区大小和部位、帮助选择治疗方法。

（4）骨扫描：对诊断骨坏死价值不大，早期应首选X线平片检查，必要时可采用MRI多动态观察。

知识点5：股骨髁及胫骨平台骨坏死的诊断　　副高：熟练掌握　正高：熟练掌握

持续的膝关节疼痛，休息缓解不明显，可能存在长期大剂量服用糖皮质激素史等诱因，结合影像学检查，排除膝关节骨关节炎、剥脱性骨软骨炎等可做出诊断。与膝关节骨关节炎鉴别不难，而剥脱性骨软骨炎多发生于15～20岁年轻人群，男性发病是女性的2～3倍，常有外伤史。病变部位多位于股骨内侧髁的外侧髁间窝处。患者会感觉到膝关节剧烈疼痛、可因游离体导致关节交锁。而股骨髁及胫骨平台骨坏死通常不会出现游离体。

知识点6：原发性股骨髁及胫骨平台骨坏死临床分期　　副高：熟练掌握　正高：熟练掌握

Ⅰ期（早期）：剧烈的疼痛，X线正常或只有局部骨质疏松；骨扫描可阳性；MRI阳性（骨髓水肿）。

Ⅱ期（坏死期）：疼痛；X线股骨内侧髁椭圆形阴影区，股骨内侧髁关节面可稍扁平。

Ⅲ期（塌陷期）：疼痛；X线表现为软骨下骨板塌陷，同时骨板钙化，坏死区周围清晰可见硬化带。

Ⅳ期（退变期）：明显疼痛，伴有或不伴有膝关节畸形；X线表现为关节面浅的凹陷，继发骨关节炎，关节间隙狭窄，外翻畸形。

知识点7：继发性股骨髁及胫骨平台骨坏死临床分期　　副高：熟练掌握　正高：熟练掌握

Ⅰ期：X线正常；MRI检查阳性。

Ⅱ期：X线硬化或囊性变，或两者均出现。

Ⅲ期：X线软骨下骨塌陷（新月征）。

Ⅳ期：X线对侧关节面出现退行性变表现，关节间隙狭窄。

知识点8：股骨髁及胫骨平台骨坏死的治疗　　副高：熟练掌握　正高：熟练掌握

（1）非手术治疗：无论是原发性还是继发性股骨髁及胫骨平台骨坏死，在疾病的早期或无临床症状时均可采取保守非手术治疗，包括服用非甾体类消炎镇痛药物镇痛、扶拐保护性负重和物理疗法，同时加强伸膝功能锻炼，以加强股四头肌和腘绳肌强度。

（2）手术治疗：股骨髁及胫骨平台骨坏死手术治疗的目的是解除膝关节疼痛、避免或延缓骨坏死病情进展及膝关节关节面发生塌陷。手术治疗指征是保守治疗不能缓解疼痛者，其次是关节面软骨面临塌陷者，通过手术治疗避免关节面塌陷、继发骨关节炎。股骨髁、胫骨平台骨坏死应根据疾病的分期、坏死区面积大小选择不同的手术方式。

1）关节镜下关节腔清理术：通过关节镜检查可有助于明确诊断，但关节腔清理在治疗股骨髁及胫骨平台骨坏死方面作用有限。

2）髓芯减压：髓芯减压是一种微创手术治疗方法，通过向骨坏死区钻孔，降低局部骨内压，缓解疼痛，甚至可以阻止病情进展。

3）膝关节置换：包括单髁置换和全膝关节置换。单髁置换可用于治疗SPONK单病灶坏死，晚期塌陷继发骨关节炎的继发性股骨髁、胫骨平台骨坏死、塌陷的SPONK，晚期采用全膝置换。

第十七节 肱骨头骨坏死

知识点1：肱骨头骨坏死的病因及病理 副高：熟练掌握 正高：熟练掌握

支配肱骨头血供的旋肱前动脉走行较长，当肩关节外展及旋转时易受到其上的肩胛下肌影响，出现闭塞或血栓形成，因此，当有骨折、外伤或酒精、激素应用等因素存在时，肱骨头的旋肱前动脉供应区易出现坏死。旋肱后动脉位于肩胛下肌后下方，肩关节活动时不易受影响，因此其支配的肱骨头外下1/4区域通常不受累。

肱骨头坏死早期见骨软骨炎性变化，进一步发展见肱骨头节段性、骨小梁排列不规则，骨细胞核消失，可以伴有肱骨头关节面塌陷，周围纤维组织增生，骨软骨碎片显示骨软骨连接处的分层现象，修复期见有新骨形成。

知识点2：肱骨头骨坏死的临床表现 副高：熟练掌握 正高：熟练掌握

早期并无明显症状，中、晚期出现疼痛，疼痛呈渐进性，主要与活动有关，休息可使症状缓解。由于肱骨头软骨下骨折，骨软骨碎裂或关节内游离体局部可有交锁、弹响或疼痛性制动。查体可发现三角肌、肩袖肌肉出现萎缩，主动伸展或前屈活动范围常首先受到影响。病变晚期，继发于关节炎性病变和疼痛的关节囊挛缩肩关节障碍。

知识点3：肱骨头骨坏死的影像学检查 副高：熟练掌握 正高：熟练掌握

（1）X线：Ⅰ期软骨下区可见不规则密度点状密集区；Ⅱ期肱骨头近关节部位可见边缘样高密度区，偶见较大致密区但无软骨与骨的分离；Ⅲ期新月征，高密度区（同Ⅱ期），明显裂隙；Ⅳ期高密度区，碎裂但无肱骨头轮廓改变。

（2）MRI检查：是早期发现肱骨头坏死极具特异性和灵敏度的检查方法，表现为T2像高信号，部分可表现为高低信号交织。

知识点4：肱骨头骨坏死的诊断及分期 副高：熟练掌握 正高：熟练掌握

根据患者临床症状疼痛是一种渐进性发病过程，主要与活动有关，休息可使症状缓解，结合临床表现及影像学检查可作出诊断。注意与肱骨骨囊肿、肱骨骨巨细胞瘤相鉴别。

Cruess提出肱骨头坏死的分期，与股骨头坏死的分期类似。

Ⅰ期：平片正常，需要MRI和骨扫描显示肱骨头的病变。

Ⅱ期：X线片显示骨质疏松或骨硬化，但是无软骨下骨骨折。

Ⅲ期：出现软骨下骨骨折和半月征，但肱骨头的外形及轮廓仍能维持。

Ⅳ期：包括软骨下骨塌陷，可能出现骨软骨瓣的分离。

Ⅴ期：出现肱骨头及关节盂病变。

知识点5：肱骨头骨坏死的治疗　　副高：熟练掌握　正高：熟练掌握

（1）非手术治疗：肱骨头缺血性坏死的早期可采用非手术治疗，如肩关节理疗，避免上举过头受剧烈的运动，口服非甾体类消炎镇痛药物等。同时，可进行适当的被动活动，以防肩关节僵直。

（2）手术治疗

1）手术指征：有明显的静息痛或继发性关节炎，或Cruess Ⅳ期及以上关节面已塌陷。

2）手术方式：早期患者也可施行髓芯减压术，减轻骨内压，促进骨内静脉回流；对于关节内出现游离体有关节交锁症状者可采用肩关节镜下清理术；全肩关节或半关节置换术应慎重，尤其对年轻人，因为术后患肩功能丧失很大。

第十八节　关节置换术

一、髋关节置换术

知识点1：髋关节置换术的假体固定　　副高：熟练掌握　正高：熟练掌握

（1）骨水泥固定技术：骨水泥型全髋关节置换（THA）的效果可以根据髋关节置换的“代”进一步细分。第一代THA包括了未使用超级合金的柄及一些拥有尖锐而狭窄内侧缘的设计。骨水泥是通过手填充入股骨髓腔，并且没有使用髓腔塞。第二代技术使用了超级合金并有宽的内侧边的柄，髓腔使用骨水泥塞并且骨水泥是通过骨水泥枪采用倒退的方式注入。第三代技术加用了股骨假体表面处理以增强柄-骨水泥固定，并且使用真空离心技术减少骨水泥的空隙率。在许多更新的柄的设计中，近侧与远侧隔离片被用于确定假体的中心位并达到骨水泥套的平衡。

（2）非骨水泥固定技术：非骨水泥假体理论上有许多优点，包括假体安装方便；通过调整聚乙烯内衬的角度，可以更有效地防止术后脱位；对髋臼磨损病人的翻修只需更换内衬，操作简单，并已在许多取回假体的研究中发现有骨长入。

非骨水泥型假体的适应证主要是年轻、活动量较大的患者。从理论上说，非骨水泥型假体需要满足以下要求：达到即刻的稳定；达到长期的生物学固定；提供良好的生物学相容性和长期的骨质重建。为实现这些目的，两种设计理念的假体被采用：紧压配合、大锁定、表面光滑的假体；紧压配合、微锁定、表面粗糙的假体。

目前还不能绝对肯定非骨水泥假体的长远临床效果一定超过骨水泥固定型。

知识点2：髋关节置换术的适应证　　副高：熟练掌握　正高：熟练掌握

（1）髋关节骨关节炎：当髋关节骨关节炎患者无痛行走距离<500m，保守治疗效果不

佳，影响工作和生活时即可考虑手术治疗。

（2）髋部骨折：需要行关节置换手术的有以下几种情况：

1）老年股骨颈移位骨折，骨愈合可能性较小。

2）老年股骨颈移位骨折，全身情况差，不宜久卧床者。

3）股骨颈陈旧骨折，因各种原因延误治疗或治疗后出现骨折不愈合或股骨头缺血坏死者。

4）股骨颈骨折、转子间骨折或髋臼骨折前髋关节已有病变，如骨关节炎、类风湿关节炎或股骨头缺血坏死等，且病变已具备关节置换指征。

5）股骨颈骨折、转子间骨折或髋臼骨折愈合后，出现继发骨关节炎、骨坏死和关节畸形引起疼痛和功能障碍。

（3）股骨头缺血坏死：老龄病人中常见的病因有激素性、乙醇性、外伤性或特发性，对于晚期股骨头已经塌陷的病人，人工髋关节置换术是消除疼痛，改善功能的有效措施。

（4）髋关节发育不良或先天性髋关节脱位：若患者出现患髋疼痛伴腰部疼痛或健侧髋或膝关节疼痛者，人工髋关节置换术不失为一种有效的治疗方法，但手术难度较大。

（5）类风湿关节炎：晚期类风湿髋关节炎患者可出现股骨头中心型脱位和严重骨质疏松，人工髋关节置换术的远期效果较差。

（6）强直性脊柱炎：若髋关节病变药物效果不好，出现髋关节畸形、功能障碍者可考虑手术治疗。

（7）由于髋关节感染、外科手术后残留关节强直：在老年阶段出现下腰痛、同侧膝关节疼痛或对侧髋、膝关节出现疼痛，可考虑行人工全髋关节置换术。另外，髋关节融合术后出现假性融合伴疼痛或非功能位融合，也是人工全髋关节置换术的适应证。

（8）老年髋部骨肿瘤：可以采用人工全髋关节置换术的情况有：

1）低度恶性肿瘤患者或转移性肿瘤，但预期寿命较长的患者。

2）瘤样病损，如嗜酸性肉芽肿、色素绒毛结节性滑膜炎，对于色素绒毛结节性滑膜炎，术中滑膜切除应力求彻底，同时术后要采取放疗，否则瘤样病变会很快复发，破坏骨质，造成假体早期松动。

知识点3：髋关节置换术的禁忌证　　副高：熟练掌握　正高：熟练掌握

（1）绝对禁忌证：全身或局部的任何活动性感染；关节主要运动肌瘫痪或肌肉肌腱等组织破坏造成主动屈伸功能丧失者；各种原因引起的骨组织严重缺损，估计术后假体难以保持稳定者；老年衰竭患者，无法耐受手术。

（2）相对禁忌证：神经性关节病变；老年性精神障碍，不能有效配合治疗；老年体弱，内科疾病复杂，手术耐受性差；过度肥胖。

知识点4：髋关节翻修术中假体取出　　副高：熟练掌握　正高：熟练掌握

髋臼和股骨假体的取出要求暴露充分，完全在直视下操作，尽可能保留骨量。取出松动的髋臼和股骨假体，无论是骨水泥还是非骨水泥型，尚可容易。手术难度主要集中在取出没有松动的假体，股骨骨水泥鞘和断裂的远段股骨柄。

（1）稳定固定髋臼的取出：取出没有松动的骨水泥型髋臼假体时，下列方法单独使用或者组合使用常常能够奏效，包括使用摆锯将聚乙烯内衬切割成4块；聚乙烯内衬上钻洞，拧入皮质骨螺钉，使聚乙烯杯与骨水泥界面分离；髋臼杯中心钻孔，拧入带T形把手的螺丝锥，向外拉出髋臼杯；借助薄型骨刀打入髋臼杯与骨水泥之间，将髋臼杯撬离骨水泥。

取出无松动的非骨水泥型髋臼假体，首先要取出聚乙烯内衬。薄型骨刀打入内衬和金属杯之间，将二者分离；或者在内衬中心钻孔，拧入螺丝钉，螺钉尖顶住金属外杯，使内衬与金属杯自动分离解脱。如果固定金属杯的螺钉头部磨损深陷于金属臼杯，无法用丝锥取出，用金属磨钻将螺头部磨削变小，取出金属髋臼杯后，再用小骨刀剔除螺丝钉周围骨质，暴露螺钉，然后使用专门的断钉取出器取出断钉。

（2）稳定固定股骨柄的取出：首先清除股骨假体肩上区的所有的软组织和骨赘，这是不损伤股骨大转子而取出股骨假体的关键步骤。股骨假体取出过程中一定要暴露充分，争取在有良好光源条件下直视操作，动作轻柔，助手与主刀密切配合，尽可能避免术中发生骨折。股骨髓腔近端骨水泥取出较为容易，在骨水泥横断面上呈放射状多处凿开，再凿入骨与骨水泥界面，轻轻撬拨掉骨水泥碎片，钳夹取出。骨皮质常常变薄而且脆性大，要注意保护，避免骨折。

股骨柄远端骨水泥和断裂的远段股骨柄取出难度大，骨丢失多，发生骨折的风险高。有两种技术可采用：①股骨柄中远段开窗技术；②股骨大转子延长截骨术。股骨大转子延长截骨操作较简单，保证了直视下取出假体及骨水泥，骨损伤小，不影响翻修假体的固定，截骨面容易愈合，用于上述复杂病例翻修，优势明显。股骨截骨的长度需要根据股骨柄和骨水泥固定长度而定，术前应做好模板测定，翻修假体柄远端超过截骨远端长度应大于股骨直径2倍，至少5cm。使用电动摆锯或高速尖头磨钻自大转子的基底部向远端实施转子截骨术，外侧的截骨块的宽度应该达到近端股骨干直径的1/3。取出假体和骨水泥后还纳骨块，用钢丝或线缆固定。

对于股骨柄与骨水泥分离而骨水泥与骨结合牢固而又能够排除感染的骨水泥鞘，可以保留。

知识点5：髋关节翻修骨缺损的重建　　　副高：熟练掌握　正高：熟练掌握

髋臼骨缺损AAOS分类简单，容易为广大医师掌握，在临床上应用最为普遍。

骨缺损的重建方法主要有颗粒骨和结构骨移植。颗粒骨移植主要用于重建髋臼包容性骨缺损和股骨髓腔内植骨，颗粒移植骨起到充填和支架作用，新生血管能够较快长入骨小梁之间和颗粒骨之间，新骨形成先于骨吸收，植骨区力学强度持续升高。

较严重的AAOS分类Ⅰ型和Ⅲ型髋臼骨缺损，通常需要结构性骨移植，其优点在于能够对假体提供结构性支撑和恢复缺损处的解剖结构。结构性骨移植早期取得了良好的效果，但是随着移植骨再血管化和重塑可导致其被吸收和塌陷，严重者引起髋臼假体的松动和移位。

结构性移植骨往往被纤维组织包裹，再血管化程度低，移植骨与假体接触面很少有骨长入，而宿主骨与假体接触面则有大量骨长入。

骨盆连续性中断型骨缺损是髋关节翻修手术中最难处理的问题，并发症高，可以采用钢板将髋臼前后柱固定或者使用髋臼增强环，并且在骨缺损处植骨。最终结局取决于骨盆中断处是否愈合，如果发生不愈合，一切内固定只能起到临时支撑作用，最终都会松动和失败。

知识点6：髋关节翻修假体和固定方法的选择　　副高：熟练掌握　正高：熟练掌握

当髋臼骨缺损经植骨修复后，需要采用恰当的髋臼假体重建髋臼，假体分为非骨水泥和骨水泥型两种，非骨水泥型假体要比骨水泥型假体应用得广泛。

（1）非骨水泥髋臼选择与固定：非骨水泥型假体要求髋臼臼缘保留2/3以上，且臼底完整或者臼底至少50%的面积可以与髋臼杯表面接触。如果髋臼骨缺损，臼缘完整，假体可被骨性髋臼缘环抱的包容性骨缺损或缺损较小的节段性骨缺损，经适当的非结构性植骨后，可用非骨水泥型髋臼杯，其远期效果较好。对于较严重的髋臼节段型骨缺损患者，虽然通过大块结构骨移植能够恢复髋臼解剖结构，创造非骨水泥假体植入条件。但是由于假体与活性宿主骨接触面积小，不利于骨长入假体表面，从而影响固定效果。另外，由于结构移植骨爬行替代过程中出现骨吸收要影响假体的固定效果。

（2）骨水泥髋臼的选择：如果髋臼缘缺损1/3以上，骨性髋臼对假体的环抱固定作用减弱，则宜采用骨水泥型髋臼杯。单纯骨水泥型假体应用髋臼翻修的松动率高而逐渐弃用，主要用于骨质情况较差的患者，可以获得假体即刻稳定性。如果骨缺损巨大，应该考虑应用髋臼增强环罩，然后在罩内置入骨水泥型髋臼假体。髋臼增强环罩的一侧或两侧带有侧翼，侧翼上有许多螺孔，供不同方向的螺钉固定，可以牢固地将环罩固定到髂骨、耻骨和坐骨上，为重建髋臼提供了一个解剖支架，增强了髋臼的稳定性。对置入的异体骨提供支撑固定，安放比增强环罩小2～3mm的骨水泥假体，便于术者调整髋臼的位置。这些髋臼重建装置，可以为异体骨提供机械性保护，有利于骨愈合和改建，从而对聚乙烯髋臼假体提供有效支撑，维持髋关节的旋转中心。

（3）非骨水泥股骨柄的选择：与初次髋关节置换不同，股骨翻修缺乏骨松质小梁对骨水泥的嵌合作用，骨水泥型股骨假体远期效果不如非骨水泥型假体。多数时候，股骨近端存在腔隙性或者节段性骨缺损，近端固定非骨水泥型假体并不适合于股骨翻修。广泛涂层远端固定的股骨假体应用较为广泛。广泛涂层股骨假体还具有既可承受轴向压力，也可承受抗旋转扭力的特点，应用于具有良好骨量的股骨，可提供即刻假体稳定，并为骨长入创造了条件。

（4）骨水泥股骨柄的选择：股骨近端仅有少量骨缺损，可选择骨水泥型长柄假体，中远期效果与组配式、近端固定生物型假体相当；而股骨髓腔宽阔，股骨皮质菲薄，单纯使用骨水泥固定假体效果不佳者，可行股骨髓腔内嵌压植骨，重建新的股骨髓腔，然后使用骨水泥固定股骨假体；股骨近端严重混合型骨缺损时，先行结构性骨移植重建骨缺损，然后使用骨水泥股骨假体。如果取出初次置换的骨水泥柄后骨水泥鞘没有松动，能够排除感染，可直接在原来骨水泥鞘内安放骨水泥柄。

二、膝关节置换术

知识点7：膝关节置换术后的生物力学　　副高：熟练掌握　正高：熟练掌握

人工全膝关节置换（TKA）的目的是消除疼痛畸形，恢复关节的正常功能，要求置入的人工关节能长期存活。具体来说，就是要求能替代病变结构、下肢负荷有合适的机械传导、尽可能恢复运动功能等。

从外表看，TKA术后的膝关节和正常的膝关节相似，但实际上二者有很大的区别。一方面，TKA术后的膝关节是发生了病理改变的膝关节；另一方面，虽然膝关节假体的表面与正常的股骨和胫骨关节面相似，但它们的几何学是完全不同的。

生理状况下，膝关节周围韧带上的负荷仅相当于它们所能承受负荷的30%。正常的韧带可被拉伸3%，并能恢复到原始长度，如果进一步拉伸，韧带将发生变形；当被拉伸到9%时，韧带将发生断裂。TKA术中，关节面和半月板几何形状提供的膝关节内在稳定性被破坏。如果切除交叉韧带，那么交叉韧带的机械力学功能及神经功能（本体感觉）也将被破坏。术中，肌肉也不可避免地遭到部分破坏。因此，TKA术后膝关节原有的内在稳定性和部分外在稳定性被破坏，这就需要利用假体本身的内在稳定性和必要的软组织平衡技术来重建膝关节的稳定。TKA术后膝关节的稳定性来源于假体的几何形状和它们的位置，如果通过假体的设计来获得膝关节稳定性，负荷就不可避免地被传导到骨-假体界面上。所以，设计者应该设法使传导到骨假体界面上的负荷变小。

当膝关节的关节面和交叉韧带被切除后，正常膝关节的滚动-滑动机制就不复存在。目前，后稳定型假体一般是采用各种后稳定装置来重建膝关节的后滚运动，但如果某个运动是由假体产生的，就会有更大的负荷传导到界面上，假体就更容易松动。

总之，关节面提供的内在稳定性和交叉韧带提供的外在稳定性被破坏得越多，对假体的内在稳定性要求越高，这对于假体的长期固定来说是有害的。因此，TKA术后的膝关节稳定性最好由关节外的稳定结构来提供（肌肉、韧带和关节囊等）。

知识点8：膝关节置换术的适应证　　副高：熟练掌握　正高：熟练掌握

人工全膝关节置换术的主要适应证为膝关节重度疼痛和功能障碍，相对适应证包括畸形和不稳定，但只有在正规保守治疗（包括理疗、药物治疗以及改变日常生活方式等）无效时，才可考虑手术。

（1）骨关节炎（OA）：站立位X线片上膝关节间隙明显狭窄和/或伴有膝关节内外翻畸形，其症状已明显影响关节活动和生活的病例，经保守治疗不能缓解者。

（2）类风湿关节炎（RA）、强直性脊柱炎（AS）及其他炎性关节病的膝关节晚期病变：RA及AS患者的平均年龄较OA小，但关节周围结构挛缩。因此对RA及AS患者的疗效不应期望过高。

（3）血友病性关节炎：血友病性关节炎晚期患者膝关节功能障碍和/或畸形明显，对工作生活影响很大，X线片上骨质破坏严重者。

（4）创伤性关节炎：如胫骨平台骨折后关节面未能修复而严重影响功能的病例。

（5）其他：如膝关节或股骨、胫骨干骺端的感染、膝关节骨软骨坏死不能通过常规手术方法修复、膝关节周围肿瘤切除后无法获得良好重建的病例。

知识点9：膝关节置换术的禁忌证　　副高：熟练掌握　正高：熟练掌握

（1）膝关节周围或全身存在活动性感染：为手术的绝对禁忌证。

（2）膝关节肌肉瘫痪或神经性关节病变：如帕金森综合征等。

（3）膝关节周围软组织缺损：行TKA术后假体可能外露，必要时在整形手术之后或同时进行膝关节置换术。

（4）其他：无症状的膝关节强直、过高的生理或职业要求、一般情况差、严重骨质疏松、依从性差不能完成功能锻炼等。

知识点10：人工膝关节假体的选择　　副高：熟练掌握　正高：熟练掌握

（1）固定方式：按固定方式分型，膝关节假体可分为骨水泥型、非骨水泥型和混合型。

骨水泥的聚合过程需数分钟，可分为液体期、面团期和固体期。骨水泥的液体期和固体期不易受外界因素的影响，而面团期则对外界因素比较敏感。降低温度可延长液体期到面团期的时间，湿度也有同样的作用，但作用有限。真空技术和离心技术可将骨水泥的疲劳寿命提高到136%。

非骨水泥型和骨水泥型一样可以取得良好的长期效果，而且没有骨水泥并发症，对骨骼的损伤较小，但主要适用于年轻、活动量较大的骨关节炎患者，而且对手术的要求较高。非骨水泥型TKA中，仅股骨侧的固定是成功的，因而目前很少采用。

在混合型TKA中，一般推荐采用骨水泥型胫骨和髌骨假体、非骨水泥型股骨假体。

（2）限制程度：按限制程度可将膝关节假体分为全限制型、高限制型和部分限制型。全限制型假体术后膝关节只限于单一平面活动，容易引起假体-骨水泥-骨界面应力集中，中远期假体松动、感染等并发症的发生率很高，常用的为人工铰链式膝关节假体，仅适用于膝关节翻修术、骨肿瘤重建术或有严重骨缺损及关节稳定性差的病例。高限制型假体以CCK、TC3等为代表，主要用于侧副韧带严重受损的初次置换或关节不稳定的翻修术。部分限制型假体以后稳定型（PS）或称后交叉韧带替代型（CS）及后交叉韧带（CR）保留型假体为代表。后交叉韧带替代型假体通过胫骨垫片中央的凸起和相应的股骨髁间凹槽替代后交叉韧带的功能，其优点是适应证广，对于后交叉韧带功能不全或因膝关节屈曲挛缩无法保留后交叉韧带的病例无疑是最好的选择。后交叉韧带（CR）保留型假体保留的后交叉韧带维持了关节稳定性，因而允许胫骨关节面采用低限制设计从而获得更大的关节活动度。

（3）固定垫片和活动垫片假体：人体膝关节除了屈伸运动以外，还有旋转、滑移、内外翻等多种形式的运动，从而使应力传导至胫骨假体的金属底座与聚乙烯垫片之间，引起聚乙烯垫片的下表面磨损。磨损产生的微小聚乙烯颗粒会引起明显的骨溶解，从而损害TKA的长期疗效。因此，假体设计必须解决胫股关节的高匹配度与旋转自由度之间的矛盾。

活动垫片型假体体现了人体膝关节的运动力学特点。聚乙烯垫片与胫骨和股骨假体形成双面关节，垫片上关节面与股骨假体部分或完全匹配，下关节面平坦可在胫骨假体上旋转及前后左右移动。因而同时具有活动性与限制性，解决了假体胫股关节间轴向旋转和内外翻运动的问题，减少了传递至假体-假体或假体-骨水泥界面的应力，延缓了假体松动。体外模拟试验表明，与固定垫片假体相比，活动垫片假体接触面积较大，磨损较小；静态及动态分析提示活动垫片假体聚乙烯表面压力较小；模拟扭转压力或假体旋转不良时，活动垫片假体压力分布较固定垫片假体均匀，压力峰值较小。但需要说明的是，活动垫片假体可再分为很多类型，并不是所有的活动垫片假体都是一样的。根据不同的分类方法，活动垫片假体可进一步分为旋转平台和活动半月板假体、旋转平台膝和高屈曲旋转平台假体等。

知识点11：膝关节置换术的手术入路　　副高：熟练掌握　正高：熟练掌握

（1）皮肤切口：人工膝关节置换术的皮肤切口包括膝正中切口、偏内侧弧形切口和偏外侧弧形切口。其中以膝关节正中切口最为常用，它可以方便手术显露，术后切口愈合也很好。如果患者膝关节局部有陈旧性切口，则尽可能利用原切口。自髌骨上极近端约5cm，止于髌骨下极远端约3cm，切开皮肤后，沿切口进一步向下切开皮下脂肪层和浅筋膜层，直达伸膝装置，然后在浅深筋膜之间向两侧适度游离内外侧皮瓣。不要过多剥离，也不要在皮下脂肪层进行剥离，因为皮肤的血供是由深部组织到深筋膜再到皮肤的，所以皮瓣一定要有一定厚度，否则可能会引起皮肤坏死、感染，影响伤口愈合和术后功能锻炼。

（2）关节囊切口

1）内侧髌旁入路：该入路优点是难度小，切口延长方便，显露充分。神经血管创伤小，大多数膝关节手术都可经此切口完成。不足之处在于不利于显露膝关节后方结构、也不宜于膝关节外侧手术。但并发症较少，最常见的是切口愈合不良，其次是隐神经髌下分支损伤，患者术后出现膝关节前外侧皮肤麻木。内侧髌旁入路切断了股四头肌肌腱的内1/3，术后早期患者伸膝功能受一定程度的影响，尤其是伸直最后20°。较严重的并发症是髌韧带断裂，常在勉强翻转髌骨时发生。

2）股内侧肌下方入路：该入路最大的优点是保护了伸膝装置。其次，该入路有利于保护髌骨血供。走行在股内侧肌中的膝上内侧动脉，是构成膝关节血管网的重要组成，内侧髌旁入路常损伤该动脉。

该入路适应证与内侧髌旁入路一样，但不适用于翻修术、胫骨近端截骨史和肥胖患者。另外，该入路对外侧间室的暴露不如内侧间室，所以严重畸形或关节僵硬的病人也不适用。

3）前外侧入路（外侧髌旁入路）：前外侧入路主要适用于严重外翻畸形患者。因为严重外翻畸形时，常规内侧髌旁入路对膝外侧结构暴露不充分，对膝外侧挛缩组织松解不彻底使外翻畸形矫正不足。另外，内侧髌旁入路切断了髌骨的内侧血供，而且膝外侧支持带松解会进一步破坏髌骨血供，造成髌骨血供障碍或坏死。该入路不利之处在于手术技术要求高，膝关节内侧结构保留不充分，髌骨翻转较困难，膝关节外侧需用髂胫束或筋膜修复外侧组织缺口。

4）经股内侧肌入路：该入路的优点在于不损伤股四头肌腱和股内侧肌的附着，保护伸膝装置的完整。主要缺点在于术中显露较内侧髌旁入路差。肥胖、肥大性关节炎、胫骨高位截骨史和屈膝<80°的患者，不宜采用该入路。

知识点12：膝关节置换术的手术要点 副高：熟练掌握 正高：熟练掌握

（1）胫骨截骨：一般认为，术中只要能做到准确运用，髓内、髓外定位的临床效果应该是完全一致的。髓内定位的关键是准确选择髓腔入点，通常在前交叉韧带止点的外侧缘与外侧半月板前角附着部之间或胫骨结节中内1/3对应的位置。确认方向正确后即可钻孔开髓。开髓口应比髓内定位杆的尺寸略大，以利于髓腔引流。髓腔定位杆插至合适位置后，固定截骨模块。此时，取出定位杆，保留截骨模块。髓外定位时，定位杆沿胫前肌向下，与胫骨前缘平行，指向距骨中心。需要注意的是，胫骨平台中心与距骨中心的连线为力线方向，而距骨中心位于内外踝中点偏内侧3～5mm。因此，在采用胫骨髓外定位时，不要将定位杆远端直接对准内外踝连线中点，而应稍偏内侧，并处于第二趾上。

胫骨截骨的厚度应与胫骨假体的厚度相等。大多数情况下，胫骨垫片的厚度可选择10mm，因此，截骨的位置应在正常胫骨平台下10mm。存在骨缺损时，一般不应为了消除骨缺损而任意加大截骨的厚度，残留的缺损根据情况做相应处理。如果残留的缺损仅有1～2mm时，可增加截骨厚度以消除缺损；但对较大的缺损，应先按10mm厚度截骨，然后根据残留缺损情况决定进一步处理方法。对内外侧胫骨平台都有骨缺损的患者，不能一味强调截骨量和替换假体厚度对等的原则，因为随着截骨厚度的增加，胫骨骨质的强度减弱，还会损伤侧副韧带的附着结构，影响关节线的位置。此时，应根据具体情况，采用自体、异体植骨或垫片加强等方法来进一步处理。

在冠状面上，胫骨截骨有两种方法。最常用的一种是胫骨截骨面与下肢力线垂直。由于正常胫骨平台存在3°左右的内翻角度，因此这种方法切除的平台外侧骨量要多于内侧。另一种方法是，使截骨面与胫骨关节面相平行、与下肢力线呈3°内翻，此时胫骨平台内外侧截骨量相等。但临床研究发现，内翻造成的不良后果要远远超过外翻者，而且，胫骨近端3°的内翻截骨并不能明显改善临床效果。因此，大多数学者倾向于垂直于下肢力线行胫骨近端截骨。需要注意的是，无论胫骨采取哪种截骨方式，股骨截骨必须与其相对应。如胫骨采取垂直下肢力线的方法截骨，那么股骨截骨时应有3°外旋或股骨假体具有相应外旋角度。如果垂直于胫骨平台截骨，则股骨截骨时无须外旋。临床上最常见的是胫骨截骨时过度内翻，胫骨定位系统安装不当是其主要原因。

正常胫骨关节面有3°～7°的后倾角，因此术后假体关节面同样应有向后3°～7°的倾斜角，以便膝关节屈曲活动的完成。如果假体不带后倾，胫骨近端截骨时需有一定的后倾角度；如果假体本身具有后倾角度，则垂直下肢力线截骨即可。

胫骨假体应尽可能多的覆盖胫骨截骨面，这样假体获得的支撑就越大。但临床上，假体很难完全与截骨面匹配。如果假体前后径较截骨面略小，应将假体偏后放置，因为胫骨后方骨质强度大。但如过度偏后，可能加重对后交叉韧带磨损及增加关节周围软组织张力。胫骨假体内外旋及内外侧位置的安装，可依据股骨假体的位置为参考，也称为自定位法。方法：首先确定股骨假体试模的位置，然后安装胫骨假体试模，屈伸膝关节，胫骨假体会顺应胫股关节面的几何形状自动对合股骨髁。然后根据胫骨假体试模的位置在胫骨皮质上做好标记，供制作胫骨骨槽参考。

（2）股骨截骨：一般选用髓内定位系统，也可选用髓外定位，但不如髓内定位准确。髓腔入点位于股骨髁间切迹中点、后交叉韧带止点前缘约10mm处。将手指放在股骨干前方有助于估计钻孔的方向。为保证髓内定位杆的准确性，定位杆近端必须抵达股骨干峡部。髓内定位杆表面带有纵向减压槽或呈中空，使脂肪组织能顺利流出髓腔，防止髓内压过高造成脂肪栓塞。另外，髓内定位杆入点较定位杆直径大，也有利于脂肪组织流出、防止脂肪栓塞。

1）股骨远端截骨：安装髓内定位杆并固定于外翻4°～6°。一般情况下，对于内翻或中立位膝关节，可选择5°外翻截骨，而对膝外翻病人可选择7°外翻。取出髓内定位杆，以外侧髁为基准，要求截骨的厚度与假体的厚度相等，通常为8～12mm。一般认为，截骨水平位于髁间切迹最低点，与髓内入孔处平齐时即可获得合适的截骨厚度，截骨合适时截骨块一般呈横“8”字形。在骨质硬化时，摆锯锯片偏离骨面的趋势，并因此导致对线不良和安装假体试模困难，因此截骨时必须注意这一点。

2）股骨前后髁截骨：股骨前后髁截骨决定了旋转程度，直接影响屈膝时的内外翻稳定性和髌骨轨迹。前髁截骨面过高会增加髌骨支持带张力，阻碍膝关节屈曲或导致髌骨半脱位；截骨面过低会引起股骨前侧切迹，造成局部应力增加导致骨折的发生。

绝大多数股骨假体要求有3°～5°外旋。一般估计，内侧后髁比外侧后髁多截2～3mm就能保证术后屈膝间隙内外对称、内外侧副韧带平衡。在胫骨平台假体垂直下肢力线的前提下，术前胫骨平台的内外翻程度决定了股骨假体的内外旋方向及程度。术前胫骨平台内翻的病人，要求股骨内侧后髁多截一些，使股骨假体处于外旋位。不过，原则上外旋应不超过5°，否则会引起关节内外旋失衡。相反，当胫骨平台外翻时，则要求股骨假体处于内旋位。但在实际中由于膝外翻病人存在髌骨外侧支持带紧张，此时如将股骨假体内旋将会加重髌骨脱位倾向。因此，对于膝外翻病人股骨假体也应置于轻度外旋位。

3）股骨前后斜面及髁间截骨：在截骨模块的引导下这些截骨相对较容易。

安装股骨假体时，在允许的情况下应尽可能将股骨假体适当外移，从而减少髌骨外侧脱位的倾向。

（3）髌骨截骨：翻转髌骨，去除其边缘的滑膜和脂肪组织及增生的骨赘，显露髌骨边缘。要注意正确掌握髌骨截骨厚度。大多数髌骨的厚度为25mm，一般常用的假体厚度为10mm。因此，截骨后的髌骨应保留15mm。髌骨过厚会使支持带紧张，增加外侧半脱位的风险；髌骨过薄会增加骨折的风险。髌骨截骨分两步进行，第1步截除中央嵴，然后调整髌骨厚度；第2步截骨面应与髌骨前面及股四头肌肌腱止点处平行，同时应检查股四头肌肌腱与髌骨上极的关系，截骨面应在股四头肌肌腱止点上1mm并与之平行。修整髌骨边缘、钻孔。

髌骨假体应尽可能多的覆盖髌骨截骨面，但在某些情况下当截骨面大于髌骨假体时，宜将圆弧形假体偏内放置。如果允许假体在髌骨截骨面上下移动一定范围，应向上安置髌骨假体，这样假体就可以获得更多的骨组织的支撑。

知识点13：膝关节置换术的软组织平衡 副高：熟练掌握 正高：熟练掌握

（1）内翻畸形的软组织平衡：膝关节内翻畸形主要表现为内侧或内后方稳定结构的挛缩，外侧稳定结构多无明显松弛。因此，软组织平衡以松解挛缩的结构为主。其中，内侧副韧带的松解通过骨膜下剥离胫骨内上止点。

根据内翻畸形的严重程度，可以逐步松解内侧副韧带的浅层、深层、鹅足，必要时可以松解比目鱼肌深层、半膜肌胫骨干骺端附着点。松解过程中，反复做外翻应力实验检查松解是否满意。

（2）外翻畸形的软组织平衡：膝关节外翻畸形的软组织平衡是人工膝关节置换的难点，一方面，外侧稳定结构的解剖构成复杂；另一方面，膝关节外翻时常伴内侧稳定结构的松弛。不过，膝关节外翻的软组织平衡同样以松解挛缩的软组织结构为主。膝关节外翻时，可能需要松解的软组织结构包括：髂胫束、弓形韧带、外侧副韧带、腘肌、股二头肌、腓肠肌外侧头、外侧髌旁支持带、后交叉韧带等。与内翻畸形的软组织平衡一样，术中应该边松解边评估软组织平衡情况，以逐步进行松解。

（3）屈曲畸形的软组织平衡：膝关节屈曲挛缩时应该分步进行软组织松解，边松解边检查伸膝间隙的情况。第1步，首先平衡膝关节内侧或外侧软组织，使膝关节在冠状面上线达到平衡。在合并内翻畸形的患者，膝关节侧方平衡后屈曲畸形也可获得明显矫正。第2步，松解后方挛缩结构。切除半月板和交叉韧带后，极度屈曲膝关节，沿股骨后髁及髁间窝后上缘向上骨膜下剥离后方关节囊。第3步，松解腓肠肌在股骨上的起点。第4步，如果经以上处理后伸膝间隙仍然很紧，应考虑增加截骨。但要注意，增加截骨会影响关节线的位置，从而改变关节的机械力学，因而应慎重。

知识点14：人工膝关节翻修术的适应证和禁忌证 副高：熟练掌握 正高：熟练掌握

（1）适应证：翻修术适用于各种术后并发症，包括感染、假体松动、关节半脱位（脱位）和关节对线不良、关节不稳等。

（2）禁忌证：伸膝装置或关节外周软组织严重缺损、无法修复的严重骨缺损等。

知识点15：人工膝关节翻修术的术前评估 副高：熟练掌握 正高：熟练掌握

翻修术前评估关键是正确判断失败的原因。如果对失败原因不能作出很好的解释，那么翻修术后可能得不到什么益处。体检时要重点检查关节活动度、关节稳定性和皮肤情况。实验室检查包括血常规、血沉、C反应蛋白、凝血功能等，必要时行关节穿刺。影像学检查包括双下肢负重位全长像、膝关节正侧位及髌骨轴位像。^{99m}Tc、^{111}In核素扫描可作为一种辅助措施用于疼痛的鉴别诊断。

知识点16：人工膝关节翻修术的操作 副高：熟练掌握 正高：熟练掌握

（1）切口：翻修术时尽量采用原手术切口以减少皮肤坏死的可能，然后于髌骨前内侧切开关节囊。对于关节强直、活动范围小者，外翻髌骨时非常困难，此时通常采用股四头肌V-Y成形术以显露关节内结构。另外还可采用胫骨结节截骨术或股直肌切断术。理想的切口是正中直线切口。

（2）假体取出：翻修术时假体取出一般不会太困难，特别是假体松动时。首先充分显露假体、清除假体周围所有软组织，然后用骨刀在假体-骨或假体-骨水泥之间轻轻敲击。一般先取出聚乙烯垫片，膝关节强直者更应在屈曲膝关节前将它取出，然后再取出胫骨平台和股骨假体，其顺序根据关节显露情况而定，关键是要注意保护好骨质和方便取去假体。

（3）骨缺损的处理：骨缺损的处理取决于缺损的部位、大小、病人年龄、术后活动度等因素。通常术中所见的骨缺损都比X线片上所显示的严重。

（4）关节稳定性的调整：调整关节稳定性的关键是要让假体有正确的对线关系、膝关节屈伸间隙平衡，并使关节线尽可能恢复正常解剖位置。

（5）缝合伤口：缝合伤口时切勿使伤口张力过大，以防康复锻炼时将伤口撕裂。逐层缝合伤口，处理同初次TKA。

（6）术后处理：术后免负重至少3～4个月，除非X线检查提示自体、异体骨已愈合。

三、肩、肘、踝关节置换术

知识点17：肩关节假体设计原则 副高：熟练掌握 正高：熟练掌握

在解剖上重建关节解剖结构，恢复正常力学关系，提供良好的关节稳定性；生物力学上避免假体撞击征，假体耐磨且可以承受正常生理活动的应力；手术上，软骨下骨一定尽可能得到保护，有利于肩袖的保护和修复；手术安装简便，假体固定牢靠，生物相容性好，不妨碍术后的早期训练康复；需翻修时假体取出方便，不会进一步破坏骨组织和肩袖强度，翻修时可替换部分假体。

知识点18：人工肩关节置换术的适应证 副高：熟练掌握 正高：熟练掌握

关节疼痛，经休息、药物、保守治疗未见缓解的盂肱关节炎患者。主要适应证是关节疼痛。人工关节置换术可以减轻关节疼痛，但无助于改善长期病变造成的肩袖功能减退。

术前准确分析判断疼痛来源是手术成功的重要因素。

若有肩关节疼痛，但放射影像学检查没有严重关节破坏的，可选用简单的肩锁关节切除成形术或滑囊切除术即可缓解，取得较好治疗效果。

若肩袖组织完整，无明显关节面塌陷的，可选择简单的肩峰成形术或肩峰修补术。

若肩胛盂软骨下骨完整，骨松质结构良好，无明显骨缺损，则只行人工肱骨头置换。而肩胛盂侧有较大的囊性病灶，磨损时才考虑人工全肩关节置换。

非限制型全肩关节置换术的适应证：

（1）骨性关节炎、类风湿关节炎、创伤性关节炎、肱骨头和对策肩盂关节面均有严重破坏。

（2）关节反复脱位，肱骨头压缩骨折范围超过40%。

（3）肱骨头缺血坏死、肱骨头塌陷变形，未累及肩盂者。

（4）肩盂侧严重破坏骨缺损，残留骨量无法安置假体。

（5）肱骨外科颈骨折不愈合的老年患者。

（6）肿瘤重建。

（7）某些伴有肩袖撕裂退变者。

知识点19：人工肩关节置换术的禁忌证　副高：熟练掌握　正高：熟练掌握

（1）活动性感染或近期有过感染史。

（2）三角肌和肩袖肌肉麻痹。

（3）神经性关节炎。

知识点20：人工肩关节置换术的手术操作　副高：熟练掌握　正高：熟练掌握

（1）手术入路：取肩关节前内侧入路，切口起自喙突顶端沿三角肌胸大肌间沟，向远端延伸至三角肌肱骨止点外侧，长约17cm，切口略偏外防止术后瘢痕，处理头静脉（结扎或保留），向外牵开，显露打开三角肌胸大肌间沟，向下至胸大肌在肱骨之附着处，向内向外牵开三角肌和胸大肌。沿着联合肌腱（喙肱肌和肱二头肌）的外侧缘切开胸锁筋膜，向内牵开联合肌腱，显露肩胛下肌的上缘和喙突韧带，保护联合肌腱的喙突附着，紧贴喙突切断喙肩韧带，扩大视野，扩大肩关节显露，外展、外旋肩关节，通过喙肱韧带和旋前肱动脉来确定肩胛下肌的上下缘。在分离松解肩胛下肌时，应使肩关节处于外旋、内收和轻度屈曲位，以保护腋神经，肩胛下肌切断处做挂线标记，便于术后缝合。同时切开肩胛下肌和关节囊，可维持软组织瓣强度，利于伤口缝合和术后早期关节康复锻炼。向远端轻轻牵拉上臂，外展、外旋肩关节，做肩关节前脱位，脱位时切忌暴力，防止肱骨干骨折。

（2）切除肱骨头：是此手术关键性步骤。清理关节下方骨赘十分关键。由于对这部分骨赘的误判，常发生肱骨颈切除过多，因而伤及腋神经。因此在切除肱骨头之前，需伸直上臂，外旋内收肩关节，充分显露肱骨头，以辨认正常的骨皮质和骨赘，切除骨赘。在切肱骨头前要正确掌握与切割面相关的两个角度，即额状面上的颈干角，通常在45°～50°，水平截面上的前倾角，通常正常肱骨头前倾角为30°～40°。切割肱骨头方法是：首先屈肘90°，上臂外旋30°～40°，由前向后切割肱骨头关节面。这样切除的肱骨头截面，当上肢处于旋转中立位时，肱骨头关节面刚好正对关节盂。

肩关节后方不稳定的病人应减少前倾角，如陈旧性肱骨头脱位。有肩关节前方不稳定的病人，则需要适当增加前倾角。

用摆锯切除肱骨头时，注意避免伤及大结节和肩袖，尤其在大结节前方的冈上肌腱和肱二头肌腱长头，使术后肱骨头假体关节面略高于大结节水平，避免上臂外展时发生肩峰与肱骨大结节碰撞。

（3）扩髓后假体的置入：用由小到大的髓腔钻逐级扩大髓腔，深度等长于假体柄长，髓腔钻插入点多在肱骨头截骨面中心点之外侧，二头肌结节间沟后方，入点选择不当，可引起肱骨假体柄的内翻。

（4）肩胛盂侧准备和假体安置：在肩胛盂前、后、下方放置牵开板，保护腋神经，外展手臂松弛三角肌，并适当旋转手臂，以便充分显露关节盂，清除关节游离、滑膜和后方盂唇，显露肩胛盂及喙突根部。沿喙突基地部正下方与肩盂下结节连线，在关节盂上凿一长槽，槽长度与选定假体固定柄一致。加深骨槽时注意方向。原则上，整个骨槽应正好生于肩胛盂颈部骨松质中央部位。

假体安置前大量生理盐水冲洗肱骨髓腔、肩胛盂。清理血凝块，骨碎屑，根据术中情况选用非骨水泥或骨水泥假体。如果肱骨假体于髓腔紧密搭配，结节完整，能防止假体旋转，可考虑使用非骨水泥固定，尤为青少年患者。而老年病人、类风湿关节炎、骨质疏松、肩关节不稳定者，可考虑使用骨水泥固定。

（5）缝合伤口：关节囊一般不缝合，大量抗生素盐水彻底冲洗后，再次检查肩关节前举和内外旋功能，三角肌和肩袖间隙留置引流管，逐层缝合伤口。包扎于上臂中立位，上肢悬吊巾固定。根据不同病种，类风湿关节炎或肩袖修复后患者，可用外展支具固定。若后关节囊松弛伴后脱位，则选用肩关节外旋支架，待软组织自行修复和紧缩。术后要拍X线片以检查假体位置是否满意。

知识点21：肘关节假体的类型　　副高：熟练掌握　正高：熟练掌握

（1）完全限制型全肘关节假体：即铰链式，为金属对金属单中心铰链假体，其功能仅为屈伸活动，无侧方活动。因骨－假体界面应力过于集中，故假体松动失败率高。此款假体运用于必须依靠假体自身保持关节稳定的患者。

（2）非限制型肘关节假体：其肱骨部分和尺骨部分无轴向连接，为表面置换，最接近肘关节的生理状态，能降低应力（骨－骨水泥界面），所以降低了无菌性松动的发生率。此型假体的稳定性完全由完整的软组织提供。有骨缺损、关节明显不稳定、关节僵直及需要广泛松解软组织的患者不适合使用非限制型表面置换假体。

知识点22：人工全肘关节置换术的适应证　　副高：熟练掌握　正高：熟练掌握

（1）适应证：解除疼痛和恢复肘关节的稳定性是人工关节置换的目的。

1）肘关节严重疼痛，功能活动受限，是人工全肘关节置换最重要的指征。

2）双肘关节强直于非功能位，不能发挥手的功能，严重影响生活、工作者，迫切要求改善功能者。

3）因创伤性肘关节炎、原发性肘关节炎，经保守治疗无效，病变很严重者。

4）强直于非功能位的晚期类风湿关节炎患者。

5）肘关节成形术失败后，可选用人工全肘关节置换。

6）由于其他疾患而致部分不缺损的患者。

（2）相对适应证

1）患者曾行桡骨小头切除术或滑膜切除术后。

2）严重的肘关节韧带松弛，而致肘关节不稳定。

3）肱骨远端骨缺损超过2cm者，需用特制假体。

知识点23：人工全肘关节置换术的禁忌证　副高：熟练掌握　正高：熟练掌握

（1）禁忌证

1）近期有关节内化脓性感染的患者（至少要稳定1年以上方可考虑手术）。

2）神经性关节病变。

3）各种原因所致肘关节严重缺损或严重骨质疏松，很难维持关节假体稳定者。

4）肘部肌肉力量差而致肘关节主动屈伸活动功能丧失者或肌肉力量低于4级患者。

（2）相对禁忌证

1）营养不良。

2）肘关节局部皮肤广泛瘢痕。

3）肘部异位骨化。

知识点24：人工全肘关节置换术假体的选择　副高：熟练掌握　正高：熟练掌握

不同类型假体的选择取决于肘关节的骨质条件、关节囊、韧带的稳定性，关节周围的肌肉的肌力等条件。一般认为，关节间隙消失、骨质、关节囊、韧带结构良好，关节稳定，则非限制型假体是比较理想的选择。若有明显骨质缺损破坏、韧带松弛、关节稳定性差、肌萎缩，则可选用半限制型或限制型关节假体。

若肘关节侧副韧带基本稳定，类风湿肘关节炎或滑膜切除术、桡骨小头切除术失败的病例，选用非限制型假体，而创伤后肘关节炎的病例常选用半限制型假体。

肘关节置换术要达到恢复关节活动功能，得到一个不痛的关节为重要目标。因此假体的选择很重要，要根据假体的特点，病人的具体情况进行选择。若病人需要关节稳定，又活动良好的肘关节，则可考虑选用半限制型假体；对于年轻病人，解决疼痛为主要目的，关节尚稳定者可选用非限制型假体。

知识点25：人工全肘关节置换术的手术操作　副高：熟练掌握　正高：熟练掌握

（1）假体安放要求：假体安放的基本要求是恢复肘关节的旋转中心。从侧位看，旋转中心大致位于骸骨小头的中心，与肱骨前方皮质连线在同一水平。从横断面上看，此旋转轴线通过肱骨滑车中心，与肱骨内上髁的连线相比有5°～8°内旋，即旋转轴线向外上髁尖前移了约1cm。所以，安放假体时肱骨假体应沿肱骨长轴内旋，从正位看旋转轴线与肱骨髓腔中心线成95°，以上只是粗略的标准，但对于防止术后脱位十分重要。

假体安放的稳定性十分重要。在术中安放试模后应屈肘90°，前臂完全旋前，施以纵向牵引力，正常关节间隙不应超过2mm，整体稳定性可通过术中屈伸肘关节检查有无脱位或翘起的倾向来判断。

（2）手术切口：采用改良Kocher入路，从后方偏外侧进入肘关节，优点是不损伤尺侧副韧带和三头肌止点，最大限度地保护肘关节的血液供养。

1）切口：起自肱骨后方，纵行向下，经尺骨鹰嘴尖外侧，沿尺骨边缘向下，松解尺神经的目的在于防止肘关节向外侧脱位时损伤神经，尺神经无须常规前移，置于原地，有利于保留其血运。

沿切口方向切开浅筋膜，向远端显露肱肌，向近端显露肱三头肌，自外上髁后方切断肱肌腱起点，将其从外侧关节囊剥离，显露关节囊，沿肱骨小头外侧经桡骨头至桡骨颈和冠状韧带做一纵形关节囊切口，以显露外侧关节和桡骨头，切除桡骨头，经外侧关节间隙切除滑膜，松解关节内粘连，利于关节向外侧脱位。

沿肱骨后外侧向近端剥离肱三头肌，显露肱桡肌起点，将外侧组织从肱骨外上髁剥离以显露关节前外侧。自外向内选择性部分松解肱三头肌在鹰嘴上止点，关节向外脱位。只需将其切开部分即可（25%～50%）。此时，屈曲旋后前臂即可完全显露关节。

显露尺侧副韧带，清除韧带上的瘢痕和滑膜组织，可见到其扇形止点，注意尺神经在尺侧副韧带的内侧。最大限度屈肘时，且前臂旋后，使滑车关节脱位，清除关节骨赘，为置入假体做好准备，术中注意对尺神经的牵拉。

2）假体置入：在肱骨后侧将肱骨假体试模置于肱骨内外上髁中间，定位作标记，用摆锯或咬骨钳咬除骨块，此骨块到达内外上髁的距离相等。底部达鹰嘴窝顶部，用骨凿及髓腔锉打开肱骨远端体腔，咬除肱骨小头和滑车，使其形状适应假体的肱骨头和滑车部。再将假体试模合适安放于肱骨头远端，取出试模，在尺骨近端修整髓腔，修整方向与尺骨长轴向外呈18°，注意勿穿透尺骨内侧皮肤。髓腔锉扩大髓腔，清理尺骨滑车切迹，注意其内外侧面与锉的深度应相等，以防止尺骨假体旋转。放入尺骨假体试模，其外侧边缘应与滑车切迹的外侧边缘平齐，假体顶部与鹰嘴尖对齐，有助于恢复肘关节旋转中心的远近位置。然后再置入尼龙垫和肱骨试模，复位后检查肘关节的活动度，屈肘应>135°，假体关节面在屈伸过程中接触良好，关节稳定，被动完全伸直时肘外翻角为15°。屈肘90°时，前臂完全旋前时，关节稳定，牵拉关节间隙>1mm时，应当选用厚一点的聚乙烯垫。检查关节内外侧软组织张力是否平衡，应予以相应调整以防脱位。

取出假体试模，于肱骨、尺骨髓腔远端置入骨栓，加压脉冲冲洗清理髓腔，准备工作就绪，将骨水泥置入髓腔内，顺利置入假体，清理残余骨水泥，复位关节，于伸肘位等待骨水泥凝固。尤其注意清除尺侧副韧带和尺骨假体之间的骨水泥，防止骨水泥热效应损伤尺神经。骨水泥凝固后检查关节活动度及关节稳定性。伸肘时鹰嘴窝处有无撞击，若有，则去除多余骨质，改善伸肘功能，当前臂旋转时参与桡骨头不应与假体或骨质发生碰撞。

松止血带，彻底止血，大量抗生素盐水冲洗，留置负压引流管，仔细缝合外侧软组织结构，对恢复肘关节外侧稳定性十分重要。

知识点26：踝关节假体的设计要求 副高：熟练掌握 正高：熟练掌握

（1）活动度：屈伸活动范围至少达到70°，轴向旋转活动超过12°，否则踝关节假体会由于本身限制程度较高而出现术后假体松动。

（2）稳定性：要求踝关节假体必须有良好的内在侧方稳定性。

（3）关节面的顺应性：正常踝关节除屈伸活动外还可轴向旋转，因此要求关节面顺应性不宜太高，即少限制性，这样减少关节扭力传到假体固定界面，减少假体松动需关节周围有较完整的韧带和骨组织结构保护以防止关节半脱位，关节面顺应性小的假体，载荷易集中，假体磨损增加。反之，关节面磨损明显减少，但是假体固定界面承受应力增大，使术后假体容易松动。

知识点27：人工踝关节置换术的适应证 副高：熟练掌握 正高：熟练掌握

（1）类风湿关节炎踝关节疼痛残留功能极差者。

（2）踝关节疼痛和退变者，活动严重受限。

（3）距骨骨质尚好，踝关节周围韧带稳定性完好者。

（4）内、外翻畸形＜10°者。

（5）后足畸形可以矫正者。

知识点28：人工踝关节置换术的禁忌证 副高：熟练掌握 正高：熟练掌握

（1）相对禁忌证

1）踝关节区域的深部感染或胫骨感染。

2）有严重功能障碍的类风湿关节炎患者中发现有严重后足外翻畸形，踝穴严重破坏，踝穴有严重的内外翻畸形，严重的骨质疏松和关节骨性破坏。

3）难以控制的活动期关节炎，如牛皮癣性关节炎等。

4）对术后运动程度要求较高者，如参加慢跑、网球等运动。

（2）绝对禁忌证

1）距骨缺血性坏死（尤为坏死范围超过距骨体一半以上者），无法重建的踝关节复合体力线异常。

2）Charcot关节炎。

3）神经源性疾病导致足部感觉丧失。

4）小腿肌肉功能丧失。

5）退行性骨关节炎造成骨质严重丢失或踝关节侧副韧带缺损。

6）胫距关节畸形超过35°。

7）病人对术后康复没有信心。

8）不能配合术后康复训练者。

9）对术后运动程度要求极高者，如进行跑跳等剧烈运动。

知识点29：人工踝关节置换术的术前准备和术后处理

副高：熟练掌握　正高：熟练掌握

（1）术前准备

1）最新的踝关节X线片（正侧位）。

2）确认跟距关节的退变范围。

3）通过X线观察了解胫骨和距骨的骨质情况。

4）观察并记录步态及疼痛情况、功能和活动情况。

（2）术后护理

1）术后用行走石膏固定。

2）抬高患肢两天后间断负重行走10分钟。

3）3～4周后（非骨水泥型）去除石膏。

4）注意锻炼足部肌肉和小腿后肌肉。

5）术后3～6个月踝关节可能肿胀，可用弹力绷带间断固定或间断抬高患肢。

6）术后12个月疗效基本稳定。

第三章 脊柱疾病

第一节 脊柱骨折脱位与脊髓损伤

知识点1：脊柱骨折脱位与脊髓损伤的诊断　　副高：熟悉　正高：掌握

（1）有急性外伤史。

（2）自觉上、下肢的感觉和运动完全或部分丧失，尿潴留、大便失禁、四肢瘫痪。

知识点2：脊柱骨折脱位与脊髓损伤的检查　　副高：熟悉　正高：掌握

（1）颈髓1～2节段损伤：因为膈肌、肋间肌麻痹，患者无法自主呼吸。常见过伸受伤，比如绞刑骨折脱位、双侧椎弓骨折等。后者骨折会使椎管变大，脊髓和神经根受损伤比较轻或者不受损伤而无神经症状。

（2）颈髓3～4节段骨折脱位：感觉在锁骨以下平面消失，上肢呈连枷状态，伤者常因呼吸衰竭而死亡。患者可出现单侧或双侧的Horner征阳性（瞳孔缩小，睑裂变窄，眼球内陷）；由于血管运动障碍，同时可能出现鼻道不通，口呼吸，吐词低微、断续，呼吸困难，咳嗽无力，吞咽困难等表现。

（3）颈髓4～5节段骨折脱位：前臂外侧的感觉部分存在，其余部分和第3肋间以下平面感觉消失。双上肢完全没有自主活动而放置在身体两侧，可以做耸肩的动作。

（4）颈髓5～6节段骨折脱位：前臂和手指都有感觉缺失现象，第2肋间以下感觉消失。肩外展90°，肘轻度屈曲，放置于头附近。因为肠胀气影响呼吸功能。

（5）颈髓6～7节段骨折脱位：肋缘以上和上臂、前臂内侧、手的尺侧3～5指（有时还有示指）感觉障碍。上肢屈曲放置于胸前，双手呈半握拳状。患者呈腹式呼吸。

（6）颈髓7～8节段骨折脱位：感觉障碍范围包括4～5指、小鱼际以及前臂内侧和上腹。患者单侧或者双侧Horner征阳性，位置性低血压。患者屈拇长肌、伸拇短肌、对掌肌、骨间肌、蚓状肌、对指肌肌力减弱或者丧失，外展拇短肌完全瘫痪，呈爪形手。

（7）胸髓1～2节段骨折脱位：因血管运动障碍，颜面、头颈和上臂少汗或者无汗，Horner征阳性；拇收肌、骨间肌、蚓状肌部分瘫痪；拇展短、肋间肌以及下肢瘫痪。

知识点3：X线、CT、MRI检查　　副高：熟悉　正高：掌握

（1）X线检查：正位片可以了解脊柱的序列，有无侧凸；侧位片可了解脊柱矢状面的序

列，有无脱位，椎体高度的丢失与否，局部的后凸角度。

（2）CT：可以显示出椎板骨折、关节突骨折、椎弓根的损伤，这些在普通平片上是难以确诊的。在横断位片上，CT可以用来评估椎体骨折块对椎管的侵占情况，三维重建CT可以帮助观察脊柱的序列情况，了解椎弓根损伤情况，为制订手术方案提供依据。

（3）MRI：不仅可显示脊髓或马尾神经受压情况，而且可以清楚显示脊髓和软组织图像，帮助辨别椎间盘损伤、后柱韧带复合体损伤、硬膜外血肿、脊髓水肿，对于全面了解损伤情况及制订治疗方案有很大帮助。

知识点4：脊柱骨折脱位与脊髓损伤的治疗方法　　副高：熟悉　正高：掌握

（1）牵开过伸损伤：颈部贯于屈曲位，施颈牵引或自调便携式颈部气动牵引器做前屈位颈部固定8～12周，睡眠时枕高枕头。

（2）压缩过伸损伤：将患者放置于高压氧舱内，在ICU监护下进行抢救。

1）伤后8小时以内的患者于45分钟内按30mg/kg体重静脉滴注甲泼尼龙，稍停15分钟后，继续以5.4mg/kg计算静脉点滴维持23小时滴完。

2）伤后8小时以上患者，给予地塞米松20～80mg加速尿每日20mg，静脉点滴，连续3日。

3）静脉滴注20%甘露醇250ml，并且按照每千克体重加0.4mg地塞米松，每日2次，3～7日为一疗程。

4）单唾液酸四己糖神经节苷脂（GM1）加生理盐水80～100ml，平均每日给予GM1100mg静点10～30日。

（3）ICU下牵引整复：要求解剖对线、对位、固定稳定。具体的方法有瞬时间牵引、四头带和颅骨牵引、自调便携式颈部气动牵引法、颈踝对抗牵引、坐位牵引、立位牵引。

（4）手法治疗：与颈椎病的治疗相同。

（5）中、低频电疗：目的是刺激骶神经和膀胱，将电极置于小腹和骶部，每日2次，每次20分钟。

（6）热水浴：水温调至39～42℃，水浴20～30分钟，每日或者隔日1次。

（7）熏蒸疗法：患者仰卧在熏蒸床上，每次治疗20～30分钟，每日1～2次。

（8）气压促循环治疗：每日1～2次，每次20～60分钟。

（9）创伤速效镇痛剂：涂于患处，每日4～6次。

第二节　颈椎病和颈椎间盘突出症

一、颈椎病

知识点1：颈椎病的病因　　副高：熟悉　正高：掌握

目前发现同颈椎病发病相关的因素有退变、创伤、劳损、颈椎发育性椎管狭窄、炎症及先天性畸形等诸多方面。

（1）退变

1）椎间盘：正常椎间盘髓核含水80%、纤维环含水65%，随年龄的增大，含水量逐渐减少，因而逐渐失去弹性和韧性。当椎间盘破裂或脱出后，含水量更少，椎间盘软弱，失去了支撑重量作用，椎间隙狭窄，脊椎弯曲时椎体前后错动，产生椎体间不稳。纤维环外层有神经根后支分出来的窦椎神经分布，当纤维环受到异常压力，如膨出、错动等可刺激窦椎神经而反射到后支，引起颈肩痛，项肌痉挛等症状。

2）椎体：椎体后缘骨赘的形成首先是由于椎间盘变性后椎节不稳。而椎节不稳后，该椎节上下椎体出现异常活动，瞬时旋转中心改变，椎体所受应力加大，椎体发生代偿性肥大，主要表现为椎体前后缘应力集中点骨质增生。由于长期多次应力改变所形成的骨赘往往质地坚硬。骨赘的形成也可由韧带－椎间盘间隙的肉芽组织在反复创伤、劳损刺激下机化、骨化或钙化而不断增大变硬。

3）小关节：多为继发性改变。由于椎间盘的形态和功能的变化，颈椎应力发生重新分布，关节面压力方向及大小均发生改变，小关节发生两个方面的变化。一是关节囊所受牵引力加大，产生充血水肿和增生；二是关节软骨损害退变，进而波及软骨下，形成损伤性关节炎。晚期导致关节间隙变窄和小关节增生，椎间孔前后径及上下径均变窄，可刺激脊神经根和脑脊膜返支窦椎神经产生临床症状。

4）黄韧带：黄韧带的退变是在颈椎椎节稳定失常时的一种代偿性表现。早期韧带松弛，后期增生、肥厚，也可钙化或骨化。增生的黄韧带可突入椎管内，构成对脊髓的压迫。

5）钩椎关节的增生：钩椎关节并非生来就有，它是在生长发育及退变过程中，由于颈部的生物力学需要而形成的。但钩椎关节的过度增生可刺激神经根。

6）前纵韧带和后纵韧带：这两个韧带对颈椎的稳定起保护作用。在外伤或劳损后可反应性增生和肥大，甚至钙化和骨化。

7）项韧带和颈部肌肉：项韧带和颈部肌肉参与颈椎的力学平衡作用。随着年龄的增长，颈部神经肌肉的反应性降低，肌肉的劳损和痉挛可影响颈椎屈曲度，长期的不良屈曲度可加速椎间盘及其他骨性结构的退变。

（2）慢性劳损：是指超过正常生理活动范围最大限度或局部所能耐受时值的各种超限活动所引起的损伤。但它明显有别于意外创伤，而是一种长期的超限负荷。常见的慢性劳损因素有：①睡眠姿势不良；②日常生活习惯不良；③工作姿势不良。

（3）创伤：主要为头颈部的外伤，头颈部的外伤与颈椎病的发生和发展有明显的关系，根据损伤的部位、程度可在各个不同阶段产生不同的影响。

1）垂直压缩暴力常致颈椎椎体压缩性骨折，造成颈椎生理前屈消失或弧度减小，受损节段椎间盘受力加大，加速颈椎退变。

2）颈椎伤对不同阶段的患者可有不同的影响。对于颈椎已有退变且合并颈椎椎管狭窄者来说，颈椎伤可造成急性脊髓前中央动脉综合征、急性沟动脉综合征和急性脊髓中央管综合征3种情况。

3）暴力导致颈椎间盘突出：表现为程度不等的神经损害症状及颈部疼痛。

4）前纵韧带撕裂：虽不直接损伤脊髓和神经根，但由于造成颈椎不稳，加速受损节段椎节的退变。临床上许多颈椎病患者早期曾有颈部外伤史。

5）一过性颈椎脱位：过屈暴力使得颈椎椎节前脱位，当暴力消失后，脱位的椎节可回复至原来位置。但由于局部软组织的损伤，损伤部位存在颈椎不稳，若不及时处理，日后颈椎不稳加重，椎体后缘骨质增生，构成对脊髓的刺激和压迫。

（4）颈部炎症：颈部有急性和慢性感染时，炎症可直接刺激邻近的肌肉和韧带，致使韧带松弛、肌张力减低，椎节内外平衡失调，破坏了其稳定性，加速和促进退变的发生和发展。

（5）发育性椎管狭窄：椎管狭窄者在遭受外伤后容易损伤脊髓，甚至轻微的外伤也易于发病，且症状严重。椎管大者则不仅不易发病，且症状亦较轻。

（6）先天性畸形：颈椎的先天性畸形对颈椎病发病的影响主要表现在两方面：一是应力改变；二是神经血管的刺激和压迫。

1）先天性椎体融合：以颈$_{2\sim3}$和颈$_{3\sim4}$多见，其次为颈$_{4\sim5}$，多为双节单发。由于椎体融合，两个椎体间的椎间关节的活动度势必转移至相邻的椎间关节。邻近椎间盘的应力集中使得退变加剧，甚至出现损伤性关节炎。

2）棘突畸形：主要影响椎体外在结构的稳定性，因而间接地构成颈椎病发病的因素。

3）颈肋和第7颈椎横突肥大：这两种异常虽不引起颈椎病，但当刺激臂丛神经下干时，可出现上肢症状和颈部不适，必须与颈椎病相鉴别。

知识点2：颈椎病的病理　　副高：熟悉　正高：掌握

从病理角度看，颈椎病是一个连续的病理反应过程，可以将其分为三个阶段。

（1）椎间盘变性阶段：椎间盘的变性从20岁就已经开始。纤维环变性所造成的椎节不稳是髓核退变加速的主要原因。可见纤维变性、肿胀、断裂及裂隙形成，髓核脱水、弹性模量改变，内部可有裂纹形成，变性的髓核可随软骨板向后方突出。

（2）骨刺形成阶段：骨刺形成阶段同样是上一阶段的延续。骨刺形成本身表明所在节段椎间盘退变引起椎节应力分布的变化，从生物力学的角度看，骨赘的形成以及小关节、黄韧带的增生肥大都是代偿性反应。其结果是重建力学平衡。

（3）脊髓损害节段：单纯的退变不一定产生临床症状和体征，这也是颈椎病和颈椎退变之间的区别。只有当以上两个病理节段的变化对周围组织产生影响而引起相应变化才会具有临床上的意义。

脊柱对脊髓的压迫可来自前方和后方，也可以两者皆有。前方压迫以椎间盘和骨赘为主。前正中压迫可以直接侵犯脊髓前中央动脉或沟动脉。前中央旁或前侧方的压迫主要侵及脊髓前角与前索，并且会出现一侧或两侧的锥体束症状。侧方和后侧方的压迫来自黄韧带、小关节等，主要表现是以感觉障碍为主的症状。

知识点3：颈型颈椎病的临床表现　　副高：熟悉　正高：掌握

颈型颈椎病以青壮年居多，临床表现主要包括：

（1）症状：颈部感觉酸、痛、胀等不适。这种酸胀感以颈后部为主要感觉。而女性患者往往肩脚、肩部也有不适。患者经常诉说不知把头颈放在何种位置才舒适。部分患者有颈部活动受限制，少数患者可有一过性上肢麻木，但无肌力下降及行走障碍。

（2）体征：患者颈部一般没有歪斜症状。生理曲度减弱或消失，常用手按捏颈项部。棘突间以及棘突旁可有压痛。

（3）X线片：颈椎生理曲度变直或者消失，颈椎椎体轻度退变。侧位伸屈动力摄片可发现约1/3病例椎间隙松动，表现为轻度梯形变，或者屈伸活动尺度变大。

知识点4：神经根型颈椎病的临床表现　　副高：熟悉　正高：掌握

神经根型颈椎病的临床表现主要包括以下：

（1）根性痛：疼痛范围与受累椎节的脊神经分布区相一致。与根性痛相伴随的是此神经分布区的其他感觉障碍，其中以麻木、感觉减弱、过敏等为多见。

（2）根性肌力障碍：早期可以出现肌张力增高，但是很快即减弱并出现肌无力和肌萎缩症。在手部以大小鱼际肌以及骨间肌萎缩最为明显。

（3）腱反射异常：早期出现腱反射活跃的症状，而后期反射逐渐减弱，严重者反射消失。然而单纯根性受压不会出现病理反射，如果伴随有病理反射则表示脊髓本身也有损害。

（4）颈部症状：颈痛不适，颈旁可有压痛感。压迫头顶时可有疼痛，棘突也可有压痛。

（5）特殊试验：当有颈椎间盘突出时，会出现压颈试验阳性。脊神经牵拉试验阳性。

（6）X线所见：侧位片可见颈椎生理前凸减小、变直或者成“反曲线”，椎间隙变窄，病变椎节有退变，前后缘有骨刺形成。伸屈侧位片可见有椎间不稳定。在病变椎节平面常见相应的项韧带骨化。

（7）CT检查：可发现病变节段椎间盘侧方突出或者后方骨质增生并借以判断椎管矢状径。

知识点5：脊髓型颈椎病的临床表现　　副高：熟悉　正高：掌握

脊髓型颈椎病的临床表现如下：

（1）症状：患者先从下肢双侧或者单侧发沉、发麻开始，随之出现行走困难，下肢肌肉发紧，抬步慢，不能快步走，重者明显步态蹒跚，更不能跑步。双下肢协调差，不能跨越障碍物。上肢多一侧或两侧先后出现麻木、疼痛。早期晨起拧毛巾时感双手无力，拿小件物体常落地，不能扣衣服纽扣。严重者写字困难、饮食起居不能自理、部分患者有括约肌功能障碍、尿潴留。除了四肢症状外，往往有胸以下皮肤感觉减退、胸腹部发紧，也就是束带感。

（2）体征：最明显的体征是四肢肌张力升高，严重者稍一活动肢体就会诱发肌肉痉挛，下肢往往较上肢明显。

（3）影像学检查：包括X线、CT检查以及MRI。

1）X线侧位片通常能够显示颈椎生理前曲消失或变直，大多数椎体有退变，表现为前后缘骨赘形成，椎间隙变窄。

2）CT检查则对椎体后缘骨刺、椎管矢状径的大小、椎间盘突出、黄韧带钙化及后纵韧带骨化的判断比较直观和快速。而且能够发现椎体后缘致压物是位于正中还是有偏移的。

3）MRI分辨率更高，其突出的优点是能够从矢状切层直接观察硬膜囊是否受压。枕颈部神经组织的畸形也可以清晰显示。

知识点6：椎动脉型颈椎病的临床表现　副高：熟悉　正高：掌握

（1）眩晕：正常情况下，头颅旋转主要在寰枢椎之间。椎动脉在此处受挤压。如头向右旋时，右侧椎动脉血流量减少，左侧椎动脉血流量增加以代偿供血量。若一侧椎动脉受挤压血流量已经减少无代偿能力，当头转向健侧可引起脑部供血不足产生眩晕。询问发作时头颅的转向，一般头颅转向健侧，而病变在对侧。眩晕可为旋转性、浮动性或摇晃性，患者感下肢发软站立不稳，有地面倾斜或地面移动的感觉。

（2）视力障碍：患者有突然弱视或失明，持续数分钟后逐渐恢复视力，此系双侧大脑后动脉缺血所致。此外，还可有复视、眼睛闪光、冒金星、黑矇、幻视等现象。

（3）头痛：由于椎-基底动脉供血不足，使侧支循环血管扩张引起头痛。头痛部位主要是枕部及顶枕部，也可放射至两侧颞部深处，以跳痛和胀痛多见，常伴有恶心呕吐、出汗等自主神经紊乱症状。

（4）猝倒：发作前并无预兆，多发生于行走或站立时，头颈部过度旋转或伸屈时可诱发，反向活动后症状消失。患者摔倒前察觉下肢突然无力而倒地，但意识清楚，视力、听力及讲话均无障碍，并能立即站起来继续活动。这种情形多系椎动脉受刺激后血管痉挛、血流量减少所致。

（5）感觉障碍：面部感觉异常，口周或舌部发麻，偶有幻听或幻嗅。

（6）影像学特征：椎动脉造影可发现椎动脉有扭曲和狭窄，但一次造影无阳性发现时不能排除，因为大多数患者是一过性痉挛缺血，当无症状时椎动脉可恢复正常口径。

知识点7：颈型颈椎病的诊断和鉴别诊断　副高：熟悉　正高：掌握

（1）诊断标准：颈型颈椎病包括如下诊断标准：

1）颈部、肩部及枕部疼痛，头颈部活动因为疼痛而受到限制。因通常在早晨起床时发病，故被称为落枕。

2）颈肌紧张，有压痛点，头颅活动受限。

3）X线片上显示颈椎曲度改变，动力摄片上可以显示椎间关节不稳与松动。由于肌痉挛头表现偏歪，侧位X线片上出现椎体后缘一部分重影，小关节也呈一部分重影，称为双边双突征象。

（2）需要进行鉴别诊断的疾病：颈部扭伤和肩周炎。

知识点8：神经根型颈椎病的诊断和鉴别诊断　副高：熟悉　正高：掌握

（1）诊断要点：神经根型颈椎病的诊断要点包括：

1）具有典型的根性症状，其范围与受累椎节相一致。颈肩部、颈后部酸痛，并沿神经根分布区向下放射到前臂和手指，轻者出现持续性酸痛、胀痛，重者可如刀割样、针刺样疼痛；有时皮肤有过敏，抚摸有触电感觉；神经根支配区域有麻木及明显感觉减退。

2）脊神经根牵拉试验多为阳性，痛点封闭疗法对上肢放射痛无显著效果。

3）X线正位片上显示钩椎关节增生。侧位片生理前曲消失或变直，椎间隙变窄，有骨刺形成。伸屈动力片显示颈椎不稳定。

（2）需要进行鉴别诊断的疾病包括：尺神经炎、锁骨上肿瘤、胸廓出口综合征、颈背部筋膜炎、肌萎缩型侧索硬化症、腕管综合征、心绞痛。

知识点9：脊髓型颈椎病的诊断和鉴别诊断　　副高：熟悉　正高：掌握

（1）诊断要点：脊髓型颈椎病的诊断要点如下：

1）自我感觉颈部无不适，但手动作笨拙，细小动作失灵，协调性差。胸腹部可有束带感。

2）步态不稳定，容易跌倒，不能跨越障碍物。

3）上下肢腱反射亢进，肌张力升高，Hoffmann征阳性，可以出现踝阵挛和髌阵挛，重病症时Babinski征可能呈阳性。

4）X线片显示病变椎间盘狭窄，椎体后缘有骨质增生。

5）MRI检查示脊髓受压呈波浪样压迹，严重者脊髓可以变细，或者呈念珠形状。磁共振还可显示椎间盘突出，受压节段脊髓可以有信号改变。

（2）需要进行鉴别诊断的疾病包括：脊髓肿瘤、脊髓空洞症、颈椎过伸伤、肌萎缩型侧索硬化症、后纵韧带骨化症。

知识点10：椎动脉型颈椎病的诊断和鉴别诊断　　副高：熟悉　正高：掌握

（1）诊断要点

1）颈性眩晕（也就是椎-基底动脉缺血征）和猝倒史，且能除外眼源性及耳源性眩晕。

2）个别患者出现自主神经症状。

3）旋颈诱发试验呈阳性。

4）X线片显示椎节不稳定以及钩椎关节增生。

5）椎动脉造影及椎动脉血流检测可以协助定位但不能作为诊断依据。

（2）需要进行鉴别诊断的疾病包括：眼源性眩晕、耳源性眩晕、颅内肿瘤、内耳药物中毒、神经官能症、锁骨下动脉缺血综合征。

知识点11：颈椎病的非手术疗法　　副高：熟悉　正高：掌握

（1）非手术疗法的要求

1）明确目的：不同的疗法可达到不同的目的。推拿按摩可使局部痉挛获得缓解；气管推移训练能使颈前路手术顺利进行。

2）循序渐进：必须采用系统的步骤，按程序进行，必须保证治疗的连贯性。

3）多种疗法并用：对一个颈椎病患者，在早期应该以牵引和按摩治疗为主，当有外伤时应以制动为主。

（2）颈椎非手术疗法的适应证

1）轻度颈椎间盘突出症以及颈型颈椎病。

2）早期脊髓型颈椎病。

3）颈椎病的诊断尚未肯定而需要一边治疗一边观察者。

4）全身情况差，不能耐受手术者。

5）手术恢复期的患者。

6）神经根型颈椎病。

（3）非手术治疗的方法：包括颈椎牵引疗法、制动法、理疗、家庭疗法、推拿按摩、针灸和穴位封闭以及药物疗法。

知识点12：颈椎病的手术治疗　　副高：熟悉　正高：掌握

当颈椎病发展到一定程度，必须采取手术治疗方可中止对神经组织的进一步损害。颈椎病的手术治疗经历了后路椎板切除间接减压到前路直接减压的过程。但后路椎板切除减压并不会因为前路手术的出现而丧失其应用的治疗地位。多数情况下，前路手术更合理，它是手术治疗颈椎病的一大进展，而后路手术现在降为前路手术的补充治疗手段。不过，当有后纵韧带骨化时，脊髓广泛受到压制，适合采用后路手术。

（1）手术适应证

1）颈椎病发展至出现明显的脊髓、神经根、椎动脉损害，经非手术治疗无效即应该手术治疗。

2）原先有颈椎病的患者，在外伤或其他原因的作用下症状突然加重者。

3）伴随有颈椎间盘突出症经非手术治疗无效者。

4）颈椎病患者，出现颈椎某一节段明显不稳，颈痛明显，通过正规非手术治疗无效，即使无四肢的感觉运动障碍，也应考虑手术治疗以中止可以预见的病情进展。

（2）禁忌证：颈椎病手术不受年龄的限制，但是必须考虑全身情况。如果肝脏、心脏等重要脏器患有严重疾病、不能耐受者，应该列为手术禁忌证不能施行手术。此外，颈椎病已发展至晚期，或者已瘫痪卧床数年，四肢关节僵硬，肌肉有明显萎缩者，手术对改善生活质量已经没有帮助时，也不适合手术。若颈部皮肤有感染、破溃，则需要在治愈这些局部疾患后再考虑手术。

知识点13：颈椎病的手术方法　　副高：熟悉　正高：掌握

（1）减压

1）前路减压适应证：一是脊髓压迫来自前方，主要是退变的椎间盘组织、椎体后缘形成的骨赘、增厚或出现骨化的后纵韧带以及可能增生的钩椎关节内侧部分。二是病变累及1～2个节段（这里所指节段是一个椎间盘加上相邻的椎体）。

2）后路减压适应证：一是病变累及多个节段（一般是3个以上）。二是伴有发育性椎管狭窄（Pavlov比值<0.8或中央椎管矢状径<11mm）。三是同时存在后方黄韧带肥厚，褶入椎管，构成压迫。

减压通常要涉及广泛的椎板切除，常常是颈$_{3\sim6}$甚至至颈$_{7}$。如有神经根痛存在，加行椎间孔切开扩大术、减压神经根，有时减压甚至达到颅颈交界段。

（2）融合：植骨有利于恢复椎间隙高度，防止前柱塌陷，维持生理曲度，融合后有利于维持颈椎的稳定性。目前临床常用的植骨方式主要是椎体间植骨，包括自体骨、异体骨、人工骨等，目前应用最多的还是保留三面皮质的自体髂骨。

（3）内固定：在传统的颈椎病手术基础上加用内固定，能提高手术节段即刻的稳定、有助于术后早期活动、减少植骨块的移位率、提高融合率、降低住院费用和时间等。

（4）颈椎前路手术：前路手术的植骨方法较多，目的是既能达到骨性融合使植入骨块牢固而不致松动，又要使术后颈椎椎骨纵轴长度不至缩短。植入骨块的形状与方法因人而异。

（5）侧前方手术：这种手术治疗椎动脉型和神经根型等混合型颈椎病是有效的，但它也有一定局限性，因为暴露手术野范围较小，不能随意扩大，一次手术只能做一侧。在咬除钩椎关节快到椎间孔时，椎间孔内有根动脉根静脉通过，咬骨钳若不慎撕拉该血管，即可大出血。一旦出现出血切忌慌张，立即用明胶海绵压迫可以止血，切忌盲目钳夹。

（6）后路手术：颈椎后路手术是通过椎板切除恢复椎管腔容积来达到解除脊髓压迫的目的；除椎板切除术以外，还有椎管成形术，其结果也是扩大椎管容积。

二、颈椎间盘突出症

知识点14：颈椎间盘突出症的发病机制　　副高：熟悉　正高：掌握

颈椎间盘突出症系指在外力作用下颈椎椎间盘的纤维环部分或者完全破裂，髓核组织由破损处连同纤维环突出或者疝出。突出物对邻近组织（如脊髓、神经根或椎动脉等）造成压迫或刺激，并且以此引发一系列临床症状以及体征。

知识点15：颈椎间盘突出症的临床表现　　副高：熟悉　正高：掌握

（1）症状：①颈肩痛及颈部活动受限；②下肢无力及胸腹部束带感；③上肢及手部疼痛、麻木或无力。

（2）体征：①椎间盘突出节段的棘突间有时可有压痛，颈部活动常受限；②脊髓损伤表现；③上肢牵拉试验，出现颈肩至上肢的放射性疼痛即为阳性；④神经根损伤表现：根据椎间盘突出的节段以及受到累及的神经根，可出现相应神经根损害体征；⑤压颈试验阳性。

（3）影像学检查所见：①X线片：颈椎正、侧位片多无异常所见。有时可见到颈椎曲度僵直等表现。病程较长者可以出现病变椎间隙变窄的现象；②CT：可以显示椎间盘突出及颈椎管受到侵占的征象；③MR：可以直接观察到椎间盘突出的形态、方向和程度，以及脊髓或神经根受到压迫的情况。除此之外，从MR图像上还可以观察到受压迫水平脊髓内信号的改变，比如T2加权像显示信号，通常是脊髓组织可能出现变性的征象。

知识点16：颈椎间盘突出症的诊断与鉴别诊断　　副高：熟悉　正高：掌握

颈椎间盘突出的诊断一般并不难确定，需要进行鉴别诊断的疾病主要包括以下几种。

（1）各种类型颈椎病，包括神经根型颈椎病，脊髓型颈椎病以及交感型颈椎病等。

（2）运动神经元病。

（3）可造成颈脊髓或者神经根损害的其他疾病：例如颈椎肿瘤、结核等。

知识点17：颈椎间盘突出症的非手术治疗　　副高：熟悉　正高：掌握

凡影像学上显示颈椎间盘突出程度不严重，同时临床表现神经功能损害较轻的患者均可先试行非手术治疗。治疗方法与颈椎病的非手术治疗相似。

知识点18：颈椎间盘突出症的手术治疗　　副高：熟悉　正高：掌握

（1）手术适应证：①颈椎间盘突出显著并造成明显脊髓或神经根功能损害者；②神经功能损害较轻，但经非手术治疗3个月以上仍然无效果，或好转后又反复发作者；③影像学检查显示颈椎受伤节段显著不稳定并伴有相应临床症状者。

（2）术式选择：通常可以行经前路受损节段颈椎间盘摘除、椎体间植骨融合及钢板螺钉内固定术式。如颈椎稳定性较好，患者年纪较轻，也可采用颈椎人工椎间盘置换术。

第三节　颈椎管狭窄症

知识点1：颈椎管狭窄症　　副高：熟练掌握　正高：熟练掌握

构成颈椎管各解剖结构因发育性或退变因素造成骨性或纤维性退变引起一个或多个平面管腔狭窄，导致脊髓血液循环障碍、脊髓及神经根压迫症者为颈椎管狭窄症。

根据病因颈椎管狭窄症可分为4类：①发育性颈椎管狭窄；②退变性颈椎管狭窄；③医源性颈椎管狭窄；④其他病变和创伤所致的继发性颈椎管狭窄。

知识点2：颈椎管狭窄症的病因及病理　　副高：熟练掌握　正高：熟练掌握

（1）发育性颈椎管狭窄症：指颈椎在发育过程中因某些因素致椎弓发育过短，椎管矢状径较正常狭窄，导致脊髓及脊神经根受到刺激或压迫并出现一系列临床症状者。颈椎管狭窄症是以颈椎发育性椎管狭窄为其解剖特点，以颈脊髓压迫症为临床表现的颈椎疾患。

（2）退变性颈椎管狭窄症：该病是颈椎管狭窄中最常见的类型。退变发生的时间和程度与个体差异、职业、劳动强度、创伤等有密切关系。颈椎位于相对固定的胸椎与头颅之间，活动较多，所以中年以后易发生颈椎劳损。首先是颈椎间盘的退变，其次是韧带、关节囊及骨退变增生。椎间盘退行性改变，引起椎间隙不稳，椎体后缘骨质增生，椎板增厚、小关节增生肥大、黄韧带肥厚，造成脊髓前方突出混合物压迫脊髓，肥厚的黄韧带在颈后伸时发生皱褶，从后方刺激、压迫脊髓。如此导致椎管内的有效容积减少，使椎管内缓冲间隙大大减少甚至消失，引起相应节段颈脊髓受压。此时如遭遇外伤，则破坏椎管内骨性或纤维结构，迅速出现颈脊髓受压的表现，因退行性改变的椎间盘更易受损而破裂。

（3）医源性颈椎管狭窄症：该病是因手术引起：①手术创伤及出血瘢痕组织形成，与硬膜囊粘连并造成脊髓压迫；②椎板切除过多或范围过大，未行骨性融合导致颈椎不稳，引起继发性创伤性和纤维结构增生性改变；③颈椎前路减压植骨术后，骨块突入椎管内；④椎管成形术失败，如绞链断裂等。

（4）其他病变和创伤：如颈椎病、颈椎间盘突出症、颈椎后纵韧带骨化症（OPLL）、颈椎肿瘤、结核和创伤等。但这类疾病是独立性疾病，颈椎管狭窄只是其病理表现的一部分，故不宜诊断为颈椎管狭窄症。

知识点3：颈椎管狭窄症的临床表现　　副高：熟练掌握　正高：熟练掌握

颈椎管狭窄症多见于中老年人。好发部位为下颈椎，以颈$_{4\sim6}$节段最多见，发病缓慢。

（1）感觉障碍：主要表现为四肢麻木、过敏或疼痛。大多数患者具有上述症状，且为始发症状。主要是脊髓丘脑束及其他感觉神经纤维束受累所致。四肢可同时发病，也可以一侧肢体先出现症状，但大多数患者感觉障碍先从上肢开始，尤以手臂部多发。躯干部症状有第2肋或第4肋以下感觉障碍，胸、腹或骨盆区发紧，谓之“束带感”，严重者可出现呼吸困难。

（2）运动障碍：多在感觉障碍之后出现，表现为锥体束征，为四肢无力、僵硬不灵活。大多数从下肢无力、沉重、脚落地似踩棉花感开始，重者站立行走不稳，易跪地，需扶墙或双拐行走，随着症状的逐渐加重出现四肢瘫痪。

（3）大小便障碍：一般出现较晚。早期为大小便无力，以尿频、尿急及便秘多见，晚期可出现尿潴留、大小便失禁。

（4）体征：颈部症状不多，颈椎活动受限不明显，颈棘突或其旁肌肉可有轻压痛。躯干及四肢常有感觉障碍，但不很规则，躯干可以两侧不在一个平面，也可能有一段区域的感觉减退，而腰以下正常。浅反射如腹壁反射、提睾反射多减弱或消失。深感觉如位置觉、振动觉仍存在。肛门反射常存在，腱反射多明显活跃或亢进，Hoffmann征单侧或双侧阳性，这是颈$_6$以上脊髓受压的重要体征。下肢肌肉痉挛侧可出现Babinski征阳性，髌、踝阵挛阳性。四肢肌肉萎缩、肌力减退，肌张力增高。肌萎缩出现较早且范围较广泛，尤其是发育性颈椎管狭窄的患者，因病变基础为多节段之故，因而颈脊髓一旦受累，往往为多节段。但其平面一般不会超过椎管狭窄最高节段的神经支配区。

知识点4：颈椎管狭窄症的影像学表现 副高：熟练掌握 正高：熟练掌握

（1）X线平片检查：颈椎发育性椎管狭窄主要表现为颈椎管矢状径减少。因此，在标准侧位片行椎管矢状径测量是确立诊断的准确而简便的方法。椎管矢状径为椎体后缘至棘突基底线的最短距离。凡矢状径绝对值＜12mm，属发育性颈椎管狭窄、绝对值＜10mm者，属于绝对狭窄。用比率法表示更为准确，因椎管与椎体的正中矢状面在同一解剖平面，其放大率相同，可排除放大率的影响。正常椎管/椎体矢状径比率（Pavlov比值）为1∶1，当比率＜0.82时提示椎管狭窄，当比率＜0.75时可确诊，此时可出现下关节突背侧皮质缘接近棘突基底线的情况。

退行性颈椎管狭窄一般表现为，颈椎生理曲度减小或消失，甚至出现曲度反张。椎间盘退变引起的椎间隙变窄，椎体后缘骨质局限或广泛性增生，椎弓根变厚及内聚等。若合并后纵韧带骨化则表现为椎体后缘的骨化影。呈分层或密度不均匀者，与椎体间常有一透亮线，这是因韧带的深层未骨化所致。如果合并黄韧带骨化，在侧位片上表现为椎间孔区的骨赘，自上关节面伸向前下方，或自下关节面伸向前上方。脊椎关节病时表现为椎体边缘硬化及骨赘形成，而后侧方的骨赘可伸入椎间孔压迫神经根。小关节退行性变表现为关节突增生肥大，关节面硬化、边缘骨赘、关节间隙狭窄及关节半脱位等。

（2）CT扫描检查：CT可清晰显示颈椎管形态及狭窄程度。能够清楚地显示骨性椎管，但对软性椎管显示欠佳。CTM（CT＋脊髓造影）可清楚显示骨性椎管、硬膜囊和病变的相互关系，以及对颈椎管横断面的各种不同组织和结构的面积及其之间的比值进行测算。发育性颈椎管狭窄突出表现为椎弓短小、椎板下陷致矢状径缩短，椎管各径线均小于正常。椎管呈扁三角形，硬膜囊及脊髓呈新月形，脊髓矢状径小于正常，颈椎管正中矢状径＜10mm为绝对狭窄。退变性颈椎管狭窄，CT显示椎体后缘有不规则致密的骨赘，并突入椎管，黄韧带肥厚、内褶或钙化。脊髓萎缩则表现为脊髓缩小而蛛网膜下腔相对增宽。脊髓囊性变于CTM检查时可显影，囊腔多位于椎间盘水平。后纵韧带骨化表现为椎体后缘骨块，其密度同致密骨，形态各异。骨块与椎体后缘之间可见完全的或不完全的缝隙。黄韧带骨化多两侧对称。明显骨化可造成脊髓受压，其厚度多超过5mm，呈对称的山丘状，骨化的密度常略低于致密骨，骨块与椎板间可有一透亮缝隙。黄韧带的关节囊部骨化可向外延伸致椎间孔狭窄。

（3）MRI检查：MRI可准确显示颈椎管狭窄的部位及程度，并能纵向直接显示硬膜囊及脊髓的受压情况，尤其当椎管严重狭窄致蛛网膜下腔完全梗阻时，能清楚显示梗阻病变头、尾侧的位置。但是MRI对椎管的正常及病理骨性结构显示不如CT，因骨皮质、纤维环、韧带和硬膜均为低信号或无信号。骨赘、韧带钙化或骨化等也为低信号或无信号，因此，在显示椎管退行性病变及脊髓与神经根的关系上不如常规X线平片及CT扫描。主要表现为T1加权像显示脊髓的压迫移位，还可直接显示脊髓有无变性萎缩及囊性变。T2加权像能较好地显示硬膜囊的受压状况。

（4）脊髓造影检查：作为诊断椎管内占位性病变和椎管形态变化及其与脊髓相互关系。能早期发现椎管内病变，确定病变部位、范围及大小。发现多发病变，对某些疾病尚能作出定性诊断。

知识点5：颈椎管狭窄症的诊断　　副高：熟练掌握　正高：熟练掌握

（1）病史：患者多为中老年，发病慢，逐渐出现四肢麻木、无力、行走不稳等脊髓受压症状。往往从下肢开始，双脚有踩棉花的感觉、躯干部“束带感”。

（2）体征：查体见患者有痉挛步态，行走缓慢，四肢及躯干感觉减退或消失，肌力减退，肌张力增高，四肢腱反射亢进，Hoffmann征阳性，重者出现髌、踝阵挛及Babinski征阳性。

（3）X线平片：诊断发育性颈椎管狭窄方法主要有两种：①Murone法，即利用颈椎标准侧位X线平片测量椎体后缘中点与椎板、棘突结合部之间的最小距离即椎管矢状径，<12mm为发育狭窄，<10mm为绝对狭窄。此径又称发育径，因颈$_{2\sim7}$的所有径线中此径最小，它更能表明椎管的发育状况。②比值法，即利用椎管矢状中径和相应的椎体矢状中径之比值，3节以上的比值均<0.75者为发育性颈椎管狭窄。退行性颈椎管狭窄者，颈椎侧位片显示颈椎变直或向后成角、多发性椎间隙狭窄、颈椎不稳、关节突增生等。

（4）CT扫描：发育性颈椎管狭窄者椎管各径线均小于正常，椎管呈扁三角形。CT见硬膜囊及颈脊髓呈新月形，颈脊髓矢状径<4mm（正常人6～8mm），蛛网膜下腔细窄，椎管正中矢状径<10mm。退行性颈椎管狭窄者见椎体后缘有不规则致密的骨赘，黄韧带肥厚可达4～5mm（正常人2.5mm）、内褶或钙化，椎间盘不同程度膨出或突出。颈脊髓受压移位及变形，颈脊髓萎缩表现为颈脊髓缩小而蛛网膜下腔宽度正常或相对增宽。颈脊髓内可出现囊性变。CT尚可通过测量椎管与脊髓的截面积来诊断椎管狭窄，正常人颈椎管截面积在200mm^{2}以上，而椎管狭窄者最大为185mm^2，平均要小72mm^2；椎管与脊髓面积之比值，正常人为2.24∶1，而椎管狭窄者为1.15∶1。

（5）MRI检查：表现为椎管矢状径变窄，颈脊髓呈蜂腰状或串珠样改变。T2加权像上可见象征伴随着颈椎管狭窄的软组织水肿或颈脊髓软化的髓内信号强度增强。T1加权的横切面图像上定出颈脊髓正中矢状径距和左右最宽横径，求积仪测算出颈脊髓横截面积等均小于正常值。

（6）脊髓造影：发育性颈椎管狭窄表现为蛛网膜下腔普遍狭窄，背侧、腹侧的多水平压迹于正位片上碘柱呈“洗衣板样”。退变性颈椎管狭窄表现为蛛网膜下腔部分或完全梗阻。不完全梗阻者呈现“串珠状”改变，颈后伸时梗阻更明显，前屈时可有不同程度的缓解。完全梗阻较少见，正位像碘柱呈现“毛刷状”，侧位像呈现“鸟嘴状”改变。

知识点6：颈椎管狭窄症的鉴别诊断　　副高：熟练掌握　正高：熟练掌握

（1）脊髓型颈椎病：主要由于颈椎间盘突出或骨赘引起的脊髓压迫症状，多发于40～60岁。下肢先开始发麻、沉重，随之行走困难，可出现痉挛性瘫。颈部僵硬，颈后伸易引起四肢麻木。腱反射亢进，Hoffmann征、Babinski征阳性。感觉常有障碍，多不规则。浅反射多减弱或消失，深感觉存在。重者大、小便失禁。正侧位X线片颈椎变直或向后成角；多个椎间隙狭窄；骨质增生，尤以椎体后缘骨刺更多见；颈椎侧位过屈过伸片，可有颈椎不稳表现。CT及MRI可观察到椎管狭窄及颈脊髓受压、病损表现。

（2）颈椎后纵韧带骨化：病程缓慢，颈部僵硬，活动受限，临床表现同颈椎病有许多相似之处，仅以临床症状和体征难以确诊，必须借助影像学检查。X线平片80%患者可确诊，表现为颈椎管前壁呈条状或云片状骨化阴影，必要时加摄断层片多可确诊。CT扫描可确诊，并可观察和测量骨化物形态分布及其同颈脊髓的关系。

（3）颈脊髓肿瘤：表现为脊髓进行性受压，患者症状有增无减，从单肢发展到四肢。小便潴留，卧床不起。感觉障碍及运动障碍同时出现。X线平片可见椎间孔扩大，椎弓根变薄、距离增宽，椎体或椎弓破坏。如瘤体位于髓外硬膜下，脊髓造影可见杯口样改变。脑脊液蛋白含量明显增高。

（4）脊髓空洞症：好发于青年人，病程缓慢。痛温觉与触觉分离，尤以温度觉减退或消失更为突出，脊髓造影通畅。MRI检查可确诊，见颈脊髓呈囊性改变、中央管扩大。

（5）肌萎缩型脊髓侧索硬化症：系运动神经元性疾病，症状先上肢后下肢，呈进行性、强直性瘫痪。无感觉障碍及膀胱症状。椎管矢状径多正常，脊髓造影通畅。

知识点7：颈椎管狭窄症的治疗　　副高：熟练掌握　正高：熟练掌握

对轻型病例可采用理疗、制动及对症处理。多数患者非手术疗法往往症状获得缓解。对脊髓损害发展较快、症状较重者应尽快行手术治疗。手术方法按照入路不同可分为：前路手术、前外侧路手术、后路手术。手术入路的选择，应在临床的基础上充分借用CT、MRI等现代影像技术。术前应明确椎管狭窄、颈脊髓受压部位，做到哪里压迫在哪里减压，有针对性地进行致压节段的减压是原则。对椎管前后方均有致压物者，一般宜先行前路手术，可有效地去除脊髓前方的直接或主要致压物，并植骨融合稳定颈椎，达到治疗效果。如无效或症状改善不明显者，3~6个月后再行后路减压手术。前路及后路手术各有其适应证，两者不能互相取代，应合理选择。

第四节　胸椎管狭窄症

知识点1：胸椎管狭窄症　　副高：熟练掌握　正高：熟练掌握

胸椎管狭窄症是由于发育性因素或由椎间盘退变突出、椎体后缘骨赘及小关节增生、韧带骨化等因素导致的胸椎管或神经根管狭窄所引起的相应脊髓、神经根受压的症状和体征。

知识点2：胸椎管狭窄症的病因　　副高：熟练掌握　正高：熟练掌握

胸椎管狭窄症的病因主要有胸椎黄韧带骨化（OLF）、后纵韧带骨化（OPLL）和胸椎间盘突出。其中OLF是最常见病因。OLF病患的分布有明显的地域性，东亚地区发生率较高，日本最常见，而欧美地区白种人极罕见。

知识点3：胸椎管狭窄症的临床表现　　副高：熟练掌握　正高：熟练掌握

各种原因导致的胸椎管狭窄症都表现为胸脊髓或神经根受累的相应的症状和体征，相互间并无显著区别。疼痛是胸椎间盘突出症最常见的症状和体征。胸椎OLF和OPLL是由于韧带逐渐肥厚、骨化而引起的慢性脊髓压迫性疾病，因而疼痛症状不突出。大多数胸椎管狭窄症患者年龄在40岁以上；隐匿起病，逐渐加重；早期仅感觉行走一段距离后下肢无力、发僵、发沉、不灵活等，休息片刻又可继续行走，我们称之为脊髓源性间歇性跛行。这与腰椎管狭窄症中常见的以疼痛、麻木为主要特征的神经源性间歇性跛行有显著不同。随病情进展，出现踩棉花感、行走困难，躯干及下肢麻木与束带感，大小便困难、尿潴留或失禁，性功能障碍等。临床查体可见以脊髓上运动神经元性损害为主的表现，即躯干、下肢感觉障碍；下肢肌力减弱，肌张力升高；膝、跟腱反射亢进；病理征阳性等。但当病变位于胸腰段时，则可能表现为以下运动神经元性损害为主的征象，即广泛下肢肌肉萎缩，肌张力下降，膝、跟腱反射减弱或消失，病理征不能引出；或者同时存在有脊髓上下运动神经元性损害的特征，如又有肌张力下降，又有病理征阳性等。

知识点4：胸椎管狭窄症的影像学检查　　副高：熟练掌握　正高：熟练掌握

（1）胸椎X线平片：由于复杂的胸椎结构，仅能发现不到50%的OLF或OPLL病变。但是作为一项基本检查仍能提供许多重要信息。如发现有椎体楔形改变或Scheuermann病，则有可能有椎间盘突出；发现有DISH、强直性脊柱炎、氟骨症，则可能有OLF；如发现有下颈椎连续性OPLL，则可能有胸椎OLF等。

（2）MRI检查：可清楚显示整个胸椎病变及部位、病因、压迫程度、脊髓损害情况，是确诊胸椎管狭窄症最为有效的辅助检查方法。此外，临床上有10%以上的胸椎管狭窄症的病例是在行颈椎或腰椎MRI检查时偶然发现了OLF或胸椎椎间盘突出。

（3）脊髓造影检查：因其有创性、只能间接反映胸椎病变及脊髓的压迫，在不具备MRI设备的医院可以选择此方法。

（4）CT检查：可以清晰显示骨性椎管及骨化韧带的结构，对手术治疗提供有效信息，多用于病变局部重点检查。

知识点5：胸椎管狭窄症的诊断　　副高：熟练掌握　正高：熟练掌握

由于胸椎管狭窄症早期容易漏诊，因此在诊断上一定要遵循诊断流程。

第一步，详细询问病史及查体，判定问题来自胸脊髓损害，这是所有环节中最为重要的一步。可以说，掌握了胸椎管狭窄症的特征后诊断并不困难。但是临床上误诊、漏诊仍然时有发生。只看影像学资料，潦草问病史及查体就做诊断，甚至导致错误手术。

第二步，在第一步的基础上，首选MRI检查，判定病变的类别、部位、范围、脊髓压迫的程度，必要时加做CT检查。如不具备MRI设备可行脊髓造影，在有压迫的部位加做CT检查。

第三步，分析临床表现与影像学所见有明确对应关系并与主要相关疾病鉴别后即可确定诊断。遵循这样的工作流程，一般都可以准确、快速地做出正确诊断。

知识点6：胸椎管狭窄症的治疗原则　　副高：熟练掌握　正高：熟练掌握

对在临床中发现的OLF、OPLL、胸椎间盘突出等确定无脊髓损害者可予密切观察，同时避免搬运重物等可引起胸椎外伤的活动。对有神经损害的各种原因所致的胸椎管狭窄症，无有效非手术治疗方法，应尽早手术治疗。

由于胸椎管狭窄症诊断的困难性和复杂性，决定了对胸椎管狭窄症的治疗必须兼顾考虑到脊柱其他部位的病变而制订系统综合的治疗方案，最终才能使患者获得满意的结果。为此对胸椎管狭窄症的外科治疗应掌握以下原则：

（1）特别注意本病与颈椎病、腰椎管狭窄症等疾病的鉴别诊断，确定引发脊髓损害的主要部位，并在此基础上制订手术先后顺序和方案。

（2）对于胸椎OLF，应采用“揭盖式”椎管后壁切除的方法，对于连续型OLF，上下减压应至OLF对脊髓无压迫的节段；对于跳跃型OLF，对脊髓构成压迫损害的节段都应切除；对于合并胸椎OPLL的OLF，后方减压的范围应该超过OPLL上下各一个节段。

（3）对于胸椎间盘突出症，应主要采用经椎体侧前方的入路切除突入椎管的椎间盘；对于胸椎短节段OPLL，可以采取经椎体侧前方入路减压的方式切除OPLL；对于长节段OPLL，由于风险太大目前只能选择“揭盖式”椎管后壁切除减压的方式治疗；对于OLF合并胸椎同节段短节段OPLL或胸椎间盘突出时，应先行后方减压，再行前方突出胸椎间盘或OPLL的切除。

（4）胸椎OLF合并颈椎病的手术治疗，如果病变部位局限或与颈椎接近，可以一期手术；如果OLF病变部位广泛，可以分期手术，或先解决对脊髓损害重的胸椎或颈椎的问题，二期再解决另外部位的问题。

（5）对于胸椎管狭窄症合并腰椎管狭窄症时，原则上应先处理胸椎管狭窄的问题。

知识点7：胸椎管狭窄症手术方法——“揭盖式”胸椎管后壁切除减压术　　副高：熟练掌握　正高：熟练掌握

“揭盖式”椎管后壁切除是指将覆盖脊髓硬膜囊的后方结构——椎板、椎间关节内侧1/2、椎板间及小关节前方的骨化黄韧带整体的切除。

（1）适应证：胸椎OLF压迫脊髓并产生相应临床表现者；胸椎OPLL压迫脊髓并产生相应临床表现者，尤其是超过3个以上椎体节段的较长节段和较宽的OPLL；其他原因如椎板肥厚等主要来自后方压迫的胸椎管狭窄症患者。

（2）手术步骤：一般采用全麻，俯卧位，胸部及双侧髂嵴部垫软枕以免腹部受压。取脊柱后正中入路，显露手术节段的棘突、双侧椎板及关节突至横突根部。咬除棘突，切除上下端的椎板间黄韧带。先用咬骨钳沿双侧关节突内、外缘的中线，由下向上咬出一条骨槽，然后改用高速磨钻逐层磨透椎板全层、关节突及骨化的黄韧带，直至硬脊囊侧壁外露。用巾钳夹住下端椎板的棘突，轻轻向后上提拉，切断最下端的椎板间黄韧带，用神经剥离子分开骨化韧带与硬脊膜间的粘连，边轻柔提拉边剥离OLF与硬脊膜间的粘连，最后切断最上端的椎板间黄韧带，将椎板连同内侧半关节突及骨化的韧带整体切除。用枪式椎板咬骨钳切除残存的向内压迫脊髓侧方的关节突及骨化黄韧带。对于少数病人，由于严重骨化的黄韧带与原椎板一起形成“双层椎板”样结构，或关节囊部韧带严重骨化挤入椎管内，或长节段连续韧带骨化，有时难以做到整体经典的“揭盖式”椎板切除。此时可以用分节段“揭盖式”的方法切除椎管后壁，然后用枪式椎板咬骨钳、刮匙切除残存的关节突及骨化的黄韧带，直至硬膜囊完全膨起。

冲洗伤口，于硬脊膜外放置明胶海绵或皮下脂肪薄片，放置负压引流管，分层关闭切口。术后常规使用预防剂量抗生素。术后引流48～72小时，如24小时内引流量少于60ml可拔除引流管，否则应延长置管时间。拔除引流管后即可下地活动，逐渐增加运动强度。

知识点8：胸椎管狭窄症手术方法——经胸腔侧前方入路椎体次全切除，椎间固定融合

副高：熟练掌握　正高：熟练掌握

（1）适应证：小于2个椎体长度的短节段OPLL；椎体后缘较大骨赘或椎间盘脱出游离于椎体后方并压迫脊髓需要切除减压者。

（2）麻醉与体位：经气管双腔插管全麻。取90°侧卧位，手术侧在上，将该侧上肢前屈上举90°平放于托板上。手术对侧胸壁腋部下方垫枕，使腋动脉、腋静脉及臂丛神经免受压迫。分别用挡板加棉垫固定于髂前上棘及骶尾部以维持体位。两腿膝部之间垫软枕，上侧下肢呈屈曲状。

（3）手术步骤：常规胸椎和胸腰段的显露途径。拟行T_{10}以下椎体切除并内固定者，可根据需要行经胸腹联合切口，切开膈肌。切开胸膜壁层并向前推开，电凝烧结椎体节段血管，剥离椎前筋膜至椎体前缘，并填塞纱条止血同时将椎前大血管推开以保护。根据需要显露出拟切除的椎体数其相邻椎间盘。透视或术中拍片确定节段无误后，先分别切除与OPLL或较大骨赘相对应的椎体上、下的椎间盘。自椎体前中1/3交界处，用骨刀由浅入深切出一骨槽，深度超过椎管对侧壁。然后沿骨槽向后逐层切削椎体至接近椎体后壁的骨皮质。用神经剥离子探及椎体后壁，或咬除椎弓根显露出椎体后壁。在OPLL或骨赘的上下缘用骨刀切断椎体后壁，并用窄骨刀将OPLL或骨赘连同椎间盘由后向前撬拨，同时小心剥离OPLL或骨赘与硬脊膜间的粘连，直至其大部被撬拨入骨槽内并用椎间盘钳取出，使椎管前壁敞开，显露出硬脊膜囊。用小号刮匙刮除残留骨化块或骨赘，彻底解除脊髓的压迫。为减小震动，进行这一步骤时也可先用高速磨钻逐层向后磨除至椎体后部仅留一薄层皮质，然后采取前述步骤切除OPLL或骨赘。修整切下的肋骨，或另行切口取髂骨，行椎体间植骨，同时行侧前方内固定，并于固定螺钉间加压，防止植骨块滑脱。按常规方法关闭伤口。

（4）术后处理：术后常规使用预防剂量抗生素。闭式胸腔引流管持续引流48～72小时，如24小时内引流量少于60ml，且拍片证实无肺不张及胸腔积液后则可拔除。拔除引流管后即可下地活动。

第五节　胸椎间盘突出症

知识点1：胸椎间盘突出症的病因　　副高：熟练掌握　正高：熟练掌握

胸椎间盘突出症的病因目前尚不明确，可能与积累性力学损伤、慢性退行性变、创伤及脊柱后凸畸形等因素有关。

知识点2：胸椎间盘突出症的病理　　副高：熟练掌握　正高：熟练掌握

由于胸椎椎管相对较小，脊髓在椎管内的缓冲间隙也小，胸椎生理后凸使脊髓前间隙相对较小，因此较小的间盘突出即可产生压迫。胸椎间盘突出可通过对脊髓的直接压迫和影响脊髓的血供而产生一系列症状，而侧方突出可直接压迫神经根，中心型突出亦可向后压迫推移硬膜囊牵拉神经根。胸腰段脊柱为胸椎与腰椎交界部位，应力较为集中，容易受到损害。脊髓腰膨大（$T_{10}\sim T_{12}$）、圆锥（$T_{12}\sim L_1$）、大量的马尾神经位于胸腰段的椎管部位。腰膨大有大量的脊髓前角运动细胞，还有脊髓传导束，因而局部压迫既可以表现为上运动神经元损害；也可以同时表现为下运动神经元损害；或仅表现为较为广泛的下运动神经元损害；并有不规则的感觉障碍平面及括约肌功能的障碍。

知识点3：胸椎间盘突出症的临床表现　　副高：熟练掌握　正高：熟练掌握

胸椎间盘突出症的自然病程尚不清楚，但大部分起病缓慢，病史较长，逐渐加重。临床症状呈突发的少见。神经根受损常出现放射痛，而脊髓损害常出现上运动神经元损害，并出现相应症状和体征。有临床症状的胸椎间盘突出症并不常见，其中最常见的临床症状是局部疼痛或胸部放射痛。疼痛常位于间盘突出节段的背部和/或双侧神经根走行区域。神经受压的表现是下肢无力和麻木，有的患者表现为下肢发僵、不灵活，常主诉整个下肢麻木。此外疼痛和大小便困难也较常见。极少数患者甚至表现为腰椎间盘突出症的神经根性损害的症状与体征。

若椎间盘突出位于胸腰段，由于可能受到累及的神经是脊髓腰膨大、脊髓圆锥或马尾神经，使得临床表现复杂多样，具有不确定性。当椎间盘突出位于$T_{10\sim11}$节段时，临床主要表现为上运动神经元损害，即下肢的生理反射亢进、病理反射阳性、肌张力增高等；当椎间盘突出位于$T_{11\sim12}$或$T_{12}\sim L_1$节段时，则可以同时出现上运动神经元与下运动神经元损害的表现，即下肢又可能有生理反射的减弱，又可能引出病理反射；当椎间盘突出位于$L_{1\sim2}$节段时，主要表现为马尾神经损害的表现。

知识点4：胸椎间盘突出症的影像学表现　　副高：熟练掌握　正高：熟练掌握

（1）X线：X线检查常常没有明显异常。椎间隙正常，也不能排除胸椎间盘突出，有时既使是很小的突出，也可产生很严重的临床症状。X线平片虽无特异性，但必须作为常规检查，可用它进行初步定位及排除其他疾病。有时可见胸腰段后凸增大，呈舒尔曼（Scheuermann）病征象，即椎体呈楔形变；有时可发现椎体后缘骨赘等。还可以发现患者是否存在DISH、强直性脊柱炎、氟骨症及肿瘤等。

（2）CT：CT扫描可清楚显示椎管横截面的骨性结构、软组织块影以及二者之间的相互关系。可以显示椎间盘突出的部位及方向，如中央、中央偏侧、侧方和极外侧的微小突出，还可见到突出部位邻近的硬膜外脂肪消失，硬膜囊受压变形，神经根位移、增粗、变形及突出髓核钙化等变化。CT分辨率较高，对钙化敏感性强，并且对鉴别小关节骨质增生或髓核突出导致椎间孔狭窄有独到之处。还可显示出黄韧管或后纵韧带肥厚、骨化所造成的椎管狭窄，便于与之鉴别。

（3）MRI：是最有效的方法。MRI可以清楚地看清间盘突出部位大小、程度以及神经受压移位情况，同时还可了解脊髓本身的变化，可鉴别脊髓空洞症、侧索硬化、脊髓肿瘤等脊髓病变，并能对致压物做出确切的诊断。如可对间盘部位的脊膜瘤、甚至钙化的脊膜瘤做出诊断。近年研究表明，MRI成为髓核突出疾病的首选诊断方法。但MRI也有其局限性，断层厚度不如CT精细，扫描时间较长，价格较贵，脊柱侧弯或体内带有顺磁性金属如人工关节、血管夹、起搏器等不能做此检查。更为重要的是钙化会使MRI信号降低，使得对骨性结构的显示没有CT清晰，间盘突出和骨刺不易区分。

（4）脊髓造影：通过造影可以了解蛛网膜下腔全貌及椎管通畅程度，并且可以排除来自脊髓后方的黄韧带增厚、骨化或后外侧小关节突增生、内聚所造成的脊髓压症。但较小的和侧方的间盘突出容易漏诊。由于脊髓造影操作复杂，为侵入性检查，易造成感染等并发症，而阳性率较低，难以定性，因而不易被患者接受，现已少用。

知识点5：胸椎间盘突出症的诊断　　副高：熟练掌握　正高：熟练掌握

胸腰段椎间盘突出症诊断难度较大。因为胸腰段间盘突出压迫的神经为圆锥，既可表现为上运动神经元损害，即下肢的腱反射活跃、病理反射阳性、肌张力增高；又可表现为下运动神经元损害，即下肢的腱反射减弱、病理反射阴性、肌张力降低；还可以同时出现上运动神经元与下运动神经元损害的表现，如下肢腱反射减弱，却能引出病理反射。有时患者只表现为一侧的足下垂，没有其他症状，有时易被误诊为腰椎间盘突出症或是周围神经损伤（腓总神经麻痹）。因此，临床诊断一定要强调症状、体征与影像学相符。此外，上述的症状与体征并非胸腰段椎间盘突出所特有，在临床上胸腰段的压迫性疾患都可以有上述表现，如胸腰段OPLL、OLF、后凸畸形等。如果X线平片显示患者胸腰段脊柱后凸加大，呈现典型的Scheuermann病征象；或一节或两节椎体楔形改变；或发现椎体后缘骨赘等，就要高度怀疑为胸腰段椎间盘突出，进一步通过MRI检查即可确诊。但是经MRI检查显示有胸椎椎间盘突出的病例中可以有高达15%的人没有神经症状与体征，所以一定要结合临床症状综合考虑，才能确诊。

知识点6：胸椎间盘突出症的非手术治疗　　副高：熟练掌握　正高：熟练掌握

在胸椎间盘突出病人中，一些病人无症状，而影像学特点与神经系统查体的关系并不确切，亦不能预测患者是否会出现症状。没有症状的病人不需手术治疗。对于轻微疼痛且药物治疗有效的患者，或无症状的影像学显示的胸椎间盘突出，应采取保守治疗。可嘱患者卧床休息、避免过渡负重如搬运重物、剧烈体育活动等，注意保护，避免外伤等。轻微疼痛且药物治疗有效的患者可进行定期随访，如果症状继续发展或加重，就应建议患者手术治疗。

知识点7：胸椎间盘突出症的手术治疗　　副高：熟练掌握　正高：熟练掌握

下列情况可采取手术治疗：①经非手术治疗3个月症状无缓解或加重；②症状发展迅速；③肌力减退、肌肉有萎缩；④括约肌功能障碍；⑤影像学证实椎间盘突出巨大，脊髓压迫明显，虽然症状轻微，也可考虑手术治疗。

手术术式包括：

（1）后路椎板切除减压及椎间盘切除术。

（2）侧后方入路椎间盘切除术。

（3）侧前方入路椎间盘切除术。

第六节　腰椎间盘突出症

知识点1：腰椎间盘突出症的病因　　副高：熟悉　正高：掌握

腰椎间盘退变是腰椎间盘突出症的基本病因，腰椎间盘突出症可与下列因素有关：

（1）外伤：是椎间盘突出的重要因素，尤其是儿童以及青少年的发病与之密切相关。

（2）职业：驾驶员及从事重体力的劳动者如煤矿工人或者建筑工人等，过度负荷可造成椎间盘早期和严重退变。

（3）妊娠：脊柱韧带处于松弛状态，后纵韧带松弛容易使椎间盘膨出。

（4）遗传易感因素：有家族发病的报道，可能与Ⅸ型胶原基因变异、维生素D受体Taql基因多态性有关系。

（5）腰骶部先天异常：腰椎骶化或者骶椎腰化等，使下腰椎承受异常应力。

（6）吸烟：吸烟可引起血液流变学的改变。长期吸烟可以导致椎间盘营养不足、细胞功能不良以及酶的降解，促进椎间盘的退变。

（7）疾病：例如糖尿病。

知识点2：腰椎间盘突出症的临床表现　　副高：熟悉　正高：掌握

因人而异，但腰背痛与下肢放射痛仍然是椎间盘突出症的主要症状，具体为：①腰痛和坐骨神经痛；②肌瘫痪；③下腹部痛或大腿前侧痛；④间歇性跛行；⑤马尾综合征；

⑥麻木。

知识点3：腰椎间盘突出症的诊断 副高：熟悉 正高：掌握

诊断腰椎间盘突出症应将病史、临床表现以及影像学检查相结合。

知识点4：腰椎间盘突出症的影像学检查 副高：熟悉 正高：掌握

（1）腰椎X线平片：腰椎间盘突出症病人，在腰椎X线片可显示完全正常，但也有一部分病人可显示以下征象：①腰椎正位片腰椎可以呈侧弯，髓核位于神经根内侧部位，则腰椎侧弯凸向健侧；髓核位于神经根外侧，则腰椎侧弯凸向患侧；②腰椎侧位片对诊断腰椎间盘突出症有着较大参考价值。

（2）CT检查：CT诊断椎间盘突出，主要是观察椎管不同组织密度的变化。表现为椎间盘组织在椎管内前方压迫硬膜囊，使硬膜囊向一侧推移，或前外侧压迫神经根，使神经根向侧后方向移位。

（3）磁共振成像（MRI）检查：从MRI图像上所表现的信号中，大体上分为高、中和低强度。MRI对诊断椎间盘突出有着重要意义。通过不同层面的矢状像及所累及椎间盘的轴位像可以观察病变椎间盘突出形态以及其所占椎管内位置。

知识点5：腰椎间盘突出症的鉴别诊断 副高：熟悉 正高：掌握

（1）纤维组织炎：中年人发病最多。病人主要感觉脊背疼痛，常见部位在附于髂嵴或髂后上棘的肌群，比如骶棘肌和臀肌。其他部位的肌和肌筋膜、腱膜等也可受累。压迫痛性结节，特别是肌中的痛性结节，可以引起局部疼痛并放射至其他部位如下肢牵涉痛。

（2）腰椎关节突关节综合征：通常是中年女性。既往无明显外伤史。多在正常活动时突然发病，病人常诉说准备弯腰取物或转身取物，突然腰部剧痛，不敢活动。检查时脊椎向痛侧侧弯，腰段骶棘肌出现痛侧保护性肌痉挛。

（3）腰椎结核：腰椎结核病人可以有全身结核中毒症状，通常有较长期的腰部钝痛，休息时好转，但无完全缓解的间歇期而持续疼痛。检查可见腰部保护性强直，活动受限制，活动时疼痛加重。

（4）腰椎肿瘤：腰椎或者腰骶椎的原发或继发性肿瘤以及椎管肿瘤可出现腰痛和下肢痛，此种疼痛不因活动和体位改变而变化，疼痛呈持续性逐渐加重，并可出现括约肌功能障碍，影像学检查无退行性改变，椎骨可有破坏，椎管造影和MRI检查可见椎管内有占位性病变。

（5）椎间盘源性腰痛：椎间盘源性痛是指纤维环退变形成内裂症，但表层没有破裂，没有神经根受损的症状和体征，以慢性腰骶部疼痛为主，坐位时加重。因裂隙处含有椎间盘的液体及局部炎症反应，椎间盘造影可诱发相应的疼痛，并可见椎间盘裂隙延伸到了纤维环的外1/3层，通常是与髓核相连的边缘性撕裂。同时其他相邻的椎间盘可无退变，椎间盘造影没有复制的疼痛，结合临床症状和体征方可诊断为椎间盘源性痛。

（6）其他疾病：梨状肌综合征、坐骨神经出口狭窄症、腓总神经卡压综合征、腓浅神经卡压综合征、脊髓神经根病变等神经系统疾病。

知识点6：腰椎间盘突出症的非手术治疗　　副高：熟悉　正高：掌握

非手术治疗是腰椎间盘突出症的基本治疗方法，具体方法：包括绝对卧床休息、口服消炎镇痛药物、推拿、持续牵引、按摩、理疗、病灶注射治疗等。

适应证：①初次发作或病程较短者；②病程虽长，但症状及体征较轻者；③休息后症状状可自行缓解者；④影像学检查无严重突出者；⑤全身性疾病或局部皮肤疾病等，不能手术者。

知识点7：腰椎间盘突出症的手术治疗　　副高：熟悉　正高：掌握

临床诊断腰椎间盘突出症后，有10%～20%的病人需要经过手术治疗。一般认为，手术指征主要为：

（1）腰椎间盘突出症病史超过半年，经过严格保守治疗无效；或保守治疗有效，经常复发并且疼痛较重者。

（2）首次发作的腰椎间盘突出症疼痛剧烈，尤以下肢症状为著者，病人因为疼痛难以行动及入眠，被迫处于屈髋屈膝侧卧位，甚至跪位。

（3）出现单根神经麻痹或者马尾神经受压麻痹的症状和体征。

（4）中年病人，病史较长，影响工作或者生活。

（5）病史虽不典型，经影像学检查，CT、MRI或造影证实椎间盘对神经或者硬膜囊有明显严重压迫。

（6）腰椎间盘突出症并有腰椎椎管狭窄病症。

手术方式包括微创手术治疗、常规手术治疗、重建技术以及特殊类型的腰椎间盘突出症治疗。

第七节　腰椎管狭窄症

知识点1：腰椎管狭窄症的病因　　副高：熟悉　正高：掌握

腰椎管狭窄症是指各种原因引起的骨质增生或纤维组织增生肥厚，导致椎管或神经根管的内径较正常狭窄，刺激或压迫由此通过的脊神经根或马尾神经而引起的一系列临床症状。依据其病因可分先天性、发育性椎管狭窄和继发性椎管狭窄。

发育性椎管狭窄是指椎管在成长的过程中内径发育偏小，当椎管内结构发育成熟时椎管已无缓冲间隙，导致其中的神经组织出现功能障碍。发育性椎管狭窄症的主要特点是：①多个椎骨发病；②中央径10mm或以下；③椎板头侧缘矢径与椎板尾侧缘矢径的比值≥1（正常<1）。

继发性椎管狭窄症：继发于其他病理状态的狭窄，包括退行性变所引起的椎体后缘增生、黄韧带肥厚、纤维环膨出、小关节增生及关节囊肥厚、退变性滑脱或椎弓峡部裂滑脱、医源性、创伤性和其他疾病如氟骨症等所致椎管狭窄。临床上多见的为退行性腰椎管狭窄症。

知识点2：腰椎管狭窄症的临床表现　　副高：熟悉　正高：掌握

腰椎管狭窄症发病隐匿，逐渐进展，主要表现为腰痛、腿痛及间歇性跛行。由于椎管狭窄多为退行性椎管狭窄，因此发病以中老年及从事重体劳动者为多。

知识点3：腰椎管狭窄症的诊断　　副高：熟悉　正高：掌握

腰椎管狭窄症的诊断应将病史、临床表现与影像学检查相结合，其中临床表现是基本的诊断手段。仅仅有影像学上的狭窄只能称为腰椎管狭窄，不能称为腰椎管狭窄症。只有当其合并明确的临床症状，如果伴有间歇性跛行者才能称为腰椎管狭窄症。

知识点4：腰椎管狭窄症的影像学检查　　副高：熟悉　正高：掌握

（1）X线平片检查：X线片可以见椎体后缘增生、增大且向椎管中线偏移的关节突关节、下关节突间距变小以及椎板间隙狭窄等骨性结构退变后的一些表现。发育性椎管狭窄者，正位片可见两侧椎弓根间距小，小关节肥大并且向中线移位，椎板间隙窄；侧位片表现为椎弓根发育短，关节突大且椎间孔小。

（2）椎管造影：将造影剂注入蛛网膜下腔，从正位、侧位、斜位多方位摄片，通过硬膜囊和神经根袖的形态，观察狭窄椎管的部位、范围、程度，不仅可以明确诊断，也可除外其他引起马尾间歇性跛行的椎管内病变。

（3）CT检查：能清晰地显示腰椎各横截面的骨性和软组织结构，尤其是关节突、侧隐窝、椎间盘和椎管内外等结构。骨性增生退变、红下关节突的增生和肥大、黄韧带增厚或骨化以及结构重叠、椎间盘突出压迫脊神经以及手术后残留的椎间盘组织都可以显示出来。

（4）磁共振成像检查：MRI用于判断腰椎病变，例如椎间盘退变或者突出，椎间盘突出物的大小、位置和方向，甚至纤维环破裂与否，以及与硬膜囊和神经根之间的关系等；还可用来判断椎管后结构变化、椎管矢状径大小及其形态变化等。

知识点5：腰椎管狭窄症的鉴别诊断　　副高：熟悉　正高：掌握

（1）腰椎间盘突出症：腰椎管狭窄症与腰椎间盘突出症相似，主要鉴别在于体征上较腰椎间盘突出症少，直腿抬高试验和Laseque征常为阴性，CT检查腰椎间盘膨出而非突出，并伴随有关节突关节增生、内聚。

（2）腰椎关节突关节综合征：此种腰痛和下肢痛通常见于中年女性，无明显外伤史，轻微腰部动作即引起突发腰痛和下肢痛，活动困难，而无下肢间隙行性跛行。行按摩治疗即可立即恢复正常，一般2～3周恢复正常，影像学检查无特殊征象。

（3）纤维组织炎：多因肌过度活动出汗后受凉或者因上呼吸道感染后发病，常见疼痛部位在斜方肌、冈上肌、骶棘肌和臀肌。检查时腰背部肌保护性痉挛，皮下组织增厚，扪之有痛性结节或条索感，可致腰痛或下肢痛，痛性结节封闭则症状消失。影像学检查示正常。

（4）马尾神经源性间歇性跛行：腰椎中央椎管狭窄或者椎管内占位性病变所致，累及大多数的马尾神经，在行走时马尾神经负荷增加、需氧增加、神经血管扩张而导致的挤压加重和缺氧功能障碍，出现下肢较广泛的功能障碍。

（5）神经根性间歇性跛行：多发生于腰椎间盘突出症。单条神经根受压缺血、缺氧以及炎症导致的疼痛，被迫停步休息。

（6）脊髓源性间歇性跛行：为颈胸椎退变性疾病压迫脊髓，使供血障碍、缺氧所导致。步行时出现胸腹部、下肢的束带感，导致不能行走，待休息几分钟后又可行走。鉴别意义在于出现颈腰狭窄时，如何确定病变部位。大体上颈椎管狭窄以产生锥体束征为主，下肢麻木无力，但是不痛；腰椎管狭窄属于周围神经性损伤，以疼痛以及腱反射减弱为主。MRI有助于诊断。

（7）闭塞性脉管炎的血管性间歇性跛行：表现为小腿部发凉、疼痛，腓肠肌压痛感，足背动脉触摸不到；与腰椎管狭窄症产生的间歇性跛行不同之处，在于血管性疼痛以足为主，夜间较重。

知识点6：腰椎管狭窄症的非手术治疗　　副高：熟悉　正高：掌握

对于症状轻又无明显体征者，应该先保守治疗。非手术治疗目前仍以休息、消炎镇痛、理疗、骨盆牵引、腰背肌锻炼、应用支具保护和硬膜外激素封闭等为主，近年来活血化瘀中药用于腰椎管狭窄症，获得一定的疗效。物理疗法、热敷、按摩、冷敷、超声波以及中药等，可以有效缓解患者症状和提高患者生活质量。

非手术疗法虽然不能消除椎管的骨与纤维结构增生，但可消除神经根、马尾、硬膜及硬膜外组织的炎症水肿，从而解除压迫，并使症状缓解，且相对安全，副作用小，患者易于接受。

知识点7：腰椎管狭窄症的手术治疗　　副高：熟悉　正高：掌握

（1）手术适应证：出现下述情况时可考虑手术治疗：①经正规的非手术治疗无效；②明显的神经根痛和明确的神经功能损害，尤其是严重的马尾神经损害；③自觉症状明显并持续加重，影响正常生活和工作；④进行性加重的滑脱症状、侧凸伴相应的临床症状和体征。

（2）手术治疗原则：近年来多强调针对不同病因采取不同手术方法和基于手术有限化原则，不主张单一横式大范围减压的手术方法。在确保疗效的前提下，应该尽量减小减压范围，以尽可能少地影响脊柱的稳定性，并非减压范围越大，切除结构越多就越彻底。

（3）手术方法：包括全椎板切除术、显微外科技术的应用、半椎板切除术、中央椎管段狭窄的手术治疗以及神经根管段狭窄的手术治疗。

（4）植骨融合、内固定术：植骨融合是治疗原有腰椎不稳定和减压后可能出现不稳定的重要措施，尤其对于较为广泛的减压术后，植骨融合术是维持疗效的重要措施。内固定术的目的是：增强脊柱稳定性；提高融合率；纠正下腰椎退变后的畸形；维持椎管容量和形态，并保护神经组织；缩短术后康复时间。

第八节 腰椎滑脱症

知识点1：腰椎滑脱症的病因　　副高：熟悉　正高：掌握

腰椎滑脱的具体病因不清楚，研究表明先天性发育缺陷和慢性劳损或应力性损伤是两个可能的重要原因，通常认为以后者为主。

知识点2：腰椎滑脱症的病理　　副高：熟悉　正高：掌握

椎体滑脱的病理特征主要是腰椎解剖结构破坏刺激或者挤压神经，引发不同的临床症状。根据病变部位不同，产生下肢痛、下肢麻木、腰痛、甚至大小便功能障碍等症状。

知识点3：腰椎滑脱症的临床表现　　副高：熟悉　正高：掌握

腰椎滑脱症的临床表现如下：

（1）儿童以及青少年期：发育性腰椎脊柱滑脱患者通常较早出现临床症状，典型主诉为下腰部僵硬和疼痛，并伴随有臀部及大腿的放射痛，畸形严重时疼痛可放射到足底。患者还可表现出椎旁肌、腘绳肌痉挛，腰前凸增大，躯干短缩，心形臀部，前腹出现皱褶，蹒跚步态等典型症状。

（2）成年期：峡部型滑脱一般要到成年晚期才会出现腰痛，同时由于滑脱节段或其近端发生椎管狭窄的病理改变，老年患者可出现间歇性跛行的症状。除疼痛外，部分患者会出现神经损害症状，包括感觉有异常、下肢无力、直肠和膀胱功能障碍。前二者常见于累及L_5神经根的峡部型性脊椎滑脱，而直肠和膀胱功能障碍常见于先天性脊椎滑脱引起的马尾综合征。退变性滑脱一般在50岁以后发病，常见于女性患者，主要症状也是腰痛和坐骨神经痛，因严重退变引起椎管狭窄者可出现间歇性跛行的临床表现。患者症状与局部退变和椎管大小有关，而与滑脱的程度不一定成正比。

知识点4：腰椎滑脱症的体格检查　　副高：熟练掌握　正高：熟练掌握

由于腰痛、椎旁肌痉挛，患者腰部活动常明显受限；Ⅱ度以上滑脱者局部触诊可有台阶感。80%有疼痛症状的脊椎滑脱患者可出现腘绳肌痉挛。一般认为，腘绳肌痉挛是机体对$L_5 \sim S_1$不稳所做出的适应性改变，同时也是为了维持矢状位平衡而将骨盆置于更为垂直的位置上。下腰椎和骨盆之间的后凸畸形使髂骨翼增宽，臀部扁平。而腰椎的前向滑移和胸腰段代偿性前凸则使得肋弓下缘明显凸向前方。患者由于腘绳肌痉挛、骨盆垂直、腰前凸代偿性增大以及屈髋屈膝可出现明显的步态异常。体检可见腰前凸增大，躯干短缩，前腹出现皱褶，腘绳肌痉挛，心形臀部，蹒跚步态等典型表现。

伴有神经损害者体检时可出现相应的体征。对于有神经损害症状的患者记录下肢的神经症状是很重要的。无峡部裂的发育性脊柱滑脱患者压迫多来自骶骨上部或后方的L_4及L_5椎板。因此如果滑脱程度相同，无峡部裂的发育性脊柱滑脱比峡部裂性滑脱患者更容易出现骶神经损害的症状和体征。峡部裂性滑脱最常见的致压原因是峡部的纤维软骨，因此正常情况下的L_5～S_1滑脱常累及L_5神经根，$L_{4、5}$峡部裂性滑脱累及L_4神经根。但如果滑脱节段或其他节段的椎间盘突出，其下肢症状不一定与脊柱滑脱相一致。

知识点5：腰椎滑脱症的诊断　　副高：熟悉　正高：掌握

诊断腰椎滑脱的标准主要包括以下几点：

（1）临床症状以及体征。

（2）X线片包括正、侧及左右斜位，必要时追加拍摄动力位片。

（3）合并产生严重神经症状时，应做CT、MRI检查椎间盘退变情况以及了解腰椎椎管情况。

（4）X线片清晰、摄影位置正确即可诊断本病，但是应注意其可能伴发的椎管狭窄和腰椎不稳定等情况。

知识点6：腰椎滑脱症的治疗　　副高：熟悉　正高：掌握

（1）观察随访：Wiltse建议对年轻的峡部裂和脊柱滑脱患者要进行密切随访。

（2）保守治疗：脊柱滑脱的治疗目前仍存在较大争议。对于症状轻微的腰椎峡部裂和Ⅰ～Ⅱ度滑脱或病程较短者宜首选手术治疗。包括制动、休息、各种物理治疗、非甾体类抗炎药、腰背肌锻炼和围腰保护，必要时进入疼痛治疗中心接受专科治疗。对儿童、青少年单纯峡部裂可以取得较好的疗效。

（3）手术治疗：对于Ⅱ度以及Ⅱ度以内的滑脱，主要的手术治疗方法包括腰椎双侧峡部融合术、椎板切除减压术、脊柱融合术、复位内固定术以及上述方法的联合应用。

第九节　脊柱侧弯及后凸畸形

一、脊柱侧弯

知识点1：脊柱侧弯的病因　　副高：熟悉　正高：掌握

脊柱侧弯是指脊椎畸形引起的脊柱纵向生长不平衡，而产生的脊柱侧向弯曲。许多因素可引起脊柱侧弯，主要有：

（1）先天性因素：如先天性半椎体、椎体缺如、楔形椎体等。

（2）后天性因素：如姿势性、神经肌肉性、癔症性、外伤性、瘢痕性、代偿性脊柱侧弯等。

（3）特发性因素：也就是病因不明，占脊柱侧弯的70%～80%。

知识点2：脊柱侧弯的病理 副高：熟悉 正高：掌握

脊柱侧弯的病因虽然多种多样，但病理变化基本相似。侧弯多发生于脊柱的胸段和胸腰段，首先出现的某一部位弯曲称为原发性曲线，也称主要曲线。原发曲线的上下可出现相反方向的曲线，称继发性曲线，也称代偿性曲线或次要曲线。在弯曲曲线范围内的椎间隙总是凹侧变窄，凸侧变宽，顶端最凸处最宽。脊柱侧弯除先天性侧弯外，早期均为功能性，即畸形呈可逆性。但若得不到有效治疗，则可进展为结构性脊柱侧弯，椎体已有楔形变，畸形呈不可逆性。在脊柱侧弯代偿期，原发曲线的角度应与上、下两继发曲线角度之和相等。至失代偿期，即严重的脊柱侧弯，原发曲线角度可大于上、下两继发曲线角度之和，造成躯干的扭曲畸形。结构性脊柱侧弯时，脊柱还有旋转畸形，致使脊柱凸侧的肋骨向后突出，胸廓畸形，肋骨角的角度增大，可>90°，使后胸壁形成一条嵴状隆起，有如老式剃须刀，故称剃刀背畸形。脊柱侧弯与胸廓畸形可使胸腔容量变小、活动受限、发育不良，从而影响心肺功能，严重者亦可影响腹腔脏器，畸形越严重对脏器及其功能的影响越大。

知识点3：脊柱侧弯的检查及诊断 副高：熟悉 正高：掌握

因脊柱侧弯多属特发性，故体格检查显得很重要。主要方法有直立位检查、脊柱前屈位检查和骨盆检查。明显的脊柱侧弯，体格检查即能确诊。但是X线检查不可缺少，它可以测定侧弯的角度和排除脊椎结核、肿瘤、类风湿关节炎等疾病。拍X线片时应包括直立位的脊柱正、侧位和卧位的左、右侧屈位。

另外，也可采用背部云纹摄像法进行检查，以判断脊柱侧弯的程度。根据病变、体格检查、X线检查等可以明确诊断脊柱侧弯。

知识点4：脊柱侧弯的鉴别诊断 副高：熟悉 正高：掌握

脊柱侧弯是一种症状，诊断较容易，但应鉴别是属于哪种类型的脊柱侧弯，如先天性脊柱侧弯、后天性脊柱侧弯或是病因不明的特发性脊柱侧弯。

知识点5：脊柱侧弯的治疗 副高：熟悉 正高：掌握

脊柱侧弯应尽早治疗，方法有：

（1）非手术疗法：采取正确的坐姿以及体操疗法、支具疗法、电刺激疗法、腰背肌、腹肌、髂肌以及肩部肌锻炼，这些疗法的目的在于纠正姿势性侧弯，增强肌力，增加脊柱的活动度，控制脊柱畸形的恶化。

（2）手术疗法：经保守治疗无效，脊柱侧弯明显，且呈进行性加重者，需手术治疗。一般来说，侧弯45°以上就可考虑手术矫正。

二、先天性脊柱后凸

知识点6：先天性脊柱后凸的病因　　副高：熟悉　正高：掌握

先天性脊柱后凸是脊椎胚胎发育异常所导致的前方或侧前方纵向生长不对称导致的以脊柱矢状面畸形为主的脊柱畸形。胚胎期脊柱发育的关键时期是妊娠第5、第6周，这是脊柱分节的时间，先天性脊柱畸形发生于妊娠的前6周。先天性后凸潜在的危险很大，后凸的进展迅速，不仅导致严重的外观畸形，而且最终可能会出现脊髓的受压和神经损害。

知识点7：先天性脊柱后凸的临床表现　　副高：熟悉　正高：掌握

（1）生长的评估：先天性脊柱畸形的生长不平衡需要三维评估，不管是半椎体、蝴蝶椎、骨桥还是双侧椎体发育不对称。

（2）神经功能评估：①神经损害的时间越长、损害的程度越重，神经功能恢复的可能性越小；②病理解剖因素：如后凸区在过伸位试验中显示较僵硬，牵引复位有较高的风险；如后凸畸形较为柔软，牵引的效果会较好；③“静息”治疗：有时对新近出现神经损害的患者采用制动治疗会取得良好的效果，如石膏或适当牵引，如果症状逐渐缓解再采取手术治疗进行前后路融合固定，此时并不一定需要椎管减压。

（3）脊柱的稳定性判断：如果脊柱的前柱缺乏足够的骨性组织填充而处于“真空”状态，即使后方结构发育良好，后凸的进展也是不可避免。如果同时伴有后方结构异常，脊柱的稳定性大大降低，轻微创伤会导致脊髓受压。很显然脊柱前后柱同时出现发育障碍时脊柱的稳定性最差，这些患者伴有脊髓发育畸形的可能性也较大。一旦发现脊柱不稳定的存在，需要立刻手术稳定和融合脊柱的前后柱。

知识点8：先天性脊柱后凸的诊断　　副高：熟悉　正高：掌握

（1）X线：胸腰椎后凸/侧后凸畸形，伴椎体形成障碍，分节不良。

（2）MRI：脊髓纵裂、马尾终丝栓系等脊髓的发育性畸形。

（3）体格检查：①胸腰椎后凸畸形，背部皮肤有“藏毛窦”；②可伴不同程度的神经损害。

知识点9：手术治疗——单纯后路融合术　　副高：熟悉　正高：掌握

这类手术在单纯后路植骨融合的基础上通过术后矫形石膏或支具达到矫形的目的。若患者年龄<5岁，后凸畸形<50°，单纯的后路融合手术可能取得良好的效果，术后过伸位矫形

石膏3～4个月。后路融合停止了脊柱后部的过度生长，但允许前部继续生长。Winter和Moe报道后路融合成功的病人术后脊柱后凸角度有所减小。手术可以达到平衡脊柱的生长而非脊柱矫形。单纯的后路融合的优点是手术简单、安全、可靠。不利方面包括手术后需用石膏矫形、假关节发生率增高、可能发生畸形加重、"曲轴"现象和矫形程度较小。单纯后路融合一般用于估计发展较慢的轻度侧凸。

知识点10：手术治疗——后路脊柱内固定加融合术　　副高：熟悉　正高：掌握

对于5岁以上的"Ⅰ"型畸形患儿，如果后凸超过50°，可进行单纯后路融合和使用内固定进行短节段矫形固定。先天性脊柱侧凸病人使用器械内固定的优点包括：①适度地增加矫正度；②可减少假关节形成率；③适当避免术后石膏或矫形支具的使用。采用内固定手术并不能改变融合，同时仍然需要进行椎间关节融合、椎板去骨皮质、大量植骨等及术后外部支具或石膏。

知识点11：手术治疗——前后路联合脊柱矫形融合术　　副高：熟悉　正高：掌握

目前前后路联合脊柱融合手术逐渐成为治疗先天性脊柱侧凸畸形的主要手段之一，其目的包括：纠正矢状面上的畸形；通过切除椎间盘增加侧凸脊柱的柔韧性；除去椎体上下的终板软骨，预防前柱继续生长引起的畸形加重（"曲轴"现象）。前路手术包括去除椎间盘、软骨终板，以及碎骨屑植入椎间隙进行融合。前路融合后，进行后路手术。是否使用内固定取决于多种因素，比如侧凸的严重程度。

知识点12：手术治疗——前后路凸侧骨骺阻滞术　　副高：熟悉　正高：掌握

前路加后路凸侧骨骺阻滞术曾经是进展型先天性脊柱侧凸的治疗手段之一。手术通常可以在同一麻醉下进行，该术式适用于5岁以下符合下列标准的病人：

（1）脊柱侧凸明显进展。

（2）侧凸＜60°。

（3）侧凸累及少于6个节段。

（4）凹侧具有生长潜力。

（5）无明显后凸或前凸畸形。

知识点13：手术治疗——半椎体切除术　　副高：熟悉　正高：掌握

半椎体切除的最佳适应证是半椎体位于侧凸顶端的成角弯曲，而且半椎体单纯孤立，尤其适用于治疗腰骶部半椎体畸形伴骨盆倾斜的病人，因为$L_{4\sim5}$的半椎体缺乏下方脊柱的代偿，出现半椎体通常会导致严重的躯干倾斜。单纯的半椎体切除融合术适应证相对较窄，目前倾向于半椎体切除加短节段内固定手术。在腰段行半椎体切除可以改善躯干的平衡。脊髓圆锥下方的L_3、L_4或腰骶水平，半椎体切除最安全。半椎体切除在胸椎最危险，因为这一区域的椎管最狭窄，脊髓血供最差。

知识点14：手术治疗——后路经椎弓根半椎体切除，短节段内固定技术
副高：熟悉　正高：掌握

一般认为，这种“蛋壳”术式可避免前方入路。半椎体切除术的最佳年龄为3～10岁，因为此年龄阶段半椎体已显示出其生长潜能且结构性代偿弯尚未形成。年龄稍大的患者即使代偿弯僵硬，仍可采用半椎体切除术，但此时该手术必须同时对代偿弯进行更为广泛的内固定及融合。

三、先天性脊柱畸形

知识点15：先天性脊柱畸形的病因　副高：熟悉　正高：掌握

先天脊柱畸形的病因尚不十分明确。

目前，仅有一种类型先天性脊柱畸形呈家族性发病，这一综合征包括多节段的双侧分节不良、多发肋骨融合以及节段缺失等。国内外对这一综合征的称谓尚未统一，通常称为胸椎发育不良、脊椎肋骨发育不良或Jarcho-Levin综合征。

知识点16：先天性脊柱畸形的临床表现　副高：熟悉　正高：掌握

早期轻型脊柱侧凸的征象包括：

（1）两肩不等高。

（2）肩脚一高一低。

（3）一侧腰部皱褶皮纹。

（4）腰前屈时两侧背部不对称，即“剃刀背征”。

（5）脊柱偏离中线。

此外，若有下述情况存在时应该怀疑有先天性脊柱畸形存在：

（1）出生后就有下肢畸形或大小便不正常。

（2）背部皮肤（特别是脊柱区皮肤）有色素沉着、异常毛发或有包块时。

（3）小儿上半身短，与身体长度不成比例者。

对有可疑征象者应行X线片检查，即可发现有脊柱或肋骨畸形表现，并可测量及记录下脊柱畸形的程度。先天性脊柱侧凸的X线表现有以下两个“S”特点，即脊柱侧弯较短和侧弯角度较锐。

知识点17：先天性脊柱畸形的影像学检查　副高：熟悉　正高：掌握

对于Klippel-Feil综合征的患者应详细评价颈椎X线片。对不能坐立的患者和年龄较大的儿童应进行仰卧位X线片，以便于观察椎体结构。正如前文所述，脊柱畸形凸侧生长相对重要，因此必须检查凸侧的骨组织和椎间隙的情况。如果椎间隙存在，凸侧椎弓根界限清楚，那么仍然存在凸侧生长能力，预后不良；如果凸侧间盘不清，凸侧椎弓根难于辨认，那么凸侧生长潜能小，预后相对较好。

严重的脊柱畸形病例中，由于脊柱的旋转重，普通前后位不易区分先天性脊柱畸形还是特发性脊柱侧凸，需要做脊柱去旋转像（Stagnara像）。

知识点18：先天性脊柱侧凸　　副高：熟悉　正高：掌握

先天性侧凸根据脊柱发育障碍分三种类型：①形成障碍：有半椎体和楔形椎；②分节不良：有单侧未分节形成骨桥和双侧未分节（阻滞椎bloc vertebrae）两种；③混合型。

通常情况下，侧凸常伴有矢状面上的畸形，即为侧前凸与侧后凸畸形。虽然理论上讲，某种畸形常常对应一定的预后，但是这仅仅是从多数患者总结出来的一般规律，也就是说仍存在特殊情况。因此，分析侧凸时应首先从其总特征考虑，然后再看它产生了什么问题，以及是否有进展。

知识点19：先天性脊柱畸形的非手术治疗　　副高：熟悉　正高：掌握

（1）观察方法：每4～6个月随诊一次。常规行站立位脊柱全长正侧位X线检查，对不能站立的婴幼儿可行卧位X线检查。一般来说，人发育过程中有两次快速生长期：出生后头四年和青春期生长发育期。在这两个期间内观察尤为重要。临床上，我们常见到不少患儿由于失随访，在青春期内迅速生长，产生严重的僵硬的畸形，造成难以挽回的后果。

（2）支具治疗：多数学者推荐使用Milwaukee支具，因为腋下支具虽然也可以有效地控制侧凸，但是却易引起胸部受压、肺活量下降等副反应。Winter等的研究表明，仅有少数患者对Milwaukee支具治疗效果良好，并且能够坚持支具治疗的患者较少。预后较好的是柔软的混合畸形以及具有代偿性弯曲的畸形，支具对柔软的畸形有效而对僵硬的畸形无效。

知识点20：先天性脊柱畸形的手术治疗　　副高：熟悉　正高：掌握

严重或进展性先天性脊椎侧凸通常需手术治疗。手术方法主要有以下4种：凸侧骨骺阻滞（前路凸侧半骺板阻滞、后路脊柱融合、后路凸侧小关节融合）；前后路联合脊柱融合；半椎体切除；以及生长阀技术。

第十节　颈椎后纵韧带骨化症

知识点1：颈椎后纵韧带骨化症的病因　　副高：熟悉　正高：掌握

颈椎后纵韧带发生骨化的病因不明确。目前有人认为该病具有地域性，也有人认为该病可能是全身各关节周围的韧带骨化形式之一（也就是代谢异常学说），或者认为系脊柱动静力学的异常负荷导致，或者认为系后纵韧带外伤引起，或者认为是椎间盘变性、突出、钙化、骨化的结果，或者认为系椎体后缘骨质增生，向后纵韧带延伸而造成。

知识点2：颈椎后纵韧带骨化症的诊断　　副高：熟悉　正高：掌握

（1）病程为慢性进行性过程。

（2）自觉无明显不适，一侧或两侧四肢麻木，手指精巧活动受限，手不能持物，行走困难，四肢乏力，性功能以及大小便障碍等。

（3）检查：望诊，患者的手或步态呈痉挛性瘫痪，行动困难。手、上肢、肩带肌肉萎缩，四肢肌腱反射亢进，髌部阵挛、踝阵挛阳性，弹、刮指、划跖、划外踝会呈阳性。

（4）影像显示：颈椎侧位X线片或者断层片、CT扫描或磁共振（MRI）图像呈后纵韧带骨化阴影，都可作为确诊依据。椎管横断面狭窄率＜30%时脊髓受压不明显；＞40%受压感明显。

（5）颈椎侧位X线片以及断层摄影显示：按照骨化形态分为四型，也就是局限型、连续型、间断型和混合型。

1）局限型：骨化位于上一椎体后下角与下一椎体后上角之间，不会累及椎间盘，呈三角形状，临床症状比较重。

2）间断（分节）型：一个或者多个椎体后方，椎间隙部位呈中断现象，呈不连贯骨化症状，临床症状严重。

3）连续型：自高位椎体起，可见骨化连续几个椎体后方，呈条索状骨化症状，临床症状并不严重。

4）混合型：骨化阴影为连续型和间断型两种的结合，临床上最为多见，且症状多数较为严重。

（6）短潜伏期体感诱发电位（SLSEP）检测。

知识点3：颈椎后纵韧带骨化症的治疗方法　　副高：熟悉　正高：掌握

颈椎后纵韧带骨化症的治疗方法主要包括：

（1）牵引疗法

1）自体悬吊重力牵引法：患者站立于颈部牵引架下，自己戴好牵引套后，双膝关节逐渐下蹲至双足跟离开地面，而足尖仍然着地上。牵引时间为1～1.5分钟，间断牵引3次为一组，每日进行3～6组。

2）坐位牵引法：患者采取坐位，自行戴好牵引套后，牵引重量为1/2～2/3体重，牵引时间为30～90秒，间断牵引3次为一组，每日3～6组。

3）卧位牵引法：患者采取仰卧位，颈部枕6～8cm高的圆枕。牵引时间为10～30分钟，牵引重量为20～40kg，每日进行3～6组。

4）自调便携式颈部牵引法：自己戴好牵引器，充气30～50次，并且主动做颈部前屈、后伸、左右侧屈活动，每个方向各做30～50次，每日进行3～6组。

5）颈部牵引固定法：用自调便携式颈部牵引器自行戴好后，头颈尽力向后伸，充气直至气囊上面与下颌似接非接为止，白天活动时长时间固定，夜间去掉。

（2）手法治疗：患者采取坐位或俯卧位，术者在其枕后、颈后、侧胸锁乳突肌、斜角肌等部位寻找痛点、痉挛、僵硬、条索等处，选用掐法、压法、刮法、弹拨法及揉捏法等，将前述压痛点和阳性反应物松弛或散开，每日进行1～2次。

（3）低频脉冲磁疗法：每日睡前将磁电极安置在颈部，6～8小时，每日进行1次。

（4）熏蒸疗法：患者将后颈胸部放置在熏蒸床上，每日早晚熏蒸颈部20～30分钟。

（5）空气压力治疗法：患者穿好空气压力裤，仰卧在治疗床上，每次治疗20～30分钟，每日进行1～2次。通过对空气压力的调节，将下半身血液挤压至头和上半身，经过椎动脉直至脊髓前动脉，增加脊髓血液循环，以改善脊髓功能。

（6）针刺或电针疗法：术者在患者颈部找准压痛、痉挛、僵硬等处，皮肤常规消毒，直刺前述各点，每点提插十余次或者留针做电刺激10～20分钟，每2日进行1次，15次为一疗程。

（7）踩法治疗：患者取俯卧位，术者站立于患者双下肢的后面，反复由下至上走动20分钟；术者换位，踩肩、背部各10～20分钟。也可以教会患者的家属以上操作。

（8）如出现脊髓压迫症状加重，就应该手术治疗。

第十一节 上颈椎畸形和不稳定

一、上颈椎畸形

知识点1：上颈椎畸形 副高：熟悉 正高：掌握

上颈椎畸形指的是枕骨、寰椎、枢椎的骨性结构以及其附属结构和周围的神经血管组织由于先天发育异常，导致局部的骨性结构和神经组织畸形。由于上颈椎位于活动较大的颅颈交接区域，此部位的畸形容易诱发不稳定和延髓-颈髓受压，通常需要进行手术处理。但由于该部位的解剖结构和临床表现较为复杂，导致治疗比较困难。

知识点2：上颈椎畸形的影像学检查 副高：熟悉 正高：掌握

患者术前常规拍摄颈椎正侧位、屈伸动力位和张口位X线片，所有患者行MRI检查和颈椎CT平扫与三维重建。

根据影像学资料将上颈椎骨性结构的畸形分为以下三种情况：

（1）发育不全：包括齿状突发育不全、游离齿状突、寰椎后弓缺如等骨性结构发育不全的症状。

（2）分节不全：包括环枕融合、颈椎融合等先天性骨性融合的症状。

（3）结构畸形：包括颅底凹陷、枕骨大孔狭窄、无明确诱因的上颈椎不稳、颅底扁平、脱位等结构异常的症状。

知识点3：上颈椎畸形的治疗方法　　副高：掌握　正高：掌握

（1）后路手术：上颈椎不稳可以复位并且脊髓前方无明显受压患者采用后路手术。患者可以采用寰枢内固定，也可采用枕颈内固定，或者采用在枕颈内固定同时进行后路减压手法，然后取自体髂后松质骨颗粒进行植骨融合。

（2）前后路手术：上颈椎不能复位或者脊髓前方受压患者采用前后路手术。首先经过口咽前路进行齿状突切除、减压和松解，然后轴位翻身再行后路手术。患者可行寰枢椎复位内固定，也可以行枕颈内固定术，或采用在枕颈内固定同时进行后路减压。所有患者采用螺钉、钛棒内固定治疗，取自体髂后松质骨颗粒进行植骨融合。患者术后常规采用颈托外固定8～12周。

二、脊柱不稳定

知识点4：脊柱不稳定的病理机制　　副高：熟悉　正高：掌握

脊柱不稳意味着在正常载荷下即出现了异常活动、应变和变形。生物力学的试验表明，正常人体脊柱的稳定性通过两大部分来维持：一是内源性稳定，包括椎体、椎弓及其突起、椎间盘以及相连的韧带结构，是静力性平衡；二是外源性稳定，主要为脊柱两侧肌肉的调节与控制，它是脊柱运动的原始动力，是动力性平衡。上述任何一个环节遭受到破坏，都可能引起或诱发脊柱正常结构以及平衡功能的丧失，当脊柱功能单位（FSU）的刚度降低，导致在生理载荷范围即可出现过度活动和/或异常活动时，称为脊柱不稳定，当由此引起一系列相应临床表现时称为脊柱不稳征。

知识点5：脊柱不稳定的临床表现　　副高：熟悉　正高：掌握

（1）疼痛：常常是脊柱不稳征的常见和首发症状，可以表现为活动后疼痛加重，活动受限制，休息可以缓解，但无特异性。

（2）神经损害症状：有学者把神经系统的损伤作为脊柱不稳定的最重要表现，必须强调脊柱不稳的神经损害应该与脊柱的动态活动相关联，也就是说脊柱的动态活动可以诱发或者加重神经损害的症状，如果脊柱只在静止状态下表现为神经损害，而动态活动对神经损害无明显影响，则不能将其作为脊柱不稳定的临床表现。

（3）体格检查：静态临床检查可以发现局部压痛，但是多无明显神经损害症状，并且缺乏特异性。

知识点6：脊柱不稳定的辅助检查　　副高：熟悉　正高：掌握

（1）X线检查：可以作为诊断脊柱不稳征的主要依据。静态X线没有特殊征象，可以表现为椎间隙变窄、骨刺以及脊柱序列异常。临床上最常用的是过伸、过屈脊柱侧位X线片。

（2）CT、MRI检查：大多数脊柱不稳定只有在活动或者直立状态下才有临床症状，普通

CT、MRI解除了重力的影响因素，通常没有任何异常发现，但是采取直立位、动力位或者加压CT、MRI检查，则可能出现异常表现，必要时可与卧位CT、MRI进行对比，更有诊断价值。

知识点7：脊柱不稳定的诊断及鉴别诊断 副高：熟悉 正高：掌握

（1）诊断：脊柱不稳定以及脊柱不稳征的诊断必须依靠影像学检查。但影像学检查只能作为诊断脊柱不稳定的依据，如果要诊断脊柱不稳定征，还必须存在肌筋膜疼痛或者脊柱动态活动下的神经损害症状的临床表现。

（2）鉴别诊断：脊柱不稳定主要是和各种退变性疾病及引起脊柱不稳的各种原发性疾病进行鉴别诊断，很多退变性疾病在早期阶段常常首先表现为脊柱不稳定，例如颈椎病、腰椎管狭窄症等，脊柱不稳可以作为这些疾病的并发症存在。

知识点8：脊柱不稳定的治疗原则 副高：熟悉 正高：掌握

脊柱不稳定的治疗应该遵循以下原则：

（1）使脊柱重新获得稳定。

（2）防止不稳定的脊柱对周围脊髓或者神经根造成继发性损害。

（3）防止脊柱不稳定或者脊柱畸形的进一步发展。

（4）结合患者的发病因素、发病程度、发病部位以及社会因素，选择个体化治疗方案。

第十二节 脊柱结核

知识点1：脊柱结核的病理改变 副高：熟悉 正高：掌握

（1）脊柱结核的病理：脊柱结核的病理改变与其他组织结核一样具有渗出、增殖和变性坏死三种基本病理变化。这三种变化往往同时存在，在不同阶段以某一变化为主，而在一定条件下可相互转化。

（2）脊柱结核的类型：包括椎体中央型、椎体边缘型和椎间盘周围型。

（3）神经损害的机制：脊柱结核引起神经损害的机制有：①脓肿形成，直接压迫硬膜囊；②坏死骨或坏死的椎间盘压迫；③脊柱后凸畸形，应当指出的是脊柱结核引起的神经损害绝大多数为外源性压迫所致，属于慢性过程，就神经损害程度而言，往往为部分损害。因此，如果压迫因素去除，神经功能绝大部分可以恢复。

知识点2：脊柱结核的症状和体征 副高：熟悉 正高：掌握

（1）全身症状：患者常有全身不适、疲惫乏力、食欲减退、身体消瘦、午后低热、潮热盗汗等轻度中毒症状及自主神经功能紊乱的症状。

（2）疼痛：疼痛症状往往出现较早，疼痛程度与病变程度成正比，行走、劳累后加剧，休息后减轻。疼痛可分为局部性和放射性两种。

（3）姿势异常：颈椎结核病人常有斜颈畸形。胸腰椎、腰椎及腰骶椎结核患者站立或走路时尽量将头与躯干后仰，坐时喜用手扶椅，以减轻体重对受累椎体的压力。腰椎结核患者从地上拾物尽量屈膝、避免弯腰、屈髋，起立时用手扶大腿前方，称为拾物试验阳性。

（4）脊柱畸形：脊柱后凸较常见。

（5）肌肉痉挛：肌肉痉挛为脊柱结核较早出现的症状，儿童则更为明显。

（6）脊柱活动受限：由于病灶周围肌肉的保护性痉挛，受累脊柱活动受限，运动范围较大的颈椎和腰椎容易被查出，活动度较小的胸椎则不容易查出。

（7）寒性脓肿：常为患者就诊的体征之一，有时将脓肿误认为肿瘤。有的脓肿位置深，不易早期发现，因此应当在脓肿的好发部位去寻找脓肿的病灶。

（8）神经功能障碍：神经功能障碍约占脊柱结核的10%，是由结核病变物质以及病变破坏了的椎体后缘骨质对神经根或脊髓压迫所致。

知识点3：脊柱结核的影像学检查　　副高：熟悉　正高：掌握

（1）X线平片：因受累部位、破坏程度、病程长短及患病年龄不同而异。小儿患者的病变发展快且较严重。脊柱结核的X线征大致可归纳为：①骨质破坏；②椎体变形；③脊柱后凸；④椎体相互嵌入；⑤椎间隙变窄；⑥骨密度增高或减低；⑦脓肿形成；⑧新骨或骨桥形成；⑨病理性脱位。

（2）CT：溶骨性及虫蚀状骨质破坏为脊柱结核的最基本的CT表现，在CT图像上主要表现为斑片状、蜂窝状低密度灶，边界较清楚，有的可见边缘硬化，骨质破坏的部位大部分位于椎体的中部及前部，少部分位于后部，椎体后部的破坏常伴病灶向后突入椎管压迫硬膜或脊髓，造成椎管狭窄。

（3）磁共振（MRI）：MRI对水含量和蛋白含量多少的变化极其敏感，在病变早期其他影像检查无异常发现时，即能发现病变。

（4）超声波检查：对脊柱结核的治疗，最有价值的方法是在抗结核药物和其他抗生素的辅助下，进行彻底的病灶清除术。

（5）骨扫描：当结核侵犯部位出现核素浓聚现象，可以帮助了解其他部位有无结核病灶。此检查敏感性好，但是特异性不强，需要结合其他检查参考。

知识点4：脊柱结核的诊断　　副高：熟悉　正高：掌握

脊柱结核的诊断应该结合病史、症状、体征、实验室检查和影像学表现综合分析。当病变发展到一定程度，各种症状和体征明显、影像学表现典型时，诊断一般并无困难。确诊尚需要细菌检查学和病理学检查。

知识点5：脊柱结核的鉴别诊断　　副高：熟悉　正高：掌握

早期骨质破坏不明显，或者症状不典型时，诊断往往有一定困难，应与以下疾病加以鉴别。

（1）肿瘤：临床非典型性脊柱结核类型中的髓内或髓外的结核性肉芽肿，影像学非典型性脊柱结核类型中的单椎体型脊柱结核或单纯椎弓结核，以及椎体中央型结核，都需要与原发性脊柱肿瘤或椎管内肿瘤相鉴别。如果MRI等影像学检查尚难以确认，则需要进行穿刺病理检查或术中活组织检查。

（2）转移瘤：基本上所有类型的非典型性脊柱结核均需与脊柱转移瘤鉴别，所以也非常复杂。一般临床病史及表现等无法鉴别时，首先进行无创性检查，其次考虑各种穿刺或手术活检技术。

（3）多发性骨髓瘤：跳跃型脊柱结核以及多发型骨结核需要与多发性骨髓瘤进行鉴别。检查本-周蛋白等检查意义不大，需要进行骨髓穿刺等检查。

（4）脊柱化脓性骨髓炎：发病急，病变进展快，常有高热、剧痛、白细胞增多症状，骨桥形成早，椎体和附件通常同时受累，可与脊柱结核加以鉴别。

（5）Schmorl结节：为髓核向椎体内疝入的现象。临床也可有腰背部疼痛症状；X线片可表现为数个椎体上或下面出现相对着的局部凹陷区，可为圆形或半圆形。Schmorl结节的周围有清楚的骨硬化环，但无脓肿和脊柱的成角变形。

（6）脊柱非结核分枝杆菌病（NTM）脊柱NTM病的临床表现、X线特征与脊柱结核极其相似，临床也很难鉴别，NTM耐药率高或对抗结核药呈天然耐药性，是脊柱结核治疗的一大难题，但是尚未引起广泛重视。二者鉴别的方法：即在BACTEC培养基内加入硝基苯甲酸（5μg/ml），可抑制结核分枝杆菌复合型生长，而不抑制NTM。同时可进行药物敏感试验，指导临床化疗。

知识点6：脊柱结核的非手术治疗 副高：熟悉 正高：掌握

（1）一般治疗：对于营养状况差的患者，建议进食高蛋白、高热量、富含维生素的食物。营养状况特别差者，可给予少量多次的输新鲜血、氨基酸、脂肪乳等高营养液来改善体质。应尽量避免疲劳，适当休息。对于全身情况欠佳、体温较高、截瘫或椎体不稳定者，应该严格卧床休息。

（2）局部制动：为了缓解、预防或避免畸形加重，防止病变扩散、减少体力消耗，局部制动是治疗脊柱结核的重要环节。

（3）抗结核药物治疗：化疗方案：化疗方案的选择必须根据当地的社会状况、卫生服务水平、药品来源、结核病疫情各种因素来决策。短程化疗方案分为连续组和间歇组。

如出现耐药结核病，主要治疗原则包括：①重新制订合理化疗方案；②注意处理药物毒性反应；③MDR-TB的化疗，必须在完全督导下进行；④对有手术条件者，采用手术切除耐药结核病灶，提高治愈率；⑤对合理用药后效果还不佳者可采用调整计量、增加免疫调节剂，开展血药浓度监测等。

知识点7：脊柱结核的手术治疗 副高：熟悉 正高：掌握

脊柱结核的手术治疗方案总体可分成前入路手术、后入路手术及前后入路联合手术。

（1）脊柱结核的手术适应证：包括：①闭合穿刺活检阴性而需要明确病理诊断者；②保守治疗效果不佳的混合性感染；③明显畸形或椎体严重破坏；④脊髓受压引起神经体征；⑤持续疼痛或血沉持续在高位；⑥窦道形成且合并感染者。

（2）手术时机：脊柱结核手术时机选择应注意以下几点：①抗结核药物规范治疗必须4周以上；②肺结核和其他肺外结核处于静止或相对稳定；③骨病灶基本稳定，脓肿不再增大，普通细菌培养无细菌生长，混合感染得到控制；④患者一般状况好转，食欲好，体温正常或仅有低热，血沉出现明显下降趋势或接近正常；⑤糖尿病、高血压经治疗血糖、血压控制在基本正常范围内，无其他系统严重并发症；⑥近期心脏、肺、肝、肾功能以及电解质等均无异常。

知识点8：脊柱前入路手术　　副高：熟悉　正高：掌握

脊柱前入路手术方法的关键是经脊柱前路清除结核病灶并以自体骨块支撑脊柱。多年来，药物治疗辅助脊柱前入路手术已成为治疗各类脊柱结核普遍、首选的治疗方法，该方案对于早期根治结核病灶、减少脊柱后凸畸形、防止病灶复发及瘫痪均能取得满意的临床疗效。

知识点9：脊柱后入路手术　　副高：熟悉　正高：掌握

脊柱后入路手术包括后路椎板切除、后路脊髓减压、经后路结核病灶清除、脊柱后路器械内固定（经椎弓根系统等内固定方法）及自体或异体骨植骨脊柱融合术等方法。

知识点10：分期联合手术治疗方案　　副高：熟悉　正高：掌握

由于前入路手术和后入路手术各有优缺点，在治疗复杂的脊柱结核病例中，选择手术方案是困难的。因而，在20世纪80年代末，出现了二期手术方案，即在前路根治术的基础上，2～3周后行二期后路器械固定植骨融合术。三期手术包括脊柱前方松解术、后路器械内固定手术和前方或后方植骨融合术，其手术治疗效果与二期手术类似。

第十三节　椎间隙感染

知识点1：椎间隙感染的病因　　副高：熟悉　正高：掌握

在椎间隙感染的致病菌中，以金黄色葡萄球菌与白色葡萄球菌最为常见。

知识点2：椎间隙感染的发病机制　　副高：熟悉　正高：掌握

细菌进入椎间隙的途径包括以下两种：

（1）经污染手术的器械直接带入椎间隙：以往最为常见的是椎间盘手术后感染，发生率为0.1%～0.5%。近年来，经皮穿刺椎间盘抽吸术和经内镜椎间盘切除术而盛行，一旦器械消毒不严格，也可以发生椎间隙感染。因此，总的发病人数有所增加。

（2）经血液途径播散：通常认为成人椎间盘无血供，但也有人认为30岁以下时有着充足的血供，甚至认为至老年期仍然有血供。伴随着年龄的增大，来自邻近椎体穿透椎体骨板进入髓核的血供逐渐减少，但从周围血管仍可以获得足够的侧支循环。因此，可以认为椎间盘感染的来源与椎体感染的来源相似。原发病灶大都来自皮肤、黏膜或泌尿道，可能是通过Batson脊椎静脉丛的反流而致。有报道于导尿术后发病，并且获得阳性血培养。以来自泌尿道的感染最为常见。

知识点3：椎间隙感染的症状、体征　　副高：熟悉　正高：掌握

因手术污染所致的椎间隙感染起病或者急骤，或者缓慢。由溶血性金黄色葡萄球菌所致的感染往往起病急骤，有寒战与高热，腰背痛加剧，并且有明显的神经根刺激症状，患者因剧烈疼痛而不敢翻动身体，轻微的震动都可以触发抽搐状疼痛而引起大叫。体征则有腰部肌肉痉挛与压痛感，活动有障碍，原有的神经根刺激体征都会加重，做直腿抬高试验时甚至足跟离开床面困难，而病员往往因疼痛剧烈而拒绝做任何检查。由毒性较低的细菌，比如白色葡萄球菌所致的感染则起病缓慢，全身症状与体征都比较轻些，病程趋向于慢性过程。

血源性椎间隙感染通常见于年轻成人，儿童则比较少见，腰椎的发病率较高。一般起病缓慢，有发热、食欲不振等症状，腰椎病变者都有腰背痛与坐骨神经痛。体征则有压痛、腰肌痉挛和活动障碍。经石膏、抗生素治疗后症状可以缓解，而一旦活动过多或者停止治疗，症状又加重。病程趋向慢性。在发热期白细胞计数增高，但血细胞沉降率持续增快提示病变仍处于活动状态。

知识点4：椎间隙感染的检查　　副高：熟悉　正高：掌握

实验室检查：血常规可见白细胞计数增高，血沉增快。

其他辅助检查：放射性核素骨显像与MRI检查可以早期发现病变，在MRI片上可见病变椎间隙的两个相应的椎体有对称性炎性存在异常阴影。

知识点5：椎间隙感染的并发症　　副高：熟悉　正高：掌握

椎间隙感染最严重的并发症为截瘫。

知识点6：椎间隙感染的用药治疗　　副高：熟悉　正高：掌握

（1）以非手术治疗为主：选用足量抗生素并给予全身支持疗法。在全身与局部症状消退后仍需口服抗生素4～6周。

（2）局部引流：对神经根刺激症状明显者，难以忍受者，可行椎间盘穿刺抽吸，或者通

过留塑料管引流，同时可获得病原菌。

（3）酌情施术：由于诊断过程往往迟延，特别是血源性椎间隙感染诊断不易，局部组织粘连较为明显，手术操作困难，并发症多，因此，手术适用于已出现截瘫的患者。手术方法有两种：椎板切除减压术以及病灶清除术。

（4）对椎节不稳定者可行融合术：部分慢性病例症状反复出现，对出现脊椎不稳定表现者，如果一般情况良好，为减少并发症，可以做病灶清除术或者脊柱融合术。

第十四节　舒尔曼病

知识点1：舒尔曼病　　副高：熟练掌握　正高：熟练掌握

舒尔曼病（Scheuermanns disease，旧译休门氏病）也称休门氏后凸畸形，是青少年脊柱后凸畸形最常见的原因。常出现于青春期前后，典型的发病年龄在8～12岁，在12～16岁临床表现尤为明显，如果不加治疗会残留严重的外观畸形，并可能导致下腰痛等不适。

知识点2：舒尔曼病的临床表现　　副高：熟练掌握　正高：熟练掌握

典型舒尔曼病常表现为胸椎区疼痛和外观畸形。舒尔曼病患者的后凸畸形通常为角状后凸，伴有代偿性的腰椎前凸和颈椎前凸增加。患者的头部常位于身体的前方（即所谓的鹅颈畸形）。患者向前弯腰时通常会加重后凸畸形，出现角状后凸。由于舒尔曼病的后凸比较僵硬，过伸位不能纠正，因此腘绳肌和髂腰肌紧张常见，但通常不伴神经症状。

知识点3：舒尔曼病的诊断　　副高：熟练掌握　正高：熟练掌握

舒尔曼病常发病于青少年快速生长期，主诉是下胸背痛或者胸背后凸畸形。疼痛主要位于畸形部或下背部，活动后加重，通常随生长结束而减轻。如果疼痛位于腰部，而畸形在胸部，则应该考虑可能存在的下腰椎椎弓崩裂。舒尔曼病的疼痛通常出现在后凸畸形对应的区域，一般是在顶椎的远端，同时向脊柱的两旁蔓延。疼痛随着活动的增加而加重，随着休息得到缓解。

临床体格检查可见胸椎或胸腰椎后凸成角，腰椎代偿性前凸加大。后凸角度增大，过伸位试验不能矫正。脊柱后凸部下方的腰椎前凸通常较柔软，向前弯腰即可矫正。腘绳肌紧张很常见，有轻度结构性脊柱侧凸的病人多达30%，特征是在后凸畸形的下部。

诊断舒尔曼病的标准是后凸顶端至少3个相邻椎体的楔形变超5°，椎体终板不规则，Schmorl结节以及胸椎后凸超过45°。

知识点4：舒尔曼病的鉴别诊断　　副高：熟练掌握　正高：熟练掌握

最重要和最常见的鉴别疾病是姿势性圆背畸形。这种畸形的特点是胸椎后凸轻度增加，临床检查时活动性好，很容易用仰卧过伸试验矫正。X线片显示椎体轮廓正常，无椎体楔形变。姿势性圆背后凸与舒尔曼病常见的成角后凸相比更平缓。

如果症状是疼痛，应该考虑到椎间隙感染，但经临床和实验室检查、CT、MRI或骨扫描通常可以排除。有时，轻度的脊柱骨折使鉴别诊断复杂化，但压缩性骨折引起的楔形变常常只累及一个椎体，而不是舒尔曼病脊椎后凸的3个或以上的椎体受累。在鉴别诊断时还应该考虑到骨软骨发育不良，如Morquio和Hurler综合征以及肿瘤和先天性畸形，尤其是先天性脊柱后凸。对于年轻男性，还必须排除强直性脊柱炎。

知识点5：舒尔曼病的治疗　　副高：熟练掌握　正高：熟练掌握

青少年舒尔曼病的治疗包括临床随访、功能锻炼、佩戴支具和手术。确诊舒尔曼病并不意味着马上就要采取治疗措施，治疗方案的确定需要量体裁衣，根据患者的年龄、症状的严重程度、畸形的发展趋势采取措施。

第四章 骨 肿 瘤

第一节 良性骨肿瘤

一、骨瘤

知识点1：骨瘤的病因与病理 副高：了解 正高：熟悉

通过大体检查，骨瘤的病因为结节性或圆形致密的骨皮质，有骨膜覆盖。

病理组织学由致密的板层骨构成，伴随有或者没有哈佛管，通常没有骨髓成分。

知识点2：骨瘤的临床表现 副高：了解 正高：熟悉

肿瘤多在儿童时期出现，伴随生长发育逐渐缓慢生长，无明显疼痛，常在无意触摸中发现。肿瘤坚硬如骨，不能活动，无压痛感，表面皮肤正常。近2/3病灶发生在额窦或者筛窦内，由于引流障碍出现炎症，或者颌面骨骼出现畸形而被发现。颅腔内骨瘤因向颅内发生长，会伴有眩晕、头痛感，甚至出现癫痫等症状。

知识点3：骨瘤的影像学改变 副高：了解 正高：熟悉

X线表现为圆形或者椭圆形致密高密度肿物，边缘光滑整齐，无骨膜反应。多为单发，偶然见多发。CT扫描显示骨外侧面半圆形均匀骨质密度肿物，界清。

知识点4：骨瘤的诊断与鉴别诊断 副高：了解 正高：熟悉

成年人颅骨或颌面骨突出肿块或畸形，没有明显症状，X线表现为局限性圆形或椭圆形高密度肿物，界限清楚，诊断本病并不困难，但仍然需要与下列疾病作鉴别诊断。

（1）骨软骨瘤：偶然发生在颅面骨的骨软骨瘤，向骨外生长形成骨性肿块，或某些骨软骨瘤的软骨帽退化消失，有时在X线平片上难于与骨瘤鉴别。

（2）外伤后骨质肥厚：颅骨因外伤或者其他原因形成骨膜下血肿，血肿吸收后钙化、骨化，形成局限性骨质肥厚，需要与本病进行鉴别诊断。

知识点5：骨瘤的治疗 副高：了解 正高：熟悉

骨瘤的生长可随人体的发育而逐渐增大，发育停止后肿瘤通常停止生长。因此，对无症状的骨瘤可随诊观察不给予处理；若肿瘤生长过快或者在成年后继续生长，或者压迫邻近组织产生症状者，适合行手术切除治疗。切除应包括底部少量正常骨质，术后很少复发。

二、骨软骨瘤

知识点6：骨软骨瘤的病因与病理 副高：了解 正高：熟悉

骨软骨瘤为骨表面外生的有软骨帽的良性骨肿瘤，病因尚不明确，目前有几种假说，包括骺板产生损坏、旋转角度、畸变生长或者疝状突入干骺部。

特征性的病理表现具有以下几层结构，从外到内依次为：①纤维性软骨膜：与周围正常的骨膜相互延续；②软骨帽：是由类似于生长板的透明软骨组成，存在临时钙化带，相当于蒂的骨-软骨结合部的钙化，软骨帽内可能存在软骨内化骨。软骨帽的厚度很少超过2cm，伴随着年龄的增长而逐渐变薄甚至消失，较厚的软骨帽提醒有恶变的可能；③骨皮质及骨松质：与宿主骨相连续，组织学上为成熟的板层骨，是主要的肿瘤构成部分。

知识点7：骨软骨瘤的临床表现 副高：了解 正高：熟悉

多见于青少年，无意中发现局部有一肿块，肿块生长缓慢，本身无症状。当肿块压迫周围组织如肌腱、神经、血管等影响功能，活动受限，疼痛、局部麻木，活动无力，血运障碍。

知识点8：骨软骨瘤的诊断 副高：了解 正高：熟悉

骨软骨瘤根据临床表现和X线片表现可以做出明确诊断。

知识点9：骨软骨瘤的治疗 副高：了解 正高：熟悉

骨软骨瘤在不影响功能和美观，没有明显临床表现时，通常无须特殊治疗。若肿瘤过大，生长较快，影响功能和美观时，应考虑做切除术。手术切除范围应较大，包括肿瘤基底四周的部分正常骨组织、瘤体、纤维膜，纤维膜应完整切除，以免遗漏，否则常会引起复发或恶变。

三、软骨瘤

知识点10：软骨瘤的病理特点 副高：了解 正高：熟悉

在大体标本上为坚实或者略呈黏液样变的透明软骨，在剖面上呈蓝白色，部分标本含有暗淡的白色以及黄色砂砾样组织，其本质属于钙化性软骨。

知识点11：软骨瘤的临床表现　　副高：了解　正高：熟悉

局部骨质肿大为其主要表现。通常见于青少年，发病过程缓慢，初期通常无明显症状。等到局部逐渐膨胀明显，发生手和足指（趾）畸形及伴有酸胀感，才被发现而就诊，或者出现病理性骨折产生疼痛拍X线片才发现。如果肿胀突然生长速度加快，出现疼痛，有可能发生恶变。孤立性软骨瘤恶变率大约为2%，多发性约为10%（图3-4-1）。

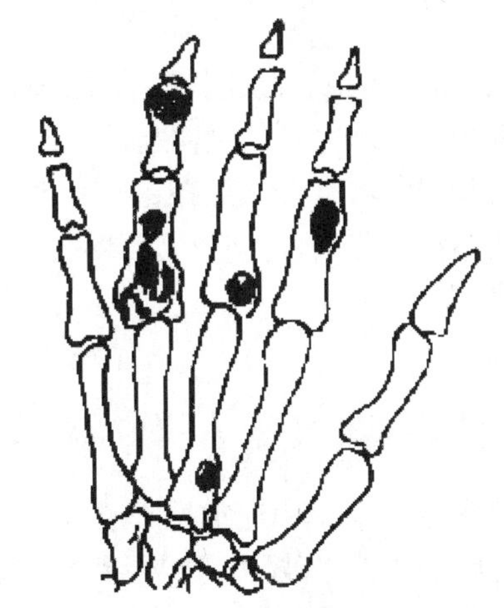

图3-4-1　指（掌）骨多发性软骨瘤示意图

知识点12：软骨瘤的X线征象　　副高：了解　正高：熟悉

发生于指（趾）骨的软骨瘤，通常位于骨中央。表现为边缘清晰、整齐的囊状透明阴影，呈膨胀性生长，椭圆形，受累骨皮质膨胀变薄，周围有一薄层增生硬化现象，在透明的肿瘤阴影内，可见散在的砂粒样钙化点，有些表现为模糊的烟圈样钙化，这是此病的主要X线特征。发生于长骨中的单发性内生软骨瘤者，肿瘤阴影较大，通常偏于一端，表现溶骨性的病变，其内可见钙化阴影，骨皮质的膨胀显著，常呈分叶状侵蚀，但是没有骨膜反应。当肿瘤恶变时，则可见骨皮质破坏以及骨膜反应，肿瘤可深入到软组织中，边界模糊。

知识点13：软骨瘤的治疗　　副高：了解　正高：熟悉

由于软骨瘤具有恶变现象，所以已经诊断的手以及足部软骨瘤，应及时行病灶彻底刮除，50%氯化锌烧灼灭活，并且用自体松质骨碎骨片填充植骨。发生于躯干和四肢长骨者，采用局部整块切除以及植骨术。如果发生症状的恶变，可行节段性切除手段、大块植骨或者做假体置换。

四、骨巨细胞瘤

知识点14：骨巨细胞瘤的病理 副高：了解 正高：熟悉

骨巨细胞瘤是一种良性的、有局部侵袭性的肿瘤，瘤体通常为灰褐色破碎软组织，间有黄褐色坏死灶和出血灶。切面为实性，有纤维性或骨性分隔。镜下主要由单核基质细胞以及多核巨细胞组成，核分裂常见。

知识点15：骨巨细胞瘤的临床表现 副高：了解 正高：熟悉

患部常感酸痛或钝痛，偶尔有剧痛或者夜间痛，肿胀多为骨质膨胀扩张的结果，触之有乒乓球样感觉。如果穿破骨进入软组织，则产生明显的软组织肿块，多局限于骨端一侧。所在关节活动多不受限制，压痛及皮温增高普遍存在，并有表浅静脉充盈，脊椎部位病变可有脊髓或者神经根受压症状。晚期常合并病理性骨折，如果初始即为恶性，则疼痛剧烈，并伴有贫血和营养不良等全身症状。

知识点16：骨巨细胞瘤的鉴别诊断 副高：了解 正高：熟悉

（1）骨囊肿：多发生于儿童及青少年，通常见于肱骨和股骨上端。疼痛轻，生长慢。X线表现为单房性或多房性，有局限性骨质破坏，边界清楚，轻度膨胀，不会穿破骨皮质。

（2）动脉瘤样骨囊肿：X线表现与骨巨细胞瘤相似。但是好发于青少年，常见于椎体、长管状骨的干骺端或髓腔内，局部穿刺为血性液体。

（3）成骨细胞瘤：好发于青少年，以脊椎附件最为多见。X线表现两者相似，通过细胞学检查才能区别。

（4）骨肉瘤：患者通常为儿童及青少年，局部疼痛感明显，肿瘤发展迅速。X线常见骨膜反应，为放射状日光射线现象或成Codman三角。病理切片可以确诊。

（5）成软骨细胞瘤：也好发于长管骨的一端，但是患者通常在20岁以下。X线检查可见棉絮状或者沙粒样钙化斑点。病理检查也见有多核巨细胞，但数目少并且有许多局限性钙化区域。

（6）骨纤维肉瘤：也常见于四肢长管状骨干骺端或者骨端。X线表现为溶骨性破坏，界限不清楚，但患者年龄较大。病程短、疼痛、肿胀较严重，有时需要借助病理检查才能得到确诊。

知识点17：骨巨细胞瘤的治疗 副高：了解 正高：熟悉

骨巨细胞瘤的治疗方法主要包括：

（1）刮除植骨术：对于破坏尚有局限的Ⅰ级肿瘤适用。

（2）节段截除术：适用于Ⅰ级、Ⅱ级肿瘤范围较大或刮除后复发者，截除的骨缺损可行植骨或者人工关节替代。

（3）截肢或关节离断术：适用于Ⅲ级骨巨细胞瘤或者有明显恶变者或者已经广泛侵入软组织者。

（4）放疗：本病对放疗有中度敏感性，多应用于术前辅助治疗或手术困难部位。

（5）化疗：用多柔比星骨水泥缓释体替代一般的植骨。

五、骨样骨瘤

知识点18：骨样骨瘤的病因与病理　　副高：熟练掌握　正高：熟练掌握

骨样骨瘤的病因尚不明确。

（1）大体检查：骨样骨瘤是位于骨皮质内的圆形或椭圆状病变，直径很少超过1cm，呈红色、棕红色沙砾样或肉芽状，其硬度决定于肿瘤的钙化程度，周围为白色硬化骨所包绕，界限清楚。

（2）组织病理学：骨样骨瘤的基本结构是在富于血管的结缔组织中，含有分化的骨母细胞，产生骨样组织或骨组织。在病变中央部分，亦即瘤巢，有成熟的活跃骨母细胞，成排的黏附于骨或骨样组织的周边，此外尚有少量活动的破骨细胞。骨样组织呈细微的小梁矩阵，或为沉积为片状的融合结构。骨母细胞没有异型性和核的分裂象及多形性。骨样骨瘤的疼痛是由瘤巢内大量的无髓神经轴索传导的，但目前研究资料中并未观察到神经纤维。肿瘤的周围为血管增生的反应性硬化骨所包绕，硬化骨是由不同成熟程度的致密骨构成，边缘完整，界限十分清楚，为良性生物学行为的典型表现。如果肿瘤部位愈靠近骨表面，骨质的增生硬化反应愈显著，反之则不明显。

知识点19：骨样骨瘤的临床表现　　副高：熟练掌握　正高：熟练掌握

主要表现为患处疼痛，早期较轻，呈间歇性，夜间明显，之后逐渐加重，严重时可影响睡眠。发生于长骨末端者，可出现相邻关节肿胀、积液，引起反应性或炎症性关节炎，最终继发骨性关节炎或导致异位骨化；发生于脊柱者，常累及椎弓，引起脊柱椎旁肌痉挛，导致疼痛性脊柱侧弯，其凹面朝向病变侧，平卧时加重。最常见于腰段，其余依次为颈、胸段，骶尾部罕见；若病变位于趾、指部，可出现持续软组织肿胀和局部骨膜反应，造成功能障碍。

此外，骨样骨瘤具有特征性的表现，即口服水杨酸盐制剂和非甾体类消炎镇痛药如阿司匹林，疼痛可明显缓解，该表现有诊断意义。

根据肿瘤的位置，骨样骨瘤可分为皮质型、髓质型、骨膜下型。还可进一步分为关节内型和关节外型。

知识点20：骨样骨瘤的影像学表现　　副高：熟练掌握　正高：熟练掌握

X线平片表现为长骨皮质的大量硬化骨，包绕着透X线的瘤巢，偶尔可显示出一个中心钙化区。有时骨硬化非常显著，从而掩盖了瘤巢的透亮区。髓质型骨样骨瘤因周围反应性硬化骨不明显，所以X线平片下不易被发现。而骨膜下型骨样骨瘤则容易被发现，可有或无反应性骨硬化。CT骨窗位的薄层扫描是检查骨样骨瘤最有效的影像学手段，可以清楚地显示硬化骨中央的瘤巢以及内部靶状致密区，可伴有成熟的层状或葱皮样骨膜反应，有助于鉴别诊断，在中轴骨尤其脊椎的骨样骨瘤方面更具诊断价值。但常规的CT检查很可能遗漏小的病灶。MRI检查不能确认瘤巢，只能是X线、CT检查的补充，但可以显示骨样骨瘤周围的水肿以及髓腔、关节周围的病灶。瘤巢在T1加权像上呈低到中等信号，在T2像上呈低中或高信号，增强后多数瘤巢强化明显，尤其是骨样组织为主、血管丰富的病灶。放射性核素骨扫描表现为病变区的放射性浓聚，阳性率比X线平片高。

知识点21：骨样骨瘤的诊断 副高：熟练掌握 正高：熟练掌握

儿童青少年发病，患处疼痛，夜间明显，口服水杨酸盐及非甾体类消炎镇痛药可缓解症状，放射学可见长骨偏心性梭形硬化骨中央透光性瘤巢，结合术后病理检查，既使未观察到肿瘤与周围反应硬化骨的交界处，也仍可明确诊断。

知识点22：骨样骨瘤的鉴别诊断 副高：熟练掌握 正高：熟练掌握

（1）骨瘤：骨瘤临床上无症状，影像学上特征性的具有毛刷状或羽毛状边缘，与周围的骨小梁一起形成“放射状骨刺”，无中央透亮区，放射性核素核扫描没有成骨活性增加，容易鉴别。

（2）慢性硬化性骨髓炎或Brodie脓肿：放射学上亦可有骨皮质的增厚，但因骨髓炎为骨的低毒性炎症性病变，故骨膜反应的范围更加广泛，可绕骨干一周，骨皮质增厚不规则，可能伴有骨干的变形，骨松质部位可有明显的骨硬化。Brodie脓肿常可见脓腔有蛇形透亮线（小的窦道）向外延伸；很少见到骨破坏及骨质疏松。

（3）皮质内骨肉瘤：这是一种很罕见的恶性肿瘤。有十分类似于骨样骨瘤的放射学表现，鉴别主要依靠病理组织学，皮质内骨肉瘤具有丰富的骨样基质编织骨，并有所谓的胞核正常化所致的轻度间变；在肿瘤内残存有宿主骨的正常板层骨，是恶性肿瘤的表现。

（4）骨皮质脓肿：亦表现为长骨偏心性骨皮质硬化，甚至其中央也可见透亮病灶。但骨皮质脓肿的骨膜反应较骨样骨瘤少些，形态更不规则，薄层骨窗位CT扫描可见中央透亮区与周围硬化骨边界不清楚。CT增强扫描显示骨样骨瘤富于血管，而骨皮质脓肿则为无血管区。

（5）应力性骨折：一般有反复运动损伤史，如长途行军或体育锻炼，好发于胫骨及足部短管状骨。X线平片上，局部骨膜反应为非偏心性，中央部位多可观察到细微骨折线，且多与骨干皮质方向垂直，此为鉴别要点。

（6）骨母细胞瘤：骨母细胞瘤与骨样骨瘤在病理学上非常相似，鉴别主要依靠临床及影像学表现。骨母细胞瘤不具有骨样骨瘤特征性的疼痛，放射学上肿瘤直径＜1cm者为骨样骨瘤，＞2cm者多为骨母细胞瘤。骨样骨瘤不显示密度大的软组织肿块，而骨母细胞瘤则无中央透亮区，很少引起反应性骨皮质增厚，生长较快，有进行性发展的趋势。病理组织学上，骨母细胞瘤骨样组织较骨样骨瘤更丰富，在整个病灶中的成熟程度较一致。

知识点23：骨样骨瘤的治疗　　副高：熟练掌握　正高：熟练掌握

手术治疗效果良好。术后患者可感觉到术前疼痛症状即刻缓解。

骨样骨瘤的标准治疗是完整切除瘤巢，因骨样骨瘤的瘤巢较小，骨皮质表面又无特征性改变可供参考，故术中定位肿瘤较为困难，而术前计划则显得十分重要。除X线平片外，可利用CT扫描及放射性核素骨扫描、血管造影等资料，先确定瘤巢周边的骨性标志，测量瘤巢中央距离各骨性标志的长度，以便于术中依据骨性标志还原肿瘤的实际位置。由于瘤巢与四环素亲和，术前给予四环素，术中用紫外线照射术野，瘤巢即能发出荧光。另外，术前静脉注射^{99m}Tc也可用以确定小的瘤巢。术中确定瘤巢后，可采取刮除或整块切除的方法彻底清除全部瘤巢，并扩大清除周边的2～5mm硬化骨质，如果骨缺损较大可考虑植骨。

六、骨化性纤维瘤

知识点24：骨化性纤维瘤的病因与病理　　副高：熟练掌握　正高：熟练掌握

该病的病因不明确，可能与釉质瘤之间存在一定的关系。

（1）大体检查：骨化性纤维瘤为实性病变，切面呈灰白、浅黄或淡红色，肉质样，质地软或呈沙砾样。肿瘤表现骨膜完整，骨皮质可变薄或消失，病变与髓腔之间有硬化性边缘分隔。

（2）组织学检查：肿瘤由纤维基质和分布其中的骨小梁构成。骨小梁的主要成分为编织骨，边缘衬附着成熟的板层骨，骨小梁的边缘有轮廓清楚的骨母细胞包绕，板层骨由骨母细胞所产生。纤维基质由温和的梭形细胞及其产生的胶原纤维构成，基质从黏液性到中度纤维化不等，其中分布少量破骨细胞。核分裂象罕见，透明变性、出血、黄瘤样变、囊性变和灶性巨细胞瘤等改变很少见。

（3）免疫表型：可表达Vimentin，有时S-100和Leu7阳性。当见到角蛋白染色阳性的上皮细胞时，应诊断为骨化性纤维瘤样釉质瘤。

知识点25：骨化性纤维瘤的临床表现　　副高：熟练掌握　正高：熟练掌握

累及长骨的病例均为儿童，特征性地发生于胫骨的近、中1/3段的前面，尚可见于腓骨的远侧1/3、尺桡骨，多为单发，表现为局部肿胀，伴胫骨的弯曲畸形，有或无疼痛。

知识点26：骨化性纤维瘤的影像学表现　　副高：熟练掌握　正高：熟练掌握

X线平片上，骨化性纤维瘤特征性地位于皮质中央，亦可扩展至髓腔，呈偏心性生长；病变边界清楚，骨皮质变薄、膨胀甚至消失，在靠近髓腔的一侧常有一硬化缘；病变区的密度高于周围软组织，呈磨砂玻璃样；多腔溶骨性病变有时可以很显著，呈分散或融合的卵圆形、锯齿状或小泡状；部分病例表现为明显的侵袭性，可累及骨的整段，导致严重的弯曲畸形。CT扫描：显示病变位于皮质骨内，没有突破进入软组织，与髓腔间有硬化带分界。MRI扫描，T_1加权像上为高低混杂信号，T_2加权像为高信号。

知识点27：骨化性纤维瘤的诊断　　副高：熟练掌握　正高：熟练掌握

骨化性纤维瘤的临床表现及影像学表现具有特征性，根据患者的发病年龄、病变部位及典型的X线表现诊断不难。

骨化性纤维瘤应与下列疾病鉴别：

（1）纤维结构不良：发病年龄较大，可能为多骨性，病变多位于骨的中心，皮质变薄，位于股骨上段病变常呈“牧羊人拐杖”样变形，病变区为磨砂玻璃状改变，没有骨化性纤维瘤的小泡样改变。组织学上，纤维结构不良的纤维背景中，骨小梁由不成熟的编织骨构成，分布相当的杂乱无序，表面缺乏成骨细胞。

（2）非骨化性纤维瘤：发生于年龄较大的儿童或青少年，多见于股骨下段的后侧，如果病变侵及髓腔，有硬化边缘，病变区的密度更低，则考虑为非骨化性纤维瘤的可能性大。

（3）成釉细胞瘤：该病的发病年龄较大，表现更加广泛，更具侵袭性。组织病理学上，在纤维性-骨性基质中有单个或多个小的上皮细胞巢存在，是与本病的不同之处。

知识点28：骨化性纤维瘤的治疗　　副高：熟练掌握　正高：熟练掌握

骨化性纤维瘤的自然病程是10岁前逐渐生长，15岁以后逐渐消退并康复，所以尽量在10岁以后再行手术治疗，否则局部刮除术后的肿瘤复发率很高。要根据不同的年龄采取不同的治疗方法。不满10岁的患者在局部病变活检检查确诊之后尽可能采取保守治疗，如佩戴支具，防止畸形或骨折。超过15岁的病例，肿瘤的侵袭性已开始逐渐降低，可以采取手术治疗，主要方式有病灶刮除、瘤腔骨壁灭活、肿瘤骨段切除、植骨重建等，可以取得良好的效果。放、化疗对本病无效。

七、骨内淋巴管瘤

知识点29：骨内淋巴管瘤的病因与病理　　副高：熟练掌握　正高：熟练掌握

骨内淋巴管瘤的发病原因可能与先天性发育异常、炎症、肿瘤和淋巴回流受阻有关。目前多认为是先天性或其他原因导致淋巴管引流梗阻，骨内淋巴管异常扩张，形成囊状腔隙并向邻近骨质侵袭破坏。

肉眼观察肿瘤呈浸润性生长，无完整包膜，切面呈海绵状，为内皮细胞形成的扩张管腔，腔内充满淡黄色液体，无血液，周围骨组织有压迫性萎缩。镜下所见肿瘤由许多内皮细胞形成的扩张淋巴管组成，淋巴管大小不等，管腔不规则，腔内为淋巴液，内有少量淋巴细胞，偶尔也可见淋巴管内有血细胞存在，间质为疏松纤维组织，可有淋巴细胞聚集，有时有骨小梁。手术时有清凉淡黄色的淋巴液溢出，有助于与血管瘤的鉴别。

知识点30：骨内淋巴管瘤的临床表现　　副高：熟练掌握　正高：熟练掌握

绝大多数淋巴管瘤是软组织病变，大多发生于婴幼儿，不少为先天性，但无遗传倾向，男女发病率均等。骨内淋巴管瘤极罕见，常多发（淋巴管瘤病），也有单发，多在出生时发现（50%～65%），或至少在2岁以内被发现（90%）。病变部位常见于长管状骨、颅骨、脊柱、骨盆等。一般无临床症状，少数起病缓慢，出现轻微疼痛，逐渐加重，患肢活动受限，骨破坏严重可出现病理性骨折。受累肢体可出现淋巴水肿，肢体肥大，皮肤多无红热和静脉曲张，脊柱受累者可出现脊髓神经受压的症状。

知识点31：骨内淋巴管瘤的影像学表现　　副高：熟练掌握　正高：熟练掌握

病变呈不同程度的溶骨性多囊状破坏，骨皮质膨胀变薄，边缘清晰，呈肥皂泡样外观，少数病例边缘可模糊不清或成虫蚀状。一般均无钙化和骨化，病变广泛时骨干可轻度弯曲、粗细不等等畸形，可合并病理骨折或软组织肿块。患肢皮下组织内可出现粗大的网状结构，患肢弥漫性水肿、增粗。位于骨膜的淋巴管瘤可引起局部骨质的压迫性凹陷，进一步可侵袭骨皮质。淋巴造影可显示患肢淋巴回流时间延长，并可见侧支循环和部分性淋巴管堵塞。造影后24～48小时，可见骨内囊状腔隙中有造影剂充盈，造影剂可长期停留于囊腔内达数月之久，并可见病变区域内扩大的淋巴管。淋巴造影可明确病变是淋巴管还是血管起源。

CT平扫淋巴管瘤呈密度均匀的多囊性病灶，典型表现为均匀一致的水样密度、不同程度的骨破坏，无死骨形成。增强扫描时病灶本身无增强，伴海绵状血管瘤时可出现强化。MRI上该病表现为骨内腔隙，T_1加权像呈低信号，T_2加权像呈高信号，这表明病灶内充满液体，注射造影剂后病变区域内并无强化。病灶内信号的高低取决于其内容物的性质，偶尔因数量不等的出血或蛋白含量不同而信号表现不一。对于明确病灶的范围MRI较CT优越。

知识点32：骨内淋巴管瘤的诊断　　副高：熟练掌握　正高：熟练掌握

对于患肢疼痛伴有肢体增粗、弥漫性水肿，X线片发现病变呈溶骨性多囊状破坏，皮质膨胀变薄，边界清楚。临床应考虑骨淋巴管瘤的诊断。囊腔穿刺抽出浅黄色液体，化验为淋巴液，即可除外骨囊肿，确诊为骨淋巴管瘤，淋巴造影对本病也有确诊意义。

单发病例需要鉴别的疾病有淋巴瘤、浆细胞瘤和纤维肉瘤，多发病变应与转移瘤、血管瘤病、嗜酸性肉芽肿、多发性骨纤维结构不良、先天性纤维瘤不病等鉴别。单发孤立病灶鉴别的要点是病变进展缓慢，成人时可停止生长，有些病灶还可消退，边缘光滑锐利。多发性病变鉴别要点是，绝大多数发生于婴幼儿，呈细小的囊性溶骨性破坏，弥漫性分布而缺乏成骨反应。常合并软组织异常，如淋巴水肿等可资鉴别。

知识点33：骨内淋巴管瘤的治疗　　副高：熟练掌握　正高：熟练掌握

对于无临床症状及骨折倾向者可无须外科治疗。病变进展，骨破坏加重，造成病理骨折或骨骼畸形者可行手术治疗，多采用病灶内刮除植骨术。放疗或局部注射硬化剂可控制病变发展。

第二节　恶性骨肿瘤

一、骨肉瘤

知识点1：骨肉瘤的病因　　副高：了解　正高：熟悉

骨肉瘤又称成骨肉瘤，经典骨肉瘤、成骨型肉瘤等，是一种原发于髓内的高级别恶性肿瘤。目前，骨肉瘤的病因尚未十分清楚，普遍认为与下列因素相关：

（1）骨骼生长活跃。

（2）遗传基因。

（3）放射线的影响。

（4）病毒感染。

（5）良性骨疾病的恶变。

其致病原因仍需进行深入研究。

知识点2：骨肉瘤的病理　　副高：了解　正高：熟悉

显微镜下可见骨肉瘤含有不同成分的软骨、纤维组织及新生骨组织。由明显间变的梭形或多边形肉瘤细胞组成，许多瘤细胞大小不等，形状不一，核形奇异，大而深染，核仁明显，易见病理性核分裂象，有小型多核巨细胞、梭形细胞、不成熟的软骨细胞及恶性成骨细胞，细胞核大，染色很深。肿瘤细胞直接形成肿瘤性类骨组织或骨组织，是诊断骨肉瘤的最重要的组织学依据。所形成的类骨组织或骨组织在不同肿瘤或同一肿瘤的不同部位多少不等。往往可以看到肿瘤性骨质发生过程中各阶段的形态，早期在恶性肿瘤细胞间出现均质红染的胶原样物质，其后红染物质逐渐增多，将肿瘤细胞分隔疏远，构成小梁或片状的肿瘤性类骨组织（图3-4-2）。类骨组织可伴钙盐沉着，其内的肿瘤细胞固缩变小，形成肿瘤性骨质。骨肉瘤内也可出现肿瘤性软骨（图3-4-2）。

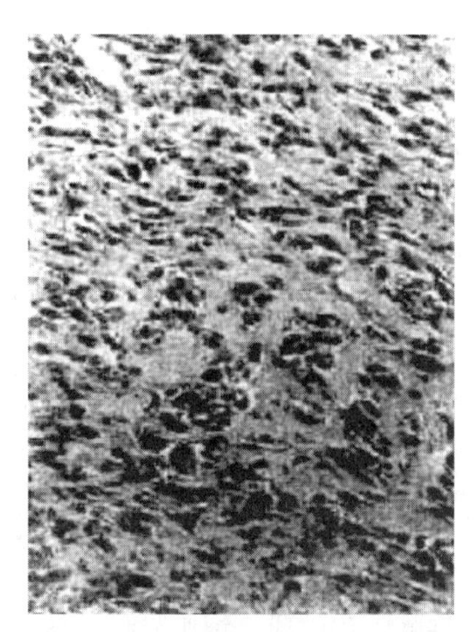

图3-4-2　多形性肉瘤细胞直接形成肿瘤性骨样组织（×175）

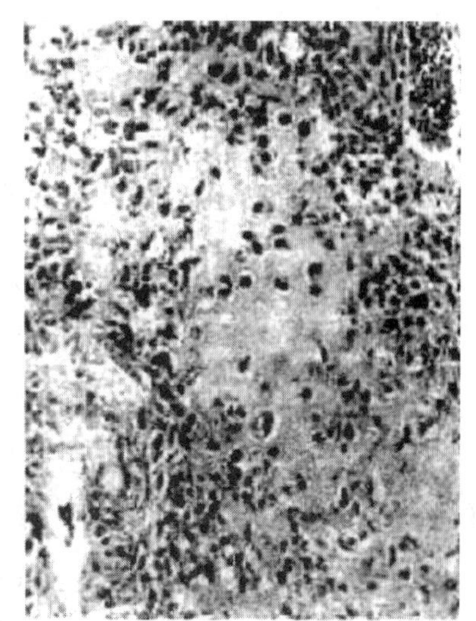

图3-4-3　骨肉瘤内中流行软骨（×175）

知识点3：骨肉瘤的临床表现　　副高：了解　正高：熟悉

（1）疼痛：疼痛是骨肉瘤最早、最主要症状，可以发生在肿块出现以前，早期为轻度疼痛，或间断性疼痛，随着病情发展渐转为持续性剧烈疼痛，尤以夜间为甚。

（2）肿块：患部出现肿块，生长迅速，质中或坚硬，溶骨性的较软，压痛阳性，移动度差，基底部与骨质紧密相连，局部温度较高，静脉怒张，有时可触及动脉搏动，听诊可闻及血管杂音。

（3）功能障碍：骨肉瘤多发于干骺端，近邻关节，容易产生邻近关节积液，出现关节疼痛，影响关节功能，严重时关节畸形。当局部损伤时，容易发生病理性骨折，也影响肢体功能。

（4）肿瘤中毒症状：消瘦、低热、贫血、恶病质、白细胞增多。

（5）转移症状：有肺部转移时，有咳嗽、胸痛、咯血、呼吸困难等症状。

（6）X线片表现：在X线片上可分为3种：①溶骨型：骨质破坏明显，无明显的瘤骨形成，有大块不规则的囊状骨质疏松区；②硬化型：由瘤骨和钙化软骨所形成，早期呈毛玻璃状，后期可见团块状的瘤骨和钙化；③混合型：兼有溶骨性和硬化性的特点。肿瘤呈浸润性破坏，边界规则，表面模糊，界限不清，可穿破骨皮质进入软组织形成大小不等的肿块。

（7）ECT：可以明确骨肉瘤的位置，确定远处转移的脏器、组织。同位素扫描确定病变的大小，要比真正的病灶要小。

（8）CT和MRI：对病灶范围的大小可测定，了解病灶边缘情况，与周围重要脏器和组织的关系。对手术方式的选择和手术范围的大小的确定有十分重要的作用。

（9）动脉造影和数字减影：可了解肿瘤内血管的分布，周围血管受压情况。

（10）临床化验：血清碱性磷酸酶的增高，它对骨肉瘤诊断和推测预后有一定价值。

（11）诊断：临床上对青少年有近膝关节的骨端疼痛，肿胀等应怀疑骨肉瘤，需要认真检查，根据病史、体征及X线片表现，大多可以做出诊断。要做出明确诊断必要做活体组织检查。

知识点4：骨肉瘤的治疗　　副高：了解　正高：熟悉

诊断明确后，应尽早做截肢术或关节离断术，手术前后配合化疗和放疗可能提高疗效，单纯应用化疗或放疗效果不大，单纯性截肢效果欠佳，2年内复发转移，2年存活率为5%～20%。目前主张手术前后进行化疗，其存活率明显提高，条件允许可采取保肢疗法，局部骨段切除，半关节移植、假体植入。化疗多采用大剂量的甲氨蝶呤（8～12g/m^2）、阿霉素、环磷酰胺、长春新碱。可以全身化疗，也可进行介入化疗。

二、软骨肉瘤

知识点5：软骨肉瘤的病因与病理　　副高：了解　正高：熟悉

软骨肉瘤是一种以肿瘤细胞形成软骨为特征的恶性肿瘤，病因到目前为止还不十分清楚。

病理变化：主要是有流星软骨细胞、钙化软骨、软骨骨化组成，细胞异形，核分裂象少见。

知识点6：软骨肉瘤的临床表现及诊断　　副高：了解　正高：熟悉

（1）临床表现发病呈慢性过程，主要表现为疼痛。开始仅为轻微疼痛，钝性、间歇性、逐渐加重，到中后期转变为持续性剧痛。局部有缓慢生长的肿块，表面皮肤充血发热，肿块表面不光滑，质体较硬，压痛阳性，关节活动受限。当肿瘤浸及或压迫周围重要脏器和组织时，可出现相应的临床表现。晚期可发生远处转移，有消瘦、贫血、低热等表现。

（2）X线表现软骨肉瘤生长缓慢，可引起周围骨皮质膨胀、变薄，一般皮质完整。常表现为干骺端的髓腔内有一单房或多房性骨密度降低或透亮区，边界不规则，其内可见斑点状或块状的钙化，有些病人肿瘤穿破新生骨形成“袖口”征。

（3）诊断主要依靠临床表现、X线表现、病理学检查来诊断。

知识点7：软骨肉瘤的治疗　　副高：了解　正高：熟悉

由于软骨肉瘤对化疗和放疗无效，所以应及早手术切除，一般采用大块根治性切除再行大块骨移植或假体植入等保肢手术。如果就诊较晚或复发者，行截肢术或关节离断术。

三、骨膜肉瘤

知识点8：骨膜肉瘤的病因及病理　　副高：了解　正高：熟悉

病因到目前为止还不清楚。

病理：组织形态变化不一，有的类似于良性肿瘤；有的类似于硬化性的肉瘤，破坏皮质，侵入髓腔，危及生命。

知识点9：骨膜肉瘤的临床表现　　副高：了解　正高：熟悉

临床表现：主要以肿块为主，症状轻微，无疼痛，肿块较大时影响关节功能，造成关节活动障碍。

X线表现：在骨的一旁有瘤体形成，早期瘤体与骨的分界线清楚，其间可见一条透亮区，随着病变的发展，瘤体可浸润骨质，骨质破坏。瘤体常呈分叶状、圆形，瘤体内有许多新骨形成，有小的骨小梁出现。

知识点10：骨膜肉瘤的治疗　　副高：了解　正高：熟悉

肿瘤浸润较轻时，可大块根治切除，再行大块骨移植或假体植入。如果浸润较严重、复发者，可以行截肢术。

四、骨纤维肉瘤

知识点11：骨纤维肉瘤的病因及病理　　副高：了解　正高：熟悉

骨纤维肉瘤是一种骨原发性恶性梭形细胞肿瘤，病因到目前还不十分清楚。

病理：来源于骨髓和骨膜的非成骨的间叶组织。瘤体呈灰白色，剖面上有纤维条索排列，恶性程度高者，呈鱼肉状。

知识点12：骨纤维肉瘤的临床表现及诊断　　副高：了解　正高：熟悉

发病缓慢，以疼痛为主，但较骨肉瘤轻。局部肿胀，有些病人以肿块来就诊，关节功能障碍。有时合并病理性骨折。部分浅表巨大肿瘤甚至可发生溃烂。

X线表现：病灶呈溶骨性的透亮区或溶骨性的地图样破坏，无成骨迹象，很少有骨膜反应，正常骨组织到病变骨质之间的转化带较宽。位于肌肉及软组织时，密度较肌肉高，有时有少量钙化点。

诊断：依据临床表现、X线表现、病理就可明确诊断。

知识点13：骨纤维肉瘤的治疗　　副高：了解　正高：熟悉

本病预后较骨肉瘤和软骨肉瘤好。对化疗和放疗不敏感，以手术治疗为主。恶性程度较低者，可做根治性的局部切除术；对分化较差者，做截肢术。

五、尤文肉瘤

知识点14：尤文肉瘤的病因和病理　　副高：了解　正高：熟悉

尤文肉瘤是骨内小圆细胞增生的恶性肿瘤，病因到目前为止还不十分清楚。

病理：通常浸润髓腔，容易出血。显微镜下为小圆细胞瘤特点，PAS染色阳性。

知识点15：尤文肉瘤的临床表现　　副高：了解　正高：熟悉

（1）临床表现主要为疼痛和肿块。疼痛呈进行性加重，起病为轻度疼痛，随着病情发展，疼痛越来越重，晚期为剧痛难忍。局部肿块生长较快具有红肿热痛的特点，肿块因生长较快，中央常因缺血而发生坏死。缺血坏死的组织及肿瘤的产物进入血液循环，引起发热、白细胞增多、血沉加快等全身症状。如果发生肺转移，可有咳嗽、咳痰、胸痛等表现。如发生骨转移，可出现剧痛、病理性骨折等表现。

（2）X线表现肿瘤源于髓腔，为高度溶骨性肿瘤，很快穿破骨干的皮质骨，典型性改变为骨质呈虫蚀样破坏并有骨膜反应，由于肿瘤生长过快，骨膜反复被掀起，骨膜反应骨化形成"洋葱皮"样改变，瘤体内无瘤骨形成。肿瘤位于扁骨时仅表现为骨质破坏及软组织肿块。

（3）诊断具有临床表现、X线检查、病理学检查可明确诊断，但应与以下疾病相鉴别。

1）慢性骨髓炎：具有发热、白细胞增多、疼痛、血沉加快等与尤文肉瘤相似的表现，但慢性骨髓炎大多具有急性骨髓炎的病史，X线表现具有死骨、死腔、骨包壳，骨质增生和硬化等。

2）嗜酸性肉芽肿：与尤文肉瘤有相同的表现，大多见于颅骨，边界清楚边缘锐利，为单发性，化验白细胞增多、嗜酸性粒细胞增多。病理检查瘤体内有大量的组织细胞和嗜酸性粒细胞。

知识点16：尤文肉瘤的治疗　　副高：了解　正高：熟悉

尤文肉瘤对放疗比较敏感，但是预后差。目前治疗仍以手术为主，辅助放疗和化疗。手术前、后化疗和放疗，可以提高手术疗效，手术以截肢为主。

六、转移性骨瘤

知识点17：转移性骨瘤　　副高：了解　正高：熟悉

转移性骨肿瘤是指身体其他组织的恶性肿瘤转移到骨骼，并在其内生长形成的肿瘤。在恶性骨肿瘤中占的比例较大，老年人最多见，儿童多为母细胞瘤转移而来。原发肿瘤多位于乳腺、前列腺、肺、肾、膀胱、甲状腺、胃肠道、生殖系统等。转移部位多见于脊柱，尤其是胸椎和腰椎，其次是骨盆、股骨、肱骨等。骨转移性肿瘤大部分病人有原发病的表现，但有个别病人找不到原发灶。转移途径主要是血液转移，也可经淋巴或直接浸润转移。

知识点18：转移性骨瘤的临床表现　　副高：了解　正高：熟悉

（1）临床表现：既有原发性肿瘤的表现，也有转移性骨肿瘤的表现。转移性骨肿瘤表现与原发性骨恶性肿瘤表现相似。主要症状是剧烈疼痛、肿胀、功能障碍。转移到脊柱可引起截瘫，转移到负重骨可发生病理性骨折。转移性肿瘤的解剖、临床表现、X线表现之间无平行关系。因此，临床上怀疑骨转移时，应全面检查全身各脏器，尤其是乳腺、前列腺、甲状腺和胸、腹部等。对于无症状发生骨折者，应高度重视骨转移瘤。

（2）X线表现：转移性的骨肿瘤X线的表现有3种：溶骨性的、成骨性的、混合性的。溶骨性的主要表现为高透亮区，主要见于乳腺癌、肾癌、肺癌、甲状腺癌、胃肠道肿瘤等。成骨性的主要表现为象牙样的高密度影，常见于前列腺癌。混合性的既有骨质的溶解，又有瘤骨的形成，常见于胃癌、膀胱癌、类癌等。溶骨性的肿瘤位于松质骨中瘤体＜3cm时，X线检查不被发现，当位于骨干和颅骨时，容易被发现。

（3）CT和MRI：不仅可发现病灶，还可发现临床和其他方法不能显示的病变及其与周围组织的关系。

（4）ECT：可发现全身其他部位的骨转移，肿瘤的范围、大小和部位等。

知识点19：转移性骨瘤的诊断　　副高：了解　正高：熟悉

凡是中年人，发现骨质有破坏征象时，均应怀疑转移性骨肿瘤，单被X线检查难以鉴别溶骨性骨转移瘤与成人溶骨性骨肉瘤，给诊断带来一定的困难，通常用ECT来诊断，多发性溶骨性病灶呈阴性多半是浆细胞瘤，呈阳性者通常是转移性骨肿瘤。在确定骨肿瘤之外，应积极寻找原发性病灶。对原发性病灶不明者，通常进行病理学检查，以便诊断和检查。

知识点20：转移性骨瘤的治疗　　副高：了解　正高：熟悉

转移性骨肿瘤的治疗原则：减轻症状，延长生命，改善生活质量。多采用综合性治疗，治疗多属于姑息性，包括手术、化疗、放疗等，预后不佳，一般生存不超过1～2年。

七、脊索瘤

知识点21：脊索瘤　　副高：熟练掌握　正高：熟练掌握

脊索瘤起源于脊索组织的残留物或迷走的脊索。脊索瘤是一种低度恶性肿瘤，由分叶状排列的含有空泡的囊泡性细胞和黏液样细胞所组成。脊索瘤占原发恶性骨肿瘤的1%～4%，绝大多数发生于中轴骨，如骶尾部和颅底蝶枕区，但从不发生在椎间盘。

知识点22：脊索瘤的病理　　副高：熟练掌握　正高：熟练掌握

肉眼可见脊索瘤在骨内膨胀性生长，常为分叶状，灰色或蓝白色，大小不一，界限较清，常有假包膜，但瘤组织常侵犯到假包膜外，切面呈黏液样或胶胨状，常伴有出血、坏死及囊性变。

镜下可见典型的分叶状外观，间隔有纤维性条带，瘤细胞排列成条索状、梁状、片状或散在分布，主要有星形细胞、液滴状细胞。星形细胞一般在小叶边缘，较小，呈星形、梭形，细胞中无明显液泡，胞质嗜酸性，细胞核一般为圆形，细胞周围有突起。液滴状细胞靠近小叶中心，呈圆形，细胞中有多量液泡，有时液泡将细胞核积压在边缘，形似印戒细胞，有的细胞胞质完全由空泡替代，形成所谓的透明细胞。肿瘤分化差时其瘤细胞有明显异型性，细胞大、多形性、细胞核染色深、双核或异形核，并可见较多病理核分裂象。多数脊索瘤可见出血、坏死，间质充满黏液样物质，有时有淋巴细胞和浆细胞浸润。少数脊索瘤细胞核呈梭形或细长且有异型，形成所谓的肉瘤样改变；部分脊索瘤表现为向软骨分化，肿瘤内含有软骨成分，称为软骨样脊索瘤。

电镜下可见脊索瘤由特征性星形细胞、液滴细胞及两者之间各种移行细胞组成。星形细胞胞质内以有大量线粒体、内质网复合结构为特征，并有粗大的糖原颗粒，细胞电子密度高。液滴细胞体积大，内有液泡，有的液泡充满细胞以致细胞器不可见，部分可见少量线粒体及溶酶体，偶见高尔基复合体。细胞外基质主要由细颗粒状低电子密度物质构成。

知识点23：脊索瘤的临床表现　　副高：熟练掌握　正高：熟练掌握

脊索瘤可发生于任何年龄，最常发生于50～60岁，30岁以下少见，男性多于女性，最好发部位为脊椎两端，即颅底蝶枕部和骶尾部，前者约占35%，后者约占55%；其次为颈椎、腰椎，胸椎少见，极少数发生在中轴骨之外，多位于肢端软组织，偶有多发性脊索瘤的报道。

脊索瘤生长缓慢，是局部侵袭性病变，很少发生转移，晚期可转移至局部淋巴结、肝、肺和腹部器官。临床症状决定于肿瘤发生的部位，通常出现的症状是疼痛，可发生在下肢或颈部、骶尾部等。颅底蝶枕部肿瘤可引起头痛、脑神经受压症状（视神经多见），或由于侵犯垂体引起内分泌功能不全，斜坡脊索瘤可首先表现为呼吸、吞咽或说话困难，晚期出现颅内压增高征象；向侧方或下方生长突出者可在鼻咽部形成肿块堵塞鼻腔，出现脓血性分泌物。骶尾部肿瘤压迫症状出现较晚，典型症状是慢性腰腿痛，持续性并夜间加重。缓慢生长的包块多向前方膨胀生长，临床不易发现，只有在晚期肿瘤向后破入臀肌、骶棘肌或皮下才被发现，下腹部也可触及包块。肿瘤挤压脏器，产生机械性梗阻，引起小便障碍和大便秘结，部分可出现直肠刺激症状；骶神经根很少受破坏因此大小便控制和足踝运动障碍少见。肛门指诊是早期发现骶骨肿瘤的常规检查，临床诊治中往往被忽视，怀疑骶骨肿瘤时肛门指诊尤为重要。

知识点24：脊索瘤的影像学表现　　副高：熟练掌握　正高：熟练掌握

（1）X线：表现为显著破坏的膨胀性溶骨性破坏，具有不规则的扇形边缘，有时可见基质钙化，可能由于肿瘤内广泛性坏死所引起。边缘可见明显硬化，常伴有软组织包块。骶尾部的脊索瘤开始时可表现为骨内病变，同时侵及骶骨的内外缘，由于其生长缓慢，开始时受侵犯的区域膨胀并略呈囊状改变，看不到骨外的延伸。在前后位片位于骶骨中央，侧位片在前方，偏心位生长者少见。肿块向前推移盆腔脏器，压迫直肠和膀胱；向两侧扩展延伸可侵犯骶髂关节，向上侵犯腰椎不多见。斜坡脊索瘤早期完全位于骨内，突破骨皮质后病变可以广泛的突入中颅凹和后颅凹以及小脑桥脑角，后期破坏颅底并延伸至蝶窦破坏垂体窝。腰椎的脊索瘤较少见，最初椎体尚保持完整，后期表现为椎体溶骨性破坏，中央局限性的溶骨性破坏，可侵入椎管，最后破坏脊椎和椎间盘发生骨质塌陷。另一些腰部脊索瘤可延伸到腹腔形成肿块，并与腹腔脏器粘连。也可发生成骨性反应，肿瘤可穿破椎间盘侵及邻近脊椎。

（2）CT和MRI：对显示软组织侵犯是更重要的方法，脊髓造影也可显示肿瘤向椎管内的蔓延情况。CT可显示骨质破坏的范围，软组织肿块的大小，向椎管内生长的情况以及向附近结构的侵犯范围。有时在X线正、侧位片上均很难看到骨质破坏的明确征象，CT平扫即清楚显示骨质破坏和突出的软组织肿块。绝大多数表现为溶骨性破坏，不伴有反应性骨硬化，肿瘤内有钙化点，增强扫描中肿瘤呈轻度至重度强化，可观察肿瘤与周围组织的分界和关系。脊索瘤的MRI表现，在T1加权像为与脑实质等信号或低信号，T2加权像为高信号，肿瘤内信号强度常不均一，在T1加权像小灶高信号代表肿瘤内陈旧性出血或含高蛋白的黏液；在T2加权像低信号可能代表含铁血黄素及铁蛋白、死骨、纤维间隔、钙化灶。对颅内肿瘤边界的显示和颅内血管移位和狭窄的评价，MRI优于CT。

（3）骨扫描：放射性核素骨扫描脊索瘤的周边出现摄取增加，在肿瘤完全代替骨组织的区域内出现骨活动度减低而缺乏核素摄取，出现密度减低区或冷区。

知识点25：脊索瘤的诊断　　副高：熟练掌握　正高：熟练掌握

脊索瘤的诊断并不难，50～60岁的男性病人，慢性腰腿痛，持续性并夜间加重，病史较长，肛门指诊常在骶骨前方触及肿块，X线平片为溶骨性破坏，位于骶骨中央和骶骨前部。

知识点26：脊索瘤的鉴别诊断　　副高：熟练掌握　正高：熟练掌握

（1）骨巨细胞瘤：发生于骶尾部的骨巨细胞瘤呈中心性膨胀性生长，可类似脊索瘤的表现。但骨巨细胞瘤在20～40岁的青壮年常见，多发生于骶骨上部，呈偏心性，破坏区可见粗大骨间隔或呈皂泡状，很少钙化。脊索瘤骨质破坏靠下部近中线。

（2）骶骨的神经源性肿瘤：发生于骶骨内的神经鞘瘤或神经纤维瘤少，大多位于硬脊膜内。位于硬膜外病变可出现附近骨质的侵蚀性变化。X线表现为偏心性轻度膨胀的囊性透亮区，边缘清楚，有硬化缘，神经孔常扩大。但神经源性肿瘤一般无钙化，偏心性囊状透亮区是特征性表现之一，对鉴别很有帮助。

（3）骶尾部畸胎瘤：发生在骶尾部的畸胎瘤一般起源于尾骨尖端或前缘，X线主要表现为尾骨尖端或前缘，X线主要特点是软组织肿块，含不规则的钙化、牙齿或骨组织。常引起骶骨明显破坏变形而类似脊索瘤的改变。大多数畸胎瘤无明显的膨胀现象，可具有良好的包膜，但有侵犯周围组织的倾向。

（4）软骨肉瘤：软骨肉瘤发生于骶尾部者可表现为具有膨胀性的不规则溶骨性破坏而类似于脊索瘤的表现。软骨肉瘤在骶尾部的表现特点为具有大量新骨和钙化性软骨的巨大肿块，附近骨质通常有不规则的骨浸润和破坏，很少有清楚的硬化缘。免疫组化软骨肉瘤

S-100阳性而上皮标记阴性。

（5）动脉瘤样骨囊肿：动脉瘤样骨囊肿发生年龄轻，生长速度快可发生在骶骨出现膨胀性溶骨破坏，有类似脊索瘤的表现。但动脉瘤样骨囊肿大多为偏心性改变。溶骨破坏的边缘可有增生硬化，能穿破椎间盘侵犯邻近椎体。

知识点27：脊索瘤的治疗　　副高：熟练掌握　正高：熟练掌握

按照Enneking外科分期系统，脊索瘤多数属于ⅠB期，完整的外科手术切除是首选的治疗方法，不能完整切除者术后加辅助放疗。骶骨脊索瘤血运极丰富，外科切除因手术大、显露难、出血多、危险性大、并发症多、死亡率高，过去常被视为手术禁区。近年来在不断探索中认识到骶骨肿瘤全切术必须有充分准备才能进行。术前准备主要在于减少术中出血，除了大量备血外，术前行髂内动脉或肿瘤供血管栓塞可以减少肿瘤血运，术中通过腹主动脉球囊临时堵塞腹主动脉血流，可以更有效地减少术中出血，使手术的安全性大大提高。

肿瘤常常累及骶神经，为保证肿瘤切除的彻底，有时可能需要牺牲部分骶神经根。保留S_1、S_2神经，有50%的病人出现大小便失禁，保留S_1、S_2、S_3神经，有90%以上的病人获得正常大小便功能和双下肢功能。S_4、S_5神经丧失会引起会阴部暂时性感觉障碍，部分男性病人有暂时的性功能障碍。一侧有S_1、S_2、S_3神经损伤，术后出现的大小便功能障碍在2～4个月后恢复。累及S_1、S_2的脊索瘤切除后需要腰骶椎稳定性重建，重建方法有自体骨或异体骨移植、Calveston技术与植骨、骶骨螺钉与髂骨螺钉或棒、髂骨移植与钢板固定、骶骨假体置换等。

脊索瘤对放疗敏感性低，但放疗对减少神经系统症状和控制疼痛有一定效果，常应用于无法外科切除、切除不彻底、大范围复发后疼痛的病例，可取得明显效果。化疗对脊索瘤的疗效尚不确定。

第五章 先天性疾病及其他

第一节 运动系统慢性损伤

一、腱鞘炎

知识点1：腱鞘炎的病因 副高：熟练掌握 正高：熟练掌握

腱鞘是指包绕肌腱的双层套管样密闭滑膜管，其内层附于肌腱表面，外层衬于腱纤维鞘里面，具有固定、保护和润滑肌腱，使其免受摩擦或压迫的作用。

引起腱鞘炎的原因比较多，总体上可以分为细菌性的和非细菌性的两大类型。其中，细菌性的多由外伤引起或全身感染引起，常见菌包括：葡萄球菌、链球菌及淋球菌。非细菌性的病因尚不清楚，但是与以下因素有关：肌腱血液供应不良和反复遭受轻微外伤常导致疲劳性损伤、反复或者剧烈外伤（不完全断裂）、劳损、过劳（由于不适应）运动等。全身性的因素也可称为腱鞘炎的诱因，如类风湿性关节炎、痛风、进行性系统性硬化症、赖特尔综合征、淀粉样变性、血胆固醇升高同样也能累及腱鞘。

知识点2：腱鞘炎的临床表现 副高：熟练掌握 正高：熟练掌握

（1）桡骨茎突狭窄性腱鞘炎（拇长伸肌和拇长展肌腱鞘炎）本病起病缓慢，逐渐加重，整个病变为慢性过程。

1）腕部拇指一侧的骨突（桡骨茎突）处及拇指周围疼痛，可放射至手、肘或肩臂部，提物无力。在桡骨茎突处有压痛及摩擦感，有时在桡骨茎突有轻微隆起豌豆大小的结节。

2）活动腕部以及拇指时疼痛加剧，拇指活动受限制，以晨间较明显。

3）在急性期，局部可有肿胀。当肿大的肌腱通过狭窄的腱鞘这一“隧道”时，拇指在屈伸时，会发生弹响声，对此又有“弹响指”之称。

4）桡骨茎突腱鞘炎试验（Finkelstein试验）：拇指紧握在其他四指内，手向腕的内侧（尺侧）作屈腕活动，桡骨茎突处出现剧烈疼痛感，称为Finkelstein试验阳性。

（2）屈指肌腱腱鞘炎又称扳机指或弹响指。拇指为拇长屈肌腱鞘炎，又称弹响拇。

1）常见于妇女，多发生于拇指、中指、环指。

2）疼痛有时向腕部放射。掌指关节屈曲可有压痛感，有时可触到增厚的腱鞘、状如豌豆大小的结节。

3）患指屈伸功能障碍，清晨醒来时特别明显，活动后能减轻或消失。少数患指屈伸活动时有捻发音。

4）晚期，当弯曲患指时突然停留在半弯曲位，手指既不能伸直，又不能屈曲，像被突然“卡”住一样，酸痛难忍，用另一手协助扳动后手指又能活动，产生像扳枪机样的动作及弹响，因此也有“扳机指”或“弹响指”之称。

知识点3：腱鞘炎的诊断　　副高：熟练掌握　正高：熟练掌握

（1）病史职业史、劳累史、全身疾病史。

（2）临床表现起病慢，以疼痛为主，手指活动时疼痛加剧，有弹响声。

知识点4：腱鞘炎的保守治疗　　副高：熟练掌握　正高：熟练掌握

患处可用热疗、按摩及充分休息3周左右，特别要减少引起疾病的手工劳动。

知识点5：腱鞘炎的局部封闭治疗　　副高：熟练掌握　正高：熟练掌握

局部封闭可使早期腱鞘炎得到缓解，每周封闭1次，一般4～6次即可治愈，适应于各种腱鞘炎，以早期效果最好。局部封闭是在腱鞘内注射肾上腺皮质激素长效制剂。根据病情和部位选择醋酸地塞米松、醋酸甲泼尼龙或醋酸氢化可的松0.5～2ml，与等量或2倍1%局部麻醉剂混合（如1%利多卡因或普鲁卡因）。如果炎症部位不明确，可在疼痛最严重的部位试探性注射，但注意不要注入到肌腱内（此时阻力比较大），以免使肌腱水肿、变得薄弱，在活动时发生肌腱断裂，注射后3～4日检查可发现确切的病变部位，能够更加精确地进行第二次注射，增强疗效。局部封闭偶尔会出现“注射后急性发作”，可能是由于肾上腺皮质激素长效制剂的结晶诱发滑膜炎所致，此种现象多发生在注射后数小时，通常很少超过24小时，其处理为可用冷敷和短效镇痛药物治疗。

知识点6：腱鞘炎的手术治疗　　副高：熟练掌握　正高：熟练掌握

手术治疗适应于注射治疗无效，或者发生弹响或闭锁现象的腱鞘炎。做腱鞘切开术（图3-5-1），效果较好，不容易复发。术后有时并发肌腱粘连，故术后应早期做屈伸手指活动，防止肌腱粘连。术后1个月内免手工劳动。

手术的主要并发症是桡神经浅支损伤，其所造成的症状有时比术前更为严重。因此，在切开皮肤和皮下组织时一定要保护好桡神经浅支。

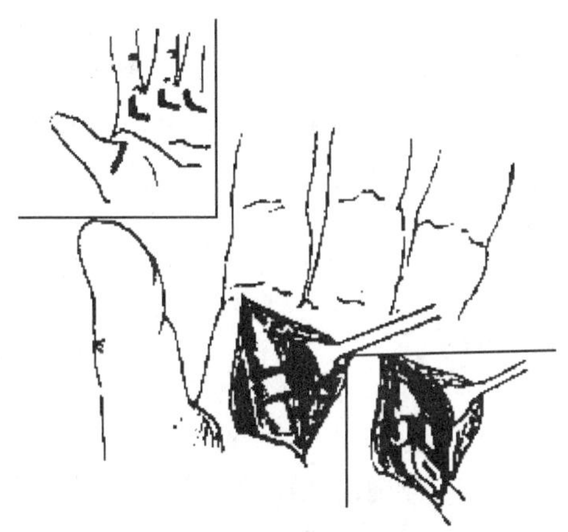

图3-5-1　腱鞘切开术示意图

二、腱鞘囊肿

知识点7：腱鞘囊肿的病因　　副高：熟练掌握　正高：熟练掌握

病因仍然不清楚，多数学者认为是关节囊、韧带、腱鞘中的结缔组织发生退行性变所致，也有学者认为与外伤有关，尤其是慢性损伤。

知识点8：腱鞘囊肿的病理机制　　副高：熟练掌握　正高：熟练掌握

慢性损伤使滑液腔内滑液增多，向外膨出形成单房型或多房型囊肿，囊腔内为胶冻状的滑液，囊壁分为两层，最外层为致密的纤维组织构成，内壁由滑膜细胞组成一光滑的白膜，囊腔有些与肌腱鞘膜腔或关节腔相通，有些则不通。

知识点9：腱鞘囊肿的临床表现　　副高：熟练掌握　正高：熟练掌握

腱鞘囊肿的临床表现主要有：

（1）病变过程：病变呈慢性过程，多发于腕背、桡侧腕屈肌腱及足背，手的掌指关节及近侧指间关节也能见到。偶尔在膝关节后方也可发生类似的囊肿，但位置较深，不易确诊。

（2）肿块：主要症状为肿块，很少有疼痛，当长大到一定的程度时，活动关节部位有酸胀感。肿块一般呈圆形，大小不一，一般不超过2cm，表面光滑，质地软，与皮肤无粘连，基底固定，无压痛感。时间较长时，其内可形成结石。当继发感染时，局部有红、肿、热、痛等表现。当囊肿发生在腕管或小鱼际时，可压迫正中神经或尺神经，引起感觉障碍或肌肉萎缩。发生在腕背侧的囊肿，当屈腕时，肿块增大，张力增高，质地像硬橡皮，局部酸痛，当伸腕时，肿块减小，张力降低，可触及波动感。

知识点10：腱鞘囊肿的诊断　　副高：熟练掌握　正高：熟练掌握

（1）病情呈慢性过程，多见于中、青年女性，好发于腕背侧及足背。

（2）临床表现以肿块为主，一般情况下无症状，表面光滑，基地固定，有囊性感。

（3）穿刺抽出胶冻状的黏液。

知识点11：腱鞘囊肿的非手术治疗　　副高：熟练掌握　正高：熟练掌握

腱鞘囊肿的非手术治疗方法如下：

（1）挤压法：发病时间较短时，利用手指猛的挤压，使其囊肿破裂，按压十余分钟，以防出血，形成血肿，多可自行愈合，但易复发。

（2）局部封闭：适应于早期腱鞘囊肿。方法：局部消毒后，用无菌针头穿刺抽液，再向囊腔内注射醋酸泼尼松或醋酸泼尼松龙0.5ml，再加压包扎，使囊腔粘连而消失，每周1次，3～4次可痊愈。此方法简单、易掌握，但易复发，有时易发生感染。

知识点12：腱鞘囊肿的手术治疗　　副高：熟练掌握　正高：熟练掌握

手术适应证：时间较长，有结石形成的病人；反复发作，非手术治疗无效者；穿刺较困难者。

手术方法：在局麻下，完整地将囊壁切除，勿留残存囊壁。如发生在腱鞘者，在手术时应将整个囊肿连同周围部分正常腱鞘、腱膜等组织一并切除，以免复发。如发生在关节囊滑膜疝出者，应在根部结扎切除，避免复发。

三、肱骨外上髁炎

知识点13：肱骨外上髁炎的病因　　副高：熟练掌握　正高：熟练掌握

肱骨外上髁炎发病缓慢，一般无明显外伤史，发病率与某些职业相关，如木工、电工、乒乓球及网球运动员多患此病，故本病又称“网球肘”其发病可能为前臂伸肌腱及其软组织、肱桡关节滑囊、环状韧带的慢性损伤和退行性改变与邻近细小血管的损伤性炎症有关。当前臂旋转腕部用力时，主动收缩和被动牵拉上肢，肱骨外上髁伸肌群的长短肌受到牵拉，这样反复用力，易造成肌肉损伤、撕裂而导致本病。

知识点14：肱骨外上髁炎的病理机制　　副高：熟练掌握　正高：熟练掌握

肱骨外上髁处为桡侧腕长肌、桡侧腕短伸肌、指总伸肌、小指固有伸肌及尺侧腕伸肌的附着处。这群肌肉的主要功能是伸腕和伸指，在前臂过度旋前和旋后时，对肱骨外上髁伸肌总腱的起始处产生较大的张力，长期反复可引起该处慢性损伤性炎症，其基本表现为局部充血、水肿、渗出、粘连，部分伸肌总腱撕裂、钙化甚至发生无菌性坏死。炎症虽较局限，但每个患者各有差别，有的仅在肱骨外上髁尖部，以深筋膜炎与骨膜炎为主；有的以桡骨头环状韧带退行性变为主，表现在肱骨外上髁与桡骨头之间，以筋膜炎或肱桡关节滑膜炎为主；有的表现为伸肌总腱深面的滑囊炎为主；有的为滑膜过度增生使皮下神经血管束的绞窄以及桡神经关节支的神经炎为主。

知识点15：肱骨外上髁炎的临床表现　　副高：熟练掌握　正高：熟练掌握

肱骨外上髁处出现慢性疼痛，疼痛可向前臂桡侧、腕部或上臂放射。当旋后肌运动（如用力握物）时，控物动作时疼痛加剧，当肘伸直时能提重物，严重时洗脸拧毛巾、扫地等日常生活动作都很困难。检查时，肘部活动正常。肱骨外上髁处有局限性压痛及隆起，以肱骨外上髁、桡骨头或者肱桡关节处压痛最明显。伸肌腱牵拉试验（Mills试验）阳性，如图3-5-2所示为Mills试验示意图。方法：肘关节稍屈曲，检查者一手握患者手掌，使其握拳屈腕，一手扶肘关节，做前臂旋前、伸肘的活动，即发生肱骨外上髁处疼痛。

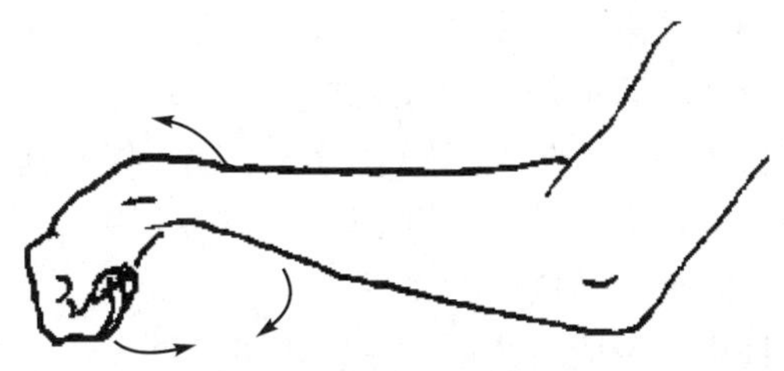

图3-5-2　Mills试验示意图

知识点16：肱骨外上髁炎的诊断　　副高：熟练掌握　正高：熟练掌握

（1）从事的职业有长期反复伸腕、伸指、前臂过度旋前和旋后的工作或劳动者。

（2）典型临床表现肱骨外上髁固定的压痛点，提物困难，Mills试验阳性。

（3）X线片显示骨质结构完整，有时可有骨质疏松或局部钙化。

知识点17：肱骨外上髁炎的非手术治疗　　副高：熟练掌握　正高：熟练掌握

肱骨外上髁炎的非手术治疗适合于早期并发症状较轻者，其方法主要包括以下几点：

（1）限制或减少以伸肌活动为主的腕关节活动。

（2）封闭疗法：在压痛点处注射醋酸泼尼松龙（醋酸强的松龙）1ml和2%利多卡因（或普鲁卡因）1~2ml的混合液。近期镇痛效果明显，疗效较好。一般1次/周，3~4次即可痊愈。

（3）物理疗法：可采用超短波、蜡疗、离子透入疗法、磁疗、光疗等，以减轻疼痛、促进炎症吸收。

（4）中医中药。

知识点18：肱骨外上髁炎的手术疗法 副高：熟练掌握 正高：熟练掌握

肱骨外上髁炎的手术疗法适应于非手术无效者或疼痛较严重者。手术主要是剥离松解伸肌总腱起点或切除卡压的神经血管束。手术方法为：常规消毒肘部，在压痛点处做局部浸润麻醉，以压痛点为中心，切1cm长的小口，直至深筋膜，用刀稍向周围刮除，显露深筋膜，用尖刀十字划开深筋膜，长度1cm左右，压迫止血后缝合皮下及皮肤，消毒后包扎。

四、滑囊炎

知识点19：滑囊炎的病因 副高：熟练掌握 正高：熟练掌握

滑囊是结缔组织中的囊状间隙，是由内皮细胞组成的封闭性囊，内壁为滑膜，有少许滑液。滑囊炎的病因如下：

（1）急、慢性创伤性滑囊炎以慢性较多见，而慢性常与职业有关，如矿工易患髌前和鹰嘴滑囊炎。急性滑囊炎为创伤后滑囊内出血，时间较长后，囊内液体变为黄色，慢性期后变为正常黏液。创伤性滑囊炎在临床上是比较常见的。

（2）类风湿性滑囊炎较为多见，多发于跟骨滑囊，往往伴有其他部位的类风湿性病变。

（3）结核性滑囊炎发病率较低，大多为继发性，继发于肺结核、胸膜结核、腹膜结核、骨结核等，较常见的为股骨大转子结核性滑囊炎。

（4）急性和慢性化脓性滑囊炎既可为原发性，也可为继发性。原发性多由牙龈炎、扁桃体炎、鼻窦炎、脓肿而引起，致病菌多为金黄色葡萄球菌、溶血性链球菌。慢性化脓性滑囊炎往往有急性滑囊炎治疗不当而演变来的病史。

（5）痛风性滑囊炎多为全身痛风的一部分，多见于足部，如踇趾、跖趾关节的内侧。其是由机体尿酸代谢障碍，血中尿酸含量增高，滑囊中的尿酸结晶刺激所致。

（6）梅毒性滑囊炎发生在梅毒的晚期，其常见于髌前滑囊、鹰嘴滑囊和肩峰下滑囊。

知识点20：滑囊炎的病理机制 副高：熟练掌握 正高：熟练掌握

在滑囊受到长时间过度的摩擦和压迫时，滑囊的黏膜层充血、水肿、渗出，滑液分泌增多，使滑囊膨大，张力增高。急性期为血性渗出液，随着时间延长，逐渐变为淡黄色，慢性期变为黏液。囊壁水肿、肥厚、纤维化、滑膜层呈绒毛状，有时囊壁或周围肌腱内有钙盐沉着，障碍关节活动。

知识点21：滑囊炎的临床表现 副高：熟练掌握 正高：熟练掌握

不同的致病原因所导致的滑膜炎其临床表现也有所区别。此处只叙述慢性创伤性滑囊炎的临床表现。

（1）疼痛：急性期疼痛明显，慢性期疼痛不明显。其主要表现为关节部位疼痛，疼痛可向周围放射。

（2）肿块：在关节或骨质隆起的部位逐渐出现肿块，逐渐增大，肿块呈圆形或椭圆形，边界清楚，有波动感，急性期有压痛，慢性期压痛不明显，局部皮肤正常。深部滑囊炎，肿块边界不清，波动感不明显，有时会误以为是实质性肿块。

（3）关节活动障碍：随着囊壁的增厚与周围肌腱和关节囊的粘连，关节活动幅度逐渐减小，周围肌肉也出现萎缩。

知识点22：滑囊炎的诊断　　副高：熟练掌握　正高：熟练掌握

（1）有无慢性劳损史，与职业性质有关。

（2）关节及骨质隆起处逐渐出现慢性肿大的囊性肿块。

（3）穿刺抽出血性渗出液或黏液。

知识点23：滑囊炎的非手术治疗　　副高：熟练掌握　正高：熟练掌握

滑囊炎的非手术治疗适用于急性期滑囊炎：位置较浅表，时间较短，周围没有发生粘连者。

（1）去除病因减少此处活动，适当制动。

（2）物理疗法热疗、理疗。

（3）局部封闭在肿块处，穿刺抽出滑液，在向滑囊内注入肾上腺皮质激素长效制剂，25mg/ml或者40mg/ml的去炎松0.5～1ml混合至少3～5ml局部麻醉剂，用1%局部麻醉剂（如利多卡因）浸润麻醉后注入滑囊内，适当加压包扎。肾上腺皮质激素长效制剂的剂量及混合后的液体多少可根据滑囊大小而定。

（4）药物治疗疼痛严重时，可口服镇痛剂，以缓解疼痛。若出现继发感染，应用抗生素治疗。

知识点24：滑囊炎的手术治疗　　副高：熟练掌握　正高：熟练掌握

滑囊炎的手术治疗适用于如下情况：非手术治疗无效；疼痛较严重者；影响关节活动者；继发感染者。在局麻下，完整地将滑囊切除，如果继发感染，切开引流，换药，让其自行愈合。

五、骨软骨炎

知识点25：骨软骨炎的病因　　副高：熟练掌握　正高：熟练掌握

骨软骨炎的病因还未完全清楚，但根据临床资料分析有家族倾向，好发于贫困家庭，有着地区和种族的差异，通常认为与损伤、种族、遗传及环境有关。

知识点26：骨软骨炎的病理机制 副高：熟练掌握 正高：熟练掌握

在骨骺发育正常或异常的情况下，受到外力作用，使其周围发生炎性改变，导致骨骺生长异常。胫骨结节是髌韧带的附着点，而股四头肌是全身肌力最大的一组肌肉，通过牵拉使胫骨结节骨骺产生不同程度的损伤及撕裂。

知识点27：骨软骨炎的临床表现 副高：熟练掌握 正高：熟练掌握

骨软骨炎好发于12～14岁的男孩，多为单侧，也可见到双侧，有剧烈运动史。其主要表现为运动后的当天晚上出现胫骨结节处疼痛，疼痛与活动有明显的关系，休息后减轻，随着时间延长，逐渐出现胫骨结节肿大、隆起，皮肤完整、不红，质地坚硬，压痛阳性，过度伸膝时疼痛加剧。

知识点28：骨软骨炎的诊断 副高：熟练掌握 正高：熟练掌握

（1）好发年龄及运动史：好发于12～14岁的男孩；有剧烈运动史。

（2）症状：胫骨结节处疼痛、隆起、肿大，与运动有关，休息后会减轻。

（3）X线片：显示胫骨结节骨骺增大、碎裂、钙化，其下出现骨性裂隙，周围软组织肿胀。

知识点29：骨软骨炎的理疗疗法 副高：熟练掌握 正高：熟练掌握

疼痛明显者，可采取理疗和局部制动，局部制动是将患肢用石膏托固定于伸直位4～6周，然后解除固定，进行伸屈活动，并加以辅助理疗，也进行中药外洗及热敷，4个月之后膝关节才能进行剧烈活动。通常不需使用镇痛剂。此处不适合用氢化可的松类做局部封闭，因为注射到皮下不起任何治疗作用，骨骺内难以注入，它可并发周围软组织萎缩、髌腱自发断裂、骨骺坏死。

知识点30：骨软骨炎的手术治疗 副高：熟练掌握 正高：熟练掌握

骨软骨炎的手术治疗适用于反复发作的疼痛、膝关节功能障碍、年龄较大的患者以及有并发症者。

（1）病灶刮除术：用骨刀于中线处将胫骨结节骨皮质向两侧分开，用刮匙将碎裂部分刮干净，然后将皮质原位缝合，术后以石膏固定，3周时间后进行锻炼运动。如此可缓解疼痛，使胫骨结节恢复到正常形态。

（2）植骨术：成年后若患有碎裂的骨骺与胫骨结节未融合，且症状持续存在时，可行钻孔并植骨促进愈合。

（3）矫形术：如果有晚期并发症时，可行矫形术。晚期并发症包括两种：①股四头肌腱止点上移，使髌骨上移，发生骨关节炎，拍X线片，根据具体情况，进行手术矫正；②胫骨结节骨骺与胫骨上骨骺过早愈合，形成膝反屈，进行手术矫正。

六、跟痛症

知识点31：跟痛症的病因 副高：熟练掌握 正高：熟练掌握

跟痛症是由多种疾病导致的足跟部疼痛症候群，按部位分为跟跖侧疼痛和跟后部疼痛。跟痛症的病因较多，归纳起来可分为三类，分别为跟骨内压升高、跟骨骨刺、软组织病变。跟骨内压增高与长期站立、行走有关，也与骨质疏松有关，因而农民、教师、工人多见。跟骨骨刺又可分为跟骨结节骨刺及跟腱附着处骨刺，常见于长期站立劳动以及长跑的人群。软组织病变包括跟脂肪垫炎、跖筋膜炎、跟骨滑囊炎等，这些炎症均与慢性劳损有关。

知识点32：跟痛症的病理机制 副高：熟练掌握 正高：熟练掌握

骨内压升高，多见于壮年人，且以站立及重体力劳动者多见，据报道称通常骨内压为1.64kPa±0.67kPa，超过2.67kPa即为跟骨高压症。临床患者有一共同特点：站立过久或行走时间稍长出现疼痛，晚上休息后或抬高患肢则疼痛减轻。X线片骨质疏松，骨小梁变细，数量减少。

发病机制：目前，大多数人认为，跟骨为松质骨，骨内的静脉窦增大，压迫骨小梁，使其变细疏松。当人站立或行走时，跟部的静脉淤血，引起微循环障碍，组织缺氧，产生疼痛。骨刺引起的疼痛，主要是因为骨刺可导致周围组织无菌性炎症，炎性介质刺激周围神经，产生疼痛。软组织病变主要常见于跟脂肪垫炎、跖筋膜炎、跟骨滑囊炎，主要为劳损所致。

知识点33：跟痛症的临床表现 副高：熟练掌握 正高：熟练掌握

跟痛症的主要临床表现为疼痛，疼痛分3类：

（1）行走时间一长，大约半小时，出现疼痛。

（2）足跟不能着地，以着地就痛，痛如针刺，局部无红肿、发热。

（3）持续性疼痛，行走时加重，局部有固定压痛点。

知识点34：跟痛症的诊断 副高：熟练掌握 正高：熟练掌握

依据病因、临床表现，结合X线检查，一般都能做出正确的诊断。

知识点35：跟痛症的治疗 副高：熟练掌握 正高：熟练掌握

在对跟痛症进行治疗时，要根据具体情况选择合适的疗法。

（1）手术治疗

1）腓肠神经切断术：适用于跟骨内压增高者、跟腱附着处的骨质增生，顽固性软组织病变。

2）胫神经的跟骨支切断术：适用于跟骨结节增生和跟骨高压者。

3）骨刺切除术：适用于跟骨结节骨刺引起的疼痛。

4）跟骨钻孔术：适用于跟骨内压增高者。

（2）非手术疗法：适用于跟骨内压增高者及骨刺引起的跟痛症，可采用中医中药治疗，内服外洗，局部封闭。

七、腕管综合征

知识点36：腕管综合征的病因 副高：熟练掌握 正高：熟练掌握

腕管综合征的病因主要包括以下几个方面：

（1）解剖因素：腕管是由腕骨构成的底和两侧壁与其上的腕横韧带构成的一个骨纤维通道。其内有正中神经、2～5指的屈指深、浅肌腱、拇长屈肌腱通过，如图3-5-3所示为腕管横截面示意图。正中神经的位置最表浅，位于腕横韧带和其他肌腱之间，拇长屈肌腱被桡侧滑囊包裹，其余肌腱被尺侧滑囊包裹。正中神经出腕管后，分支支配除拇内收肌以外的大鱼际诸肌、第1、第2条蚓状肌及桡侧3指手掌、指皮肤感觉。腕横韧带厚而坚韧（1～2mm），远端掌腱膜相延续，近端与腕掌侧韧带相延续，其位置在近排腕骨与掌骨基地水平。腕管容积恒定，腕韧带位置固定，当腕关节掌屈时腕横韧带整好压在正中神经上，用力握拳屈掌时受压感更剧烈。

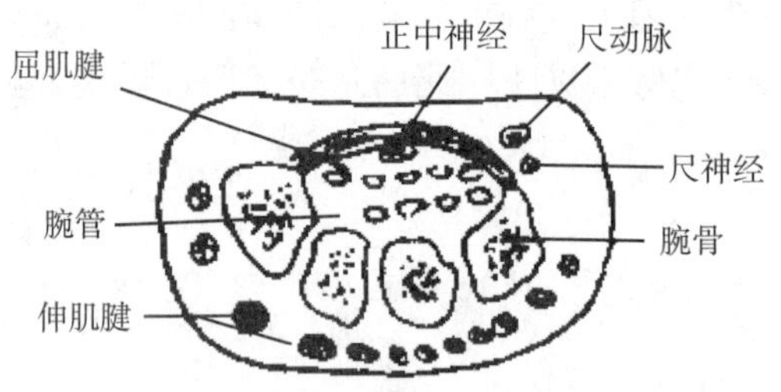

图3-5-3 腕管横截面示意图

（2）慢性劳损长期过度：使用腕部力量者，如木工、厨师、洗衣工等。

（3）管腔内容物增多或体积增大：腕管内的腱鞘囊肿、肿瘤、滑囊炎、血肿等。

（4）管腔容积的减少：因内分泌的改变导致的腕横韧带水肿、增厚或损伤导致的水肿、增厚；腕部的骨折、脱位（桡骨下端骨折、月骨脱位、腕骨骨折）等。

（5）外源性压迫：掌曲尺偏位的石膏固定；来源于掌部的肿瘤等。

知识点37：腕管综合征的病理机制 副高：熟练掌握 正高：熟练掌握

病因不同，其形成的病理机制也不同。但共同点为：都是内容物与腕管容积不相适应，使腕管内容物之间相互摩擦、挤压，从而刺激和压迫正中神经，使其功能产生障碍，影响手指的活动与感觉，产生肌肉萎缩症状。

知识点38：腕管综合征的临床表现　　副高：熟练掌握　正高：熟练掌握

腕管综合征的临床表现如下：

（1）好发人群：多见于40～49岁的劳动者，女性多发，右侧多见，双侧者约占30%。其中绝经期的女性可占到双侧发病率的90%。常有职业史。

（2）症状：最早最常见的症状是桡侧3个手指麻木、疼痛、持物无力，以中指为甚，少数可累及全部手指。夜间、清晨加重，活动腕部后减轻；劳动后加重，休息后减轻。有时疼痛向前臂放射。

（3）查体：拇、示、中指感觉过敏或减退甚至消失，腕部以上感觉正常。大鱼际群出现萎缩，多数有程度不同的对掌障碍。少数病例出现无手指麻木但有明显的大鱼际肌麻痹。

（4）腕部叩击试验（Tinel征）：患腕平伸，用手指或叩诊锤轻轻地叩击腕部掌面或腕横韧带处，若如果桡侧手指出现麻木感，即为实验阳性。

（5）腕掌屈或背伸试验（Phalen征）：如果腕处于极度掌屈或背伸位时，在1分钟内出现桡侧手指麻木感，即为试验阳性。图3-5-4所示为腕掌屈试验的示意图。

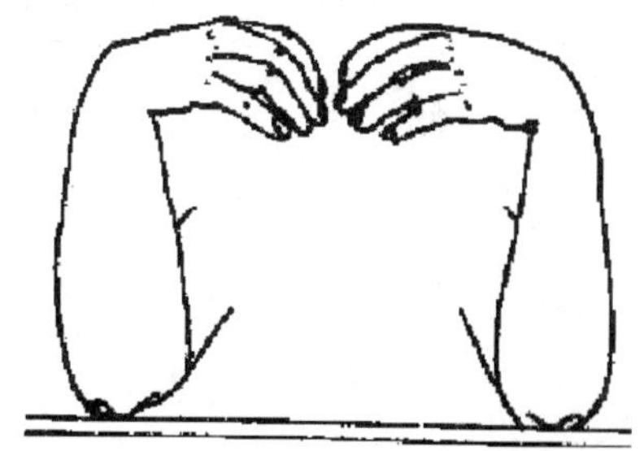

图3-5-4　腕掌屈试验示意图

（6）止血带试验：于患肢上臂缚以气囊血压计，加压使收缩压高于20mmHg的压力，于1分钟内出现桡侧手指麻木感，即为试验阳性。

知识点39：腕管综合征的诊断　　副高：熟练掌握　正高：熟练掌握

（1）好发年龄及职业史。

（2）典型的临床表现：桡侧3个手指感觉麻木，夜间和清晨加重，活动腕部后减轻，查体发现拇、示、中指感觉过敏或减退甚至消失，腕部以上感觉正常。

（3）腕部叩击试验（Tinel征）、腕掌屈或背伸试验及止血带试验均为阳性。

（4）神经肌电图检查：正中神经在腕部的潜伏期延长，波幅降低等。

知识点40：腕管综合征的鉴别诊断　　副高：熟练掌握　正高：熟练掌握

对腕管综合征进行鉴别诊断时，主要与腕以上的各种原因引起的正中神经损伤鉴别，其中颈椎病引起的多见，颈椎病引起的正中神经损伤，除手指以外，还有前臂屈肌的运动障碍，腕部叩击试验（Tinel征）、腕掌屈或背伸试验、止血带试验都是阴性。

此外，还应注意与下列疾病鉴别：颅内肿瘤、多发性硬化、颈髓空洞症、胸腔出口综合征、特发性臂丛神经炎、臂丛下干或其他正中神经病变。

知识点41：腕管综合征的非手术治疗　　副高：熟练掌握　正高：熟练掌握

腕管综合征的非手术治疗方法如下：

（1）早期将腕关节固定于功能位，以减轻症状。

（2）腕管内封闭：适用于慢性损伤所导致的腕管综合征。此方法效果明显，但容易复发。图3-5-5所示为腕管内封闭示意图。

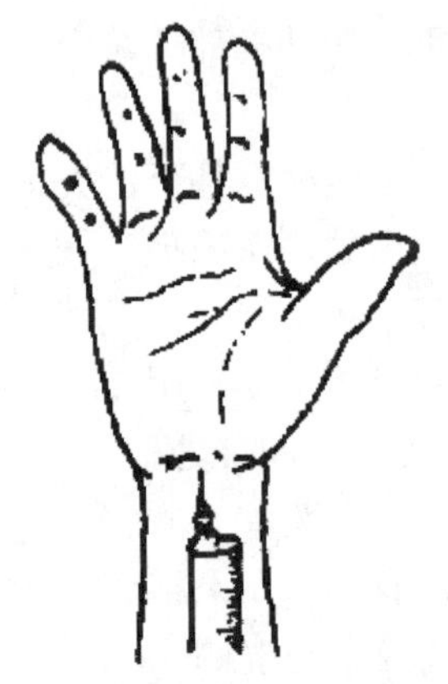

图3-5-5　腕管内封闭示意图

知识点42：腕管综合征的手术治疗　　副高：熟练掌握　正高：熟练掌握

（1）手术适应证：①非手术治疗无效者；②手指皮肤感觉消失者；③大鱼际肌群有明显萎缩者；④手指麻木严重或有疼痛者。

（2）对于腕管内有腱鞘囊肿、慢性腱鞘炎、良性肿瘤、异位肌腹者应手术切除。腕管壁增厚、狭窄者可行腕横韧带切开减压术。

八、膝关节半月板损伤

知识点43：膝关节半月板损伤的病因　　副高：熟练掌握　正高：熟练掌握

半月板损伤主要是间接暴力引起的，常见损伤有半月板撕裂、半月板变性和半月板周围炎、盘状软骨损伤和半月板囊肿。日常生活中，膝关节的各种运动使半月板不断承受着传导载荷的垂直压力，向周缘移位的水平压力和旋转时的剪式应力。由于年龄、职业和运动情况的不同，半月板在日常生活或劳动、运动中受到损伤的机会，以及造成损伤的特点或类型也各异。运动员、舞蹈演员显然比普通人群受伤的机会大得多，而矿工长期处于蹲位，其半月板损伤的特点自然又不同于球类运动员者。青年人半月板较厚，弹性好，吸收震动力能力强，因外伤而造成的半月板撕裂多呈纵行，而老年人的半月板因退行性变而变薄，弹性较差，边缘往往有粘连，活动性差，剪式应力引起的水平撕裂或磨损较多，但青年人的活动量远远超过老年人，因此发病的概率又比后者多。

知识点44：膝关节半月板损伤的病理机制　　副高：熟练掌握　正高：熟练掌握

在伸屈运动中，半月板与胫骨平台关系密切。膝关节伸直时，半月板向前移动。屈曲时向后。而在膝关节旋转运动时，半月板固定于股骨上，并随其一同在胫骨上运动，一侧向前移动，一侧向后移动。因此，在膝关节伸屈过程中如同时又有膝的扭转内外翻动作时，半月板处于不协调的运动之中。若半月板受到挤压更限制了活动范围，则造成撕裂。这是半月板最常见的损伤机制。

知识点45：膝关节半月板损伤的临床表现　　副高：熟练掌握　正高：熟练掌握

膝关节半月板损伤的临床表现如下：

（1）外伤史：一部分病人有明确的外伤史，往往以运动创伤最常见，多见于足球、篮球、体操等项目。近年来，由于国内戏曲、武功、技巧运动的发展，在武术及杂技演员中也较多见。体力劳动者中间的发病率也不少见。部分损伤病例无明确外伤病史，多因退行性变引起。发病者中，男性多于女性。

（2）症状及体征：急性期膝关节有明显疼痛，肿胀及积液，关节屈伸活动障碍。受伤后膝关节剧痛，伸不直，并迅速出现肿胀，有时出现关节内积血。

知识点46：膝关节半月板损伤的诊断　　副高：熟练掌握　正高：熟练掌握

对半月板损伤的诊断主要依据病史及体征。在损伤急性期，虽然可以怀疑有半月板损伤，但经常因急性创伤性滑膜炎，疼痛、肿胀，不能详查确诊。因而，除有典型交锁存在或半月板明显脱位突出，有时伴有该侧疼痛，响声也应恒定在一侧外，多不能确诊。此时主要应排除其他急性外伤，以免漏诊延误治疗。

知识点47：膝关节半月板损伤的保守治疗　　副高：熟练掌握　正高：熟练掌握

关节镜技术使得急性半月板损伤的诊断更为精确，有助于制订治疗计划。若无关节镜技术，半月板不完全的撕裂或小的边缘撕裂（移位<3mm）很难确诊。症状偶发且轻微的半月板撕裂可通过康复和限制活动的方法治疗。不伴有其他病变（如前交叉韧带撕裂）的不完全半月板撕裂或小的（<5mm）稳定的边缘撕裂，用非手术方法治疗即可取得良好的效果。若膝关节稳定，许多不完全撕裂不会发展为完全撕裂。小而稳定的边缘撕裂，在保护之下观察3～6周即可愈合。许多没有确诊的小的边缘撕裂可能伴发其他的膝关节损伤，例如膝扭伤或髌骨脱位。若这些撕裂发生在血管区，不用手术即可愈合。膝关节制动对稳定的半月板垂直纵行撕裂愈合是否有益还不能肯定。

知识点48：膝关节半月板损伤的手术治疗 副高：熟练掌握 正高：熟练掌握

如果确有半月板损伤，目前一般主张在关节镜下进行手术，边缘分离的半月板可以缝合，容易交锁的、破裂的半月板瓣片可以局部切除，有条件缝合的亦可以予以修复。只有当撕裂不可修复时，进行半月板全切除才是正确的。如有可能，应尽量保留半月板的边缘部分。内镜下手术创口很小，对关节干扰小，术后恢复快，可以早期起床活动，已成为常规处理方法。

（1）关节镜手术：①半月板切除术：半月板切除术分为部分切除术、次全切除术、全切术；②半月板修整术：仅适用于游离缘小范围的撕裂；③半月板缝合术：半月板损伤的解剖修复，是半月板损伤的理想手术方法。

（2）半月板移植术：处于试验阶段。

（3）半月板切除术后并发症：最常见的两个并发症为术后关节内积血及慢性滑膜炎。

九、膝关节韧带损伤

知识点49：膝关节韧带损伤的病因 副高：熟练掌握 正高：熟练掌握

生物力学研究已经证实渐进、连续和按顺序的微纤维断裂最终会导致韧带发生断裂。单个胶原纤维不可拉伸，拉长7%～8%就开始断裂。韧带中胶原纤维断裂的数量决定了韧带是功能的破坏还是形态的破坏。韧带完全断裂伴形态连续性的丧失，只在关节有极度移位时才会发生。手术时肉眼观察韧带的完整性不足以对如下情况作出判断：①韧带断裂的范围；②韧带血供的损害；③残留的韧带拉长；④远期发挥功能的能力。不伴其他结构损伤的、单纯的韧带完全断裂是极罕见的，这是因为造成韧带完全断裂的关节极度移位一定会导致其他支持结构至少部分撕裂。

知识点50：膝关节韧带损伤的病理机制 副高：熟练掌握 正高：熟练掌握

Palmer描述了4种可能造成膝关节周围韧带结构断裂的机制，分别为：①股骨在胫骨上内收、屈曲和外旋；②股骨在胫骨上外展、屈曲和内放；③过伸；④前后移位。

知识点51：膝关节韧带损伤的临床表现 副高：熟练掌握 正高：熟练掌握

膝关节韧带损伤的分类包括内侧副韧带损伤、前交叉韧带损伤、外侧副韧带损伤以及后交叉韧带损伤。

知识点52：内侧副韧带损伤 副高：熟练掌握 正高：熟练掌握

内侧副韧带呈扁宽三角形，平均长度10cm，基底向前，为关节囊纤维层加厚部分。运动员内侧副韧带受伤时膝内侧常突发剧痛，但又可迅速减轻，仍可继续比赛，或在绑扎绷带固定后又能继续运动，不过随后痛又逐渐加剧，且疼痛仅局限于膝的内侧。查体：韧带受伤处有压痛感，尤以股骨上的韧带附着点为明显。一般因膝关节内侧副韧带未完全断裂，因而，无论在膝关节的伸直位或屈曲位搬动时，都无异常范围的膝外翻活动，只有在膝伸直时，以一手抵于膝的外侧，另一手向外掰动小腿时，或于膝屈曲30°，小腿外旋外展动作时，才会在韧带损伤处产生剧烈疼痛。如若检查时有不正常的关节开口感而无抵抗感，则是内侧副韧带完全断裂的特征性表现。如果在损伤处注射1%普鲁卡因10ml肌肉痉挛立即消除，疼痛消失，膝部亦可完全伸直，此时利于检查膝关节侧方应力实验。

知识点53：外侧副韧带损伤　　副高：熟练掌握　正高：熟练掌握

外侧副韧带为圆形索条样结构，长约5cm，其上止点附着于股骨外上髁，下止点位于腓骨小头尖的前部。大多数病例都有膝内侧遭受突然外力的病史。伤后在膝关节的外侧有局限性疼痛及肿胀。若损伤仅限于膝外侧副韧带，则无关节积液；相反，若为联合损伤，即外侧副韧带损伤同时合并关节囊及前十字韧带损伤，在伸膝位或屈膝位，膝关节异常内收活动范围，都较单纯韧带损伤大，在膝屈曲位牵拉胫骨时有“抽屉感”。“盘膝”时保持韧带紧张状，沿韧带的走行方向检查，可以查出明显的压痛点。如韧带完全断裂则韧带松弛，检查时可发现有不正常的膝开口感，需和健侧对照比较。如合并腓总神经损伤，则会出现“马蹄足”表现。

知识点54：前交叉韧带损伤　　副高：熟练掌握　正高：熟练掌握

前交叉韧带起自胫骨可见前内侧部，由髁间棘前方稍偏内侧部斜向后上方抵止于股骨外髁髁间侧面后上部，胫骨端呈前后长的卵圆形，较为粗大，附着面积约为3.0cm^2，股骨端呈扇形相对细小，附着面积约2.0cm^2；长度37～41mm、宽度10～12mm。单纯前交叉韧带断裂都有急性膝损伤史，并可根据受伤动作作出判断。受伤后，关节内常有组织撕裂感，随即产生疼痛及关节不稳，不能完成正在进行的动作。如能完成，则不是此韧带损伤。随后关节出血肿胀，但出血量的多少和肿胀速度却因损伤病理的不同而异，如有韧带止点撕脱骨折，出血较多，肿胀明显，发生速度较快；没有合并骨折时，出血比较少，肿胀较轻，发生速度慢，因而，关节肿胀与否不能作为判断交叉韧带是否断裂的硬指标。多数患者，随着关节积血与肌肉的保护性痉挛逐渐增加，疼痛逐渐加重，膝关节固定于屈曲位，拒绝任何搬动或活动。在个别病例中可见，断裂的交叉韧带嵌入关节间隙，从而出现典型的关节绞锁，导致膝关节不能伸直。陈旧性前交叉韧带断裂可无症状，有的也不影响训练。严重的可有关节不稳、疼痛、肿胀以及下楼时关节错动感。

知识点55：后交叉韧带损伤　　副高：熟练掌握　正高：熟练掌握

后交叉韧带位于膝关节后侧，起身胫骨髁间后窝后部关节面下约10mm处，沿胫骨平台后缘斜向前内上方抵止于股骨内髁髁间侧面前上部，呈圆弧形附着，平均长38mm、宽13mm。膝关节急性损伤史。受伤后很快出现膝关节的早期不稳，主要表现为后向不稳和侧方旋转不稳，继而出现膝关节内结构损伤引起的症状，如肌肉萎缩、软骨损伤、半月板损伤的体征。膝关节后期不稳，可在伤后较长时间出现，往往因为膝关节周围肌肉韧带的稳定失代偿所致。

知识点56：膝关节韧带损伤的治疗　　副高：熟练掌握　正高：熟练掌握

膝关节韧带损伤的治疗包括膝内侧副韧带损伤的修复、膝外侧副韧带损伤的修复、前交叉韧带断裂的修复、后交叉韧带断裂的修复、膝关节韧带联合损伤的治疗以及功能康复。

知识点57：膝内侧副韧带损伤的修复　　副高：熟练掌握　正高：熟练掌握

单纯内侧副韧带重度损伤可通过非手术方法成功地治疗。为排除可能伴随的关节面、半月板或交叉韧带的损伤，通常需进行MRI检查，并在麻醉下进行应力试验及关节镜检查。手术医生需注意：在对急性不稳定性膝关节进行关节镜检查时，关节囊的破裂可使冲洗液大量外漏。一般来说，如果关节镜检查推迟5～7天，那么滑膜和关节囊的裂缝将充分闭合，而不会发生冲洗液外漏，医生可更为细致、更为迅速地完成检查。急性期对损伤的膝进行长时间的关节检查是不合适的。在这种情况下冲洗液会大量外渗，有可能导致严重的并发症。伴随其他损伤的内侧副韧带损伤通常以自胫骨附着区横断，内侧副韧带的中1/3及后1/3斜向撕裂最常见，其次为二者均自股骨内上髁撕裂。一般手术方法为断裂处的间断缝合或止点处重建的缝合，图3-5-6所示为内侧副韧带止点处修复示意图，对于股骨或胫骨附着区的断裂亦可采用加压螺钉加锯齿垫圈固定或采用齿状钉板固定。韧带损伤严重而难以修复时，应该采用邻近健康组织移位修复，比如腓肠肌内侧头或半膜肌腱，或应用肌腱移植来修复损伤的内侧副韧带。合并交叉韧带损伤者，应同时修补。图3-5-7所示为内侧副韧带修补、交叉韧带重建示意图。

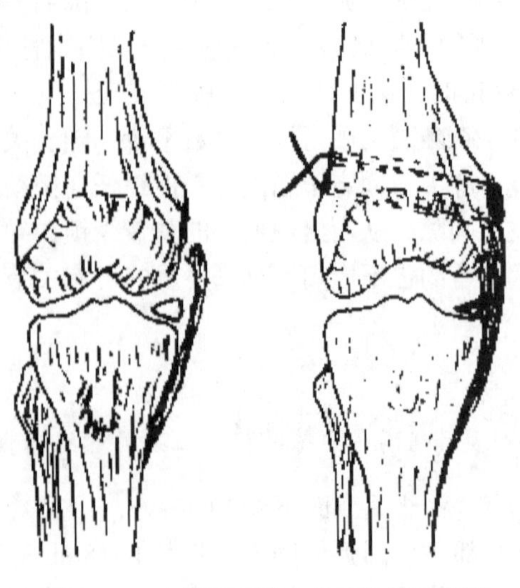
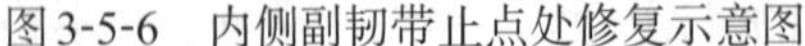
图3-5-6　内侧副韧带止点处修复示意图

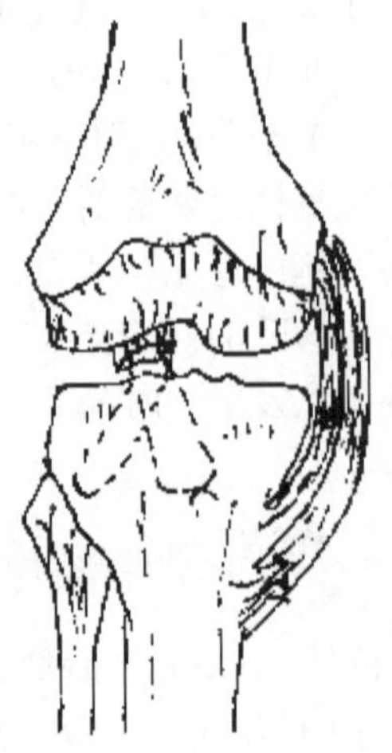
图3-5-7　内侧副韧带修补、交叉韧带重建示意图

知识点58：膝外侧副韧带损伤的修复　　副高：熟练掌握　正高：熟练掌握

膝外侧副韧带损伤少见，原因可能为：①股胫角的存在，不易发生内翻（收）损伤；②对侧肢体的保护作用；③屈膝时外侧副韧带松弛，不易损伤；④韧带周围有髂胫束及股二头肌腱加强。

因而，当膝外侧副韧带损伤时致伤暴力可能更大，常合并交叉韧带、内侧副韧带损伤，后果更严重。从这一意义上讲，治疗似应更积极。但是否手术治疗，还要看膝关节的内翻稳定性。如怀疑外侧副韧带损伤，应行内翻试验（不必麻醉），如内翻不稳明显，宜早期手术。手术方法多为韧带的止点重建，如股骨附着区断裂，可在股骨外髁斜向内上钻孔，从股骨内髁钻出，利用骨科2号线将断端引入骨隧道，在对侧固定。体部断裂一般采用Bunnell缝合法缝合。

陈旧性损伤患者如松弛不明显，可采用外侧副韧带及腘肌腱股骨外上髁附着点上移术来达到外侧稳定的目的。

知识点59：前交叉韧带断裂的修复　　副高：熟练掌握　正高：熟练掌握

前十字韧带部分断裂（断裂小于1/2）不必做修复或重建手术，一般保守治疗。以石膏托固定，或者用控制性支具固定，注意加强股四头肌锻炼。

前十字韧带完全断裂，早期宜手术缝合，缝合时机越早越好。超过1周即有退行性变，超过2周退行性变明显，且断裂韧带浸泡在关节液内部分被溶化，张力下降，不易缝合。如为上附着点断裂可于股骨外髁钻双孔牵拉缝合固定，图3-5-8为前十字韧带完全断裂股骨外髁钻双孔牵拉缝合固定示意图。如为下附着点断裂，可于胫骨平台下5cm处对着胫骨髁间棘前韧带附着处钻双孔牵拉缝合，图3-5-9为胫骨髁间棘前韧带附着处钻双孔牵拉缝合示意图。

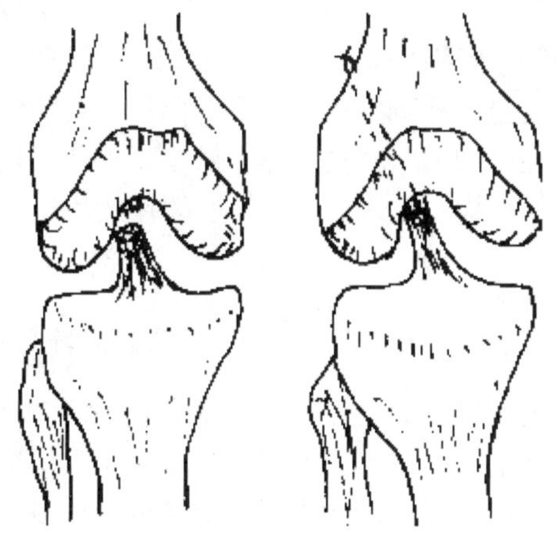

图3-5-8　前十字韧带完全断裂股骨外髁钻双孔牵拉缝合固定示意图

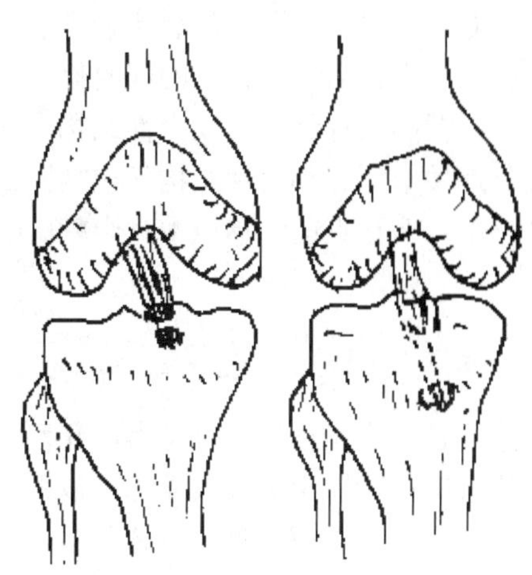

图3-5-9　胫骨髁间棘前韧带附着处钻双孔牵拉缝合示意图

若属于中段断裂一般缝合较困难，往往做重建手术。也有人认为断裂后急性期不必手术，以后如有关节不稳再做重建手术。

知识点60：后交叉韧带断裂的修复 副高：熟练掌握 正高：熟练掌握

新鲜的后交叉韧带胫骨止点断裂附带骨块者，采用后路切开复位螺钉固定，或者钢丝穿骨隧道固定，尼龙线穿骨隧道固定疗效亦非常满意。

后交叉韧带在股骨止点撕裂者，一般采用在股骨内髁斜向内上钻孔，从股骨内髁钻出，利用骨科2号线编织缝合将断端引入骨隧道，在股骨内髁固定的方法。

后交叉韧带断裂手术，目前流行关节镜下后交叉韧带重建术。后交叉韧带断裂的手术时机，一般于损伤后1~2周进行延迟重建。此时，疼痛、肿胀等关节内反应已消退，并且病人已恢复全部的活动范围和部分的力量，更为重要的是关节的撕裂损伤多已修复，利于关节镜的开展。

适应证：后交叉韧带损伤出现膝关节后向不稳者。应用材料包括：同前交叉韧带损伤重建时材料选择相同，有自体材料、同种异体材料、人工韧带等。自体材料通常应用骨-髌韧带-骨，亦有骨-股直肌腱、半腱肌-股薄肌腱、骨-跟腱等。手术方法包括：双切口重建、单切口全镜下重建、单切口全镜下双隧道双束重建。随着新手术技术的不断发展，手术创伤越来越小，固定技术越来越合理，患者的预后会越来越好。

知识点61：膝关节韧带联合损伤的治疗 副高：熟练掌握 正高：熟练掌握

后交叉韧带断裂合并内、外侧结构损伤，会导致膝关节的内、外侧不稳。后交叉韧带损伤合并内侧副韧带损伤将会导致在后向不稳的基础上出现内侧不稳，必须进行治疗。急性内侧副韧带断裂应早期手术治疗，后交叉韧带是否重建应酌情而定，有条件者应同时进行重建。陈旧性内侧副韧带断裂出现内侧不稳者，重建后交叉韧带同时做内侧副韧带上止点上移重建。若带有骨块，固定就会比较牢靠，可以早期锻炼。后交叉韧带损伤合并后外侧结构损伤时，应在重建后交叉韧带的同时修复或重建后外侧稳定结构。后外侧结构又称后外侧稳定结构，包括静力性结构与动力性结构。静力性结构又包括外侧副韧带、腘腓韧带、弓状韧带和后外侧关节囊；动力性结构又包括股二头肌、髂胫束和腘肌腱复合体。修复后外侧结构的方法包括：上止点前上移位术，半腱肌腱重建后外侧结构。总体上，修复后的疗效优良。

知识点62：功能康复 副高：熟练掌握 正高：熟练掌握

康复计划必须依据每个患者的年龄、关节的稳定程度及其他因素进行制定。在戴支具期间，患者应进行肌肉等长收缩练习以锻炼股四头肌和腘绳肌，进行抬腿练习以锻炼大腿屈肌群和外展肌群。去掉支具后，膝关节的活动须进一步加大，并开始剧烈的康复运动项目。通常情况下，需要使用加强的有弹性的膝关节支撑物，不允许患者进行正常的活动，尤其是体育运动，直至受伤下肢的关节活动度正常，并且所有肌群的力量恢复至正常侧肢体的90%

时。当患者重返体育运动时，通常受伤的韧带要用胶布或功能支架保护3～4个月。此为韧带愈合期间胶原纤维恢复应力排列方向所需的最少时间。

十、踝关节扭伤

知识点63：踝关节扭伤的病因　　副高：熟练掌握　正高：熟练掌握

踝关节扭伤至少以3种方式对关节产生影响：

（1）急性严重的韧带损伤伴关节破坏。

（2）单次的创伤或反复的"过度使用"造成程度较轻的韧带损伤，导致关节发生非破坏性的、显微镜下可见的病变。

（3）加重关节原先存在的病变。

此外，还有一些情况，创伤可能是一个诱因，但创伤史是非特异性的，且创伤的症状已消退，如踝关节软骨软化或剥脱性骨软骨炎。

知识点64：踝关节扭伤的病理机制　　副高：熟练掌握　正高：熟练掌握

踝关节扭伤的分类不同，其损伤机制也有所不同，其分类方法包括以下几种：

（1）按受伤机制分旋后伤、旋前伤、外旋伤、内翻伤、外翻伤。

（2）按解剖特点分单纯伤、联合伤。

（3）按损伤的病理特点分部分断裂、完全断裂。

（4）按病程分新鲜断裂、陈旧断裂。

知识点65：踝关节扭伤的临床表现　　副高：熟练掌握　正高：熟练掌握

患者临床症状一般有明显的受伤史，如内翻伤、旋前或后伤、外翻伤、外旋伤等。患者受伤后的表现为局部疼痛、皮下瘀血、肿胀、跛行，并有明显的活动受限。疼痛、肿胀、压痛的部位在踝的前上方提示下胫腓联合韧带损伤。同时，检查体征则会发现肿胀，压痛，注意压痛最明显的部位即是损伤部位。被动内翻及旋后时疼痛明显加重提示外侧副韧带损伤。被动旋前和外翻时疼痛明显加重提示内侧三角韧带损伤。而外旋踝关节时疼痛明显加重提示下胫腓联合损伤。要注意检查踝关节有无不稳，抽屉试验、内、外翻应力试验、距骨侧方移动试验多半很有意义。肢体抗阻检查（内、外旋，内、外翻）对于明确诊断也有较为重要的意义。

知识点66：踝关节扭伤的诊断　　副高：熟练掌握　正高：熟练掌握

踝韧带损伤的诊断，关键依靠症状和体征，如肿胀，压痛最明显的部位，被动内、外翻和旋前、后时疼痛明显加重，注意检查踝关节有无不稳（抽屉试验、内翻应力试验、距骨侧方移动试验），抗阻检查（内、外旋，内、外翻），结合辅助检查（如X线踝关节照片、B超、MRI）一般能明确诊断。临床检查时须仔细，防止漏诊或误诊。下胫腓联合韧带损伤X线应摄踝内旋20°正位片，内外侧副韧带损伤应摄内外侧应力位X线片。另外，还应注意鉴别诊断：与腓骨长短肌腱脱位，胫后肌腱脱位，内、外踝骨折，跗骨窦韧带损伤，软组织撞击综合征，关节软骨损伤等不同的疾病相鉴别。

知识点67：踝关节扭伤的治疗 副高：熟练掌握 正高：熟练掌握

踝关节扭伤的治疗包括：三角韧带急性撕裂的修复治疗、下胫腓关节韧带急性撕裂的修复、外侧韧带急性撕裂的修复以及外伤后踝关节慢性不稳的治疗。

知识点68：三角韧带急性撕裂的修复治疗 副高：熟练掌握 正高：熟练掌握

三角韧带损伤在踝关节扭伤中占比＜5%，一般和其他损伤同时存在。在青年和中年患者中，三角韧带的急性断裂可因距骨在踝穴中的异常倾斜或移位、触及韧带的缺损而得以诊断。通常情况下，这种损伤需要手术修补。常伴外踝骨折或者下胫腓关节分离。单纯性完全性三角韧带断裂极少见。一般建议进行内翻以及外翻应力试验检查。这些试验能够显示X线片中内踝透光间隙的增宽和距骨的倾斜，通过与MRI比较来判断三角韧带撕裂的范围和位置。对于单纯的三角韧带完全性断裂的治疗，应短腿非负重石膏管型或者小夹板制动3～5周时间，然后穿矫形鞋4～6个月。若存在骨折或者韧带断裂手法不能复位者，如外移的距骨复位时，内踝和距骨之间有可能卡入胫后肌腱或撕脱的三角韧带的近侧断端，应通过手术探查。对于因三角韧带的急性断裂而遗留的关节不稳可以考虑手术治疗，行韧带上提紧缩术或止点重建术。

知识点69：下胫腓关节韧带急性撕裂的修复 副高：熟练掌握 正高：熟练掌握

当联系胫腓骨远端的韧带发生破裂时，通常伴有内踝骨折，或者腓骨在外踝的近端发生骨折，或者两处骨折同时存在。然而，有时伴随的损伤是三角韧带破裂。挤压试验阳性就能准确地诊断下胫腓韧带联合的扭伤，但是在进行这项检查前必须通过查体或X线检查以排除小腿的其他损伤。外旋应力试验同样有助于明确诊断。单纯的下胫腓韧带的断裂通常可以采用保守治疗。早期复位非常重要，有利于踝关节早期重建稳定性。一般采用“U”形石膏固定踝关节0°位，固定时间为8周，然后加强功能锻炼。但是，如果在手法整复后仍有踝穴增宽，则需要采取手术治疗。

知识点70：外侧韧带急性撕裂的修复 副高：熟练掌握 正高：熟练掌握

旋后损伤是最常见损伤机制、踝关节的旋后损伤时距腓前韧带断裂最先断裂；如果损伤暴力持续，跟腓韧带随后断裂；距腓后韧带很少发生断裂。单纯内翻损伤也可导致外侧副韧带断裂。急性损伤如果诊治不当，就会导致韧带松弛，踝关节容易反复扭伤。踝外侧副韧带损伤的现场急救原则：立即压迫痛点止血，如用大棉花块或海绵垫压迫止血。现场急救处理措施包括：①冰敷；②关节穿刺抽积血；③加压包扎；④妥善固定，如粘膏支持带、石膏、支具等。

知识点71：外伤后踝关节慢性不稳的治疗　　副高：熟练掌握　正高：熟练掌握

踝关节的慢性不稳定可由韧带的陈旧性断裂引起，如出现症状，首先应考虑保守治疗。女性患者可通过增宽和降低鞋跟，男性患者则通过在鞋跟外侧加一楔形衬垫，常能减轻症状。应用高腰的皮靴或橡胶护踝可能会有所帮助，尤其是在不平地面上行走或剧烈活动时。在体育运动中，对慢性踝关节不稳，穿高帮运动鞋或包扎踝关节可能有益。运动员训练时，使用支持带保护踝关节，具有一定效果。对于严重丧失功能的踝关节不稳的患者，加强踝关节周围肌肉力量的训练，一些患者的肌肉力量能得到足够的改善，从而避免进行重建手术。

十一、跟腱断裂

知识点72：跟腱断裂的损伤机制　　副高：熟练掌握　正高：熟练掌握

直接暴力造成的跟腱断裂较为少见。常为锐器所伤，呈开放性、肉眼可见断裂的跟腱。间接外伤主要指踝关节极度背伸时再突然蹬地发力，使跟腱强力牵拉所致。另外，跟腱周围的血运障碍、继发跟腱营养不良、退行性变等都是跟腱断裂的重要诱因。

知识点73：跟腱断裂的临床表现　　副高：熟练掌握　正高：熟练掌握

直接外伤所致的开放性跟腱断裂，伤口内有时可见肌腱组织。若经验不足可能漏诊。检查可发现跟腱紧张时腱的外形消失，可触及凹陷及退缩的跟腱残端。

间接外力所致的跟腱断裂，多数患者可听到“啪”的响声，随即跟腱处疼痛，足踝运动失灵。跟腱可见裂隙，足抗跖屈力量减弱，触之有凹陷，压痛敏锐。捏小腿三头肌试验阳性。X线片、超声或MR的软组织影均提示跟腱缺乏连续性。根据患者的外伤史、症状、体征不难做出诊断，但对于闭合性断裂者易于漏诊。难以确诊时应行MRI检查。

知识点74：跟腱断裂的治疗　　副高：熟练掌握　正高：熟练掌握

（1）保守治疗：尤其适用于年老体弱或麻醉风险高的患者。用长腿石膏将踝关节固定于自然跖屈位8周，去除石膏，垫高后跟走路4周的方法来治疗闭合性跟腱断裂。但对于运动员、演员等对功能恢复要求高的患者来说采用保守治疗应该慎重。且保守治疗者跟腱再断裂的发生率较高。

（2）手术治疗：对于开放性损伤，治疗延误1周或以上者及对术后功能恢复要求高的患者应采取手术治疗。取中线内侧2cm的纵形切口显露跟腱，足跖屈后将跟腱断端靠拢，维持该体位缝合。缝合时注意跟腱的松紧度。将踝关节跖屈30°左右将跟腱断端缝合。然后捏小腿三头肌试验，两侧相同为松紧合适。若跟腱缺损严重不能直接缝合，应行跟腱筋膜修复术。多取腓肠肌筋膜瓣来修复。术后注意合理地康复训练并配合理疗，一般均可愈合。

十二、关节软骨损伤

知识点75：关节软骨损伤 副高：熟练掌握 正高：熟练掌握

关节软骨主要是由少量软骨细胞及周围基质组成的透明软骨。由于缺乏血管、神经且与系统循环分离，关节软骨愈合能力差。因此，软骨损伤如果得不到及时、准确的诊断和治疗，则会导致对应关节面软骨损伤或邻近组织退变，继而引发继发性骨关节炎。患者可表现为长期的关节疼痛及活动受限、关节功能障碍等，严重影响患者的工作与生活质量。与其他关节相比，膝关节软骨损伤最常见。

知识点76：膝关节软骨损伤的病因 副高：熟练掌握 正高：熟练掌握

膝关节软骨损伤各年龄段均可发，可由运动创伤、交通意外、剥脱性骨软骨炎以及其他情况引发的急性或慢性创伤所致，或为类风湿关节炎、骨性关节炎、关节不稳等疾病的并发损伤。其中，运动创伤、交通意外、剥脱性骨软骨炎等引起的软骨损伤多见于中青年人群；类风湿关节炎、骨性关节炎等引起的软骨损伤多见于中老年人群。

知识点77：膝关节软骨损伤的临床表现 副高：熟练掌握 正高：熟练掌握

膝关节软骨损伤的临床表现主要是疼痛。患者的疼痛最初往往局限于某一个部位，呈一种持续性钝痛，活动后加重，休息后缓解，特别是在负重活动如跑步、爬楼、下蹲后不适症状可加重。有时候长时间的坐姿也可使疼痛加重。患者可能还会出现肿胀、打软腿、膝关节交锁、弹响等。查体时膝关节浮髌试验可能阳性，髌骨或者股骨滑车损伤可出现捻发音、髌骨摩擦音，股骨髁软骨损伤时则易出现膝关节活动受限，活动时骨摩擦音，屈曲时受累侧股骨髁触痛。晚期的体征包括股四头肌无力及萎缩。检查时还应考虑检查髌骨的轨迹、Q角、膝的内外翻、关节不稳定及半月板损伤的状况。

知识点78：膝关节软骨损伤的影像学检查 副高：熟练掌握 正高：熟练掌握

（1）X线检查：应进行标准的X线检查，包括膝关节站立位前后位片、侧位、髌骨轴位等。在伸直状态下可观察各种力线角度的改变时关节间隙的改变。通过双膝屈曲45°、负荷状态下的前后位片能够了解细微的关节间隙改变。屈曲45°无负重下的侧位片可以观察到股骨后髁重叠情况。双侧髌骨的轴位片可能评估髌骨对线情况，屈曲位前后片可以观察到股骨髁间切迹。大部分软骨损伤X线不显影，仅表现为关节间隙的改变、髌骨对线不良或者关节面不平整等。带松质骨的软骨损伤往往X线可见有力的高密度影。剥脱性骨软骨炎的特征性表现为股骨髁后方边界清晰的软骨下骨被新月形、硬化的、透光的骨片轮廓线所隔开。病变可以是全部透光的，但常常包括一个中心性骨片。

（2）CT：CT扫描可提供软骨损伤的骨性细节，有助于确定缺损的定位及可能存在的游离骨软骨块的大小，加用造影剂能够增加软骨损伤的病变分期的准确性。然而，由于MRI能够提供更详细的信息，CT现在越来越少用于确定诊疗计划。

（3）MRI：能提供更有价值的信息，敏感性在95%以上。除了评价关节软骨损伤的大小以及软骨下骨的状况，还能发现有无伴随的韧带、半月板等的损伤。

知识点79：关节软骨损伤的分级　　副高：熟练掌握　正高：熟练掌握

评估关节软骨的损伤有助于更好地了解病情，制订合适的治疗计划及判断预后情况。评估不但要考虑到损伤的范围和深度，而且要包括损伤的部位及膝关节的任何相关病理改变。关节软骨损伤最常用的是Outerbridge分级。

Ⅰ级：关节软骨表面轻度水疱。

Ⅱ级：软骨表面< 1cm的毛糙和浅表的开裂。

Ⅲ级：深大软骨下骨的裂口，但骨未外露，损伤直径> 1cm。

Ⅳ级：软骨下骨的外露。

知识点80：关节软骨损伤的非手术治疗　　副高：熟练掌握　正高：熟练掌握

非手术治疗适用股骨髁或者胫骨平台OuterbridgeⅠ型和Ⅱ型损伤；小的无症状的Ⅲ型损伤，特别是对运动强度低的运动员及患者；孤立直径< 1cm的软骨损伤。此外，由于运动寿命的原因，运动员常采用非手术治疗。非手术治疗包括休息、非甾体消炎镇痛类药物、理疗、活动性调整、支具、关节软骨营养药物等。支具包括治疗髌骨不稳的髌骨制动支具，以及治疗不需手术干预及活动调形的膝单间室软骨损伤的负荷转移支具等。其他的内科治疗包括关节腔内注射透明质酸钠或注射甾体类消炎药物。

知识点81：关节软骨损伤的手术治疗　　副高：熟练掌握　正高：熟练掌握

手术治疗的适应证包括非手术治疗失败的有症状的OuterbridgeⅢ型损伤、Ⅳ型损伤及有明显软骨松动碎片形成的损伤。手术的主要目的是减轻疼痛、肿胀、交锁、打软腿症状，同时稳定关节软骨，防止进一步的破坏。有些损伤，如伴有新鲜软骨下骨的松动和伴有新鲜骨创面的软骨碎片，可以一期修复。关节软骨损伤直径> 2cm，尤其是伴有松动的软骨碎片的损伤，需要立即手术治疗。但是需要明确的是，目前尚无哪一种手术方法能够使软骨缺损以正常的透明软骨方式来修复。

（1）清理术：对于轻度、偶然发现的、无症状的低活动量需求患者，OuterbridgeⅢ型损伤、Ⅳ型损伤首选清理术。清理术只能去除可能因活动和外伤脱位并引起机械症状的软骨碎片。清理术不影响关节软骨的修复，但有破坏相邻透明软骨的风险。

（2）骨髓刺激：包括钻孔、微骨折术。适用于Outerbridge Ⅳ型损伤和局部创伤性病变。此技术的禁忌证是显著的软骨下骨缺损、膝关节对线不良以及治疗不配合的患者。所有的骨髓刺激都是为血管提供通路，随后产生纤维软骨瘢痕。

（3）骨软骨移植：包括自体骨软骨移植和同种异体骨软骨移植。自体骨软骨移植是将非关节面部分的正常关节软骨与其附着的软骨下骨处理成圆柱形移植块，移植至关节面的软骨缺损。适用于股骨髁上局灶性、存在症状的创伤性全层软骨缺损，并且最好是单侧，直径1.0～2.5cm。禁忌证为骨性关节炎改变或多灶性病损。异体骨软骨移植由于来源的广泛，可用于治疗较大的骨软骨缺损，如分离性骨软骨炎、骨坏死、骨软骨骨折以及其他技术失败后的补救措施。

（4）软骨细胞移植：自体软骨细胞移植（ACI）用于治疗负重关节面（主要是股骨髁部）的创伤性软骨损伤。该技术用类玻璃样组织修补关节软骨全层缺损，适用于年轻患者，要求患者依从性好、下肢对线及稳定性良好且不合并关节炎症；关节软骨全层损伤，直径>2cm。禁忌证为骨缺损深于8mm、多灶性损伤、合并骨关节炎等。对骨缺损深于8mm，应先行缺损区的骨移植，并完全愈合后方可行软骨细胞移植。

（5）关节表面置换：主要适用于其他治疗均失败或不适合，具有明显症状，多灶性软骨损伤或广泛Outerbridge Ⅳ型软骨损伤的中老年患者。包括单髁置换和全膝关节表面置换。

十三、关节内游离体

知识点82：关节内游离体　　副高：熟练掌握　正高：熟练掌握

关节内游离体是由于各种原因出现在关节腔内的游离体，是造成关节紊乱的常见原因之一。临床上患者常常因关节出现交锁或触摸到关节内游离体而就诊。关节腔内游离体多为中老年人群，病程较长，常伴随骨关节炎等退变性疾病。

知识点83：关节内游离体的临床表现　　副高：熟练掌握　正高：熟练掌握

膝关节腔内游离体患者多因关节出现交锁或触摸到关节内游离体而就诊。由于关节腔较大，可在关节腔内自由移动，位置不定，常常因膝关节的活动而发生位置变化。但亦有形成较为稳定的所在部位或一定的游离活动轨迹，并常在某一特定体位或活动时发生交锁。有些游离体如果进入某些关节腔内狭小的间隙时，则游离范围将会受到限制，症状可能有所减轻。关节内游离体往往合并骨关节炎，因此，常常与骨关节炎的症状并存。

知识点84：关节内游离体的影像学检查　　副高：熟练掌握　正高：熟练掌握

（1）X线片：含有骨及软骨组织的游离体，X线下可显影，并且通过术前X线片帮助定位。单纯的软骨组织形成的游离体X线不显影，除患者在不同部位的交锁现象或在膝部能触摸到游离体外，术前很难了解其所在位置、大小及数目。

（2）CT：是对X线的有力补充，特别是三维重建CT，更立体地帮助术前评估游离体的大小、数目及位置。但是对于软骨组织形成的游离体，仍然不能很好的显影。

（3）MRI：可以显影软骨游离体，T1及T2加权像均表现为低密度信号影，有助于术前评估。此外，还可以对关节的软骨损伤、软骨下骨坏死、半月板韧带损伤做出评估。

知识点85：关节内游离体的治疗　　副高：熟练掌握　正高：熟练掌握

关节内游离体可能造成关节卡锁，破坏关节软骨，一旦发现应立即安排手术取出。游离体取出术也是关节镜下手术取出的最佳适应证之一，但要做到完全、彻底，有时亦会遇到很多困难。术前要做好定位和计数，术中要充分观察，不能放过那些不易观察和操作的部位。特别是半月板底及腘肌腱管内。必要时要果断地加做其他入路。同时，对于关节镜下发现的合并症要同时处理，如半月板损伤、韧带损伤及软骨损伤等。

十四、肩袖损伤

知识点86：肩袖损伤的病因　　副高：熟练掌握　正高：熟练掌握

肩袖损伤多发生于中老年，随年龄增长发病率明显上升。多数患者无明显外伤史，主要由与年龄相关的退变、血供、撞击等因素引起，但某些外伤如肩关节脱位，在老年人中易引起肩袖撕裂。

知识点87：肩袖损伤的临床表现　　副高：熟练掌握　正高：熟练掌握

肩袖损伤的主要临床表现为肩关节疼痛和活动受限。患者主诉的疼痛区域通常在肩关节前方或者外侧。疼痛症状一般在活动时加重，尤其是在做过头动作时，休息时常减轻，但夜间疼痛明显，甚至因疼痛无法睡眠。活动受限以上举受限最为常见，主要表现为主动活动受限而被动活动受限不明显，但肩袖损伤后继发冻结肩的患者中，主、被动活动也可表现为相同程度的受限。

知识点88：肩袖损伤的体征　　副高：熟练掌握　正高：熟练掌握

早期外观没有明显异常，但是病程较长的患者可以看到冈上肌和/或冈下肌的萎缩，通常伴有大结节区以及结节间沟有压痛。肩袖损伤的患者大部分被动活动度可不受限，主动活动明显小于被动活动常提示存在肩袖损伤，最常表现的是上举及内旋受限，若出现外旋异常增大往往提示存在肩胛下肌的全层撕裂。冈上肌肌力可通过Jobe试验来检查，在肩胛骨平面保持手臂内旋，抗阻力上举力弱或疼痛均为阳性，提示冈上肌腱损伤。冈下肌－小圆肌肌力可通过外旋抗阻来检查，力弱表明可能损伤。Lag试验是指主动和被动检查活动可达到的最大角度，如果撤除外力，无法维持此位置而迅速内旋，则为阳性。另一个检查主动外旋肌力的试验是“吹号征”，正常做吹号姿势时需要一定程度的肩关节外旋，如果主动外旋肌力丧失，则需要外展肩关节以代偿，即为阳性。外旋Lag试验和“吹号征”阳性，均提示冈下肌－小圆肌巨大损伤。肩胛下肌肌力除内旋抗阻力弱外，可以用Lift-off和Belly-press试验来检查。Lift-off试验是将患者手放在背后，并往后离开身体，如果撤去外力无法维持此位置而贴住躯干，即为阳性。另一个检查肩胛下肌肌力的方法为Belly-press试验，将患者双手放在腹部，尽力内旋肩关节，使肘后部位转向前方，如果肩胛下肌无力时肘关节将会迅速转回冠状面，而损伤更大的患者可能根本无法完成肩关节主动内旋动作。

知识点89：肩袖损伤的影像学检查　　副高：熟练掌握　正高：熟练掌握

（1）X线平片：是用来评估肩峰形态，肱骨头和肩盂、肩峰的关系，以及除外其他疾病，如钙化性肌腱炎、骨性关节炎和骨破坏等。正位片上，大结节及肩峰下硬化、增生或者囊肿，都是肩袖损伤的间接征象。另外，还可以观察到肩峰下间隙，如果间隙明显减小或者肱骨头相对上移，则提示有可能出现肩袖巨大撕裂。对巨大不可撕裂的肩袖撕裂，会继发出现退行性关节炎改变。冈上肌出口位，可以观察肩峰的形态以及是否存在肩峰下骨刺等。如果存在明显的肩峰下骨刺，则提示可能存在肩袖损伤。

（2）MRI：是目前诊断肩袖疾病中最常用的方法，主要优势是提供的信息量大，包括肩袖肌腱的质量、撕裂的大小、肌腱退缩的程度等。T2像高信号病灶对于诊断冈上肌、冈下肌、小圆肌的肌腱损伤来说具有重要意义。但对于肩胛下肌肌腱的损伤来说，这种高信号的表现一般不明显。这些信号对于疾病的诊断、治疗计划和判断预后非常关键。

（3）CTA：适用于有MRI禁忌证的患者，影像学表现为肩峰下间隙内可见造影剂漏出或者肩袖处可见造影剂填充。

（4）B超：是一种无创、经济且准确性较高的方法，但是B超检查的准确性很大依赖于操作者的经验。

知识点90：肩袖损伤的分期　　副高：熟练掌握　正高：熟练掌握

肩袖损伤有多种分类方法，主要根据肩袖损伤的深度、撕裂的大小、肌腱的质量等因素进行分类。如根据肩袖损伤的深度可分为部分性肩袖损伤和全层肩袖损伤。其中部分性肩袖损伤分为滑囊侧和关节侧损伤，而全层肩袖损伤又可根据两种不同的方法进行分类。第一种是Gerber分型：①小型损伤，仅涉及1条肩袖肌腱；②巨大损伤，涉及2条或2条以上的肩袖肌腱；③不可修复性损伤，涉及2条或2条以上的肩袖肌腱，并且MRI显示肌腱内脂肪浸润，术中松解后再外展60°仍不能将肩袖组织外移至肌腱止点处。第二种是Post分型：①小型损伤，＜1cm；②中型损伤，1～3cm；③大型损伤，3～5cm；④巨大损伤，＞5cm。临床上按照镜下的肩袖形态分为以下几类：新月形、U形、L形损伤以及明显退缩性损伤。其中前三类损伤约占肩袖损伤的90%。

知识点91：肩袖损伤的非手术治疗　　副高：熟练掌握　正高：熟练掌握

肩袖疾病的保守治疗包括休息、非甾体消炎镇痛药物（NSAID）、改变生活方式、康复治疗、器械治疗等。休息的时间要足以使炎症和疼痛缓解，平均1～2周。诊断性注射类固醇激素可以缓解症状，有利于进行康复治疗。2～3个月后进行第2次注射，总共不超过3次，注意注射可以导致肌腱脆弱和断裂。保守治疗的要点在于：首选避免肩袖肌腱继续受到反复的刺激和损伤；其次需要通过功能锻炼使患者的肩关节尽可能恢复到接近正常的被动活动度；最后通过锻炼并未受累的肩袖肌力尽可能的代偿已受累的肩袖肌功能。冈上肌肌腱为最常受累的肩袖肌腱，针对冈上肌肌腱的损伤，可加强患者主动的体侧内外旋肌力练习，从而加强前后部肩袖组织的肌力，以代偿一部分冈上肌功能。

知识点92：肩袖损伤的手术治疗 副高：熟练掌握 正高：熟练掌握

对于保守治疗无效的往往需要采取手术治疗。

（1）肩袖部分损伤的修补：对于肩袖部分损伤，需要依据患者的肩袖受累比例以及患者的年龄和运动水平进行综合评估，以决定是否需要进行肩袖修补。若撕裂深度小于全层厚度的50%、参与组织的条件良好、患者的运动水平较低时可使用刨刀清理，仍保留完整的肩袖组织。也有一些学者提倡部分损伤缝合术，特别是对于滑囊侧的肩袖部分撕裂，在修补的同时行肩峰减压术。对于撕裂深度超过全层厚度的50%，考虑撕裂的程度可能进一步加重甚至可发展为全层撕裂，因此需要在镜下进行缝合修补。

（2）肩袖全层损伤的修补：肩袖全层撕裂需进行清创及肩袖修补术。新月形损伤很容易修复，可直接在关节镜下行肌腱至骨的修复。U形损伤及L形损伤应根据其不同的类型和肌腱退缩的方向，先做边对边的缝合，再做肌腱至骨的修复。

（3）巨大的肩袖撕裂：术中注意应保留喙肩韧带，该结构的缺失可造成肱骨头脱位。巨大的不可修复的冈上肌和冈下肌肌腱断裂，如果肩胛下肌和背阔肌完整，还可以进行肌腱移位改善外旋。

十五、肩峰下撞击症

知识点93：肩峰下撞击症 副高：熟练掌握 正高：熟练掌握

肩峰下撞击分为原发性撞击和继发性撞击。原发性撞击是指手臂在60°～120°上举时，肩袖尤其是冈上肌肌腱会和肩峰前缘发生撞击，次数多了就会造成肩袖损伤。继发性撞击是指肩关节不稳定或过度的张力，无法维持肱骨头被下压的稳定功能，以致肱骨头上移而撞击到肩峰。肩峰下撞击随着严重程度的增加分为3个阶段：第1阶段，肩袖水肿出血（被认为是可逆的）；第2阶段，肌腱炎和肩袖纤维化；第3阶段，肩袖全层撕裂。早期的肩峰下撞击症由于肩袖出血、水肿与肩袖断裂的临床表现相似，易使诊断发生混淆。

知识点94：肩峰下撞击症的临床表现 副高：熟练掌握 正高：熟练掌握

肩峰下撞击症主要表现为肩峰下疼痛，以肩关节过度前屈疼痛或肩关节前屈90°时极度内旋疼痛明显。前者是由冈上肌与肩峰前外缘撞击造成，后者是由大结节与肩峰前外缘撞击造成。典型的肩峰下撞击引起的疼痛多发生在肩关节的前方或前外侧。不适感通常在反复或过头动作后加重，并且普遍有夜间痛。

知识点95：肩峰下撞击症的体征　　副高：熟练掌握　正高：熟练掌握

肩峰下撞击症临床的主要检查有疼痛弧、Neer征、Hawkins征以及撞击封闭试验。疼痛弧是指当患臂上举60°～120°范围出现疼痛或症状加重，疼痛弧仅在部分患者中存在。Neer试验包括两部分，一为患者在肩胛骨平面保持手臂内旋，做肩关节上举动作的过程中诱发疼痛；二为将手臂外旋，然后做上举动作，则不能诱发疼痛或疼痛减轻。同时符合上述两部分表现即为Neer试验阳性。Hawkins试验是让患者肩前屈90°，屈肘90°，内旋肩关节诱发疼痛，即为阳性。撞击封闭试验是以1%利多卡因10ml沿肩峰下面注入肩峰下滑囊，若注射前、后均无肩关节运动障碍，注射后肩痛症状得到暂时性完全消失，则撞击症可以确立，如注射后疼痛仅有部分缓解，且仍存在关节功能障碍，则“冻结肩”的可能性较大，本方法对非撞击症引起的肩痛症可以作出鉴别。

知识点96：肩峰下撞击症的影像学检查　　副高：熟练掌握　正高：熟练掌握

（1）X线片：是首选的检查手段。除了传统的肩部正侧位X线片，可见肱骨大结节及相应肩峰下有骨硬化或骨刺形成外，最有帮助的就是肩胛骨的侧位像以及肩关节正面30°向下投射影像。两者均可清楚地看到肩峰的骨骼构造以及骨刺向前下方突出的情形。

（2）CT：可从冠状和矢状面揭示骨的微小病灶，分辨率高，三维CT可以对肩峰的形态更进一步的分析和有助于术前计划，但对肩袖的损伤较MRI欠敏感。

（3）MRI：是本病最敏感、最早期的检查方法，可以鉴别肩峰下滑囊炎和肩袖损伤的范围和程度，可以发现不同程度的骨髓水肿及关节内积液。

知识点97：肩峰下撞击症的治疗　　副高：熟练掌握　正高：熟练掌握

（1）非手术治疗：大多数患有撞击综合征的患者通常可进行非手术治疗。治疗措施包括正规的物理治疗、行为修正、抗炎治疗及在肩峰下注射糖皮质激素。但是，对Ⅲ型肩峰的肩峰下撞击患者，非手术治疗的效果要比具有平坦的Ⅰ型肩峰的患者差。通过熟练康复师的系统康复训练，大多数患者可获得满意的疗效。

（2）手术治疗：①适应证：确定是原发性肩峰撞击症；疼痛经保守治疗无效时；有肩袖撕裂需要缝合时。②禁忌证：继发性肩峰撞击症或关节内撞击症；无明显解剖构造异常；大型无法缝合的肩袖撕裂合并三角肌功能不良时，要考虑保留喙肩韧带。手术主要是行肩峰下减压，切除肩峰前外侧角的增生骨刺，使Ⅲ型及Ⅱ型肩峰修整成Ⅰ型肩峰，同时行肩峰下滑囊清理。在整个过程中截骨面应该平滑，并且要防止三角肌在止点被剥离。同时，术中要仔细探查有无肩袖损伤，若有则需要一并处理。

十六、肩关节不稳定

知识点98：肩关节不稳定 副高：熟练掌握 正高：熟练掌握

肩关节不稳定是指包括肩关节脱位、半脱位、不稳后疼痛、松弛在内的一系列的疾病。

依据肩关节不稳定的方向可将肩关节不稳分为前向、后向、下向或者多向不稳。其中前向、后向、下向均为单向不稳。多向不稳（MDI）是指盂肱关节同时存在一个以上的方向不稳定，通常是肩关节的前向或后向不稳定同时合并下方不稳定。大多数肩关节不稳定均为前方不稳定。

知识点99：肩关节不稳定的复发病因 副高：熟练掌握 正高：熟练掌握

肩关节不稳约占全部关节脱位的50%，一般人群发病率为2%，低于20岁的年轻患者中复发率超过90%，而在40岁以上的患者中复发率仅为10%。影响脱位复发的因素包括年龄、返回接触或撞击运动、过度松弛、肩胛盂或肱骨头存在明显骨缺损。

知识点100：肩关节前向不稳的临床表现 副高：熟练掌握 正高：熟练掌握

肩关节前方不稳临床表现为脱位或半脱位。损伤的机制是外力迫使肩关节外展、过伸和外旋，导致前关节囊、盂肱韧带以及肩袖受到过度的应力，从而使肱骨头向前方脱出关节盂。发生脱位时患者常感觉肩关节脱出，伴随肩关节的极度疼痛、方肩畸形以及活动受限。复发性脱位损伤机制与之相同，但所需的外力明显减小。临床表现多为患肩疼痛，肩外展、外旋位恐惧感。部分患者甚至在睡眠中或上臂过头位置即可发生脱位，这种脱位通常与骨缺损相关。查体时可见恐惧试验、前抽屉试验、复位试验、过度外展试验阳性。恐惧试验是检查肩关节前方不稳定最常用的方法，患者可以坐位或者仰卧位，将患肢外展90°，一只手握住患者的前臂使肩关节外旋，另一只手保护住肱骨头前方防止出现脱位，患者若在患肢外旋一定的角度后，出现不适及恐惧则为阳性。复位试验通常在仰卧位恐惧试验之后进行，当患者出现“恐惧”后，用手顶住肱骨头向后直接应力，使肱骨头复位并且“恐惧”消失则为阳性。前抽屉试验是在患者坐位及上肢轻度外展时进行，在肱骨头后方直接使用一个直接向前的力量，通过评估肱骨头向前移位的程度来确定前向位移（0=无移位；+1=移位到肩胛盂边；+2=移位超过肩胛盂边，当外力除掉后可以复位；+3=完全脱位，并卡锁在肩胛盂边）。过度外展试验用来评估盂肱下韧带盂唇复合体（IGHLC），在患者上肢最大外展及内旋位进行，并与健侧进行比较，如果患侧上肢的外展超过健侧10°，提示IGHLC损伤可能。

知识点101：肩关节前向不稳常见的损伤病理 副高：熟练掌握 正高：熟练掌握

（1）骨性损伤

1）Hill-Sachs损伤：指肱骨头后上方的骨或软骨缺损，是肩关节前下脱位时肱骨头的后外侧与前下盂撞击引起。Hill-Sachs损伤深度与撞击暴力大小有关，浅的或软骨性Hill-Sachs

损伤撞击暴力小。Calandra将Hill-Sachs损伤分为三度：一度，软骨性；二度，骨软骨性；三度，骨性。Hill-Sachs损伤的发生率为31%～80%。

2）Bony Bankart损伤：2000年，Itoi通过尸体研究认为前下盂唇骨性缺损的宽度超过盂长度的21%会引起不稳。一些人则提出如缺损面积超过盂的30%，则需要骨移植。

（2）盂唇损伤：复发性肩关节脱位患者前下盂唇损伤的发生率为53%～100%。多将前下盂唇损伤细分为Bankart损伤、Perthes损伤、ALPSA损伤、GLAD损伤等。

1）Bankart损伤：肩关节前下盂唇撕脱伴或不伴相应区域盂骨膜的撕脱或剥离。

2）Perthes损伤：肩关节前下盂唇及相应区域骨膜自肩胛盂的剥离。盂唇及骨膜的联系完整。

3）ALPSA损伤：前下盂唇连同相应局部骨膜套袖状撕裂。

4）GLAD损伤：单纯的前下盂唇的关节内损伤，不伴骨膜损伤，盂肱下韧带的止点常完整。

（3）关节囊、韧带损伤：主要是指HAGL损伤，即肩关节盂肱下韧带肱骨头止点处的撕脱损伤。

知识点102：肩关节前向不稳的影像学检查 副高：熟练掌握 正高：熟练掌握

（1）X线：包括肩胛骨正位、西点位、尖斜位、Stryker notch view以及内旋位肩胛骨正位。肩胛骨正位用于显示肩关节脱位的方向及肩盂下方的骨折；西点位为肩盂前下缘的切线位，用于发现创伤性前方半脱位所致的软组织钙化以及肩盂前下方的骨折块；尖斜位用于显示肩盂前下方软组织的钙化情况以及肩盂边缘的骨折，还可显示肩关节脱位和肱骨头后外侧压缩骨折；Stryker notch view用于显示肱骨头后外侧骨缺损（Hill-Sachs损伤）的大小；内旋位肩胛骨正位用于显示Hill-Sachs损伤，但意义不如Stryker notch view。

（2）CT：比X线片在显示和量化骨缺损方面更加准确，尤其是三维CT可以帮助诊断和手术方案的制订。CT评估可以用来准确的测量肩胛盂的缺损，在肩胛盂三维重建图上画出肩盂下部的虚拟圆形，以此推算出完整肩盂的缺损的比例，一般肩盂存在25%以上的前缘缺损者建议行肩盂骨性结构重建。此外，CT检查还有助于观察前脱位时Hill-Sachs损伤的大小，还可对比肩盂倾斜角度的变化，以帮助分析肩关节不稳定的原因，指导治疗。CT造影可用于判断肩盂前方或前下方的盂唇损伤及评估关节囊质量和完整性，但敏感度和准确性不如MRI造影，适合于在MRI有禁忌时使用。

（3）MRI：以其极佳的软组织分辨率、多方位扫描以及非创伤性成像技术，可以显示多方位的组织结构，软组织影像清晰，能够全面地评价各种常见肩关节病变，在诊断关节囊盂唇损伤、韧带损伤、肩袖损伤方面明显优于其他影像检查，目前逐渐成为评价肩关节复发性脱位的首选及主要方法。肩关节MRI关节造影则结合了MRI和关节造影的优势，可以进一步提高肩部病变的诊断率，在显示盂唇损伤方面则有更高的敏感性和特异性。

知识点103：肩关节前向不稳的非手术治疗 副高：熟练掌握 正高：熟练掌握

非手术治疗适用于：老年患者；合并有显著的内科疾病而有较低的身体需求者；有控制不好的癫痫病史患者；或者不能检查完成术后康复的患者。非手术治疗主要包括初次脱位后

3～6周的外旋位制动，随后行肩袖和肩胛周围肌肉肌力的练习。但要注意，对年轻人的初次脱位，保守治疗复发率很高已得到普遍认识，20岁以下达90%以上，所以手术倾向越来越大，而运动员的复发率更高。

知识点104：肩关节前向不稳的手术治疗　　副高：熟练掌握　正高：熟练掌握

手术治疗适用于：年龄小于30岁；创伤引起的（而不是因轻微外力出现的脱位）；必须进行复位（而不是自发性复位）；希望保留较高的活动水平；悬吊胳膊期间或去掉悬吊带后活动及穿衣服时感觉肩不稳；大的Hill-Sachs病变；骨性Bankart病变；广泛的韧带松弛。

早期的手术方式主要是切开手术，采用比较广泛的主要是Bankart手术及喙突移位术（如Laterjet手术）。Bankart手术主要是解剖修复撕裂的盂唇。Laterjet手术将喙突切断，连同喙肱肌及肱二头肌肌腱端头肌腱一起，钉于肩盂的骨缺损处。这样当肩关节外展外旋时，移位的喙突有阻挡作用，两个肌腱由于肌肉的收缩也有阻挡作用，阻止肱骨头向前脱位。对当前，骨性缺损是开放稳定关节手术的主要适应证，手术包括Laterjet手术和骨移植重建术等。

近年来肩关节不稳定的关节镜修复得到高度重视。适应证：不稳导致持续性肩痛并且保守治疗6个月仍无效果；创伤性脱位病程在6周内迫切要求手术修复的患者；希望最大限度保留外旋功能的患者。理想的患者是从事非接触性运动伴有Bankart病变，而且其盂唇本身没有变性，肩关节盂肱下韧带及与盂肱中韧带质量良好者。绝对禁忌证：随意性脱位；自主选择性肌肉收缩造成的盂肱关节不稳；情绪稳定有问题的患者。相对禁忌证：不稳定手术失败者；伴有关节盂缺损＞20%；肱骨头较大的骨缺损（＞25%）；前关节窝缺损＞4mm；伴有HAGL损伤；前关节囊极其薄弱。

关节镜手术时，对关节的所有结构进行评价，进而确定哪些组织需要手术：①单向性前不稳需要进行前盂修复；前下盂唇的损伤病例分类与手术方式有关，对于Bankart损伤，如果盂唇质量好，可以清理后缝合；而ALPSA损伤的盂唇复合体往往回缩，手术时需从骨膜下游离盂唇，复位后再行缝合固定；GLAD损伤为单纯的盂唇损伤，不影响稳定性，可手术清除或固定；②应仔细评估前下肩胛盂骨缺失的量来估计肩关节的稳定性及指导手术处理，如若损伤<关节面25%，则可单纯性盂唇缝合及关节囊紧缩术；若超过25%，则可考虑骨性结构重建，如Larterjet手术；③应仔细评估肱骨头骨缺失（Hill-Sachs损伤）的量来评估手术，如若损伤部<关节面20%，则可单纯性盂唇缝合术；若超过20%，则可考虑植骨重建肱骨头，或截骨、关节置换等；④HAGL损伤一般均须手术原位缝合固定，以免影响肩关节的稳定性。如果关节囊拉长，可能还需要修复关节囊。

第二节　手的先天畸形

一、多指、并指畸形

知识点1：多指、并指畸形的病因　　副高：熟悉　正高：掌握

多指与并指皆属于先天畸形，病因不明确，但与下列因素相关：

（1）遗传因素。

（2）胚胎发育因素。

（3）外界因素对胚胎的影响，如药物、疾病、营养、放射线等。

知识点2：多指、并指畸形的病理　　副高：熟悉　正高：掌握

多指畸形时，多生的手指通常位于拇指桡侧或小指尺侧，它可发生在手指末节、近节或指间关节、掌指关节处，也可以是某一手指重复发生的结果，有相应的掌骨出现，有的仅为与皮蒂相连的皮赘。并指的类型多样，少则两指并连，多到四五指并连，程度有全指并指和部分并指。

知识点3：临床诊断　　副高：熟悉　正高：掌握

检查时望诊即可，但要注意拍摄X线片，以了解多指骨骼情况。

知识点4：多指、并指畸形的治疗　　副高：熟悉　正高：掌握

可采取手术治疗，切除多生指和分开并指。若是畸形对发育有影响，发生某种类型的并指，适合及早手术。若不妨碍发育，可选择在学龄前进行。若手术能造成骨骺的损害，则宜将手术安排在骨骺发育基本停止后。对涉及肌腱等软组织手术需术后患者能积极配合锻炼者，则宜安排在5～7岁手术。手术的目的在于改善功能，其次是改善外观，大多预后良好。

二、先天性小指弯曲

知识点5：先天性小指弯曲　　副高：熟悉　正高：掌握

先天性小指弯曲是一种少见的先天畸形。小指最常见，其次为中指近指间关节屈曲挛缩。如发生在拇指，畸形位于掌指关节，称之为扣拇手或先天性钩手，也称为拇指内收屈曲挛缩。1927年，Kirner最先报道了一种小指末节骨屈畸形的病例，故称为Kirner畸形。

知识点6：先天性小指弯曲的病因　　副高：熟悉　正高：掌握

先天性小指弯曲的病因目前仍然不明确。但多数学者认为与遗传有关，为常染色体显性遗传。因此种畸形有很强的遗传倾向，常可合并其他畸形综合征，如Freeman-Sheldon综合征、眼牙指综合征及口指面综合征。病人小指指浅屈肌异常，无肌腹或发育不良，蚓状肌止点异常、近指间关节背侧伸肌腱发育缺陷、掌侧皮肤短缩、皮下组织存在纤维层等，都是造成畸形的原因。

知识点7：先天性小指弯曲的临床表现　　副高：熟悉　正高：掌握

多数患儿幼年发现无痛性软组织肿胀，生长期明显加宽，病程缓慢进展。逐渐表现为两侧小指末节比其他四肢末节明显变细，并向掌侧桡侧屈曲。除以上变化外，无任何其他不适。X线表现为：小指末节骨密度增高，变细，并向掌侧桡侧弯曲，可出现关节半脱位、脱位。可合并其他畸形表现。

实验室检查均正常。

X线检查。第5指末节干骺端处成角，骨干弯曲，骨骺与骨干在异常成角处融合引起永久性畸形，骺板正常或闭合较迟缓。

知识点8：先天性小指弯曲的诊断　　副高：熟悉　正高：掌握

由于本病具有独特症状和X线表现，一般不难诊断。多在进行其他疾病检查时偶尔发现。

临床上，应注意与多发关节挛缩、尺神经麻痹、蜘蛛指挛缩症、掌腱膜挛缩、桡侧轴旁半肢伴发的近指间关节屈曲挛缩等鉴别。

知识点9：先天性小指弯曲的治疗　　副高：熟悉　正高：掌握

早期应以非手术治疗为主，如牵引、按摩、弹性夹板固定。但非手术治疗仅极少数患儿畸形得到改善。

非手术治疗无效或畸形复发者，可手术矫形。依具体情况制订手术方案，包括指浅屈肌腱切断、关节囊松解、软组织松解植皮、指浅屈肌腱移位等手术方法。

第三节　先天性髋关节脱位

知识点1：先天性髋关节脱位的病因　　副高：熟悉掌握　正高：熟悉掌握

先天性髋关节脱位是指婴儿出生时部分或全部股骨头脱出髋臼的畸形。本病发病原因迄今仍不十分清楚，为许多因素导致，通常见于：

（1）遗传：20%～30%的患者有家族史，和多基因遗传有关。

（2）结构异常：胚胎期间髋臼和股骨头发育不良或发育异常而发生脱位。

（3）关节囊及韧带松弛。

（4）发育障碍：胎儿髋部肌肉因某些病理因素生长缓慢，而股骨的生长相对较快，使肌肉被拉紧，因为肌肉向后上方强力牵引而造成脱位。

（5）外在因素：如胎儿在子宫体位不正，臀位胎儿，孕妇外伤使胎儿受暴力影响而发生脱位。

知识点2：先天性髋关节脱位的临床表现和诊断　　副高：熟悉掌握　正高：熟悉掌握

（1）脱位前期：先天性髋关节脱位患儿，出生时就有髋关节发育异常。要求产科医生能对新生儿作下列检查，可以早期发现。如发现新生儿会阴部增宽，蛙式试验阳性即可诊断本病，骨盆X线照片可以确诊。

（2）脱位期：指病儿学会走路即1～1.5岁以后的临床表现。病儿学站及走路比正常同年龄儿童迟。会走路时，则出现歧行（单侧脱位）或摇摆步态（双侧脱位），容易跌倒。患侧臀部宽扁，臀褶较健侧高，股内收肌紧张，腹股沟深而长，外展受限，大腿内侧皮皱褶较健侧深，有时为两条。

（3）X线照片所见：脱位期或股骨头骺已出现的病儿从X线片上容易确认。X线片检查应测量：髋臼角、Shenton线、XX线和关节四分区。

（4）B超检查：B超能清晰显现软骨性股骨头和髋臼间相互关系，是最近十多年来才开始研究并已用于临床的简便、准确、快速、安全的检查手段，尤其适合于早期诊断，具有确诊价值。

知识点3：先天性髋关节脱位的鉴别诊断　　副高：熟悉掌握　正高：熟悉掌握

（1）先天性髋内翻：伴随有跛行，患肢外展受限，单腿独立试验阳性，但望远镜征阴性。X线显示颈干角小，股骨头下存在三角形碎片。

（2）小儿麻痹后遗症：曾有发热史，患肢肌肉萎缩以及畸形因髋关节周围肌肉麻痹萎缩而引起髋关节脱位。X线片显示髋臼小，股骨头发育圆形，股骨颈变细，无脱位。

（3）佝偻病：患儿方颅，囟门闭合迟，多汗，可有膝内翻或膝外翻畸形。X线片显示髋关节无脱位，长骨弯曲。

知识点4：先天性髋关节脱位的治疗　　副高：熟悉掌握　正高：熟悉掌握

先天性髋关节脱位的治疗方法如下：

（1）手法复位，支架固定：此法适用于新生儿和3个月以内的婴儿。选择髋外展尿垫、Von Rosen支架等，保持双髋外展位3～6个月。

（2）石膏疗法：此法适用于3～12个月小儿。在麻醉下手法复位，由于蛙式石膏容易影响股骨头发育及产生缺血性改变，故目前国内外小儿外科已不用蛙式石膏而改为“人字位石膏”，即髋关节仅外展80°左右，膝关节微屈，上石膏后允许患儿带石膏踩地活动。石膏固定时间需9～12个月。固定期间每隔3个月摄片复查关节复位情况，并注意有无股骨头无菌性坏死的发生。

（3）内收肌切断，手法复位，石膏固定：适用于1～3岁小儿。手法复位治疗前先切断内收肌。术后皮肤牵引3周，对年龄较大患儿也可采用股骨下端骨骼牵引。待股骨头下降至髋臼水平时，即可在麻醉下手法复位，“人字位石膏”固定。治疗期间定期进行X线摄片复查。

（4）切开复位术：对于3岁以上或非手术治疗失败的病例可采用，常用的手术方法包括：

1）单纯切开复位术：仅适用于1～3岁手法复位失败的病例。术后尚需较长时间石膏固定。

2）股骨旋转截骨术：适用于髋臼发育较好而主要由于股骨头前倾角过大造成复位失败者。

3）广泛切开复位术：尤其适用于髋臼指数大（超过45°），或头大臼小，股骨前倾有增大的病例，合适年龄为3～7岁。缺点是容易引起关节粘连。

4）Salter骨盆截骨术：适用于6岁以内，髋臼发育不良，其方向过于向前、向外、向上而影响复位成功者，但髋臼指数不应大于45°。

5）Chiar骨盆内移截骨术：适用于6～12岁半脱位患儿。其缺点是影响骨盆发育。

6）姑息性手术：对年龄超过10岁，上述手术不能恢复正常关节者，常采用髋臼造盖手术。

知识点5：先天性髋关节脱位的预防 副高：熟悉掌握 正高：熟悉掌握

（1）产科、儿科医生需要熟悉此病，及时诊断。可疑时，婴儿应包裹于屈髋位。

（2）复位外固定后，应该定时照片，了解位置、发育及股骨头是否存在缺血性坏死。

第四节 先天性马蹄内翻足

知识点1：先天性马蹄内翻足的病因 副高：熟悉 正高：掌握

先天性马蹄内翻足是指有足内翻、踝跖屈、足前部内收和胫骨内旋4种畸形因素的先天性畸形。目前，先天性马蹄内翻足的致病原因尚未明确，多数学者认为与胚胎发育早期受到内外因素的影响而引起异常以及胎儿在子宫内足的位置不正有关。

知识点2：先天性马蹄内翻足的病理 副高：熟悉 正高：掌握

马蹄内翻足的3种主要病理变化分别为跖屈、内翻和内收畸形。然而，畸形的严重程度则不尽一致，整个足部可以处于跖屈和内翻的位置伴前足内收及高弓畸形。畸形也可不很严重，仅有轻度的跖屈内翻畸形。马蹄内翻足多伴有胫骨内旋，踝关节、跗骨间关节以及距下关节都有病理改变。由于足部肌力不平衡，内翻肌强于外翻肌，踝跖屈肌强于踝背屈肌，致使形成马蹄内翻足。初生幼儿尚无骨关节畸形。随着年龄增长，逐步出现骨骼畸形。起先是跗骨排列异常，而后发展为跗骨发育障碍和变形，舟骨内移，跟骨跖屈、内翻，距骨头半脱位等，严重者常有胫骨内旋畸形。

知识点3：先天性马蹄内翻足的临床表现 副高：熟悉 正高：掌握

出生后出现单足或双足马蹄内翻畸形（图3-5-10），当患儿站立行走后，畸形逐渐明显。该病的主要表现为跟骨变小、跖屈、内旋、内翻畸形。除此之外，患儿无其他表现，随着站立行走，畸形越来越明显，出现关节内炎症，痛性胼胝和皮肤溃疡等。

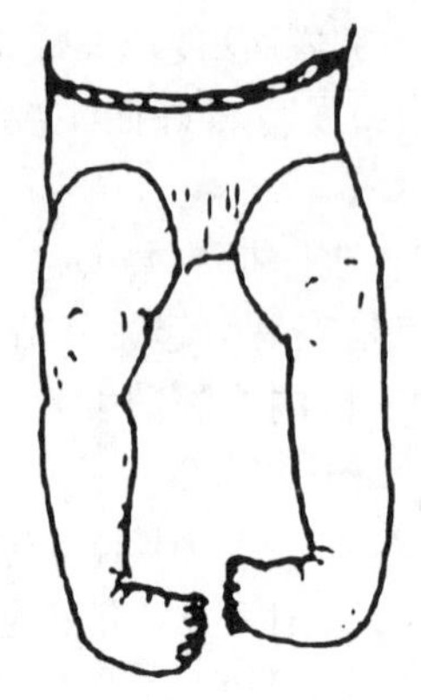

图3-5-10 双足马蹄内翻畸形

知识点4：先天性马蹄内翻足的临床分型　　副高：熟悉　正高：掌握

在临床上，可将先天性马蹄内翻足分为松软型和僵硬型两类。松软型又称为瘦长型或外因型，畸形表现较轻，足瘦小，皮肤及肌腱不紧，软组织挛缩不明显，双侧小腿等粗，易于用手法矫正，非手术治疗效果佳。僵硬型又称肥短型后内因型，畸形表现明显，跟骨小，跟腱细而紧，足部肥胖，跖面可见一条深的横行皮肤皱纹，小腿周径较健侧细，周围软组织痉挛明显，用手法无法将其复位，需进行手术治疗。

知识点5：X线检查　　副高：熟悉　正高：掌握

X线检查不仅可以帮助诊断，更为重要的是确定马蹄内翻畸形的程度和评价治疗效果。通过正位片上可以看到：足部各骨排列改变，跟距骨重叠，朝向第五跖骨；舟骨向内移位与跖骨关系失常。距跟角（距骨长轴与跟骨长轴向前开口的夹角，正常为30°～40°）变小。图3-5-11所示为距跟角示意图。通过侧位片可见：距骨纵轴与跟骨跖面的切线所形成的角（正常为30°～40°）＜30°。图3-5-12所示为距骨纵轴与跟骨跖面的切线所形成的角示意图。

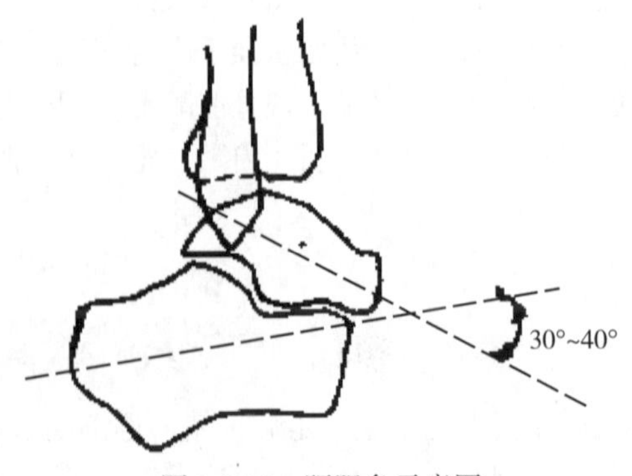

图3-5-11 距跟角示意图

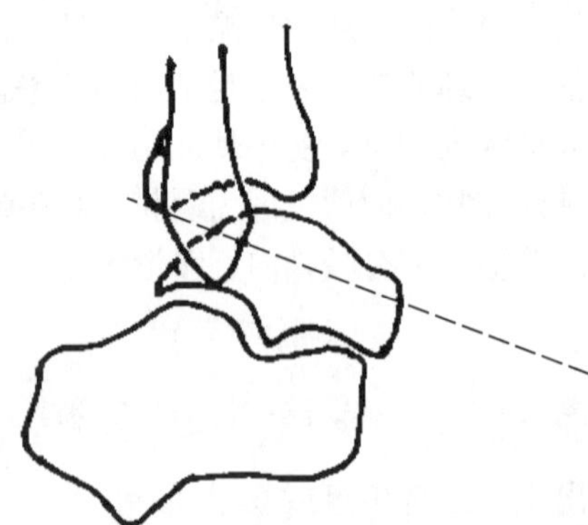

图3-5-12 距骨纵轴与跟骨跖面的切线所形成的角示意图

知识点6：诊断及鉴别诊断　　副高：熟悉　正高：掌握

诊断先天性马蹄内翻足并不困难，其主要依据为：出生后就有足跖屈、内翻、内旋，踝关节呈马蹄形。年龄较大者，病史不清楚者须与下列疾病鉴别。

（1）脑瘫后遗症：它所引起的马蹄内翻足是痉挛性的，其他肌群有肌张力增高、腱反射亢进、病理反射出现、肌肉萎缩，智力缺陷等脑损伤表现。

（2）脊髓灰质炎：除了马蹄内翻足外，还表现为患侧肢体肌肉萎缩麻痹。

（3）先天性多发性关节痉挛症：四肢的多个关节受累，畸形严重固定，用手法难以纠正，X线片上早期有骨性改变。

（4）腓总神经损伤：其所引起的马蹄内翻足为松弛性的，足下垂，伴有感觉障碍，反射消失。

知识点7：先天性马蹄内翻足的非手术治疗　　副高：熟悉　正高：掌握

先天性马蹄内翻足的非手术治疗包括：

（1）手法扳正：一手固定足跟部，另一手纠正足内翻及足前部内收，反复多次，手法应轻柔。数周后，可将足用绷带包扎固定于矫正位，也有使用石膏者。数月后，可使用矫形足托或双侧Denis-Browne夹板固定。此法适用于1岁以内的患儿。

（2）手法扳正、石膏固定法：需要在麻醉下进行。此法适用于1～3岁患儿，双侧畸形可同时矫正。本质是将畸形的组成部分按一定程序逐个予以矫正，然后用石膏管型固定。其主要步骤如下：①先矫正足的内收及内翻；②再矫正足跖屈；③皮下跟腱切断；④皮下跖腱膜切断；⑤管型石膏将足固定于矫正位（要求包石膏时无须施加任何力量即可将足固定于矫正位）。此手法可以一次完成矫形，也可分期逐步进行。

知识点8：先天性马蹄内翻足的手术治疗　　副高：熟悉　正高：掌握

先天性马蹄内翻足的手术治疗方法如下：

（1）软组织手术：适合于10岁以内的患儿，主要有跟腱延长术及足内侧挛缩组织松解术。术后需用石膏固定2～3个月。

（2）骨性手术：10岁以后畸形明显者，可做足部三关节融合术（即跟距、距舟和跟骰关节），术后石膏固定3～4个月。

第五节　跗　骨　桥

知识点1：跗骨桥的病因　　副高：熟练掌握　正高：熟练掌握

跗骨桥是一种先天性畸形，以跟距骨桥最为多见。跟距骨桥绝大多数发生于跟距骨内侧，系由跟骨的载距突向后上方增大，多在10岁以后、青春期前后，身长与体重增加，活动量加大，足在行走、跑跳或久站后疼痛、僵直及运动受限等症状出现，方始就医被发现。再者跗骨桥在出生时即存在，当初是以纤维性或软骨性为主，X线不能显示，亦存在一定的活动度，故不易识别。在青春期前后，跗骨间的纤维性或软骨性的连接逐渐变成骨性，活动受限更为明显。距舟骨桥骨化最早，见于3～5岁，跟距为12～16岁骨化，跟舟骨桥常在8～12岁骨化。这些都是在成人期出现症状的原因。

知识点2：跗骨桥的临床表现 副高：熟练掌握 正高：熟练掌握

跗骨桥患者，因距下关节系微动关节，形成骨桥后骨块融合在一起，无前后滑动和内外旋转活动，失去其多个关节为一整体活动的协调作用，故易受伤。随着骨化程度的增加，跗骨间活动受限，足外翻有酸痛感，在崎岖道路上或长途行走后症状加重。疼痛以足背外侧，跗骨窦周围为主，休息后好转。常触及如弓弦状的腓骨肌痉挛，强使足外翻产生临床上痉挛性平足症的症状。临床检查部分病人在内踝下有隆起的骨性硬块，并有压痛。足内外翻受限，足弓扁平，僵直。

知识点3：跗骨桥的治疗 副高：熟练掌握 正高：熟练掌握

诊断明确后，年龄小、病史短和初发病例都应先采用非手术方法治疗，如按摩、理疗、局部封闭、温水浸泡等，待痉挛肌肉缓解至足外翻消失后，再用纵弓垫或鞋跟内侧垫高治疗，也可穿健身鞋。因外伤或劳损致腓骨肌痉挛急性发作者，除采用上述治疗外，亦可在腰麻下按摩腓骨肌，然后用短腿石膏固定于内翻位4～6周。有25%～30%的患者经非手术治疗得到症状缓解。若非手术疗法无效，方可考虑采用手术治疗。手术方法有跟舟骨桥切除术，距舟关节固定术及三关节融合术。

第六节 跖 痛 症

知识点1：跖痛症 副高：熟练掌握 正高：熟练掌握

跖痛症也称Morton综合征，指因足蹈趾跖骨有先天畸形，横弓下塌所致的跖骨痛。

知识点2：跖痛症的病因 副高：熟练掌握 正高：熟练掌握

大多有先天性第1跖骨畸形，如第1跖骨过短、内翻。也有人认为与过度活动有关。

知识点3：跖痛症的病理 副高：熟练掌握 正高：熟练掌握

在第1跖骨有过短或内翻等畸形情况下，不能有效地负载体重，在骨间肌疲劳不能代偿的情况下，出现足横弓下塌、前足增宽、跖骨头间横韧带松弛而发生疼痛。跖骨面可有胼胝。骨间肌萎缩，第2、第3跖骨代偿肥大。

知识点4：跖痛症的诊断　　副高：熟练掌握　正高：熟练掌握

检查时可触知第1跖骨头的跖侧及背侧压痛，跖面有胼胝。患者诉疼痛位于跖面横韧带上，呈持续性灼痛。跖骨头挤压试验：检查者一手握患足跟部，另一手横行挤压5个跖骨头，出现前足放射样疼痛为阳性。X线检查可见第1、第2跖骨间隙增宽，第2、第3跖骨粗壮，同时可见到跖骨先天性畸形，如短缩、内翻等。诊断该病并不困难。

知识点5：跖痛症的鉴别诊断　　副高：熟练掌握　正高：熟练掌握

尤其需要与压迫性跖痛症相鉴别。后者是一种特殊类型的跖痛症，是由于趾神经被牵拉或压迫形成神经炎或神经瘤所致，多发生在第3、第4跖骨头中间处的趾神经。疼痛特点为阵发性、局限性、向邻近两趾间放射，检查时第3、第4趾骨头间跖侧及背侧均有明显触痛。

知识点6：跖痛症的治疗　　副高：熟练掌握　正高：熟练掌握

非手术治疗为主。方法有：穿用前足宽、后跟合适、鞋底较硬的鞋；鞋底跖骨头后方钉上一橡皮横条或在鞋内垫一横弓垫，以避免跖骨头负重；严重者可用2.5cm宽胶布条3～4条C形包裹横弓垫于足底。若非手术治疗无效，可采用手术疗法，方法有趾长伸肌悬吊术、跖骨干截骨术及跖骨头切除术。

第六章 骨科围术期准备及并发症

第一节 骨科手术术前准备

知识点1：术前准备 副高：熟练掌握 正高：熟练掌握

术前准备从门急诊接诊时就已经开始，根据手术的大小、难易和患者的具体情况进行评价，然后决定手术与否。入院后要详细询问病史、全面体检与实验室检查，准确评估心、肺、脑、肝、肾等重要脏器功能、患者的营养和心理状态，分析影响手术安全和术后恢复的因素，采取预防措施，保证患者在最佳状态下进行手术，最大限度防范手术并发症的发生。按照病情的轻重缓急，骨科手术一般被分为急症、限期、择期3种手术方式。

知识点2：急症手术术前准备 副高：熟练掌握 正高：熟练掌握

骨科急症手术以创伤为主，快速问清楚致伤因素、受伤时间、过程与机制，判断病情的严重程度。对严重创伤患者，临床上需要决定哪个器官系统损伤的诊治优先处理，正确的处理顺序常决定治疗成功与否，需要在5~10分钟内快速完成对生命体征评估，立即处理呼吸道阻塞、休克、心脏呼吸骤停、大出血等紧急情况，马上建立畅通快速的静脉补液通道，必要时选择深静脉穿刺或静脉切开。需要注意心率增快可能是休克早期的唯一表现，以免延误诊治；对难以控制的大出血，在抗休克同时需要快速做好手术止血的准备。

患者生命体征一旦稳定，进一步详细询问病史，明确外伤发生的时间、地点、损伤机制、治疗经过、用药情况、进食时间，进行全面的体格检查，可以按照ABCDE的顺序：气道（A，airway）、呼吸（B，breathing）、循环（C，circulation）、功能障碍（D，disability，主要指神经损伤，包括颅脑损伤、脊髓损伤）、暴露检查（E，exposure，脱掉衣服，仔细检查，不能遗漏），注意是否合并血管、神经、重要脏器损伤；对于严重的多发伤，要注意临床表现明显的损伤并不一定是最危急的损伤（如颅脑损伤开始可能没有症状）。在治疗观察12~24小时后，随着病情稳定，一些表现明显的损伤症状缓解，有些起初表现不明显的重要损伤可能显示出来，通过再次全面仔细的体格检查可以发现，结合B超、CT以及MRI等明确诊断，避免漏诊。若存在多发伤、复合伤，需要相应多科专家参与讨论手术时机、方案以及相应的术前准备，如同时存在张力性气胸、连枷胸需要胸外科紧急处理。现在老年骨折患者明显增多，多伴有心脑血管疾病、糖尿病等，要重视合并疾病给急症手术带来的风险，采取相应的处理措施。

在急诊过程中，要注意病史资料的及时记录与完整，特别要注意重要体征的变化和相应的救治措施，体征主要包括精神状态、末梢循环、脉搏、血压以及神经功能等。在生命体征稳定的前提下，根据诊断需要选择进一步辅助检查，X线常规拍摄正侧位片，包括邻近关节，必要时加摄轴位等特殊体位或对侧摄片对比；CT可以明确细微骨折和深部位的损伤，如髋关节、骨盆、脊柱等部位的骨折与移位程度、了解有无脊髓受压等；MRI对于脊柱、脊髓、肌肉和韧带损伤具有独特优势；B超对判断胸腹部脏器损伤是简便实用的有效方法。

（1）伤口的处理：用无菌纱布或敷料包扎伤口，临时加压止血，防止污染；刺入胸腹部的异物应固定好后搬运，过长者应设法锯断，在手术室取出比较安全，不能当场拔出。离断指（肢）体用干净敷料包裹，可外置冰袋降温保存。

（2）有效固定：四肢骨折可用各种夹板或替代物品进行妥善固定；怀疑脊柱损伤的患者，进行检查、搬动时要平托，颈椎损伤给予颈托或颈部固定器固定，避免脊柱的任何扭曲。

（3）转运流程：对严重创伤患者诊断、手术治疗转运时，需要评估患者的生命体征，一般以生命体征稳定时转运为宜，并记录清楚，备好转运过程急救药品、设施，与接受部门交代清楚，做好相应准备工作。转运前需要与家属做好沟通，告知风险并签字。

知识点3：限期、择期手术的术前准备　　副高：熟练掌握　正高：熟练掌握

限期手术主要针对骨科的恶性肿瘤、部分骨折的复位内固定、神经损伤的探查修复等，需要在一定的时限内完成，否则会影响手术效果或失去手术时机；择期手术患者的病情短时期内不会发生很大变化，手术时间的早晚不会影响治疗效果，可以进行充分的术前准备，选择患者的最佳状态进行手术。

（1）一般准备：①手术前与患者和家属进行充分的沟通，签署手术志愿书、知情同意书、手术授权委托书、输血同意书、麻醉同意书；对难度高、风险大以及新开展的手术技术要与麻醉师、患者和家属进行充分沟通，告知清楚；②对骨盆、脊柱等部位进行耗时长、出血量大的手术，如半骨盆切除、骶骨肿瘤切除等，术前必须准备好充足的血制品才能施行手术；③术前2周停止吸烟；纠正水、电解质失衡、贫血、低蛋白血症，术前血浆白蛋白$<30g/L$，需要予以支持纠正，降低感染、伤口愈合延迟的发生率；④常规手术术前12小时禁食、4小时禁水，以防吸入性肺炎或窒息；对腹膜后、骶骨前手术需要胃肠道准备，术前3天开始进食流质、口服肠道抑菌剂、术前1天口服泻药或清洁灌肠；⑤术前有无凝血障碍，术前7天停用阿司匹林、华法林等抗血小板和抗凝药，血小板建议保持在$7.5\times10^9/L$以上。

（2）特殊准备

1）心血管系统：心血管系统疾病是围术期最主要的死亡原因，因此，术前手术风险评估的很多指标是针对心血管系统。新近的心肌梗死、不稳定型心绞痛、心力衰竭等属于手术禁忌证，需要治疗稳定后才可手术，一般在2～3个月后。高血压为骨科老年患者常见的合并疾病，术前应将血压降至适当水平。

2）脑血管：脑卒中多与低血压、心源性栓塞等有关，近期内有短暂脑缺血或脑卒中发

作史，择期手术推迟1～3个月后进行。

3）呼吸系统：慢性肺部疾病，如气管炎、肺气肿、慢性阻塞性肺病，要了解有无咳嗽、咳痰、气喘和呼吸困难；肺部疾病、严重脊柱侧弯、肥胖患者，术前需要评估肺功能检查或进行血气分析，有助于术中的呼吸管理和术后并发症的风险评估和预防。

4）糖尿病：糖尿病影响伤口愈合，增加感染的发生。术前血糖应该控制在5.6～11.2mmol/L，空腹血糖控制在8mmol/L以内，尿糖控制在+～++。

5）长期服用激素：类风湿关节炎、哮喘或股骨头无菌坏死等长期服用激素的患者，术前必须了解肾上腺皮质功能。一般术前2天氢化可的松100mg/d，手术日300mg氢化可的松。术中、术后根据应激反应调节剂量，逐步减量。

6）详细了解患者术前的用药情况非常重要，有些药物需要使用到手术前，如心脑血管系统疾病、糖尿病等；有些药物需要停用，如对凝血有影响的阿司匹林、低分子肝素、布洛芬等需要停药。术前中药也要停止使用。

（3）手术部位准备

1）手术部位的标记：所有手术患者术前必须做好手术部位标识，由手术医师用记号笔进行标记，并请患者及家属对手术部位共同确认。手术室工作人员在接患者时依据手术通知单和病历，与病房护士及患者或家属三方核对，再次确认手术患者及手术部位标识。在麻醉与手术开始前，手术医师、麻醉师、手术室护士严格按照手术安全核查制度进行三方核对，确保手术患者与手术部位正确。

2）备皮：在毛发稀疏部位无须剃毛，在毛发稠密区可以剪毛或用电动剃刀去毛。必须用剃刀剃毛时（如开颅手术），应在手术开始前在手术室及时剃毛。

3）止血带使用：临床使用的止血带有气囊止血带和橡皮止血带。止血带安放在上臂或大腿上段，止血带与皮肤之间必须用平整的纱布垫予以保护，对于肥胖的患者肢体呈圆锥形，最好采用锥形的止血带，可以使压力均匀，减少软组织损伤。

知识点4：患者常见的手术体位与消毒铺巾　　副高：熟练掌握　正高：熟练掌握

骨科手术根据病变部位、手术入路、操作需求的不同，患者体位有多种。各种手术体位需要遵循一般手术基本的注意事项，保持呼吸道通畅、避免胸腹部受压、眼部受压，其次对骨性突起部位受压时要用衬垫保护，以免出现压疮。对周围神经的直接压迫可导致术后功能性麻痹。侧卧位时，应放置腋垫来缓解对腋动、静脉的压迫。长时间侧卧位手术的患者，固定架必须仔细安置，以免影响股静脉回流。类风湿关节炎患者的手术体位是非常重要的，不能过度屈曲颈部。另外，还需避免气管导管扭曲或移位、体位不当引起腹压及硬膜外静脉压增高，致使术中出血增加以及脊髓损伤等。

常用的消毒方法有：①安尔碘皮肤消毒剂完整涂擦皮肤两遍，对黏膜具有一定刺激性；②碘伏是单质碘与聚乙烯吡咯烷酮的不定形结合物，具有刺激小的优点，消毒时碘伏涂擦两遍，对婴儿、面部皮肤、肛门与外生殖器等部位可以选用；③2.5%～3%碘酊完整涂擦皮肤，1～2分钟碘酊自然干后，必须用70%酒精擦两遍脱碘，待干燥后贴消毒薄膜。

（1）上肢手术

1）手腕部与前臂手术：患者仰卧位，若为前臂远端手术，上臂可安放非消毒气囊止血带，然后消毒铺巾；若手术部位是前臂近端，消毒铺巾后安放消毒气囊为妥。巡回护士先握患者肘部，消毒手腕部，然后，由一名刷手医师用无菌手术巾包好手部提起患者上肢，消毒前臂、肘部及上臂。若使用消毒气囊止血带，于手术床边铺双层小单，上臂用双层手术巾包裹，消毒绷带包扎，将铺好消毒巾的手术桌移到手术床旁边，上肢置于消毒铺好巾的手术桌上，将上肢套入手术大单的孔洞中，铺好大单。

2）肘部与上臂手术：肘关节前方手术和上臂的前方与内侧手术可采用平卧位。若进行肘关节后方、上臂外侧和后方手术，患者可采用半侧卧位，患侧在上，消毒铺巾后患肢放在胸腹部上进行手术操作。

3）肩部手术：肩关节前侧手术患者仰卧体位，头、颈转向对侧。患侧肩部垫一小枕，使肩关节后方抬高，以备切口延长之需。巡回护士从健侧向上提起患侧，并稍向对侧牵拉，方便消毒肩关节后方，消毒完毕，先在肩关节后方铺双侧中单，减少对上肢牵拉，使肩部向后退回，压住中单，用一大单从腋窝开始向下铺在胸腹部，使患肢靠近胸部，保持轻度外展，在腋前锁骨中段铺消毒手术巾，然后从锁骨上方到肩关节后方铺一消毒手术巾，用毛巾钳固定，双侧消毒小单，包裹患肢未消毒的手和前臂，再铺腹单。

（2）下肢手术

1）足踝部手术：患者仰卧位，安放止血带后，用一支架从小腿将患肢托起，消毒足趾、足踝部两遍后，刷手医师用无菌手术巾包裹足部，提起患肢，消毒至膝关节上方。在患肢下方用双层中单覆盖手术床和健侧下肢，用无菌手术巾包裹膝关节下方，毛巾钳固定，铺好腹单，用消毒手术贴膜覆盖手术部位。

2）小腿与膝部手术：小腿与膝关节前方手术的消毒铺巾方法同足踝部手术，但消毒需至少到大腿中上部。小腿手术可以使用不消毒气囊，大腿中上部先安放不消毒气囊止血带，然后再消毒铺巾；膝关节手术如果消毒范围受限，可使用消毒气囊止血带，在消毒铺巾完成后再安放消毒气囊止血带，消毒范围需到大腿根部。对于小腿与膝部后方手术需要采用俯卧位。铺巾完成后，足部可以套大号无菌手套，再用消毒手术贴膜覆盖。

3）大腿与髋部手术：常见有平卧与侧卧两种手术体位。平卧位通常患侧臀部或骶尾部正中垫枕，使患侧臀部后方离开手术床，方便消毒、手术操作，如髓内钉通常需要从后方插入。抬高患肢，从小腿中段到髂骨上方15cm，并向上、向外抬高患肢，消毒后先用双层无菌手术巾覆盖外阴，中单从臀下方覆盖手术床和健侧肢体，用无菌手术巾或小单铺髋关节周围，双层无菌小单包裹未消毒下肢。铺好腹单，用消毒手术贴膜覆盖手术部位。侧卧位手术，腰部需要垫枕，保持骨盆垂直不动，固定要可靠，以免影响术中判断。铺无菌巾方法与平卧位基本一致。

（3）脊柱手术：常见手术体位有俯卧位、平卧位、侧卧位3种。消毒铺巾方法和原则基本相似，以俯卧位为例说明。患者俯卧在四点支撑的腰椎手术支架上，要做好衬垫，保护好髂前上棘和胸部受压部位，避免腹部受压。以手术切口标记为中心消毒，双侧至腋中线，上下范围距离切口15cm以上。铺4块无菌手术巾，毛巾钳固定，上下各用无菌小单覆盖，铺好腹单，用消毒手术贴膜覆盖手术部位，铺好手术大单。

第二节 骨科围术期并发症防治

一、术后休克

知识点1：休克 副高：熟练掌握 正高：熟练掌握

休克是指机体有效循环血容量减少、组织灌注不足，细胞代谢紊乱和功能受损的病理过程，它是一个多病因引起的综合征。氧供给不足和需求增加是休克的本质，产生炎症介质是休克的特征，有效循环血量锐减是休克的特点，因此恢复有效循环血量，重新建立氧的供需平衡并促进其有效的利用和保持正常的细胞功能是治疗休克的关键环节。

知识点2：休克的病理 副高：熟练掌握 正高：熟练掌握

有效循环血容量的减少及组织灌注不足以及产生炎症介质是各类休克的共同的病理生理基础。

（1）微循环的变化

1）微循环收缩期：血容量减少，引起内脏小动静脉平滑肌、毛细血管前括约肌收缩和动静脉短路开放，毛细血管血流减少，以保证心、脑等重要脏器的有效灌注，维持血压，补充循环血量。

2）微循环扩张期：微循环内动静脉短路等进一步开放，组织灌注更为不足，细胞严重缺氧，酸性代谢产物、组胺等增多，使毛细血管前括约肌舒张，而微静脉仍收缩，微循环“只灌少流或不流”，导致血流淤滞，静水压增高，通透性增强，血液浓缩，进一步降低回心血量，致心排血量继续下降，心、脑等重要器官灌注不足。

3）微循环衰竭期：血流淤滞、血液浓缩、黏稠度增加以及缺氧、渗透性增加，使血液凝集，微血栓形成，从而发生DIC，细胞和组织损害，功能衰竭。

（2）代谢的改变：①无氧代谢引起代谢性酸中毒：缺血缺氧使酸性代谢物增加，血管对儿茶酚胺等反应下降，引起血管通透性增加，渗出增加，从而抑制心肌收缩；②能量代谢障碍：创伤和手术使机体处于应激状态，交感神经-肾上腺髓质系统和下丘脑-垂体-肾上腺皮质轴兴奋，使儿茶酚胺和肾上腺皮质激素明显升高，从而抑制蛋白合成，促进蛋白分解，促进糖异生，抑制糖降解，并且增强脂肪的分解代谢。

（3）炎症介质释放和细胞损伤：手术、严重创伤刺激机体释放过量的炎症介质形成“瀑布样”级联放大效应。炎症介质包括白介素、肿瘤坏死因子、集落刺激因子、干扰素和一氧化氮等。

代谢性酸中毒和能量不足使细胞膜受损，Na^+-K^+泵、Ca^{2+}泵功能障碍，引起血Na^+降低、血K^+升高，还导致线粒体破坏，引起细胞氧化磷酸化障碍，从而影响能量生成。

（4）内脏器官的继发性损害

1）肺：缺氧使肺毛细血管内皮细胞和肺泡上皮受损，引起肺泡萎陷和不张、水肿，导致肺分流和无效腔通气增加，严重时可引起急性呼吸窘迫综合征（ARDS）。

2）肾：血压下降、儿茶酚胺分泌增加使肾入球血管痉挛和有效循环容量减少，肾小球滤过率下降，发生少尿；休克时肾内血流重新分布，引起肾皮质肾小管缺血坏死，可导致急性肾衰竭。

3）脑：因脑灌注压和血流量下降将导致缺氧，引起脑细胞肿胀、血管通透性增加而导致脑水肿和颅内压增高，出现意识障碍，严重者发生脑疝、昏迷。

4）心：冠状动脉血流减少，导致缺血和酸中毒，损伤心肌，引起心肌的局灶性坏死，影响心肌收缩功能。

5）胃肠道：有效循环血量不足、血压降低时，胃肠等内脏和皮肤、骨骼肌等外周血管首先收缩，以保证心、脑等重要器官的灌注。随着休克的加重，这种代偿机制如果没能及时纠正，胃肠道可因严重缺血、缺氧导致黏膜细胞损伤、糜烂、出血，甚至肠道屏障作用的破坏。

6）肝：休克可引起肝缺血、缺氧性损伤，可破坏肝的解毒与代谢功能。

知识点3：休克的临床表现　　副高：熟练掌握　正高：熟练掌握

按照休克的发病过程可分为休克早期、休克中期和休克晚期。

（1）休克早期：神志清晰，精神紧张；皮肤苍白，口唇甲床轻度发绀；血压尚正常，甚至稍高或稍低，脉压缩小；心率加快，脉细速；尿量正常或减少。

（2）休克中期：烦躁，意识模糊；四肢温度降低，皮肤湿冷，有花斑；脉细数而弱；血压低于80mmHg或测不出，脉压＜20mmHg；心音低钝；呼吸表浅；尿少或无尿。

（3）休克晚期：意识不清或昏迷，可出现DIC、急性肾衰竭、急性心力衰竭、急性呼吸衰竭以及脑、消化道和肝功能的障碍。

知识点4：休克的辅助检查　　副高：熟练掌握　正高：熟练掌握

（1）血常规：了解血红蛋白、血小板和白细胞情况以及是否血液浓缩等。

（2）尿常规和肾功能：了解肾血液灌注以及肾功能情况。

（3）血电解质检查：了解Na^+、K^+和Ca^{2+}等离子情况，是否存在电解质紊乱。

（4）动脉血气检查：了解呼吸以及酸碱平衡情况。

（5）中心静脉压：反映全身血容量及心功能状态。

（6）凝血机制测定：了解凝血因子的消耗程度及反映纤溶活性的多项指标。

知识点5：休克的分类　　副高：熟练掌握　正高：熟练掌握

休克的分类是为了指导治疗，根据不同类型选择适合的治疗方法。休克的分类方法很多，主要有按病因分类及按血流动力学特点分类两种。

（1）休克病因学分类：低血容量性休克、感染性休克、心源性休克、神经性休克、过敏性休克。

（2）休克血流动力学特点分类：主要分为低血容量性休克、心源性休克、心外梗阻性休克和分布性休克4类。其中低血容量性休克和心外梗阻性休克在术后休克中最为常见。

知识点6：低血容量性休克的治疗 副高：熟练掌握 正高：熟练掌握

治疗上主要包括补充血容量和积极处理原发病，常规先头低位吸氧，必要时双路给氧。

（1）补充血容量：①开放多条静脉通路，可行深静脉置管，保证快速补液；②根据血压和脉率的变化来估计失血量，可经静脉快速滴注平衡盐溶液和人工胶体，一般认为血红蛋白浓度>100g/L可不必输血，低于70g/L可输浓缩红细胞，70～100g/L时根据患者代偿能力、一般情况和其他器官功能来决定是否输红细胞；输入液体的量应根据病因、尿量和血流动力学进行评估，临床上常以血压结合中心静脉压的测定指导补液；③随着血容量补充和静脉回流恢复，组织内蓄积的酸性代谢产物进入循环，应给予碳酸氢钠纠正酸中毒。

（2）纠正病因：在补充血容量同时仍有活动性内、外源性出血，则难以保持血容量稳定，休克也不易控制。因此，查找病因、迅速止血是关键。对于肝脾破裂、急性活动性上消化道出血病例，应在积极补充血容量纠正休克的同时及时手术探查。对于骨科大手术（如髋部手术）后的髓腔或创面渗血应动态观察引流量，必要时可暂时夹闭引流管，甚至再次手术探查止血。

知识点7：心外梗阻性休克的治疗 副高：掌熟练握 正高：熟练掌握

骨科术后心外梗阻性休克最常见是由肺栓塞引起。

（1）紧急处理：①绝对卧床休息，侧卧位，患侧向下避免误吸和窒息；②大流量给氧，力争保持血氧饱和度在95%以上，必要时气管插管或行气管切开；③建立多条静脉通路，留置深静脉管；④密切观察血压、脉搏、呼吸、神志和瞳孔变化；⑤紧急配血和备血。

（2）病因和支持治疗

1）补液：通常疑似诊断后即开始补液，同时使用血管活性药物。

2）血流动力学支持：多巴酚丁胺扩张体循环和肺循环血管，增强心肌收缩力，同时降低右心灌注压；多巴胺具有正性肌力作用，剂量过大过小均无效，反而有害。

3）镇静和镇痛：有焦虑的患者可以选用地西泮静脉或肌内注射，必要时可重复；严重胸痛者还可以使用NSAID药物。

4）纠正右心衰竭：可给予硝酸甘油、硝普钠和酚妥拉明等。

5）抗凝治疗：快速经静脉行有效抗凝，常用抗凝药物有普通肝素、低分子肝素和华法林。

6）溶栓治疗：对有明显血流动力学异常、经上述处理无效且无溶栓禁忌证，可以快速溶栓治疗，首选阿替普酶（tPA），备选链激酶、尿激酶。溶栓绝对禁忌证：活动性内脏出血和近期有自发性颅内出血。

7）介入治疗和手术治疗：有溶栓禁忌证及经过充分的内科治疗病情迅速恶化的患者，

可考虑介入或者手术治疗（经静脉导管碎解和吸栓、肺动脉血栓摘除术）。

二、手术部位感染

知识点8：手术部位感染的病原微生物学及病因学　　副高：熟练掌握　正高：熟练掌握

细菌、真菌、支原体、衣原体等病原微生物均可导致手术部位感染。大多数手术部位感染是细菌引起的，其中凝固酶阴性葡萄球菌、金黄色葡萄球菌、肠球菌及大肠埃希菌是4种从手术感染部位分离出来的最常见病原微生物。暴发性的手术部位感染也可由不常见病原微生物引起，如产气荚膜杆菌、军团菌、假单胞菌等。这些不常见病原体感染的暴发流行，通常可追溯到被污染的敷料、弹性绷带、被定植手术人员、自来水或被污染的消毒剂。当群发手术部位感染包含不常见病原体时，必须正式开展流行病学调查。

知识点9：手术部位感染的临床表现　　副高：熟练掌握　正高：熟练掌握

浅表和深部手术部位感染（SSI）伴有红肿痛、压痛及切口渗出等，局部通常柔软或有波动感，也可能表现出体温异常、切口裂开和炎性标志物的升高。根据国际联合委员会（JCI）健康组织认定SSI应满足4个条件：①伤口中引流出大量脓性物质；②伤口自发裂开，有脓性引流液；③伤口引流液培养阳性或革兰染色细菌阳性；④手术医师注意到切口红肿或引流物流出，认定存在感染，敞开切口。

知识点10：手术部位感染的分类与诊断标准　　副高：熟练掌握　正高：熟练掌握

（1）浅表手术切口感染：仅限于手术切口涉及的皮肤和皮下组织，感染发生于术后30天内。

具有下列情形之一者即可诊断：

1）浅表切口有红、肿、热、痛或有脓性分泌物。

2）通过无菌方式从浅表切口中取得的液体或组织培养分离出微生物。

3）临床医师诊断的浅表切口感染。

病原学诊断：临床诊断基础上分泌物细菌培养阳性。

（2）深部手术切口感染：无植入物术后30天内，有植入物（如人工关节、人工心脏瓣膜等）术后1年内发生的，与手术有关并涉及切口深部软组织如肌肉组织或深筋膜的感染。

符合上述规定，并具有下列条件之一的即可诊断：

1）深部切口引流出或穿刺到脓液（感染性手术后引流液除外）。

2）切口裂开或者由医师有意敞开的深部切口有脓性分泌物或体温超过38℃，局部有疼痛或者压痛。

3）手术探查、组织病理学或影像学检查发现涉及深部切口脓肿或其他感染证据。

4）临床医师诊断的深部切口感染。

病原学诊断：临床诊断基础上分泌物细菌培养阳性。

（3）器官或腔隙感染：无植入物术后30天内，有植入物手术后1年内发生的，与手术有关（除皮肤、皮下、深筋膜和肌肉外）的器官或腔隙感染。

符合上述规定，并具有下列条件之一的即可诊断：

1）引流出或穿刺到脓液。

2）手术探查、组织病理学或影像学检查发现涉及器官或腔隙感染的证据。

3）临床医师诊断的器官或腔隙感染。

病原学诊断：临床诊断基础上分泌物细菌培养阳性。

知识点11：手术部位感染的易感因素　　副高：熟练掌握　正高：熟练掌握

（1）患者因素：高龄，肥胖，吸烟，营养不良，贫血，免疫抑制，激素应用，各种慢性疾病如糖尿病、慢性肾病等。

（2）医院因素：术前住院时间，术前皮肤消毒，备皮方式及时间；手术部位消毒，术前预防性应用抗生素；手术人员手卫生，感染或带菌手术人员的管理；手术室环境管理：通风，消毒等；手术器械的灭菌，手术过程的无菌操作；手术技术：止血、异物等，手术的持续时间；污染或感染性手术、开放性手术，植入物应用，术中输血等。

知识点12：手术部位感染的预防　　副高：熟练掌握　正高：熟练掌握

（1）术前

1）缩短患者术前住院时间。

2）控制糖尿病患者的血糖水平。

3）戒烟。

4）纠正营养不良。

5）正确准备手术部位皮肤：术前晚沐浴，手术前备皮局部擦洗，术前即刻剪除毛发。

6）合理预防性使用抗菌药物（术前0.5～2小时）。

（2）术中

1）手术室环境：手术室空气的纯净度直接影响手术部位的愈合，减少人员数量和流动、房门开启、敷料抖动等进而减少浮游菌数量；建设洁净层流手术室，关注普通手术室空调系统污染。

2）手术室环境管理：保持手术室正压通气和房门关闭；定时对手术室空气及物体表面进行清洁消毒；手术完成手术室需经消毒后才可再次使用；特殊感染手术需进行额外的隔离及消毒处理。

3）手术器械、手术用物需经严格的消毒、灭菌，并按照规定存放。

4）手术人员严格的手消毒。

5）按照规范穿戴无菌手术衣和手套。

6）无菌敷料覆盖，创造局部无菌环境。

7）手术过程的遵循严格的无菌操作。

8）手术技术：彻底止血、清除异物及坏死组织、闭合残腔、正确引流、良好的缝合等。

9）缩短手术时间。

10）术中患者保温，防止低体温。

11）减少输血：输血可抑制免疫功能，异体输血增加手术部位感染率。

（3）术后

1）保持病床及患者清洁卫生。

2）加强营养，纠正贫血，保持水、电解质平衡。

3）注意手卫生：接触患者手术部位、更换手术切口敷料前后进行手卫生。

4）更换敷料时严格遵守无菌技术操作原则及换药流程。

5）术后保持引流管通畅，根据病情尽早拔除引流管。

6）定时观察手术切口愈合情况。

7）分泌物进行微生物培养，根据药敏试验结果合理使用抗生素。

8）根据手术切口愈合情况拆除缝线。

9）制订出院计划：告知院外手术切口护理要求及随访计划。

三、骨筋膜室综合征

知识点13：骨筋膜室综合征　　副高：熟练掌握　正高：熟练掌握

骨筋膜室综合征（CS）也称筋膜间室综合征，系肢体创伤后发生在四肢特定的筋膜间室内的进行性病变，即由于间室内容物的增加、压力增高，致间隙内容物主要是肌肉与神经干发生进行性缺血坏死。

知识点14：骨筋膜室综合征的病因及发病机制　　副高：熟练掌握　正高：熟练掌握

凡可使筋膜间室内容物体积增加、压力增高或使筋膜间隔区的容积减小，致其内容物体积相对增加者，均可发生筋膜间室综合征。常见的原因有：

（1）肢体的挤压伤：肢体受重物砸伤、挤压伤或重物较长时间压迫，受压组织缺血，于压力除去后血液再灌流，使受伤组织主要是肌肉组织出血、反应性肿胀，使间隔区内容物的体积增加，随之压力增高而发病。

（2）肢体血管损伤：肢体主要血管损伤，受其供养的肌肉等组织缺血在4小时以上，修复血管恢复血流后，肌肉等组织反应性肿胀，使间室内容物增加、压力增高而发生本征。肢体创伤出血，在急救时上止血带时间较长，肢体尚未坏死，但除去止血带之后，肢体反应性肿胀严重者在下肢可发生小腿筋膜间室综合征。

（3）肢体骨折内出血：肢体骨折，出血流入筋膜间隙内，由于筋膜间室的完整结构并未受到破坏，积血无法溢出而内容物体积增加，使压力增高而发病，可见于胫骨骨折及前臂骨折等。

（4）石膏或夹板固定不当：外用小夹板或石膏夹板固定，由于固定过紧、压力太大，使筋膜间室容积压缩，损伤组织肿胀，亦使间室内容物增加，如不及时放松夹板，可发生本征，见于前臂或小腿骨折。

（5）其他：截石位手术时，两小腿置于托架上，小腿三头肌受压超过5小时，也可致此征。前臂及手部输液渗出，也可致手筋膜间室综合征。

当肢体遭砸压或其他上述病因之后，筋膜间室内的肌肉出血、肿胀，使间室内容物的体积增加，由于受骨筋膜管的约束，不能向周围扩张，而使间室内压力增高。压力增高使间隙内淋巴与静脉回流的阻力增加，而静脉压增高，进而使毛细血管内压力增高，从而渗出增加，更增加了间隔区内容物的体积，使间室内压进一步升高，形成恶性循环，即内容物增加→内压升高→静脉压升高→毛细血管压升高→渗出增加→内容物增加。由于间室内压的增高可使区内组织毛细血管压闭，微循环受阻致组织灌流减少，因缺血、缺氧而坏死。毛细血管在缺氧状态下其通透性增加，又增加了渗出，形成恶性循环。

知识点15：骨筋膜室综合征的临床表现　　副高：熟练掌握　正高：熟练掌握

骨筋膜室综合征的发病一般均比较迅速，严重者大约24小时即可形成典型症状和体征。

（1）症状：疼痛及活动障碍是主要症状。肢体损伤后一般均诉疼痛，但在筋膜间室综合征的早期其疼痛是进行性的，该肢体不因肢体固定或经处理而减轻疼痛，肌肉因缺血而疼痛加重，直至肌肉完全坏死之前，疼痛持续加重而不缓解。由于该肌肉损伤肿胀，主动活动将出现障碍。

（2）体征：肿胀、压痛及肌肉被动牵拉痛是本病重要体征。肢体肿胀是最早的体征，在前臂、小腿等处，由于有较坚韧的筋膜包绕，肿胀不甚严重，但皮肤肿胀明显，常起水疱。肌腹处明显压痛是筋膜间室内肌肉缺血的重要体征。于肢体末端被动牵拉该肌，如前臂掌侧筋膜间室综合征时，被动牵拉伸直手指，则引起屈指肌的严重疼痛。

通过筋膜间室的动脉干供养的肢体末端，颜色大都正常，微血管充盈时间基本正常，但脉搏常减弱或摸不清。神经干对缺血的反应很敏感，短时间缺血即可出现神经传导功能障碍，表现为所支配的肢体末端的感觉减退、肌力减弱，如神经传导功能完全丧失，则支配区感觉完全丧失。

当缺血继续加重，发展为缺血性肌挛缩或坏疽时，症状和体征也将随之改变。缺血性肌挛缩主要临床表现为：①由疼痛转为无痛（painless）；②苍白（pallor）或发绀、大理石花纹等；③感觉异常（paresthesia）；④麻痹（paralysis）；⑤无脉（pulselessness）。即临床的5“P”征象。应注意，一旦5“P”征象均出现时肌肉多已坏死，既使减压，也将会发生不同程度的功能障碍。

（3）好发部位：骨筋膜室综合征在上肢最好发于前臂掌侧及背侧筋膜间室；下肢好发于胫后深间室及胫前间室，其次为胫后浅间室。手内骨间肌间室也是可能发生筋膜间室综合征的部位，上臂间区及髂腰肌间室偶有发生。

如不及时治疗，筋膜间室综合征的病理变化将继续发展，肌肉、神经干等相继坏死，故晚期体征主要有肢体挛缩畸形及神经干损伤两个方面。

知识点16：骨筋膜室综合征的诊断　　副高：熟练掌握　正高：熟练掌握

被动牵拉试验有重要诊断意义，在筋膜室高压发生在前臂掌侧间隙，被动牵拉手指伸直时引起疼痛，大都不能完全伸直手指；在小腿胫前间隙时被动牵拉足趾跖屈时引起疼痛，而在胫后深间隙则被动牵拉足趾背屈引起疼痛。

筋膜间室综合征的患者，其体温可能升高，白细胞计数增加，血沉也可能增快，但不一定说明患者有感染。筋膜间室综合征为一种进展性疾患，刚发生时可能症状不明显，遇到可疑情况应密切观察、反复检查，以便早期确诊，并及时采取治疗措施。

直接测量筋膜间隙测压即间区内压（ICP）在早期诊断和明确手术指征中非常重要。最简单的测压方法是Whiteside法。利用普通汞柱血压计，连接三通管，三通的另两端分别连接普通针头和内有生理盐水的注射器。将血压计与被测肢体置于同一平面，刺入筋膜间隙内而刚好不进入肌组织之中，汞柱即可显示筋膜间隙内的压力。正常压力在10mmHg以下，10～30mmHg即为增高，超过30mmHg为明显增高，有切开减压的手术指征。

知识点17：骨筋膜室综合征的非手术治疗　　副高：熟练掌握　正高：熟练掌握

非手术治疗采用制动、抬高患肢、严密观察。经7～10天，肿胀消退，症状消失，可能完全治愈而不留任何后遗症。

知识点18：骨筋膜室综合征的手术治疗　　副高：熟练掌握　正高：熟练掌握

进行手术切开筋膜减压的时机对预后非常重要。早期即24小时内行切开筋膜减压的患者，除合并有神经本身损伤外，可能完全恢复；晚期手术病例，随术前时间延长而损伤加重。

（1）手术指征：①肢体明显肿胀疼痛；②筋膜间隙张力大、压痛；③肌肉被动牵拉疼痛；④筋膜间隙测压在30mmHg以上。具有这些症状体征者，应立即手术切开。

（2）手术方法：应切开受累间室全长，包括皮肤及深层筋膜，切开长度不够则减压不彻底。前臂一般取掌侧S形切口，小腿部采用前外及后内侧双切口切开减压。筋膜切开后，即见肌腹膨出于切口之外，观察肌肉的血运与颜色，一般逐渐红润好转，如有肌膜较肥厚仍约束肌腹不得减压者，可行肌膜切开。除伴有血管损伤者外，一般不探查深部组织，术前桡动脉或足背动脉搏动减弱者术后脉搏可迅速改善，说明减压有效。

（3）术后处理：切开后肌肉颜色迅速转红恢复血运者，应用大量无菌的大网眼纱布覆盖。筋膜间隙内肌肉等组织减压后，由于淋巴与静脉回流，渗出物很多，故需用大量无菌敷料。筋膜间隙切开减压是一个无菌手术，避免继发感染的主要方法是避免污染及尽早二期缝合消灭伤口。有条件者可采用VSD持续负压吸引装置覆盖切开创面，能较好地达到封闭创面及持续引流的目的。术后1周左右待肢体消肿后，可在手术室无菌条件下打开创面，给予清创缝合术，可一次缝合或分次缝合，遗留中间不能缝合的部位，如表面肉芽新鲜，可立即进行植皮，或待10～12天时再次缝合或植皮消灭创面。

知识点19：骨筋膜室综合征的中晚期治疗　　副高：熟练掌握　正高：熟练掌握

（1）中期治疗：筋膜间隙综合征病例至伤后3～4周，肢体肿胀开始消退，疼痛消失，可视为中期，此时肌肉已坏死，神经干也已遭受损害，但挛缩畸形尚未出现，应尽快进行肌肉活动锻炼促进恢复，同时仔细检查受累神经的功能。如神经功能无进一步恢复者，应行手术探查，在手术显微镜下做神经松解，以期获得进一步功能恢复。

（2）晚期治疗：晚期治疗的目的是矫正畸形、恢复肌肉活动力量及恢复神经功能。一般采用松解术及肌腱延长术来恢复挛缩的肌肉组织，尽可能恢复患肢功能。对于小腿肌缺血挛缩，可酌情采用肌腱延长术及踝、足关节融合术以利于恢复足的负重功能。

四、骨折延迟愈合和不愈合

知识点20：骨折延迟愈合和不愈合　　副高：熟练掌握　正高：熟练掌握

骨折延迟愈合是指骨折经过治疗后，超过其愈合通常所需要的时间（不同部位骨折其通常愈合时间不一样，通常4～8个月），骨折端仍未连接愈合。骨折延迟愈合表现为骨折愈合缓慢，但仍有继续愈合的能力，针对骨折延迟愈合的原因进行恰当处理后，可达到骨折愈合。

骨折不愈合又称骨不连，是指骨折已经超过其愈合通常所需要的时间尚未愈合，且经再度延长治疗时间后（通常骨折后8个月），仍达不到骨性愈合，骨折端可形成假关节，骨折修复过程完全停止，不经特殊治疗则不能产生骨性连接。

知识点21：影响骨折愈合的因素　　副高：熟练掌握　正高：熟练掌握

影响骨折愈合的因素有全身性因素和局部因素。全身性因素包括患者的代谢、营养、健康状况和活动情况。另有报道认为吸烟也与之有关。但除了严重的营养不良外，全身性因素对骨折愈合的影响远不如局部因素的影响大。

局部因素主要有：骨折部的血液供应、感染的影响、软组织损伤程度、骨折端软组织嵌入及治疗方法的影响。后者包括反复多次的手法复位、切开复位时对软组织的切开及骨膜的剥离、持续骨牵引时牵引过度、骨折固定不确实、不恰当的功能锻炼，以及开放性骨折清创时摘除碎骨过多等。

知识点22：骨折不愈合的临床分型　　副高：熟练掌握　正高：熟练掌握

（1）血管丰富型（肥大型）：骨折端富有生命力，产生明显的生物学反应，摄取^{85}Sr研究显示骨折端血运丰富。此型骨断端硬化，髓腔闭塞，周围有肥大增生骨痂，但不连续。这种类型又可以分为几种亚型：

1）象足形：骨折端有肥大和丰富的骨痂，该骨折端具有活力，主要由于骨折复位后固定不牢、制动不充分或者负重过早引起。

2）马蹄形：骨折端轻度肥大，骨痂很少。主要由于钢板和螺钉固定不够牢固，骨折端有一些骨痂形成，但是不足以连接骨折端，并且可能有少量硬化。

3）营养不良性：骨折端为非肥大型，缺乏骨痂。主要发生在骨折端明显移位、分离或者内固定时骨折端未能准确对位时。

（2）缺血型（萎缩型）：骨端缺乏活力，生物学反应较少。摄取^{85}Sr研究显示骨折端血运较差。骨端萎缩吸收，有的呈锥形，骨质疏松，骨断端间有间隙，无明显骨痂形成。这种类型又可以分为几种亚型：

1）扭转楔形：两骨折端间有一块缺乏或无血供的中间骨片，骨片与一端愈合而与另一端未连接。多见于钢板螺钉固定的胫骨骨折。

2）粉碎性：存在一块或多块无血供的中间骨折块，X线片示未见骨痂。多见于固定骨折的钢板断裂时。

3）缺损性：骨折端存在骨缺损，骨折端虽有血供，但骨痂不能跨过缺损部位，骨折端疏松萎缩。多见于开放性骨折、继发性骨髓炎或因肿瘤切除部分骨干后。

4）萎缩性：中间骨片缺损，其间瘢痕组织缺乏成骨活力，骨折端疏松萎缩。

知识点23：骨折不愈合的治疗　　副高：熟练掌握　正高：熟练掌握

骨折延迟愈合和不愈合治疗方式的选择，首先应该明确诊断是延迟愈合还是不愈合、临床分型、骨折部位，是否存在畸形、成角和旋转及短缩，邻近关节的功能情况，是否合并感染，局部软组织条件如何，既往手术方式及失败原因等，同时还要考虑患者年龄、身体一般状况如营养状况，以及患者对肢体的功能要求等以便选择最佳的治疗方案。

骨折延迟愈合的治疗方式：存在稳定和有效固定并不合并畸形的情况下，可采用局部注射红骨髓或生长因子以及高压氧、电、电磁刺激和低强度脉冲式超声波治疗等。当存在固定不确切，加强固定是最重要的措施，如原已有内固定，可以采用局部外固定加强稳定性或者更改内固定，固定方式的选择需考虑到局部软组织条件。

如已确诊骨折不愈合，则应采用手术治疗，其治疗原则为骨折端准确复位、坚强固定和充分植骨。一般而言，肥大型不愈合单纯牢固固定即可能愈合，而萎缩型不愈合则必须将骨皮质切除并同时植骨才能愈合。

（1）肥大型不愈合：此种类型具有良好的成骨能力和血运，不愈合常是固定失效所致，在骨折端没有骨缺损的情况下，单纯加压固定即可达到骨性愈合，可采用加压内固定或外固定支架加压，但当存在骨缺损时则必须植骨。

（2）萎缩型不愈合：此种类型的血运和成骨能力都较差，手术治疗时必须切除萎缩的骨皮质并充分植骨。植骨术有多种方式，移植骨的来源也较多，有自体骨、异体骨和人工合成骨替代物等。切除萎缩的骨皮质后如缺损较小，可以采用取自体髂骨植骨，若缺损较大，则可考虑其他大段骨移植重建如松质骨嵌入植骨术、腓骨段移植或大块骨移植骨术等。

（3）若存在大段骨缺损，可采用的治疗方法有：①用带血管蒂腓骨段重建，但是需要具备显微外科技术，手术复杂；②采用Ilizarov外固定技术，其手术方法较简单，但是治疗时间较长。

（4）骨折不愈合合并感染：治疗方案为彻底清除感染灶，修复周围软组织和恢复骨的连续性。其中最为重要的是清除感染，应彻底切除感染的软组织、肉芽组织和窦道，根据药敏试验结果选择敏感抗生素，采用游离或带蒂皮瓣、肌皮瓣等显微外科技术修复软组织缺损，一期行骨延长或二期骨移植重建骨的连续性。

（5）骨折不愈合合并关节功能障碍：骨折不愈合合并关节功能障碍通常为关节内纤维性僵硬，因为关节松解之后需加强关节功能锻炼，但这会增加骨折内固定失败的风险，除非确信内固定非常牢靠，一般可待骨折不愈合治疗后再行关节松解术。某些关节内骨折不愈合如股骨颈骨折不愈合可考虑行人工髋关节置换术。

（6）如果患者全身情况较差，对患肢功能要求不高，存在大块骨缺损，慢性骨髓炎长期窦道流脓，肌肉、肌腱、神经或血管不能恢复的损伤，软组织覆盖不满意，存在恶变可能等情况下，可以慎重考虑是否行截肢手术。

五、异位骨化

知识点24：异位骨化　　　　副高：熟练掌握　正高：熟练掌握

异位骨化是指在正常情况下没有骨组织的软组织内出现成骨细胞，并形成骨组织。

知识点25：异位骨化的病理　　　　副高：熟练掌握　正高：熟练掌握

基本病理改变是在纤维结缔组织中，原始细胞增殖活跃伴有丰富的毛细血管网，钙盐沉积，形成骨。成熟的异位骨化具有骨的结构，外层包裹纤维结缔组织，里面是成骨细胞，具有小梁结及类骨组织，中心是活跃的原始细胞。

知识点26：异位骨化的病因及发病机制　　　　副高：熟练掌握　正高：熟练掌握

异位骨化形成的是成熟的板层状新生骨，与骨痂形成并无区别。早期表现为大量成纤维细胞的增殖，成熟后与周围软组织分界清楚，呈现典型的分层现象，内层包含大量未分化的间质细胞，中层有大量骨样组织及丰富的成骨细胞，外层有大量矿物质沉积，形成外壳，最后形成致密板层骨。

对于异位骨化的发病机制目前仍不清楚。

知识点27：异位骨化的分类　　　　副高：熟练掌握　正高：熟练掌握

异位骨化按照形成原因可以分为创伤性、神经源性、基因性。

（1）创伤性异位骨化和骨科创伤相关，如髋臼骨折，肘关节、膝关节、肩关节的脱位或骨折等。

（2）神经源性的异位骨化和中枢神经系统的创伤相关，包括颅脑损伤及脊髓损伤。

（3）基因性的异位骨化较为少见，主要发生在进行性肌肉骨化症（FOP）及进行性骨发育异常（POH）中，基因异位骨化的研究有利于人们对异位骨化的形成原因进行解释。

知识点28：异位骨化的临床表现 副高：熟练掌握 正高：熟练掌握

早期主要是出现肿痛，可伴有或不伴关节活动受限。但随着病情进展，晚期由于骨组织形成会导致关节活动限制。

异位骨化通常从临床表现及普通X线检查即可确诊。其他诊断技术，如动脉造影、B超、ECT骨显像、CT、MRI等检查也可以帮助诊断，但并不应该作为常规的诊疗方法。这些诊断方法更多的意义在于提示病灶的成熟程度。慢性病灶与急性和亚急性病灶的MRI表现可有很大差别。慢性病灶相对容易诊断，典型表现为拥有广泛的低信号强度，其中包含脂肪信号，偶尔慢性病灶T2加权像上显示为高信号强度；急性和亚急性期，不同时期信号强度的差别可能很明显，T2加权像上可以看到高信号强度，静脉注入放射性核素增强剂后可见非特异性弥散性增强信号，如增强像足够清楚可见薄边的低信号强度被高信号强度包围。CT通过异位骨化病灶的连续切面显示病变具有一个完整包膜，周围是骨化带，中心为透亮区。在病变和创伤骨之间可见明显的隔离区。

知识点29：异位骨化的鉴别诊断 副高：熟练掌握 正高：熟练掌握

异位骨化与骨化性肌炎有一定区别，后者是指肌肉组织由于损伤或者出血导致组织机化，形成硬结和挛缩。异位骨化一般有明确的局部损伤史。局部疼痛不一定很明显，但有一定程度的活动受限。骨化性肌炎未必在关节周围，而是比较集中在肌肉内。异位骨化的病因不很清楚，因此预防困难。其产生可能与损伤早期过度活动肢体有关。

知识点30：异位骨化的治疗 副高：熟练掌握 正高：熟练掌握

对于异位骨化而言预防比治疗更重要。目前临床上最为常用的2个预防骨科创伤后患者异位骨化发生的方法是NSAID及单剂量的放疗。NSAID的作用机制是通过抑制前列腺素相关的炎症因子而预防异位骨化的形成。目前最常用的NSAID药物为吲哚美辛，治疗周期为6周。单次剂量的放疗主要作用机制为抑制快速增殖和分化的骨祖细胞，因此需在异位骨化始动因子开始发挥作用的72小时内进行，甚或更早。

治疗异位骨化的原则是，在异位骨化形成的早期使用NSAID药物。目的在于减少炎症反应及疼痛，而非预防或者减少异位骨化的形成。若以上治疗疗效欠佳，存在持续的异位骨化系统症状，可以进行手术切除，术后辅助以预防措施减少异位骨化的再发生率。通常手术治疗异位骨化需要待血液中碱性磷酸酶水平降低，同时异位骨化部位的骨在放射学及骨扫描上显示成熟后才可以进行。

六、脊髓与神经根损伤

知识点31：围术期脊髓与神经根损伤 副高：熟练掌握 正高：熟练掌握

围术期脊髓与神经根损伤是脊柱外科手术中一种不常见却很严重的并发症，可发生在术中或术后，是一种导致受累脊髓节段运动、感觉及自主神经功能严重受损的医源性损伤。

知识点32：脊髓与神经根损伤的病因及发病机制 副高：熟练掌握 正高：熟练掌握

（1）器械损伤和植入物的压迫发生快，术中即可能发生。病变部位硬膜囊粘连增加了术中反复刺激脊髓的机会，双极电凝器的热力以及骨蜡或明胶海绵可能形成的压迫，都可能直接损伤脊髓或是诱发继发性损伤。

（2）脊髓血肿可在术后早期发生，发展较快，MRI检查可明确诊断。患者合并凝血功能障碍、术中止血不彻底、术后引流不通畅等都是可能造成血肿出现的原因。研究发现合并糖尿病的患者术后发生硬膜外血肿的可能性较大，因为糖尿病患者广泛的微小血管损害可能使术中术后渗血较多，出血不易控制，术后可能出现硬膜外血肿压迫脊髓。

（3）术前脊髓受压或损害严重者，在术中脊髓受损的概率更大。对于脊柱退变性疾病，MRI检查显示脊髓高信号改变者脊髓损害通常较重，也即脊髓所受压迫已超过临界状态，手术操作中的脊髓缓冲空间小，手术操作发生脊髓和神经根损伤的风险加大。术中出血增多，患者血压降低，可导致脊髓低灌注，而神经细胞对缺血耐受性差，也易出现损伤。同时大量失血后快速输血补液，可能出现脊髓再灌注损伤。

（4）脊柱侧凸三维矫形时，过度矫形对脊髓的牵拉也有可能造成脊髓损伤。手术植骨融合过程中如果采取块状植骨，脊髓损伤发生的危险性将会大大提高。植骨融合过程中敲击、震动都可能引起直接机械损伤，造成脊髓功能性休克。

（5）脊髓水肿一般发生较晚，水肿多发生在脊柱手术24小时以后，48～72小时达到高峰。

知识点33：脊髓与神经根损伤的临床表现 副高：熟练掌握 正高：熟练掌握

由于脊髓内有很多重要的神经传导束通过，因此脊髓损伤后受损平面以下的运动、感觉、反射和自主神经功能均发生障碍。根据受伤部位的不同，临床上一般分为截瘫和四肢瘫。

（1）症状和体征：在脊髓休克期间，表现为受损平面以下出现弛缓性瘫痪，运动、反射及括约肌功能丧失，有感觉丧失平面及大小便不能控制。2～4周后逐渐演变成痉挛性瘫痪，表现为肌张力增高，腱反射亢进，并出现病理性锥体束征。胸段脊髓损伤表现为截瘫，颈段脊髓损伤则表现为四肢瘫。

（2）影像学检查：CT检查可以检查术后内固定物的位置是否正确，椎管内是否有骨性或内固定物压迫等。MRI可以清楚显示脊髓血肿以及脊髓受压等情况，对于判断脊髓损伤程度很有意义。

（3）体感诱发电位（SEP）与运动诱发电位（MEP）联合检查：通过联合检查脊髓感觉通路和运动通路，全面检查脊髓的功能丧失情况。

知识点34：脊髓与神经根损伤的预防　　副高：熟练掌握　正高：熟练掌握

（1）术前预防措施

1）有出血倾向患者，术前应用止血药物或成分输血，控制性降压，术前应用营养神经药物。

2）脊柱侧凸患者术前适应性牵引，术前牵引能检查患者对牵拉的耐受性。

3）术前做好充分的影像学准备，X线片、CT平扫从矢状位、冠状位和横断面综合测量椎弓根钉植入方向，术前还应常规行MRI检查以明确有无脊髓畸形，同时观察脊髓本身的损伤和受压程度。

4）术前应用甲泼尼龙，可获得显著疗效。

（2）术中预防措施

1）神经电生理监测：神经电生理监测包括体感诱发电位（SEP）和运动诱发电位（MEP），可以在术中连续监测脊髓的神经功能，提示不同程度的脊髓损伤，并及时向术者发出预警，停止当前手术操作，给予合适处理。

2）术中操作轻柔，尽量减少术中出血以及对脊髓和神经根的刺激。

3）改变手术方案包括将致压物切除改为致压物漂浮、肿瘤切除改为部分切除加栓系松解、改单纯截骨为多点截骨、改经椎管入路为经椎弓根入路等。

（3）术后预防措施

1）对于术中未应用激素而术后有脊髓功能减退者，立即用甲泼尼龙冲击可能使脊髓功能快速恢复。

2）术后早期给予脱水药物，继续给予营养神经药物预防脊髓和神经根继发性损伤，必要时给予高压氧治疗2～3周。

3）严密观察引流管是否通畅、引流液的量和性质。

知识点35：脊髓与神经根损伤的非手术治疗　　副高：熟练掌握　正高：熟练掌握

（1）合适的固定：防止因损伤部位的移位而产生脊髓的再损伤。一般颈椎采用颌枕带牵引或持续的颅骨牵引。

（2）减轻脊髓水肿和继发性损害：①地塞米松10～20mg，静脉滴注，连续应用5～7天后改为口服，每日3次，每次0.75mg，维持2周左右；②20%甘露醇250ml，静脉滴注，每日2次，连续5～7天；③甲泼尼龙冲击疗法，伤后8小时内按每千克体重30mg/kg的剂量，在15分钟内静脉快速注射，间隔45分钟后，在以后的23小时内静脉持续滴注5.4mg/（kg·h）；④高压氧治疗：术后早期（伤后4～6小时）采用高压氧治疗，可有效减少脊髓损伤的致残率，加快脊髓功能恢复，补充脊髓微循环损害所致的氧供不足。

知识点36：脊髓与神经根损伤的手术治疗 副高：熟练掌握 正高：熟练掌握

手术只能解除对前次手术造成的对脊髓的二次压迫，如取出位置不正确的内植物、清除并引流压迫脊髓的血块和积血等，目前还不能使损伤的脊髓完全恢复功能。

七、脊柱术后出血及血肿形成

知识点37：脊柱术后出血及血肿形成的临床表现 副高：熟练掌握 正高：熟练掌握

由于患者切口内止血不彻底、凝血功能障碍等引起的出血表现为伤口引流液过多，引流液为新鲜血液；伤口引流管堵塞，缝合手术切口时意外的缝扎伤口引流管，导致引流不畅，表现为伤口引流液异常减少；切口内血肿形成压迫神经导致进行性的神经功能障碍。患者往往表现为手术切口部位的肿胀、疼痛，肢体感觉、肌力的减退。

知识点38：脊柱术后出血及血肿形成的诊断 副高：熟练掌握 正高：熟练掌握

脊柱手术术后出血或血肿形成大多发生在麻醉清醒后到术后2周的时间。首先并不一定出现肢体神经症状，可能首先表现为引流液量的异常和局部疼痛，容易被忽视。一旦出现肢体感觉和肌力进行性减退，说明已有血肿压迫脊髓或神经。

值得注意的是，如果发现硬脊膜漏，也可表现为伤口引流量增多，但伤口引流液清亮，患者伴有头晕、头痛、恶心等。如术中过多的填塞明胶海绵，间盘组织取出不彻底，间盘再次突出或者残留有未切除的间盘，也会出现神经症状，此时手术部位的MRI扫描有助于诊断病因。

知识点39：脊柱术后出血及血肿形成的治疗 副高：熟练掌握 正高：熟练掌握

如果患者伤口引流异常增多，患者术后出现进行性的神经功能障碍加重，应尽早进行MRI检查，如果不能进行MRI检查，也要及时进行手术切口探查，止血、清除血肿，防止脊髓、神经的长时间压迫，导致不能恢复的神经功能障碍。

同时注意观察患者心率、血压、血红蛋白等血液学指标，防止过多的出血导致患者血容量过低。如患者存在凝血功能障碍，在积极控制出血的同时要补充相应的凝血因子，防止出血、血肿形成的加重。

知识点40：脊柱术后出血及血肿形成的预防 副高：熟练掌握 正高：熟练掌握

（1）关闭切口前要注意彻底止血，术后注意观察伤口引流液。

（2）术后注意观察伤口引流液量，如果怀疑存在伤口引流管堵塞，可以使用注射器进行负压吸引。如存在硬脊膜损伤，禁止负压吸引。

（3）术后严密观察患者下肢的感觉、肌力的变化，做到早发现、早处理。

（4）如患者存在高血压，术后要注意控制血压，防止因为血压高导致伤口内出血增多。

（5）如术后伤口引流持续增多、局部肿胀，需要应用止血措施，必要时需要手术探查，进行手术部位的止血。

八、脑脊液漏

知识点41：脑脊液漏的病因　副高：熟练掌握　正高：熟练掌握

脑脊液漏的发生原因可以分为医源性损伤和外伤性损伤两种，这里讨论的主要是医源性脑脊液漏。

知识点42：脑脊液漏的临床表现　副高：熟练掌握　正高：熟练掌握

发生脑脊液漏的患者多发生于脊柱翻修术的患者，或者手术中操作不当，导致硬脊膜损伤，患者术后引流液异常增多、引流液颜色淡血性或者颜色清亮，术后48～72小时伤口引流量无减少，患者伴有头晕、头痛、恶心、呕吐等症状，翻身或者头部抬起时症状加重。

知识点43：脑脊液漏的诊断　副高：熟练掌握　正高：熟练掌握

（1）术中脑脊液漏诊断

1）手术中发现有硬脊膜撕裂，有清亮的脑脊液流出即可诊断"脑脊液漏"。

2）由于脑脊液流出，硬脊膜萎缩塌陷。

3）手术中怀疑有硬脊膜损伤导致脑脊液漏，应该进行Valsalva操作（手术中用最大力量吹气时，胸腔压力急剧升高，导致静脉回流减少，心率增快，此时硬膜搏动增强），如果无硬脊膜搏动增强，或者看到脑脊液流出硬膜囊则可确定诊断。

（2）术后诊断

1）术后伤口引流多，引流液清亮，术后48～72小时仍无引流液减少。

2）患者有头痛、头晕、恶心症状（与姿势有关），头部抬高时症状更为明显。

3）如果引流不通畅，脑脊液积于硬膜外可于手术切口处扪及波动感。

4）术后出现的不明确的脑脊液漏可以通过B超、MRI检查帮助诊断，MRI可以区分软组织和液体信号的不同。

（3）与术后伤口出血血肿相鉴别

1）术后切口内出血导致伤口引流液增多，但是引流液为血性，颜色较脑脊液漏颜色鲜红。

2）如切口内出血较多，可以伴有患者心率加快、血红蛋白下降等低血容量表现。

知识点44：脑脊液漏的治疗　副高：熟练掌握　正高：熟练掌握

（1）硬膜囊的修补

1）手术中的任何硬脊膜损伤都应该及时尽可能的进行修补，修补时应该尽力避免硬脊膜直径的减小。

2）术中修补注意充分暴露损伤的部位，如果有马尾神经从破口处出来注意小心将马尾神经还纳，修补硬脊膜裂口应该使用3-0或者5-0的无创缝合线进行连续锁边缝合，每次注意硬脊膜边缘2mm、针距3mm。缝合时注意不要缝合到马尾神经。

3）如果缝合后还存在小的渗漏，可以使用少量的明胶海绵进行覆盖，其可以粘合小的渗漏。较大的硬膜缺损时可以使用自体的筋膜进行覆盖缝合，小的渗漏可以使用小块的含血的明胶海绵放在该处，轻压几分钟便可以粘住。

4）硬膜修补后要注意手术切口的逐层缝合，尤其是深筋膜层，皮下组织和表皮层也要严密缝合。

（2）术后处理：嘱患者平卧位或者头低足高位，伤口自然引流，不要使用负压吸引，24～48小时拔出。切口处垫厚纱布压迫。如果发现伤口处有波动感可以使用注射器进行抽吸，然后进行加压包扎，必要时可在引流口处进行较深的缝合。大多数的脑脊液漏通过保守治疗的方式就可以治愈。

知识点45：脑脊液漏的预防　　副高：熟练掌握　正高：熟练掌握

（1）良好的手术操作：①手术中椎管内的每一个操作都应该非常仔细，避免手术当中损伤到硬脊膜；②使用咬骨钳咬除椎板需要注意两个步骤，一要确认咬除的部分在直视下可以清楚看到，二要确认咬除部分与椎板之间没有硬脊膜；③使用锋利的咬骨钳可以减小硬脊膜损伤的可能，咬除椎板时不要有拖拽的动作。

（2）二次翻修手术发生医源性的硬脊膜损伤较为多见。手术中需要注意以下几点：①手术暴露要从正常的椎板间隙开始，后向瘢痕处进行暴露；②应该分清瘢痕和小关节之间的界限，将瘢痕向外向内进行分离；③小心椎板侧壁和硬膜囊的关系，小心分离后辨认清楚神经根；④除非瘢痕呈束带样压迫硬膜囊，否则瘢痕可以不必切除，只要进行瘢痕的充分游离即可。

九、骨科大手术后下肢深静脉血栓形成

知识点46：深静脉血栓形成　　副高：熟练掌握　正高：熟练掌握

深静脉血栓形成（DVT）是指血液在静脉内不正常地凝结，使血管完全或不完全阻塞而引起的一系列临床症状，属于静脉回流障碍性疾病。DVT与肺动脉血栓栓塞症（PE）都属于静脉血栓栓塞症，即静脉血栓栓塞症在不同部位和不同阶段的两种临床表现形式。

骨科大手术后深静脉血栓形成是指患者在接受骨科大手术后出现的深静脉血栓形成。由于静脉损伤、血液高凝和血流停滞等因素的影响，使得术后患者在下肢静脉内血液凝固形成血栓的风险大幅度提高。

知识点47：深静脉血栓形成的临床表现　　副高：熟练掌握　正高：熟练掌握

DVT根据临床表现分为无症状型和有症状型。无症状型DVT指患者无临床表现，仅辅

助检查（如彩超）提示血栓形成。有症状型DVT的典型临床表现为骨科大手术后患者出现单侧肢体肿胀，皮温升高，可伴有疼痛。

（1）肢体肿胀：是DVT最常见的临床表现，主要包括手术侧肢体的非凹陷性水肿，软组织张力增高，皮色泛红，皮温较健侧高，局部可出现水疱。血栓形成的部位不同，肢体肿胀的范围也不同，如股静脉血栓可造成整个下肢的肿胀；而腘静脉血栓主要造成小腿肿胀。

（2）疼痛：可表现为下肢肿胀局部疼痛，主要原因包括血栓引起的炎症反应和软组织张力增高。

（3）发热：部分患者可因为局部急性炎症反应和血栓吸收出现低热。

（4）其他临床表现：包括浅静脉曲张等。极少数患者可出现股青肿等严重并发症。

知识点48：深静脉血栓形成的体格检查　　副高：熟练掌握　正高：熟练掌握

无症状型DVT查体一般无特殊阳性发现。有症状型DVT患者查体表现为下肢软组织张力增高和皮温升高。血栓可造成局部静脉出现炎症反应，从而导致局部压痛。小腿腓肠肌挤压试验（Homans征）阳性表现为小腿后方压痛，提示DVT可能。

知识点49：深静脉血栓形成的辅助检查　　副高：熟练掌握　正高：熟练掌握

（1）血液学检查：主要表现为D-二聚体升高。D-二聚体作为纤维蛋白复合物溶解时的产物，在血栓形成后明显升高。

（2）彩色多普勒超声：DVT常见的超声表现为：①静脉局部充盈缺损：常常表现为低密度团块状区域，探头挤压不消失；②血管闭塞或血流中断。

（3）静脉造影：能直接显示静脉形态，从而判断是否存在DVT。但属于有创检查，临床应用较少。常见的DVT表现包括血流中断或闭塞、局部充盈缺损、血管再通和侧支循环建立。

（4）其他：包括放射性核素检查等，一般临床应用较少。

知识点50：深静脉血栓形成的诊断　　副高：熟练掌握　正高：熟练掌握

骨科大手术后出现患侧肢体肿胀、皮温升高、局部压痛，需要考虑深静脉血栓形成可能。确诊依靠下肢静脉彩超及静脉造影。

知识点51：深静脉血栓形成的治疗　　副高：熟练掌握　正高：熟练掌握

（1）一般治疗：包括卧床休息、抬高患肢，以减轻肢体肿胀。局部症状缓解后，可进行适当活动或下地锻炼。

（2）抗凝治疗：最常用的抗凝药物包括低分子肝素、利伐沙班和阿哌沙班。前者可选择性拮抗凝血因子Xa活性，使用时需要根据体重进行调整，常用剂量控制在0.2～0.4ml/d。后两者通过口服给药，可直接抑制血浆中激活的Xa因子的活性部位，常用剂量为10mg/d（利伐沙班）和5mg/d（阿哌沙班），持续时间一般为10～14天，部分情况可延长到35天。

（3）溶栓治疗：一般较少使用。部分并发急性肺栓塞的患者可考虑溶栓治疗。

（4）手术治疗：一般不必通过手术取栓。

十、骨科大手术后肺栓塞

知识点52：肺栓塞 副高：熟练掌握 正高：熟练掌握

肺栓塞全称为肺动脉血栓栓塞症（PE），与DVT一起都属于静脉血栓栓塞症。骨科大手术后PE特指接受骨科大手术的患者在术后形成下肢深静脉血栓，并由血栓脱落引起的肺栓塞，其中以髋膝关节置换术、髋部骨折手术最为常见。

知识点53：肺栓塞的临床表现 副高：熟练掌握 正高：熟练掌握

临床主要表现为骨科手术后，患者突然出现不明原因的呼吸困难和气促、虚脱、面色苍白、胸痛、咳嗽等一系列缺氧表现，并伴有昏迷、抽搐、呼之不应等脑缺氧表现。典型的PE三联症（呼吸困难、胸痛及咯血）在临床上出现的比例不超过1/3。症状发作之前可能伴有下肢深静脉血栓形成表现。

（1）肺动脉阻塞表现：呼吸困难和气促最为常见，其他包括虚脱、面色苍白、出冷汗等，常伴有胸痛、咳嗽、咯血等。

（2）脑缺氧表现：包括昏厥、焦虑不安、神情淡漠、呼之不应、恐惧、恶心、抽搐等，其中昏厥可为PE的唯一或首发症状。

知识点54：肺栓塞的体格检查 副高：熟练掌握 正高：熟练掌握

最常见的体征为呼吸急促，呼吸频率超过20次/分；伴有心动过速、血压变化、发绀等。严重可出现血压骤降甚至休克。部分患者可出现低热。肺部可闻及湿啰音，胸膜摩擦音或肺实变体征。较大的肺动脉栓塞可出现急性右心衰竭的症状，表现为颈静脉怒张、呼吸困难、肝区疼痛等。可伴有心动过速，甚至舒张期奔马律等心脏体征。部分患者可合并患侧下肢肿胀、皮温升高等下肢DVT体征。

知识点55：肺栓塞的辅助检查 副高：熟练掌握 正高：熟练掌握

（1）血液学检查：主要表现为D-二聚体升高，常常>500μg/L。D-二聚体作为纤维蛋白复合物溶解时的产物，在血栓形成后明显升高。血气分析为氧分压下降等缺氧表现。

（2）胸部X线片：对于肺栓塞的诊断缺乏特异性和敏感性。无肺梗死的急性肺栓塞表现为肺纹理减少，透光度增加。伴有肺梗死的急性肺栓塞表现为肺野的单灶或多灶性实变。

（3）CT肺血管造影：阳性征象包括血管完全阻塞、局部充盈缺损、造影剂流动缓慢、局部低灌注等。

（4）核素肺通气/灌注扫描：是PE重要的诊断方法。

（5）超声心动图：用于排除其他心血管方面疾病。

知识点56：肺栓塞的诊断　　副高：熟练掌握　正高：熟练掌握

（1）病史：常发生在骨科大手术后，是骨科大手术后患者死亡的重要原因之一。

（2）症状：以呼吸困难和气促最为常见。

（3）体征：最常见的体征是呼吸急促。

（4）辅助检查：X线胸片可见肺野的单灶或多灶性实变，确诊依靠CT肺血管造影。

知识点57：肺栓塞的治疗　　副高：熟练掌握　正高：熟练掌握

（1）一般治疗：包括绝对卧床休息、高浓度吸氧、监测中心静脉压、镇痛、抗休克、解痉等。

（2）抗凝治疗：防止血栓再形成和复发，常用药物包括低分子肝素、利伐沙班和阿哌沙班。

（3）溶栓治疗：通过溶栓使得血栓面积减小，进而使得血管部分再通。溶栓治疗需要掌握严格的适应证，近期有活动性出血或自发性出血的患者不可采用溶栓治疗，常用药物包括链激酶、尿激酶等。

（4）手术治疗：主要指通过外科手术取栓，主要用于急性大面积PE、有溶栓禁忌证、对溶栓和内科治疗效果差的患者。

第四篇
骨科康复

第一章　概　　述

第一节　康复医学的概念

知识点1：康复学的基本概念　　副高：熟悉　正高：掌握

康复是指综合地、协调地应用医学的、教育的、社会的、职业的各种方法，使病、伤、残者（包括先天性残）已经丧失的功能尽快地、最大可能地得到恢复和重建，使他们在体格上、精神上、社会上和经济上的能力得到尽可能的恢复，能重新走向生活，重新走向工作，重新走向社会。

康复所针对的不仅是疾病，而是要着眼于整个人，从生理上、心理上、社会上及经济能力进行全面康复，它包括医学康复、教育康复、职业康复及社会康复。

康复的最终目标是提高残疾人生活素质，恢复独立生活、学习和工作的能力，使残疾人能在家庭和社会过有意义的生活。

知识点2：康复评定　　副高：熟悉　正高：掌握

康复评定包括以下几点：

（1）运动功能评定：徒手肌力检查（MMT）、关节活动度（ROM）检查、步态分析（GA）、日常生活能力测定（ADL）等。

（2）日常生活能力测定（ADL）等。

（3）神经－肌肉功能评定：肌电图、诱发电位等。

（4）心肺功能及体能测定。
（5）心理评定：心理、行为及认知能力等检测。
（6）语言交流测定。
（7）职业评定：测定残疾人的作业水平和适应职业的潜在性。
（8）社会生活能力测定：人际交往能力、适应能力、个人社会角色的实现。

知识点3：康复治疗　　副高：熟悉　正高：掌握

康复治疗分为以下几种：

（1）物理疗法（PT）：物理疗法包括物理治疗、体育疗法及运动疗法。

（2）作业疗法（OT）：作业疗法包括功能训练、心理治疗、职业训练及日常生活训练方面的作业疗法。其目的是使患者能适应个人生活、家庭生活及社会生活的环境。

（3）语言治疗：语言治疗指的是对失语、构音障碍及听觉障碍的患者进行训练。

（4）心理治疗：心理治疗指的是对心理、精神、情绪和行为有异常患者进行个别或集体心理调整或治疗。

（5）康复护理：康复护理主要包括体位处理、心理支持、膀胱护理、肠道护理、辅助器械的使用指导等。其目的是促进患者康复、预防继发性残疾。

（6）康复工程：康复工程指的是利用矫形器、假肢及辅助器械等来补偿生活能力以及感官的缺陷。

（7）职业疗法：职业疗法包括就业前职业咨询，职业前训练。

（8）传统康复疗法：传统疗法指的是利用传统中医针灸、按摩、推拿等疗法，以促进康复。

知识点4：康复医学的概念　　副高：熟悉　正高：掌握

康复医学是医学一个新分支的学科，是由理疗学、物理医学逐渐发展形成的。其主要涉及利用物理因子和方法以诊断、治疗和预防残疾和疾病，研究使病、伤、残者在体格上、精神上、社会上、职业上得到康复，消除或减轻功能障碍，帮助他们发挥残留功能，恢复其生活能力、工作能力以重新回归社会。

康复医学主要面向慢性病人及伤残者，强调的是功能上的康复，特别是体功能康复，使患者在身体上得到康复的同时，也在心理上和精神上得到康复。

第二节　康复医学和临床医学的关系

知识点1：康复医学的基本原则　　副高：熟悉　正高：掌握

康复医学的三项基本原则包括：功能锻炼、全面康复以及重返社会。一般认为，人有五种需要，分别为生理需要、安全需要、社交需要、尊敬的需要以及自我实现的需要。按这五种基本需要的重要性排列成不同层次，首先是生理需要，而后依次是安全、社会、尊敬、自我实现需要。残疾人也有同样需求要能停留在中间某个阶段，因而，对残疾人需进行全面的康复，不仅要进行功能训练，还要在生理上、心理上、职业上和社会生活上进行全面的整体性康复，以帮助其重返社会。

知识点2：康复医学与临床医学的区别 副高：熟悉 正高：掌握

康复医学与临床医学之间的区别如下：

（1）临床医学是以疾病为主体，以治愈为主，以人的生存为主，医生抢救和治疗疾病。

（2）康复医学是以病人为主体，以恢复功能为主，以人的生存质量为主，使有障碍存在的病人最大限度地恢复功能，回到社会中去。医生制订治疗方案时，以病人为中心，以康复医师为主，集体讨论决定。在康复医学中，病人是主动者，允许了解自己的病情及功能状态，可提出自己的要求，而医生则起到教师及促进者的作用。

知识点3：康复医学与临床医学的联系 副高：熟悉 正高：掌握

康复医学与临床医学之间又存在着一定的联系。

（1）临床医学的迅速发展，促进康复医学的发展，并为康复治疗提供良好的基础及可能性。由于慢性病人、残疾人、老年病人增多，其躯体的、心理的、社会的及职业的康复需求增加，从而促进了康复医学的发展；显微外科、影像诊断学及急救学的迅速发展，使得许多外伤、急性病得到了及时诊断和恰当治疗，为后期的康复提供了可能性。

（2）康复医疗贯穿于临床治疗的整个过程，使临床医学更加完善：①利用临床手段矫治和预防残疾；②把康复护理列为临床常规护理内容之一，从而利于患者身心功能障碍的防治；③从临床处理早期就引入康复治疗，康复医师及治疗师参与临床治疗计划的制订的实施。

第二章　康复治疗在骨科领域的常用基本方法

第一节　物理治疗方法

知识点1：关节活动范围的定义　　副高：熟悉　正高：掌握

关节活动范围（ROM）是指关节运动时所通过的运动弧，常以度数表示，亦称关节活动度。关节活动度有主动与被动之分。

知识点2：决定关节活动范围的因素　　副高：熟悉　正高：掌握

决定关节活动范围的因素有：

（1）关节的解剖结构。

（2）产生关节运动的原动肌的肌力。

（3）原动肌相对抗的拮抗肌伸展性。

知识点3：ROM异常的常见原因　　副高：熟悉　正高：掌握

ROM异常的常见原因主要有以下几种：

（1）疼痛与肌肉痉挛。

（2）软组织缩短与挛缩。

（3）关节周围软组织瘢痕与粘连。

（4）关节内损伤与积液、关节周围水肿。

（5）关节内游离体。

（6）关节结构异常。

（7）肌肉瘫痪或无力。

（8）运动控制障碍。

知识点4：关节活动技术　　副高：熟悉　正高：掌握

关节活动技术主要包括主动运动、主动助力运动、被动运动以及持续性被动活动。

（1）主动运动：指的是由肌肉主动收缩以产生关节活动。主动活动可促进血液循环，具有温和的牵拉作用，能松解疏松的粘连组织，牵拉挛缩不严重的组织，有助于保持和增加关节活动范围。常用主动活动包括各种徒手体操，可根据患者关节活动受限的方向和程度来设计一些有针对性的动作。

（2）主动助力运动：指的是在主动活动时借助部分外力以完成的活动。常用的主动助力运动包括器械练习、悬吊练习和滑轮练习。

（3）被动运动：指的是完全由外力进行，无任何主动肌肉收缩。被动运动主要包括两种：①由康复治疗师完成的被动运动，如关节可动范围内的运动和关节松动技术；②借助器械完成的被动运动，如滑轮练习、关节牵引等。

（4）持续性被动活动（CPM）：指的是利用机械或电动活动装置，使手术肢体在术后能进行早期、持续性、无疼痛范围内的被动活动。这类活动主要用于四肢关节术后及关节挛缩的治疗。

知识点5：关节松动技术的定义　　副高：熟悉　正高：掌握

关节松动技术指的是治疗者在关节允许范围内完成的一种针对性很强的手法操作技术，具体应用时常选择关节的生理运动和附属运动作为治疗手段。主要用于治疗关节功能障碍，如疼痛、活动受限或僵硬。其中，关节的生理运动是指关节在生理范围内完成的运动，如屈、伸、内收、外展、旋转等，可由患者主动完成，也可由治疗者被动完成。关节的附属运动是指关节在自身及其周围组织允许范围内完成的运动，是维持关节正常活动不可缺少的一种运动，一般不能主动完成，需他人或本人对侧肢体帮助才能完成。

知识点6：关节松动技术的手法等级　　副高：熟悉　正高：掌握

以澳大利亚Maitland的5级手法为主。

Ⅰ级：治疗者在关节活动的起始端，小范围、节律性地来回推动关节。

Ⅱ级：治疗者在关节活动允许范围内，大范围、节律性地来回推动关节，但不接触关节活动的起始端和终末端。

Ⅲ级：治疗者在关节活动允许范围内，大范围、节律性地来回推动关节，每次均接触到关节活动的终末端，并能感觉到关节周围软组织的紧张。

Ⅳ级：治疗者在关节活动的终末端，小范围、节律性地来回推动关节，每次均接触到关节活动的终末端，并能感觉到关节周围软组织的紧张。

Ⅴ级：治疗者在关节活动的终末端，突然用力推动关节并超过关节活动允许范围。

以上5级手法中，Ⅰ级、Ⅱ级用于治疗因疼痛引起的关节活动受限；Ⅲ级用于治疗关节疼痛并伴有僵硬；Ⅳ级、Ⅴ级用于治疗关节因周围软组织粘连、挛缩而引起的关节活动受限。

知识点7：关节松动技术的治疗作用与临床应用　　副高：熟悉　正高：掌握

关节松动技术具有针对性强、见效快、患者痛苦小、容易接受等特点，主要有三个方面治疗作用，即改善关节活动度、缓解疼痛、增加本体反馈。

临床上，关节松动技术主要适用于任何因力学因素引起的关节功能障碍。禁忌证主要有关节活动已经过度、外伤或疾病引起的关节肿胀、关节急性炎症、恶性疾病以及未愈合的关节骨折。

知识点8：软组织牵伸技术的定义与分类　　副高：熟悉　正高：掌握

牵伸又称为牵张，主要用于拉长挛缩或短缩的软组织，以改善或重新获得关节周围软组织的伸展性，增加或恢复关节的活动范围。

根据牵伸力量来源，软组织牵伸技术可分为手法、器械和自我牵伸。

知识点9：软组织牵伸技术的临床应用　　副高：熟悉　正高：掌握

软组织牵伸技术一般应用于由于软组织挛缩、粘连或瘢痕形成，引起肌肉、结缔组织和皮肤缩短，关节活动范围降低的情况。禁忌证主要为关节内或关节周围组织有炎症。

知识点10：软组织牵伸技术的注意事项　　副高：熟悉　正高：掌握

软组织牵伸技术的注意事项包括：

（1）牵伸前应先进行评估，了解关节活动受限的原因是软组织引起的还是关节本身所致，并了解牵伸这些结构的可能性及实际价值。

（2）患者要尽量保持在舒适、放松的体位，被牵伸部位处于易于牵伸的肢体位。牵伸局部时可先用热疗，以增加组织的伸展性以及降低发生损伤的可能性。

（3）牵伸力量的方向应与肌肉紧张或挛缩的方向相反。先在关节可动范围内缓慢活动肢体到极限处，后固定关节近端，牵伸远端，以增加肌肉长度和关节的活动范围。

（4）牵伸时应以有适当的酸、胀、痛的感觉为度，但应避免不能忍受的过度牵伸。

知识点11：增强肌力的训练方法　　副高：熟悉　正高：掌握

肌力训练是指根据超量负荷的原理，通过肌肉的主动收缩来改善或增强肌肉的力量。其基本原理为：使肌肉以较大强度收缩，重复一定次数或持续一定时间以引起适度的肌肉疲劳，以便通过超量恢复原理使肌肉纤维增粗，肌力增强。同时，要掌握好训练间隔时间，以使后一次训练在前一次训练引起的超量恢复阶段内进行，便于超量恢复得以巩固与积累，达到训练效果。

应按不同肌力等级选用相应的方法。

（1）0～1级肌力：进行肌肉电刺激加传递冲动训练，内外结合，促进肌肉产生力量。传递冲动训练：即主观努力收缩瘫痪肌肉，使运动冲动沿神经向肌肉传递的训练。

（2）2～3级肌力：进行主动助力运动。此类运动可分为辅助训练和免荷训练。

（3）4级肌力：进行抗阻力运动。此类运动是克服外加阻力的主动训练方法，根据肌肉收缩类型分为抗等张阻力运动（又称动力性运动）、抗等长阻力运动（又称静力性运动）以及等速运动。

知识点12：增强肌肉耐力的基本原则 副高：熟悉 正高：掌握

增强肌肉耐力的基本原则为：使肌肉对抗30%～40%最大阻力做收缩训练，逐渐延长训练时间或重复次数，以重点训练慢肌纤维，增加肌肉有氧代谢酶活性，增加肌糖原储备及肌肉毛细血管密度，使肌肉能更持久地收缩。

知识点13：增强肌肉耐力的基本方法 副高：熟悉 正高：掌握

增强肌肉耐力的基本方法包括：

（1）等张耐力训练：以10RM的60%为负荷做25次运动为一组，每次训练重复3组，每日训练1～2次。

（2）等长耐力训练：以20%～30%最大等长收缩力为负荷，逐步延长持续时间至肌肉疲劳，每日训练1次。

（3）等速耐力训练：以100°/s角速度反复运动至力矩值下降至开始时的50%为止，重复3次，间歇1～2分钟，每日进行1次训练。

知识点14：肌肉训练注意事项 副高：熟悉 正高：掌握

肌肉训练的注意事项如下：

（1）做适当准备与放松运动：训练前应做若干次较低强度的肌肉收缩，训练后须做放松及牵张肌肉的运动，如此可防止肌肉损伤，促进肌肉疲劳的消除。

（2）注意异常心血管反应：肌力训练可引起心率和血压适度的生理性升高。有高血压、冠心病或其他心血管疾病者应禁忌在抗等长阻力运动时过度用力或闭气。

（3）掌握好运动量：每次训练要引起一定程度的肌肉疲劳，以便通过超量恢复达到肌肉的增强，但运动量以训练后第2天不感到疲劳和疼痛为宜，故肌力训练应从较小运动量开始，肌力增强时相应逐步增加，做到循序渐进。每天训练1～2次，每次20～30分钟。

（4）正确施加阻力：阻力通常加在需要增强肌力的肌肉远端附着部位，以较小的力量产生较大的力矩，肌力较弱时也可靠近肌肉附着的近端。阻力的方向总与肌肉收缩使关节发生运动的方向相反。每次施加的阻力应平稳，且以不产生明显疼痛为度。

知识点15：体位转换及转移训练方法 副高：熟悉 正高：掌握

体位转换指的是人体从一种姿势转换成另一种姿势的过程，包括卧位翻身、卧坐转换和坐站转换。体位转移是指人体从一个位置转移到另一个位置的过程，包括床上移动、椅-椅转移和床-椅转移。体位转换为脊髓损伤术后恢复期患者或下肢骨折术后患者常用基本训练技术。

知识点16：平衡功能训练的原则　　副高：熟悉　正高：掌握

平衡功能训练主要用于脊髓损伤和下肢骨关节功能障碍的患者，需遵循的原则如下：

（1）起初训练患者做小范围的平稳而又流畅的运动。运动范围随着患者的控制改善而逐渐加大。

（2）治疗应该集中在训练患者在正常支持基底上和在抗重力的位置上训练平衡。

（3）发展在抗重力位置上的平衡，第一步是使位置尽量稳定，其法是增加为提高稳定而设的固定点和进行压缩。应先一部分一部分地进行，直到患者能控制其身体的单个部分、并对近端的姿势调节和平衡有一些控制为止。

（4）随着治疗的进展，治疗师减少其控制，并慢慢使用下述的方法进行引导：①减少压缩的压力；②减少稳定性固定点的数目；③增大运动的范围，增加患者对平衡的需要；④从远端处理患者，迫使他去控制其较近端的部位；⑤让患者由慢到快地增加运动的速度，然后再降低之；⑥让患者反复尝试发起和停止运动，变换运动的方向，在不失占控制的情况下再发起运动。

知识点17：物理因子治疗方法　　副高：熟悉　正高：掌握

物理因子治疗技术指的是应用光、电、声、磁、热、冷、水等物理因子作用人体以提高健康水平、保健、预防和治疗疾病，促进病后机体康复，延缓衰老的治疗方法。此种方法在骨科康复中有多种应用。

第二节　作业治疗

知识点1：作业治疗的定义　　副高：熟悉　正高：掌握

作业治疗（OT）是指通过进行有目的的作业活动，以治疗躯体和精神疾病，恢复或改善生活自理、学习和职业工作能力。对于永久性残障患者，应教会其使用各种器具，或调整家具和工作环境的条件，以弥补功能的不足，从而使患者日常生活各个方面的功能和独立性都达到尽可能的最高水平。

作业疗法中的功能训练主要包括增强肌力训练、维持关节活动度训练、改善协调和灵巧度训练、平衡训练、增强全身耐久力训练以及感觉训练，日常生活活动训练包括翻身、起坐、移动、进食、梳洗、更衣、如厕、步行和上下楼梯等训练及矫形器、其他辅助器具的使用等。

作业治疗的最终目标是提高患者的生活质量，训练患者成为生活中的主动角色，积极地进行必需的生活活动，而不是被动地成为他人的负担。

知识点2：作业治疗种类——按作业治疗方法分类 副高：熟悉 正高：掌握

（1）感觉运动训练：治疗性练习；神经生理学方法；计算机辅助训练；认知综合功能训练。

（2）日常生活活动能力训练。

（3）休闲及娱乐活动。

（4）工作训练。

（5）矫形器、假肢和自助具的使用。

知识点3：作业治疗种类——按作业名称分类 副高：熟悉 正高：掌握

作业治疗按作业名称分类，主要包括：木工、金工、皮工等；编织作业；黏土作业；制陶作业；手工艺作业；电器装配与维修；认知作业；书法、绘画；园艺、盆栽；日常生活活动。

知识点4：作业治疗的作用 副高：熟悉 正高：掌握

作业治疗的作用如下：

（1）增加躯体感觉和运动功能。

（2）改善认知和感知功能。

（3）提高生活活动自理能力。

（4）改善参与社会及心理能力。

知识点5：作业治疗的功能训练方法 副高：熟悉 正高：掌握

作业治疗的功能训练方法主要包括以下几方面：

（1）治疗性练习：①增加肌力的练习；②增加关节活动度和灵活性的练习；③增加耐力的练习；④增加心肺功能练习。

（2）日常生活活动的训练。

（3）家务劳动能力的训练。

（4）创造性技能的训练。

（5）娱乐性活动。

（6）职业性活动训练。

第三章　骨与关节损伤的康复

第一节　损伤后康复治疗的作用

知识点1：骨与关节损伤治疗的原则　　副高：熟悉　正高：掌握

骨与关节损伤治疗的原则为：复位、固定、功能锻炼。复位是治疗的基础，固定是治疗三原则的中心环节，而功能锻炼是建立在复位和固定的基础之上，不仅有利于肿胀消退，减轻肌肉萎缩程度，防止关节粘连，而且能促进骨折愈合过程的正常发展。

知识点2：康复治疗的作用　　副高：熟悉　正高：掌握

康复治疗的作用包括：

（1）促进肿胀消退：损伤后局部肿胀是由于组织出血、体液渗出，加以疼痛反射造成的肌肉痉挛，局部静脉和淋巴管淤滞及回流障碍所形成的。

（2）减少肌肉萎缩的程度：由于骨折而产生的肢体失用会导致肌肉萎缩，即使做最大的努力进行功能康复锻炼，也不可避免，但在萎缩的程度上会有很大的差别。

（3）防止关节粘连僵硬：肌肉、关节不活动是造成关节粘连乃至僵硬的首要原因。如果从治疗之初就十分重视功能康复锻炼，既包括未固定关节的充分自主活动，也包括固定范围内肌肉的等长收缩，关节的粘连和僵硬是可以避免的。

（4）促进骨折愈合过程的正常发展：功能康复锻炼既可促进局部的血液循环，使新生血管得以较快地生长，又可通过肌肉的收缩作用，借助外固定以保持骨折端的良好接触。功能锻炼还能促使骨折愈合后期骨痂的塑形改造顺利完成。

第二节　康复治疗的方式

知识点1：康复治疗各阶段的活动方式　　副高：熟悉　正高：掌握

康复治疗需要得到患者的密切配合才能顺利完成。主动活动是锻炼的根本，被动活动是它的准备和补充。早期康复阶段以被动活动为主，中、晚期康复治疗以主动活动为主、被动活动为辅。

知识点2：早期康复方式　　副高：熟悉　正高：掌握

损伤后或手术后4～6周内，其方式有：

（1）抬高患肢：以利静脉、淋巴回流，消除肿胀。

（2）按摩：对损伤部位以远的肢体进行按摩，以利消肿和解除肌肉痉挛。

（3）关节的被动运动：昏迷、截瘫患者无法进行主动活动时，对其未僵硬的关节进行轻柔的被动活动，以预防粘连。

（4）肢体末端未包括在固定范围内的关节，应进行多次主动活动。

（5）肢体固定范围内的肌肉，行等长收缩，每日进行多次。

（6）骨折关节或骨干骨折两端关节的活动则应视内固定、外固定方法的不同，采用不同的方式。

（7）持续被动运动（CPM）器械的应用：病人在术后（如坚强内固定术、关节松解术等）麻醉作用尚未消失之前，将患肢置于CPM器械上，有限度、有节律地进行持续的关节被动活动，可产生良好的疗效。

知识点3：中期康复方式　　副高：熟悉　正高：掌握

损伤后或手术后1～3个月，此期软组织已愈合但发生粘连，骨折尚未完全愈合，被固定的关节粘连，肢体肌肉萎缩，但尚未挛缩，此期康复的目的是恢复肌力和活动关节。其方式包括：

（1）主动锻炼患肢肌力：肌力Ⅲ级以上者，逐渐增加抗阻力锻炼。

（2）关节活动锻炼：因骨折尚未完全愈合，关节活动也要循序渐进。

知识点4：晚期康复方式　　副高：熟悉　正高：掌握

指骨折已愈合，去除外固定情况下，此时主要病理变化是关节内、外软组织粘连，韧带挛缩、肌肉萎缩与挛缩。此期的目的是增强肌力、克服挛缩和活动关节。

（1）肌力的锻炼：需要渐进性、持久性地锻炼，从简单到复杂，肌力达Ⅲ级者，主要通过抗阻力训练来增强肌力。

（2）关节活动锻炼：包括主动活动、被动活动及两者交替的练习，目的在于恢复关节的主要功能位，并在此基础上进一步增加关节活动度。

（3）理疗：包括电、热、超声等治疗，能缓解疼痛、促进血运，可作为辅助手段。

（4）手法和手术治疗方式：对较严重的关节粘连与肌肉挛缩者自我锻炼无效时，可行手法治疗，其前提包括：①骨折牢固愈合，手法治疗时不至发生再骨折；②肌力Ⅲ级以上；③能积极配合治疗。另外，手术治疗也可进一步改善某些经过康复手段不见成效的肢体障碍。

第三节　上肢骨与关节损伤术后康复

知识点1：上肢功能锻炼的主要目标　　副高：熟练掌握　正高：熟练掌握

上肢的结构大都是手部活动的辅助装置，肩、肘、腕以及手部各关节的复杂连接，各肌群的力量、灵敏与高度协调以及整个上肢的长度，都是为了使双手得以充分发挥其功能。大多数患者在上肢骨与关节损伤后会遗留不同程度的肢体运动功能障碍，给基本日常生活带来很大不便。主要原因是由于损伤和肢体制动引起的关节粘连、肌肉萎缩、软组织硬化、瘢痕挛缩、骨关节畸形等。有些因伤情所致是不可避免的，而术后康复治疗就是针对这些问题采取各种积极有效的方法，起到减轻功能障碍程度，改善和恢复肢体功能的作用。因此，上肢骨折后功能康复的主要目标是恢复上肢关节的活动范围，增强肌力，维持和恢复手部动作的灵活性和协调性，从而恢复日常生活能力与工作能力。

知识点2：上肢功能锻炼的方式　　副高：熟练掌握　正高：熟练掌握

康复治疗的主要方法是锻炼活动，由于伤后时期不同采用的锻炼措施各异。可将康复治疗分为3个阶段：

（1）早期（第一阶段）：以有限的被动活动为主，对骨折确定治疗之后，局部急性疼痛缓解，内固定坚强允许活动，或短期外固定之后，利用连续被动活动架或其他自制活动架，进行肩、肘、腕关节的被动活动范围由小到大，每天1次或2次，每次数分钟至半小时。

（2）中期（第二阶段）：主动锻炼与被动活动一并进行，在伤后或确定治疗后2～4周开始至骨折愈合，此期中损伤部位疼痛已减轻，患者全身状态改善，可以进行主动锻炼，目标是逐步增加肌力与增加关节活动范围，以主动锻炼为主，在未达到被动活动范围之前仍不进行被动活动。

（3）后期（第三阶段）：主动锻炼加主动控制下的被动活动，当骨折愈合后除去外固定，进行较大幅度的活动以主动锻炼为主，对肩、肘、腕关节等活动障碍，在患者主动锻炼的同时适当力量屈伸关节。

知识点3：肩关节周围骨折脱位术后的康复治疗　　副高：熟练掌握　正高：熟练掌握

肩关节周围骨折脱位包括锁骨骨折、肩锁关节脱位、肩胛骨骨折。术后康复治疗可大致分为3个阶段。

第一阶段：为术后2周内，以肩关节被动活动为主，除活动外均需要三角巾悬吊患肢，包括被动钟摆运动，肩关节被动前屈上举、外旋、外展、内收、内旋练习。

（1）相邻关节的训练：术后第2天开始，由肢体远端到近端进行训练，包括同侧手、腕、前臂的主动活动及肘关节的被动屈曲和主动伸直。

（2）肩关节活动度的训练

1）钟摆练习：患者弯腰使躯干与地面平行，患侧上肢放松、悬垂，与躯干成90°，用健侧手托住患侧前臂做顺时针或逆时针划圈运动。

2）肩关节被动前屈上举练习：患者去枕仰卧，患侧臂屈肘90°放于体侧（休息位）。医师一手托住患侧上臂，一手握住患侧前臂，在肩胛骨平面做肩关节被动前屈上举，当前屈到一定角度出现疼痛或遇到阻力时停留5秒，然后逐渐回到休息位。

3）被动外旋练习：患者仰卧位，去枕，上臂外展30°保持肢体在肩胛骨平面，肘关节屈曲。医师一手托住患侧上臂，一手握住患侧腕部向远离身体中线的方向做肩关节被动外旋。

4）被动外展、内收和内旋练习：患者仰卧位，治疗师帮助患者行肩关节被动外展、内收、内旋（外展90°内旋）训练。

（3）肩关节肌力训练：术后第2周开始行等长收缩肌力训练。

1）肩关节前屈肌群训练：患者立位，面对门或墙，患侧屈肘90°放于体侧，然后用健侧手托住患侧手，手握拳向前用力推，试图做肩关节前屈的动作，但不产生关节运动。

2）外展肌群训练：患者立位，患侧屈肘90°放于体侧，用健侧手托住患侧手，患侧上臂外侧完全接触门或墙，肘部用力向外推做外展动作。

3）肩关节伸肌群训练：患者立位，患侧屈肘90°放于体侧，然后用健侧手托住患侧手，患侧上臂背侧完全接触门或墙，肘部用力向后推门或墙做后伸动作。

4）提肩胛骨肌群训练：患者立位，患侧屈肘90°放于体侧，然后用健侧手托住患侧手，双侧同时用力做耸肩动作。

5）内收肩胛骨肌群训练：患者立位，患侧屈肘90°放于体侧，然后用健侧手托住患侧手，双侧同时用力做内收肩胛骨动作。

6）内旋肌群训练：患者站立位，患侧屈肘90°放于体侧，健侧手握住患侧前臂，患侧肩关节试图做内旋动作，健侧手阻碍肩关节产生运动。

7）外旋肌群训练：保持内旋肌训练的姿势，患侧肩关节试图做体侧的外旋动作。

第二阶段：为术后3～6周，以肩关节主动活动为主，包括活动度、肌力、耐力、日常活动训练等。

（1）活动度训练：继续肩关节各方向的牵拉训练，可开始进行滑轮牵拉训练和爬墙梯/爬墙等闭链训练。

（2）肌力训练：继续上一阶段的等长收缩训练，开始行肩带肌等张收缩及肱二头肌、肱三头肌等张收缩。

（3）耐力训练：逐渐增加运动量和运动持续时间。

（4）日常活动训练：鼓励患侧手参与日常生活活动，如洗脸、刷牙、梳头、系带、穿上衣、洗澡、如厕等。

第三阶段：为术后6～12周，增加活动强度及肩关节活动范围，如练习适应性游泳、乒乓球等。增加活动度训练强度，增大肩关节牵拉训练范围。肌力训练以抗阻训练为主，增加运动量和持续时间。可进行运动能力训练，参加体育运动，包括本体感觉训练。在患者舒适度以内可进行任何活动，但应避免对抗性运动，最佳运动有游泳、打乒乓球等。

术后12周以后可以恢复正常活动，但避免高强度训练。

知识点4：肱骨近端骨折术后的康复治疗　　副高：熟练掌握　正高：熟练掌握

影响肱骨近端骨折疗效的是术后肩关节活动功能不满意，其主要原因是由于骨折后的疼痛使肩关节长期固定而未行有效的功能锻炼，关节脱位及严重骨折的出血和软组织损伤造成肩周粘连也是重要原因之一。因此，无论是手术治疗还是非手术治疗，初期处理后的外展固定及早期功能锻炼将直接影响治疗效果。

第一阶段：术后2～3周内，主要以被动功能锻炼为主，以保持肩关节的活动范围，防止关节囊及韧带等软组织粘连。患者在医护人员的帮助下，患肩被动由前屈上举至外旋，每个动作持续10秒，2次/天。1周后指导患者做患肩的钟摆样锻炼，2～3次/天，每次做20～30次即可，活动范围由小到大。至术后2～3周骨折基本稳定，可以在医护人员的指导下做内收、内旋锻炼，以锻炼肩关节内旋活动为主。

第二阶段：术后第4～10周，当X线片证实骨痂形成后以主动功能锻炼为主。方法主要有仰卧前屈上举、站立位前屈上举及增加内外旋范围锻炼等。从等张收缩到抗阻力锻炼，逐步增加三角肌与肩袖的肌力，恢复患侧肩关节内旋与外旋功能的锻炼。

第三阶段：从术后3个月开始，练习的项目主要有滑轮牵拉或爬墙梯锻炼，利用木棍或体操棒做上举、外展、前/后伸展锻炼，两臂联合做划船或游泳动作，患肢持2～3kg重物行肩关节的外展与上举练习。主要目的是增加肩关节的活动范围与力量，锻炼宜循序渐进，锻炼的强度由小到大，全面锻炼肩关节的上举、外展、内旋及内收功能，最大限度地恢复患侧肩关节的功能。

知识点5：肱骨干骨折术后的康复治疗　　副高：熟练掌握　正高：熟练掌握

肱骨干中段后方有桡神经沟，其内桡神经紧贴骨面行走，肱骨中下段骨折容易合并桡神经损伤。肱骨干骨折经手术复位内钉固定后，所导致的关节活动度障碍一般程度较轻，经过主动、助力及被动运动练习可以逐步消除。但老年患者多易出现冻结肩，应引起重视。

手术治疗骨折如能达到足够稳固的内固定，术后无须额外的外固定措施时可以明显地加快康复的进程。早期康复治疗，即术前康复训练及术后第2天开始进行康复干预，患者的关节功能、肌力多能得到了满意恢复，并且有利于骨折的愈合。在肱骨骨折愈合的不同时期，应采用不同的康复训练方法。康复训练的分期与骨折愈合的过程密切相关，根据骨折愈合的不同时期，可将骨折康复训练分为3个阶段。

第一阶段（术后1～2周）：在此期间，受伤局部肿胀正逐渐消退，骨折端血肿逐渐吸收。但是，肿胀和血肿吸收的过程也正是纤维瘢痕和粘连形成的过程。这一期康复的主要目的，是在不影响骨折稳定的前提下，通过康复治疗增加局部血液循环，促进肿胀消退，预防肌肉萎缩，减少或防止粘连和纤维化的形成。具体方式主要有抬高患肢、冰敷、骨折远端的向心性按摩和主动活动。主动活动是极其重要的康复训练措施，一般可采用被固定区域肌肉的等长收缩活动，即肌肉收缩不会引起肢体的运动，骨折部位的上、下关节应固定不动。

第二阶段（术后2周至骨折临床愈合，伤后2～3个月）：此期局部肿胀已经消退，疼痛消失，软组织的损伤已逐步趋于修复，骨折端日趋稳定，而内固定仍未拆除。此期的康复目的首先是巩固第一阶段的成效，其次是减轻肌肉的进一步萎缩，并增加血液循环促进骨折愈合。训练方式除继续进行患肢肌肉的等长收缩和未固定关节的伸屈活动外，还可在健肢的帮助下逐步开始加强骨折局部上、下关节的活动。

第三阶段（骨折临床愈合到骨痂改造塑形完毕，一般从伤后2～3个月到1年以上）：此期骨折端已稳定，能耐受一定的应力，患肢的肌肉和关节得以进行更大范围的训练。训练目的是扩大关节各方向的活动范围，恢复肌力，增加肢体运动功能，促进生活和工作能力的最大程度恢复。训练方式以抗阻活动和加强关节活动范围为主，再加上肌力恢复训练。

知识点6：肘关节周围骨折脱位术后的康复治疗　　副高：熟练掌握　正高：熟练掌握

肘关节组成包括：肱骨远端、尺骨鹰嘴、桡骨小头。肘部损伤可以导致单一骨的单纯骨折或者多发的骨折脱位。这些损伤因受累的骨骼和结果不同的单纯骨折或者多发的骨折和脱位。骨折和脱位常合并软组织损伤，如韧带、肌肉或神经的损伤。肘关节由3个关节组成：尺肱关节、肱桡关节及近端尺桡关节。肘关节囊薄弱，呈半透明状，对损伤反应很敏感。由于肘关节的关节联结多、关节囊与韧带肌肉的关系紧密，因此肘部特别容易挛缩和僵硬。固定类型的范围从坚强至薄弱：坚强的内固定允许早期微痛范围内进行主动和被动活动，稳定的内固定允许早期保护性活动，而薄弱的内固定则要求延迟保护性活动。肘部创伤、骨折、脱位后的制动期应尽可能短，并要尽可能固定于功能位。

第一阶段：炎症/保护（第0～2周），术后1～3天时可做肘关节远、近肌群的等长收缩，非固定关节（肩关节、手指指间关节、掌指关节等）的全关节活动范围的被动和主动练习。术后3～7天时，可增加轻柔的小幅度的肘关节被动活动，以健肢帮助和不引起明显疼痛为度，并尽快过渡到主动活动度（ROM）训练，切忌由他人做过度的扳拗，以防止异位骨化的发生。

第二阶段：纤维形成/骨折稳定性（第2～8周），此时疼痛与肿胀已基本消退，此期是肘关节活动度训练的最佳与最关键的时期，应争取在1周内恢复至接近满幅度活动的程度，同时还需要进行上臂与前臂各肌群的肌力训练，包括等张练习、抗阻练习与等速练习。肘关节活动度以主动练习为主。

第三阶段：瘢痕成熟和骨折愈合（第8周至6个月），以巩固与维持肘关节的活动度，进一步加强肌力训练。

知识点7：前臂骨干骨折术后的康复治疗　　副高：熟练掌握　正高：熟练掌握

前臂由尺骨与桡骨组成，近端与肱骨形成肘关节、远端与近排腕骨形成桡腕关节。尺骨和桡骨相互之间还形成上下两个尺桡关节。前臂的主要功能除了使手部在上臂的基础上增加向外延伸外，更重要的还在于尺骨与桡骨间的旋转，其正常范围几乎可达180°，这就大大增加了手部动作的灵活性。前臂骨折后，上、下尺桡关节受累，尺桡骨成角或骨间膜挛缩都会造成旋转受限，严重影响了手部功能的发挥。前臂骨干骨折康复的重点在于最大限度地恢复前臂的旋转活动度，其基本目标是内、外旋转各约45°，以满足生活和工作的一般需要。

术后1周内可进行握拳、伸屈手指等活动，以及前臂肌群的静力收缩练习。术后第2周时，在健肢的帮助下活动肘关节、肩关节，做外展、内收、屈伸练习。在X线片证实骨折临床愈合前禁止做前臂的旋转动作。由于骨干骨折的愈合较关节附近松质骨缓慢，故康复治疗进程也要相应推迟。术后第3周起做屈肘、伸肌群的等长收缩练习。骨折愈合后，做系统屈肘、屈腕活动练习和肌力练习，着重做恢复前臂旋转活动度和肌力的练习。前臂骨折的康复训练主要涉及肘、腕两个关节，有时还会累及到掌指关节。腕关节可做两个方向的屈伸活动与内外方向的尺偏和桡偏运动。

知识点8：桡骨远端骨折术后的康复治疗　　副高：熟练掌握　正高：熟练掌握

桡骨远端骨折的受伤机制常为手伸直着地摔倒。这种低能量造成的桡骨远端骨折要比高能量创伤造成的骨折更为常见。

第一阶段：保护期（第0～6周），在此期间，需维持正确的保护性制动，并保持未受累关节的充分活动范围。术后第1天即开始练习肘关节、肩关节的活动度；进行肌腱滑动练习，以防止肌腱粘连于骨折、内固定物上；进行手内在肌如蚓状肌、骨间肌、大小鱼际肌的练习，可以在无痛范围内练习前臂的轻度旋转。如骨折稳定、内固定坚强，可以轻柔地进行腕关节屈侧和桡/尺偏。

第二阶段：稳定期（第6～8周），应开始腕关节和前臂的主动活动度练习以及轻柔的主动辅助关节活动度练习，早期开展腕关节单独伸展动作，以防止指长伸肌辅助腕关节背伸并可促进抓捏功能提高。在屈肘90°且上臂贴近身体时进行前臂的旋转练习，防止肩关节代偿前臂旋转。在此期间内，腕关节和前臂应在无痛范围内达到最大活动度，伤肢恢复轻微的功能活动，如吃、穿等。

第三阶段：骨折愈合期（第8～12周），逐步增加肌力训练强度，避免疼痛和代偿性改变。可进行祈祷式伸展来进行腕关节被动练习，达到最大可能的活动范围。可考虑恢复运动。

第四节　下肢骨与关节损伤术后康复

知识点1：下肢功能锻炼的主要目标　　副高：熟练掌握　正高：熟练掌握

下肢的主要功能是负重和行走。

（1）负重：人体在站立负重时，稳定的程度受到承重面面积的大小、重心的高低及重心线与承重面关系的影响。由于人体承重面积小、重心偏高（相当于S_2水平），整体稳定性较差，因此身体需要良好的肌肉、关节、神经系统才能保持稳定。

（2）行走：正常行走分为负重期与摆动期。负重期从足跟着地开始，而后跖骨头部着地，足跟离地，跖骨头部离地，最后足趾离地告终。摆动期从足趾离地开始，直至足跟部着地。当两足交替时，一足为负重末期，另一足为负重早期，两者有重叠，称为双负重期。

足背屈肌只在足跟部着地到跖骨头部着地时起作用，防止足下垂。足跖屈肌从足跟部离地对开始收缩，同时膝关节和髋关节的伸肌收缩，使身体向前推进。

此外，下肢主要关节在行走过程中都有一定的活动范围，踝关节为70°～110°，膝关节为0°～60°，髋关节在足跟着地时屈曲最大，当跖骨头部离地时过伸10°，还有轻度的旋转。

因此，行走时要求下肢各主要关节不仅稳定，而且具备一定的活动范围。在各组肌肉中，尤其需要强有力的臀大肌、股四头肌和小腿三头肌，才能保证正常的行走。

知识点2：下肢功能锻炼的方式　　副高：熟练掌握　正高：熟练掌握

下肢围术期功能锻炼的方法主要有被动活动、主动活动。其他辅助方式还包括康复工程、康复护理与心理治疗等。

知识点3：被动活动　　副高：熟练掌握　正高：熟练掌握

（1）按摩：对损伤部位以远的肢体进行按摩，可以帮助消肿和解除肌肉痉挛。

（2）活动关节：对无法进行自我锻炼的患者（如昏迷、截瘫的患者），对其未僵硬的关节进行轻柔的被动活动以预防肌肉粘连、关节挛缩和畸形的发生。这种被动活动只需少量即可，但每一次被动活动必须达到最大的幅度。

（3）外力启动和加强主动活动范围：肌肉无力发动关节进行活动时可给予一个外力，以弥补肌力的不足。或者主动活动达到最大限度时，为了扩大运动范围，也可以给予有限的外力作为加强。

（4）挛缩肌腱的被动牵长：肌腱挛缩，可通过逐渐增加、重复、缓和的被动牵拉，使之展长。

（5）僵硬关节的手法治疗：关节内粘连完全进化，形成关节僵硬，依靠主动活动无法改善，为创造锻炼的条件，可以手法撕断瘢痕组织。而后应尽早进行主动的功能锻炼，这种手法在短期内不应一再重复。

（6）持续被动运动：持续被动运动（CPM）主要用于膝关节术后。患肢置于CPM练习器上，通过机器活动，带动膝关节活动，可以避免关节内的粘连，保持关节的活动范围。

被动活动虽然可以预防关节粘连僵硬，或使活动受限的关节增加活动范围，但最终仍需由神经支配的肌肉来运动关节和肢体。因此，主动活动和被动活动应该是主从关系，主动活动是锻炼的根本，被动活动是主动活动的准备和补充。被动活动不能替代主动活动。

知识点4：主动活动　　副高：熟练掌握　正高：熟练掌握

主动活动主要包括肌肉力量训练和关节活动度训练。

（1）肌肉力量训练

1）等长收缩：所谓等长收缩就是在不活动关节的情况下有意识地绷紧肌肉，持续一定时间后再放松。该锻炼属于静力锻炼，一般不会导致骨折移位。肌肉收缩后应维持5～7秒，然后放松休息2～3秒，如此循环锻炼5～10次，收缩力量的大小可由患者自己控制，循环锻炼的次数应逐渐增多。

2）等张收缩：如腿上绑上2kg沙袋，练习膝关节屈伸运动，可训练肌肉的持久力。

3）等速练习：等速练习是在控制关节运动速率的条件下，达到锻炼肌肉的目的。在等速练习机上，肌肉收缩所受抵抗力，随收缩力的大小而变化，但运动速率不变。该锻炼的单位时间所做的功比单纯依靠提高运动速度所做的功要大。兼有等长收缩的一些特点和优点。

（2）关节主动活动：关节内骨折在牵引、局部外固定或内固定的条件下进行关节活动，利用相应关节面的研磨塑形，并减少关节内的粘连。而固定部位以外的其他关节更应早期开始主动屈伸活动。

主动活动并不都是有益的。一般而言，凡是不增加或减弱骨折端应力活动的锻炼都是有利的，反之都是不利的。对每个患者功能锻炼的体位和具体动作都应从有利和不利两个方面加以分析，严格要求，一切有利的主动活动应该积极进行，而一切不利的活动都应加以限制。

知识点5：下肢骨折功能康复锻炼要点　副高：熟练掌握　正高：熟练掌握

下肢骨折功能康复锻炼大致可分为3个阶段：①第一阶段：被动活动，静力收缩，促进消肿；②第二阶段：不负重情况的活动度训练和肌力练习；③第三阶段：负重情况的活动训练与肌力练习，并增加步行和平衡能力训练。

知识点6：髋部骨折保守治疗　副高：熟练掌握　正高：熟练掌握

（1）骨折临床处理后当天，即应开始进行患肢足趾、踝关节的主动运动和股四头肌的等长收缩。

（2）1～2周后在不引起疼痛的前提下，可以开始髋关节周围肌肉的等长练习。

（3）从第5～6周开始，可以练习在床边坐、小腿下垂或踏在小凳上。

（4）8周以后，可逐步增加下肢内收、外展、坐起、躺下练习，股四头肌抗阻练习，恢复膝关节屈伸活动范围的练习，协助站立练习，患者不负重的双拐三点步行，在站立练习的基础上做不负重、部分负重及充分负重的步行练习，并从拄双拐步行逐步进展到健侧单拐及患侧持拐步行，再逐步提高下肢行走功能。

知识点7：股骨粗隆间骨折内固定术后　副高：熟练掌握　正高：熟练掌握

（1）术后第1周康复由等长收缩向等张收缩过渡。

（2）除非骨折粉碎严重无法达到稳固内固定，一般都能在术后1周左右下地站立，逐渐拄双腋拐行走。

（3）至第2～3周时，改用单根腋拐以后再改成双手拐。

（4）第5～6周时再改用单根手拐，并长期使用。

知识点8：股骨干骨折内固定术后 副高：熟练掌握 正高：熟练掌握

（1）手术当天或第2天即可开始肌肉等长练习以及踝及足部运动练习，并尽早理疗。

（2）术后第3天以后疼痛反应消退，可开始在床上活动膝、髋关节，做髌骨上下、左右被动活动。可在膝关节下方加用枕垫，保持膝关节屈曲姿势下做主动伸膝练习。肌肉练习以等张收缩为主，辅以等长收缩。

（3）根据患者全身情况、伴随损伤和依从性，术后5～6天时可开始扶双腋拐或助行器行走，合作性较好的患者甚至可部分负重（10～15kg），并于2～3周内逐渐增加负重量，在2个月左右进展至单手拄拐完全负重行走。

知识点9：膝关节周围骨折内固定术后 副高：熟练掌握 正高：熟练掌握

（1）手术后当天即应开始足趾、踝关节和髋关节的主动活动以及股四头肌的等长收缩练习。

（2）术后第3天开始，一旦疼痛反应减轻，可尽早开始膝关节持续被动运动（CPM）。

（3）髌骨骨折行张力带内固定后，可允许患者在术后第1周时即下地负重行走，直接进入第三阶段康复，术后4周左右可恢复社会活动。对严重粉碎的髌骨骨折难以做到张力带内固定者，待术后4～6周骨折愈合后进入第三阶段。

（4）股骨髁上与髁间骨折在术后8周左右可开始部分负重练习。此后逐渐增加负重程度，进入第三阶段，争取在术后12周左右重返社会生活。

（5）胫骨平台与近端骨折后负重时间要更晚些，在12周左右才可以开始部分负重，过早负重可能会造成胫骨平台的再次塌陷。胫骨平台骨折术后第三阶段的其他康复措施都是类似的，只是时间上要稍晚些。

知识点10：胫腓骨骨干骨折内固定术后 副高：熟练掌握 正高：熟练掌握

（1）术后当天开始练习足、踝和髋关节的主动活动度，做股四头肌与胫前肌、腓肠肌的等长练习。

（2）术后第3天开始进入第二阶段。

（3）1周后开始负重行走，进入第三阶段。

知识点11：踝关节骨折 副高：熟练掌握 正高：熟练掌握

（1）保守治疗石膏制动者

1）骨折经临床处理后，开始按休息、冰敷、压迫、抬高患肢原则消肿。石膏内的小腿肌肉等长收缩，抓握足趾及做膝、髋关节的主动活动。

2）第二阶段要鼓励患者在支具的保护下下床活动，患肢不负重，并加强肌力训练，防止肌肉过度萎缩。

3）第三阶段骨折愈合、石膏拆除，主要进行踝关节活动的恢复训练。可配合采用热敷等各种理疗方法与运动疗法。

（2）手术治疗者

1）手术后不用石膏固定者表明内固定足够稳定，可允许早期不负重活动。手术后当天即开始肌肉的等长收缩，疼痛减轻后即开始踝关节的被动与主动活动训练，肌肉的等张收缩，以及足趾、膝、髋关节的主动活动。

2）术后1周左右可在支具保护下下地负重行走。

3）术后4周左右逐渐开始部分负重锻炼。

4）术后8周左右开始完全负重行走。

第五节　脊柱、脊髓损伤术后康复

知识点1：脊柱、脊髓损伤术后康复治疗的主要目标

副高：熟练掌握　正高：熟练掌握

脊柱、脊髓损伤是指由于直接或间接因素导致的脊柱、脊髓损伤（SCI），并在损害的相应节段出现各种运动、感觉和括约肌功能障碍，肌张力异常及病理反射等的相应改变。

脊柱、脊髓损伤术后的患者主要表现相应节段以下神经损伤所引起的相关并发症。术后的康复治疗目标主要为预防和减少脊髓功能进一步损害、预防并发症的发生、最大限度的利用所有残存的功能，尽可能地在较短的时间内使患者重新开始自理生活并重返社会。相关治疗主要针对以下方面：

（1）瘫痪：上位神经元损伤可致痉挛性瘫痪，常见于颈胸椎；而下位神经元损伤则导致弛缓性瘫痪，多见于腰椎损伤。

（2）感觉障碍：损伤平面以下有相应的感觉障碍，甚至丧失。

（3）呼吸功能障碍：是脊柱脊髓损伤急性期常见的并发症，其发生率高达36%～67%，主要表现为通气功能障碍、肺不张以及肺炎。

（4）循环系统并发症：包括心律失常、直立性低血压及自主神经紊乱所致的高血压。

（5）大小便失禁：小便失禁十分常见或表现为排尿困难。大便通常表现为便秘，也可失禁。

（6）疼痛：不少患者出现损伤平面以下顽固的疼痛。

（7）压疮：脊柱、脊髓损伤所致长期卧床患者最常见的并发症，可以伴发感染，严重时可危及生命。

（8）心理障碍：多数患者由于残留的残疾而产生一定的心理问题，这会严重降低患者的生活质量，甚至对康复治疗产生不良影响。

（9）其他：异位骨化、自主神经调节障碍、骨质疏松等。

知识点2：脊柱、脊髓损伤术后康复治疗——防治呼吸系统并发症

副高：掌握　正高：熟练掌握

呼吸系统并发症为早期SCI患者死亡的首要原因。急性脊髓损伤后呼吸系统并发症的发

生率为36%～67%，其中又以通气障碍、肺不张和肺炎等最为常见。尤其在脊髓损伤早期，脊髓休克使损伤节段以下的神经传导中断，脊髓与高级中枢之间联系的重建耗时较长，因而容易发生呼吸系统并发症，且大多数死亡者也是由此并发症所致。呼吸系统并发症的发生与脊髓损伤的节段有关，损伤节段越高，对呼吸系统及其功能的影响也就越大。SCI后卧床患者坚持呼吸功能锻炼、改善排痰是十分重要的，能够明显减少肺部感染和肺不张的发病率。

知识点3：脊柱、脊髓损伤术后康复治疗——循环系统管理

副高：熟练掌握　正高：熟练掌握

在发生脊柱、脊髓损伤患者尤其是高位损伤时，交感神经部分或完全失去高级神经中枢的控制，导致应急能力和血管舒缩功能异常，患者易发生循环系统异常，其中高位截瘫或四肢瘫患者最容易发生低血压和心动过缓。常见的异常及治疗措施有：

（1）心律失常：常见心动过缓、室上性心律失常、原发性心搏骤停等，主要防治措施有：维持呼吸功能，避免低氧血症；减轻心脏负荷，给予必要的心理治疗和镇痛、减少应激；减少能量消耗；保持足够的血容量并维持水、电解质平衡；吸痰或处理气管插管时动作轻柔，避免刺激迷走神经；针对心律失常类型选择适当药物治疗。

（2）直立性低血压：常见于损伤后刚开始恢复活动时，防治措施有逐步抬高延长坐位时间；腹部可使用弹性腹带，减少腹腔血液淤滞；采用站立倾斜床，训练站立；坐轮椅时腰前倾有助于缓解直立性低血压，必要时使用升压药物。

（3）T_6以上水平损伤的患者交感神经完全失去上位神经的支配，在脊髓休克期之后自主神经反射亢进引起交感神经节过度兴奋，导致高血压和心动过缓等，主要治疗措施为及时检查发现去除诱因；轻者可口服钙拮抗剂，重者可静脉使用α受体阻滞剂或硝酸甘油。

知识点4：脊柱、脊髓损伤术后康复治疗——防治下肢深静脉血栓

副高：熟练掌握　正高：熟练掌握

SCI患者下肢深静脉血栓发病率相当高，一般在伤后12周内形成，大部分在7～10天形成。大多数下肢深静脉血栓形成临床症状不明显，不易引起重视。但是，如血栓脱落可导致的肺栓塞，其发生率一般在8%～14%，因其致死率在1.7%～47%，应提高对下肢深静脉血栓危害性的认识，并对SCI瘫痪患者进行预防，可根据病情给予阿司匹林、双嘧达莫、肝素、低分子肝素等药物，也可采用物理预防治疗措施（如按摩、间歇性气垫加压等），以防止下肢深静脉血栓形成。

知识点5：脊柱、脊髓损伤术后康复治疗——防治泌尿系统并发症

副高：熟练掌握　正高：熟练掌握

由于膀胱存在功能障碍，SCI患者可出现严重的尿潴留和尿路感染，可致慢性肾衰

竭，为SCI患者后期死亡的主要原因。对于尿潴留者的尿道管理，采用间歇性清洁导尿可能降低尿道感染的发生率，是目前最常用的尿道管理方法之一。目前治疗SCI患者排尿功能障碍最理想的方法是，于$S_2 \sim S_4$前根直接置入微型电极或微型芯片，加用骶神经后根切断。

知识点6：脊柱、脊髓损伤术后康复治疗——物理康复治疗

副高：熟练掌握　正高：熟练掌握

（1）高压氧治疗：高压氧治疗对急性截瘫，尤其是不完全性截瘫是一种有效的治疗方法，可促进脊髓运动和感觉传导功能恢复，对截瘫的康复有重要意义。脊髓损伤的特征改变为脊髓缺血缺氧，而高压氧可以增加患者机体血氧含量，改善脊髓损伤段的缺氧，提高伤段脊髓的氧张力及弥散率。伤后4～6小时是SCI高压氧治疗的“黄金时间”，在伤后24小时内可行多次治疗，最少2次，可以3次或更多，但每次治疗不超过2小时，并一定间隔2小时以上，以防氧中毒。

（2）电刺激治疗：电刺激治疗脊髓损伤的作用包括：可刺激脊髓损伤后的轴突再生，并且使神经细胞处于活跃状态以利于轴突再生；缓解肌肉痉挛，阻止肌肉萎缩，改善肌肉的形态和功能；改善膀胱功能。电刺激既能增加膀胱肌肉收缩能力，也能缓解膀胱肌肉痉挛，增加膀胱容量；减轻脊髓损伤后截瘫性疼痛。电刺激常用方法有脉冲电磁场、直流电场、外置电场。

（3）自血光量子疗法：可改善脊髓血液循环，促进血肿吸收、水肿消退，保护神经元传导束的细胞、亚细胞结构，促进运动和感觉功能的恢复。伤后48小时应用自血光量子疗法可减少继发性、进行性脊髓损伤。

知识点7：脊柱、脊髓损伤术后康复治疗——肌力恢复治疗

副高：熟练掌握　正高：熟练掌握

SCI后由于失神经支配及肌肉失用可致肌肉萎缩和肌力减退，使用肾上腺素能β_1受体激动剂能明显改善SCI后肌萎缩，增加肌肉的横截面，但需要引起注意的是其应用会引起一定的副作用。

知识点8：脊柱、脊髓损伤术后康复治疗——脊柱支具以及行走支具的使用

副高：熟练掌握　正高：熟练掌握

在术后较短时间内，若情况允许患者即可借助脊柱支具来帮助稳定脊柱并维持坐姿，这有助于预防呼吸、循环系统等并发症。在康复过程中，若术后存在明显的脊柱畸形或脊柱两侧存肌肉量不平衡，则患者无法维持坐立姿势。对于此类患者，也可通过使用脊柱支具来帮助其维持坐姿，但应注意支具有引起压疮的风险。由于脊髓的损伤无法治愈，步行能力的恢复治疗主要是通过应用行走支具即助行器，来帮助患者在一定程度上获得行走能力。

知识点9：脊柱、脊髓损伤术后康复治疗——防治骨质疏松症

副高：熟练掌握 正高：熟练掌握

骨质疏松症是SCI患者的常见并发症，可伴发病理性骨折，其可能与伤后失用、自主神经功能及内分泌因素改变有关。干预措施主要有早期站立行走等负重训练、早期接受功能性电刺激和二膦酸盐类药物治疗。早期运用站立行走训练能阻止骨丢失，但对病程长者无效。

知识点10：脊柱、脊髓损伤术后康复治疗——防治异位骨化

副高：熟练掌握 正高：熟练掌握

异位骨化是脊柱、脊髓损伤患者常见的并发症，指在解剖上不存在骨的部位有新骨形成，可能与失神经支配有关，也可能与不适当的关节活动，尤其是被动锻炼运动过于剧烈导致软组织受伤有关。多发生于脊柱、脊髓损伤后1～4个月内，在受损水平以下局部出现红、肿、热，有的患者感疼痛或伴全身低热。肿胀之后变硬，在皮下形成较硬的团块，约2周后X线检查可发现新骨形成。最常见于髋关节，也可见于膝、肩、肘等关节。脊髓损伤后患者防治措施主要有：活动患者的关节时，应注意动作轻柔；若确定发生异位骨化，运动训练应避免造成疼痛，以免加重病情；早期可局部冰水冷敷或理疗；早期可用Didronel药物预防骨化；若骨化已经发生，限制关节活动，在骨化成熟后可以考虑手术切除。骨化成熟的时间大概需要18个月，过早的手术会导致骨化复发和加重。术后可早期开始轻柔的被动关节活动。术后仍可用Didronel。

知识点11：脊柱、脊髓损伤术后康复治疗——痉挛的治疗

副高：熟练掌握 正高：熟练掌握

SCI患者尤其是上位脊髓损伤者伤后可出现严重的痉挛状态，给患者带来极大的痛苦。目前对其治疗的方法主要有缓解痉挛运动、缓解痉挛药物、神经阻滞、外科手术（运动神经肌支切断、选择性脊神经后根切断术）。

知识点12：脊柱、脊髓损伤术后康复治疗——中医治疗

副高：熟练掌握 正高：熟练掌握

中医将脊髓损伤所致的外伤性截瘫归为“体惰”和“痿证”。外力损伤督脉，致使气血逆乱，瘀阻经络，气血不能温煦濡养肢体。治疗上要求使用活血化瘀的中药以疏通督脉，通经活络，促进脊髓损伤的恢复。针灸对于SCI患者治疗有效，其可能作用机制包括：刺激脊髓和神经干使神经组织恢复功能，减少局部瘢痕形成；可改善局部的微循环与代谢等。

知识点13：脊柱、脊髓损伤术后康复治疗——防治压疮

副高：熟练掌握　正高：熟练掌握

压疮是长期卧床的患者最常见并发症，在SCI患者中常见。压疮的发生主要与感知觉缺失和移动度受损有关。好发部位为骨突出处及骶尾部。间歇性解除压迫是有效预防压疮发生的关键，要勤翻身、多按摩。床铺保持平整、清洁、干燥，避免潮湿等物理性刺激。大便失禁者要保持臀部清洁干燥，鼓励患者加强饮食以增强营养，提高机体修复能力。

知识点14：脊柱、脊髓损伤术后康复治疗——心理治疗

副高：熟练掌握　正高：熟练掌握

SCI患者多存在心理方面的异常，主要表现为焦虑和抑郁，其情感发生障碍、心理适应性降低、信心缺乏，这对于患者的康复治疗以及生活质量存在不良影响，因此在康复期应对患者进行心理治疗，对于提高患者的生活质量以及康复效果有重要意义。

第六节　髋关节置换术后康复

知识点1：髋关节置换术后康复的目标　副高：熟练掌握　正高：熟练掌握

髋关节置换术后康复的目标是在维持人工髋关节稳定的前提下使患者能够适应并自如地使用人工髋关节完成各种日常活动所需动作，从而尽早实现生活自理、恢复日常生活和必要时重返工作岗位。

知识点2：髋关节置换术后康复内容——关节稳定性

副高：熟练掌握　正高：熟练掌握

避免髋关节置换术后脱位是康复锻炼的前提。脱位的高危因素包括：假体位置不良、软组织结构/功能缺损、特定的术前原发病及合并症（髋关节发育不良、强直性脊柱炎、中枢神经系统疾病、肢体神经功能障碍等）。因此，在术中应进行髋关节稳定性评估，找出髋关节各向活动的极限角度，指导术后康复锻炼。被广泛接受的原则是髋关节外展中立位最稳定，而康复锻炼中髋关节可内收程度、可屈曲程度及内外旋程度则需根据患者具体情况决定。

知识点3：髋关节置换术后康复内容——肌力　副高：熟练掌握　正高：熟练掌握

为了保证人工髋关节的稳定，必须具备良好的假体选择、假体位置和软组织条件。前两者是术前和术中就完成了，而软组织条件的改善既可术中实现也可通过术后康复来改善，同时，髋关节置换手术无论采取何种入路，均会对周围肌肉和韧带等软组织产生破坏和干扰，因此增强维持髋关节稳定的肌肉力量十分关键。

髋周肌肉根据作用功能分为屈肌/伸肌、外展肌/内收肌、外旋肌/内旋肌。非负重屈肌锻炼方式包括床上屈髋屈膝练习和床上直腿抬高练习，均由仰卧时患肢外展中立位开始练习。负重位屈肌锻炼方式为患肢高抬腿，即站立位患髋屈曲90°、屈膝90°。非负重伸肌锻炼方式为仰卧位时使臀部抬离床面；伸肌肌力通常较为发达，一般无须特别练习。非负重外展肌锻炼方式为仰卧直腿抬高后不使患肢回落而水平移动使髋关节外展，或健侧卧位时患肢直腿抬高使患髋外展。负重位外展肌锻炼方式为站立位患肢向外侧抬起使髋关节外展。内收肌通常无须特殊锻炼，因其活动可能造成患肢内收有脱位风险。非负重外旋肌锻炼常常合并在外展肌锻炼方式中，而且术后即刻不宜过度锻炼，以避免患肢过度外旋造成髋关节前脱位。同理，术后早期也不宜专门进行内旋肌锻炼，否则容易增加后脱位风险。

需要注意的是站立和行走需要各组肌群拮抗完成，因此术后开始负重时应从站立开始，在患者能够维持站立位稳定状态之前不进行行走练习。患者可维持站立位静态稳定后，争取让患者双下肢均匀负重，使患者适应承担1/2体重的状态。然后，可进行原地踏步的练习，其目的是使患肢适应完全负重，因为行走过程中必须要有患肢单独完全负重的时相。接下来才可进入行走的练习。为了维持术后良好步态，以上各负重阶段均不宜时间过短。

知识点4：髋关节置换术后康复内容——活动度 副高：熟练掌握 正高：熟练掌握

正常髋关节具有屈/伸、内收/外展、内旋/外旋6个方向的活动度，以满足坐、站、行走、上下台阶、骑自行车等日常活动的需要。因此，术后康复就要针对以上日常活动的需求进行锻炼。锻炼方式以主动锻炼为最佳，必要时可辅助进行被动锻炼。

活动度锻炼的前提是避免髋关节脱位，因此锻炼的目标角度应取决于术中对人工髋关节各向稳定性的评估，以及术后X线片复查对于假体角度的评估。

术后早期屈髋的目标是90°，可根据患者情况由0°开始逐渐增加，争取在术后3天内达到，以使患者可以完全坐起，而伸髋目标是0°，理论上在术后即刻即可实现，如存在术后屈曲紧张，可加强被动伸髋的练习；外展角度以不造成大粗隆与髋臼外缘撞击为宜；内收角度在术后早期不宜进行锻炼；内旋和外旋的锻炼同样不宜在术后早期进行。

知识点5：髋关节置换术后康复内容——生活指导 副高：熟练掌握 正高：熟练掌握

髋关节置换手术和术后康复锻炼的最终目的是减轻疼痛和恢复日常生活，因此术后康复锻炼的一个重要组成部分就是指导患者如何恢复日常活动。由于髋关节置换术后存在脱位风险，特别是在变换体位时，因此需要指导患者如何从术后卧床过渡到日常生活所必需的坐、站、走等体位。

卧床体位包括仰卧位、侧卧位和沙滩椅位。在各个体位时均应保持患髋外展中立位，具体实施方式可以在双大腿间夹枕或防脱位垫，特别是在翻身和侧卧且髋关节有所屈曲时尤其重要。床上翻身时应指导患者躯干与下肢同轴运动，避免单独旋转躯干造成某侧（特别是患侧）髋关节内旋，例如健侧上肢伸向患侧床头柜取物品时患肢相对于躯干（骨盆）是内旋位。

坐位时髋关节屈曲较大，坐高椅/凳时及轮椅座位上垫枕头时髋关节屈曲不足90°，脱位风险较低，因此适合术后早期；而坐位臀部高度越低、髋关节屈曲角度越大、脱位风险越高，一般情况下生活自理所必需的坐姿是坐便器高度，在患者自行如厕前应指导患者练习坐类似的高度，并在上下床及坐下/起立时教会患者及其家属或陪护人员如何维持髋关节的安全体位，即在变换体位时关注下肢姿态避免髋关节过度屈曲（超过90°）或过度内外旋。如果患者出院时不能坐下低至坐便器高度，则患者需购买专用的如厕椅架于坐便器上方。在坐下或站起时尽量避免躯干向前探身，或在单侧髋关节置换术后以健肢主要负重而患足向前伸，以降低患侧髋关节屈曲角度。

站立姿态时如髋关节可负重，则需患者保持双足分开与肩同宽，双足尖指向正前方，此时髋关节仍为伸直中立位。在行走时保持双足尖指向前方而不内/外八字是最安全的步态。在转弯时不可固定下肢而单纯旋转躯干，需要以原地踏步走方式逐渐转弯，减少每步旋转的角度，避免转弯侧肢体的过度内旋。

第七节　膝关节置换术后康复

知识点1：膝关节置换术后康复的目标　副高：熟练掌握　正高：熟练掌握

（1）预防长期卧床的并发症：深静脉血栓、压疮、肺部感染、尿路感染等。

（2）改善和恢复膝关节活动范围，减轻膝部疼痛。

（3）通过步行训练，尽快恢复患者独立的日常生活活动能力，提高生活质量。

知识点2：膝关节置换术后康复的评价内容　副高：熟练掌握　正高：熟练掌握

人工膝关节置换术后康复评价内容对于指导、调整康复方案及评价最终治疗效果都具有重要作用，包括：①对股四头肌和腘绳肌肌力评估；②膝关节情况评估：膝关节畸形程度、软组织平衡状况、局部骨质状况等；③人工膝关节术后位置评价；④膝关节功能评分。

知识点3：膝关节置换术后康复的主动训练　副高：熟练掌握　正高：熟练掌握

（1）股四头肌等长练习：仰卧位或坐位，患膝伸直，在不增加疼痛的前提下尽可能最大力量等长收缩股四头肌。

（2）腘绳肌等长练习：仰卧位或坐位，患膝伸直或稍屈曲，在不增加疼痛的前提下尽可能最大力量等长收缩腘绳肌。

（3）伸膝练习：坐位或仰卧位，足跟垫高，空出小腿及膝关节，保持20～30分钟，必要时可于膝上加重物。

（4）直抬腿练习：仰卧位，尽可能伸直膝关节，直腿抬高，力量增强后改为坐位，并可在踝关节处加适量负荷以强化练习。

知识点4：膝关节置换术后康复的被动训练　　副高：熟练掌握　正高：熟练掌握

（1）按摩：对手术部位以远的肢体进行肌肉按摩，可以帮助消肿和预防深静脉血栓形成。

（2）髌骨松动术：以手指指腹或掌根推髌骨边缘，向上、下、左、右4个方向缓慢用力推动髌骨。每方向10～20次，2～3次/天。

（3）压腿练习：患者可坐起练习按压膝关节。将腿伸直放在床上，用软垫垫于足跟处，并将双手放在膝盖上方，轻轻下压，使腿尽量伸直，每次要维持5分钟左右，到患者可以忍受疼痛的程度为止。

（4）持续被动运动（CPM）：主要用于膝关节术后。患肢置于CPM练习器上，通过机器活动带动膝关节活动，可以避免关节内的粘连，保持关节的活动范围。

知识点5：膝关节置换术后康复的过程　　副高：熟练掌握　正高：熟练掌握

医生需要按个体化去指导患者进行膝关节功能锻炼，而患者需坚持按照医生的建议循序渐进地进行康复。术后康复一般过程可大致分为3个阶段：

第一阶段：静力收缩，被动训练。

第二阶段：不负重情况下的主动训练和肌力练习。

第三阶段：负重情况的下主动训练与肌力练习，并逐渐增加站立和步行训练。

第四章　手部损伤的康复

知识点1：导致手部损伤康复困难的原因　　副高：熟悉　正高：掌握

导致手部损伤康复困难的常见原因主要包括急、慢性水肿，疼痛与过敏，关节运动幅度的丧失以及肩强直等。

知识点2：急性与慢性水肿　　副高：熟悉　正高：掌握

创伤后或其他损伤后都会引起水肿。这种水肿可累及皮下组织、筋膜组织、腱鞘膜及关节囊的皱襞等，从而使这些结构出现互相粘连，组织层间的滑动消失，引起手部僵硬。同时，损伤或手术治疗后常用石膏、夹板等的固定，也在一定程度上增加了手僵硬的程度。早期控制水肿并进行必要的练习活动，可将水肿程度降至最低。

知识点3：急性与慢性水肿治疗要点　　副高：熟悉　正高：掌握

急性与慢性水肿的治疗要点包括：

（1）抬高患肢，将手放在心脏的水平面以上。

（2）应用夹板或石膏托固定腕关节于背伸功能位，固定不应包括掌指关节与指间关节，使各指能做屈曲和伸直活动，包扎不能过紧。

（3）鼓励患者活动未固定的手指。

（4）不采用热敷、冰敷按摩等进行治疗。

对于慢性水肿以及瘢痕期的粘连，则应采取综合康复措施，如理疗、化疗、特殊支具治疗等。早期以抬高患肢、主动活动手指为主，再加上夹板及弹力绷带包扎。

知识点4：疼痛与过敏　　副高：熟悉　正高：掌握

由于手部神经末梢丰富，又多位于表面且腕管狭窄，其内容相对拥挤，且滑膜、腱鞘膜和骨膜也都有神经末梢，因而手部损伤时常伴有明显的疼痛。疼痛有多种表现。神经痛见于指神经损伤及桡尺神经在腕管内损伤，灼性神经痛主要见于战伤。此外，还可发生反射性交感神经性营养不良（RSD）。

知识点5：反射性交感神经性营养不良　　副高：熟悉　正高：掌握

反射性交感神经性营养不良包括：

（1）Sudeck骨萎缩：可见于腕部损伤，常见严重的骨质疏松。

（2）轻型创伤性营养不良：常见于手及手指的挤压伤。

（3）重型创伤性营养不良：常见于整个上肢的挤压或多发损伤。

知识点6：RSD综合征的3个阶段 副高：熟悉 正高：掌握

第一阶段：损伤第一天至数周，表现为表浅血流增加、水肿、潮红、发热、指甲及毛发生长快、出汗多、肌肉无力、活动时疼痛加重，并有骨质疏松。

第二阶段：自发病3个月开始，表现为寒冷、皮肤苍白或发绀、水肿较重、脱发、指甲变脆、关节活动受限。

第三阶段：此阶段表现为皮肤萎缩、手指软组织萎缩、顽固性疼痛、关节僵硬和严重的骨质疏松。

知识点7：RSD综合征的处理 副高：熟悉 正高：掌握

对于RSD综合征的处理，早期诊断并及时采取相应措施进行治疗是非常重要的。一旦疼痛固定则已到晚期，预后较差。一般地说，60%的患者会自愈，40%的患者需治疗。

知识点8：疼痛与过敏治疗方法 副高：熟悉 正高：掌握

疼痛与过敏的治疗方法主要包括：

（1）早期诊断，3个月以内做出诊断是很必要的。

（2）伤处应用夹板固定。

（3）抬高患肢，以控制水肿。

（4）损伤以外的部位不应被固定，并应经常练习。

（5）给予镇痛药。

（6）敷料包扎不宜过紧。

（7）检查有否腕管卡压正中神经。

（8）神经电刺激，以减轻疼痛。

（9）早期做星状神经节封闭镇痛，3～5次。对顽固性持续性疼痛者，可行胸交感神经切除，90%患者可获得效果。

知识点9：关节活动幅度的丧失 副高：熟悉 正高：掌握

手部水肿及手部固定，可导致关节挛缩，随之而来的是关节活动幅度的丧失。当关节韧带松弛、水肿后，即发生纤维蛋白沉积，韧带挛缩和缩短。若掌指关节韧带挛缩，会出现掌指关节过伸而不能屈曲，指间关节屈曲不能伸直。预防的方法是将腕关节固定在背屈功能位。

知识点10：关节活动幅度丧失的治疗方法　副高：熟悉　正高：掌握

关节活动幅度丧失的治疗方法主要包括：

（1）非手术治疗：包括病人主动活动手指运动，对轻度挛缩有效，应用动力性支具，帮助锻炼，带弹力带的塑形支具，定期更换以松解挛缩。

（2）手术治疗：若非手术治疗无效，可考虑手术治疗。

知识点11：肩强直　副高：熟悉　正高：掌握

由于关节囊较松弛，肩关节活动度很大。手部损伤后，由于固定于休息位，肩关节滑囊结构很快出现粘连和挛缩，并且由于滑囊内丰富的痛觉神经末梢而引起剧烈疼痛，从而导致肩强直，手部功能也会随着减弱。

知识点12：肩强直的防治要点　副高：熟悉　正高：掌握

肩强直的防治要点包括：

（1）强调手在头上位置进行全幅度运动，每天20～50次。

（2）肩关节腔内可注射可的松。

（3）不主张使用悬吊带。

第五章 周围神经损伤的康复

第一节 周围神经损伤的骨科临床处理

知识点1：周围神经 副高：熟悉 正高：掌握

周围神经由神经节、神经丛、神经干、神经末梢组成，分为脊神经、脑神经以及内脏神经。周围神经多为混合性神经，含有感觉纤维、运动纤维及自主神经纤维。

知识点2：周围神经病伤 副高：熟悉 正高：掌握

周围神经病伤一般包括周围神经损伤和神经病两大类。周围神经损伤是由于周围神经丛、神经干或其分支受到外力作用而发生的损伤，如牵拉伤、挫伤、撕裂伤、切割伤等；神经病是指周围神经的某些部位由于炎症、中毒、缺血、营养缺乏、代谢障碍等引起的病变，旧称神经炎。

知识点3：周围神经损伤的分类 副高：熟悉 正高：掌握

周围神经损伤按Seddon方法可分为：神经失用、神经轴突断裂、神经断裂。①神经失用多由药物损害或挤压引起，一般可在6个月内完全恢复；②神经轴突断裂多为挤压或牵拉伤引起，可自行恢复，但由于轴突需自损伤部位向远端再生，再生速度为1～2mm/d，故而需时较久；③神经断裂多为严重拉伤或切割所致，必须手术修复，术后神经功能可恢复或恢复不完全。

知识点4：周围神经病损 副高：熟悉 正高：掌握

常见的周围神经病损包括：臂丛神经损伤、桡神经损伤、正中神经损伤、尺神经损伤、坐骨神经损伤、腓总神经损伤、胫神经损伤、腕管综合征、糖尿病性周围神经病、三叉神经痛、特发性面神经麻痹、肋间神经痛、坐骨神经痛等。

知识点5：周围神经损伤的危害 副高：熟悉 正高：掌握

周围神经损伤虽不会危及生命，但可引起严重的功能丧失。与颅脑和脊髓损伤相比，周围神经损伤更为常见。由于人们对周围神经解剖、生理及代谢的认识不断增加，神经修复方法不断优化改进，神经的修复效果也更为理想。

知识点6：周围神经损伤的机制　　副高：熟悉　正高：掌握

引起软组织损伤的一切致伤因素均可导致周围神经损伤：

（1）最常见是钝性损伤，其次为贯通伤或撕裂伤。

（2）由于神经特有的解剖和结构特征，周围神经损伤也可由牵拉引起。

（3）周围神经与骨和血管相邻，易受骨折断端和血肿压迫。

（4）周围神经对缺血敏感，因此当周围组织压增高，也可引起损伤。

损伤的性质、范围和严重程度是影响周围神经损伤治疗方法选择和远期疗效的关键因素：

（1）由刺伤所致的边缘整齐、锐利的神经切割伤不很常见，有可能在伤后一期修复，这类损伤常需急诊探查止血或修复血管，并可立即进行神经一期修复。

（2）钝性损伤或贯穿伤是周围神经损伤最常见的致伤原因。此类损伤的神经断端常不整齐，在急诊检查时常无法从功能或解剖上确切辨别神经损伤的程度，多数不必早期修复。

（3）枪击伤（无论是高速还是低速）引起的周围神经损伤，2/3可晚至伤后11个月才开始有神经功能的自行恢复。枪击伤后神经功能恢复率较低，约为45%。

（4）伴有骨折的周围神经损伤，约95%发生在上肢，最常见的是肱骨干骨折伴桡神经损伤，尺神经和腓总神经损伤的发生率较低，正中神经损伤更少见。

（5）关节脱位时神经损伤更为常见，主要为牵拉伤。

知识点7：周围神经损伤的分类　　副高：熟悉　正高：掌握

（1）根据解剖结构分级：①一级：仅神经传导功能丧失，无解剖学损伤；②二级：轴索断裂但神经鞘无断裂；③三级：轴索和神经鞘均断裂；④四级：神经束断裂；⑤五级：神经横断伤。

（2）根据损伤严重程度分度：①Ⅰ度损伤：由神经震荡或压迫损伤所致，神经传导功能可完全丧失，但解剖连续完整性仍完好。随着传导功能恢复，神经功能可完全恢复，对Ⅰ度损伤一般无须特殊处理；②Ⅱ度损伤：如果神经受到牵拉或其他严重损伤，伤部某些轴突可发生断裂，形成所谓Ⅱ度损伤。牵拉可引起神经较长节段的损伤。纯粹的Ⅱ度损伤神经功能应能完全恢复，除非神经损伤位于肢体近端，以至在神经轴突长至终末器官之前运动终板或感受器已发生萎缩；③Ⅲ度损伤：除轴突断裂外，还有神经鞘断裂。当轴突再生时，可长入非原位神经鞘，导致错位生长。神经鞘断裂还可导致神经内瘢痕过度生长，使得轴突生长很难逾越。神经功能如能恢复，所需时间取决于损伤部位至终末器官的距离，轴突生长速率与Ⅱ度损伤相同；④Ⅳ度损伤：为神经束断裂，神经内瘢痕更多，轴突必须穿过这些神经内瘢痕，长入远段神经鞘，神经功能才能恢复。治疗时做部分切除并吻合神经，可显著提高疗效；⑤Ⅴ度损伤：表现为周围神经完全横断，伴有大量神经周围组织出血、瘢痕形成。如不做手术则神经功能基本上不可能恢复。Ⅴ度损伤可局限于很短的一段神经，也可为很长的一段神经损伤。如疑是Ⅴ度损伤，必须探查神经并进行手术修复。

知识点8：周围神经损伤的骨科临床早期处理 副高：熟悉 正高：掌握

周围神经损伤的早期治疗取决于伴发损伤。如有必须修复的动脉损伤在修复动脉时发现神经断裂，可根据伤口条件和技术条件，同时一期修复断裂神经，或将断端互相拉近，以单股钢丝或尼龙线固定于周围软组织，以后再做延迟一期修复。伤后早期处理的原则之一是避免受伤神经的再次损伤，二是要正确处理创口，控制感染。另外，由于多数神经损伤后，神经的连续性仍然保留，因此，应有足够的时间来观察和估计神经功能能否自行恢复。

知识点9：周围神经损伤手术时机的选择 副高：熟悉 正高：掌握

周围神经的修复时机依赖于损伤的类型及上述一些基本原则。有3个修复时机可供考虑：

（1）一期缝合或在伤后1个月时修复。

（2）伤后2个月时探查修复。

（3）伤后3个月时探查修复。臂丛神经的挫伤和牵拉损伤应观察更长时间，4个月后如无恢复迹象方考虑探查。

知识点10：周围神经损伤的手术方式选择 副高：熟悉 正高：掌握

神经损伤后，原则上越早修复越好。但开放的污染伤口早期清创时不做一期修复，待伤口愈合后3～4周行二期修复。时间并不是绝对的因素，晚期修复也可取得一定的效果。手术方式主要有如下几种。

（1）神经松解术：如神经瘢痕组织包埋应行神经松解术；如骨折端压迫，应予解除。

（2）神经吻合术：如神经完全断裂需行吻合术。常规行外膜缝合法，在神经远侧端有自然分束的部位，宜采用显微镜下的束膜缝合法，对部分神经伤，在分出正常与损伤的神经束后，用束膜缝合法修复损伤的神经束。

（3）神经转移术和移植术：因神经缺损过多，采用屈曲关节、游离神经等方法仍不能克服缺损，对端吻合有明显张力时，应做神经转移术或移植术。

（4）肌肉转移术：在神经伤不能修复时，施行肌肉转移术重建功能。

（5）神经修复：神经修复包括神经外膜修复和束间修复。

知识点11：周围神经损伤的常见并发症 副高：熟悉 正高：掌握

周围神经损伤的常见并发症包括肿胀、关节挛缩和僵硬、继发性外伤。

（1）肿胀：肿胀是由损伤后循环障碍、组织液渗出增多所致，是创伤后必然出现的组织反应。慢性水肿渗出液内富有蛋白质，在组织内沉积形成胶原，引起关节挛缩、僵硬。

（2）关节挛缩和僵硬：由于水肿、疼痛、关节制动、受累肌与其拮抗肌之间失去平衡等原因，易出现肌肉肌腱挛缩、关节内粘连，导致关节僵硬，严重情况下会影响病人的日常生活和工作。

（3）继发性外伤：周围神经损伤病人常有感觉丧失，失去了对疼痛的保护机制，加上运动功能障碍，无力抵抗外力，放大感觉区容易被灼伤、外伤。感觉丧失的骨突部位，易与矫形器、鞋子发生慢性磨损。若是发生了创伤，由于伤口存在营养障碍，较难愈合。

第二节　周围神经损伤的康复评定

知识点1：周围神经损伤康复的检查和评定方法　　副高：熟练掌握　正高：熟练掌握

周围神经损伤康复的检查和评定方法主要包括：

（1）一般临床周围神经系统检查：与神经内科常用检查方法相同。

（2）肌力检查：可用手法肌力检查和器械检查。

（3）关节活动范围检查：测量患侧各关节各轴位运动的范围，常用量角器测定法。

（4）患肢和其相对应的健肢周径的测量。

（5）日常生活能力的测定：上肢受累者应注意测定其灵活精细动作能力；下肢受累者应注意测定其行走能力及步态。

（6）观察出汗、耐力和疲劳度。

（7）电生理学检查：电生理检查对周围神经损伤的诊断和功能评定具有重要价值，如神经肌肉电图检查、直流电感应测定等。

（8）家庭、职业等社会环境的调查：在整个康复过程中，应多次检查评定，以便及时掌握变化，修改康复计划。

第三节　康复治疗的方法

知识点1：周围神经损伤康复疗法——防治并发症　　副高：熟悉　正高：掌握

（1）水肿：可采用抬高患肢，患肢做轻柔的向心按摩与被动运动、理疗等，改善局部血液循环，促进组织水肿或积液的吸收。

（2）挛缩：首先应预防水肿，而后可将受累肢体及关节保持在功能位置上，若已出现挛缩，则应进行该肌的被动牵伸活动、肢体的按摩、理疗等。

（3）继发性外伤：对感觉减退后皮肤烫伤、创伤等继发性外伤，应加以预防。一旦发生，应积极治疗。

知识点2：周围神经损伤康复疗法——促进神经再生　　副高：熟悉　正高：掌握

理疗及应用神经生长因子等促进神经再生的药物有利于改善组织营养状况，从而促进神经的再生过程。

知识点3：周围神经损伤康复疗法——肌力训练　　副高：熟悉　正高：掌握

对受累肌肉采用电针、电刺激疗法以及按摩、被动运动等方法，防止或延缓失神经肌肉萎缩，保持肌肉质量。当肌力有所恢复时，则加强肌力训练，促进运动功能的恢复。

知识点4：周围神经损伤康复疗法——促进感觉功能的恢复　副高：熟悉　正高：掌握

促进感觉功能的恢复，即为所谓的感觉重建。对于实体感消失者，当指尖感觉有一定恢复时，可用日常可见的小物件（如铜线、手表、钥匙等），由直视到闭眼去触摸识别。也可以通过让患者用患手触摸各种大小、质地、形状不同的物件，擦粉笔字及推挤装入袋中的小球等方法来进行感觉训练。另外，对于受累肢体功能不能完全恢复或完全不能恢复者，应根据具体情况分别给其设计、配制辅助器具，进行代偿功能训练。

第六章　CPM在骨科康复中的作用

知识点1：CPM理论　　副高：熟悉　正高：掌握

20世纪70年代初，为了解决骨科疾病治疗过程中，由于肢体制动带来的肢体功能活动受限，如粘连、强直、骨质疏松、退行性关节炎等问题，Salter提出了滑膜关节持续被动运动理论（CPM），并研制出各种类型的CPM装置应用于临床。

CPM理论指出，CPM是促进关节软骨再生和修复、防治关节疾病和损伤的行之有效的方法。

CPM的主要目的就是让患者各个关节能够同时进行锻炼。

知识点2：CPM的作用机制　　副高：熟悉　正高：掌握

CPM的作用机制如下：

（1）能增加关节软骨的营养和代谢活动：由于持续关节活动，促进滑液向关节软骨的扩散和浸透，加速滑膜的分泌和吸收，改善软骨细胞的代谢，有利于软骨细胞、组织的再生。

（2）刺激骨原细胞向软骨转化：由于不断的运动刺激，可促进具有分化潜能的骨原细胞向软骨转化，而不是在制动条件下向成骨方向转化。

（3）缓解损伤或术后疼痛：由于不断的运动刺激，不仅可以减轻水肿或肿胀所带来的疼痛，而且由于运动刺激信号经神经上传至神经中枢而抑制了痛觉信号的上传，从而减轻疼痛。

（4）减轻关节粘连促进关节周围组织修复：由于不断活动可消除因关节制动所带来的粘连。同时，由于血液循环的加快，可促进关节周围软组织损伤的修复。

知识点3：使用CPM装置的作用　　副高：熟悉　正高：掌握

使用CPM装置的作用包括：

（1）减轻损伤或术后疼痛。

（2）减轻手术部位或关节的肿胀。

（3）促进伤口愈合。

（4）消除关节粘连，改善关节活动度。

（5）促进关节软骨损伤的修复。

知识点4：CPM装置的应用范围 副高：熟悉 正高：掌握

CPM装置的应用范围包括：

（1）关节成形、人工假体置换术后。

（2）关节松解或关节囊切除术后。

（3）四肢骨折。

（4）关节软骨修补、移植术后。

附录一 高级卫生专业技术资格考试大纲（骨外科专业——副高级）

一、专业知识

（一）本专业知识

1. 熟练掌握骨科专业的基础理论以及各种疾病的病因，发病机制和治疗理论。
2. 熟练掌握临床影像诊断学的方法和操作要点。熟练掌握常用检验指标对骨科临床的意义。
3. 掌握运动系统和神经系统的解剖学知识和骨科相关的生物力学知识。
4. 掌握骨科相关的组织胚胎学和病理学知识。
5. 熟悉科学论文的写作和医学统计学基本知识。
6. 熟悉骨科相关康复学的基本方法。
7. 了解临床工作和科学研究的组织和管理方法。

（二）相关专业知识

1. 掌握外科学总论及外科其他专科的相关知识。
2. 掌握神经外科、神经内科与骨科相关的知识。
3. 了解风湿性疾病与骨科相关的知识。

二、学科新进展

要熟悉本专业国内外临床现状及趋势以及新理论、新知识和新技术在临床应用的情况。

三、专业实践能力

1. 要熟练掌握骨科专业常见病、多发病的诊断，鉴别诊断和治疗原则与方法。
2. 熟练掌握骨科基本技能如骨科检查法、内固定及外固定技术的应用、骨折不愈合的处理。
3. 熟练掌握多发骨折、骨盆骨折、关节内骨折及关节脱位的诊断、急诊处理与治疗方案。
4. 掌握本专业危重病人的抢救与治疗，如复合创伤、脂肪栓塞、深静脉血栓、高位截瘫等。
5. 掌握骨关节病、类风湿关节炎、强直性脊柱炎、化脓性及结核性关节炎的诊断及处理原则。
6. 熟悉脊柱脊髓损伤、脊柱常见退行性疾病、脊柱肿瘤及脊柱侧弯的诊断、治疗原则及手术治疗方案。
7. 熟悉掌握手、足常见损伤及疾病的诊断与处理原则。
8. 了解常见良性、恶性骨肿瘤的诊断、鉴别诊断及处理方法。

附本专业病种：

（一）骨关节创伤

1. 多发骨折
2. 关节内骨折及关节脱位
3. 手外伤
4. 骨盆骨折
5. 臂丛神经损伤和其他周围神经血管损伤

（二）关节病

1. 骨与关节化脓性感染
2. 骨与关节结核
3. 骨关节炎

4．类风湿关节炎
5．强直性脊柱炎
6．创伤性关节炎
7．手的关节炎
8．骨关节的各种畸形
9．骨科代谢性疾病
10．踇外翻
11．髋关节发育不良
（三）脊柱疾患
1．脊柱骨折脱位与脊髓损伤
2．颈椎病和颈椎间盘突出症
3．腰椎间盘突出症
4．腰椎管狭窄症
5．腰椎滑脱症
6．脊柱侧弯及后突畸形
7．脊柱韧带骨化症
8．上颈椎畸形和不稳定
9．脊柱结核
10．椎间盘细菌性感染
（四）骨肿瘤
1．良性骨肿瘤
2．恶性骨肿瘤
（五）先天性疾病及其他
1．运动系统慢性损伤
2．手的先天畸形
3．先天性髋关节脱位
4．先天性马蹄内翻足

附录二　高级卫生专业技术资格考试大纲（骨外科专业——正高级）

一、专业知识

（一）本专业知识

1. 熟练掌握骨科专业的基础理论以及各种疾病的病因，发病机制和治疗理论。
2. 熟练掌握临床影像诊断学的方法和操作要点。熟练掌握常用检验指标对骨科临床的意义。
3. 熟练掌握运动系统和神经系统的解剖学知识和骨科相关的生物力学知识。
4. 掌握骨科相关的组织胚胎学和病理学知识。
5. 掌握科学论文的写作和医学统计学基本知识。
6. 掌握骨科相关康复学和支具应用的基本方法。
7. 熟悉临床工作和科学研究的组织和管理方法。
8. 了解分子生物学和组织工程技术在骨科研究的作用。

（二）相关专业知识

1. 掌握外科学总论及外科其他专科的相关知识。
2. 掌握神经外科、神经内科与骨科相关的知识。
3. 掌握风湿性疾病和代谢性疾病与骨科相关的知识。
4. 了解透析，性病对骨的影响。
5. 了解心脏起搏器和血管支架患者对骨科手术的影响。

二、学科新进展

要掌握本专业国内外临床现状及趋势以及新理论、新知识和新技术在临床应用的情况。

三、专业实践能力

1. 熟练掌握骨科专业常见病、多发病的诊断，鉴别诊断和治疗原则与方法。
2. 熟练掌握骨科基本技能如骨科检查法、内固定及外固定技术的应用、骨折不愈合的处理。
3. 熟练掌握多发骨折、骨盆骨折、关节内骨折及关节脱位的诊断、急诊处理与治疗方案。
4. 熟练掌握本专业危重病人的抢救与治疗，如复合创伤、脂肪栓塞、深静脉血栓、高位截瘫等。
5. 掌握骨关节病、类风湿关节炎、强直性脊柱炎、化脓性及结核性关节炎的诊断及处理原则。
6. 掌握脊柱脊髓损伤、脊柱常见退行性疾病、脊柱肿瘤及脊柱侧弯的诊断、治疗原则及手术治疗方案。
7. 掌握手、足常见损伤及疾病的诊断与处理原则。
8. 熟悉常见良性、恶性骨肿瘤的诊断、鉴别诊断及处理方法。
9. 了解微创技术和计算机导航技术在骨科的应用。

附本专业病种：

（一）骨关节创伤

1. 多发骨折
2. 关节内骨折及关节脱位
3. 手外伤

4．骨盆骨折

5．臂丛神经损伤和其他周围神经及血管损伤

（二）关节病

1．骨与关节化脓性感染

2．骨与关节结核

3．骨关节炎

4．类风湿关节炎

5．强直性脊柱炎

6．创伤性关节炎

7．手的关节炎

8．骨关节的各种畸形

9．骨科代谢性疾病

10．踇外翻

11．髋关节发育不良

（三）脊柱疾患

1．脊柱骨折脱位与脊髓损伤

2．颈椎病和颈椎间盘突出症

3．腰椎间盘突出症

4．腰椎管狭窄症

5．腰椎滑脱症

6．脊柱侧弯及后突畸形

7．脊柱韧带骨化症

8．颈椎畸形和不稳定

9．脊柱结核

10．椎间盘细菌性感染

（四）骨肿瘤

1．良性骨肿瘤

2．恶性骨肿瘤

（五）先天性疾病及其他

1．运动系统慢性损伤

2．手的先天畸形

3．先天性髋关节脱位

4．先天性马蹄内翻足

附录三　全国高级卫生专业技术资格考试介绍

为进一步深化卫生专业技术职称改革工作，不断完善卫生专业技术职务聘任制，根据中共中央组织部、人事部、卫生部《关于深化卫生事业单位人事制度改革的实施意见》（人发〔2000〕31号）文件精神和国家有关职称改革的规定，人事部下发《加强卫生专业技术职务评聘工作的通知》（人发〔2000〕114号），高级专业技术资格采取考试和评审结合的办法取得。

一、考试形式和题型

全部采用人机对话形式，考试时间为2个小时（卫生管理知识单独加试时间为1时）。考试题型为单选题、多选题和案例分析题3种，试卷总分为100分。

二、考试总分数及分数线

总分数450~500分，没有合格分数线，排名前60%为合格。其中的40%为优秀。

三、考试效用

评审卫生高级专业技术资格的考试，是申报评审卫生高级专业技术资格的必经程序，作为评审卫生高级专业技术资格的重要参考依据之一，考试成绩当年有效。

四、人机对话考试题型说明

副高：单选题、多选题和案例分析题3种题型。

正高：多选题和案例分析题2种题型。

以实际考试题型为准。

五、考试报名条件

（一）正高申报条件

1. 取得大学本科以上学历后，受聘副高职务5年以上。
2. 大学普通班毕业以后，受聘副高职务7年以上。

（二）副高申报条件

1. 获得博士学位后，受聘中级技术职务2年以上。
2. 取得大学本科以上学历后，受聘中级职务5年以上。
3. 大学普通班毕业后，受聘中级职务5年以上。
4. 大学专科毕业后，取得本科以上学历（专业一致或接近专业），受聘中级职务7年以上。
5. 大专毕业，受聘中级职务5年以上。
6. 中专毕业，受聘中级职务7年以上。
7. 护理专业中专毕业，从事临床护理工作25年以上，取得护理专业的专科以上学历，受聘中级职务5年以上，可申报副主任护师任职资格。